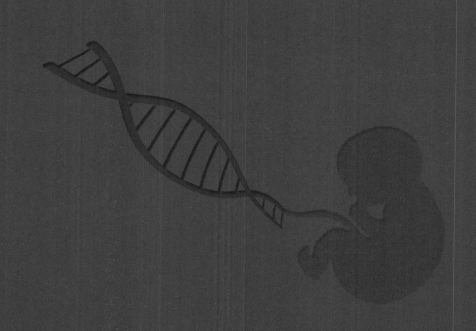

"十四五"时期国家重点出版物出版专项规划项目

# 发育源性疾病
## Developmental Origins of Diseases

主　编　黄荷凤

副主编　盛建中　吴琰婷

编　者　（按姓氏笔画排序）

| | | | |
|---|---|---|---|
| 丁　艳 | 上海交通大学医学院附属国际和平妇幼保健院 | 范建霞 | 上海交通大学医学院附属国际和平妇幼保健院 |
| 丁国莲 | 复旦大学附属妇产科医院 | 林仙华 | 复旦大学附属妇产科医院 |
| 王　丽 | 上海交通大学医学院附属国际和平妇幼保健院 | 罗　琼 | 浙江大学医学院附属妇产科医院 |
| 王利权 | 浙江大学医学院附属第二医院 | 金　帆 | 浙江大学医学院附属妇产科医院 |
| 叶英辉 | 浙江大学医学院附属妇产科医院 | 金　丽 | 复旦大学附属妇产科医院 |
| 朱依敏 | 浙江大学医学院附属妇产科医院 | 金　敏 | 浙江大学医学院附属第二医院 |
| 刘欣梅 | 复旦大学生殖与发育研究院 | 周玉传 | 上海交通大学医学院附属国际和平妇幼保健院 |
| 刘爱霞 | 浙江大学医学院附属妇产科医院 | 孟　晔 | 中国科学技术大学附属第一医院 |
| 许　泓 | 上海交通大学医学院附属国际和平妇幼保健院 | 赵欣之 | 上海交通大学医学院附属国际和平妇幼保健院 |
| 孙　峰 | 上海交通大学医学院附属国际和平妇幼保健院 | 胡燕军 | 浙江大学医学院附属妇产科医院 |
| 孙　淼 | 苏州大学附属第一医院 | 侯宁宁 | 浙江大学医学院附属妇产科医院 |
| 吴琰婷 | 复旦大学附属妇产科医院 | 徐　健 | 上海交通大学医学院附属国际和平妇幼保健院 |
| 张　丹 | 浙江大学医学院附属妇产科医院 | 徐　键 | 浙江大学医学院附属第四医院 |
| 张　岭 | 浙江省人民医院 / 杭州医学院附属人民医院 | 徐晨明 | 复旦大学附属妇产科医院 |
| 张松英 | 浙江大学医学院附属邵逸夫医院 | 高芹芹 | 苏州大学附属第一医院 |
| 张润驹 | 浙江大学医学院附属妇产科医院 | 黄荷凤 | 复旦大学附属妇产科医院 |
| 陈　磊 | 上海交通大学医学院附属国际和平妇幼保健院 | 盛建中 | 浙江大学医学院 |
| 陈希婧 | 浙江大学医学院附属妇产科医院 | 舒　静 | 浙江省人民医院 / 杭州医学院附属人民医院 |

秘　书　苏云斐　上海交通大学医学院

人民卫生出版社

·北京·

**图书在版编目（CIP）数据**

发育源性疾病 / 黄荷凤主编 . —北京：人民卫生出版社，2022.8

ISBN 978-7-117-33147-0

Ⅰ. ①发⋯　Ⅱ. ①黄⋯　Ⅲ. ①慢性病 —病因 —研究
Ⅳ. ①R4

中国版本图书馆 CIP 数据核字（2022）第 090302 号

| 人卫智网 | www.ipmph.com | 医学教育、学术、考试、健康，购书智慧智能综合服务平台 |
| 人卫官网 | www.pmph.com | 人卫官方资讯发布平台 |

**发育源性疾病**
Fayuyuanxing Jibing

主　　编：黄荷凤
出版发行：人民卫生出版社（中继线 010-59780011）
地　　址：北京市朝阳区潘家园南里 19 号
邮　　编：100021
E - mail：pmph @ pmph.com
购书热线：010-59787592　010-59787584　010-65264830
印　　刷：北京顶佳世纪印刷有限公司
经　　销：新华书店
开　　本：889 × 1194　1/16　　印张：53
字　　数：1128 千字
版　　次：2022 年 8 月第 1 版
印　　次：2022 年 10 月第 1 次印刷
标准书号：ISBN 978-7-117-33147-0
定　　价：298.00 元

打击盗版举报电话：010-59787491　E-mail：WQ @ pmph.com
质量问题联系电话：010-59787234　E-mail：zhiliang @ pmph.com
数字融合服务电话：4001118166　　E-mail：zengzhi @ pmph.com

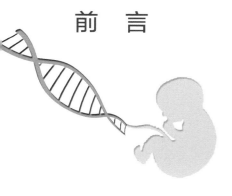

# 前　言

编者从事有关"发育源性疾病"的相关研究已有多个春秋。学海拾贝,左右采获,亦积累了一些感悟。故我与多名学者共同编写《发育源性疾病》一书,旨在详细阐述发育源性疾病相关的流行病学研究、基础研究等内容,解释生命在诞生和发育的历程中如何"应对"其亲代状况和外界因素,并由此影响到人类远期的健康和疾病的发生。

追溯到数个世纪前,随着现代医学家和科学家不断加深对生命的起源与延续,以及疾病发展过程的认知,遗传学、生物学、流行病学等数个学科不断进步与完善,人类对疾病病因的探究和为消除病痛所作出的努力经历了多个里程碑式的阶段。19 世纪至 20 世纪遗传学经历了一系列的发展,"孟德尔遗传定律"拉开了遗传学的序幕,20 世纪中叶 DNA 双螺旋结构的发现标志着分子遗传学时代开启,诸如此类,不可具举,为解释许多疾病的发病原因提供了"刚性"的基础。20 世纪初开始,不断有科学家发现除亲代的遗传因素外,生命早期所处的环境包括父母所经历的事件也与子代近期、远期健康(主要是慢性非传染性疾病如糖尿病、肥胖、心血管疾病等)息息相关,比如经历了 1944—1945 年荷兰大饥荒的孕妇所生育的子代,成年后心血管疾病、糖耐量异常等发生率显著增加。这预示着发育过程中的可塑性及适应性,为解释慢性非传染性疾病起因注入了"柔性"的力量。20 世纪及 21 世纪涌现了大批流行病学研究,其中著名学者 David Barker 教授所进行的研究,逐步奠定了"健康与疾病的发育起源"(Developmental Origins of Health and Disease, DOHaD)——"多哈"学说的基础。随着对表观遗传的了解越发深入,如今在探索疾病的起源与预防手段的过程中,人们逐渐可以做到"刚柔并济"。

时至今日，随着临床工作与科研工作的积累，编者逐渐意识到生殖医学的魅力：不止在于帮助一个家庭完成生命的传承，更在于了解疾病起源，从源头及亲代(父母，甚至祖父母)起帮助家庭，尽可能在孕育后代的过程中，减少子代远期慢性疾病的风险；从生命早期阶段入手，关注周围环境的影响，帮助减少全球的疾病负担。

本书详细介绍了生命起源中各个阶段的关键事件(配子发生、受精、胚胎着床等)、亲代外界接触到的诸多因素及自身健康状况(环境、营养、生活方式、内分泌等)与子代近期和远期健康的关系，并对重要的慢性非传染性疾病从"健康与疾病的发育起源"角度阐明病因，包括肥胖、甲状腺疾病、糖尿病、心血管疾病、肿瘤、精神及神经疾病、生育障碍和泌尿生殖系统疾病，内容涉及了经典的及最新的流行病学研究、动物实验研究、机制探究等。本书最后部分还提供了有关发育源性疾病预防的思路及伦理方面的思考，介绍了信息时代下，大数据如何为探索发育源性疾病提供支持。

感谢历史上无数学者为开创"健康与疾病的发育起源"学说及研究发育源性疾病所作出的不懈努力，让我们有幸可以博采众长，在这本书中详尽地为大家展现这一学说的方方面面。也真诚地感谢诸多学者不辞辛劳，为编写此书所付出的精力和热忱。

希望本书可以增加各个领域对发育源性疾病的认识，从生命早期发育阶段获得部分疾病发病原因的灵感，进一步为未来的预防和治疗打下坚实基础。同时也欢迎广大读者对本书提出宝贵的建议，欢迎发送邮件至邮箱 renweifuer@pmph.com，或扫描封底二维码，关注"人卫妇产科学"，以期再版修订时进一步完善，更好地为大家服务。

黄荷凤

中国科学院院士

2022 年 6 月

# CONTENTS
目 录

**1**

CHAPTER

第一章
总　论

# 第一节　发育源性疾病的概念

## 一、发育源性疾病概念的由来

我们现在无从得知生命早期对于健康的长远影响这一概念究竟最早出现在什么时候。在古代就有学者提出类似的概念(如希波克拉底)。近代,弗洛伊德的性心理发育理论中也提到,婴儿的行为可能预示着他们未来的精神状况。

在19世纪早期,人们相信母亲缝纫、触碰、吃,甚至想象的任何东西都会永久地影响到子代器官的发育。当时,人们觉得新生命是"产生"(generate)的,父亲和母亲在孕前、孕期的种种经历都会对此有影响。后来,基于"遗传"(heredity)这一概念的产生,"产生"的概念被"繁殖"(reproduction)替代。遗传一词初次在19世纪30年代使用,用于描述父母的特征通过受孕妊娠的方式遗传,并用来区分获得性性状和发育过程中新出现的特征。

20世纪初期,正是"遗传"相关学说的鼎盛时期。但20世纪30年代发生的经济危机似乎让人们发现,环境因素对疾病的发病也有着重要影响。之后,陆陆续续出现了许多流行病学研究,试图了解环境对子代发育的影响。

柏林内分泌学家 Günther Dörner 研究了第二次世界大战的战前、战时及战后出生男性的不同表型。试图了解营养状况与代谢性疾病和心血管疾病之间的关联。他关注了母亲的应激反应和妊娠糖尿病对子代的影响。Dörner 认为,发育早期激素、代谢产物等的浓度改变会"preprogram"(编程)子代的发育。发育过程中,如果对这些外界因素的反馈出现异常,则可能导致疾病。Dörner 将此称为"functional teratology"(功能性畸形学)。当时另一位内分泌学家 Norbert Freink 提出了类似的理论,即"metabolic teratogenesis"(代谢性畸形学),旨在描述妊娠糖尿病对子代的影响。

后来,20世纪80年代,David Barker 进行了一系列的流行病学研究,将这些零散的研究结果汇集形成了一个学术领域。

1994年,"胎儿源性成人疾病"的首次研讨会在悉尼举办。此次研讨会上,许多围产期科学家和 Barker 建立了联系,为之后诸多学术研讨会的举办打下了基础。在 Barker 的带领下,当时一些有名的学者创办了胎儿源性成人疾病委员会(Council for the Fetal Origins of Adult Disease),首届主席为 John Challis。2003年,第二次胎儿源性成人疾病委员会在英国召开,决定将该委员会正式更名为学术协会"健康与疾病的发育起源"(Developmental Origins of Health and Disease,DOHaD)。

## 二、与先天性疾病和遗传性疾病的异同

发育源性疾病又称"健康与疾病的发育起源(DOHaD)",是指生长发育的各个时期,如孕前期、孕中期、孕晚期、围产期,甚至儿童早期等,通过营养、生活方式(如吸烟、饮酒),以及外界环境暴露(如药物、感染、压力)等因素对后代的生长发育产生影响,进而引起后代

远期健康相关的多种表型,如儿童和成人期糖尿病、肥胖、心血管疾病、癌症等,甚至可能影响生育及出现隔代不良遗传风险等。

先天性疾病是指在胎儿期获得的胎儿一出生就有的疾病。主要指胎儿在宫内生长发育过程中,受外界或内在不良因素的影响,致使胎儿发育不正常,在胎儿出生前或刚出生即患有的疾病,如先天性心脏病、多指、并指、唇裂、腭裂、脊柱裂、白化病等。

遗传性疾病是指由于精子或卵子遗传物质的变异而导致后代发生的疾病,一般具有亲代传给子代的特征。遗传性疾病可能在出生后就表现出症状(如21三体综合征、婴儿型多囊肾等),也可能长大到一定年龄后才发病(如亨廷顿舞蹈症、遗传性肿瘤等)。

可以看出这几类疾病之间各有侧重,互有重叠。简单来说,先天性疾病是指在目前的检测技术条件下,胎儿一出生即检出患有的疾病,这种疾病可能是遗传性疾病,也可能是由于非遗传因素导致的。如20世纪50~60年代,由于孕妇妊娠早期服用"反应停"引起的"海豹畸形胎儿",属于先天性疾病而不是遗传病。又如,孕妇妊娠早期感染风疹病毒导致胎儿发生先天性心脏病、先天性白内障等,也是先天性疾病而不是遗传病。而同样是先天性心脏病,如果是由于遗传物质的变异导致的,如21三体综合征,则这种疾病既是先天性疾病,又是遗传性疾病。并且,先天性疾病更侧重强调疾病出现的时间,只要是出生时已有表型的疾病,都可称为先天性疾病。而遗传性疾病则更强调疾病的病因,只要是由于遗传物质的改变而导致的疾病,都可称为遗传性疾病。遗传性疾病大部分为先天性疾病,即出生即有症状,但也有一些遗传性疾病为迟发性疾病,要到个体成年甚至老年症状才开始出现。遗

传性疾病遗传物质的变化大都为脱氧核糖核酸水平,即DNA水平的变化。除了前面提到的21三体综合征这种涉及整条染色体变化的遗传性疾病,还包括微重复微缺失,以及单个基因,甚至单个位点的变异导致的遗传性疾病,如1q21.1缺失综合征、假肥大性肌营养不良、血友病等。而本书所讨论的重点——发育源性疾病,从疾病症状的显现时间及病因上,同先天性疾病、遗传性疾病均有区别。从疾病的显现时间上,发育源性疾病更侧重于儿童早期,以及成人期发生的疾病,如肥胖、心血管疾病、糖尿病等重大慢性疾病,在出生时胎儿一般无相应症状;而从病因上,则主要是由于不良环境使配子生成、胚胎发育中表观遗传修饰改变,引起组织或器官的永久性损伤、发育异常及远期慢性疾病的发生,可能会导致代间,甚至跨代遗传效应。这种表观遗传改变,涉及胚胎发育过程中表观遗传学(如甲基化)的改变。表观遗传并未改变遗传密码,即DNA水平并无变化,而主要通过DNA修饰、染色质构象变化等,使基因功能发生可遗传且可逆的改变。

## 三、发育源性疾病研究的历史和沿革

### (一)从"成人疾病的胎儿起源"到"健康与疾病的发育起源"

基于孟德尔和达尔文学说提出的"基因与环境理论",长期以来占据着现代生物科学的核心地位。生物体的发育、进化及产生的表型,包括各种疾病的发生和起源,是基因与环境相互作用的结果。然而,迄今为止,对慢性成人疾病的病因及预防策略的探索仍然有许多未解决的问题。或许,这种探索一直受错误模型的误导,即不利环境影响在成年人生活中起作用,并且加速与正常老化相关的过程,例

如动脉硬化和血压升高。这种因果关系模型基于传染性疾病，并预先假定每种不同的疾病都有不同的致病原因，类似于传染病中的病原体。而对于多数慢性非传染性疾病来说，这种模型的成效是有限的。尽管基因提供了另一种可能性，但寻找这些可能性需要付出昂贵的代价，而且基本上没有结果。基因不太可能解释为什么 100 年前罕见的冠心病现在是世界上最常见造成死亡的疾病之一。

大多数从事生命科学研究的研究人员已经意识到，人类早期生命中的环境因素，能够影响基因表达，从而对随后的健康和疾病产生作用。David Barker 在 1986 年发表的突破性流行病学报道中，证明了在英格兰和威尔士 1968—1978 年间由缺血性心脏病造成的标准化死亡率与 1921—1925 年间新生儿和婴儿死亡率之间存在正相关，并推测"早期生活中的营养不良饮食，会增加日后对富足饮食影响的易感性，导致晚年冠心病的死亡率增加"。在这篇开创性的报道之后，Barker 和同事们就这一主题发表了更多文章，最终形成了他的著名假设，即产前早期生活中不良营养增加了成年后富足饮食的不良影响，造成各种非传染性疾病（non-communicable disease，NCD）的风险增加。所谓的"Barker 假说"现在也被称为"成人疾病的胎儿起源（Fetal Origins of Adult Disease，FoAD）"学说。

人类像其他生物一样，在发育过程中是具有可塑性的，不利影响可以通过一种被称为"编程"的现象永久地改变身体结构和功能。在动物实验中，对母亲孕前和孕期饮食进行微小的改变，就足以使后代的生理学和代谢功能产生终身的变化。而子代发育过程中营养不良和其他不利影响会永久改变基因表达，还可导致生长减缓，这可能是慢性病与低出生体重相关的原因。

在发育过程中，存在着系统或器官成熟的关键时期。大多数系统的关键发育时期都在子宫内。出生后，大脑、肝脏和免疫系统仍然是高度可塑的。出生体型和婴儿期体型较小的人更容易患慢性病，可能是由于关键器官（例如心血管和肾脏）的功能降低、新陈代谢和激素反馈的设定发生了改变，以至于在以后的生活中更容易受不利的环境影响。

早产儿由于出生后营养摄入不足或多种合并症等不良因素的存在，出现生长发育落后，此时他们面临的不良伤害已经不能再单纯用宫内暴露的后续转归来解释。除了本身的发育落后外，还增加了对生活方式改变的易感性。而一旦由于干预措施中断发育逆境，早产儿就可能通过"代偿性"加速增长促使其回归其增长轨迹。如果能源分配给了快速代偿增长的发育部分，则必然减少对其他发育活动的分配。在动物中，这种代偿性生长需要付出广泛的生理和代谢成本，常通过对寿命的影响来体现。

Barker 的假说启发了全球关于"发育可塑性"领域的活跃和兴趣。2001 年，在印度召开的成人疾病胎儿起源世界大会上，Gillman 等人在会议报告中进行了总结，并在 2003 年英国布莱顿会议上进行了向"健康与疾病的发育起源"的过渡。DOHaD 早期最著名的荷兰饥荒队列研究，涵盖了 1944—1945 年间饥荒之前、期间和之后出生的人群。研究发现，在妊娠中晚期接触饥荒孕妇的胎儿比在妊娠早期接触或从未接触饥荒的孕妇的胎儿成年后葡萄糖耐量低。此外，妊娠 10 周期间接触饥荒孕妇的胎儿成年后发生高血压的概率几乎是未暴露人群的 3 倍。在中国的三年困难时期，有过宫内暴露于饥饿女性的胎儿成年后患 2 型糖尿病的风险比未暴露于饥饿的胎儿高出 50%。据报道,宫内暴露于饥饿的胎儿成年后患高血压的概率是出生后暴露于饥饿的婴儿成年后的 4 倍。

"DOHaD"范式似乎已经被医学和生物科学领域的科学家及研究人员广泛接受。自推出以来,DOHaD 的概念及其涵盖的领域在很多方面得到了扩充和发展。鉴于人类发育的大部分阶段在受孕后的前 1 000 天内(即在怀孕开始至 2 岁婴儿期之内)完成,该假说所覆盖的生命周期范围,已从最初 Barker 提出的胎儿期延伸为"从减数分裂和配子发生的时期到整个出生后发育期,包括从婴儿期到青春期成熟"。成人慢性病不仅与宫内发育有关,还与出生后的喂养、代偿性加速生长、婴儿生长发育状况等早期生命阶段的营养及环境因素有关。除了宫内早期营养缺乏与营养相关慢性疾病的风险之间的联系之外,许多研究发现早年营养不良与心理健康和认知发展之间也存在联系。例如,1959—1961 年,三年困难时期的产前接触使暴露组的胎儿精神分裂症风险比该时期后出生的未暴露组增加了近一倍;这些结果与荷兰饥荒中发现的精神分裂症的相对高风险惊人地相似,来自不同国家的 19 项研究也均发现儿童营养不良对认知有负面影响。

Barker 认为,许多慢性疾病的发生,并非是由基因通过数千年的进化传递给我们的,而是强制发生的,它们是人类发育模式改变的结果。慢性病并非不可避免,如果我们愿意,可以随时从源头上预防它们。DOHaD 概念不仅与学术科学有关,还涉及个人的日常实践,以及公共卫生、政策制定和教育。其研究结果有助于提高公众知识水平,并有利于提高人类健康水平,对健康和疾病的一般意识产生了重大影响,并有望促进在生命的早期即对健康与疾病的潜在危险因素施加干预与控制。

随着技术的更新,如组织特异基因表达谱的发现,人们开始探究表观遗传学(甲基化、基因印迹、染色质重塑等机制)在 DOHaD 中所发挥的作用。有研究发现产前暴露的表观遗传效应与癌症、心血管疾病、神经退行性改变、哮喘、自身免疫疾病、两性生殖系统紊乱、肥胖等表型密切相关。而环境中的有害化学物质:异种雌激素(染料木素、己烯雌酚、双酚 A)、二噁英、有机氯农药、二手烟、邻苯二甲酸酯、免疫毒性物质和空气污染物等,均被发现与一些胎儿源性的疾病有关。科学家们后续发现了有关内分泌干扰物与胚胎源性疾病关系的更多线索,并且报道了内分泌干扰物所导致的子代健康受损的其他表现。1991 年,金属是研究最多的环境暴露因素,其中有关铅和汞的研究占到美国 DOHaD 研究经费的 69%,而大脑和 / 或中枢神经系统(例如神经发育、神经认知、神经行为、神经精神病学和神经生物学)是研究最多的器官系统。大多数研究记录了宫内和出生后铅暴露与长期的神经心理疾病之间的关系,并可能导致青少年犯罪和成年早期犯罪等一些行为。因此,世界卫生组织和联合国环境规划署将母婴甲基汞安全接触限度参考剂量确定为 0.1μg/(kg·d)。2006 年,发育关键时期内分泌干扰物暴露与肥胖、2 型糖尿病和代谢综合征的关系被人们所提出。Philippe Grandjean 等一直在研究多氯联苯对法罗群岛儿童神经发育的影响,并在 2007 年的国际会议上讨论了胎儿发育暴露于环境污染物与生命后期疾病结局的关系,发现母亲身体的化学负担是与她的胎儿或者新生儿共同分担的,由于胎儿的体重相对较轻,所以其身体单位体重可能要负担更大的剂量。此外,发育期间(从受孕前到青春期)暴露于环境化学品,晚年对多种不利影响的易感性增加。在法罗群岛,海洋动物和鱼类是当地居民的主要食物,对甲基汞暴露的研究也揭示了甲基汞对神经发育和随后的神经心理缺陷的破坏性影响。

2005 年召开的国际"环境表观基因组学、印迹和疾病易感性"大会,提出以下几点建议:①发育源性疾病的理论与营养、环境因素暴露的研究是密切相关的,其中,表观遗传学修饰是生命后期疾病易感性增加的机制之一;②小鼠模型对于跨代研究的必要性;③表观形态学的临床疾病对照研究需要设置一个表型修饰的终止时间;④生物信息库为了将来的表观基因学分析储存更多的组织和血清是很有必要的;⑤为了将来更准确地分析表观遗传学数据,应该发展更多的新技术和信息分析方法。这次会议进一步激发了表观遗传改变作为环境因子在疾病病因学、预防或进展中的作用机制的想法。随后一些机制的研究被报道:表观遗传干预在内分泌干扰物导致的乳腺、前列腺肿瘤的小鼠模型中的作用;内分泌干扰物在亚稳等位基因、印迹和疾病起源中的作用;内分泌干扰物在小鼠胚胎的印迹基因中的作用等。

**（二）表观遗传学的发展促使疾病的配子、胎儿起源性学说诞生**

配子、胚胎源性疾病的本质在于,生殖细胞在结合、发育成为胚胎前,因外界环境发生改变而做出的适应性变化,可以传递给子代,且这种改变不依赖于 DNA 序列的变化。然而这种现象的本质依然围绕着遗传与发育,因此配子、胚胎源性疾病的源头不得不从最初的物种进化理论说起。

疾病研究的历史演变至今,人们已经普遍认为疾病发生的配子、胎儿起源性与表观遗传学息息相关,因此要了解配子胚胎源性成人疾病,先要了解表观遗传学的发展历史。要追溯表观遗传学的发展历程,就一定要提及一个多世纪前名叫拉马克的科学家。他提出的理论与表观遗传学十分相似。拉马克(Jean-Baptiste Lamarck,1744—1829),法国生物学家、博物学家。他在 19 世纪初提出了获得性遗传理论(inheritance of acquired traits)的概念,今天人们更多称其为"soft inheritance"。该理论作为 Lamarck 进化理论的一部分,在他发表的著作《动物学哲学》(*Philosophie Zoologique*)中进行了系统的阐述。拉马克认为,亲代为了适应环境会发生表型的改变,而这种因适应环境所获得的性状会遗传给下一代,生物对环境的适应能力促进了物种的复杂性。拉马克的这个理论强调了物种对于环境所作出的适应性改变及其遗传。比如,长颈鹿为了吃到更高的树上的叶子,会伸长脖子,随着时间的推移,子代的脖子也会越来越长。这种理论的建立扩展了传统遗传理论的范畴,意味着遗传不仅只是亲代至子代简单的纵向遗传,还有环境带来的更加广泛地改变。尽管获得性性状的理论在 19 世纪初十分流行,然而,继达尔文发表"自然选择"的理论之后,个体在进化中所扮演的角色显得微不足道。同时,获得性性状的理论在 19 世纪末至 20 世纪初产生了巨大争议。直至 1962 年,当时许多遗传学的教材都未曾提及获得性性状遗传的实例,仅 7 本教材提及获得性性状的遗传或者拉马克的人名。德国进化生物学家魏斯曼(August Friedrich Leopold Weismann,1834—1914)提出"种质论"(germ plasm theory),认为生殖细胞,即卵子和精子是遗传信息传递的唯一方式。体细胞和遗传无关,生殖细胞可以转换为体细胞,但是体细胞后天经环境获得的特性无法影响到生殖细胞,继而无法影响到子代。换句话说,配子时期发生的突变是自然选择使生物发生改变的唯一途径。这种生殖细胞与体细胞间的屏障也被称作"魏斯曼屏障"(Weismann barrier)。根据该理论,魏斯曼彻底否定了拉马克的学说。魏斯曼剪去了 68 只小鼠的尾巴,并重复了 5 代,出生的 901 个子代没有一只出现尾巴变短或尾巴小的情况。可以说,在很长一段时间里,拉马克的进化理论都不被人认可。

20 世纪初,还有两位极负盛名的科学家——"现代遗传学之父"孟德尔(Gregor Johann Mendel,1822—1884)和进化论的奠基者达尔文(Charles Robert Darwin,1809—1882)。达尔文在其书中也曾表达了对拉马克理论的赞同,并称其为"泛生论"(pangenesis)。达尔文认为,在生殖细胞和体细胞之间,存在着某种可以传递信息的物质。可见,在 20 世纪初,发育生物学和遗传学仍然处于众说纷纭的阶段,争论不断。人们都试图用各自的理论去解释生物进化、遗传的机制,以及"基因"是否是唯一将表型代代相传的关键物质。直至英国发育生物学家瓦丁顿(Conrad Hal Waddington,1905—1975)提出了表观遗传(epigenetics)的概念,才得以使多个概念出现了统一的局面。而拉马克的获得性遗传理论,也再次被人们想起。今天,表观遗传学的兴起与一个世纪前包括拉马克在内的诸多科学家仿佛进行了一场隔空对话,其背后是人们对于遗传学、发育学更深刻的认知。今天,我们已经知道遗传不仅是 DNA 序列的简单延续,还是一场环境与人类共同参与的进化盛事。

瓦丁顿取了希腊词汇中"epigenesis"一词并将其改为"epigenetics","epigenesis"原指发育生物学中的理论,即早期胚胎是未分化的。他同样提出了"epigenotype"一词,将其定义为"生物的整个发育系统;包括相互联系的发育途径,通过这些发育方式,物种得以发育成熟。"瓦丁顿这一学说的一大突破在于,表观遗传学将发育生物学和遗传学相联系,解释了两个学说中的许多问题。当时,人们只知道"表观遗传"的概念,但对其分子机制仍然一无所知。

有了这一系列学说的基础,发育源性疾病的机制阐明似乎出现了曙光。如今,科学家已屡次发现,生物对环境所做的改变可以通过生物的配子遗传,从而影响子代的发育轨迹,甚至影响子代的健康。这一概念被称为"生殖细胞介导的表观遗传"。

尽管过去对于获得性表观遗传的改变在哺乳动物中是否可以遗传仍然有争议,过去的几年里,已经有越来越多的实验证明了这一现象。

起初,有关表观遗传信息可以通过配子遗传的证明,来源于转基因小鼠的实验。如果亲代小鼠经转基因成功表达某个基因,则子代该基因也表达。内源性基因方面,Emma Whitelaw 首次在小鼠模型中证明,$A^{vy}$(Agouti viable yellow)基因的表观遗传修饰可以通过生殖细胞遗传。Whitelaw 发现,毛发修饰基因 *agouti* 受反转座子 IAP 启动子的调节。IAP 启动子的甲基化状态导致 IAP 表达沉默,从而表达 *agouti* 基因。这种甲基化并没有在重编程中消失,从而使得子代毛发颜色出现了改变。

除此之外,环境是否会引起亲代的适应性改变,并且通过配子遗传也是科学家关注的焦点。2005 年,Michael 和他的团队首次力证,雌性大鼠暴露于环境因素即内分泌干扰物乙烯菌核利(vinclozolin)(具有抑制雄激素的功能)可以导致子代精子发生异常,引起雄性子代的不育，且这种异常可以连续遗传四代。这种影响和生殖细胞的甲基化改变有关。同一时期，Lars 等在人类中发现亲代吸烟及营养状况产生的影响可通过配子遗传给子代。在神经科学、行为学等方面也有研究证明了依赖于生殖细胞的非基因遗传。

这种亲代获得性的改变究竟是如何通过配子遗传给子代的？其背后的分子机制实则紧密围绕着表观遗传学的种种现象。

在过去的 60 年里，人类基因学的研究一直关注于 DNA。当时，科学家认为 DNA 是携带遗传信息的关键载体，遗传信息通过 DNA 从亲代传至子代。单个基因的突变或小部分基因的突变和生物的表型紧密联系。基于基因测序的技术发展迅速，全基因组关联性分析（genome-wide association study，GWAS）可以发现和疾病相关的单核苷酸多态性（single nucleotide polymorphism，SNP），包括关联较弱的 SNP。尽管许多疾病，包括一些代谢性疾病的孟德尔遗传规律已经发现，但是这不足以解释诸多疾病的高发病率。例如，GWAS 仅可解释 2 型糖尿病遗传现象的 10%，空腹血糖遗传现象的 5%。因此，表观遗传学在解释疾病发生率中的作用，引起了人们更多的重视。在瓦丁顿提出表观遗传学的概念之后，其分子机制一直不明确。1969 年，Griffith 和 Mahler 首先提出甲基化在大脑的长期记忆中发挥了重要作用。随后，在 1975 年，Arthur 指出甲基化可以控制基因的"开"与"关"，影响基因的表达，从而影响生物的发育。

30 多年前，科学家发现受精后，受精卵的 DNA 甲基化水平与成熟配子以及刚刚种植后的受精卵相比，整体下降。自此以后，甲基化在配子发育、胚胎形成中清除和重建的概念成了表观遗传一个重要的研究基础。获得性性状可以跨代表观遗传的关键在于表观基因组是否可以发生转录，以及在哪个阶段表观遗传的重组没有发生。表观遗传的修饰在早期胚胎发育阶段可以逃脱基因的重编程，这一现象最初发现于小鼠的印迹基因。等位基因的亲代来源不同，则表达方式不同，且这种表观遗传的修饰可以数代相传。如果印迹基因发生突变，也可以通过生殖细胞遗传给子代。随后，科学家又发现染色体蛋白即组蛋白修饰等其他表观遗传修饰。

近年来，许多研究都发现 RNA 也可以携带遗传信息，并传至后代。这一现象在精子中很常见。

过去，人们认为精子的作用仅仅是将遗传信息传递至卵母细胞。随着测序技术的发展，科学家发现精子中还存在有大量不同种类的 RNA。Stephen 及其团队成员用有力的实验证据表明，精子中存在许多 RNA 种类，且这些 RNA 可以在受精的时候传递给卵母细胞。

Minoo 研究组发现，如果将转基因小鼠精子或体细胞的 RNA 注射入合子，子代的健康将受到很大的影响，且这种影响可以持续数代。之后，相继有数个实验室都发现精子中的 RNA 会因外界环境变化而相应做出改变。Isabelle 及其研究组的其他成员于 2014 年发现精子 RNA 可以将父亲复杂的获得性表型传递至子代，如早期获得的创伤性应激。这一系列的发现使人们意识到，精子对于子代的贡献远不止一半的 DNA 序列，还蕴含着更多的遗传信息。之后，研究人员陆续发现了类似的现象。如果父亲在特定情况下受到了影响，比如应激和饮食的变化，精子是否可以将亲代的获得性性状传递至子代，并将关注点缩小至某一特定种类的 RNA。最近，研究人员发现

tRNA 碎片（fragmented tRNA）及其修饰可以作为遗传信息跨代传递的载体。微小 RNA（microRNA，miRNA）对于配子源性疾病发挥的作用也可以被其他 RNA 替代。可见，配子源性疾病的机制探究以及精子的"RNA 之旅"还有很长的道路要走。诸多研究试图通过细分 RNA 的种类来探究究竟哪一种 RNA［miRNA、Piwi 蛋白互作 RNA（Piwi interacting RNA，piRNA）及 tRNA 碎片］在配子传递的遗传信息中发挥着重要作用，而这需要 RNA 测序技术的发展，这将帮助我们揭示精子 RNA 在配子源性疾病中所发挥的作用。近年，SpermBase 数据库的建立在揭示精子 RNA 信息中也取得了一定进展。如果未来可以知道究竟是哪一种 RNA 发挥作用，则可以阻断有害遗传的发生。

在卵母细胞方面，如果单独研究卵子是否可以影响子代的健康并持续遗传有一定的困难，因为需要排除宫内环境的干扰。配子结合为合子种植在子宫后，将受到宫内环境的影响，因此，如果想要得知精子，尤其是卵子对子代的影响，必须通过体外受精（in vitro fertilization，IVF）的方法，将胚胎种植入代孕的小鼠。采用 IVF 的方法，并将胚胎移植入代孕的小鼠，已经证明卵子受到的影响可以遗传给子代。这种研究方法成功避免了宫内环境带来的干扰。

### （三）生命最初 1 000 天

"生命最初 1 000 天"（first 1 000 days）这一理念，提出了胎儿、新生儿哺乳期和婴儿期直至出生后 2 年（总共约 1 000 天：出生前 280 天加出生后婴儿期约 730 天）的营养状况对于成人慢性疾病发生的重要性。该理念是提高全球包括公众和教育人士、卫生政策专业人士对 DOHaD 概念认识的一个很好的途径。

2008 年，由 5 个独立的公共卫生科学家团队撰写了关于孕产妇和儿童营养不足的系列报道，并发布在《柳叶刀》杂志上，报道收集了有关母婴营养重要性的证据，列出营养不足对发育与健康的长期影响，确定了经过证实的干预措施。研究发现，干预的黄金时段就在于从妊娠到婴儿 2 岁期间，即"生命最初 1 000 天"。2 岁以后，营养不良将对未来成年期的发展造成不可逆转的损害。这对于所有关注健康和妇女儿童福祉的人来说，都是至关重要的。

由于生命最初的 1 000 天是人的体格和大脑发育最快的时期，这期间的营养状况不仅影响体格生长和智力发育，还与成年后慢性病的发病率有明显联系，世界卫生组织将其定义为人生长发育的"机遇窗口期"。营养不良构成了地球上几乎每个国家（包括美国）的严重公共卫生危机。

婴儿期的营养状况，除了直接影响体格生长、各系统及器官的发育成熟之外，肠道微生物群的定植同样是受早期营养影响的。婴儿肠道菌群定殖直至形成稳定的微生态系统，早期营养在建立最佳共生所必需的宿主 - 微生物相互作用中起着至关重要的作用。这种定殖过程和共生关系的建立可能会对肠道功能及免疫功能成熟，乃至整个生命的健康产生深远的影响。异常的微生物定殖模式可能涉及成年后发生免疫性疾病，如哮喘和炎症性肠病等。探索早期营养在发育中对人类微生物群、免疫、新陈代谢中的核心作用将有望为预防和治疗相关疾病提供策略。

随着发病率的不断增加，儿童肥胖正逐渐成为颇具威胁性的全球性问题。人们已经认识到了肥胖具有多种生物学触发因素。其中，一些早期生命中的营养和代谢因素、社会和环境因素显著促成了肥胖的发展。特别是产前和婴儿期，被认为是确定个体发病风险的关键阶段。决定肥胖的若干风险因素可能在生命的前 1 000 天内（即从受孕到 2 岁）已经在发生作用，并且许多与肥胖相关的慢性疾病风险从生命早期就开始出现。通过确定婴儿在早期营养发育阶段可能暴露的营养风险因素和关键机制，有利于探索及制定潜在预防策略的有效指南，也将是未来研究的方向之一。

## 四、伦理与责任

　　鉴于生命早期的营养对终身健康与疾病有不可忽视的奠基作用，婴儿喂养研究的开展显得尤为重要，但婴儿营养的进步使得围绕该年龄组研究的伦理问题变得更加复杂。研究必须在伦理限制和继续促进母乳喂养的公共卫生要求范围内进行。随着人们了解到母乳喂养的益处，以及早期营养、生长和发育对后期健康的重要性，研究人员需要提高知情同意时所提供信息的质量来严格遵守获益原则。对于涉及母乳代用品的婴儿喂养研究，应严格执行研究指南。获益原则似乎需要长期监测生长和代谢参数，以尽量减少长期健康的风险。将来，随着研究的进一步发展，对伦理批准和研究成果的长期监测的要求可能会更加严格。

　　随着 DOHaD 假说获得动物模型和临床试验证据的强烈支持，同时在新生儿重症监护的发展下越来越多的极早产儿存活下来，此时儿科，尤其是新生儿科医生，需要充分考虑产后早期环境对后期代谢健康、心血管和肾脏的影响，并采取适当的方法降低已知存在的风险因素。例如在肾小球生成过程中尽量减少患儿对肾毒性药物的接触，如吲哚美辛和布洛芬，并最大限度地提高营养，以确保早产儿沿其百分位数生长，从而避免代偿性的"追赶"生长。必须让这些患儿的父母意识到极早产和生长受限对长期健康的潜在后果，一旦新生儿出院回家，重点应放在建立健康的生活方式上。由于时间受限及缺乏对儿童心血管健康的关注，重要的一级预防往往最难以提供。儿童高血压的发病率从 1% 增长到 10%，但针对儿童的血压测量开展很少，如此一来血压升高的水平往往无法辨识。因此，讨论弱势儿童群体的肥胖和心血管风险需要尽早开始，以尽量减少长期后遗症的发生。

　　根据"1 000 天"理念，妊娠期和子代 2 岁之内的婴儿期是干预健康及疾病发育起源的主要目标时期。但这种对特定框架的关注可能也无意中转移了对其他干预时间窗的注意力。青春期同样是一个重要的可塑性发育时间窗，需要特别注意更全面的营养干预方法。包含更广泛社会框架的综合和包容性的干预措施仍亟待提出。未来的干预措施应包括更多的参与者，行动框架需要确定生命历程中多个机会窗的干预方法。

　　纵观配子、胚胎源性疾病的历史，实则是人类对于生物遗传、进化在各个维度循序渐进的认知。这一学说涵盖的内容不仅仅是今天观察到的流行病学现象，它可以追溯至数百年前，人类试图解释物种自身的进化、物种与周围环境的互动而付出的努力。早年许多科学家的启蒙想法，在今天解释这些现象中仍发挥着重要的作用。再结合今天更为扎实的分子生物学理论，人类在了解并攻克发育源性疾病的路上，尽管充满挑战，但也硕果累累。配子/胚胎/胎儿源性疾病的诞生、发展及后续的研究突破，集中反映在基因和早期发育环境（包括机体内环境和外环境）之间相互作用的基础上,早期发育期内外环境及化学暴露等协同作用,通过表观遗传标记的改变产生效应,导致远期许多慢性疾病最终的发生和爆发。事实上,基因及其早期环境在组织发育的特定暴露窗口期间都起作用且都能导致功能改变,这些功能学的改变在最早期的时候并不显现出来,例如出生体重并不会受到影响,但是在生命后期会出现对一些疾病的易感性增加。配子/胚胎/胎儿源性成人疾病的核心理念认为,人类发育早期极易受内外环境包括机体内部的微环境、营养及化学暴露的影响,这种影响通过改变表观遗传标记将效应进行传递,最终导致子代个体对包括肥胖、糖尿病、心血管疾病和神经发育及生殖系统疾病在内的主要人类疾病的易感性增加。综上所述,为了通过减少非传染性疾病的负担来真正改善人类健康,科学家需要积极探索,以期在全球范围内,改善发育关键期机体的内外环境,减少机体的化学环境暴露,从而真正从源头防控疾病的发生。

# 第二节　发育源性疾病研究进展概述

## 一、流行病学研究

发育源性疾病这一概念的诞生实际上伴随着流行病学的涌现。在上一节中,我们提到大约 20 世纪初,仍然是"硬性遗传"(hard heredity)概念的鼎盛时期。20 世纪 30 年代发生的经济危机似乎让人们发现,环境因素对疾病的发病也有着重要影响。新的流行病学研究也提示,早期生命接触到的外界因素和遗传一样有着重要作用。1934 年,苏格兰的流行病学家 William Ogilvy Kermack 及其同事发现,似乎当时的一些数据表明人的寿命由生命最初的 0~15 年决定。

1939—1945 年正是硝烟弥漫的第二次世界大战。这一时期的历史事件为研究发育学提供了大量的实例和数据。对 20 世纪初期形成发育源性疾病这一概念(DOHaD)起到了至关重要的作用。1944—1945 年冬天的一些数据表明,如果饥荒时期孕妇正处于孕晚期,则子代出生体重减少。如果在此时期受孕并妊娠,流产和畸形的发生率上升。和经历饥荒时已处于孕晚期相比,子代的预后更差,且出现心血管、代谢性疾病和不良神经系统结局的概率更高。

在 1959—1961 年中国三年困难时期,如果此时孕妇处于孕早期,则子代成年后,高血压发病率上升。在低收入和中等收入国家,孕期营养不良和出生低体重密切相关。孕期营养不良与子代未来慢性病发病率升高相关,如果婴儿时期体重增加速度变快,则这种可能性更大。

这些研究都关注发育过程中的极端变化下出现的情况。因为战争除了会带来营养不良以外,还会导致其他的情况发生,因此要想解释这些研究的结果并不是特别容易。

这一系列的研究存在着一个问题。即研究都认为当时的不良暴露为营养不良,但事实上,在恶劣的情况下人们会经历巨大的应激,饮食结构、质量都会发生很大变化。例如,在荷兰饥荒期间,人们会食用郁金香球茎,而郁金香球茎可能含有毒素。且不同人群遭受饥荒的特点也不一样。饥荒之前,该地区人们的营养状况良好，且饥荒只持续了很短一段时间。但历史上其他一些大饥荒持续了数月，产生的影响循序渐进。

20 世纪 60~70 年代，随着战争结束，科学研究的关注点也不再是环境和发育之间的关联。只有那些对社会经济因素对健康的影响有着强烈兴趣的科学家，继续试图探讨环境和发育之间的关联。当时，DOHaD 理论的先驱者 David Barker 还是伯明翰大学一位年轻的学子。他完成了学位论文即《围生期影响和智力发育不良》，他发现了智力低于 75 的儿童，出生体重都较低。

同时，哥伦比亚大学的两名流行病学家 Zena Stein 和 Mervyn Susser 进行了一个大型研究，试图了解母亲的营养状况对智力发育的影响。该研究的一部分涉及了上述的荷兰饥荒人群队列。基于此队列，Stein、Susser 等人于 1976 年发表了第一篇将营养不良和子代代谢性疾病风险相联系的论文。该研究发现孕早期暴露于饥饿和孕晚期相比，子代肥胖概率增加。孕早期暴露于饥饿，子代出生体重减低。孕晚期暴露未影响子代出生体重。自此之后（20 世纪 70 年代中期起），许多基于历史数据或前瞻性的流行病学研究都关注了母亲的并发症与婴儿的死亡率、出生体重、子代心血管疾病发病率和死亡率之间的关系。在北美，Millicent Higgins 首次进行了长期的正规的出生队列研究，旨在于探究生命晚期的种种结局。他在 1980 年报道，患毒血症的孕妇，男性子代在 20 多岁时血压更高。他的其他研究报道了孕期并发症，如子痫前期与子代青春期时血压之间的关联。随着子代年龄的增长，这种效应越发明显，且纠正了母亲血压这一因素后，影响仍然存在。Higgins 等人认为是胎儿时期的生长发育环境在影响子代，而非基因。

有趣的是，这种现象在男性子代中更明显。如今，性别差异在 DOHaD 相关的研究中十分常见。这一具有开拓意义的研究在当时并不受关注，然而却为之后的许多研究奠定了基础。20 世纪 80 年代中期，有关低出生体重和远期血压之间关联的研究进一步涌现。除此之外，Wadsworth 等人发现，子代出生体重与父母的社会地位和年轻时期女性及男性的收缩压有关。Gennser 等人的研究也表明，男性子代出生时的体型也和未来的舒张压有关。

自 1985 年起，Barker 和他的同事发表了的一系列关于发育源性疾病的流行病学研究。这些研究大大促进了 DOHaD 学说的产生，具有相当大的影响力。他们的研究发现，低出生体重、1 岁时低体重会导致高血压、冠心病、脑卒中、代谢综合征在成年时期发病率增加。

最早在 1985 年，Barker 团队绘制了一张英格兰和威尔士的地图，上面用不同颜色标注了不同地区各种疾病的死亡率。在贫穷地区，心血管疾病死亡率最高，在富裕地区最低。这一结论和 Framingham 心脏病研究的结论相反。后者认为富裕的生活导致了心脏病。他还发现在 20 世纪早期的婴儿高死亡率和 1968—1978 年间的心血管高死亡率有关。Barker 最有名的研究是基于英国赫特福德郡（Hertfordshire）的婴儿资料来进行的，记录时间自 1911 年起。资料记载了出生体重和早期生长发育情况，为研究提供了坚实的基础。Barker 随访后发现，随着出生体重从 2.5kg 递增至 4.3kg，心血管事件死亡率、血压、胆固醇水平逐步降低。Barker 和他的同事还在芬兰人群中进行了一个研究。因冠心病而住院或死亡的患者，在出生后两年内的体型更小，而在 11 岁时生长速度更快。这种生长发育模式也同时预测了胰岛素抵抗相关指标的上升,而胰岛素抵抗本身也是冠心病的危险因素。即使校正了成年时期的社会经济状况,结果依然不变。

印度也有一些流行病学研究发现,青春期时期,如果身体质量指数(body mass index,BMI)越高,则成年早期,糖耐量受损的可能性越大。Barker 的研究和印度的这些流行病学调查相结合来看,可以发现,如果出生体重较低,童年和青春期时期体重增长过多,则成年后患冠心病的概率更高。

这些研究之所以关注于出生体重,很大一个原因是当时可以用来评估胎儿发育的唯一指标就是出生体重,而且那个时代,孕期肥胖、妊娠糖尿病和巨大儿非常少见,因此低出生体重和未来身体状况之间的关联显得尤为重要。且当时,极度早产儿或生长发育受限后的胎儿存活率非常低,这些因素造成的偏倚也不存在。

伴随着 Barker 假设的盛兴,许多人也对此理论提出了质疑。例如,对荷兰饥荒的相关研究给出了一些相反的结论。比如孕中晚期暴露于饥荒的孕妇子代,和孕早中期暴露的相比,糖耐量更差。还有基于芬兰人群的研究没有发现饥荒对成年时期产生影响。另外,尽管当时流行病学家关注了营养不良等情况,但内分泌学家和产科医生却开始关注妊娠糖尿病、肥胖、婴儿进食过多的影响。因此,不同领域的专家之间出现了沟通不畅的情况。Barker 的研究也没有解决一个如今人们都十分想了解的事情,即成人疾病的"胎儿起源"。事实上,如果对出生体重追根溯源,它反映的其实是胎儿在宫内的发育问题。

但是,这些不同的声音进一步促进了 DOHaD 领域的发展。许许多多的研究人员

也开始思考这些现象的背后原因,以及探究机制。

除了提到较多的出生低体重和子代远期健康的关系外,之后也有研究逐渐发现即使出生体重在正常范围内,也会影响子代的健康,如肝脏血流、静脉导管分流、脂肪沉积等。

发育源性疾病的流行病学研究不仅关注代谢性疾病、心血管疾病,还包括了其他方面。例如,出生时低体重也和成年时期骨密度水平较低有关。也有研究发现饥饿和子代的精神分裂症发病率有关。出生体重增加可能也会增加某些类型的乳腺癌风险。另外,除了营养异常,孕期受到感染、出生季节、孕期吸烟都会对子代产生长远的影响。

除了上述较多的对营养不良的研究,如今越来越多的研究试图了解营养过剩与子代健康之间的关联。

肥胖与 2 型糖尿病和基因有关。然而,基因远不足以解释现有的发病率。近期一项荟萃分析发现 97 个基因位点仅和 2.7% 的 BMI 差异性有关。常见的基因变异可以解释 21% 的 BMI 差异。由此可见,基因无法解释当今肥胖和 2 型糖尿病的高发病率。而如今的基因测序及表观遗传学方面的测序也让人们意识到,几代人的生活习惯及环境因素共同造成了代谢性疾病的发病率,尤其是宫内营养过剩。

数十年前,人们就已经发现宫内营养过剩也可以引起子代远期的健康问题。英国一项基于 1949 年起的出生队列的流行病学研究、基于皮马印第安人的队列研究(发现中年时期 2 型糖尿病和出生时体重呈 U 形相关)、北欧队列研究的荟萃分析等都发现了类似的现象。近期的许多研究也都发现孕期肥胖、妊娠糖尿病会增加子代的肥胖、心血管、代谢性疾病的风险。孕前 BMI 也会影响子代的血压或自主

神经系统功能。孕期肥胖不仅会增加妊娠并发症的风险,如高血压、子痫前期、妊娠糖尿病等,还会增加子代哮喘、过敏性疾病如皮炎等的风险。

越来越多的流行病学研究也发现了宫内暴露于高糖环境与子代糖尿病风险相关。

早期的流行病学研究关注母亲一方较多,但也有研究试图了解父亲的健康情况对子代的影响。在瑞典进行了一个名为 Överkalix 的队列研究,关注和父亲相关的发育源性疾病。该研究发现,如果父亲或者祖父在 9~12 岁的时候摄食过度,儿子和孙子寿命会缩短,死于心血管疾病和糖尿病的风险会增加。除饮食外,如果父亲过早吸烟(11 岁前),会增加儿子,而非女儿,在 9 岁时的 BMI。

## 二、表观遗传机制研究和动物模型研究

成人疾病的胎儿起源的证据表明,远期慢性病的根源在于胎儿期宫内不良环境的影响。然而,除了胎儿期,受精卵期和早期胚胎期作为表观遗传重编程、快速细胞分化和器官发生的关键时间窗,也是环境干扰的敏感阶段。与胚胎和胎儿发育相比,配子发生和成熟需要几十年,而且暴露时间越长,越容易受到潜在的伤害。因此,我们应该将发育源性疾病的发生和发病机制进一步前移到配子发生和胚胎发育阶段。

表观遗传学是指在基因的 DNA 序列没有发生改变的情况下,基因功能发生了可遗传的变化,并最终导致了表型的变化。对不良环境如营养、毒素、内分泌、干扰化学物质、辅助生殖技术(assisted reproductive technology,ART)的体外操作等的适应性反应,都会影响配子或胚胎的表观遗传修饰,引起组织或器官

的永久性损伤、先天发育异常及远期慢性疾病的发生,可能导致代间,甚至跨代遗传效应,增加后代发育源性疾病的风险,包括心血管和代谢异常(如高血压、肥胖症和 2 型糖尿病)、癌症和神经功能损害等。

环境表遗传信息可通过生殖细胞传递,最新研究发现,在生殖细胞中,不仅是 DNA 甲基化,染色质蛋白、小 RNA 都有可能是传递环境表遗传信息的载体。对配子、早期胚胎表观遗传组动态重编程过程的了解,已经从研究小鼠到人类自身,随着方法学的发展,为我们提供了更深入研究机制的可能。

基因表达的表观遗传调控在精子发生过程中至关重要。人类植入前胚胎阶段的胞嘧啶去甲基化过程与小鼠非常类似,但是胎儿不同时期生殖细胞全基因组甲基化测序及 RNA 测序的结果显示,人生殖细胞系的转录组和甲基化组既不同于人类多能干细胞,也不同于人类囊胚的内细胞团。环境诱导生殖系 DNA 甲基化异常可能是父系遗传的原因之一。宫内高糖环境可能通过影响体细胞及生殖细胞印迹基因甲基化导致子代及子二代糖代谢异常。宫内营养不良出生的子一代雄性小鼠,生殖细胞出现了位点特异性的 DNA 甲基化改变,低甲基化的差异甲基化区域富集于核小体保留区。这种宫内不良环境即使在出生后得以改善,仍然可能持续影响子代远期发育。在精子发育过程中,干扰组蛋白甲基化,也可使精子中 RNA 含量改变,胚胎中基因表达异常,从而影响隔代健康。此外,对线虫的研究发现,小 RNA 异常也会通过生殖细胞传递引发隔代遗传。饥饿处理后,亲代和子三代的秀丽隐杆线虫均出现了小 RNA 靶向特异基因的异常,而这种饥饿诱发的异常小 RNA,至少可以传递子三代,甚至产生更久远的影响。

不仅仅是营养环境,创伤或应激也都可以通过精子 RNA、miRNA 引发隔代效应。一个直接的证据是将高脂饮食的小鼠精子 tRNA 来源的小 RNA(tRNA-derived small RNA,tsRNA)注射到正常合子中,可引起后代的代谢变化,从而重现父系表型。表明父亲的饮食会影响生殖细胞 tsRNA,从而实现获得性代谢紊乱的跨代遗传。最近研究也发现,小鼠 tRNA 甲基转移酶 2 的缺失,可以阻止高脂饮食诱导的 RNA 修饰异常,消除精子非编码小 RNA 介导的子代代谢紊乱的发生。这些研究表明精子 RNA 修饰和 RNA 编辑事件在表观遗传信息的传递中也起着积极作用。

卵子发生及成熟过程中的表观遗传修饰异常也可通过母系传递至子代。对 A$^{vy}$ 等位基因的研究发现,表观遗传修饰的不完全擦除可通过母系生殖细胞传递至子代。一项在果蝇中的研究表明,组蛋白 H3 第 27 号位赖氨酸的三甲基化(trimethylation of histone H3 at lysine 27,H3K27me3)可从母体生殖系代间遗传并抵抗早期胚胎时期重编程事件。由于最近在小鼠着床前胚胎染色质上发现 H3K27me3,推测 H3K27me3 在哺乳动物胚胎发生中可能具有类似的功能,环境诱导成年后生殖系组蛋白修饰的改变也可能引起隔代遗传。母体孕前低蛋白饮食会引起子代焦虑相关行为异常及收缩压升高等心血管异常。采用体外受精技术,对正常饮食雄性小鼠的精子和高脂饮食雌性小鼠的卵母细胞进行体外受精获得胚胎,移植到正常饮食雌性小鼠体内。发现来自高脂饮食的供体卵母细胞的后代表现出葡萄糖耐量降低、体重增加、肥胖和胰岛素抵抗的风险,表明孕前母体高脂饮食使后代更容易发生肥胖症和糖尿病是由于影响了亲代卵母细胞表观遗传修饰

所致。肥胖小鼠卵母细胞的 5- 甲基胞嘧啶(5-methylcytosine,5mC)水平、组蛋白 H3 第 9 号位赖氨酸的三甲基化(trimethylation of histone H3 at lysine 9,H3K9me3)、H3K27 甲基化水平改变,提示肥胖影响母体生殖细胞的 DNA 甲基化和组蛋白甲基化。此外,内分泌环境的异常也会干扰卵母细胞表观遗传修饰,从而引起长期效应。在人类中,高雄激素血症的亲代卵母细胞表现出增加的 Igf2 表达,大鼠模型也显示孕前高雄激素血症可能通过卵母细胞将 Igf2 低甲基化传递至子代胰岛细胞,使子代发生糖代谢紊乱。

近来,单细胞测序技术的发展使得我们可以在单细胞和单碱基分辨率下,进一步深入研究配子胚胎的表观遗传修饰。研究发现,大约在怀孕后 10~11 周,人类原始生殖细胞(primordial germ cell,PGC)几乎不具有任何 DNA 甲基化,其中男性 PGCs 和女性 PGCs 分别只有 7.8% 和 6.0% 的中间甲基化水平。在植入前胚胎的发育过程中,父源性基因组的去甲基化比母源性基因组的去甲基化要快得多,而且要彻底得多。从两细胞到胚胎植入后阶段,父源性基因组的甲基化始终低于母源性基因组。H3K9 依赖的异染色质在早期胚胎发育过程中经历戏剧性的重编程,也为进一步探索早期胚胎的表观遗传机制提供了宝贵的资源。对早期胚胎表观遗传图谱的研究表明,受精后配子表观遗传模式经历广泛地擦除,随后 DNA 甲基化、组蛋白修饰、染色质可及性和核组织重新建立。得益于单细胞和两细胞的表观基因组研究,我们对植入前胚胎发育的表观遗传和染色质图谱的理解有了很大提高。尽管已发现有许多转录因子和表观遗传因子来调控从配子到合子的转变,但具体机制仍有待进一步探索。配子 / 胚胎发育阶段各种染

色质修饰以及转录因子和表观遗传调节因子是如何变化的,仍然是未来研究的一个重要领域。

因此,深入研究配子/胚胎发育过程中的表遗传调控机制,进一步阐明不良环境因素影响配子/胚胎发育过程中细胞编程与重编程的作用机制及传代效应机制,对发现疾病早期干预靶点、实现疾病源头控制具有重大意义。

## 第三节　发育源性疾病研究对人类疾病防控和健康管理的意义

### 一、重大慢性疾病的源头和早期防控

发育起源的慢性病对医疗和经济的影响巨大,世界卫生组织(World Health Organization,WHO)指出"由于胎儿发育受损导致的全球死亡,残疾和人力资本损失巨大,影响到发达国家和发展中国家"。来自 DOHaD 研究积累的证据显示了生命早期(包括受孕、怀孕、婴儿期和儿童期)不良暴露可产生永久性的结构功能改变,增加糖尿病、心脑血管疾病、神经退行性疾病、肿瘤等慢性疾病的易感性。当生命早期的环境暴露(如营养不良)与出生后成长的实际环境之间存在不匹配时,可使发病风险进一步叠加。2015 年,开普敦 DOHaD 宣言总结了可能影响后期健康的主要早期暴露。这些因素包括环境因素(例如母体、胎儿和婴儿营养不良)、外部毒素(例如来自香烟烟雾、酒精)、怀孕年龄(青少年或高龄产妇),以及心理和生理压力。因此,阻断生命早期不良环境影响的源头,建立符合生命健康发展轨迹,可有效减少胎儿近、远期并发症和成人期慢性病的发生。

发育源性疾病机制研究为寻找可能起到疾病预警的分子标记,建立早期干预措施提供了线索。表观遗传修饰和基因表达变化已经被证实是导致 DOHaD 背景下成年期慢性疾病的风险增加的重要分子机制,并涉及一些代际或跨代效应。已有多个研究结果显示 DNA 甲基化等表观遗传变化与代谢健康相关,并且可能预测未来的代谢健康状态。因此利用这些可能起到疾病预警的表观遗传特征和分子标记,进行高风险易感人群识别,及时通过早期干预来有效控制疾病的发展,有助于后代在出生前预防疾病或者在子宫内发育的最早阶段降低疾病的严重程度(如代谢紊乱和心血管疾病等相关疾病)。在临床实践中应该在围孕期进行科学的健康管理,最大化保护每个儿童的成长轨迹,促进子孙后代的健康。当妊娠早期出现不良环境时,产科医生和儿科医生等围产亚专科医生应该密切监测胎儿,对出生后各个阶段(包括婴儿、儿童和成人)进行健康追踪,制订个性化的健康管理方案;必要时,通过改善生活方式,以匹配出生后环境,使其更接近于发育可塑性阶段(如生命早期的各个阶段)中诱导的表型,从而使这些疾病风险被预防,甚至被逆转。已有研究初步显示,避免发育不匹配可以将心脏病和糖尿病的发病率降低 50% 以上。

DOHaD 理论为重大慢性病的发病机制及防控提供了独特的视角,不仅成为目前生命

健康领域的重要研究热点,同时也深刻改变了以疾病预防为重点的公共卫生行动。WHO自2010年起不断强调"生命的前1 000天"(即从配子发生、受精、早期胚胎发育开始到出生后2岁前的婴幼儿期)的重要性,呼吁妇女们应重视孕期等发育可塑性的关键阶段的胎儿及婴幼儿的健康需求,为子女建立更健康的发育轨迹(怀孕前的知识、怀孕期间的支持、母乳喂养和儿童营养)。部分国家提倡系统地应用DOHaD理论作为国家卫生战略的一部分,建立符合生命健康发展轨迹的公共卫生政策,以减少非传染性疾病的发病率和不良反应,建立早期干预,抵消诸如发育迟缓等代际挑战,改善几代人的健康,并由此改善由于医疗保健成本上升、生产力下降而对经济发展造成的不利影响,实现社会的可持续发展。

## 二、表观遗传隔代传递效应研究的生物学和社会学意义

表观遗传是在细胞核DNA基因序列未改变的情况下,通过DNA修饰、染色质构象变化等,使基因功能发生可遗传且可逆的改变。表观遗传在发育过程中起着关键的作用,它可能影响基因组印迹、女性X染色体失活、胚胎神经、心血管和血液等多系统的分化。表观遗传不能改变遗传密码,但会对基因产生修饰作用,这种修饰作用会使一个基因型产生多个表型。生命早期的环境和营养状态可能通过表观遗传影响子代甚至孙代对疾病的易感性。因此,表观遗传的隔代效应是指表型的隔代传递而不是基因的隔代遗传。

### (一)表观遗传隔代传递效应研究的生物学意义

已有很多基础研究证实了表观遗传的隔代效应。A$^{vy}$(Agouti viable yellow)小鼠模型能体现表观遗传的传代效应。当母鼠孕期给予低叶酸饮食时,母配子细胞的*Agouti*基因甲基化受到抑制,因此子代小鼠的表型以Agouti为主,小鼠的皮毛变为纯黄色,且出现体重明显肥胖。而母鼠孕期给予高叶酸饮食后,母配子细胞*Agouti*基因甲基化水平升高,子代小鼠皮毛会保持亲代的褐色,体重也保持正常。根据*Agouti*基因甲基化程度,子代小鼠皮毛的颜色可在黄色、杂色和褐色中变化。这种子代毛色及体型差异是在亲代的基因完全相同、*Agouti*基因的甲基化水平不同的情况下发生的。

在胚胎发育起始阶段,母体经历妊娠期饮食营养不均衡或受到不良环境暴露,可能会通过表观遗传影响胚胎的基因功能,诱发子代发生代谢和生理改变。孕期母体蛋白质摄入受限可能会改变后代基因的表观遗传调控,而使子代患高血压、血脂异常和胰岛素抵抗的风险增加。已有动物研究证实,孕期摄入低蛋白质饮食可使子代和孙代肝脏过氧化物酶增殖物激活受体α和糖皮质激素受体启动子甲基化水平明显下降,子代和孙代男性中肝脏过氧化物酶增殖物激活受体α、糖皮质激素受体、酰基辅酶A氧化酶和磷酸烯醇丙酮酸羧激酶mRNA表达水平升高,影响子代和孙代的糖脂代谢,该研究证实了诱导基因启动子甲基化水平变化是母体将表型向子代和孙代传递的机制之一。

不仅母体孕期的因素通过表观遗传的隔代效应诱发子代的改变,父系受到环境影响后也会通过表观遗传的隔代效应影响后代,这种效应甚至还传递到第三代。有研究发现,成年雄鼠交配前给予特定气味的恐惧刺激,其子代和孙代也对该特定气味较一般小鼠敏感。进一步检测发现,特定气味激活了亲代的嗅觉

受体 *Olfr151* 基因,诱发亲代和子代雄鼠精子 DNA 的 *Olfr151* 基因的甲基化水平降低,子代和孙代嗅球背侧和内侧 *Olfr151* 基因编码的 M71 特异性小球组织体积明显增大。因此,交配前父方因环境刺激而导致的改变可在行为、表观遗传和神经解剖等多种水平上隔代传递。

人群研究也发现表观遗传的隔代效应是多种疾病的发生机制之一。如 DNA 甲基化可造成肿瘤抑制基因失活,诱发机体发生癌症。表观遗传也参与了多种发育异常疾病的致病机制。如 Angelman 综合征和散发性 Prader Willi 综合征分别是由母源和父源 15 号染色体 q11-13 上的印迹基因缺失诱发,而这些基因缺失被发现与甲基化水平变异有关。而 Beckwith-Wiedemann 综合征则是由 11 号染色体 11p15 过度表达来自父亲的基因引起,导致 Igf2 和 H19 基因表达过高,P57 基因表达受抑,患者出现器官组织过度增生的突出表现,而 11 号染色体 11p15 过表达可能也跟甲基化水平改变相关。Rett 综合征与甲基化胞嘧啶 - 磷酸 - 鸟嘌呤(cytosine-phosphate-guanine,CpG)结合蛋白 -2 基因编码的 X 连锁的甲基化 CpG 结合蛋白 -2 蛋白功能变异有关。此外,还有研究发现表观遗传参与了精神障碍(如精神分裂症和双相障碍)和多种慢性疾病(心血管病、2 型糖尿病、肥胖和高血压)的致病。

**(二)表观遗传隔代传递效应研究的社会学意义**

重视表观遗传的隔代效应对疾病的防控有潜在的重要意义。

1. 非传染性慢性疾病防控　如肥胖、高血压、糖尿病的防控等。如亲代孕期饮食不均衡或体脂组成不均衡,会通过表观遗传致胎儿发育欠佳,子代对致肥胖饮食和体能活动不足的耐受性下降,子代发生肥胖、高血压、胰岛素抵抗的风险会明显增加。多个流行病学研究也证实,父亲童年早期或母亲孕期吸烟与所生男孩体重明显增加相关。父亲童年期和母亲孕期的饮食也与子代生长密切相关。有研究追踪了瑞典北部 Överkalix 地区 1980 年、1905 年和 1920 年出生者直至 1950 年及 1950 年前死亡的记录,发现如果爷爷在青春期生长高峰之前饮食摄入过度,其孙子的糖尿病死亡率会明显升高。因此,医疗及预防医学相关部门积极推广孕期合理的饮食指导、孕妇和成年男性合理健康的生活方式,有助于减少不良因素通过表观遗传方式影响下一代的健康。

2. 多种先天性发育异常疾病的检查和确诊　如上所述,Angelman 综合征、Prader-Willi 综合征、Beckwith-Wiedemann 综合征及 Rett 综合征等多种先天发育异常疾病的致病机制与表观遗传有关。鼓励临床工作者依据患儿相关的临床表现,进行表观遗传学检测和疾病确诊,这对家长明确患儿的病因、预估未来的疾病发展方向,尽早进行儿童康复和相关治疗的安排,减轻精神负担,具有积极意义;也为医疗界进一步认识这些疾病、探讨这些疾病的病因及可能的新型基因治疗方法提供可能。

3. 肿瘤防控　因为表观遗传在肿瘤发病中的潜在作用,为今后探讨逆转肿瘤表观遗传的治疗提供可能。

综上所述,表观遗传的隔代遗传效应对后代的生长发育具有不可忽略的影响。但哪些易感阶段会诱发隔代效应、易感组织和基因组位点是哪些、组织和基因组位点的表观遗传变异是否与后代的疾病发生相关、后代能否逆转这些隔代效应,这些还需要今后的研究进一步探讨和证实。现有的研究显示,重视表观遗传的隔代效应,会对优生优育、下一代的健康发育和疾病防控,产生重要和深远的影响。

（黄荷凤　盛建中）

# 参考文献

1.　GLUCKMAN PD, BUKLIJAS T, HANSON MA. The Developmental Origins of Health and Disease (DOHaD) Concept: Past, Present, and Future. Epigenome Dev Orig Heal Dis, 2015.

2.　BIANCO-MIOTTO T, CRAIG JM, GASSER YP, et al. Epigenetics and DOHaD: from basics to birth and beyond. J Dev Orig Health Dis, 2017, 8 (5): 513-519.

3.　KAJEE N, SOBNGWI E, MACNAB A, et al. The Developmental Origins of Health and Disease and Sustainable Development Goals: mapping the way forward. J Dev Orig Health Dis, 2018, 9 (1): 5-9.

4.　CALKINS K, DEVASKAR SU. Fetal origins of adult disease. Curr Probl Pediatr Adolesc Health Care, 2011, 41 (6): 158-176.

5.　DOLINOY DC. The agouti mouse model: an epigenetic biosensor for nutritional and environmental alterations on the fetal epigenome. Nutr Rev, 2008, 66 (Suppl 1): 7-11.

6.　WATKINS AJ, WILKINS A, CUNNINGHAM C, et al. Low protein diet fed exclusively during mouse oocyte maturation leads to behavioural and cardiovascular abnormalities in offspring. J Physiol, 2008, 586 (8): 2231-2244.

7.　WATKINS AJ, SINCLAIR KD. Paternal low protein diet affects adult offspring cardiovascular and metabolic function in mice. Am J Physiol Heart Circ Physiol, 2014, 306 (10): 1444-1452.

8.　BURDGE GC, SLATER-JEFFERIES J, TORRENS C, et al. Dietary protein restriction of pregnant rats in the F0 generation induces altered methylation of hepatic gene promoters in the adult male offspring in the F1 and F2 generations. Br J Nutr, 2007, 97 (3): 435-439.

9.　DIAS BG, RESSLER KJ. Parental olfactory experience influences behavior and neural structure in subsequent generations. Nat Neurosci, 2014, 17 (1): 89-96.

10.　ADAMS DJ, CLARK DA. Common genetic and epigenetic syndromes. Pediatr Clin North Am, 2015, 62 (2): 411-26.

11.　TEKCHAM DS, TIWARI PK. Epigenetic regulation in gallbladder cancer: Promoter methylation profiling as emergent novel biomarkers. Asia Pac J Clin Oncol, 2016, 12 (4): 332-348.

12.　GODFREY KM, GLUCKMAN PD, HANSON MA. Developmental origins of metabolic disease: life course and intergenerational perspectives. Trends Endocrinol Metab, 2010, 21 (4): 199-205.

13.　PEMBREY M, SAFFERY R, BYGREN LO. Network in Epigenetic Epidemiology; Network in Epigenetic Epidemiology. Human transgenerational responses to early-life experience: potential impact on development, health and biomedical research. J Med Genet, 2014, 51 (9): 563-572.

14.　KAATI G, BYGREN LO, EDVINSSON S. Cardiovascular and diabetes mortality determined by nutrition during parents' and grandparents' slow growth period. Eur J Hum Genet, 2002, 10 (11): 682-688.

15.　BARKER DJ, OSMOND C. Infant mortality,

childhood nutrition, and ischaemic heartdisease in England and Wales. Lancet, 1986, 1: 1077-1081.

16. RAVELLI GP, STEIN ZA, SUSSER MW. Obesity in young men after famine exposure in utero and early infancy. N Engl J Med, 1976, 295: 349-353.

17. SALGIN B, NORRIS SA, PRENTICE P, et al. Even transient rapid infancy weight gain is associated with higher BMI in young adults and earlier menarche. Int J Obes (London), 2015, 39: 939-944.

18. HOFFMAN DJ, REYNOLDS RM, HARDY DB. Developmental origins of health and disease: current knowledge and potential mechanisms. Nutr Rev, 2017, 75 (12): 951-970.

19. BARKER DJP. Developmental origins of chronic disease. Public Health, Elsevier Ltd, 2012, 126 (3): 185-189.

20. BARKER DJP. The Developmental Origins of Adult Disease. J. Am. Coll. Nutr, 2004, 23 (suppl_6): 588-595.

21. SUZUKI K. The developing world of DOHaD. J Dev Orig Health Dis, 2018, 9 (3): 266-269.

22. GILLMAN MW, BARKER D, BIER D, et al. Meeting Report on the 3rd International Congress on Developmental Origins of Health and Disease (DOHaD). Pediatr Res, 2007, 61 (1): 625-629.

23. BARKER DJP. The origins of the developmental origins theory. Journal of Internal Medicine, 2007, 261 (5): 412-417.

24. CHEN Q, YAN W, DUAN E. Epigenetic inheritance of acquired traits through sperm RNAs and sperm RNA modifications. Nat Rev Genet, 2016, 17 (12): 733-743.

25. LANDIRES I. The post-Darwinist concept of species: a place for Lamarck? Lancet, 2010, 375 (9717): 806.

26. LANDMAN OE. The Inheritance of Acquired Characteristics. Annu Rev Genet, 1991, 25 (1): 1-20.

27. WEISMANN A. The Germ Plasm: A Theory Of Heredity. Br Med J, 1893, 1 (1681): 592-593.

28. HOLLIDAY R. Epigenetics: A historical overview. Epigenetics, 2006, 1 (2): 76-80.

29. DAXINGER L, WHITELAW E. Understanding transgenerational epigenetic inheritance via the gametes in mammals. Nat Rev Genet, 2012, 13 (3): 153-162.

30. HADCHOUEL M, FARZA H, SIMON D, et al. Maternal inhibition of hepatitis B surface antigen gene expression in transgenic mice correlates with de novo methylation. Nature, 1987, 29: 454.

31. MORGAN HD, SUTHERLAND HGE, MARTIN DIK, et al. Epigenetic inheritance at the agouti locus in the mouse. Nat Genet, 1999, 23 (3): 314-318.

32. ANWAY MD, CUPP AS, UZUMCU M, et al. Epigenetic Transgenerational Actions of Endocrine Disruptors and Male Fertility. Science, 2005, 308 (5727): 1466-1469.

33. KAATI G, BYGREN LO, EDVINSSON S. Cardiovascular and diabetes mortality determined by nutrition during parents' and grandparents' slow growth period. Eur J Hum Genet, 2002, 10: 682.

34. PEMBREY ME, BYGREN LO, KAATI G, et al. Sex-specific, male-line transgenerational responses in humans. Eur J Hum Genet, 2005, 14: 159.

35. BOHACEK J, MANSUY IM. Molecular insights into transgenerational non-genetic inheritance of acquired behaviours. Nat Rev Genet, 2015, 16 (11): 641-652.

36. RANDO OJ, SIMMONS RA. I'm eating for two: Parental dietary effects on offspring metabolism. Cell, 2015, 161 (1): 93-105.

37. GRIFFITH JS, MAHLER HR. DNA ticketing theory of memory. Nature, 1969, 223 (5206): 580-582.

38. DECHIARA TM, ROBERTSON EJ,

EFSTRATIADIS A. Parental imprinting of the mouse insulin-like growth factor II gene. Cell, 1991, 64 (4): 849-859.

39. PORTELA A, ESTELLER M. Epigenetic modifications and human disease. Nat Biotechnol, 2010, 28 (10): 1057-1068.

40. KRAWETZ SA. Paternal contribution: new insights and future challenges. Nat Rev Genet, 2005, 6 (8): 633-642.

41. RASSOULZADEGAN M, GRANDJEAN V, GOUNON P, et al. RNA-mediated non-mendelian inheritance of an epigenetic change in the mouse. Nature, 2006, 441: 469.

42. GAPP K, JAWAID A, SARKIES P, et al. Implication of sperm RNAs in transgenerational inheritance of the effects of early trauma in mice. Nat Neurosci, 2014, 17 (5): 667-669.

43. SHARMA U, CONINE CC, SHEA JM, et al. Biogenesis and function of tRNA fragments during sperm maturation and fertilization in mammals. Science, 2016, 351 (6271): 391-396.

44. GAPP K, BOHACEK J. Epigenetic germline inheritance in mammals: looking to the past to understand the future. Genes, Brain Behav, 2018, 17 (3): 1-12.

45. HUYPENS P, SASS S, WU M, et al. Epigenetic germline inheritance of diet-induced obesity and insulin resistance. Nat Genet, 2016, 48 (5): 497-499.

46. HORTON R. Maternal and child undernutrition: an urgent opportunity. Lancet , 2008, 371 (9608): 179.

47. WORLD HEALTH ORGANIZATION. Essential Nutrition Actions: Improving Maternal. Infant and Young Child Health and Nutrition. WHO Guidelines Approved by the Guidelines Review Committee, 2016.

48. WOPEREIS H, OOZEER R, KNIPPING K, et al. The first thousand days-intestinal microbiology of early life: Establishing a symbiosis. Pediatr Allergy Immunol, 2014, 25 (5): 428-438.

49. MAMELI C, MAZZANTINI S, ZUCCOTTI GV. Nutrition in the first 1000 days: The origin of childhood obesity. Int J Environ Res Public Health, 2016, 13 (9): 838.

50. 束莉, 李李, 博庆丽. 婴儿喂养方式及生长发育与成年期疾病. 国外医学卫生学分册, 2009, 36 (05): 291-294.

51. BINNS C, LEE MK, KAGAWA M. Ethical challenges in infant feeding research. Nutrients, 2017, 9 (1): 1-11.

52. KENT AL. Developmental origins of health and adult disease: What should neonatologists/paediatricians be considering about the long-term health of their patients? J Paediatr Child Health, 2012, 48 (9): 730-734.

53. PENTECOST M, ROSS FC, MACNAB A. Beyond the dyad: Making Developmental Origins of Health and Disease (DOHaD) interventions more inclusive. J Dev Orig Health Dis, 2018, 9 (1): 10-14.

54. GLUCKMAN PD, BUKLIJAS T, HANSON MA. The Developmental Origins of Health and Disease (DOHaD) Concept: Past, Present, and Future. Epigenome Dev Orig Heal Dis, 2015.

55. FLEMING TP, WATKINS AJ, VELAZQUEZ MA, et al. Origins of lifetime health around the time of conception: causes and consequences. Lancet, 2018, 391 (10132): 1842-1852.

56. HANSON MA, GLUCKMAN PD. Early Developmental Conditioning of Later Health and Disease: Physiology or Pathophysiology? Physiol Rev, 2014, 94 (4): 1027-1076.

57. RAVELLI GP, STEIN ZA, SUSSER MW. Obesity in young men after famine exposure in utero and early infancy. N Engl J Med, 1976, 295 (7): 349-353.

58. HIGGINS M, KELLER J, MOORE F, et al. Studies of blood pressure in Tecumseh, Michigan. I. Blood pressure in young people and its relationship to personal and familial characteristics and complications of pregnancy in mothers. Am

J Epidemiol, 1980, 111 (2): 142-155.

59. HIGGINS MW, KELLER JB, METZNER HL, et al. Studies of blood pressure in Tecumseh, Michigan. Ⅱ. Antecedents in childhood of high blood pressure in young adults. Hypertens (Dallas, Tex 1979), 1980, 2 (4 Pt 2): 117-123.

60. BARKER DJ, OSMOND C. Infant mortality, childhood nutrition, and ischaemic heart disease in England and Wales. Lancet , 1986, 1 (8489): 1077-1081.

61. BARKER DJP, OSMOND C, FORSEN TJ, et al. Trajectories of growth among children who have coronary events as adults. N Engl J Med, 2005, 353 (17): 1802-1809.

62. GILLMAN MW. Developmental origins of health and disease. N Engl J Med, 2005, 353 (17): 1848-50.

63. FRIEDMAN JE. Developmental programming of obesity and diabetes in mouse, monkey, and man in 2018: Where are we headed? Diabetes, 2018, 67 (11): 2137-2151.

64. SCHAGDARSURENGIN U, STEGER K. Epigenetics in male reproduction: Effect of paternal diet on sperm quality and offspring health. Nat Rev Urol, 2016, 13 (10): 584-595.

65. CHEN Q, YAN M, CAO Z, et al. Sperm tsRNAs contribute to intergenerational inheritance of an acquired metabolic disorder. Science, 2016, 351: 397-400.

66. ECKERSLEY-MASLIN MA, ALDA-CATALINAS C, REIK W. Dynamics of the epigenetic landscape during the maternal-to-zygotic transition. Nat Rev Mol Cell Biol, 2018, 19 (7): 436-450.

67. GAPP K, JAWAID A, SARKIES P, et al. Implication of sperm RNAs in transgenerational inheritance of the effects of early trauma in mice. Nat Neurosci, 2014, 17: 667-669.

68. GUO F, YAN L, GUO H, et al. The Transcriptome and DNA Methylome Landscapes of Human Primordial Germ Cells. Cell, 2015, 161: 1437-1452.

69. GKOUNTELA S, ZHANG KX, SHAFIQ TA, et al. DNA Demethylation Dynamics in the Human Prenatal Germline. Cell, 2015, 161: 1425-1436.

70. HANNA CW, DEMOND H, KELSEY G. Epigenetic regulation in development: is the mouse a good model for the human？ Hum Reprod Update, 2018, 24: 556-576.

71. HOU YJ, ZHU CC, DUAN X, et al. Both diet and gene mutation induced obesity affect oocyte quality in mice. Sci Rep, 2016, 6: 18858.

72. HUYPENS P, SASS S, WU M, et al. Epigenetic germline inheritance of diet-induced obesity and insulin resistance. Nat Genet, 2016, 48: 497-499.

73. LIU X, WANG C, LIU W, et al. Distinct features of H3K4me3 and H3K27me3 chromatin domains in pre-implantation embryos. Nature, 2016, 537: 558-562.

74. RADFORD E. J, ITO M, SHI H, et al. In utero effects. In utero undernourishment perturbs the adult sperm methylome and intergenerational metabolism. Science, 2014, 345: 1255903.

75. RECHAVI O, HOURI-ZE'EVI L, ANAVA S. Starvation-induced transgenerational inheritance of small RNAs in C. elegans. Cell, 2014, 158: 277-287.

76. RODGERS AB, MORGAN CP, LEU NA, et al. Transgenerational epigenetic programming via sperm microRNA recapitulates effects of paternal stress. Proc Natl Acad Sci U S A, 2015, 112: 13699-13704.

77. SIKLENKA K, ERKEK S, GODMANN M, et al. Disruption of histone methylation in developing sperm impairs offspring health transgenerationally. Science, 2015, 350: aab2006.

78. TIAN S, LIN XH, XIONG Y, et al. Prevalence of Prediabetes Risk in Offspring Born to Mothers with Hyperandrogenism. EBioMedicine, 2017, 16: 275-283.

79. WANG C, LIU X GAO Y. Reprogramming of

H3K9me3-dependent heterochromatin during mammalian embryo development. Nat Cell Biol, 2018, 20: 620-631.

80. WATKINS AJ, URSELL E, PANTON R, et al. Adaptive responses by mouse early embryos to maternal diet protect fetal growth but predispose to adult onset disease. Biol Reprod, 2008, 78: 299-306.

81. WEI Y, YANG CR, WEI YP, et al. Paternally induced transgenerational inheritance of susceptibility to diabetes in mammals. Proc Natl Acad Sci U S A, 2014, 111: 1873-1878.

82. ZAMUDIO NM, CHONG S, O'BRYAN MK. Epigenetic regulation in male germ cells. Reproduction, 2008, 136: 131-146.

83. ZHANG Y, ZHANG X. Dnmt2 mediates intergenerational transmission of paternally acquired metabolic disorders through sperm small noncoding RNAs. Nat Cell Biol, 2018, 20: 535-540.

84. ZENK F, LOESER E, SCHIAVO R, et al. Germ line-inherited H3K27me3 restricts enhancer function during maternal-to-zygotic transition. Science, 2017, 357: 212-216.

85. ZHU P, GUO H, REN Y, et al. Single-cell DNA methylome sequencing of human preimplantation embryos. Nat Genet, 2018, 50: 12-19.

86. DOLINOY DC. The agouti mouse model: an epigenetic biosensor for nutritional and environmental alterations on the fetal epigenome. Nutr Rev, 2008, 66: 7-11.

87. WATKINS AJ, WILKINS A, CUNNINGHAM C, et al. Low protein diet fed exclusively during mouse oocyte maturation leads to behavioural and cardiovascular abnormalities in offspring. J Physiol, 2008, 586: 2231-2244.

88. WATKINS AJ, SINCLAIR KD. Paternal low protein diet affects adult offspring cardiovascular and metabolic function in mice. Am J Physiol Heart Circ Physiol, 2014, 306: 1444-1452.

89. BURDGE GC, SLATER-JEFFERIES J, TORRENS C, et al. Dietary protein restriction of pregnant rats in the F0 generation induces altered methylation of hepatic gene promoters in the adult male offspring in the F1 and F2 generations. Br J Nutr, 2007, 97: 435-439.

90. DIAS BG, RESSLER KJ. Parental olfactory experience influences behavior and neural structure in subsequent generations. Nat Neurosci, 2014, 17: 89-96.

91. ADAMS DJ, CLARK DA. Common genetic and epigenetic syndromes. Pediatr Clin North Am, 2015, 62: 411-426.

92. TEKCHAM DS, TIWARI PK. Epigenetic regulation in gallbladder cancer: Promoter methylation profiling as emergent novel biomarkers. Asia Pac J Clin Oncol, 2016, 12: 332-348.

93. GODFREY KM, GLUCKMAN PD, HANSON MA. Developmental origins of metabolic disease: life course and intergenerational perspectives. Trends Endocrinol Metab, 2010, 21: 199-205.

94. PEMBREY M, SAFFERY R, BYGREN LO, et al. Human transgenerational responses to early-life experience: potential impact on development, health and biomedical research. J Med Genet, 2014, 51: 563-572.

95. KAATI G, BYGREN LO, EDVINSSON S. Cardiovascular and diabetes mortality determined by nutrition during parents' and grandparents' slow growth period. Eur J Hum Genet, 2002, 10: 682-688.

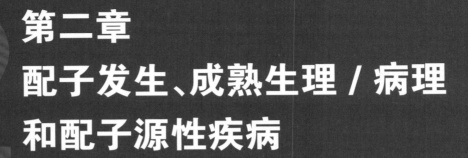

# 第二章
## 配子发生、成熟生理 / 病理和配子源性疾病

哺乳动物的配子包括雄性个体的精子和雌性个体的卵子。精子在睾丸中经过有丝分裂、减数分裂、精子变形后形态完全成熟,但却不具备运动和使卵子受精的能力。睾丸产生的精子还需进入附睾进一步成熟才能具备运动能力,精子到达雌性生殖道内向前行进,并被激活成超激活或者获能状态,进而与卵子结合,发生顶体反应,精卵融合最终繁殖成新的个体。精子功能性的完备调控包括来自睾丸、附睾、前列腺乃至雌性生殖道等的生理调节因子及其之间的相互作用。卵子发生和成熟是一个更为精密的调控过程,它经历了减数分裂的开启、停滞、重新开始,完成第一次减数分裂,成为成熟的卵母细胞。卵母细胞在第二次减数分裂的中期保持停滞直到受精,这会导致染色单体的分离和第二极体的形成。精子和卵子中除了 DNA 编码信息还具有独特的表观组,包括 DNA 甲基化、组蛋白修饰、核小体分布模式、非编码 RNA 等。配子将这些表观信息连同 DNA 整套基因组一起传递给受精卵,调节胚胎的发育和子代的健康。在配子发生、成熟、受精等环节中,任何遗传和环境因素如果造成基因或表观信息的改变都可以影响生育能力,乃至子代的健康。

## 第一节　精子发生、成熟及其调控

### 一、精子生成

精子生成(spermatogenesis)是指精原干细胞(spematogonia stem cell)经过有丝分裂、减数分裂及精子变形这三个主要阶段,最终形成形态完整精子的过程。其每个阶段均是复杂有序的,如在有丝分裂过程中的精原干细胞,既要不断地增殖以维持自我更新,又有部分子代细胞进入分化状态成为精母细胞。精母细胞再经历复杂的减数分裂,逐步完成精子遗传物质的交换和表观遗传修饰等过程,最终分裂形成单倍体的精子细胞(spermatid)。最后,精子细胞发生剧烈的变形,形成头 - 尾结构的蝌蚪状细胞,进而发育成形态成熟的精子。在睾丸生精小管中,生精过程是连续的。从睾丸生精小管的横切面上来看,各个类型的生精细胞镶嵌在支持细胞(Sertoli cell)中。从生精小管基膜往管腔方向依次排列的细胞类型是精原细胞、初级精母细胞、次级精母细胞和精子细胞。小鼠精子生成过程根据每个生精小管中细胞处于的不同分裂和形变时期,可以将生精过程分成 12 个时期。根据每个时期中精子细胞形变的发育状态又可以把精子形变的过程分成 16 个步骤。人类精子生成过程则可分为 6 个时期,精子形变的过程可分为 8 个步骤。不同物种完成这些步骤所需的时间有所不同,但同一个种属的精子发生速率相对恒定,一般来说需要耗时几周。在人类的精子发生过程中,从精原干细胞开始到精子发生结束,大概需要 64 天。在小鼠中,该过程大约需要 30 天。如果这些复杂的过程出现障碍,在临床上则表现出少精症、无精症等男性不育疾病。

#### (一)精原细胞有丝分裂

精原干细胞由原始生殖细胞分裂、分化而来。在胚胎期,原始生殖细胞通过迁移,到达尚未分化的性腺。在睾丸发育过程中,原始生殖细胞和支持细胞的前体细胞共同形成睾丸索,并发育成为睾丸生精小管。原始生殖细胞和支持细胞紧密连接,逐渐分裂、分化成为精原干细胞。精原干细胞既要保持旺盛的分裂能力,维持自身的数目,又要逐步分化成精母细胞。在精原干细胞不断的分裂过程中,根据细胞核染色深浅、相对基底膜位置的差异、染色质的致密程度和核仁数目,将其分成A型、B型和中间型等不同类型的精原细胞。A型精原细胞增殖能力最旺盛,分化程度低,中间型精原细胞次之,B型精原细胞再次之。每种精原细胞又能被再细分,在不同的物种中,其细分的情况略有不同。例如,在人类中A型精原细胞分为暗型精原细胞(dark type A spermatogonia,Ad)和亮型精原细胞(pale type A spermatogonia,Ap)。一般认为Ad型精原细胞分裂能力低,分化程度亦低,可能处于静止期。有研究表明,当睾丸受到损伤的时候,能刺激Ad型精原细胞分裂、分化成Ap型精原细胞。Ap型精原细胞具有较强的自我更新和分化能力,被认为是成年人睾丸中主要的精原干细胞,也是B型精原细胞主要来源。B型精原细胞也有一定程度的自我更新能力,经过几轮分裂后分化成精母细胞。在啮齿类动物如大鼠、小鼠的睾丸中,A型精原细胞的种类更加繁杂。首先是干性最强的A-single(As)型精原细胞,其数量仅占生殖细胞的0.03%。之所以被称为single型,是因为其分裂完成后既可以自我更新,维持单个细胞的状态,也可以增殖为成对的A-paried(Apr)型精原细胞,即两个子细胞有胞质桥相连。Apr型细胞再进行一轮有丝分裂,其形成A-aligned(Aal)型精原细胞,Aal型精原细胞之间都有胞质桥相连。根据相连细胞的多少,Aal型精原细胞又可以分为Aal4、Aal8及Aa16型精原细胞(数字表示相连细胞的数目)。细胞核发生

完全的有丝分裂过程而细胞质发生不完全完成有丝分裂的过程,是精原细胞的有丝分裂区别于其他体细胞的一个重要特征。据推测,细胞质之间的相通可能有利于细胞分裂周期的一致性,但具体的生理意义还需要深入探索。Aal细胞进一步增殖分化形成A1-4型细胞。A1到A4型发生过程中,细胞不断增殖,相连的细胞也从16个增加到128个。A4型精原细胞再经过一轮有丝分裂分化成256个中间型(Int)精原细胞。再经过一次有丝分裂分化成512个B型精原细胞。B型精原细胞再增殖分化一次形成1 024个精母细胞。在这一系列分裂分化过程中,As到Aal16型细胞均称为未分化的精原细胞,A1-A4、Int、B型精原细胞则称为分化型精原细胞。从As型细胞增殖分化为精母细胞的过程,在大鼠中约耗时12天。小鼠精原细胞的有丝分裂过程见图2-1。

**(二)精母细胞减数分裂**

精母细胞减数分裂是生殖细胞独有的分裂方式,即遗传物质DNA复制一次,而细胞分裂两次。在第一次减数分裂时期,亲本间同源染色体发生遗传物质交换,第二次减数分裂后产生四个大小一致的单倍体精子细胞。区别于雌性卵母细胞的减数分裂的特征:一是两次减数分裂是连续的,尤其是第二次减数分裂速度较快;二是第一次减数分裂起始于出生后;三是在减数分裂过程中,逐步重建在精原细胞分裂分化过程中已被擦除的DNA甲基化。最终在第二次减数分裂完成后,基本形成DNA高度甲基化的精子细胞。

在第一次减数分裂前期,此时的精母细胞被称为初级精母细胞,其细胞核的染色质发生了非常复杂的形态变化,按照在光镜下观察到的初级精母细胞染色质逐渐浓缩,并发生同源染色体交叉的现象,划分为前细线期、细线期、

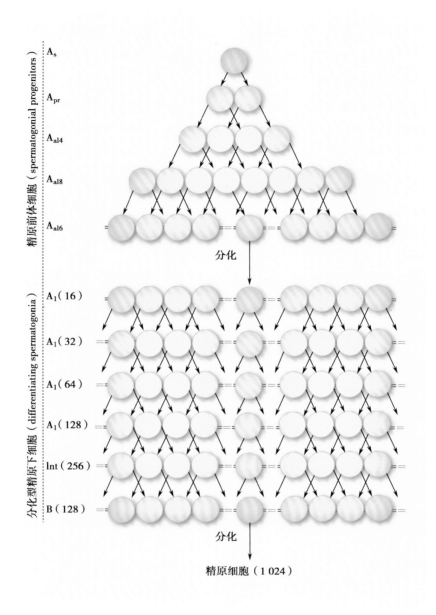

**图 2-1 精原细胞有丝分裂过程示意图**
A. A 型精原细胞；B. B 型精原细胞；= 指的是胞质桥

偶线期、粗线期、双线期和终变期。在前细线期，初级精母细胞完成 DNA 半保留复制。进入细线期，染色体开始浓缩成细丝状。此时，无法在光镜下观察到两条姐妹染色单体，故称为细线期。当染色体进一步浓缩，能够观察到两条姐妹染色单体，并且同源染色体之间相互靠拢，形成联会复合体，此时称为偶线期。联会复合体的形成不仅稳定了同源染色体之间

的结构，还促进了父母亲本间同源染色体遗传物质的互换和重组，增加了物种遗传多样性。染色体进一步螺旋、浓缩，在光镜下可见同源染色单体间断裂、交换的现象，此时称为粗线期。随后，联会复合体开始解体，同源染色体分离，此时称为双线期。到达终变期时，核仁消失，同源染色体只有其端部离得近些，并且在染色体区出现纺锤丝，逐渐过渡到减数分裂

中期。在复杂的前期完成后，经过细胞中期、后期和末期，一个初级精母细胞分裂成两个次级精母细胞。每个次级精母细胞包含一套完整的同源染色体，每个同源染色体含有两个姐妹染色单体。由于不需要再一次的DNA的复制，次级精母细胞很快进入第二次减数分裂。完成第二次减数分裂后，每个精子细胞含有一套姐妹染色单体，成为单倍体细胞。减数分裂期见图2-2。

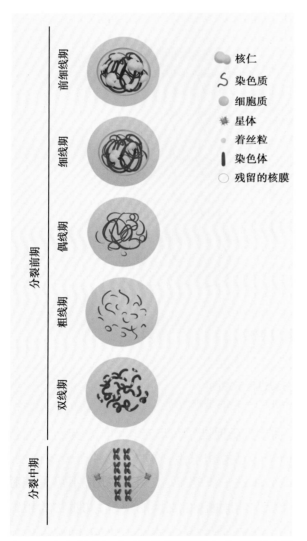

**图2-2　初级精母细胞减数分裂前期的各个时期示意图**
在减数分裂前期，初级精母细胞细胞核膜逐渐崩解，染色质逐步凝缩。根据染色质凝缩的情况，减数分裂前期可以分为前细线期、细线期、偶线期、粗线期和双线期

减数分裂过程非常复杂，需要严密的调控。如果同源染色体或姐妹染色单体在分裂过程中不能正确分配将导致非整倍体胚胎的产生。有趣的是，精母细胞的减数分裂过程大致与卵母细胞的减数分裂类似，但在子代的检测中，很少发现由于父本在减数分裂期错误配对和分离所导致的非整倍体问题，非整倍体的产生往往来自母本。其中一种解释是，父本提供的配子（精子）数目非常多，非整倍体等分裂错误的精子可能很难到达输卵管或最终受精。

**（三）精子细胞变形生成**

刚刚产生的精子细胞呈圆形，体积相对来说较小。从生精小管横切面来看，它们排列在靠近管腔一侧。在随后的变形过程中，包含浓缩的细胞核和顶体的精子头部朝向基底膜，并插入各层细胞之间，精子的尾部则朝向管腔。随着发育的进行逐步延伸，最终发育成完整的蝌蚪状精子。形态成熟的精子可以被分为头部、颈部和尾部三个部分。每个物种的精子形态各不相同，如大、小鼠精子头部的顶体形成倒钩形，人类精子的顶体则是拱形，羊精子的细胞核则成非常细长的形状。每个物种精子尾部的长度也各不相同。整个精子形变可以归纳为四个主要过程：一是细胞核高度浓缩，其DNA结合蛋白由组蛋白逐渐被替换成过渡蛋白，最终绝大部分被换成鱼精蛋白；二是高尔基复合体囊泡富集形变于细胞核顶部，最终形成成熟的顶体结构；三是中心粒迁移到细胞核的尾侧，即顶体的对向侧，并作为微管组织中心发出轴丝，促进精子鞭毛的发育；四是线粒体等进入鞭毛中，多余的细胞质形成残余小体，最终丢失。这四个过程是相互联系并高度协调的。例如，中心粒的迁移和鞭毛的形成过程有利于精子细胞核的形变。细胞核形变过程中,前端凹陷有利于高尔基体囊泡在上面形成囊泡复合体,最终形成顶体(图2-3)。精子形变的过程亦是一个极其复杂的过程,无论哪个环节出现差错,都可能导致精子结构异常,并导致精子功能异常,最终产生诸如弱精症、畸精症等不育疾病。

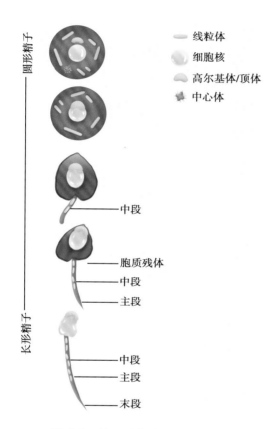

**图2-3　精子形变过程示意图**

从圆形精子开始,细胞核进一步浓缩,高尔基体逐步衍生形成顶体。中心体向顶体相反方向移动,转化成基粒,发出精子鞭毛

### (四)精子生成的基因调控

　　精原干细胞干性的维持和其分化过程受到精细的调控。如果精原干细胞只能自我更新,将不会产生精子,且可能形成肿瘤。如果精原细胞的分化能力过强,那么精原干细胞库将很快被耗竭。为了研究这些问题,通常使用的方法有精原干细胞移植法和体外精原干细胞培养。精原干细胞移植法是指把进行基因

操作后的精原干细胞移植到没有生殖细胞的小鼠生精小管中,配合其他的实验,来研究体内精原干细胞增殖分化的情况。体外精原干细胞培养有两种方法:一种是从出生后0天(P0)到2天(P2)的新生小鼠睾丸中分离出生殖干细胞(germline stem cell,GSC);另一种是从P6到成年小鼠睾丸中,通过细胞表面标记物分选出Thy1+阳性的精原干细胞,再进行培养。无论哪种来源的干细胞,其培养基中均需要胶质细胞系来源的神经生长因子(glial cell line-derived neurotrophic factor,GDNF)和成纤维细胞生长因子2(fibroblast growth factor 2,FGF2)。这样的培养基可以让精原干细胞持续分裂形成细胞球,并维持干性超过3个月。体内实验表明,Sertoli细胞中过表达GDNF可以让精原干细胞过度生长和分裂并抑制其分化,导致其停滞在精子发生早期阶段。相反,在GDNF敲除的杂合子小鼠中,精原干细胞会被耗竭,导致进行性生殖细胞缺失表型的产生。目前已经发现GDNF可以通过两种不同信号通路维持精原干细胞的自我更新:一个是PI3K/Akt依赖的信号通路(the phosphatidylinositol 3-kinase/Akt dependent pathway);另一个是SFK信号通路(src family kinase pathway)。由GDNF刺激引起表达的基因称为GDNF诱导型基因。有些GDNF诱导型基因可以同时被这两个信号通路激活,说明两者之间有交互作用。有些GDNF诱导型基因可以被FGF2信号通路激活,说明GDNF和FGF2信号通路之间也有交互作用,并一起维持精原干细胞的自我更新。目前发现的GDNF诱导型的基因很多,如*Etv5*、*Bcl6b*、*Lhx1*、*Pou3f1*、*Foxo1*等。Etv5是ETS转录因子家族的一员,敲除Etv5会导致雄鼠不育。Etv5敲除小鼠在4周时有第一波精子

发生过程,但到10周时,其生精小管中几乎找不到生殖干细胞。在体外生殖干细胞中敲减ETV5蛋白导致Thy1+细胞不能维持干性,同时把敲减ETV5的精原干细胞移植到生精小管中,其不能形成克隆。说明ETV5是通过影响自身细胞的方式(autonomous manner)来调控精原干细胞增殖的。通过基因芯片的方法,发现ETV5直接或间接地调控Bcl6b、Lhx1、Cxcr4和Brachyury等促进精原干细胞增殖基因的表达。同时也发现FGF$_2$可以促进Etv5的表达。*Bcl6b*基因编码锌指蛋白结构的转录抑制蛋白(zinc finger containing transcriptional repressor),可能通过调节细胞间相互作用,维持精原干细胞增殖微环境的方式来促进精原干细胞的自我更新。此外,GDNF可以直接激活*Bcl6b*基因的表达,FGF$_2$也可以通过激活EVT5来上调*Bcl6b*基因的表达。随着研究深入,越来越多的转录因子被发现参与精原干细胞自我更新的调控。

精原干细胞的逐级分化是形成精母细胞的保证。目前已经鉴定到了调控精原干细胞向分化型精原细胞,再向精母细胞分化的转录因子,如SOX3、NGN3、STAT3、SOHLH1/2等。这些转录因子以相互促进表达的方式,促使精原干细胞的分化。敲除这些转录因子会导致小鼠出现睾丸变小、生精小管缺乏或进行性缺乏精原干细胞等表型。体外实验中,敲减这些转录因子则导致细胞球无法形成或无法长期维持。这些表型都说明转录因子能够促进精原干细胞向精母细胞方向发展。

如前所述,减数分裂步骤繁多,染色质变化剧烈,并且出现同源染色体之间重组交换的现象,因此需要非常多的基因参与这一过程。其中Cyclin蛋白家族在该过程中发挥了重要的作用。如Cyclin A2、D1、D2、D3蛋白在精

母细胞中表达;Cyclin B3在前细线期表达,Cyclin B2、B3在细线期和偶线期之间表达;Cyclin A1、B1、B2、D2、D3在偶线期和粗线期高表达并协同发挥功能。Cyclin B1、B2、D2、D3持续表达到圆形精子时期并继续发挥功能,Cyclin D3则一直表达到延长型精子时期。敲除Cyclin B3会导致严重的精子发生异常和精子的数量减少。DNA重组过程是一个非常复杂的过程,期间会发生程序化的DNA双链断裂(double strand bread,DSB)。*Spo11*基因在同源配对和DSB过程中都起到非常重要的作用。此外减数分裂特异性蛋白MEI4和REC114等蛋白也参与DSB的过程中。

在精子形变过程中也有大量的基因参与。如在细胞核浓缩过程中,组蛋白先被过渡蛋白替换,再被鱼精蛋白PRM1、PRM2替换,只残留少量组蛋白。因为鱼精蛋白带正电荷,可以很好地中和DNA序列的负电荷,减少DNA之间的排斥力,从而提高核的浓缩能力。另有报道称,若鱼精蛋白不能正常替换组蛋白,将导致精子形成异常。在人类弱精症患者精子中还存在鱼精蛋白PRM1、PRM2的比例不正常的现象,提示PRM1与PRM2的比例可能对精子运动能力至关重要。在顶体形成方面,目前发现许多相关蛋白如PICK1(protein interacting with C kinase),以及一些细胞学过程如自噬过程都参与其中。PICK1是一种在神经元细胞中起转运作用的膜周蛋白,将其在小鼠中敲除,发现PICK1在顶体形成过程中发挥重要作用。此外,敲除自噬相关蛋白ATG7,也会导致顶体发生异常。

在精子尾部形成过程中,动力蛋白KINESIN家族、BBS蛋白家族及IFT蛋白家族都发挥了重要的作用。这几个家族蛋白的主要功能是形成转运复合体,把尾部需要的结构蛋白和

代谢相关蛋白转运至精子尾部。敲除 *BBS6* 基因导致精子鞭毛结构异常。在人类少畸精症和死精症患者中都发现 BBS6 的无义突变。精子鞭毛的结构蛋白在精子尾部形成中至关重要,如微管相关蛋白、ODF 蛋白家族、SPAG 连接蛋白家族等。敲除 *Odf2* 基因会导致鞭毛轴丝和外周致密纤维形成异常。

### (五)精子生成的表观调控

表观遗传调控指的是非 DNA 序列上的改变,具有可遗传的基因表达或表型变化的遗传调控。表观遗传调控因子可以在转录层面也可以在转录后层面进行调控。目前发现的表观遗传调控因子有甲基化酶蛋白家族、去甲基化酶蛋白家族、乙酰化酶蛋白家族、去乙酰化蛋白家族和非编码 RNA 类等。DNA 甲基化是指 DNA 序列上的胞嘧啶在甲基转移酶的作用下,在其 5 号位被标上一个甲基。一般来说 DNA 被高甲基化是抑制基因表达,去甲基化是促进基因表达。组蛋白乙酰化是促进基因表达,去乙酰化是抑制基因表达。但也有例外,具体需要看甲基化的位点和乙酰化修饰的氨基酸类型。非编码 RNA 类指的是一类最终不表达成蛋白的 RNA。根据 RNA 的碱基长度可以分为长链非编码 RNA(long non-coding RNA,lncRNA)、小 RNA(small RNA)、微小 RNA(microRNA,miRNA),以及与 Piwi 蛋白结合的 Piwi 蛋白互作 RNA(Piwi interacting RNA,piRNA)等。其中 DNA 甲基化和 miRNA 在睾丸精子发生过程中的作用研究比较深入。miRNA 是一种内源性的长度为 18~22nt 的 RNA 的统称。主要的作用是抑制与其相互匹配的 mRNA 的表达。miRNA 发挥功能的方式大致有两种:一是通过靶向到目标 RNA,促进其降解;二是通过靶向到目标 RNA,抑制核糖体的翻译过程。miRNA 的产生分三个步骤:首先 Drosha 及其共因子 Pasha/DGC8 转录出前体 miRNA(pre-miRNA),长度约 70nt;接着 pre-miRNA 由 Exportin5 从核中转移至胞质中;最后由 Dicer 将 pre-miRNA 切割为成熟的 miRNA。睾丸中含有大量的 miRNA,睾丸特异性敲除 Drosha 蛋白,将导致睾丸中 miRNA 数目急剧减少,睾丸重量下降,对精子发生过程中的减数分裂和单倍体时期产生严重影响。睾丸特异性敲除 Dicer 会导致小鼠不育,精原干细胞数目下降,分化过程受阻。在 Sertoli 细胞中特异性敲除 Dicer 会导致成熟精子细胞的缺失和睾丸退化。在生殖细胞中特异性敲除 Dicer1 会导致减数分裂性染色体失活基因的高表达,精子细胞凋亡水平的增加,以及染色体结构和长形精子核变形过程的缺陷。因此,miRNA 在精子发生的各个过程均扮演了重要的角色。对单个 miRNA 或 miRNA 家族簇的研究,表明不同的 miRNA 在精子发生的不同阶段,通过结合不同的靶 mRNA 或蛋白质,进而调控精子发生的进程。例如,miRNA21 通过和 EVT5 蛋白协同作用,共同促进了精原干细胞的自我更新。miRNA-20 和 miRNA-106a 通过靶向 STAT3 和 Ccnd1 促进精原干细胞的增殖。Mirlet7 家族的 miRNA 则促进精原前体细胞的分化。miR-34c 在小鼠初级精母细胞粗线期和圆形精子时期高表达,通过靶向转录因子 ATF1 来促进减数分裂过程的进行。

精子生成过程是一个逐步甲基化的过程。当原始生殖细胞迁移到生殖嵴,形成最初的精原干细胞时,其 DNA 甲基化程度达到最低。随着精原干细胞的增殖分化,其甲基化程度逐渐增加,在减数分裂时 DNA 甲基化过程已基本完成。精子甲基化程度的变化不仅对自身精子发生有重要的影响,也影响其子代近远期的健康。精子生成的过程也是DNA甲基化重建的过程。这个过程包括对已经去甲基化后的DNA进行重新甲基化,也称为de novo甲基化。另一种是维持已有的甲基化状态,称为maintenance甲基化。DNA甲基转移酶(DNA methyltransferase,DNMT)3a和DNMT3b在de novo甲基化过程发挥了重要作用;DNMT1与半甲基化DNA有强亲和力,具有维持型甲基化作用。

### (六)精子生成的环境影响因素

影响精子生成的环境因素非常多样,主要是温度和外界环境的污染物质。精子发生过程中许多代谢酶的最佳温度并不是37℃,而是34℃。这可能是很多哺乳动物睾丸外露的原因之一。例如人类的睾丸,若在出生后不能正常的掉入阴囊内,将形成隐睾症且不能产生正常的精子。另一类是环境干扰物,主要通过影响男性内分泌系统来起作用,一般称之为环境内分泌干扰物(endocrine disrupting chemical,EDC)。例如邻苯二甲酸酯类是环境中主要的雌激素类似物,会导致精母细胞凋亡、精子形变异常等。另外,环境中重金属类如血铅浓度过高会引发氧化应激反应,并对精子发生过程产生剧烈的影响,使得精子数量降低,最终会引起不育。

## 二、精子成熟

精子从睾丸产生后已经具有了较完备的结构基础,但是它仍然不能够活动且不具备卵子结合的能力,必须要经过紧邻睾丸并通过输出小管相连的附睾组织的成熟过程才能与卵子进行受精。精子运动能力的形成、顶体功能的完善、代谢类型的转变、精卵识别和融合的潜能是在精子与附睾微环境相互作用中按其特定的程序逐渐获得的,这些生物学变化过程主要是在一系列附睾功能基因和表观因子的时空调控下完成的。

### (一)精子结构

精子从睾丸产生后,形态上已经分化完全,形成完整的头部和长长的尾部。其长度随着物种的不同而有所差异,人类精子长约60μm,小鼠约120μm,大鼠约190μm,中国仓鼠约250μm,兔约46μm,海胆约50μm。精子头部可分为顶体帽(acrosome cap)、赤道板(equatorial segment)和顶体后区(postacrosomal segment)。尾部进一步分为颈段或连接段(connecting piece)、中段(midpiece)、主段(principal piece)和末段(end piece)。颈段有近侧中心粒和远侧中心粒。精子形成过程中,近侧中心粒位于植入窝(implantation fossa)内,与远侧中心粒互相垂直,近侧中心粒周围有9个条形柱伸出与远处对应的外周致密纤维融合,远侧中心粒发出轴丝,伸向尾端。成熟精子中远侧中心粒消失。中段中心为轴丝(axoneme),是由一对位于中心和九对位于周围的微管所组成,一直延伸到精子的末端。外周每对微管由A和B亚单位构成,横切面上亚单位A成圆环形,离中心管较近,亚单位B成C形比亚单位A稍大,C开口处扣在亚单位A圆环上。AB结合处对侧从A伸出两个分叉的手臂,以顺时针方向朝向下一个成对微管。轴丝外面依次有九条外周致密纤维(outer dense fibers,ODFs)和螺旋形排列的线粒体鞘,其中外周致密纤维被认为是动力附属装置。横切面上,9个ODF各不相同,主体呈现圆形轮廓并以锥形细端指向相应的成对微管。许多物种中,1,5,6比其他的ODF要大。这些纤维在中段起始部最厚,随着纤维向尾部延伸直径逐渐变小。不同于轴丝,ODF 主要是由类角蛋白而不是微管蛋白组成的中间丝状结构。一个哺乳动物的精子中段大概包含有 72~80 个线粒体,在近颈部的背侧和腹侧一般会有 1~2 个扁平的线粒体。线粒体形成线粒体鞘,末端为着色较深的纤维状物质聚集的终环(annulus),作为中、主段的分界点。主段占精子鞭毛长度的 3/4,从内至外为 9+2 轴丝、外周致密纤维和纤维鞘。纤维鞘为两排成对的半环形肋柱组成,结束于主段和末端连接处。肋柱在背腹两侧增厚并互相连接形成两条纵形的嵴(lateral columns,LCs),分别称为背柱和腹柱。大部分物种 3、8 号外周致密纤维终结在主段的前面部分或者中、主段交接处,其位置被纤维鞘的纵向柱即背柱和腹柱内陷占据,这样主段只含有形成 7 条外周致密纤维,它们随着向尾部延伸直径逐渐变小,终结于主段的远末端。由于无线粒体鞘,故主段比中段细。外周致密组织和纤维鞘

可能在限制鞭毛弯曲度和成对微管蛋白滑动中发挥作用。精子末端中心为轴丝,外有少量胞质和质膜包裹。成熟精子的结构见图 2-4。

哺乳动物精子的结构是其运动的基础。在分子构成上,轴丝主要由 α-tubulin 和 β-tubulin 蛋白构成。精子主段纤维鞘不仅构建精子的正常结构,而且与精子运动关系更为密切,小鼠精子纤维鞘将近一半的蛋白是 AKAP4,它 和 AKAP3 及 TAKAP-80 一起为环腺苷酸(3′,5′-cyclic adenosine monophosphate,cAMP)依赖性蛋白激酶提供锚定位点。许多精子运动相关蛋白定位于主段,如 AC4、甘油醛 -3- 磷酸脱氢酶(glyceraldehyde-3-phosphate dehydrogenase,GAPD)、GAPD-S11、cAMP 依赖蛋白激酶 I 型调节亚基、mHk1-s 蛋白、hAKAP82 蛋白、Rhophilin 蛋白、Ropporin 蛋白等。主段许多蛋白如 AKAP421、GAPD-S22、Catsper 家族蛋

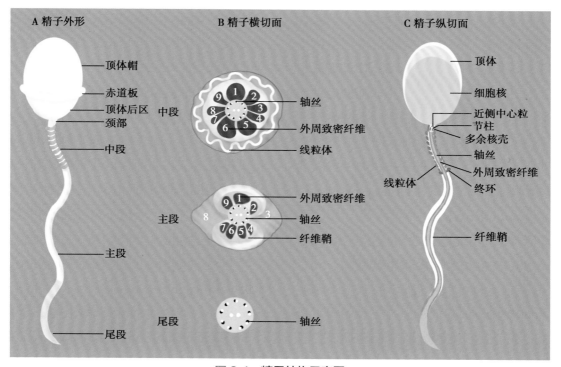

**图 2-4　精子结构示意图**
A. 人精子外形示意图;B. 人精子横切面结构示意图;C. 人精子纵切面结构示意图

白敲除后精子运动发生缺陷导致小鼠雄性不育。成熟精子尾部的蛋白谱学已有相关报道，最近研究发现，有超过 1 000 个蛋白与精子尾部结构相关，其中 26% 与代谢特别是脂代谢和能量生成相关。

### (二) 精子运动

精子从睾丸生成后"动力装置"已经组装完备，完整的睾丸精子、附睾精子和去膜不成熟的精子均可以通过诱导发生向前运动。体内精子在睾丸网和输出小管可观察到微弱的运动，而附睾所有区段内的精子都处于几乎不动的静息状态(兔的精子除外)。只有在体外取出后加入适当的培养液时才可以观察到精子的不同运动状态。因此，精子运动是指附睾精子被取出释放到培养液中所表现的出的一种生物学状态，即精子在附睾前行运行过程中所获得的能够运动的一种潜在能力。取自附睾精子进行体外观察发现，来自附睾头部的精子表现为微弱的不对称、不规则运动状态，尾部精子表现为对称、向前运动状态。人类、大鼠和小鼠精子在附睾中运动成熟过程总体上相类似。具体表现：在睾丸网和附睾头部精子获得微弱摆动能力，仅有微小的前向运动能力；到达附睾体部后精子鞭毛能无规律地鞭打，在附睾体部近端区，精子运动速度发生轻微的改变，鞭毛摆动(wobble，WOB)增加，而圆周运动模式中的直线性(linearity，LIN)和前向性(straightness，STR)很低。到了附睾体部中段区域，精子运动的曲线速度(velocity，VCL)、LIN、STR 和 WOB 都显著增加。到了更远端，环形运动取代线性运动，到了附睾尾部形成前向性运动，从而精子在附睾中得以运动成熟。精子到了雌性生殖道后运动仍会发生变化，出现超激活运动以利于完成受精过程。所以，正常成熟精子的运动表现为两种生

理状态即激活状态和超激活状态。激活状态精子表现为对称、低幅度波动、直线性运动；而超激活运动则表现为不对称、高幅度、圆圈运动形式。激活运动有利于精子在雌性生殖道内行进，而超激活运动则有利于精子与输卵管上皮作用获能后的分离和穿卵反应。超激活运动经常被认为与精子获能密切伴随的，但是也有证据表明两者是分离和独立的。

精子运动消耗大量的能量，尽管线粒体被认为是提供三磷酸腺苷(adenosine triphosphate，ATP)的能量物质工厂，但是精子线粒体蛋白缺陷导致的氧化磷酸化缺陷并不能导致完全不育，精子运动也仍然存在。提示线粒体产生的能量并不是维持精子运动的唯一来源。对于人类精子，线粒体活性的增加导致精子运动增强，线粒体呼吸链及 ATP 合成酶抑制剂能够显著降低精子的运动，而且高的线粒体活性能够提高体外受精的成功率，线粒体形态改变程度与其活性呈现负相关。这些研究提示人类精子运动与线粒体功能密切相关。尽管如此，线粒体是否是精子运动的关键所在仍存争议，因为线粒体仅存在于精子尾部中段，其 ATP 运输系统能否将 ATP 运送到长长的整个尾部仍是个问题。研究发现，精子中的 ATP 来源于或至少部分来源于糖酵解过程。当人精子脱离葡萄糖或者糖酵解被抑制，其 ATP 和酪氨酸磷酸化均下降，随后精子运动降低。而对于小鼠精子来说，即使线粒体完好，如果糖酵解被抑制则精子运动减弱。精子特异性磷酸甘油醛脱氢酶(spermatogenic cell-specific glyceraldehyde 3-phosphate dehydrogenase，GAPD-S)或磷酸甘油酸酯激酶(phosphoglycerate kinase 2，PGK2)敲除的小鼠由于精子运动受影响而导致不育或低生育能力。所以，目前认为线粒体是人精子运动能

量的主要来源,而糖酵解是小鼠精子运动能量的主要来源。大部分哺乳动物精子都依赖于或部分依赖于糖酵解产生能量来维持精子运动,但是牛精子例外,线粒体氧化磷酸化是其唯一的 ATP 能量来源。

目前,关于精子运动调节的确切分子机制尚不清楚,报道较多且被广泛接受的是,精子运动依赖于 sAC/cAMP/PKA 信号通路,可溶性腺苷酸环化酶(soluble adenylyl cyclase,sAC)被激活后产生 cAMP,后者激活蛋白激酶 A(protein kinase A,PKA),随后其下游诸多蛋白发生蛋白磷酸化,从而调节精子运动。其中腺苷酸环化酶是关键酶。腺苷酸环化酶敲除的小鼠精子运动发生缺陷导致雄性不育。研究亦有发现在附睾运行过程中,从体部到尾部精子胞内 cAMP 水平逐渐增加。精子 Dynein 蛋白也是通过丝氨酸/酪氨酸激酶和磷酸酶作用发生磷酸化和去磷酸化调节精子鞭毛的运动。

精子中腺苷酸环化酶包括膜结合型和胞质可溶型,两种腺苷酸环化酶在雄性生育调控中都有重要作用。膜结合型腺苷酸环化酶(adenylate cyclase,ADCY)与 cAMP 介导精子运动激活的基本机制相关,并受 G 蛋白调节,后者可对外界刺激做出反应。有证据表明,小鼠精子中 G 蛋白激活腺苷酸环化酶参与顶体反应,而人类精子 G 蛋白激活腺苷酸环化酶参与嗅觉受体介导的趋化性和超激活运动。但是在精子中,可溶性的腺苷酸环化酶 ADCY10 发挥主要作用,其缺乏跨膜结构域且不受 G 蛋白的调节。sAC 是精子中 cAMP 产生的主力,其在 cAMP 介导信号通路及其调节精子鞭打频率中扮演关键角色。精子钙离子和碳酸氢根离子均能够直接激活 ADCY10,提高胞内 cAMP 水平,从而激活

PKA 活性,导致下游信号通路的激活如一系列酪氨酸蛋白发生磷酸化。ADCY10 敲除小鼠是雄性不育的,其精子只是中段发生抖动而不能向前运动,而 cAMP 能够挽救这种运动缺陷。

钙离子是调节精子运动的重要离子。精子在附睾运行过程中沐浴在不同浓度的钙离子中,在大鼠从附睾头部至尾部管腔液钙离子浓度从 0.8mmol/L 降到 0.25mmol/L。附睾头部精子胞内钙离子浓度是尾部的 6 倍,摄取能力附睾头部精子是尾部的 2~3 倍。精子内钙离子水平较低时尾部呈现对称性鞭打运动,当钙离子浓度达到 10~40mmol/L 时尾部出现不对称鞭打运动,而达到 100~300mmol/L 时出现超激活运动,但是钙离子浓度过高(9mmol/L)则会抑制精子运动。钙离子参与调节轴丝动力蛋白微管滑动,有研究表明钙调蛋白(calmodulin)是轴丝主要钙离子敏感器,其可以直接与蛋白激酶和蛋白磷酸酶相互作用从而调节精子的运动。在成熟精子中钙离子主要通过调节腺苷酸环化酶活性来影响精子的运动。因此一些影响钙离子变化的蛋白如各种类型的膜受体、钙离子通道等可以调节精子的运动。研究发现精子中存在 G 蛋白偶联受体家族的嗅觉受体,它们定位于成熟精子的中段(midpiece),其功能可能与精子运动和趋化性密切相关。人嗅觉受体(olfactory receptor 1D2,OR1D2)的配体 Bourgeonal 能够引起精子内钙离子浓度的增加和精子运动速度的提高。过表达嗅觉受体 16(OLFR16,MOR23)的小鼠精子钙内流增加,其运动和趋化性发生改变,目前在睾丸内已经发现了 29 个嗅觉受体成员。精子上存在 γ-氨基丁酸受体(gamma-aminobutyric acid receptor,GABA receptor),人类精子暴露

于 GABA 中运动和超激活运动发生改变,而 GABA 抑制剂可以阻断这种作用。另外精子上的各种钙离子通道在运动中发挥重要作用。CATSPER1、CATSPER2、Cav2.3 和 PMCA4 在精子胞内钙离子浓度及精子运动功能中发挥重要作用。睾丸特异性阳离子钙离子通道蛋白 CATSPER1 敲除的小鼠精子前向运动显著下降,进而导致雄性不育;CATSPER1 和 CATSPER2 敲除的小鼠精子均缺乏超激活运动,但是蛋白酪氨酸磷酸化正常;T 型电压依赖性钙离子通道 alpha 1G subunit(CACNG1)敲除后精子直线速率和直线性运动增加;钙离子依赖性 ATP 酶 PMCA4 敲除导致钙离子内流加速和雄性不育。近年来研究发现,β- 防御素调节精子的运动亦是通过改变钙离子浓度实现的。在附睾内一些因子可能参与调节精子的静息状态,如大鼠附睾液内的 Immobilin 可以抑制精子的运动,小鼠附睾头部的内源性大麻素(endocannabinoid 2-arachidonoylglycerol)与大麻素受体(cannabinoid receptor)结合后能够对精子游动产生抑制作用。另外一些蛋白在精子运动中也扮演重要角色,线粒体电压依赖性离子通道 VDAC3 敲除后精子运动丧失导致不育;精子特异性 $Na^+$、$H^+$ 交换子 SCLNC1 敲除精子运动显著下降导致雄性不育;ATP1A4 和 EMC10 敲除后精子钠离子转运异常,精子运动缺陷导致雄性不育;钾离子通道 SLO₃ 敲除后精子运动损毁导致雄性不育。

碳酸氢根是另一个调节精子运动的重要离子。碳酸氢根在睾丸浓度大约 20mmol/L,大鼠附睾碳酸氢根在 2~6mmol/L,到附睾尾部和输精管略微有所升高。在附睾运行过程中,精子内碳酸氢根浓度及其转运显著减少。附睾头部精子碳酸氢根的转运能力是体部或者尾部的 3 倍多。精浆和雌性生殖道高浓度

的碳酸氢根可诱导精子鞭打频率推动精子沿着生殖道前行。碳酸氢根还可以提高钙离子的摄入,导致鞭打频率的增加。碳酸氢根激活早期,精子轨迹表现为对称的向前运动,以便于精子穿过子宫和输卵管。激活后期表现为不对称的高振幅的超激活运动,以便于精子摆脱输卵管上皮的束缚和与穿越卵被达到受精的状态。

## (三)精子获能

哺乳动物的精子在附睾中成熟后,具有了前向运动的潜能,但是,此时的精子依然不具有使卵子受精的能力,只有在雌性生殖道停留一定时间后,才能够使卵子受精。1951 年,美籍华裔科学家张明觉和 C. R. Austin 分别发现了这一生理现象,翌年,Austin 将这一现象称之为精子获能(sperm capacitation)。获能精子发生了一系列明显的生理学变化,如膜蛋白分布与修饰、膜组分、胞膜流动性、酶活性、胞内离子、胞内蛋白磷酸化改变等。在通过合适的培养条件及使用恰当的培养基配方的情况下,射出的精子或者来自附睾尾部的精子也同样能够完成获能并具备受精能力。1963 年,Yanagimachi 和 Chang 利用优化的培养基使得豚鼠精子获能并成功进行了体外受精。1971 年,Toyoda 利用体外培养基使得小鼠精子获能成功进行体外受精。在此期间,体外培养人类精子进行获能和受精也在不断尝试,到了 1978 年体外受精成功诞生了第一个试管婴儿。近年来,利用体外培养系统,精子获能分子机制的研究取得显著的进展,但研究多是基于小鼠模型,人类精子是否具有相似的机制上需要进一步深入探讨。目前被广泛认可的获能调节机制与运动调控机制即 sAC/cAMP/PKA 信号通路相类似。体外培养试验表明,培养液中的牛血清白蛋白(bovine serum albumin,BSA)

或甲基-β-环糊精（methyl-β-cyclodextrin，M-β-CD）能够作为精子膜上的胆固醇受体，在孵育过程中移除胆固醇，使得细胞膜的流动性增加，进而加速 $Ca^{2+}$ 和 $HCO_3^-$ 进入细胞激活 sAC，使得 cAMP 升高，激活 PKA 活性导致一系列蛋白酪氨酸磷酸化显著增加，精子表现为获能状态。磷酸化在获能中是个缓慢的过程，呈现时间依赖性增加。小鼠精子在获能液中 30~45 分钟可见磷酸化变化，90 分钟达到最大值，大鼠 5 小时、人类 18~24 小时达到最大值。由于这种蛋白修饰的明显变化，酪氨酸磷酸化已经被作为获能的分子指标。

胞膜胆固醇外流与获能密切相关。哺乳动物精子膜脂中，磷脂占 70%，胆固醇占 25%，糖蛋白占 5%，其中胆固醇占细胞膜固醇类脂的 90%。胆固醇与磷脂之间的比例决定获能时间的长短，比例越高获能所需要的时间越长。在不明原因不育男性患者中，精子表现出由于磷脂低含量导致的胆固醇与磷脂之间比例的增高。体外受精（in vitro fertilization，IVF）失败的男性患者，精子的胆固醇含量增高、孵育过程中胆固醇外流减慢。精浆中含有较高的胆固醇，人类精子在精浆中孵育获能被抑制进而影响孕酮诱导的顶体反应。在体内情况下，输卵管内含量较高的白蛋白是胆固醇主要受体，生殖道流液内的转脂蛋白-I（lipid transfer protein-I，LTP-I）也可以作为胆固醇的受体。

胆固醇外流增加导致细胞膜流动性加速，胞外离子如 $HCO_3^-$ 和 $Ca^{2+}$ 流入加速。人和小鼠精子 $HCO_3^-$ 的流入主要与 NBC 共转运子有关，CFTR 蛋白参与人类精子中 $HCO_3^-$ 的摄取、PKA 底物磷酸化、酪氨酸磷酸化等过程，但是其在小鼠精子中并不影响这一信号通路。$Ca^{2+}$ 在小鼠和人精子获能中的作用被广泛研究，$Ca^{2+}$ 对激活小鼠精子 cAMP-PKA 通路导致蛋白酪氨酸磷酸化是必需的，而一些报道表明，人精子细胞外 $Ca^{2+}$ 可以负调控酪氨酸磷酸化，即细胞外无钙或者低钙导致 sAC、cAMP、酪氨酸激酶活性和酪氨酸磷酸化增加，有证据表明钙离子甚至可以被 $Sr^{2+}$ 替换来调节人精子获能相关事件。此外，钙离子可以和钙调蛋白 CaM 形成复合物来调节腺苷酸环化酶、磷酸酶、磷酸二酯酶、蛋白激酶等活性。CaM 拮抗剂能够抑制精子的超激活运动而腺苷酸环化酶并不依赖于 CaM 的作用。这些结果提示钙离子调节精子获能可能有多种通路。

### （四）精子顶体反应

获能的精子随后发生顶体反应、结合与穿越透明带（zona pellucida，ZP）、精卵膜融合。顶体是一种由高尔基体衍生而成的具有胞吐能力的细胞器，覆盖在精子头部。顶体中含有可溶性成分水解酶和耐洗涤剂不溶性组分。一般来说，顶体顶部外膜蛋白与顶体反应的启动相关，而顶体反应过程中顶体前区胞质膜表面蛋白被认为与透明带结合相关。顶体反应中许多顶体外膜蛋白脱离或者从顶体上消失，相反一些顶体内膜蛋白例如赤道素（equatorin）不消失，甚至可以传递到卵子发挥其功能。不同生理因子诸如孕酮、血清白蛋白、卵泡液、激素（包括生物胺）、水解酶特别是蛋白酶、透明质酸、ZP 糖蛋白等都能够诱导顶体反应。体外诱导顶体反应主要使用钙离子载体 A23187 和孕酮。顶体反应中释放出的酶有助于精子穿过透明带和与卵膜融合等反应。精子顶体反应调节被认为与 PKA 通路相关，但是可能与获能机制不同。获能过程中 $Ca^{2+}$ 内流是一个少量的渐进的过程，而顶体反应 $Ca^{2+}$ 内流则大量的快速的过程。药理学和基因功能性试验均表明，PKA 的激活参与了精子的顶体反应过程，但是 PKA 的催化亚基定位在精子鞭毛而不在精子的头部，提示 PKA 调节顶体反应可能是通过其下游的信号通路完成的。特异性定位于尾部的钾离子通道 SLO$_3$ 对顶体反应是必需的，进一步说明尾部信号通路的激活对于头部事件具有调节作用。参与顶体反应的另外一个关键离子是钠离子，钠离子载体 monensin 能够触发小鼠和人类精子的顶体反应，小鼠 IVF 需要在高钠的培养液中进行，从获能人类精子培养液中移走钠离子显著抑制了运动诱导的顶体反应。有证据表明 HCO$_3^-$ 对顶体反应并不是重要的因子。

### （五）精子成熟的基因调控

精子成熟过程是在附睾中完成即获得运动、获能、顶体反应的潜能。附睾通过输出小管与睾丸相连，通过输精管连接尿道。组织形态上附睾大体可以分为附睾起始部（initial segment）、头部（caput）、体部（corpus）和尾部（cauda）。在解剖镜下进一步可将附睾分为更多的区域。如大鼠附睾可分为 19 个区；小鼠可分为 10 个区；人类分为 7 个区。附睾上皮是由几种不同的细胞组成，包括主细胞（principal cell）、窄细胞（narrow cell）、顶细胞（apical cell）、亮细胞（clear cell）、基底细胞（basal cell）和晕细胞（halo cell）等。附睾管腔的不同部位的细胞能分泌和吸收各种不同种类的蛋白质、因子和离子等，以形成离子强度、pH 等不断变化的附睾管腔微环境。附睾管腔液中，Na$^+$ 和 HCO$_3^-$ 水平较低，而 K$^+$ 水平很高，这种附睾内低 pH 和 HCO$_3^-$ 对于精子在附睾内的静息状态至关重要；这种 pH 的维持主要依赖于 Na$^+$/H$^+$ 逆向转运蛋白（Na$^+$/H$^+$ antiporters）、Na$^+$/HCO$_3^-$ 共转运体（Na$^+$/

HCO$_3^-$, co-transporter）、碳酸酐酶（carbonic anhydrase）、H$^+$-ATPase 等调节。一旦射出精子进入雌性生殖道，精子面临离子环境的改变如 Na$^+$、HCO$_3^-$ 水平和 pH 升高，而 K$^+$ 水平降低，精子获能信号通路则被激活。

精子在附睾中运行时间具有物种差异，人类精子经过附睾需要 2~6 天，而啮齿动物需要 10~13 天。精子从睾丸到附睾首先要经历一个关键变化就是管腔液的浓缩。在输出小管部位睾丸液 80%~90% 的水被重吸收，这样使得精子浓度从睾丸网 10$^8$/ml 到输出小管 10$^9$/ml，到附睾头部达到最大浓度。蛋白浓度也从睾丸网的 2~4mg/ml 到附睾头部的 50~60mg/ml，然后到了远端的体部、尾部回落到 20~30mg/ml。目前通过蛋白组学技术，已经发现不同物种附睾管腔液中几百个蛋白，它们大多是附睾分泌蛋白包括附睾特异性和非特异性表达蛋白，这些蛋白构成管腔液关键因子调控精子的成熟。而随着蛋白组深度测序技术的提高，不同物种如小鼠、大鼠、牛和人附睾或者射出精子中被鉴定出的蛋白达到上千种。最近已在人类精子上发现了 5 000 个左右的蛋白。精子在附睾蜿蜒曲折的管腔中由起始部位一直到附睾尾部，最后进入输精管，经历了一系列的改变。主要表现为精子表面成分和精子代谢发生改变。近来利用谱学技术亦发现很多精子上与运动、获能等相关的蛋白。

### （六）精子成熟的表观调控

对附睾基因的表达调控，以往的研究多集中在激素、转录因子和旁分泌因子等之上。越来越多的证据表明，表观调控特别是非编码 RNAs 参与的表观调控在附睾精子成熟调节中发挥重要角色。在人类附睾中，miRNA 在新生儿期和成年期的表达水平是不同的，这表明 miRNA 在附睾中同样扮演了在不同时空调控基因表达的角色,并且已有数据表明 miRNA 能调节附睾上皮细胞增殖和附睾发育。miRNA 生物合成过程中的关键酶是 DICER1,将小鼠附睾头部起始区、3 区和 4 区 Dicer1 基因敲除,会导致附睾组织发育失败,并且生育功能被完全破坏。附睾上皮细胞释放的附睾小体(epididymosomes)能够将 miRNA 转运到管腔内精子细胞中,精子到达附睾尾部 miRNA 发生变化最大,这可能与附睾尾部 miRNA 合成加工最活跃然后通过附睾小体运输有关。有研究发现在小鼠中,没有过附睾成熟过程中 miRNA 洗礼的精子会导致胚胎植入率低下和胚胎发育缺陷。另外在附睾精子中还发现了一些诸如 tRNA 衍生的小 RNA(tRNA-derived small RNA,tsRNA)、来源于 28S rRNA 的小 RNA(28S rRNA-derived small RNA,rsRNA-28S)等新的小 RNA 分子。它们对精子成熟的作用和分子机制值得进一步关注。

### (七)精子的储存和保护

在附睾的每一段管道中,从附睾上皮细胞特异分泌的蛋白参与构成不同的腔液,再加上不同的离子强度和酸碱度等形成不断变化着的管腔微环境,与精子相互作用,使精子表面蛋白质的成分得以部分改变,或已有的蛋白质得以部分修饰(如磷酸化或去磷酸化、酯化或脱酯化、酰化或脱酰化、羧基化或脱羧基化、醣基化或去醣基化等)而被激活或抑制,从而逐步获得成熟时所具备的功能及免疫防御能力,保护其自身能在附睾中储存及通过女性生殖道直至与卵结合。大鼠附睾管长约 6m,大家畜附睾管长可达 50m,而人类附睾管长度仅为 5m。人类精子从头运行至尾需要 2~6 天,而实验室动物和家畜精子在附睾内运行需要 10~12 天。人类附睾尾部发育并不像其他物种那样完整,所以,它的精子储存保护作用能力非常有限。精子在附睾内得以保护主要依赖于血附睾屏障,屏障形成了特定的附睾管腔液,维持稳定的渗透压、离子强度、酸碱性等以保护精子的正常形态。另外附睾自身建立起对免疫伤害、外源有害化合物、活性氧簇的防护机制。如附睾分泌抗菌肽或者类抗菌肽以清除微生物的危害;通过合成和分泌抗氧化物质(还原型谷胱甘肽和牛磺酸)或抗氧化酶来快速清除有害物质。

## 第二节 卵子形成及其调控

### 一、原始生殖细胞

#### (一)原始生殖细胞的来源、迁移和增殖

作为生殖细胞的前体细胞,原始生殖细胞(primordial germ cell,PGC)经过持续分裂、发育和分化演变为精子细胞或卵细胞。PGCs 来源于晚期外胚层,在早期胚胎发育过程中,多潜能干细胞(pluripotent stem cell,PSC)分化出一小群致敏 PSCs,PGCs 则由这些致敏 PSCs 分化而来。PGCs 具备 PSCs 的某些特征,如表达多潜能因子 Lin28、Oct4、Sox2 和 Nanog;并且具有碱性磷酸酶活性及表达特异性胚胎抗原。

小鼠研究发现,PGCs 最早出现于发育 6.25 天(E6.25)的早期胚胎组织,随后迁移进入发育中的胚胎生殖腺内。在大约 E10.5~

E11.5，PGCs 经历了广泛的表观遗传重编程过程，如基因组 5-甲基胞嘧啶（5-methylcytosine，5mC）表观遗传修饰的广泛去除，从而促使 PGCs 分化为生殖母细胞。

人类 PGCs 发育过程中的最早期事件尚未完全阐明。目前研究结果表明，人类 PGCs 起源于早期胚胎发育的第 2 周到第 3 周。起初，人类 PGCs 可以在后表皮母细胞的原外胚层被观察到，随后 PGCs 从胚外组织迁移进入卵黄囊壁，在进入胚胎后，PGCs 开始增殖并在受精卵形成和发育 6~9 周后定居到生殖嵴中。在生殖嵴中，PGCs 继续进行有丝分裂活动。9 周以后，女性 PGCs 会停滞在减数分裂双线期前 I 期。男性进入青春期后，性腺中的 PGCs 在进入减数分裂之前会经历一次有丝分裂停滞过程。

PGCs 的生物学行为（如存活、增殖、迁移和进入减数分裂期等）受诸多因素的精密调控，如生长因子和／或趋化因子，以及信号通路相关受体（例如 G 蛋白偶联受体和／或酪氨酸激酶受体等）等。细胞 - 细胞之间及细胞 - 底物之间的相互黏附和相互作用同样对 PGCs 的存活、迁移和定位至关重要。

### （二）PGCs 发育过程中的印迹基因

印迹基因的主要特征表现为单等位基因的特异性表达，并且印迹基因在染色体上往往成簇分布。甲基化差异区域（differentially methylated region，DMR）的甲基化或去甲基化状态可以作为基因处于印迹状态的标志物。已有研究证实，印迹基因在细胞和器官的发育过程中扮演重要作用。细胞内表观遗传重编程过程对于基因组印迹的发生和 PGCs 发育至关重要。

研究证实，印迹基因参与 PGCs 的发育和分化过程。在 PGCs 中，DNA 甲基化或去甲基化对印迹基因的功能调节是至关重要的。小鼠 PGCs 在发育早期阶段会出现全基因组水平的广泛去甲基化，该事件完成于胚胎发育的 E13.0~E14.0，在此之前的 PGCs 基因组呈现高水平的甲基化状态和正常的基因组印迹。在全基因组广泛去甲基化的这个时期，PGCs 迁移进入生殖腺内。在 PGCs 发育过程中，不同印迹基因发挥功能的重要性和时相也是不同的。已有研究提示，印迹基因如核内小核糖核蛋白 N 基因（*Snrpn*）、胰岛素样生长因子 2（*Igf2*）、*H19* 及胰岛素样生长因子 2 受体（*Igf2r*），这些印迹基因的 DMR 区域（包括 *Snrpn* DMR1/2，*Igf2r* DMR2 和 *H19*）在见栓后 10.5~11.5 天处于广泛甲基化状态，而在 dpc12.5 后则发生显著地去甲基化。

## 二、从卵原细胞到卵母细胞形成

卵母细胞的发育是一个精密的调控过程，直接影响了卵母细胞的质量以及后续胚胎发育潜能。从胚系细胞转变成原始卵母细胞后，它就被颗粒细胞包裹在卵泡里，伴随卵泡同步发育。卵母细胞发育经历了减数分裂的开启，休止，恢复，完成第一次减数分裂，细胞器发育，成为成熟的卵母细胞（卵子）。这一系列过程涉及众多因子的参与，其中的分子机制错综复杂，任何一个因子发生差错都影响着卵母细胞的质量和发育潜能。

### （一）减数分裂休止期

减数分裂是一种特殊的细胞分裂过程，只发生在生殖细胞系中。在有丝分裂中，二倍体细胞复制其 DNA 并经历一个单一的分裂，产生两个同样大小的二倍体细胞。在减数分裂中，二倍体生殖细胞复制 DNA 并进行两个连续的细胞分裂以产生四个单倍体配子。初级卵母细胞的减数分裂不均一，经过第一次减数分裂后产生一个次级卵母细胞和一个小的、无功能的极体。次级卵母细胞随后进入第二次减数分裂前中期，但不立即进入第二次减数分裂直到受精。

在胚胎发育早期，外胚层的原始胚系细胞迁移至正在发育的卵巢中（生殖原基），变成原始卵母细胞，和正常的体细胞一样进行有丝分裂。在胚胎发育到一定程度时，原始卵母细胞不再进行有丝分裂，单向的进入减数分裂，成为初级卵母细胞。其最早阶段涉及全基因组复制（S期），减数分裂的初始步骤和有丝分裂一样，每条染色体都会发生复制。卵母细胞一旦开始DNA复制，每个都由两个染色单体连接在一起，因此，二倍体细胞从2N转化为4N。然后染色体凝结成紧凑的双链结构，所有同源染色体专门配对，进入第一次减数分裂前期。在前期阶段，同源染色体通过"跨越"交换大片段DNA。同源母本和父本染色体上遗传物质的重组在很大程度上是随机的，这就增加了未来配子的遗传变异性。减数分裂使同源染色体的数目从两个减少到一个，使卵细胞和精子基因组结合。在哺乳动物卵母细胞中，减数分裂在胚胎发育过程中开始。一旦初级卵母细胞在减数分裂前期进入减数分裂"停滞期"，它们就会进入休眠状态并保持减数分裂前期状态，其特征是完整的核包膜和核仁以及部分凝缩染色质。这个过程从胚胎5~6个月就开始，最长可以延续到整个生殖年龄阶段，直到绝经。

卵母细胞在青春期后一直处于这种状态，当在每个生殖周期中，卵泡生长到排卵前期，受垂体的促黄体生成素（luteinizing hormone，LH）刺激，其作用于外部颗粒细胞以重新启动减数分裂。初级卵母细胞周围并没有颗粒细胞包裹。随着生长发育的进行，周围环绕着单层扁平前颗粒细胞，被一薄层基底膜包裹，形成原始卵泡，位于卵巢皮质。此时初级卵母细胞内有一个特征性的大核，称为生发泡（germinal vesicle，GV）。在哺乳动物的卵巢中，原始卵泡中的卵母细胞减数分裂能力低下，如果从卵泡中分离出来，则不会成熟，这主要是由于缺乏或低浓度的卵母细胞成熟所必需的细胞周期蛋白。相反，当从卵泡环境中取出时，在窦卵泡的前期I的二倍体阶段被阻滞的卵母细胞完全有能力完成减数分裂，并产生能够受精并能够经历胚胎发育的卵子。在卵泡发育过程中，卵母细胞通过表达细胞周期蛋白而获得成熟能力，细胞周期蛋白在早期I仍处于抑制状态，导致卵母细胞停滞。哺乳动物体外成熟时，小鼠卵母细胞大小约为75μm，人的约为100μm，这是恢复减数分裂的重要因素。未达到适当大小的卵母细胞可能仍停留在I期前期，或者如果体外培养，可能仅成熟至I期中期。

### （二）减数分裂休止期维持

卵巢含有各种大小的卵泡。最小的卵泡，称为原始卵泡，由卵母细胞及周围的单层颗粒细胞组成。最大的卵泡，称为排卵前窦卵泡，包含大约2~3层的内部颗粒细胞组成，称为卵丘细胞，约5~10层的外层细胞称为壁颗粒细胞。缝隙连接将所有颗粒细胞连接起来，卵丘细胞也与卵母细胞形成缝隙连接。卵丘细胞形成假层状上皮，第一、第二，甚至第三层的细胞通过卵母细胞的胞外层、透明带延伸。这些与卵母细胞的缝隙连接主要由间隙连接蛋白37（connexin 37）组成；在卵泡的其他部位，缝隙连接主要由连接蛋白43（connexin 43）组成。这些连接蛋白的定位和一些其他信号蛋白调节排卵前卵母细胞的减数分裂停滞及恢复。

来自壁层颗粒细胞的减数分裂抑制信号通过缝隙连接和卵泡液传达给卵母细胞。缝隙连接抑制剂如卡诺酮，会引起排卵前卵母细胞发生减数分裂，用多肽或抗体特异性阻断连接蛋白 37 或连接蛋白 43，也会引起减数分裂恢复。上述结果表明，从壁层颗粒细胞向卵母细胞的抑制信号的传输需要卵丘细胞和卵母细胞之间的缝隙连接，壁层颗粒细胞之间，以及壁层颗粒细胞和卵丘细胞之间的缝隙连接。用卵泡液孵育已分离的卵丘卵母细胞复合物也可以部分抑制卵母细胞减数分裂恢复，这表明卵泡液中也存在减数分裂胞外抑制剂。

卵母细胞在第一次减数分裂休止期时，胞内包含一个大核，也称为生发泡，有明显的核仁。减数分裂恢复的第一个明显迹象是核膜破裂和核仁消失。小鼠卵母细胞在 LH 暴露后，10~12 小时发生第一次减数分裂。在第一次减数分裂过程中，一组染色体被分配到一个称为极体的微小细胞中，另一组位于次级卵母细胞中，第一次减数分裂完成。随后进入第二次减数分裂前中期，染色体在纺锤体上聚集，但减数分裂又暂停。此时的卵母细胞（现在也称为卵子）随着卵泡从卵巢中排出并进入输卵管。减数分裂在第二次的中期保持停滞，直到受精，导致染色单体的分离和第二极体的形成。减数分裂过程如图 2-5。

在卵泡到达排卵前的几个月或几年内，卵母细胞本身维持在第一次减数分裂前期停滞，并且不依赖于周围卵泡的信号，这被认为是由于限制了细胞周期蛋白依赖性激酶 1（cyclin dependent kinase 1，CDK1）的水平导致。当 CDK1 达到足够量时，并被去磷酸化激活，它可与细胞周期蛋白伴侣结合，通过控制引发核纤层蛋白核孔的拆分的信号通路来引起核膜击穿。CDK1 激活后也会导致染色体发生凝结（图 2-6）。

当卵泡发育到完全大小并接近排卵前期时，卵母细胞会增加其 CDK1 的表达以及恢

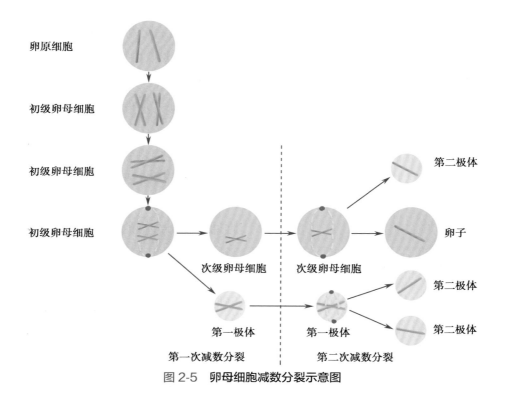

图 2-5    卵母细胞减数分裂示意图

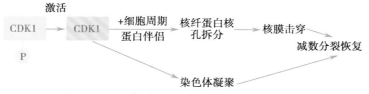

图 2-6　卵母细胞 CDK1 控制减数分裂示意图

复减数分裂所需的其他蛋白质。尽管如此，只要卵母细胞位于卵泡内，就会仍然停留在前期。如果卵丘卵母细胞复合物从排卵前卵泡中分离出来，减数分裂会自发地恢复。小鼠卵母细胞或卵丘卵母细胞复合体分离后 1~2 小时内，核膜断裂，减数分裂进入第二中期。并且随着卵泡的生长，卵母细胞恢复减数分裂的能力逐渐增强。

　　分离的卵母细胞减数分裂恢复可以通过添加 cAMP 或 cAMP 磷酸二酯酶抑制剂来抑制。因此，最初认为在卵泡中减数分裂可能是由于 cAMP 从颗粒细胞扩散到卵母细胞。然而，前期的研究表明卵母细胞本身可以产生 cAMP。在卵泡封闭的卵母细胞中抑制 Gs G 蛋白活性，会导致减数分裂恢复，这表明卵母细胞本身是抑制 cAMP 的一个重要来源。Gs 可以刺激腺苷酸环化酶将 ATP 转化为 cAMP，可以通过注射 Gs 的抑制抗体来抑制腺苷酸环化酶功能。由于这些蛋白质不能通过缝隙连接进入颗粒细胞，因此可以推断卵母细胞是 cAMP 的原始来源。此外，任何可能通过颗粒细胞缝隙连接进入卵母细胞的 cAMP 不足以维持减数分裂停滞。

　　Gs 蛋白通过卵母细胞中跨膜 G 蛋白偶联受体而保持活性。现在已知 β- 肾上腺素受体和 G 蛋白偶联受体 3（G-protein coupled receptor 3，GPR3）可以激活 Gs 蛋白，但是 β- 肾上腺素激动剂不能维持卵母细胞减数分裂停滞，所以 GPR3 可能是主要的阻滞因素。GPR3 mRNA 在小鼠卵母细胞中高度富集，

其水平为周围颗粒细胞中表达水平的 10 倍。在小鼠中发现 GPR3 激活 Gs 并维持卵母细胞减数分裂停滞。GPR3$^{-/-}$ 小鼠卵母细胞 Gs 活性丧失，排卵前卵泡会自发发生减数分裂。将 GPR3 mRNA 注入卵泡封闭的卵母细胞，这些表型可以被挽救（rescue）。类似于基因敲除，通过注射 GPR3 的 siRNA 到卵母细胞中，敲减 GPR3 表达，可以启动减数分裂恢复。

　　早期的研究结果表明，cAMP 通过蛋白激酶 A（protein kinase A，PKA）维持减数分裂阻滞，PKA 维持 CDK1 激酶以非活性形式存在。PKA 磷酸化并激活激酶 WEE1B，然后 WEE1B 磷酸化 CDK1，抑制其活性。PKA 还磷酸化 CDC25B（cell division cycle 25），可使 CDK1 去磷酸化。磷酸化的 CDC25B 通过 14-3-3 蛋白在细胞质中被隔离，阻止进入细胞核。通过保持 CDC25B 脱离细胞核，cAMP 信号保持细胞核中，使得 CDK1 处于磷酸化的非活性状态。这样，核膜瓦解和染色体凝集无法继续进行。因此，通过 PKA 依赖性激活 WEE1B 和抑制 CDC25B，卵母细胞维持高浓度 cAMP，有助于限制 CDK1 活性和减数分裂阻滞维持。过程如图 2-7。

　　既然卵母细胞中 cAMP 是抑制减数分裂前期的主要来源，那么颗粒细胞在维持前期阻滞中发挥什么作用呢？早期研究发现，当卵母细胞从卵泡中分离出来后，cAMP 量减少，表明颗粒细胞参与调节卵母细胞 cAMP 水平。目前认为是如下几种机制来解释这一现象。

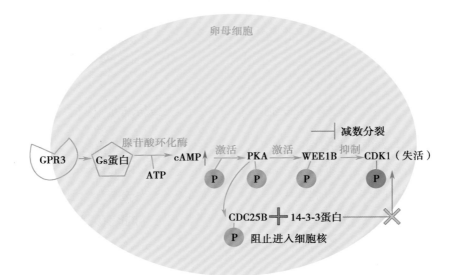

**图 2-7　卵母细胞 cAMP 抑制减数分裂示意图**

第一种机制认为颗粒细胞合成并分泌一种激动剂，使 GPR3 在卵母细胞中保持活跃，从而保持 Gs 活性并增加 cAMP 水平。然而，当卵母细胞从卵泡中取出时，Gs 活性没有改变。另一种可能性是，额外的 cAMP 从颗粒细胞中通过缝隙连接进入卵母细胞，增加卵母细胞中 cAMP 的水平。目前认为，在没有 GPR3/Gs 介导的卵母细胞 cAMP 产生的情况下，只有 cAMP 从颗粒细胞扩散到卵母细胞是不足以维持减数分裂停滞的。

另一种假说认为颗粒细胞提供了 cAMP 磷酸二酯酶活性的抑制剂，从而保持卵母细胞中的高 cAMP 水平。此外，环核苷酸（cyclic guanosine monophosphate，cGMP）也可以抑制卵母细胞中 cAMP 磷酸二酯酶活性，从卵泡中剥离的卵母细胞，cGMP 浓度降低。这些发现与颗粒细胞 cGMP 通过缝隙连接扩散到卵母细胞中的假说一致，即它抑制 cAMP 水解并保持减数分裂阻滞。向卵母细胞中注射 cGMP 磷酸二酯酶（phosphodiesterase，PDE）9，可降低 cGMP 并导致减数分裂的恢复。抑制卵泡中间隙连接可以减少卵母细胞 cGMP 水平，并可以使减数分裂恢复，认为该抑制的

cGMP 来自颗粒细胞，并且是通过缝隙连接进入卵母细胞。

**（三）LH 引起的减数分裂恢复**

哺乳动物卵母细胞在出生前被阻滞在减数分裂前期，并在卵泡内发育停滞，其外层由大约 10 层颗粒细胞组成。减数分裂的恢复是由 LH 通过其外层颗粒细胞中的受体发出信号，远程启动位于多达 10 个细胞层的卵母细胞减数分裂，但这种在卵母细胞上的信号转导直到最近才被完全阐明。cGMP 通过缝隙连接从颗粒细胞向卵母细胞的扩散在发育后期保持减数分裂阻滞。随着卵泡的发育，黄体生成素降低颗粒细胞和卵母细胞中的 cGMP 水平，这协调了减数分裂恢复的时间与排卵和受精，以确保生殖成功。理解这些控制卵母细胞减数分裂的长距离信号机制也可以揭示其他生理系统中的信号转导。

LH 是一种垂体糖蛋白激素，LH 受体（LH receptor，LHR）是与 G 蛋白偶联的在哺乳动物生殖过程中起重要作用的糖蛋白激素受体超家族中的一员。LH 通过其膜受体 LHR 起作用。LHR 主要表达在卵泡的泡膜细胞上，一定程度表达在卵母细胞，颗粒细胞和卵丘细

胞。LH 与 LHR 结合，激活腺苷酸环化酶系统，导致下游信号，引起甾体激素的合成与分泌，参与哺乳动物受精卵着床、性腺发育及功能活动的调节。LH 受体和其他的 G 蛋白偶联受体一样，受体活化后主要与 Gs 相偶联。LH 受体能激活两种胞内信号途径：一是刺激腺苷酸环化酶，导致 cAMP 升高；二是刺激磷脂酶 C，形成磷酸肌醇，提高胞内 $Ca^{2+}$ 浓度。

一个长期存在的谜团是 LH 如何通过其在外颗粒细胞中的受体发出信号，然后远程启动卵母细胞的减数分裂恢复。LH 受体主要在壁颗粒和卵泡膜细胞中表达，在卵丘细胞或卵母细胞中少量表达。虽然在大多数情况下，LH 受体在卵泡膜细胞中表达，但在促性腺激素诱导的未成熟大鼠排卵前卵泡的泡膜细胞中不表达，而这些卵泡能够在 LH 刺激后恢复减数分裂。这些现象表明，颗粒细胞中的 LH 受体而不是卵泡膜细胞介导减数分裂恢复。

LH 信号起始于 G 蛋白偶联受体的激活，偶联受体主要与 Gs 偶联，从而通过颗粒细胞中腺苷酸环化酶增加 cAMP 产生。在颗粒细胞中的 cAMP 的增加会导致在卵母细胞中 cAMP 的减少。LH 可以诱导卵泡封闭卵母细胞中 cAMP 和 cGMP 的降低，用 LH 处理卵泡封闭的卵母细胞后 1 小时，cAMP 和 cGMP 显著下降。在 LH 应用之前，cGMP 的浓度在整个壁颗粒、卵丘细胞和卵母细胞中相似。在 LH 应用的 1 分钟内，cGMP 开始在 LH 受体位于的卵泡的外 25μm 处减少。在这一区域内，在 10 分钟后达到稳定值，卵丘细胞中 cGMP 的下降开始于 5 分钟的延迟，在卵母细胞中，其起始时间为 7 分钟，在 LH 应用后 20 分钟，cGMP 浓度在整个卵泡中处于均匀的低水平。这些结果表明，LH 诱导的 cGMP 减少首先发生在外壁颗粒细胞，然后在卵丘细胞

中，最后在卵母细胞中。LH 诱导的卵丘细胞中 cGMP 减少的原因是 cGMP 通过缝隙连接向壁细胞向外扩散。

LH 诱导卵泡封闭卵母细胞中减数分裂恢复主要有以下途径：

LH 信号可以降低 NPR2（natriuretic peptide receptor 2）的激动剂 CNP（C-type natriuretic peptide）的产生，并增加表皮生长因子受体（epithelial growth factor receptor，EGFR）激动剂的产生，其作用是降低 cGMP，cGMP 对卵母细胞中 cAMP 水解有抑制作用，卵母细胞中 cGMP 的减少将使 PDE3A 的 cAMP 水解强度显著增加，从而减少 cAMP，使得其减数分裂恢复。

LH 诱导利钠肽受体 2 合成 cGMP 的减少。LH 诱导的 cGMP 在卵泡中减少的结果是由 NPR2 的 cGMP 合成减少和 PDE5 的 cGMP 水解增加导致的，这两个变化相辅相成。LH 信号可诱导 NPR2 去磷酸化，使其活性下降。

减数分裂的另一个可能贡献者是 LH 受体激活后 2 小时开始卵巢的 CNP 含量降低。这将减少 NPR2 活性，使得 cGMP 合成受限，表现为更低的 cGMP 水平。LH 信号，通过 PKA，磷酸化并激活大鼠颗粒细胞中 PP2A 磷酸酶的调节亚基，表明 PP2A 的 PKA 活化可能是导致 NPR2 去磷酸化的一个因素。

LH 诱导磷酸二酯酶 5 水解 cGMP 的增加。在卵泡中，水解 cGMP 的磷酸二酯酶保持活性是必需的，用来实现 cGMP 的低水平，从而触发减数分裂恢复。在大鼠和大鼠颗粒细胞中表达了几种 cGMP 水解磷酸二酯酶。其中，LH 信号激活 PKA，磷酸化的 PKA 可增加 PDE5 的活性，提高 cGMP 水解活性。LH 信号通过 PKA 途径增加 PDE5 的磷酸化和激

活作用,以及 NPR2 的去磷酸化和失活,都使卵泡 cGMP 水平降低。

LH 降低卵泡中 cGMP 的信号通路的一个重要组成部分是其内源性激动剂 epiregulin 和 amphiregulin。卵巢中,这两种激动剂的增加是响应于 LH 信号。这两种激动剂是由颗粒细胞生成,并可以作用于位于壁颗粒和卵丘细胞的 EGFR,但不作用于卵母细胞的 EGFR 中。它们与 EGFR 的结合导致二聚化和内在蛋白酪氨酸激酶活性的增加,进而引起自身磷酸化。磷酸化后的 EGFR 迅速降低卵丘细胞和卵母细胞中的 cGMP,抑制 EGFR 激酶活性可以减弱 LH 诱导的 cGMP 降低。

内源性 EGFR 激动剂在壁颗粒细胞中响应 LH 受体激活而释放,然后通过细胞外空间扩散,以降低卵丘细胞中的 cGMP。由于缝隙连接直接将卵丘细胞连接到卵母细胞,卵丘细胞中 EGFR 诱导的 cGMP 降低也降低了卵母细胞中的 cGMP。EGFR 激动剂也可降低壁颗粒细胞中的 cGMP,从而通过连接这些隔室的缝隙连接来减少卵母细胞 cGMP。

LH 信号如何刺激和激活 EGFR 磷酸化尚不完全清楚。EGFR 磷酸化需要基质金属蛋白酶,从它们的前体蛋白中释放表调节素和两性调节素,表明 EGFR 的激活是通过这些内源性激动剂的增加而发生的。用 FrkSkin 升高 cAMP 模拟 LH 诱导的 EGFR 磷酸化的刺激,PKA 抑制剂 H89 部分抑制 EGFR 磷酸化,这支持了 PKA 在信号转导途径中的作用。EGFR 活性如何降低 cGMP 还不完全清楚。如上所述,它有助于 NPR2 去磷酸化的途径,而不是 PDE5 磷酸化。

LH 信号可以降低卵母细胞和卵丘细胞间的缝隙连接通透性。LH 信号部分抑制颗粒细胞间连接蛋白 43 连接的渗透性,这是由于 LH 通过 PKA 途径,激活 MAP(mitogen-activated protein)激酶活性,MAP 激酶可使连接蛋白 43 磷酸化,引起 cAMP 与 cGMP 通透性的选择性降低,导致减数分裂恢复。

LH 信号开始于其 G- 蛋白偶联受体在壁颗粒细胞中的激活。LH 信号的持续时间通过 LH 结合后受体的内化延长,使得即使在细胞外没有 LH 的情况下信号也可继续。LH 受体可激活多个 G 蛋白,但对减数分裂恢复的作用大多数是由于 Gs 的激活。在壁颗粒细胞中 Gs 激活腺苷酸环化酶增加 cAMP 产生,这导致在卵泡中的 cAMP 升高。

LH 诱导的壁颗粒细胞中 cAMP 的增加与卵母细胞中 cAMP 的减少相反,但这时 cAMP 不会通过扩散从颗粒细胞进入卵母细胞。颗粒细胞间的连接蛋白 43 连接和卵母细胞表面的连接蛋白 37 连接都对 cGMP 具有通透性,但有些类型的缝隙连接对 cGMP 比对 cAMP 具有更强的通透性。连接蛋白 43 连接点对 cAMP 具有高度渗透性,而连接蛋白 37 的 cAMP 通透性尚未研究。如果连接蛋白 37 具有低水平的 cAMP 通透性,这可以解释为什么颗粒细胞 cAMP 的增加不传递到卵母细胞。如果连接蛋白 43 的磷酸化选择性地降低了颗粒细胞之间的 cAMP 通透性(而不是 cGMP 通透性),这也有助于防止 cAMP 扩散进入卵母细胞。此外,cAMP 磷酸二酯酶的活性可能限制颗粒细胞中 cAMP 的升高,从而扩散到卵母细胞。

通过用福斯克林刺激卵泡以激活腺苷酸环化酶,或用 cAMP 磷酸二酯酶 PDE4 抑制剂升高颗粒细胞中 cAMP,会导致减数分裂恢复。福斯克林诱导的 cAMP 增加激活 PKA,并且磷酸化激活 PDE5 与 LH 刺激相同的程度。这些表明,颗粒细胞中 cAMP 的升高是启动减数分裂的主要刺激因子。

　　PKA 活化的另一间接结果是 EGFR 的磷酸化。福斯克林刺激后可导致 EGFR 磷酸化,并且可以通过抑制 PKA 活性降低 LH 诱导的 EGFR 磷酸化。EGFR 的激活是 LH 信号去磷酸化和失活 NPR2 的途径的一个组成部分,这对于减数分裂恢复正常必不可少。因此 PKA 激活是 LH 信号触发减数分裂恢复的多种途径的调节器。LH 引起的减数分裂恢复的分子机制如图 2-8。

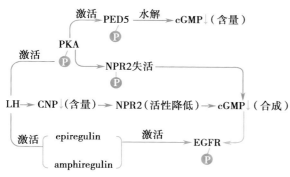

**图 2-8　LH 引起卵母细胞减数分裂恢复的分子机制**

### (四)卵母细胞细胞质成熟

　　卵细胞体积比体细胞大很多。在它生长发育过程中,体积要增大 100 倍。里面有大量的细胞器、化合物和可溶成分。卵母细胞成熟经历了一系列的变化,目的是建立胚胎发育的分子程序,包括细胞器(例如线粒体)的复制和重新分布,以及储存许多物质,例如蛋白质、RNAs、代谢底物等。它的成熟受细胞周期激酶控制,分裂起始因子 MPF(maturation-promoting factor)和 MAPK(mitogen-activated protein kinase)是调控的关键下游靶分子,并且它们还参与纺锤体的形成过程。MPF 和 MAPK 的活化与卵母细胞生发泡的降解同时发生。卵细胞胞质成熟对胚胎正常发育和个体形成都是非常重要的。很多不成熟的卵母细胞受精后不会出现周期性的 $Ca^{2+}$ 反应。只

有经历了第二次减数分裂才会获得这个能力。随着年龄的增加,卵细胞的这个能力会减退,此时 $Ca^{2+}$ 信号转变成了一个激活凋亡的信号。从首次爆发 $Ca^{2+}$ 之后,每隔 20~30 分钟会有由皮质颗粒胞吐,减数分裂恢复,mRNA 招募,原核形成和继而的第一次有丝分裂引起的周期性 $Ca^{2+}$ 释放。皮质颗粒释放所需的 $Ca^{2+}$ 转移少与原核形成和第一次有丝分裂有关,并在胚胎着床后期大量需要。哺乳动物卵母细胞里受精引起的 $Ca^{2+}$ 波动释放主要受 1 型三磷酸肌醇受体(I inositol trisphosphate receptor 1,IP3R-1)调控。卵母细胞中 Sirt3 低表达会降低线粒体 DNA 拷贝数和生物发生,从而削弱了卵母细胞的发育能力。卵母细胞成熟阶段,IP3R-1 表达量或者位置异常,或者翻译后加工修饰错误都可能导致受精失败。卵母细胞受精活化后,精原核形成需要经历精子核解凝聚和组蛋白替换,解凝聚通过减少鱼精蛋白的二硫键来完成。母体效应基因产物核质蛋白 2(nucleophosmin 2,NPM2)和卵细胞发育中谷胱甘肽聚集参与了这一反应。NPM2 表达异常会导致精子核解凝聚失败,造成受精停止。维持颗粒细胞与卵细胞之间的间隙连接,不仅是卵母细胞发育需要,更是卵母细胞核成熟和胞质成熟的需要。已有研究提示,卵泡刺激素(follicle stimulating hormone,FSH)和表皮生长因子(epidermal growth factor,EGF)信号通过这种间隙连接使得信号物质在颗粒细胞和卵母细胞中发生交换来使得卵母细胞获得良好的发育能力,甚至还影响到后来的胚胎发育。

　　在原始卵泡中,卵母细胞内有一个功能不明的细胞器云集团,里面含有线粒体、高尔基组件和内质网,这个云集团如同非哺乳动物卵里的卵黄核体,卵母细胞开始生长后这些

细胞器就被散开。在卵母细胞核成熟过程中，随着第一极体的排出，生发泡分解，随后从减数分裂发展到中期-Ⅱ（MⅡ）阶段。另一方面，细胞质成熟涉及细胞器如线粒体和皮质颗粒的再分布。线粒体提供能量，皮质颗粒阻止多精受精，内质网运动参与受精后阶段性的 Ca²⁺ 从内质网池中释放。高尔基体组件分解成扁平液囊，环形蛋白（zona protein）在此被加工并包裹在小泡内，用于硬化透明带来阻止受精后其他精子的进入。在卵母细胞需要合成蛋白时，核糖体数量可迅速提高四倍。和非哺乳动物含有大量卵黄蛋白和营养物质的卵母细胞相比，哺乳动物的卵细胞内含有很少的糖元、脂类和卵黄蛋白。并且，随着胎盘形成和哺乳的进化，在非哺乳动物卵母细胞中存在的卵黄蛋白原从哺乳动物的卵细胞内消失了。对肽酰精氨酸脱亚氨基酶 6（peptidyl arginine deaminase 6，PADI6）研究表明，卵母细胞细胞质中格子框架里储存的是 mRNA、核糖体和休息的蛋白质翻译系统。PADI6 敲除后，卵细胞表现为核糖体功能缺失和胚胎基因激活（embryo gene activation，EGA）缺失，并且胚胎发育不会超过 2-细胞阶段。透明带内含有精子受体。小鼠的透明带先由两个高度糖基化的蛋白组成 ZP2-ZP3 的纤丝，然后与 ZP1 蛋白共价结合，ZP1 蛋白由转录因子 FIGA 协同调节表达。人卵透明带中还含有 ZP4 蛋白，它对应的基因在小鼠中缩短了成假基因。小鼠中分别敲除透明带基因后，会出现各种情况。敲除 ZP1 后透明带变得脆弱并且雌性动物表现为低生殖力；敲除 ZP2，在排卵前透明带环带会消失，卵母细胞后续发育失败，敲除 ZP3 后透明带不能形成，卵细胞不能受精。研究发现，大量胞质包涵体、中心颗粒体和群集的内质网存在卵细胞中是有害的。在减数分裂成熟过程中胞质中若产生大量空泡，或者是分解碎片的话，容易导致移植结局差。在哺乳动物的卵母细胞生长过程中，成熟卵母细胞中的线粒体数量从不到 12 个增加到大约 10 万个。同样，线粒体 DNA 拷贝数增加了千倍，在完全发育的卵母细胞中达到 20 万个分子。上述发现表明，线粒体在卵子发生过程中是高度活跃的，因为它们的数量远远超过高能量需求的体细胞组织，如神经和肌肉组织。然而，在卵母细胞发育的过程中，线粒体不改变它们的形态或活性，只改变它们的数量，并且保持未成熟和低活性状态直到胚胎阶段。正常的线粒体质量、正确的数量和分配位置对于卵母细胞功能的获得非常重要。线粒体是母体遗传，并且直到胚胎种植后才开始复制，所以卵母细胞里任何线粒体缺陷都会给胚胎发育带来负面影响。在极度肥胖的雌鼠中，线粒体活力的改变可能是造成卵母细胞质量的改变继而造成生殖结局差的原因。线粒体内膜的氧化还原能力增强，导致线粒体数目增加，并且线粒体 DNA 拷贝数也增加或者被损坏。

## 三、卵泡形成

　　卵泡生成由一系列复杂而紧密联系的事件构成，从胎儿期开始直到闭经结束。双线期卵母细胞（直径 30~60μm）被单层扁平的前颗粒细胞围绕组成的结构称为原始卵泡，最早可于孕 15 周时出现，至出生后 6 个月完成；当扁平的前颗粒细胞增厚为立方体状时称为初级卵泡，此时卵母细胞直径大于 60μm 并出现透明带；随着颗粒细胞的有丝分裂，单层逐渐扩张为多层，称之为次级卵泡（或窦前卵泡），表现为卵母细胞直径进一步增大，基膜、透明带、卵泡膜细胞层形成并分化为卵泡膜外层及卵泡膜内层；当卵泡中出现充满液体的腔时称为窦状卵泡。一旦卵泡中的细胞表达 FSH 受体（FSH receptor，FSHR）及 LHCGR（luteinizing hormone/chorionic gonadotropin receptor，促黄体生成素受体），即表明此卵泡具备了对促性腺激素的反应性，可进一步发育、成熟。根据其对促性腺激素的反应性可分为三个阶段：①促性腺激素非依赖期，包括原始卵泡、初级卵泡、次级卵泡；②促性腺激素反应期，指由窦前卵泡向早期窦状卵泡转变的过程；③促性腺激素依赖期，指早期窦状卵泡之后的发育阶段，即卵泡晚期发育，包含卵泡募集、优势卵泡建立、排卵（包括卵子恢复减数分裂、卵丘扩张、卵泡破裂、卵子排出等）等一系列活动。

### （一）原始卵泡

原始生殖细胞从胚胎外部迁移到生殖嵴后，通过有丝分裂增殖并以簇状或巢状模式继续生长发育，可进行有丝分裂的生殖细胞被称为卵原细胞（oogonia），每一个卵原细胞簇称为生殖细胞巢（germ line nest）。由于卵细胞分裂时其胞质分裂不完全，生殖细胞巢分裂同步并通过细胞间桥连接。生殖细胞巢在果蝇研究最为广泛：卵原细胞经历四次有丝分裂形成 16 个细胞的生殖细胞巢，其中仅有 1 个细胞成为卵母细胞，而剩下的 15 个成为哺育细胞（nurse cell），专为唯一的卵母细胞提供营养。生殖细胞巢周围松散围绕着体细胞，这种生殖细胞和体细胞的组合被称为带卵索（ovigerous cord）。卵原细胞进入减数分裂后即变为卵母细胞（oocyte），依次通过第一次减数分裂前期的细线期、偶线期、粗线期，停滞于双线期。新生儿的卵巢内无卵原细胞，妊娠 7 个月后仍不能进行减数分裂的卵原细胞无法继续存活，因此卵原细胞开始进行减数分裂（此时称卵母细胞）并招募颗粒细胞形成原

始卵泡可使其免于闭锁。随着卵母细胞的发育，生殖细胞巢破裂而卵母细胞单个分离，并被单层扁平的前颗粒细胞包围形成原始卵泡，该过程称为原始卵泡的形成或组装。生殖细胞巢破裂、卵母细胞丢失及卵泡形成存在区域差异，以上过程卵巢髓质区先于卵巢皮质区发生，不同物种间结果类似。

原始卵泡的形成涉及多种生长因子（SCF、NGF 等）及信号分子（转化生长因子 β 超家族、Notch 信号、PI3K 等）的参与。

干细胞因子（stem cell factor，SCF）及其受体 c-KIT（一种受体酪氨酸激酶）参与原始卵泡的形成。SCF 或 c-Kit 突变小鼠其 PGC 迁移及增殖存在缺陷。在刚出生仓鼠体外培养卵巢中添加 SCF 可加速原始卵泡形成，而添加抗 SCF 的抗体则抑制卵泡形成。神经生长因子（nerve growth factor，NGF）及其受体神经营养性酪氨酸激酶受体 1 型（NTRK1，也称 TRKA）对卵泡发育激活、卵泡存活也很重要。*Ngf* 和 *Ntrki* 纯合突变小鼠，其原始卵泡数量减少，仍然残留在生殖细胞巢中的卵母细胞更多。神经营养因子 4（neurotrophin，NT4）、脑源性神经营养因子（brain-derived neurotrophic factor，BDNF）均通过受体 NTRK2（也称 TRKB）传递信号。器官体外培养时阻断 NT4 或 BDNF 可降低卵母细胞存活率。*Ntrk2* 突变小鼠卵母细胞减少，形成的原始卵泡数也减少。

在体外培养的仓鼠卵巢中添加生长分化因子 9（growth differentiation factor9，GDF9）可促进原始卵泡形成。骨形态发生蛋白（bone morphogenetic protein，BMP）15 或 GDF9 突变会导致多卵母细胞卵泡（multiple oocyte follicle，MOF）的发生。在生殖细胞巢破裂时各个卵母细胞未完全分离则会产生

MOF。BMP15 和 GDF9 均由早期卵母细胞分泌，表明从卵母细胞到颗粒细胞的信号对于生殖细胞巢破裂、卵泡形成十分重要。转化生长因子 β（transforming growth factor-β，TGF-β）另一个家族成员激活素 A（activin A）可增加原始卵泡数量，而过表达激活素的拮抗剂抑制素 B（inhibin B）则会诱发 MOF 形成，此外激活素的另一个拮抗剂卵泡抑制素（follistatin）突变会引起生殖细胞巢破裂、原始卵泡形成延迟。抗米勒管激素处理后的新生大鼠卵巢，虽然其卵母细胞数量多于对照组，但原始卵泡明显减少。LFNG 可调节 Notch 信号，哺乳动物中 Notch 有 4 个受体（Notch1~Notch 4）、5 个配体（Jagged1、Jagged2、DLL1、DLL 3、DLL 4）。Lfng 突变者不育并且有 MOF，抑制 Notch 信号可减少原始卵泡形成。Notch 受体／配体敲除小鼠或胚胎致死或对生育无影响。PI3K 可激活 AKT，AKT 可进而磷酸化其他蛋白，包括 TSC1/2、MTOR、FOXO3 和 CDK1/p27 等，Akt1 敲除小鼠卵巢可见 MOF。

此外，激素也可影响原始卵泡的形成、组装。雌激素会阻碍生殖细胞巢破裂，使残留其中的卵母细胞增多并且卵巢中 MOF 显著增加；孕酮可减少大鼠原始卵泡组装，减少生殖细胞巢破裂，并使 MOF 增加。孕酮具有两种同种型受体 PR-A 和 PR-B：PR-A 敲除小鼠其卵巢、子宫功能缺陷，而 PR-B 敲除小鼠乳腺功能缺陷。虽然孕酮抑制卵泡发育，但卵泡在 PR 敲除小鼠中发育正常。新生儿睾酮暴露也会导致成人卵巢中出现更多的 MOF，因为抑制睾酮转化为雌激素可降低 MOF 发生率，推测睾酮对原始卵泡形成的影响可能通过其转化为雌激素起作用。

生殖细胞巢破裂时，大约 2/3 的卵母细胞丢失，只有 1/3 的卵母细胞存活形成原始卵泡。生殖细胞巢破裂期间导致卵母细胞死亡的机制尚不清楚，可能涉及凋亡介导的细胞程序性死亡。Bcl2 家族成员调节细胞凋亡，可分两类，促凋亡因子如 BAX、BAK、BAD，以及抗凋亡因子如 Bcl2、BCLX、MCL1。Bcl2 敲除的成年雌鼠，其卵母细胞数量比野生型小鼠显著减少，表明 Bcl2 有利于卵母细胞的存活。Bcl2 过表达小鼠，其出生后 8 天卵巢内存活的卵母细胞明显增多，然而在出生后 60 天，转基因小鼠与野生型小鼠卵巢内卵母细胞数量相当，说明机体内卵母细胞储备是确定的，并可通过有效的机制将其稳定维持。此外，研究结果表明促凋亡家族成员 BAX 参与调节卵母细胞数量。Bax 突变小鼠出生时卵巢内的卵母细胞数量比野生型更多。除了细胞凋亡，自噬也参与了生殖细胞巢破裂时卵母细胞存活的调控。自噬通过溶酶体降解细胞间组分，在原始卵泡形成时可在卵母细胞中观察到溶酶体扩增。Atg7、Becn1（与自噬相关）缺陷雌鼠，其卵母细胞数量较野生型小鼠明显减少。

原始卵泡中的卵母细胞数量即为每个女性这一生所有可用的生殖储备。性成熟后，周期性募集一群卵泡进行成熟，幸存的优势卵泡可最终排卵而其余卵泡则会闭锁。

### （二）原始卵泡到初级卵泡转化

女性卵巢中数目最多的卵泡是原始卵泡。原始卵泡池是生长卵泡的来源，其容量影响着女性的生育能力。绝大部分原始卵泡出生后都处于静止状态，同时卵母细胞发育被阻滞在减数分裂的前期。仅有极少数原始卵泡启动生长，卵母细胞直径增加，颗粒细胞由扁平状变成一个立方形的单层，同时壁细胞从间质细胞被征集围绕在卵泡周围，接下来颗粒细胞和壁细胞继续增殖和发育，最终发育成熟并排卵。原始卵泡生长的启动是指原始卵泡向初级卵泡转变,这一过程受多种因素调控。由于原始卵泡上尚无 FSH 受体表达,因此这一阶段是非促性腺激素依赖期。

1. 促进原始卵泡生长启动的因素

(1)生长分化因子 9:生长分化因子 9 是 TGF-β 超家族成员之一。GDF9 是卵母细胞分泌的糖蛋白,主要表达于卵母细胞中,能够促进颗粒细胞的增殖与卵泡膜细胞的分泌。研究表明,敲除 *Gdf9* 基因后小鼠卵泡发育阻滞,且颗粒细胞增殖受限,维持在单层状态。添加重组 GDF9 后,体外培养人的卵巢组织可使原始卵泡启动增多。GDF9 可以通过细胞外调节蛋白激酶(extracellular regulated protein kinases,ERK)、母亲 DPP 同源物(mothers against decapentaplegic homolog,SMAD)等信号转导途径调节卵泡颗粒细胞增殖、卵泡的发育及排卵。GDF9 还可以通过影响颗粒细胞中前列腺素合成酶 2 等基因的表达,促进卵丘的扩张和卵泡的生长。

(2)骨形态发生蛋白:骨形态发生蛋白是 TGF-β 超家族的另一成员,具有调节细胞增殖和分化等功能。其中,BMP-4、BMP-7 和 BMP-15 对卵泡启动具有正向促进作用,有助于卵泡的存活和发育。BMP-4 能促进原始卵泡发育,增强原始卵泡向初级卵泡的转化。BMP-4 蛋白位于卵泡的基质细胞和基膜上,其受体存在于颗粒细胞和卵母细胞中。研究表明,在添加 BMP-4 条件下培养 4 日龄大鼠卵巢可以观察到原始卵泡数目减少、启动增加;而加入 BMP-4 特异性抗体将观察到卵巢组织体积明显减小,且初级卵泡数量较少,原始卵泡数量较多,表明 BMP-4 在原始卵泡启动过程中发挥正向调节作用。BMP-4 还具有调控甾体类激素合成与分泌的功能,可以通

过促进 FSH 介导的 p38 丝裂原活化蛋白激酶(p38-MAPK)通路增加雌激素的分泌,抑制孕激素的合成。BMP-7 存在于卵泡膜间质细胞上,对卵泡的作用与 BMP-4 相似。给新生小鼠卵巢注射重组 BMP-7 后发现原始卵泡数目减少,初级、窦前、窦卵泡数量增多。添加 BMP-7 体外培养大鼠卵巢也可观察到类似现象。上述结果表明 BMP-7 可能促进原始卵泡发展成为生长卵泡。近期研究表明,BMP-4 和 BMP-7 分别通过磷脂酰肌醇 3 激酶 / 丙酮酸脱氢酶激酶 1/ 蛋白激酶 B(PI3K/PDK-1/Akt)、PI3K/PDK-1/ 蛋白激酶 C(protein kinase C,PKC)通路发挥抑制颗粒细胞凋亡的作用,调控颗粒细胞增殖。BMP-15 由卵母细胞分泌,在人类原始卵泡、初级卵泡、次级卵泡、窦前卵泡、窦卵泡和成熟卵泡均有表达。BMP-15 通过 Kit 配体 / 酪氨酸蛋白激酶受体(kit ligand/c-kit,KL/c-kit)信号通路促进颗粒细胞的增殖。*BMP-15* 基因敲除后,c-kit 受体表达受影响,导致卵泡膜细胞不能正常形成。BMP-15 还可以调控颗粒细胞和卵母细胞发育,在形成优势卵泡与闭锁卵泡的过程中发挥重要作用。BMP-15 某些基因位点的突变可能与卵巢早衰(premature ovarian failure,POF)具有相关性,但具体的发病机制有待进一步探索。

(3)Kit-KL 信号转导:Kit 即酪氨酸激酶受体蛋白,其配体为 KL。Kit 表达于卵母细胞表面,KL 由颗粒细胞产生,Kit-KL 信号转导是原始卵泡启动和发育的必要条件。体外培养 4 日龄大鼠的卵巢组织添加 KL 后原始卵泡迅速发育,而加入 c-kit 单克隆抗体后启动被彻底阻断;通过基因敲入的方法,纯合 KitY719F 突变雌性小鼠原始卵泡启动加速,对原始卵泡向初级卵泡的转化起作用。Kit-KL 可激活

Akt/PI3K 信号通路,调节细胞增殖、生存、迁移和代谢。

(4)碱性成纤维细胞生长因子:碱性成纤维细胞生长因子(basic fibroblast growth factor,bFGF)表达于原始卵泡和初级卵泡的卵母细胞,其受体位于周围的颗粒细胞。bFGF 通过作用于周围的颗粒细胞促进原始卵泡生长启动。阻断内源性 bFGF 将导致原始卵泡启动减少。bFGF 还可以通过作用于 KL 增加原始卵泡向初级卵泡的转化。其中 FGF-10 越来越受到关注,在未成年和成年女性的卵母细胞和颗粒细胞中均存在 FGF-10 表达。FGF-10 具有维持窦前卵泡的形态学稳定性,促进已启动卵泡生长的作用。

(5)白血病抑制因子:白血病抑制因子(leukemia inhibitory factor,LIF)是白介素 6(interleukin-6,IL-6)家族成员,参与多种组织和细胞的生长、凋亡的调节。LIF 能促进原始卵泡向初级卵泡转化,加入 LIF 抗体能阻断这一过程。LIF 上调颗粒细胞中 KL mRNA 的表达,从而加速卵泡生长的启动。LIF 可以激活前颗粒细胞酪氨酸蛋白激酶 1/信号转导及转录活化因子 3(JAK1/STAT3)通路正向调控原始卵泡的活化。此外,LIF 还能与 FSH 联合作用,促进卵母细胞的发育和成熟。

2. 抑制原始卵泡生长启动的因素

(1)第 10 号染色体磷酸酶和张力蛋白同源基因(PTEN)缺失:*PTEN* 是人类 10 号染色体上的一个抑癌基因,也是 PI3K 通路中的一个负调控因子,具有促进细胞凋亡、调控细胞周期的功能。PTEN 蛋白存在于卵母细胞和颗粒细胞胞质中,当原始卵泡生长启动后,PTEN 蛋白的表达下调。PTEN 功能缺失可导致原始卵泡过度活化。PTEN 缺失或

突变可以使 PI3K 通路信号增强,PIP3 水平增加,Akt 磷酸化加强,促进了叉头转录因子 FOXO3a 的核转运,表现为原始卵泡过度活化,发育到初级和次级卵泡阶段,导致整个原始卵泡池的过早激活。由于卵泡的激活和发育是不可逆的,卵泡生长启动后如果没有被选中继续发育就会闭锁。若原始卵泡过量消耗将导致 POF。因此,未成熟卵母细胞 PTEN-PI3K/Akt 信号转导对调控原始卵泡启动后卵母细胞的生长具有重要作用。哺乳动物雷帕霉素靶蛋白(mammalian target of rapamycin,mTOR)是一种丝/苏氨酸蛋白激酶,在哺乳动物中主要以 mTORC1 及 mTORC2 两种形式存在。特异性阻断 PTEN-PI3K/Akt-mTORC1 信号通路可以有效阻滞原始卵泡池的过早启动,使卵巢的卵泡容量得到保存。PTEN 与 PI3K/Akt-mTORC1 作用的关系有望成为临床防治 POF 的突破口之一。

(2)FOXO3a:FOXO 家族是叉头转录因子家族的一个亚类,包括 FOXO3a、FOXO1 和 FOXO4,是 PTEN/PI3K/Akt 通路的下游组分。FOXO3a 主要在原始卵泡及早期初级卵泡卵母细胞核表达,在之后阶段的卵泡中表达减少。FOXO3a 参与卵母细胞的凋亡。小鼠若敲除此基因,出生后 2~3 周原始卵泡即全面启动,早年就因原始卵泡池消耗而不孕。FOXO3a 下调促进原始卵泡生长启动,FOXO3a 是卵泡启动的一个抑制性因子。FOXO3a 是 Akt 的底物,其功能受 PI3K 和 PTEN 调控。卵母细胞 FOXO3a 是 PTEN/PI3K 的下游产物。FOXO3a 在原始卵泡募集时进入细胞核,生长启动时运出细胞核,卵母细胞特异性 *PTEN* 敲除后,PI3K 介导的 Akt 激活,FOXO3a 过度磷酸化,运出细胞核,刺激原始卵泡启动。

（3）FOXL2：FOXL2是叉头转录因子超家族的另一成员。哺乳动物的FOXL2表达于眼睑和卵巢，从原始卵泡到窦前卵泡阶段，FOXL2在颗粒细胞中表达水平逐渐下降。人类FOXL2突变会导致一种常染色体显性遗传病——先天性小睑裂综合征，又称睑裂狭小-上睑下垂-倒向型内眦赘皮综合征（blepharophimosis-ptosis-epicanthus inversus syndrome，BPES），典型特征是眼睑发育不良，且容易发生POF。FOXL2可抑制某些卵泡增殖、分化相关基因的转录。在一项以小鼠为试验对象的研究中，*Foxl2*基因编码的62-375位氨基酸序列以及一部分包含LacZ启动子的3'非翻译区被替换序列所取代，从而阻断了其基因表达，这种小鼠的原始卵泡虽然可以顺利形成，但前颗粒细胞并没有完成从扁平到立方体的转换，导致次级卵泡缺失。以上研究表明，*Foxl2*基因在前颗粒细胞向颗粒细胞的分化过程中发挥了重要作用，而这一过程对于原始卵泡的活化不可或缺。

（4）p27：Cip/Kip家族可抑制细胞周期依赖性蛋白激酶（cyclin-dependent kinase，Cdk）的活性，p27是Cip/Kip家族成员，具有抑制细胞周期的作用。p27表达于原始卵泡和初级卵泡卵母细胞核中。p27缺失小鼠原始卵泡池过早启动，在早年就发生POF，表明在卵母细胞和前颗粒细胞中p27是卵泡生长启动的抑制因子，可以维持原始卵泡的静息状态，防止原始卵泡过早启动；此外，p27通过抑制停留在减数分裂双线期的卵母细胞的细胞周期依赖性激酶2/细胞分裂周期2-细胞周期素A/E1（cyclin-dependent kinase-2/cell division cycle-2-cyclin A/E1，Cdk2/Cdc2-cyclin A/E1）功能调控卵母细胞的生长，还可以作用于凋亡相关蛋白半胱氨酸天冬氨酸

蛋白酶（caspase）9、caspase-3、caspase-7及多聚腺苷二磷酸核糖聚合酶（poly ADP-ribose polymerase，PARP）介导卵泡的闭锁。S期激酶相关蛋白2（S-phase kinase-associated protein 2，Skp2）可以促进P27蛋白降解，*Skp2*基因缺失小鼠p27水平增高，卵泡发育紊乱，卵巢储备量明显减少，基因缺失小鼠胚胎卵巢细胞凋亡明显加剧，使小鼠原始卵泡池的容量在性成熟和POF后进一步显著减少。

（5）抗米勒管激素：抗米勒管激素（anti-Müllerian hormone，AMH）又称米勒管抑制物（Müllerian-inhibitory substance，MIS），是TGF-β超家族成员，AMH在胚胎期参与性分化和男性性腺的发育。女性卵巢中窦前卵泡和小窦卵泡的颗粒细胞可分泌AMH。原始卵泡、闭锁卵泡和卵泡膜细胞中均无表达。在生育期，随着年龄的增长，AMH水平逐渐下降，至绝经期血清中检测不到AMH。小鼠*Amh*基因敲除后，原始卵泡缓慢减少，至4月龄时，原始卵泡池明显耗竭，说明AMH可抑制原始卵泡的启动。进一步研究发现，培养人卵巢皮质组织加入重组鼠AMH后，原始卵泡的启动也被抑制。这些研究提示AMH对原始卵泡向初级卵泡的转化起抑制作用。

3. 原始卵泡启动失调与女性生殖内分泌疾病 女性生殖功能的衰老是一个自然而渐进的过程，在此过程中卵母细胞的数量和质量缓慢下降。由于疾病或医源性因素（如化疗等）使原始卵泡池耗竭时，绝经提早发生，女性丧失生育能力。任何一个抑制分子的功能缺失都会导致原始卵泡池过早地、不可逆地启动。这种原始卵泡池的整体激活会导致休眠卵泡储存量减少，最终导致卵巢早衰。POF患者在40岁前由于卵巢功能减退而发生绝经，血清FSH＞40IU/L。由于原始卵泡的启

动是一个不可逆的过程,过度启动会导致卵泡的早期消耗,发生卵巢功能减退及 POF。POF 可能是由于卵泡池过度启动或卵泡发育障碍导致闭锁增加引起的,其特点之一就是卵巢缺少功能性卵泡,绝经后女性不仅失去生育能力,随之而来的还有一系列生理功能紊乱,导致生活质量明显下降。

**(三) 窦前卵泡及窦状卵泡**

1. 窦前卵泡 随着颗粒细胞的有丝分裂扩张,初级卵泡进一步发育,其单层颗粒细胞逐渐变为多层,并且还伴随着卵母细胞直径的增加,颗粒细胞层外为基底膜,再外边是募集的另一种体细胞(卵泡膜细胞),它们共同包裹形成的结构称为次级卵泡。卵泡直径从初级阶段的 40~60μm 增加到窦前阶段的 120~150μm,进而再扩张至 200μm 进入窦状卵泡发育阶段。窦状卵泡的颗粒细胞间出现一些富含液体的小腔,小腔逐渐增大慢慢相互贯通变成窦腔,并伴随着卵泡膜细胞层的血管化增加、卵母细胞持续生长,以及颗粒细胞、卵泡膜细胞增殖。

卵泡膜细胞在卵泡生长发育中发挥重要作用,它将分化为两层,即卵泡膜内层和卵泡膜外层。随着卵泡继续发育,卵泡膜内层血管化增加,而颗粒细胞层仍旧无血管。卵泡膜细胞卵母细胞需要依赖颗粒细胞来支持其发育,但它同时也可通过调控颗粒细胞及卵泡膜细胞的增殖分化来调节卵泡生长速率。首先,它们是卵巢中雄激素合成的主要来源,可为颗粒细胞合成雌激素提供类固醇前体。其次,啮齿类动物体内外实验证实卵泡膜细胞分泌的 BMP-4 和 BMP-7 可促进初级卵泡之后的生长发育。第三,卵泡膜细胞可与颗粒细胞进行双向信号、因子传递,卵泡膜细胞分泌肝细胞生长因子(HGF)及 KGF 诱导颗粒细胞表达

KL,KL 可进而促进卵泡膜细胞表达 HGF 及 KGF。最后,在窦前卵泡及窦状卵泡的快速生长期,BMP-4 及 BMP-7 可调节 FSH 信号使之促进雌二醇分泌(芳香化)而同时抑制孕酮合成,有抑制卵泡过早黄素化的作用。

在人类中,从单层颗粒细胞的初级卵泡成长为多层颗粒细胞的次级卵泡需要花费数月,尽管此时窦前卵泡可能表达 FSH 受体,但窦前卵泡的生长并非促性腺激素依赖。窦前及窦状卵泡的生长发育受卵母细胞及其周围卵泡膜细胞之间的双向通信调控,许多信号分子参与其中,如 TGF-β 超家族。

TGF-β 超家族包括 TGF-β、骨形态发生蛋白(BMP)、生长及分化因子(GDF)、activin/inhibin、GDNF、AMH 等。TGF-β 家族的成员可与 I 型、II 型丝氨酸 / 苏氨酸受体激酶组成的不同受体复合物结合,启动 SMAD 蛋白核转位,激活靶基因转录。根据激活的不同信号通路可被分为两类:一类是激活 SMAD1、5、8 的 BMP;另一类是激活 SMAD2、3 的 activin、TGF-β、GDF9。卵泡中的不同细胞可分泌不同类型的 TGF-β 家族成员,如颗粒细胞分泌的 activin、TGF-β,卵泡膜细胞分泌的 BMP-4、BMP-7、TGF-β,卵母细胞分泌的 GDF9、BMP-15 等。

在体外培养卵巢皮质时添加卵母细胞源性重组 GDF9,可增加人类及大鼠中初级、次级卵泡的数量;*Gdf9* 基因敲除小鼠、*Gdf9* 基因失活突变绵羊中卵泡均停滞在初级阶段;而且 *Gdf9* 基因敲除小鼠,其卵泡膜细胞募集至卵泡基底膜这一过程受损;此外 GDF9 还可通过诱导颗粒细胞产生蛋白信号,进而诱导卵泡膜细胞分化。以上实验结果均表明 GDF9 对卵泡发育激活、继续的重要性。

BMP-15 可以 FSH 非依赖性方式刺激

颗粒细胞的增殖。BMP-15 mRNA 的表达首次出现于初级卵泡向次级卵泡转变过程中，而 GDF9 表达早在原始卵泡中的卵母细胞就已有表达。目前我们尚不清楚 BMP15 是否可在窦状卵泡、排卵前卵泡中调节颗粒细胞增殖，但 BMP15 可抑制 FSH 受体表达。follistatin 可中和 BMP15 的作用，考虑到 follistatin 在优势卵泡中表达显著，推测 follistatin 可一定程度上确保优势卵泡的颗粒细胞上表达足够的 FSH 受体。

颗粒细胞分泌的 activin 可通过旁分泌或自分泌作用促进小鼠的窦前卵泡生长及颗粒细胞增殖。

TGF-β 具有三种不同亚型（TGF-β1、TGF-β2 和 TGF-β3）。在人类中，TGF-β1 表达于初级卵泡的卵母细胞及窦状卵泡的颗粒细胞、卵泡膜细胞，TGF-β2 表达于大窦前卵泡／窦状卵泡的卵泡膜细胞以及大窦状卵泡的颗粒细胞。TGF-β 可促进颗粒细胞增殖，促进 inhibin/activin β 亚基的表达，抑制卵泡膜细胞激素生成。

体外实验表明 AMH 可抑制 FSH 介导的小鼠晚期窦前卵泡的生长。原始卵泡不表达 AMH，初级卵泡的颗粒细胞上最先检测到其表达并一直持续至中期窦状卵泡，次级卵泡、窦前卵泡及直径 ≤ 4mm 的小窦状卵泡上的颗粒细胞 AMH 表达量最高。这些研究结果表明 AMH 对原始卵泡转变为初级卵泡之后的发育呈抑制作用。

此外神经营养因子 NTF5、BDNF 通过 NTRK2 信号途径亦参与初级卵泡至次级卵泡的转变。*Ntrk2* 敲除小鼠，以及 *Ntf5*、*Bdnf* 双敲小鼠卵巢中，次级卵泡数量显著减少。

除旁分泌信号，通过间隙连接的细胞间直接通讯在窦前卵泡生长中也起着重要作用。

基底层作为血 - 卵泡屏障将颗粒细胞层与有血供的卵泡膜细胞层分隔，因此颗粒细胞没有直接的血液供应。颗粒细胞之间广泛的间隙连接网络（connexin 43）将它们耦合成一个整合的功能性合胞体。这些连接以六聚体构型排列的连接蛋白组成，不仅可以有效地传递通讯，还可在颗粒细胞间进行有效的代谢交换及分子运输。颗粒细胞还可穿透透明带延伸至卵母细胞膜形成间隙连接（connexin 37），从而与卵母细胞相互连通。CX43 敲除小鼠卵巢中未见初级卵泡之后发育阶段的卵泡，而 CX37 敲除小鼠卵巢中未见成熟卵泡（Graafian follicle）。

2. 窦状卵泡　窦状卵泡其卵泡腔的形成、卵泡扩张最终都依赖 FSH。卵巢内体细胞局部分泌物如氨基酸多糖、类固醇激素等，以及血浆渗出物一起组成了窦状卵泡腔内的卵泡液。随着卵泡液分泌量增加，卵泡腔进一步扩大，包绕卵母细胞的颗粒细胞被挤到卵泡一侧，形成突于卵泡腔中的半岛，称为卵丘（cumulus），围绕在卵母细胞周围的几层颗粒细胞呈放射状，称为放射冠（corona radiata）。初级卵母细胞及其外面的透明带、放射冠和卵丘共同形成卵冠丘复合体（oocyte corona cumulus complex，OCCC），卵丘颗粒细胞对保证卵母细胞的存活、成熟、完成生殖功能非常重要。其余紧贴在卵泡腔周围的颗粒细胞则成为卵泡壁层颗粒细胞，具有类固醇激素合成的作用。

卵泡腔的形成与否及其大小可作为评定卵泡发育程度的依据，并且腔的大小与卵泡大小成正比。动物实验表明，颗粒细胞来源的 SCF 和卵母细胞来源的 Cx37 是卵泡腔形成所必需的，缺少任一一种，其雌性不育，并且卵巢内均未见卵泡腔形成。

为了使卵泡发育越过窦前卵泡阶段，颗粒细胞和膜细胞开始表达促性腺激素受体，使其具备了对促性腺激素的反应性。颗粒细胞主要表达 FSH 受体、卵泡膜细胞主要表达 LH 受体。促性腺激素受体在颗粒细胞、卵泡膜细胞上的出现，促成了细胞间互惠互利、共同合作合成雌激素，即"双细胞双促性腺激素"学说。卵泡膜细胞在 LH 的作用下分泌雄激素（睾酮和雄烯二酮），雄激素通过基底膜被颗粒细胞摄取并在芳香化酶的作用下转化成雌激素（雌酮和雌二醇）。雌激素对颗粒细胞具有正反馈作用，可刺激颗粒细胞有丝分裂，进而促进卵泡生长；同时持续高水平的雌激素也是诱导排卵前 LH 峰的关键因素。卵母细胞没有促性腺激素受体，只能通过颗粒细胞穿透透明带延伸至其质膜形成的间隙连接（connexin 37）获取生长发育信息并作出相应的调控。通过这样一种 FSH、LH 的协同作用，促进卵泡发育。

另外，颗粒细胞不仅仅只表达 FSHR，部分壁层颗粒细胞亦可表达 LHR（卵丘颗粒细胞不表达），因此，此时颗粒细胞不仅对 FSH 有反应，还可接受 LH 的信号调节。在窦状卵泡最后的发育阶段，周围 FSH 水平不断降低而 LH 水平不断升高，颗粒细胞单靠摄取 FSH 不足以支持卵泡的继续生长，而表达了 LHR 之后的颗粒细胞就可以利用 LH 来弥补 FSH 的缺失。

卵泡的细胞外基质对卵泡发育不可或缺。内分泌和旁分泌信号可以通过卵泡的细胞外基质（extracellular matrix，ECM）到达卵泡细胞，同时，ECM 分泌的 I 型胶原、Ⅳ型胶原、纤粘连蛋白、层粘连蛋白也通过旁分泌和自分泌的方式来影响颗粒细胞形态、细胞聚集、细胞间通信、细胞增殖、存活及固醇类激素合成，从而调节卵泡发育和维持卵泡空间结构。

### （四）优势卵泡的选择

并非所有发育的卵泡均能成熟，绝大部分卵泡都会在发育过程中闭锁。在每个周期中，一般只有一个可以成熟并排卵的卵泡，称为优势卵泡。窦状卵泡之后阶段的生长发育以颗粒细胞、卵泡膜细胞的进一步增殖为主要特征，伴有血管形成增加、卵母细胞成熟、充满液体的卵泡大窦腔形成。此时 FSH 为进一步促进卵泡生长、存活的关键决定因素。该阶段最为标志性的事件——募集一组窦状卵泡进一步发育成熟并从中选择建立优势卵泡。

血液循环中 FSH 浓度升高可诱使小窦状卵泡开始募集发育（即卵泡发育波），一般是在黄体晚期、卵泡发育早期，黄体早期、中期不会出现卵泡发育波，而且小窦状卵泡群对 FSH 敏感性高，非常小幅度的 FSH 升高即可引起卵泡发育波。人卵泡募集发育过程有两种形式：主卵泡发育波（major wave）和次卵泡发育波（minor wave）。主卵泡发育波指募集的一群小窦状卵泡在发育过程中出现优势卵泡（可排卵也可不发生排卵），直径 ≥10mm 并比其他卵泡大至少 2mm；次卵泡发育波指未出现优势卵泡（不发生排卵），直径 <10mm。经阴道超声监测 50 名月经周期正常女性的卵泡动力学变化，观察到正常女性排卵间期可出现两（34/50）或三次（16/50）卵泡发育波。两次卵泡发育波的 34 名女性中，29 名（85.3%）表现为次 - 主发育模式，5 名（14.7%）表现为主 - 主发育模式。三次卵泡发育波的 16 名女性中，10 名（62.5%）表现为次 - 次 - 主发育模式，3 名（18.8%）表现为次 - 主 - 主发育模式，3 名（18.8%）表现为主 - 主 - 主发育模式。卵泡发育模式多变，优势卵泡既可出现于黄体期（黄体期优势卵泡，luteal-phase dominant follicle，LPDF），

也可发生于卵泡发育期(卵泡期优势卵泡,follicular-phase dominant follicle,FPDF)。尽管如此,但最终能排卵的一般只能是卵泡期优势卵泡(FPDF)。

卵泡发育波开始后,小窦状卵泡需要调节其类固醇生成活性、对促性腺激素的反应性,以及在快速生长的同时防止过早黄素化,才能有机会在卵泡群中脱颖而出并建立优势。发育过程中所有的小窦状卵泡均会分泌 inhibin B,从而导致 FSH 的初始下降。随着 FSH 浓度的不断降低,卵泡闭锁逐渐增加,只有克服 FSH 不断降低(表达更多 FSHR,或是表达 LHR 使其获得可利用 LH 的能力)的卵泡才可以继续生长并建立优势。在上一周期黄体退化后的 5~7 天,观测到两侧卵巢静脉中雌二醇含量相差十分迥异,推测在这期间实已建立了优势卵泡。建立优势后的卵泡分泌大量 inhibin A 及雌二醇,进一步抑制 FSH 分泌,阻碍剩余卵泡的发育并确保自身优势直到排卵。使用外源性类固醇使发育卵泡闭锁,尽管此时血液循环中雌二醇水平仍很高,但 inhibin A 水平迅速下降,并且 FSH 浓度随之反应性升高,因此推断 inhibin A 是 FSH 的主要抑制因素,高水平的雌二醇水平可协助抑制 FSH。

排卵间期(interovulatory interval,IOI)为连续两次排卵日之间的时期,从排卵日开始至月经第一天称黄体期,从月经第一天开始至下次排卵前一天称卵泡期。卵泡发育歧化(deviation)指优势卵泡(dominance follicle,DF)、从属卵泡(subordinate follicle,SF)生长速率开始产生差异,致使优势卵泡持续生长而从属卵泡逐渐退化。生长期(growth phase)指优势卵泡从出现至其直径达到最大的时期。静息期(static phase)指优势卵泡从直径达最大至其开始出现渐进性退化的时期。退化期(regression phase)指排卵障碍性卵泡从直径达最大至其直径 ≥ 7mm 的时期。S. T. Bashir 等人对正常女性卵泡自然发育过程中的排卵卵泡(ovulatory follicle,OvF)及黄素化排卵障碍性卵泡(luteinized unruptured follicle,LUF)进行观察比较,发现它们的卵泡生长、内分泌水平存在差异。与 OvF 相比,虽然 LUF 从出现到歧化的间隔更短,但其从歧化到直径最大的间隔更长,总体来看其生长期(从卵泡出现至直径最大)更长。LUF 一般发育得会比 OvF 更大,卵泡壁更厚。在卵泡发育不同阶段,LUF 的生长速率均比 OvF 快,但是在歧化之后,OvF 的生长速率会加快,而 LUF 则不会。LUF 的 FSH,LH 含量均比 OvF 低,孕激素水平比 OvF 高。

选择建立优势卵泡的过程中,涉及多种卵巢内局部产生的生长因子,通过各种自分泌/旁分泌途径发挥作用,如 activin、GDF9、BMP-2、BMP-3b、BMP-4、BMP-6、BMP-7、BMP-15、IGF 和 FGF 等,甚至与机体炎症反应亦密切相关。

activin A 可促使体外培养的大鼠颗粒细胞表达 FSHR,参与芳香化酶活性、雌激素合成、LH 受体表达及卵母细胞成熟的调节,抑制初级卵泡生长的同时促进窦状卵泡生长。activin 受体缺失小鼠或过表达 follistatin 小鼠(follistatin 可结合 activin,中和并逆转其作用),activin 信号均受抑,其卵泡发育均停滞,高度提示 activin 在卵泡发育过程中的正性作用。

TGF-β 的作用与 activin 的类似,在颗粒细胞中刺激 FSHR 表达、增强芳香化酶活性、增加 inhibin 分泌量,在卵泡膜细胞中增加 LHR 水平、提高孕酮产量、抑制雄激素产生。卵母细胞分泌的 BMP-6 可抑制孕酮合成、抑制腺苷酸环化酶活性；BMP-15 可抑制孕酮合成、抑制 FSHR；GDF9 可抑制孕酮合成、促进卵泡存活，以此防止卵泡过早黄素化并限制孕酮的生物合成。排卵后卵母细胞释放，这些卵母细胞源性黄素化抑制因子的作用将会丧失，卵泡开始黄素化。此外，卵泡膜细胞分泌的 BMP-4、BMP-7 亦可抑制孕酮及雄激素生成。相反，AMH 促进窦前卵泡生长，但却抑制窦状卵泡成熟、抑制优势卵泡建立。AMH 通过降低窦前卵泡、小窦状卵泡对 FSH 的反应性而对卵泡发育募集及优势卵泡选择产生负性作用。

IGF 系统在卵巢内卵泡发育的调节中发挥重要作用。虽然在人血液循环中 IGF-Ⅰ、IGF-Ⅱ 含量不受月经周期影响，但在卵泡液中其浓度发生改变，而且 IGF-Ⅱ 的作用更为主要。IGF-Ⅰ 可促进颗粒细胞分化表达 LHR。IGF-Ⅱ 可增强人颗粒细胞芳香酶活性并促进生成雌二醇及孕酮，还可刺激卵泡膜细胞中雄激素生成。在非优势卵泡中，IGF 的作用被胰岛素样生长因子结合蛋白（insulin-like growth factor binding protein，IGFBP）-4 抑制，卵泡闭锁。而在优势卵泡中 IGF-Ⅱ 含量增加，同时 IGFBP-4 酶水解 IGFBP-4 进一步增强 IGF-Ⅱ 生物活性。

女性卵泡发育周期与机体炎症反应密切相关。在一个 IOI 中，有三次卵泡发育波的女性其 C 反应蛋白（C-reactive protein，CRP）浓度比两次卵泡发育波的女性更高；并且相较于次要卵泡发育波，CRP 与主要卵泡发育波关系更为紧密。由此推断炎症反应参与卵泡发育，卵泡发育数量越多越频繁，卵巢内组织重塑程度越大，炎症指标（CRP）浓度越高。

卵泡发育过程在不同物种间大同小异。牛和人的卵泡在各阶段的大小都差不多，卵泡发育波出现时直径 3~6mm，优势卵泡建立时分别为 8.5mm 和 10mm；驴的卵泡较前两者大得多，卵泡发育波出现时直径 12~15mm，优势卵泡建立时直径为 22.5mm。牛的每一次卵泡发育波均会选择建立优势卵泡；而人和驴的卵泡发育波有主次之分，只有在主卵泡发育波才会产生优势卵泡。在卵泡发育歧化后，只有人的优势卵泡生长速率会增加，而牛和驴的优势卵泡其生长速率保持不变。牛和驴的双胎妊娠率较高，可达 20%，意味着卵泡发育过程中两个卵泡共优势（co-dominance）的现象更为普遍；而人的双胎妊娠率较低，1%~3% 左右。

牛、驴与人同为单排卵动物，而且对人类的探究由于伦理、操作等限制，大部分关于选择建立优势卵泡的研究均以牛、驴为研究模型，得到了许多有意思的结果。以牛为例，在它连续两次排卵期间存在三次卵泡发育波（wave1，2，3），每次卵泡发育波均可产生优势卵泡。当 wave1 其他生长中的卵泡被去除后，原本正在退化的从属卵泡将有机会继续在 wave2 中存活并利用自身先发育优势成为 wave2 中的优势卵泡。wave2 时若用 PGF2α 诱导黄体溶解，原本的未来优势卵泡会自发降级为从属卵泡（F2），而原本的从属卵泡中体积最大者则会成为新的未来优势卵泡（F1）。如果 F1 和溶解的黄体位于卵巢同侧，距离越近，F1 和 F2 体积相差越小，则 F1 与 F2 自发切换的发生率越高。即使不用 PGF2α 诱导黄体溶解，自然条件下亦存在 F1、F2 自发切换卵泡发育地位的情形。一般情况下，F1 往往是最先出现的。而在 F1、F2 自发切换卵泡发育地位的情况下，通常是 F2 先出现并且体积更大。当 F2 达到卵泡发育歧化水平时，FSH 的浓度对它来说却太低已经无法再继续支持其生长；

而一旦 F2 不再继续生长,它对 FSH 的抑制将稍许缓和(其分泌的 FSH 抑制因子如 inhibin 等将不再陡增),此时 F1 后来者居上转变为优势卵泡。不同物种间 F1、F2 自发切换卵泡发育地位的发生率为 16%~37%,为研究 FSH 与卵泡生长的关系提供了天然的模型。

以动物为研究模型,更易于发现与卵泡成熟、优势卵泡选择相关的新型分子。成纤维细胞生长因子(fibroblast growth factor,FGF)10 及其受体(FGF2B)可影响优势卵泡的选择。与从属卵泡相比,优势卵泡的卵泡膜细胞 FGF7 及 FGF10 的表达量更低,FGF22 无明显变化;颗粒细胞及卵泡膜细胞中 FGF 受体 FGFR1B、FGFR2B 的表达量也更低。在体外培养的颗粒细胞中添加 FGF10 会锐减雌二醇的分泌量,同时也下调 CYP19A1、FSHR、胰岛素样生长因子 1 受体(type 1 insulin-like growth factor receptor,IGF1R)的转录水平;而体外添加 FGF22 则无上述变化。脑核糖核酸酶(brain ribonuclease,BRB)是核糖核酸酶 A 超家族的成员。从属卵泡中 BRB 的转录水平比优势卵泡高 8.6~11.8 倍,颗粒细胞中 BRB 转录水平与卵泡液中雌二醇含量、雌孕激素比值成反比。IGF 可上调 BRB 的转录水平,肿瘤坏死因子 α(tumor necrosis factor-α,TNF-α)可下调由 IGF 引起的 BRB 的转录增加。$E_2$、FSH、FGF9 对颗粒细胞的 BRB 转录无影响。血管内皮生长因子(vascular endothelial growth factor,VEGF)可促进卵泡血管生成、颗粒细胞增殖及存活,因而对卵泡发育至关重要。VEGF 的生物学效应由膜受体(VEGFR1、VEGFR2)及可溶性受体(sVEGFR1、sVEGFR2)共同调节,膜受体与可溶性受体的作用相互拮抗。优势卵泡中 sVEGFR1、sVEGFR2 的 mRNA 表达低于非优势卵泡,而总 VEGF、VEGFR1、VEGFR2 的 mRNA 表达水平相互之间无显著差异。基于上述研究,推测可溶性受体减少,有利于 VEGF 与膜受体的结合,促进卵泡发育并建立优势。

同时,随着新一代测序技术的发展,组学的应用必将成为揭示优势卵泡选择分子机制不可或缺的工具。对牛黄体早期的从属卵泡和优势卵泡中颗粒细胞的 miRNA 表达谱研究发现:相比于从属卵泡,优势卵泡颗粒细胞的 miRNA 谱在短期内可发生剧变;根据靶基因预测及通路分析,差异表达的 miRNA 主要参与的信号途径包括 Wnt、TGF-β 信号转导,卵母细胞减数分裂及促性腺激素释放激素(gonadotropin-releasing hormone,GnRH)分泌。对羊优势卵泡及非优势卵泡测序,结果显示,与非优势卵泡相比,在优势卵泡中筛选到 12 577 个差异表达基因(differentially expressed gene,DEG),其中上调基因为 6 009 个、下调基因为 6 568 个;同时筛得显著差异表达的长链非编码 RNA 1 026 个,包括上调 419 个、下调 607 个。GO 及 KEGG 分析显示这些差异表达基因/lncRNA 大多与干细胞多能性调节信号通路、p53 信号通路及氧化磷酸化信号通路相关。本研究的结果证实,优势卵泡的选择涉及多种生理系统的调节。

## 四、卵子发生和成熟过程的表观遗传学调控

卵子发生过程中的分子改变对于卵子获得发育能力是非常重要的。除了转录因子结合到启动子,转录调控也可以通过表观遗传学的机制来实现。卵子和早期胚胎的表观遗传学调控机制包括染色质重塑、DNA 甲基化、翻译后的组蛋白修饰和非编码 RNA 等。

**（一）染色质重塑**

在哺乳动物卵子的生长过程中，卵子的细胞核在双线期阻滞，被称为生发泡（GV），在这一时期进行染色质重塑进而调控基因表达。从小鼠窦卵泡获得的 GV 期的卵子根据细胞核染色质的分布分成两组：SN（surrounded nucleolus）形态和 NSN（non-surrounded nucleolus）形态。SN 型是指染色质围绕核仁呈圆环状，NSN 型是指染色质分散在核周围。而其他的哺乳动物包括大鼠、猴子、猪和人的 GV 期卵子也有相似的 SN/NSN 染色质结构。

在卵子发育和成熟过程中，GV 期卵子的染色质结构在不同种系中有所不同。小鼠 10~40μm 的窦前卵泡的卵子表现为 NSN 结构。SN 结构的卵子只能在窦卵泡里看到，并且随着卵子逐渐变大，SN 结构的比例增加。SN 结构的卵子在转录过程静止，而 NSN 结构的卵子转录活跃。转录的阻滞伴随着染色质的主要重组，称为 NSN 态到 SN 态的转变（NSN-SN），在这个过程中染色质部分凝聚，并且部分在核仁周围排成环状结构。

转录阻滞与发育完全的 GV 期卵子的减数分裂能力有关。恢复减数分裂后 SN 型卵子的比例高于 NSN 型卵子。受精之后，NSN 型卵子无法发育成 2- 细胞以后的阶段，而部分 SN 型卵子能发育成胚泡。转录阻滞和 NSN-SN 的转变调控机制是不同的。染色质呈 NSN 态的卵子形成的胚胎差，提示 NSN-SN 转变本身或与它相关的事件对于卵子获得发育能力是关键的。因此染色质的结构与卵子的发育能力高度相关。

**（二）DNA 甲基化**

虽然大多数的常染色体基因的表达来自两个等位基因，而有些基因的表达则优先地或完全地来自母亲或父亲的等位基因。这些基因必须以一种能区分其亲本来源的方式被标记或被印迹，这些基因被称为印迹基因。尽管体细胞包含了母源性和父源性的印迹拷贝各一份，但是生殖细胞的两个等位基因必须是母源性印迹（在卵子）或父源性印迹的（在精子）。已有研究结果表明，在早期生殖细胞发育的时候，等位基因印迹被清除，而在之后的配子发生过程中，在两个等位基因上建立恰当的亲本印迹。

截至目前，在哺乳动物中已经鉴别出 100 多个印迹基因，且大多数是母源印迹。在 PGC 产生后不久，就进行广泛的 DNA 去甲基化（图 2-9）。两种互补的机制驱动去甲基化。一方面在增殖中的 PGCs 减少 NP95 的表达，NP95 是 DNA 从头甲基化转移酶 DNMT3A 和维持 DNA 甲基化转移酶 DNMT1 活性的重要辅因子，这也意味着新复制的 DNA 没有被甲基化。随后通过不断重复的 DNA 复制和有丝分裂，存在甲基化的 DNA 链逐渐被稀释，上述过程称为被动的 DNA 去甲基化。另一个积极的 DNA 去甲基化过程依赖 TET1 和 TET2 蛋白对 5- 甲基胞嘧啶进行氧化转变成 5- 羟甲基胞嘧啶。第二个机制是显著地从不活跃的 X 染色体和在生殖细胞表达的一些基因的印迹基因座内的富胞嘧啶 - 磷酸 - 鸟嘌呤（cytosine-phosphate-guanine，CpG）区域移除 DNA 上的甲基基团。相比这一普遍的去甲基化，特定的基因组包括反转录转座子的脑室内 A 颗粒（intracisternal A particle，IAP）家族和基因组内几百的 CpG 岛仍然保持至少部分甲基化。现在仍然不知道为什么这些区域能在大规模去甲基化下依然幸存，但这是一种潜在的有力的工具能跨代遗传一种表观遗传学的状态。

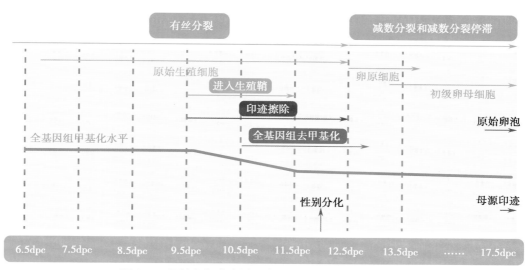

图 2-9 原始卵泡发育过程中甲基化和印迹修饰模式图

在原始卵泡期的卵子阶段除了上述区域外的 DNA 保持去甲基化。在随后的卵子生长中,DNA 被逐渐甲基化。在雌性种系,双线期阻滞的卵子 DNA 甲基化的重启是不同步开始的。印迹基因的研究已经揭示卵子生长过程的不同的阶段有不同的序列被甲基化。DNA 甲基化是以卵子大小依赖的方式建立的,母源的甲基化印迹直到卵子发育完全的阶段才完全建立。尽管在生长中的卵子只有 0.5% 的 CpG 序列被甲基化,到了生长末期可以达到大约 15%。在非 CpG 胞嘧啶处也有类似的甲基化的增加。但是卵子总的甲基化程度仅约为精子的一半。

DNA 甲基化发生在胞嘧啶的 C5 位点,主要在 CpG 二核苷酸区域内。CpG 的甲基化调控印迹和非印迹基因的表达。小鼠的卵子如果缺乏结合素 -37 就不能与相邻的颗粒细胞建立缝隙连接通讯。这些卵子不仅不能生长到足够大小,也不能对一些印迹区域进行甲基化,尽管其他区域不受影响。近期的研究显示至少在某些特定位点的甲基化需要转录。因此,这些研究结果推测在特定印迹区域甲基化的时机掌控可能反映了一个位点内或附近区域的转录活性。

卵子发生过程的 DNA 甲基化需要具有催化活性的 DNA 甲基转移酶 *Dnmt3L*,和能介导 DNMT3A 结合到染色质的组蛋白的关键辅助因子 DNMT3L。敲除 DNMT3l 基因显著地减少遍布整个基因组的 DNA 甲基化,只有 lap 片段在缺乏 DNMT3L 的基础上仍然部分甲基化,可能是该基因在原始生殖细胞时逃脱了广泛的去甲基化。但是,令人惊奇的是,尽管缺乏 DNA 甲基化,卵子生长形态正常,并且能够完成减数分裂成熟和受精。转录组分析揭示,和野生型的卵子比较,在 *Dnmt3L*$^{-/-}$ 只有非常少量的基因表达改变。因此,DNA 甲基化似乎在卵子的转录调控中起到的作用非常微小。

然而 DNA 甲基化对于卵子来说是有重要的作用。由缺乏 DNMT3A 或 DNMT3L 的卵子形成的胚胎尽管由父方提供一个有功能的基因副本,仍然显示严重的甲基化缺陷并在妊娠中期死亡。最近的研究显示在卵子中甲基化的序列在胚胎中增加被甲基化的可能性。因此,尽管早期胚胎发育过程中基因组发生广泛的去甲基化,然而卵子建立的甲基化模式调控制胚胎母源性基因的甲基化模式,如果在卵子中没有建立正确的甲基化模式会扰乱胚胎的正常发育。

### (三) 组蛋白修饰

除了 DNA 甲基化,组蛋白修饰在配子和早期胚胎的基因表达调控中起到重要的作用。真核细胞的核小体是由 146 个碱基对的 DNA 缠绕在组蛋白八聚体核心之外形成的。组蛋白富有带正电荷的氨基酸,与带负电荷的 DNA 有亲和力。八聚体是由各 2 个单位的组蛋白 2A(H2A)、H2B、H3 和 H4 构成。随后一种连接组蛋白 H1 或 H5 通过连接 DNA 的出入位点与核小体核心颗粒相连。这种结构在核小体之间建立连接并参与染色质致密化。核小体是染色质的最基本的结构单位。组蛋白的氨基末端部分包含一个柔韧的高度碱性的尾部区域,该区域被进行各种翻译后修饰,如乙酰化、磷酸化、甲基化、ADP 核糖基化、泛素化、类泛素化、生物素化和脯氨酸异构化。组蛋白的翻译后修饰能改变染色质的结构和功能。

组蛋白乙酰化与转录活性增强有关,而组蛋白去乙酰化与基因表达阻遏有关。对于 H3、H4 的乙酰化研究比 H2A 和 H2B 更深入。在卵子发育过程中 H3 和 H4 组蛋白的乙酰化增加,发育完全的 GV 期卵子所有的赖氨酸残基均乙酰化。然而,当减数分裂重新开始,在一些赖氨酸残基去乙酰化会重新开始并且在 M Ⅱ 卵的时候达到高峰。组蛋白的(去)乙酰化与卵子发育过程中染色质重塑有关,也是染色质重塑蛋白结合到着丝粒异染色质过程所必需的,是染色体正确排列必需的步骤。

尽管所有的核心组蛋白包含磷酸化位点,H3 组蛋白的第 10 和 28 位丝氨酸残基的磷酸化(H3/Ser10ph 和 H3/Ser28ph)广泛地被描述。然而,有关卵子成熟过程中 H3/Ser10ph 和 H3/Ser28ph 的分布和表达的研究是不一致的。卵子发展到 M Ⅰ 阶段 H3/Ser10ph 和 H3/Ser28ph 的磷酸化水平都增加,但他们的分布模式不一样。有研究显示 H3/Ser10ph 的磷酸化与染色体在有丝分裂的细胞中的凝聚有关,也有研究得出相反的结论,认为 H3/Ser28ph 可能与染色体的凝聚有关。

与乙酰化和磷酸化相比,卵子成熟过程中组蛋白的甲基化相对稳定。主要的甲基化位点是碱性氨基酸侧链的赖氨酸和精氨酸残基。赖氨酸残基能被单甲基化、双甲基化或三甲基化,而精氨酸残基能被单甲基化或双甲基化。Mll2(mixed lineage leukemia 2)编码一种作用在 H3K4(组蛋白 H3 第 4 号赖氨酸)的甲基转移酶,在卵子中去除该基因导致组蛋白 H3 第 4 号赖氨酸的三甲基化(trimethylation of histone H3 at lysine 4,H3K4me3)的数量显著减少,但不影响其单甲基化和双甲基化,而 H3K4me3 与染色质的活跃启动子有关。令人惊奇的是,卵子缺乏 MLL2 能生长到足够大小并完成减数分裂的成熟,但纺锤体通常是不正常的,也不能形成胚胎。可见组蛋白甲基化协同 DNA 甲基化可能在建立和保持基因表达的印迹模式中起作用。

### (四) 卵子成熟过程的小 RNA 调节

从卵子发育完全直到合子基因组激活(zygotic genome activation,ZGA),基因组是转录静止的。这个阶段,所有的 mRNA 调节必须出现在转录后。卵子转录产物的表达将支持卵子的成熟、受精和早期胚胎发育。到了 M Ⅱ 阶段,卵子中储存的一半以上 mRNA 将被降解,小的非编码 RNA 涉及参与母源性的 mRNA 的清除。

小的非编码 RNA 的大小在 18~32 个核苷酸（nucleotide，nt）长度之间，根据形成机制的不同，已经发现三类主要的小 RNA，它对于转录后的调节起到重要的作用。miRNA 来源于转录物自身杂交形成包含发夹结构的双链 RNA。这些双链的 RNA 在细胞核内被包含 RNA 结合蛋白、DGCR8、RNA 酶 Ⅲ 和 Drosha 的蛋白复合体在发夹结构处分开。因此产生的前微小 RNA 被转运到细胞质，在此它们被 Dicer 分开而产生短微小 RNA，这些微小 RNA 与 AGO（Argonaute）家族成员和其靶 RNA 序列装配形成 RNA 诱导的沉默复合体（RNA-induced silencing complexes，RISC）。内源性的小干扰 RNA（endogenous small interfering RNA，endo-siRNA）来自从不同基因组位点转录的正义和反义 RNA，或来自反向重复序列的长双链 RNA。它们也被 Dicer 分开产生短 endo-siRNA，但短 endo-siRNA 的产生不需要 Drosha/DGCR8 复合体。piRNA 主要或专门在生殖细胞表达，产生过程既不需要 Drosha/DGCR8 也不需要 Dicer，它们与 AGO 家族相关的 MIWI 家族成员（在哺乳动物中为 MILI、MIWI 及 MIWI2）有关。

小鼠敲除试验显示尽管 3 种小 RNA 在小鼠的卵子中都有表达，但只有 siRNA 是卵子发育所需的。缺乏 MILI、MIWI 或 MIWI2

的雌性小鼠是能生育的。缺乏 Dicer 的卵子能生长到足够大小，形态学也是正常的，但在减数分裂成熟过程中，纺锤体严重异常，只有极少数卵子能完成第一次减数分裂。纺锤体的缺陷可能是 Dicer 缺失产生的结果，同时这些卵子有大量失调的 mRNA 的表达和转座元件的表达增加。卵子中缺乏 AGO2 或表达无催化活性的变异的 AGO2 也表现出相同的纺锤体的异常。这些都证实了在卵子发育过程中 Dicer 的重要作用。

Dicer 是产生 endo-siRNA 和 miRNA 所需要的，在生长中的卵子去除产生 miRNA 所需的 DGCR8 的研究显示，尽管 miRNA 显著减少，但是 mRNA 的数量和转座子的表达没有改变，雌性完全能生育。Drosha 敲除实验也得出相似的结果。而且，用野生型动物进行实验显示 miRNA 不能有效地沉默潜在靶 mRNA 的转录，这些提示这一途径在卵子中可能不起作用。

在小鼠中所得的有些实验结果并未在人类中出现，提示在卵子发育过程中不同 miRNA 家族的作用可能在不同的哺乳动物中不同。而且，即使 piRNA 和 miRNA 不是卵子发育中必需的，但它们能提供一个跨代表观遗传的平台。

## 第三节 受精过程分子机制

在哺乳动物自然受精过程中，各个物种的精子需要"长途跋涉"，通过雌性生殖道和卵子的各个"关卡"，最终一个精子和一个卵子融合形成受精卵，从而开启一个生命。在这个过程中，除了依赖精子本身的运动能力，雌性生殖道的结构和肌肉收缩，管腔液的流动性

质，卵丘 - 卵子复合体和精子表面受体的互动等均是完成受精过程不可或缺的因素。这个过程极其复杂，近年来通过各类分子生物学和基因操作小鼠的模型，正试图揭开该过程的神秘面纱。

## 一、精子在雌性生殖道运行

　　自然受精过程中,精子必须经过雌性生殖道的"洗礼"和筛选,才能让最优的精子以一个精子和一个卵子的方式受精。如前所述,精子必须经过雌性生殖道才能获能。获能后的精子才是生理功能上成熟的精子,能够完成后续的受精过程。不同物种精子射入雌性生殖道的部位不同,有的射入阴道(灵长类、反刍类和兔),有的射入子宫(啮齿类、猪和马)。不同物种精子在雌性生殖内发生获能的位置也各不相同,有的在输卵管,有的在子宫。而且只有一定比例的精子能够获能或者发生超激活运动,如人精子获能比例大概只有10%。

　　对于雌性动物来说,其生殖道的生理结构和功能要实现既不能让精子容易通过,以防止多精受精,又不能让精子过分的困难到达卵子的目的。在这样的一种两难的选择中,雌性设置了子宫输卵管连接处(uterotubal junction,UTJ)、输卵管峡部(isthmus)、卵丘(cumulus)、透明带(zone pellucida)、卵细胞膜等五道主要障碍(图2-10)。同时,又提供了趋流性(rheotaxis)、趋化性(chemotaxis)、趋热性(thermotaxis),以及相应的受体和配体给予精子以帮助。比如,在牛的阴道到子宫颈这一段生殖道上,存在一系列的微沟(mirogrooves)。这些微沟的大小小于一个精子的头长,方向则朝向UTJ,推测其能有助于精子朝输卵管处运动。最近,发展出一种微流装置,其中间包含纵向排列的微沟,精子置于其中一端,液流从另一端流向精子端,模拟体内子宫液流的走向。实验发现,精子倾向于进入微沟,朝液流的反方向运动。相反,胎儿三毛滴虫(trithichomonas foetus)则不能进入微沟,而是随着液流而动。管腔液的黏滞度也非常重

要。虽然其黏滞度会降低精子的运动速度,但是能够调节精子的鞭打方式和运动轨迹,有利于精子朝某一个方向运动,而不是随机分散运动。即便如此,绝大部分精子都被挡在UTJ处,只有少部分精子可以通过,到达输卵管。输卵管峡部被认为可以调控到达输卵管壶腹部(ampulla)的精子数。通过荧光标记小鼠精子线粒体和头部以及Acr-GFP、mito-RFP转基因小鼠均观察到,在交配3~8小时后,沿着输卵管峡部到壶腹部的精子数从大于200个降低到10~20个左右。已经发现一些参与该过程的精子蛋白,如CLGN、ACE、ADAM1A、ADAM2和ADAM3等蛋白。缺失这类蛋白的精子能运动,但是几乎不能穿过UTJ。提示这类蛋白可能通过结合UTJ或者输卵管上皮中某些蛋白,从而调节精子穿过UTJ。其次,精子上的一类非共价偶联蛋白对其穿过UTJ发挥了重要的作用。如通过精囊分泌,在射精时附着在精子膜上的BSP家族蛋。BSP1基因敲除小鼠,其精子不能穿过UTJ,结合在输卵管上皮上。通过附睾分泌,附着在精子表面的β-DEFENSIN-126蛋白有利于精子结合于输卵管上皮上。该基因的敲除小鼠,其精子也不能穿过UTJ。此外,参与精子钙离子信号转导和催化代谢相关蛋白均在该过程中发挥了重要的作用。例如,Catersper家族蛋白是一类位于精子尾部特有的钙离子通道。当精子接受获能信号后,其通道打开,钙离子内流,引发钙信号,从而导致精子超激活。该功能在精子到达壶腹部,待卵子到达时,脱离输卵管上皮依然发挥着重要功能。目前已经发现因Catsper1缺失的不孕患者。此钙离子通道的各类调节亚基陆续被发现中。再例如,PPP3CC蛋白是一种磷酸酶催化亚基,缺失PPP3CC蛋白的精子,其尾部中段变得僵硬,不能完成受精。

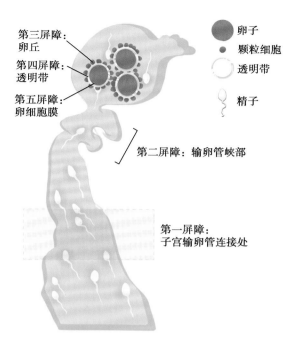

第三屏障：
卵丘

第四屏障：
透明带

第五屏障：
卵细胞膜

卵子

颗粒细胞

透明带

精子

第二屏障：输卵管峡部

第一屏障：
子宫输卵管连接处

图 2-10 小鼠精子在雌性生殖道中运动的示意图

输卵管的平滑肌收缩（oviductal smooth muscle contraction）对精子从输卵管到壶腹部的运动至关重要。用平滑肌收缩抑制剂（padrin）抑制输卵管平滑肌收缩，导致到达各级输卵管的精子数急剧下降，最终导致受精率下降。当卵子被排放到壶腹部时，黏附在输卵管上皮上的精子被重新激活，游向第三个障碍——卵丘细胞层（cumulus cell layers）。目前，推测精子脱离输卵管上皮的方式有两种：一是改变精子膜表面的蛋白成分。有实验表明，精子表面的 BSP3 可能被金属蛋白酶或者丝氨酸蛋白酶切割其糖基化位点，从而使精子不能和输卵管上皮的糖基化受体结合，进而脱离输卵管上皮。另有实验表明 BSP5 蛋白降解有助于精子脱离输卵管上皮。二是精子中钙信号的急剧上升，产生超激活的运动能力，精子利用有力的鞭打运动脱离输卵管上皮。这些研究表明输卵管有储存精子的功能，其上皮膜结构中有抑制精子过早获能的分子。

大量精子被阻挡在子宫输卵管连接处，少部分精子依次通过输卵管峡部，到达卵子 - 卵丘细胞复合体。再穿透卵丘，透明带，最终和卵细胞膜融合，释放精子核与内容物于卵子中，激活卵子，完成受精过程。

## 二、精子透明带结合顶体反应

卵丘细胞层是一层包裹在卵子之外，富含蛋白质和透明质酸的细胞外基质和细胞层。它同卵子共同形成卵丘 - 卵子复合体（cumulus cell oocyte complex，COC）。 虽然在体外受精过程中，缺乏卵丘结构的卵子也能受精，但是卵丘的存在对体内受精过程有许多好处。其分泌的孕酮可以通过精子上的受体 ORID2（olfactory receptor family 1 subfamily D，member2）诱导精子游向卵子。通过基因敲除小鼠的研究表明，Ambp（α1 microglobulin/bikunin）、Tnfip6（TNF-α-induced protein 6）和 Ptx3（pentraxin3）等蛋白通过稳定卵丘结构，从而有助于卵子受精。敲除这些基因的雌鼠，其生育力下降。此外，COCs 细胞能够分泌 CCL 化学因子（CCL chemokines），参与精子的水解透明质带的过程。通过 *Ptger2*（prostaglandin E receptor subtype EP2）敲除小鼠的研究表明 Ptger2 通过降低 Ccl7 分子的表达量来调节卵丘细胞外基质的硬度，从而有助于单精子受精（monospermic fertilization）。

精子上的蛋白 SPAM1（sperm adhension molecule 1）和 HYA5（Hyaluronoglucosaminidase 5）被证实是一类透明质酸酶（hyaluronidase）。*Spam1*$^{-/-}$ 或 *Hyal5*$^{-/-}$ 敲除小鼠均可育，但是其水解酶活性都有显著下降。说明还有其他的水解酶未被发现。精子穿透卵丘过程中发生的最显著的变化之一是顶体反应。顶体反应不是一个全或无的过程,而是一个持续性的反应。例如,MN7 和 MC41 这两个顶体抗原在发生顶体反应 15 分钟后依然可以在精子头部被检测到。在体内受精过程中,卵丘细胞而不是 ZP 是诱发顶体反应的原因。可溶性 NSF 接触性蛋白受体复合物(soluble NSF attachment protein receptor complex,SNARE complex)调节精子顶体反应。但多个基因敲除小鼠($Plcd4^{-/-}$、$Hyh^{-/-}$ 和 $Cplx1^{-/-}$)表明依然可以使大约一半的卵子受精。这些结果暗示着顶体反应的过程十分复杂,还有很多重要的分子未被发现。

精子接触卵子前的最后一道障碍是 ZP。目前已知 ZP 蛋白家族主要是 ZP1、ZP2 及 ZP3。此外,还有物种特异性的 ZP4,存在于包括人类在内的部分物种中。ZP3 被认为是初级精子受体(primary sperm receptor)。ZP2 是次级精子受体(secondary sperm receptor)。ZP1 则是一种连接蛋白,把 ZP2、ZP3 连接成异源二聚体,最终形成丝状结构(filamentous structure)。在 $ZP2^{-/-}$、$ZP3^{-/-}$ 的卵子中,ZP 变得很薄,但这样的卵子依然可以受精。再者,ZP 蛋白可能具有识别不同物种精子的功能,防止异种杂交。例如利用基因工程手段把小鼠卵细胞的 ZP2、ZP3 改造成人类序列的 ZP2 及 ZP3。这样的卵子能结合小鼠的精子但不能结合人类精子。这一结果暗示着不同物种的卵子可能通过物种特异性的 ZP 蛋白来识别同种精子。同时也提示,可能不是 ZP 蛋白的氨基酸序列,而是 ZP 蛋白上的糖基化修饰情况决定了其物种特异性。比如去掉 ZP 蛋白上的半乳糖基或 N- 乙酰基葡萄糖基后,其卵子不能识别精子。甘露糖乙酰葡萄糖转移酶 1(mannoside acetylglucosaminyltransferase 1,Mgat1)和 T- 合成酶(T-synthase,C1galt1)是目前发现较为重要的修饰酶。缺失 MGAT1,ZP 结构变得脆弱,其蛋白缺乏 N- 糖基半乳糖和 N- 乙酰葡萄糖基。缺失 C1GALT1 蛋白,将导致 ZP 蛋白缺乏 O- 糖基的修饰。但是无论缺失 MGAT1 或者 C1GALT1 或者两者同时敲除,其小鼠的卵细胞都具有受精能力。这说明还有其他一些尚无被发现蛋白和修饰类型。精子需要一些蛋白来结合到 ZP 上。最早发现精子表面的 B4GALT1 蛋白能够结合 ZP 上的糖基。但通过基因敲除小鼠的研究发现,$B4galt1^{-/-}$ 精子依然可以使卵子受精。此外,CLGN 蛋白被证明是一种能够帮助精子结合到 ZP 上的关键蛋白。$Clgn^{-/-}$ 精子不能结合到 ZP 上。有意思的是,CLGN 蛋白是睾丸特异性蛋白,最终并不出现在精子中,其功能推测是帮助与 ZP 结合的蛋白加工成熟。敲除 CLGN 后,不能形成 ADAM1A/ADAM2、ADAM1B/ADAM2 的异源二聚体,导致 ADAM2、ADAM3 蛋白不能定位在成熟精子上。进一步研究表明,当敲除 $Adam1b$,导致精子中 ADAM2 定位缺失,但 ADAM3 定位正常,其精子可以正常受精。敲除 $Adam1a$ 后,ADAM2 定位正常,但 ADAM3 定位缺失,ZP 的结合能力受损。可见,精子上结合 ZP 的蛋白种类繁多,修饰极其复杂。当精子穿透 ZP 时,其需要分泌出能够水解 ZP 的蛋白酶,这样才能不断地靠近卵子。Acr 是一种重要的能够水解 ZP 的蛋白酶,但 A 敲除的小鼠精子,依然可以使卵子受精,只是其穿透效率要低于野生型。TESP1-TESP5 家族蛋白是另一类蛋白水解酶。$Tesp5$ 敲除的小鼠精子,不能结合到 ZP 区,丧失和卵子融合的能力。但把 $Tesp5^{-/-}$ 精子同子宫液孵育,可以恢复该敲除精子的受精能力。这些结果说明还有不少 ZP

蛋白酶尚未被发现,也暗示着雌性生殖道可能会分泌一些有助于精子结合 ZP 的蛋白和小分子。

## 三、精卵融合

当精子突破 ZP 区后,其细胞膜即将同卵子的细胞膜融合在一起。精子经过顶体反应将一些融合过程必要的抗原暴露出来。目前发现的 Mn9、Cd46 和 Izumo1 等蛋白参与精卵的融合过程。通过基因敲除小鼠实验表明,$Izumo1^{-/-}$ 精子能够穿过 ZP 区,但不能和卵子融合。TSSK6 是一种睾丸特异性丝氨酸激酶,帮助 Izumo1 在精子上重新分布。$TSSK6^{-/-}$ 精子不能结合到 ZP 区,表明 TSSK6 还要修饰其他一些蛋白的定位和功能。卵子上参与融合过程的蛋白有 α6β1 integrin、Cd9 等。敲除 α6β1 integrin 后,小鼠依然可育。敲除卵子表面蛋白 Cd9 不能受精,导致小鼠产仔量急剧下降。这些结果提示精卵融合过程是一个非常复杂的过程。在这个过程中,精子或者卵子上有大量的冗余蛋白存在,以便完成受精过程。

## 四、卵子激活

当精子和卵子膜融合后,精子中的内容物,包括基因组、RNA 和其他一些细胞器,会释放到卵子的胞质中。这个过程将引起原本停留在第二次减数分裂中期的卵子,彻底完成第二次减数分裂并释放出第二极体。同时,卵子会发生诸如皮质颗粒物(cortical granules)的胞吐(exocytosis)、细胞骨架重排、起始翻译母本 mRNA、形成亲本原核(pronuclei),以及透明带变硬等过程。卵子在这些细胞学上的变化,通称为卵子激活。卵子激活是完成受精,起始一个新生命所必需的过程。如果卵子不能正常激活,将不能启动合子正常发育。卵子不能激活是导致一些卵细胞质内单精子注射(intracytoplasmic sperm injection,ICSI)病例失败的原因。目前认为,引起卵子激活的原因主要是来自精子中的某些蛋白释放入卵子的胞质。这些蛋白再引起胞内 $Ca^{2+}$ 振荡($Ca^{2+}$ oscillation)。这类可以引起卵子胞内 $Ca^{2+}$ 振荡的精子蛋白统称为精子来源的卵子激活因子(sperm-borne oocyte activation factor,SOAF)。研究较为深入的 SOAF 蛋白是磷酸酯酶 Cζ(phospholipases C ζ,PLCζ)。PLCζ 是磷酸酯酶 C 家族的一个亚型,它可以催化经典的 IP3/DAG 信号通路。当精卵膜融合后,精子释放出 PLCζ。PLCζ 水解卵子细胞膜上的磷脂酰肌醇二磷脂(phosphatidylinositol 4,5-bisphosphate,PIP2)称为三磷酸肌醇(inositol 1,4,5-triphosphate,IP3)和甘油二脂(diacylglycerol,DAG)。IP3 则结合到内质网膜上的 IP3 受体,导致内质网膜内 $Ca^{2+}$ 释放到胞质,提高了胞质内 $Ca^{2+}$ 信号。DAG 则和 $Ca^{2+}$ 相互作用,激活 PKC。在一些不育的患者中,例如巨精子症(globozoospermia)的精子中存在 PLCζ 的突变或缺失,从而导致卵子无法正常激活,最终受精失败。在给此类患者做 ICSI 等治疗时,就需要考虑卵子激活的问题。

当胞内 $Ca^{2+}$ 信号增强后,钙/钙调蛋白依赖的蛋白激酶 II($Ca^{2+}$/calmodulin-dependent protein kinase II,CaMK II)的活性被激活。CaMK II 蛋白将 EMI2 蛋白磷酸化。磷酸化的 EMI2 进一步被 Polo 样激酶 1(Polo-like kinase 1,PLK1)磷酸化,最终被 SCF 泛素化连接酶(SKP2-cullin1-F-box protein ubiquitin ligase)打上泛素化标签,进入泛素化降解途径。EMI2 蛋白的降解将释放出原本被其抑制的 APC/C 蛋白(anaphse-promoting complex)。

APC/C 蛋白的激活将降解 Cyclin B 和 securin 蛋白，完成减数分裂和极体释放，以及雌原核的形成。当 PKC 蛋白激活后，其下游大量的信号转导通路被激活。例如 PKC 蛋白家族成员 PKCα，从卵浆中转移至卵子皮质区，磷酸化 MARCKS 蛋白（myristoylated alanine-rich C-kinase substrate proteins），从而导致微丝系统的解聚和重排，介导皮质颗粒物的胞吐过程。卵子中还存在着另一套系统，可以维持胞内 $Ca^{2+}$ 的平衡，促进 $Ca^{2+}$ 振荡的发生。内质网膜上有一个特殊的跨膜蛋白称为 STIM1 蛋白（stromal interaction molecule 1）。这个蛋白一端肽段朝向内质网，感受内质网内 $Ca^{2+}$ 浓度，另一端则朝向细胞膜。当内质网中 $Ca^{2+}$ 浓度降低时，STIM1 的细胞膜端肽段将和 ORAI1 蛋白（$Ca^{2+}$ release-activated $Ca^{2+}$ channel protein 1）直接相互作用，从而打开 ORAI1 蛋白通道打开，细胞外 $Ca^{2+}$ 内流。内流的 $Ca^{2+}$ 在 SERCA 蛋白（sacro/endoplasmic reticulum $Ca^{2+}$ ATPase）的作用下，被泵到内质网。这样的过程保证了内质网中有足够的 $Ca^{2+}$ 来响应 IP3 的信号，持续引发 $Ca^{2+}$ 振荡。概况来说，当精子进入卵子后，释放卵子激活的精子因子，如 PLCζ，激活卵子胞质中的信号分子，引起 $Ca^{2+}$ 振荡。随后卵子激活的卵细胞因子被激活，持续引起 $Ca^{2+}$ 振荡，进而完成胞吐，骨架重排，母本 mRNA 起始转录等卵子激活过程。

## 第四节   配子源性疾病

配子（精子或卵子）在繁育子代过程中，将 DNA 编码的整套基因组和非编码的表观遗传信息一起传递给受精卵，调节胚胎的发育和子代的健康。在配子发生、成熟、受精等环节中，任何遗传和环境因素如果造成基因或表观信息的改变都可以影响生育能力乃至子代的健康（图 2-11）。

### 一、精子源性疾病

胚胎及婴儿来源性成人疾病理论认为：成人慢性疾病的根源在于其在胚胎期及婴儿早期时受到了不良环境因素的影响。除了胚胎时期，作为表观遗传重编程、快速细胞分化及器官发生关键窗口期的受精及早期胚胎阶段，均为最容易受环境因素干扰的敏感时期。与胚胎及胎儿发育时期相比，配子发生及成熟耗时数十年，其暴露于潜在不良因素的时期更

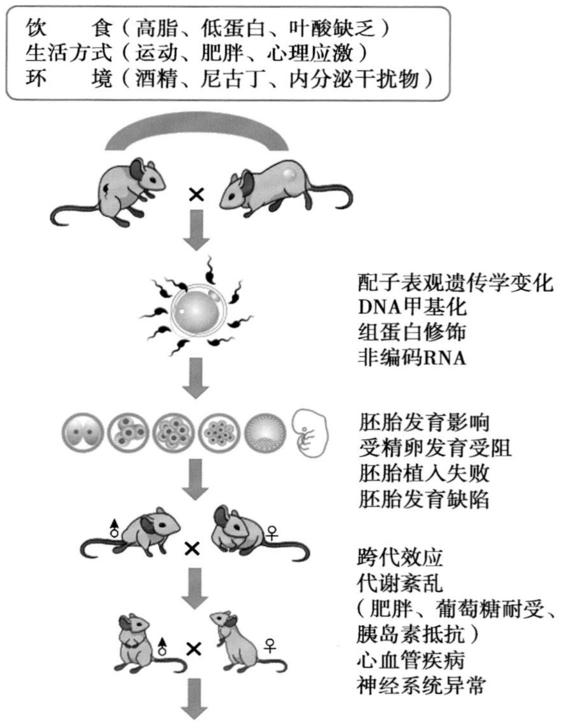

饮　　食（高脂、低蛋白、叶酸缺乏）
生活方式（运动、肥胖、心理应激）
环　　境（酒精、尼古丁、内分泌干扰物）

配子表观遗传学变化
DNA甲基化
组蛋白修饰
非编码RNA

胚胎发育影响
受精卵发育受阻
胚胎植入失败
胚胎发育缺陷

跨代效应
代谢紊乱
（肥胖、葡萄糖耐受、胰岛素抵抗）
心血管疾病
神经系统异常

图 2-11　遗传或环境因素导致配子表观信息变化影响胚胎乃至子代健康

长,因而该阶段更为敏感,也更易受不良因素的影响。因此,我们应将成人疾病发生及发病的来源追溯至配子发生和胚胎发育阶段,这样也就解释了代间,甚至隔代表观遗传重编程的现象,表观遗传重编程过程中,不良因素对个体产生的影响可传递给其后代。精子结构缺陷、功能异常、DNA碎片增加等会导致雄性生育障碍;精子编码信息、表观遗传的改变也会影响生育,乃至胚胎发育和子代的健康。

**(一)精子基因遗传信息**

精子不同于体细胞,它属于单倍体细胞。在受精过程中,精子会把以DNA为载体的整套父本基因组信息传递给卵子。体细胞的染色质是由146bp左右DNA与组蛋白八聚体形成的核小体结构,组蛋白有5个亚基即H1/H5、H2A、H2B、H3和H4,当它们结合在一起的时候就形成了核小体。体细胞中染色质的组织主要取决于核小体中组蛋白变异体的组成和组蛋白的修饰程度。而精子在形成的过程中,大部分组蛋白被鱼精蛋白替换,形成了由鱼精蛋白和50~100bp(取决于物种不同)DNA组成的"炸面圈(doughnut)"或"磁环(toroid)"结构。这样使得精子染色质结构比体细胞浓缩了6~10倍。精子核包含染色质、残留组蛋白、鱼精蛋白和核基质。在哺乳动物精子中含有两个鱼精蛋白:PRM1和PRM2,人精子中两者的比例为1:1,不同物种比例有所不同。精子组蛋白的替换和滞留并非是随机的,成熟精子组蛋白留在基因组的位置与一些发育相关的重要基因(发育相关基因、转录因子、miRNA和印迹基因)启动子有关。研究表明,小鼠、仓鼠和公牛精子染色质中尚有2%组蛋白残留,而人精子中具有5%~10%残留,这些组蛋白包括经典的组蛋白和其变异体。

成熟精子中还含有大量的mRNA转录本。在人精子发现的22 000个转录本中有700个中度和高表达,这些转录本包含了完整的和碎片化的转录本。在小鼠、马和牛精子中也有相当比例的精子RNA是片段化的。目前这些碎片化的RNAs是否具备功能或者发挥何种作用尚不清楚。

**(二)精子表观遗传信息**

精子除了DNA编码信息还具有独特的表观遗传组,包括组蛋白修饰、DNA甲基化、非编码RNA、核小体分布模式等。精子将这些表观遗传信息连同DNA整套父本基因组一起传递给卵子,调节胚胎的发育和子代的健康。

组蛋白的修饰主要是赖氨酸乙酰化和甲基化,此外还有磷酸化、泛素化、核糖基化、类泛素化等。组蛋白乙酰化由组蛋白乙酰基转移酶(histone acetyl transferase,HAT)和组蛋白去乙酰基酶(histone deacetylase,HDAC)催化。乙酰转移酶通过乙酰辅酶A(acetyl-CoA)将乙酰基集团加到组蛋白N末端的赖氨酸上,导致组蛋白与DNA亲和力下降、局部染色质膨胀和活化基因的转录;相反,乙酰基被去乙酰化酶移走则导致染色质浓缩及基因转录发生抑制。组蛋白甲基转移酶可将1~3个甲基加到赖氨酸或者1~2个甲基加到精氨酸上,组蛋白去甲基化酶则移走甲基。组蛋白甲基化对基因的激活或者抑制调控取决于甲基化的位点和甲基数量。如组蛋白H3第9或27位赖氨酸甲基化导致染色体浓缩抑制转录,而组蛋白H3第4、36或79位赖氨酸甲基化则与转录激活相关。最近一项研究表明,人和小鼠的精子鱼精蛋白也可以发生包括磷酸化、乙酰化在内的11种翻译后修饰。这些修饰可能对精子生成具有重要的作用,例如精子形成过程中 PRM 的磷酸化对其与 DNA 组装发挥重要作用。除了组蛋白修饰，组蛋白变异体在精子中染色质组织中也扮演重要角色，组蛋白变异体缺陷通常与精子发生障碍相关。目前，对成熟精子这部分残留组蛋白的定位、功能及对胚胎发育的影响不是很清楚。

DNA 甲基化是基因表达重要调节子，其在转录调节、转座子沉默、基因组印迹、染色体结构稳定性的维持、X 染色体失活中发挥重要的作用。甲基化主要发生在基因启动子区的 CpG 岛胞嘧啶的 5′ 位置上，60%~80% 这些岛发生甲基化。胞嘧啶甲基化也可以发生在非 CpG 位点（CpA > CpT > CpC）。已有报道，非 CpG 位点甲基化发生在脑、胚胎干细胞、诱导多能干细胞和卵子中。雄性配子中也有非 CpG 位点甲基化显现，前精原细胞（prospermatogonia）具有较高的非 CpG 位点甲基化，随着有丝分裂进行而逐渐减少。

DNA 甲基化主要由 DNA 甲基化转移酶催化完成，其分为两类：DNMT3A、DNMT3B 和 DNMT3L 负责从头甲基化，DNMT1 负责甲基化的维持。近来，第四个负责从头甲基化酶 DNMT3C 在啮齿类动物中被发现。基因启动子区 CpG 序列甲基化后阻止转录因子的结合，或者促进蛋白与去甲基化酶结合形成抑制复合物导致染色质压缩，从而抑制转录。在配子中，DNMTs 建立起印迹调控区的差异性 DNA 甲基化。印迹基因组只占基因组很小部分，在小鼠中大概只有 30 个印迹调控区（imprinting control region，ICR），但是其对发育和子代健康十分重要的，大部分为母源性 ICR，在雄性配子中只有 3 个 ICR 被建立。DNMT3A 和 3B 功能缺失导致了诸如重复元件 LINEs（long interspersed nuclear elements）与 IAP 过表达，减数分裂停止，从而

使得精母细胞凋亡丧失；而 DNMT3L 功能缺失导致精原细胞从头甲基化障碍使得男性不育。精子中 DNA 甲基化不同于体细胞，它优先发生于启动子区外。在精子细胞减数分裂粗线期，DNMT3A、DNMT3B 及共辅助因子 DNMT3L 完成 DNA 的从头甲基化，随后甲基化丰度通过 DNMT1 进行维持。

精子成熟后，大部分胞质和 RNA 已经丢失，但是近年来，研究发现一整套 RNAs 也是精子中的重要一份子，它反映了精子生成过程中的保真性，并对胚胎发育和子代健康产生重要影响。人每个精子细胞长 RNA（大于 200nt）含量约为 50fg，小 RNA（小于 200nt）含量约为 0.3fg。而体细胞则为长 RNA10pg，sncRNA1~3pg。

成熟精子的 RNAs 除了上述提到的 mRNA，还包括了非编码 RNAs，它们在精子生成及其功能调节、生育、胚胎发育，乃至子代健康中发挥重要作用。非编码 RNAs 分为长链非编码和小非编码 RNAs。长链非编码 RNA 能够在基因转录和基因转录后水平上进行调节，通常与细胞核结构构成有关。在染色质重塑过程中，它能够与染色质直接形成复合物，使得复合物有利于亲和 DNA 或 DNA 结合蛋白而发挥作用。在人和小鼠的精子中发现了 lncRNAs，而且似乎在精子中的含量高于睾丸。lncRNAs 可以通过靶基因来调节精子生成、繁殖和胚胎发育。其他长非编码 RNA 包括内含子保留元件（intronic retained elements）和最近新发现的环状 RNA（circular RNAs，circRNAs）。大量的内含子保留元件乃至全长内含子在精子中被发现，而且比睾丸含量还要高。环状 RNA 是稳定的 3′ 端和 5′ 端共价键连接形成环以逃避核酸外切酶的降解。外显子形成的环状 RNA 主要定位

于细胞质中，被认为是作为"sponges"，通过 miRNA 机制抑制 mRNA 的表达；内含子和外显子-内含子形成的环状 RNA 主要位于细胞核，通过直接的顺式和/或反式作用调节靶基因。研究发现，睾丸的环状 RNA 可能与精子生成、精子运动和繁殖相关。

精子在睾丸发生过程中获得多种小非编码 RNA。最初发现的主要是 miRNA、endo-siRNA 和 piRNA。其中与重复序列有关的 piRNA 为高丰度表达。miRNA 和 endo-siRNA 长度为 20~24bp。它们在核内产生，胞质内成熟，主要由 RNAi 机制中的 DROSHA 和 DICER 催化而来，参与 RISC 中沉默基因的表达。小非编码 RNA 主要功能包括 miRNA 参与调节基因表达，siRNA 或 piRNA 调控基因元件转位和抗病毒侵袭等。piRNA 是独立于 DICER 的 26~31bp 非编码小 RNA，piRNA 与 PIWI 家族蛋白 MIWI、MIWI2 和 MILI 相互作用。piRNA 是生殖细胞特异性的，根据表达阶段可分为两个亚家族：pre-pachytene piRNA 和 pachytene piRNA85。piRNA 来源于重复序列，主要作用于转位元件的沉默和 DNA 的甲基化。最近又在成熟精子内发现了一类比 miRNA 含量更丰富的新的小 RNA，叫 tsRNA。它们主要来自 tRNA 的 5′ 端片段，长度 29~34bp，具体来源仍不清楚。精子 tsRNA 可以铆钉 RNA 修饰或者编辑，在稳定诸如 5-甲基胞苷（5-methylcytidine）和 N2-甲基鸟苷（N2-methylguanosine）中发挥重要作用。此外，在成熟精子中亦新发现了高丰度的 28s rRNA-derived small RNAs，其长度为 41bp，功能可能与炎症相关。

成熟精子的非编码 RNA 确切来源目前不是十分清楚。有研究提示可能来源于附睾上皮释放的附睾小体（epididymosomes）。研究发现附睾头部精子的 miRNA 含量较高，用附睾头部的附睾小体孵育睾丸精子，发现 RNA 能够进入这些不成熟的精子中。单细胞测序表明，同一个个体的不同精子 miRNA 含量也会有所不同。

**（三）精子遗传信息对胚胎发育的影响**

父本环境暴露和生活方式能够引起精子基因或者表观信息的变化，从而影响胚胎的发育和子代的健康。

鱼精蛋白 PRM1 和 PRM2 比例失调与不育相关。寡精症患者中，鱼精蛋白含量异常与七个印迹基因（KCNQ1OT1、MEST、SNRPN、PLAGL1、PEG3、H19 和 Igf2）的 DNA 甲基化模式改变有关。圆形精子中 CREM 启动子超甲基化使得 PRM1 和 PRM2 比例异常，导致精子染色质包装不完全、精子运动下降、生育力降低。受精后，细胞核通过鱼精蛋白被母源性的组蛋白替换而进行重塑，细胞核比精子细胞核扩大了 3 倍，形成了雄原核。鱼精蛋白替换时间随着物种不同有所变化，有报道称，人精子 ICSI 后 1 小时鱼精蛋白即被替换；而 IVF 试验表明，猪精子在 3 小时内 80% 的鱼精蛋白已被替换。精子中鱼精蛋白的替换机制可能是母源性的谷胱甘肽介导的抗氧化活性导致鱼精蛋白二硫键减少从而使得精子染色质去浓缩加速。

精子中残留的组蛋白的表观信息改变也可以遗传影响胚胎发育。小鼠受精后 H2AL1/2 很快消失，而组蛋白 H3 复制依赖变异体 H3.1 和 H3.2 在受精后 DNA 合成前仍可以检测到。受精后 4 小时新形成的雄原核内含有 H3.3，而雌原核内则不存在。除了精子组蛋白成分变化，组蛋白修饰在受精中发挥重要作用。胚胎正常发育过程中，雄原核中 H4 的 5、16 赖氨酸位点和 H3 的 9、14、18、

27 赖氨酸位点被快速乙酰化。除了残留的组蛋白和鱼精蛋白,精子核内的核基质附着区(matrix attachment region,MAR)对雄原核的形成及受精后合子 DNA 的复制也是必需的。ICSI 中如果没有 MAR 则不能形成雄原核,而即使精子 DNA 降解达到 20%~50%,只要其和 MAR 一起注射仍然能够使得雄原核形成和 DNA 复制。

许多研究表明精子 DNA 修饰模式与不孕密切相关。印迹调控区的 DNA 甲基化缺陷引起生精障碍。在雄性配子中,小鼠的四个印迹基因研究比较详细,即 *Igf2*、*H19*、*Rasgrf1* 和 *Gtl2*。临床研究发现,*Igf2/H19* 位点的低甲基化或非甲基化的患者表现出精子数量减少,运动降低,精子质量较差。另外一些印迹基因区的基因,如 Mest 和 Daz 甲基化丰度异常也与寡精症相关。最近研究发现,男性不育与精子的 5- 羟甲基胞嘧啶(5-hydroxymethylcytosine,5hmC)有关,精子中高丰度 5hmC 与精子的形态异常和 DNA 片段化增多相关。5hmC 是去甲基化的中间环节,小鼠精原细胞分化中 5hmC 的有序变化起到关键作用,在正常、异常和圆头精子症中,分别鉴定到了 6664、9029 和 6318 个基因含有 5hmC 修饰。雌雄原核融合之前,配子基因组需要进行 5mC 的去甲基化过程。对于雌雄原核来说,去甲基化主要包括:

1. 主动的去甲基化酶 Tet 依赖性 DNA 去甲基化过程和相继的 5hmC、5caC 和 5fC 的产生。

2. 被动的复制依赖性的 DNA 去甲基化过程。大部分来自父本的 DNA 在复制前都要进行去甲基化,相反,母本基因组则经历更慢的主要是被动的复制依赖性的去甲基化过程,仅有一小部分的 DNA 是 TET3 依赖性

的主动去甲基化过程。TET3 主要分布在雄原核内,其将 5mC 转化为 5hmC。TET3 缺陷使得合子中父本基因组 5mC 水平保持不变,这导致了父源性胚胎发育关键等位基因如 Nanog 和 Oct4 激活延迟。有趣的是,是来自母源性的 Tet3 负责将父本基因组的 5mC 转化为 5hmC。*Tet1* 与 *Tet3* 联合敲除导致 8- 细胞期 5mC 标记增加、5hmC 丧失,胚胎发育表现出胆固醇合成相关基因减少,少数活下来的胚胎出现了前脑无裂畸形的神经障碍。5mC 及其衍生物(5- 甲羟基胞嘧啶,5- 甲酰基胞嘧啶 5fC 和 5- 羧基胞嘧啶 5caC)最后通过 DNA 修复途径 TDG-BER(thymidine DNA glycosylase-base excision repair)被转化为无甲基化的胞嘧啶。TDG 酶仅能识别 5fC 和 5caC 形式,而 5hmC 则要通过胞嘧啶脱氨酶 AID/APOBEC 作用使得 5hmU 去氨基。DNA 甲基化转移酶 DNMT1 在植入前胚胎并不存在,所以受精后不会发生快速的再甲基化过程。受精后精子核有些区域能够逃脱去甲基化过程,主要是一些转座因子和印迹基因。近来有报道,几个非印迹单基因也能在去甲基化过程中逃逸。逃逸机制被认为由起初发现于 PGC 中的 Stella 蛋白(也称 PGC7 或 DPPA3)调控,Stella 蛋白可能在特定的父本印迹位点(如 Rasgfr1)通过组织 TET3 蛋白的结合及维持组蛋白甲基化标记 H3 第 9 号赖氨酸的二甲基化(dimethylation of histone H3 at lysine 9,H3K9me2)的存在而保护了 DNA 的去甲基化。有趣的是,残留的组蛋白印迹,如组蛋白 H3 第 27 号位赖氨酸的三甲基化(trimethylation of histone H3 at lysine 27,H3K27me3)、组蛋白 H3 第 9 号位赖氨酸的三甲基化(trimethylation of histone H3 at lysine 9,H3K9me3)和组蛋白 H4 第 20 号位赖氨酸

的三甲基化(trimethylation of histone H4 at lysine 20，H4K20me3)的抑制相关。Stella 蛋白功能缺失导致胚胎发育阻滞与雌雄原核中的 5mC 丧失有关。另外，Zfp57(a zinc finger protein of the KRAB family)和 Trim28 也可以保护 ICR 的去甲基化，两者相互作用可以特异性靶在 ICR 位点，招募 NuRD(nucleosome remodeling deacetylase)、Setdb1 和 DNMTs 形成抑制复合物。Trim28 缺失的部分原因是印迹基因表达缺失而导致胚胎致死。Setdb1 丧失则导致逆转座子的去抑制和 DNA 双链断裂增加。

精子中 mRNA 和非编码 RNA 在受精后对胚胎发育的影响已有相关报道。精子中大概有 18 000 个 mRNA 传递给胚胎，其中有 6 个 mRNA(clusterin、AKAP4、Prm2、Cdh13、Foxg1b 及 Wnt5a)被认为参与了雄原核的形成和早期胚胎发育。雄配子特异性表达 miR-34c 可以传递到胚胎，在小鼠胚胎第一次分裂时扮演重要角色，miR-34c 注入合子中导致胚胎细胞分裂停滞。人成熟精子内的 miRNA 好像与精子的成熟功能并无关系，因为应用睾丸和附睾头部非成熟精子进行 ICSI 都能够取得成功受精和胚胎发育。提示人成熟精子中 miRNA 对于合子形成或胚胎发育不是必需的。但是小鼠 ICSI 实验表明，附睾头部精子单精注射后胚胎植入率低下和胚胎发育失败，补充尾部精子中的纯化的 miRNA 后则可以挽救这种失败，表明精子在附睾成熟过程中的获得的 miRNA 对胚胎发育是至关重要的。所以，成熟精子内的 miRNA 作用是否具有物种特异性尚需进一步探究。DICER 或 DROSHA 敲除小鼠精子 miRNAs/endo-siRNAs 合成缺陷，导致胚胎植入前基因表达缺陷，胚胎发育的这些缺陷也可以被注射野生

型精子 RNA 得以挽救。

### (四)精子表观遗传的代间或跨代遗传

父母代(F0)暴露于不良环境因素，如放射物、毒物(烟、酒、药物、重金属、环境内分泌干扰物等)、营养(高脂、低蛋白、维生素缺乏等)、生活方式(肥胖、社会心理、情感应激等)等会导致父本表观遗传信息的改变产生获得性性状，进而将这些性状通过表观遗传传递给子代。除了环境因素，父母代本身调节表观遗传的分子突变如调节 DNA 甲基化、组蛋白修饰的关键分子突变也会传递到子代。

研究表明，亲代不平衡的饮食(高脂、高糖、低蛋白、缺叶酸等)导致子代诸如葡萄糖、胰岛素、胆固醇合成等代谢失衡与精子表观遗传改变直接相关。饮食诱导的应激可以导致父亲精子细胞中 DNA 甲基化水平变化，例如胰岛素途径中的 PIK3ca 和 PIK3r1(phosphatidylinositol 3-kinase subunits)基因的甲基化等改变，导致下一代代谢紊乱。低蛋白饮食导致雄鼠精子 DNA 低甲基化，产生子代出现代谢紊乱。高脂、高糖或低蛋白饮食改变精子中 miRNA、tsRNA 也可导致子代代谢紊乱。如高糖饮食改变精子 miRNA 丰度，导致子代代谢紊乱，将差异表达中的代表性的 miR19 注射到受精卵后出现相似的胚胎发育表型。高脂或低蛋白饮食改变了成熟精子中的 tsRNAs 表达量及修饰，这些 tsRNAs 富集于精子的头部，能在受精过程中进入受精卵，并进一步通过调节其特异的靶基因表达而影响胚胎发育和子代表型。此外，生命早期母子隔离产生创伤也导致精子非编码 RNA 变化，将其中差异的 miRNA 注射到受精卵中导致出现相似的表型。另外，年龄因素也可能是精子表观修饰改变导致精神性疾病如自闭症与精神分裂症等的潜在风险。对相同个体在不

同年龄留取的精子样本进行研究发现,精子中的 117 个基因中,139 个区出现了明显的低甲基化,8 个区出现超甲基化现象,这些差异甲基化基因与自闭症及精神分裂症密切相关,从而可能影响子代精神神经发育。

精子组蛋白修饰与跨代遗传之间关系的报道尚不多见。有一项研究发现,可卡因注射雄性大鼠导致雄性子代前额皮质的 BDNF 蛋白增加。这可能与前额皮质内 Bdnf 启动子区的组蛋白 H3 乙酰化水平增加有关,这种 Bdnf 基因启动子区的修饰变化也发生在父本的精子中,但是这种表观遗传信息并不能连续传递给子二代或子三代。

环境因素能够改变精子表观遗传信息影响子代健康。寒冷刺激父本个体后激活了棕色脂肪组织,导致棕色脂肪组织的基因表达出现变化,这种获得性性状反映在精子上,即寒冷导致精子 DNA 的甲基化水平发生相应的变化。然后通过精子的表观遗传信息传给了子代,使得子代机体代谢能力增强,并阻止了饮食诱导导致的肥胖表型变化。怀孕母鼠(F0)在胎儿性腺发育期间(E8~E14,生殖细胞表观重编程和性腺分化期)暴露于烯菌酮(vinclozolin),其胎儿(F1)产生子代(F2)后再生育子代(F3),三代精子 DNA 甲基化、非编码 RNA 和组蛋白滞留比较发现,每一代精子的 DNA 甲基化与非编码 RNA 都发生改变,而且 F1 和 F2 带不同于 F3 代;有趣的是 F3 组蛋白滞留增加,而 F1 和 F2 没有增加。类似的诸如 2,3,7,8- 四氯二苯并 - 对二噁英(2,3,7,8-tetrachlorodibenzo-p-dioxin,TCDD)、除虫菊酯(permethrin)和避蚊胺 N,N- 二乙基 -3- 甲基苯甲酰胺(N,N-diethyl-meta-toluamide,DEET)混合物、航空燃料 JP-8、塑料混合物(双酚 A,邻苯二甲酸二丁酯)、二氯二苯基三氯乙烷(dichlorodiphenyltr-ichloroethane,DDT)、甲氧氯和除草剂阿特拉津,这些环境暴露都能在 F3 代的精子中检测到 DNA 甲基化改变。环境因素如 DDT 暴露还可以改变精子非编码 RNA 和组蛋白滞留。辐射暴露也可以通过精子 DNA 甲基化变化进行跨代遗传。

## 二、卵子源性疾病

本部分主要探讨起源于卵子时期及胚胎早期成人疾病的研究进展及其潜在的表观遗传机制。

Morgan 等于 1999 年研究了小鼠 agouti 基因座表观遗传修饰的遗传。$A^{vy}$/a 小鼠中,IAP 反转录转座子插入 agouti 基因(A)上游,引起 agouti 蛋白异位表达,因而 $A^{vy}$/a 小鼠表现出黄色皮毛、肥胖、糖尿病及更高的肿瘤发病率。Morgan 等发现:当沉默的 $A^{vy}$ 等位基因通过雌性小鼠生殖细胞传递给子代时,母体表观遗传修饰经不完全擦除也随之遗传给子代。Gu 等于 2011 年探讨了 TET3 DNA 双加氧酶在卵母细胞表观遗传重编程中的作用。该研究发现:雌性小鼠生殖细胞 Tet3 基因敲除后,其生育力显著下降,并且其杂合变异的后代由于缺乏母源性 Tet3 基因而导致父源性基因组重编程受阻,以及胚胎发育障碍明显增加。小鼠卵母细胞 Tet3 基因缺失还可引起核移植胚胎体细胞 Oct4 基因激活减弱或延迟。DNA 甲基化、小分子调控 RNA 及组蛋白修饰已被认为是代间表观遗传信息传递的载体。然而,隔代表观遗传的机制及受精卵表观基因组重新建立的机制尚不明确。Zenk 等于 2017 年发现:果蝇 H3K27me3 基因来自母体生殖细胞的代间遗传,在胚胎形成的早期抑制基因重编程。Liu 等于 2016 年发现

H3K27me3 也存在于小鼠种植前胚胎染色质中，推测 H3K27me3 可能在小鼠胚胎形成早期同样抑制基因重新编程，进一步推测环境诱导成年小鼠生殖细胞中组蛋白修饰改变可能与隔代表观遗传相关。

身体质量指数（body mass index，BMI）异常已被证实与不良生育结局相关。Cardozo 等于 2016 年进行了一项回顾性队列研究，该研究纳入 235 个新鲜供卵 IVF 周期，分析了供卵者 BMI 与 IVF 结局的相关性。研究发现：供卵者 BMI 越高，IVF 临床妊娠率和活产率则越低。该研究与先前的动物研究结论一致。Jungheim 等于 2010 年在小鼠研究中发现：母体肥胖在卵母细胞及胚胎种植前时期即可产生不良影响，而这些影响可能对子代产生持续的致病作用。该研究通过饮食诱导的肥胖小鼠与对照组小鼠相比，卵巢中卵泡闭锁率显著升高、成熟卵母细胞更小并且更少、胚胎中 IGF1R 染色下降、胚胎更小、胎盘 Igf2r mRNA 水平上升且出生幼鼠更小。这些幼鼠出生后表现出追赶性生长、葡萄糖耐受不良、胆固醇及体脂上升等代谢综合征早期阶段的征象。Huypens 等于 2016 年通过 IVF 技术发现：将正常饮食雄性小鼠精子与高脂饮食雌性小鼠卵子体外受精形成胚胎，再将该胚胎移植入正常饮食雌性小鼠体内。有趣的发现是：高脂饮食母鼠供卵产生的子代葡萄糖耐量下降、体重上升，其肥胖及胰岛素抵抗的风险上升。该项研究表明显示，母体孕前高脂饮食增加了子代发生肥胖及糖尿病的风险，这种代谢紊乱是通过卵子遗传的。

Zhang 等 2015 年在小鼠试验中，探讨了母体肥胖引起卵母细胞氧化应激和减数分裂缺陷的分子机制。高脂饮食肥胖小鼠卵母细胞中活性氧含量增加且 Sirt3 基因表达水平下降。进一步研究提示对照组小鼠卵母细胞 Sirt3 基因表达被抑制后其活性氧水平升高，然而高脂饮食肥胖小鼠卵母细胞中 Sirt3 基因过表达可减少其活性氧含量，显著抑制了纺锤体破坏和染色体错位。该研究说明 Sirt3 基因在卵母细胞发育过程中调节活性氧稳态发挥着重要作用，该研究还发现 Sirt3 依赖的超氧化物歧化酶 2 去乙酰化可防止母体肥胖的卵母细胞发生氧化应激和减数分裂缺陷。Wu 等 2015 年的药理学实验显示：孕前肥胖母体卵母细胞发生内质网应激，其子代出现线粒体缺失。肥胖雌性小鼠卵丘 - 卵母细胞复合物发生内质网应激、细胞内脂质水平上升、纺锤体异常，以及细胞外基质蛋白 PTX3 水平下降，而在排卵前给予内质网应激抑制剂 salubrinal 或 PARP 抑制剂 BGP-15，则该效应在卵母细胞发育和成熟的最终阶段被逆转。Han 等 2018 年发现 Stella 蛋白在高脂饮食诱导的患肥胖症雌性小鼠卵母细胞中的表达水平明显下降。研究还发现：肥胖小鼠受精卵原核表观遗传不对称的建立受到强烈干扰，引起母源性 5- 羟甲基胞嘧啶修饰增强及 DNA 损伤。然而，当高脂饮食雌性小鼠卵母细胞中 Stella 基因过表达时，不仅恢复了受精卵表观遗传的重建，并且部分缓解了母体肥胖引起的早期胚胎和胎儿发育缺陷。因此，肥胖的母体小鼠卵母细胞中 Stella 蛋白不足可导致胚胎发育缺陷。Hou 等 2016 年的一项动物研究发现：高脂饮食诱导的肥胖和基因突变诱导的肥胖均可干扰小鼠卵母细胞恢复减数分裂、改变纺锤体形态、减少卵母细胞极性。肥胖小鼠卵母细胞 5mC 水平和 H3K9 及 H3K27 甲基化水平发生改变，提示 DNA 甲基化和组蛋白甲基化均受肥胖的影响。

母体营养不良对于发育成熟中的卵母细

胞同样也具有不良影响。Watkins 等 2008 年的研究，在雌性小鼠与雄性小鼠合笼前的一个排卵周期（3.5 天）将雌性小鼠分为两组，分别为正常蛋白饮食组（18% 酪蛋白；NPD）和等热量低蛋白饮食组（9% 酪蛋白；LPD）。所有雌性小鼠在合笼后的孕期均给予正常蛋白饮食。尽管两组间在孕期长短、子代出生大小、子代性别占比及出生后生长情况方面未见差异，低蛋白饮食组雌性小鼠的子代表现出异常的焦虑相关行为及收缩压升高等心血管异常，且其雌性子代成年后肾脏体积偏小，但肾单位数目增多。Ge 等 2013 年采用链脲佐菌素诱导的糖尿病小鼠模型及非肥胖型糖尿病小鼠模型发现：糖尿病对雌性小鼠卵母细胞中印迹基因 *Peg3* DNA 甲基化水平的不利影响呈时间依赖性，相应的胚胎发育也受到了不利影响，然而雌性子代卵母细胞中该基因 DNA 甲基化仍为正常水平。Wang 等 2018 年的进一步研究发现：高葡萄糖水平改变了体外成熟人类卵母细胞中 *Peg3* 基因及脂联素基因 DNA 甲基化水平，该研究提示，糖尿病女性卵母细胞中异常的 DNA 修饰可能导致了子代患慢性疾病的风险增高。

此外，内分泌环境异常可能干扰卵母细胞表观遗传修饰并诱发远期效应。Tian 等 2017 年的研究发现：患高雄激素血症女性的卵母细胞中 *Igf2* 基因表达水平升高，经双氢睾酮处理的人卵母细胞中 *Igf2* 基因表达水平上升，且甲基化转移酶 *DNMT3a* 基因表达水平下降。与人体试验结论一致，高雄激素血症同样会引起大鼠卵母细胞中 *Igf2* 基因表达上升及 *DNMT3a* 基因表达水平下降。大鼠孕前高雄激素血症可能使母体卵母细胞发生表观遗传学改变，将 *Igf2* 基因低甲基化传递给子代，从而使子代出现糖代谢紊乱的风险增加。

Marshall 和 Rivera 2018 年的综述阐述：作为辅助生殖技术的第一步，卵巢刺激方案产生的激素超过生理水平，可能使得卵子不能建立合适的表观遗传学状态，从而引起不同的妊娠结局。卵母细胞体外成熟（in vitro maturation，IVM）用于具有卵巢过度刺激综合征高风险人群或女性生育力保存患者。动物试验已证明体外生长及成熟的卵母细胞可建立正确的甲基化印迹。Kuhtz 等 2014 年的研究发现：对于人类 IVM 技术而言，优化的 IVM 程序并不影响母体中 *LIT1*、*SNRPN*、*PEG3* 及 *GTL2* 等基因 DNA 甲基化的建立。Pliushch 等 2015 年的研究提示：IVM 并未显著影响子代绒毛膜绒毛和脐血中重要的发育相关基因 DNA 甲基化和散在重复序列，说明 IVM 即便引起子代表观遗传改变，也相对可能性较小或者稀发。人类卵母细胞冻存是辅助生殖技术中的重要组成部分，卵母细胞在冻存过程中需要耐受玻璃化带来的渗透压。Tan 等 2015 年的研究发现：高渗透压通过 PI3K 及 PKC 信号通路介导的 Aurora A/CPEB 磷酸化上调水通道蛋白 AQP7 表达，可增强卵母细胞在玻璃化冷冻保存过程中对高渗压力的耐受性及存活能力。Chen 等 2016 年研究了牛卵母细胞玻璃化冷冻对早期胚胎表观遗传状态的影响。结果发现：玻璃化冷冻降低了牛卵母细胞和早期卵裂胚胎中 DNA 甲基化水平和组蛋白 H3K9me3 水平，但是 H3K9 乙酰化在早卵裂期的水平升高。DNA 甲基化及 H3K9 修饰提示卵母细胞玻璃化冷冻可能过于放松了卵母细胞及早卵裂期胚胎的染色体。这些表观遗传学指标可作为卵母细胞玻璃化冷冻后早期胚胎发育阶段判断损伤的标志，从而提供了评价卵母细胞玻璃化冷冻的新方法。

（周玉传　张　丹）

# 参考文献

1. KUIJK EW, DE GIER J, LOPES SM, et al. A distinct expression pattern in mammalian testes indicates a conserved role for NANOG in spermatogenesis. PLoS One, 2010, 5 (6): 10987.

2. NIHI F, GOMES MLM, CARVALHO FAR, et al. Revisiting the human seminiferous epithelium cycle. Hum Reprod, 2017, 32 (6): 1170-1182.

3. CHEN SR, LIU YX. Regulation of spermatogonial stem cell self-renewal and spermatocyte meiosis by Sertoli cell signaling. Reproduction, 2015, 149 (4): 159-167.

4. MEISTRICH ML, HESS RA. Assessment of spermatogenesis through staging of seminiferous tubules. Methods Mol Biol, 2013, 927: 299-307.

5. CHENG JM., LIU YX. Age-Related Loss of Cohesion: Causes and Effects. Int J Mol Sci, 2017, 18 (7): E1578.

6. CHOI NY, PARK YS, RYU JS, et al. A novel feeder-free culture system for expansion of mouse spermatogonial stem cells. Mol Cells, 2014, 37 (6): 473-479.

7. SATO T, KATAGIRI K, YOKONISHI T, et al. In vitro production of fertile sperm from murine spermatogonial stem cell lines. Nat Commun, 2011, 2: 472.

8. HAMRA FK, CHAPMAN KM, NGUYEN DM, et al. Self renewal, expansion, and transfection of rat spermatogonial stem cells in culture. Proc Natl Acad Sci U S A, 2005, 102 (48): 17430-17435.

9. SONG HW, WILKINSON MF. Transcriptional control of spermatogonial maintenance and differentiation. Semin Cell Dev Biol, 2014, 30: 14-26.

10. WOLGEMUTH DJ, ROBERTS SS. Regulating mitosis and meiosis in the male germ line: critical functions for cyclins. Philos Trans R Soc Lond B Biol Sci, 2010, 365 (1546): 1653-1662.

11. LINCK RW, CHEMES H, ALBERTINI DF. The axoneme: the propulsive engine of spermatozoa and cilia and associated ciliopathies leading to infertility. J Assist Reprod Genet, 2016, 33 (2): 141-156.

12. YAN W. Male infertility caused by spermiogenic defects: lessons from gene knockouts. Mol Cell Endocrinol, 2009, 306 (1-2): 24-32.

13. CHEN X, LI X, GUO J, et al. The roles of microRNAs in regulation of mammalian spermatogenesis. J Anim Sci Biotechnol, 2017, 8: 35.

14. LI N, SHEN Q, HUA J. Epigenetic Remodeling in Male Germline Development. Stem Cells Int, 2016, 2016: 3152173.

15. YAO C, LIU Y, SUN M, et al. MicroRNAs and DNA methylation as epigenetic regulators of mitosis, meiosis and spermiogenesis. Reproduction, 2015, 150 (1): R25-34.

16. MURO Y, HASUWA H, ISOTANI A, et al. Behavior of Mouse Spermatozoa in the Female Reproductive Tract from Soon after Mating to the Beginning of Fertilization. Biol Reprod, 2016, 94 (4): 80.

17. FUJIHARA Y, MIYATA H, IKAWA M. Factors controlling sperm migration through the oviduct revealed by gene-modified mouse models. Exp Anim, 2018, 67 (2): 91-104.

18. SUAREZ SS. Mammalian sperm interactions with the female reproductive tract. Cell Tissue Res. 2016, 363 (1): 185-194.

19. ORTA G, VEGA-BELTRAN JL, HIDALGO D, et al. CatSper channels are regulated by

protein kinase A. J Biol Chem, 2018, pii: jbc. RA117. 001566.

20. ISHIKAWA Y, USUI T, YAMASHITA M, et al. Surfing and Swimming of Ejaculated Sperm in the Mouse Oviduct. Biol Reprod, 2016, 94 (4): 89.

21. GAHLAY G, GAUTHIER L, BAIBAKOV B, et al. Gamete recognition in mice depends on the cleavage status of an egg's zona pellucida protein. Science, 2010, 329 (5988): 216-219.

22. YAMAGUCHI R, MURO Y, ISOTANI A, et al. Disruption of ADAM3 impairs the migration of sperm into oviduct in mouse. Biol Reprod, 2009, 81 (1): 142-146.

23. IKAWA M, INOUE N, BENHAM AM, et al. Fertilization: a sperm's journey to and interaction with the oocyte. J Clin Invest, 2010, 120 (4): 984-994.

24. INOUE N, WADA I. Monitoring dimeric status of IZUMO1 during the acrosome reaction in living spermatozoon. Cell Cycle, 2018, 17 (11): 1279-1285.

25. SWANN K. The role of Ca (2+) in oocyte activation during In Vitro fertilization: Insights into potential therapies for rescuing failed fertilization. Biochim Biophys Acta Mol Cell Res, 2018.

26. NERI QV, LEE B, ROSENWAKS Z, et al. Understanding fertilization through intracytoplasmic sperm injection (ICSI). Cell Calcium, 2014, 55 (1): 24-37.

27. CLIFT D, SCHUH M. Restarting life: fertilization and the transition from meiosis to mitosis. Nat Rev Mol Cell Biol, 2013, 14 (9): 549-562.

28. MURUGESU S, SASO S, JONES BP, et al. Does the use of calcium ionophore during artificial oocyte activation demonstrate an effect on pregnancy rate? A meta-analysis. Fertil Steril, 2017, 108 (3): 468-482.

29. YESTE M, JONES C, AMDANI SN, et al. Oocyte Activation and Fertilisation: Crucial Contributors from the Sperm and Oocyte. Results Probl Cell Differ, 2017, 59: 213-239.

30. CLAPHA DE. Sperm BerserKers. Elife, 2013, 2: e01469.

31. TURNER RM. Moving to the beat: a review of mammalian sperm motility regulation. Reprod Fertil Dev, 2006, 18: 25-38.

32. DARSZON A, NISHIGAKI T, BELTRAN C, et al. Calcium channels in the development, maturation, and function of spermatozoa. Physiol Rev, 2011, 91: 1305-1355.

33. LINDEMANN CB, LESICH KA. Functional anatomy of the mammalian sperm flagellum. Cytoskeleton (Hoboken), 2016, 73: 652-669.

34. EDDY EM, TOSHIMORI K, O'BRIEN DA. Fibrous sheath of mammalian spermatozoa. Microsc Res Tech, 2003, 61: 103-115.

35. QI H, MORAN MM, NAVARRO B, et al. All four CatSper ion channel proteins are required for male fertility and sperm cell hyperactivated motility. Proc Natl Acad Sci U S A, 2007, 104 (4): 1219-1223.

36. AMARAL A, CASTILLO J, ESTANYOL JM, et al. Human sperm tail proteome suggests new endogenous metabolic pathways. Mol Cell Proteomics, 2013, 12 (2): 330-342.

37. DACHEUX JL, DACHEUX F. New insights into epididymal function in relation to sperm maturation. Reproduction, 2014, 147: R27-42.

38. YEUNG CH, COOPER TG, OBERPENNING F, et al. Changes in movement characteristics of human spermatozoa along the length of the epididymis. Biol Reprod, 1993, 49 (2): 274-280.

39. YEUNG CH, OBERLANDER G, COOPER TG. Characterization of the motility of maturing rat spermatozoa by computer-aided objective measurement. J Reprod Fertil, 1992, 96 (2): 427-441.

40. SOLER C, YEUNG CH, COOPER TG.

Development of sperm motility patterns in the murine epididymis. Int J Androl, 1994, 17 (5): 271-278.

41. HO HC, SUAREZ SS. Hyperactivation of mammalian spermatozoa: function and regulation. Reproduction, 2001, 122: 519-526.

42. PIOMBONI P, FOCARELLI R, STENDARDI A, et al. The role of mitochondria in energy production for human sperm motility. Int J Androl, 2012, 35: 109-124.

43. FORD WCL. Glycolysis and sperm motility: does a spoonful of sugar help the flagellum go round? Hum Reprod Update, 2006, 12 (3): 269-274.

44. MUKAI C, OKUNO M. Glycolysis plays a major role for adenosine triphosphate supplementation in mouse sperm flagellar movement. Biol Reprod, 2004, 71: 540-547.

45. WILLIAMS AC, FORD WC. The role of glucose in supporting motility and capacitation in human spermatozoa. J Androl, 2001, 22: 680-695.

46. HESS KC, JONES BH, MARQUEZ B, et al. The "soluble" adenylyl cyclase in sperm mediates multiple signaling events required for fertilization. Dev Cell, 2005, 9 (2): 249-259.

47. BUCK J, SINCLAIR M L, SCHAPAL L, et al. Cytosolic adenylyl cyclase defines a unique signaling molecule in mammals. Proc Natl Acad Sci U S A, 1999, 96: 79-84.

48. LITVIN TN, KAMENETSKY M, ZARIFYAN A, et al. Kinetic properties of "soluble" adenylyl cyclase-Synergism between calcium and bicarbonate. J Biol Chem, 2003, 278 (18): 15922-15926.

49. SUAREZ SS. Control of hyperactivation in sperm. Hum Reprod Update, 2008, 14: 647-657.

50. PEREIRA R, SAR, BARROS A, et al. Major regulatory mechanisms involved in sperm motility. Asian J Androl, 2017, 19: 5-14.

51. TASH JS, BRACHO GE. Regulation of sperm motility: emerging evidence for a major role for protein phosphatases. J Androl, 1994, 15: 505-509.

52. FELIX R. Molecular physiology and pathology of Ca2+-conducting channels in the plasma membrane of mammalian sperm. Reproduction, 2005, 129,: 251-262.

53. ZHOU CX, ZHANG YL, XIAO L, et al. An epididymis-specific beta-defensin is important for the initiation of sperm maturation. Nat Cell Biol, 2004, 6 (5): 458-464.

54. USSELMAN MC, CONE RA. Rat sperm are mechanically immobilized in the caudal epididymis by "immobilin," a high molecular weight glycoprotein. Biol Reprod, 1983, 29: 1241-1253.

55. JIMENEZ T, MCDERMOTT JP, SANCHEZ G, et al. Na, K-ATPase alpha 4 isoform is essential for sperm fertility. Proc Natl Acad Sci U S A, 2011, 108: 644-649.

56. ZHOU Y, WU F, ZHANG M, et al. EMC10 governs male fertility via maintaining sperm ion balance. J Mol Cell Biol, 2018.

57. ZENG XH, YANG C, KIM ST, et al. Deletion of the SlO$_3$ gene abolishes alkalization-activated K+ current in mouse spermatozoa. Proc Natl Acad Sci U S A, 2011, 108: 5879-5884.

58. WENNEMUTH G, CARLSON AE, HARPER AJ. et al. Bicarbonate actions on flagellar and Ca2+-channel responses: initial events in sperm activation. Development, 2003, 130: 1317-1326.

59. PUGA MOLINA LC, LUQUE GM, BALESTRINI PA, et al. Molecular Basis of Human Sperm Capacitation. Front Cell Dev Biol, 2018.

60. EISENBACH M, GIOJALAS LC. Sperm guidance in mammals-an unpaved road to the egg. Nat Rev Mol Cell Biol, 2006, 7: 276-285.

61. URNER F, SAKKAS D. Protein phosphorylation in mammalian spermatozoa. Reproduction, 2003, 125: 17-26.

62. CROSS NL. Role of cholesterol in sperm capacitation. Biol Reprod, 1998, 59: 7-11.

63. BAKER MA, HETHERINGTON L, ECROYD H, et al. Analysis of the mechanism by which calcium negatively regulates the tyrosine phosphorylation cascade associated with sperm capacitation. J Cell Sci, 2004, 117: 211-222.

64. MARIN-BRIGGILER CI, GONZALEZ-ECHEVERRÍA F, BUFFONE M, et al. Calcium requirements for human sperm function in vitro. Fertil Steril, 2003, 79: 1396-1403.

65. MISHRA AK, KUMAR A, SWAIN DK, et al. Insights into pH regulatory mechanisms in mediating spermatozoa functions. Vet World, 2018, 11 (6): 852-858.

66. STIVAL C, PUGA MOLINA LDEL C, PAUDEL B, et al. Sperm Capacitation and Acrosome Reaction in Mammalian Sperm. Adv Anat Embryol Cell Biol, 2016, 220: 93-106.

67. JELINSKY SA, TURNER TT, BANG HJ, et al. The rat epididymal transcriptome: comparison of segmental gene expression in the rat and mouse epididymides. Biol Reprod, 2007, 76 (4): 561-570.

68. JOHNSTON DS, JELINSKY SA, BANG HJ, et al. The mouse epididymal transcriptome: transcriptional profiling of segmental gene expression in the epididymis. Biol Reprod, 2005, 73 (3): 404-413.

69. DACHEUX JL, BELGHAZI M, LANSON Y, et al. Human epididymal secretome and proteome. Mol Cell Endocrinol, 2006, 250 (1-2): 36-42.

70. BELLEANNEE C, THIMON V, SULLIVAN R. Region-specific gene expression in the epididymis. Cell Tissue Res, 2012, 349 (3): 717-731.

71. DACHEUX JL, BELLEANNÉE C, GUYONNET B, et al. The contribution of proteomics to understanding epididymal maturation of mammalian spermatozoa. Syst Biol Reprod Med, 2012, 58 (4): 197-210.

72. CHAUVIN T, XIE F, LIU T, et al. A systematic analysis of a deep mouse epididymal sperm proteome. Biol Reprod, 2012, 87 (6): 141.

73. WANG G, GUO Y, ZHOU T, et al. In-depth proteomic analysis of the human sperm reveals complex protein compositions. J Proteomics, 2013, 79: 114-122.

74. ZHANG J, LIU Q, ZHANG W, et al. Comparative profiling of genes and miRNAs expressed in the newborn, young adult, and aged human epididymides. Acta Biochim Biophys Sin (Shanghai), 2010, 42 (2): 145-153.

75. BELLEANNEE C, CALVO E, CABALLERO J, et al. Epididymosomes Convey Different Repertoires of MicroRNAs Throughout the Bovine Epididymis. Biol Reprod, 2013, 89 (2): 30.

76. NIXON B. The MicroRNA Signature of Mouse Spermatozoa Is Substantially Modified During Epididymal Maturation. Biol Reprod, 2015, 93 (4): 91.

77. CHEN Q, YAN M, CAO Z, et al. Sperm tsRNAs contribute to intergenerational inheritance of an acquired metabolic disorder. Science, 2016, 351 (6271): 397-400.

78. SHARMA U, CONINE CC, SHEA JM, et al. Biogenesis and function of tRNA fragments during sperm maturation and fertilization in mammals. Science, 2016, 351 (6271): 391-396.

79. RODGERS AB, MORGAN CP, LEU NA, et al. Transgenerational epigenetic programming via sperm microRNA recapitulates effects of paternal stress. Proc Natl Acad Sci U S A, 2015, 112 (44): 13699-13704.

80. BAKER MA, LEWIS B, HETHERINGTON L, et al. Development of the signalling pathways associated with sperm capacitation during epididymal maturation. Mol Reprod Dev, 2003, 64 (4): 446-457.

81. HANSON MA, SKINNER MK. Devel-

opmental origins of epigenetic transgenerational inheritance. Environ Epigenet, 2016, 2 (1): dvw002.

82. RANDO OJ. Intergenerational Transfer of Epigenetic Information in Sperm. Cold Spring Harb Perspect Med, 2016, 6 (5): a022988.

83. JENKINS TG, ASTON KI, JAMES ER, et al. Sperm epigenetics in the study of male fertility, offspring health, and potential clinical applications. Syst Biol Reprod Med, 2017, 63 (2): 69-76.

84. GANNON JR, EMERY BR, JENKINS TG, et al. The sperm epigenome: implications for the embryo. Adv Exp Med Biol, 2014, 791: 53-66.

85. DAXINGER L, WHITELAW E. Understanding transgenerational epigenetic inheritance via the gametes in mammals. Nat Rev Genet, 2012, 13 (3): 153-162.

86. CARRELL DT. Epigenetics of the male gamete. Fertil Steril, 2012, 97: 267-274.

87. CARRELL DT, Hammou SS. The human sperm epigenome and its potential role in embryonic development. Mol Hum Reprod, 2010, 16: 37-47.

88. Rice JC, Allis CD. Histone methylation versus histone acetylation: new insights into epigenetic regulation. Curr Opin Cell Biol, 2001, 13: 263-273.

89. ROTH SY, DENU JM, ALLIS CD. Histone acetyltransferases. Annu Rev Biochem, 2001, 70: 81-120.

90. THIAGALINGAM S, CHENG KH, LEE HJ, et al. Histone deacetylases: Unique players in shaping the epigenetic histone code. Ann Ny Acad Sci, 2003, 983: 84-100.

91. BERNSTEIN BE, MEISSNER A, LANDER ES. The mammalian epigenome. Cell, 2007, 128: 669-681.

92. BRUNNER AM, NANNI P, MANSUY IM. Epigenetic marking of sperm by post-translational modification of histones and prot-

amines. Epigenet Chromatin, 2014.

93. CHAMPROUX A, COCQUET J, HENRY-BERGER J, et al. A Decade of Exploring the Mammalian Sperm Epigenome: Paternal Epigenetic and Transgenerational Inheritance. Front Cell Dev Biol, 2018.

94. SCHAGDARSURENGIN U, STEGER K. Epigenetics in male reproduction: effect of paternal diet on sperm quality and offspring health. Nat Rev Urol, 2016, 13 (10): 584-595.

95. CHEN T, LI E. Structure and function of eukaryotic DNA methyltransferases. Crit Rev Eukaryot Gene Expr, 2004, 14 (3): 147-169.

96. CUI X, JING X, WU X, et al. DNA methylation in spermatogenesis and male infertility. Exp Ther Med, 2016, 12: 1973-1979.

97. HARTMANN S, BERGMANN M, BOHLE RM, et al. Genetic imprinting during impaired spermatogenesis. Mol Hum Reprod, 2006, 12: 407-411.

98. LI JY, LEES-MURDOCK DJ, XU GL, et al. Timing of establishment of paternal methylation imprints in the mouse. Genomics, 2004, 84: 952-960.

99. MILLER D, OSTERMEIER GC, KRAWETZ SA. The controversy, potential and roles of spermatozoal RNA. Trends Mol Med, 2005, 11 (4): 156-163.

100. KRAWETZ SA, KRUGER A, LALANCETTE C, et al. A survey of small RNAs in human sperm. Hum Reprod, 2011, 26: 3401-3412.

101. YUAN S, SCHUSTER A, TANG C, et al. Sperm-borne miRNAs and endo-siRNAs are important for fertilization and preimplantation embryonic development. Development, 2016, 143: 635-647.

102. HOLOCH D, MOAZED D. RNA-mediated epigenetic regulation of gene expression. Nat Rev Genet, 2015, 16: 71-84.

103. CHENQ, YAN W, DUAN EK. Epigenetic inheritance of acquired traits through sperm

RNAs and sperm RNA modifications. Nat Rev Genet, 2016, 17: 733-743.

104. CHU C, YU L, WU B, et al. A sequence of 28S rRNA-derived small RNAs is enriched in mature sperm and various somatic tissues and possibly associates with inflammation. J Mol Cell Biol, 2017, 9: 256-259.

105. SULLIVAN R, SAEZ F. Epididymosomes, prostasomes, and liposomes: their roles in mammalian male reproductive physiology. Reproduction, 2013, 146: 21-35.

106. REILLY JN, MCLAUGHLIN EA, STANGER SJ, et al. Characterisation of mouse epididymosomes reveals a complex profile of microRNAs and a potential mechanism for modification of the sperm epigenome. Sci Rep, 2016, 6: 31794.

107. HUTCHEON K. MCLAUGHLIN EA, STANGER SJ, et al. Analysis of the small non-protein-coding RNA profile of mouse spermatozoa reveals specific enrichment of piRNAs within mature spermatozoa. Rna Biol, 2017, 14: 1776-1790.

108. SANTENARD A, ZIEGLER-BIRLING C, KOCH M, et al. Heterochromatin formation in the mouse embryo requires critical residues of the histone variant H3. 3. Nat Cell Biol, 2010, 12 (9): 853-862.

109. AKIYAMAT, SUZUKI O, MATSUDA J, et al. Dynamic replacement of histone H3 variants reprograms epigenetic marks in early mouse embryos. PLoS Genet, 2011, 7 (10): e1002279.

110. SHAMAN JA, YAMAUCHI Y, WARD WS. Function of the sperm nuclear matrix. Arch Androl, 2007, 53 (3): 135-140.

111. OSWALD J, ENGEMANN S, LANE N, et al. Active demethylation of the paternal genome in the mouse zygote. Curr Biol, 2000, 10 (8): 475-478.

112. SANTOS F, HENDRICH B, REIK W, et al. Dynamic reprogramming of DNA methylation in the early mouse embryo. Dev Biol, 2002, 241 (1): 172-182.

113. JODAR M, SELVARAJU S, SENDLER E, et al. The presence, role and clinical use of spermatozoal RNAs. Hum Reprod Update, 2013, 19 (6): 604-624.

114. LIU WM, PANG R., CHIU PC, et al. Sperm-borne microRNA-34c is required for the first cleavage division in mouse. Proc Natl Acad Sci U S A, 2012, 109 (2): 490-494.

115. HOLLIDAY R. The inheritance of epigenetic defects. Science, 1987, 163-170.

116. SCHAEFER S, NADEAU JH. The Genetics of Epigenetic Inheritance: Modes, Molecules, and Mechanisms. Q Rev Biol, 2015, 90: 381-415.

117. CARONE BR, FAUQUIER L, HABIB N, et al. Paternally Induced Transgenerational Environmental Reprogramming of Metabolic Gene Expression in Mammals. Cell, 2010, 143 (7): 1084-1096.

118. JIRTLE RL, Skinner MK. Environmental epigenomics and disease susceptibility. Nat Rev Genet, 2007, 8: 253-262.

119. ANWAY MD, LEATHERS C, SKINNER MK. Endocrine disruptor vinclozolin induced epigenetic transgenerational adult-onset disease. Endocrinology, 2006, 147: 5515-5523.

120. SKINNER MK, GUERRERO-BOSAGNA C, HAQUE MM. Environmentally induced epigenetic transgenerational inheritance of sperm epimutations promote genetic mutations. Epigenetics, 2015, 10 (8): 762-771.

121. HAYASHI Y, OTSUKA K, EBINA M, et al. Distinct requirements for energy metabolism in mouse primordial germ cells and their reprogramming to embryonic germ cells. Proc Natl Acad Sci U S A, 2017, 114: 8289-8294.

122. FANG F, ANGULO B, XIA N, et al. A pax5-oct4-prdm1 developmental switch specifies human primordial germ cells. Nat Cell Biol, 2018, 20: 655-665.

123. HILL PWS, LEITCH HG, REQUENA CE, et al. Epigenetic reprogramming enables the transition from primordial germ cell to gonocyte. Nature, 2018, 555: 392-396.

124. WRIGHTON KH. Reprogramming: Methylation patterns in primordial germ cells. Nat Rev Mol Cell Biol, 2018, 19: 278-279.

125. OTTE J, WRUCK W, ADJAYE J. New insights into human primordial germ cells and early embryonic development from single-cell analysis. FEBS Lett, 2017, 591: 2226-2240.

126. MOLYNEAUX K, WYLIE C. Primordial germ cell migration. Int J Dev Biol, 2004, 48: 537-544.

127. SZABO PE, HUBNER K, SCHOLER H, et al. Allele-specific expression of imprinted genes in mouse migratory primordial germ cells. Mech Dev, 2002, 115: 157-160.

128. REIK W, WALTER J. Genomic imprinting: Parental influence on the genome. Nat Rev Genet, 2001, 2: 21-32.

129. EGUIZABAL C, HERRERA L, DE ONATE L, et al. Characterization of the epigenetic changes during human gonadal primordial germ cells reprogramming. Stem cells, 2016, 34: 2418-2428.

130. JONES KT. Meiosis in oocytes: predisposition to aneuploidy and its increased incidence with age. Hum Reprod Update, 2008, 14 (2): 143-158.

131. WOJTASZ L, CLOUTIER JM, BAUMANN M, et al. Meiotic DNA double-strand breaks and chromosome asynapsis in mice are monitored by distinct HORMAD2-independent and-dependent mechanisms. Genes Dev, 2012, 26 (9): 958-973.

132. CONTI M, HSIEH M, ZAMAH AM, et al. Novel signaling mechanisms in the ovary during oocyte maturation and ovulation. Mol Cell Endocrinol, 2012, 356 (1-2): 65-73.

133. KOWSAR R, IRANSHAHI VN, SADEGHI N, et al. Urea influences amino acid turnover in bovine cumulus-oocyte complexes, cumulus cells and denuded oocytes, and affects in vitro fertilization outcome. Sci Rep, 2018, 8 (1): 12191.

134. MADDIREVULA S, COSKUN S, ALHASSAN S, et al. Female Infertility Caused by Mutations in the Oocyte-Specific Translational Repressor PATL2. Am J Hum Genet, 2017, 101 (4): 603-608.

135. GOSDEN R, LEE B. Portrait of an oocyte: our obscure origin. J Clin Invest, 2010, 120 (4): 973-983.

136. LI TY, COLLEY D, BARR KJ, et al. Rescue of oogenesis in Cx37-null mutant mice by oocyte-specific replacement with Cx43. J Cell Sci, 2007, 120 (Pt 23): 4117-4125.

137. CONTI M, FRANCIOSI F. Acquisition of oocyte competence to develop as an embryo: integrated nuclear and cytoplasmic events. Hum Reprod Update, 2018, 24 (3): 245-266.

138. RICHARD S, BALTZ JM. Prophase I arrest of mouse oocytes mediated by natriuretic peptide precursor C requires GJA1 (connexin-43) and GJA4 (connexin-37) gap junctions in the antral follicle and cumulus-oocyte complex. Biol Reprod, 2014, 90 (6): 137.

139. LEE M, AHN JI, LEE AR, et al. Adverse Effect of Superovulation Treatment on Maturation, Function and Ultrastructural Integrity of Murine Oocytes. Mol Cells, 2017, 40 (8): 558-566.

140. ADHIKARI D, ZHENG W, SHEN Y, et al. Cdk1, but not Cdk2, is the sole Cdk that is essential and sufficient to drive resumption of meiosis in mouse oocytes. Hum Mol Genet, 2012, 21 (11): 2476-2484.

141. ABE S, NAGASAKA K, HIRAYAMA Y, et al. The initial phase of chromosome condensation requires Cdk1-mediated phosphorylation

of the CAP-D3 subunit of condensin Ⅱ. Genes Dev, 2011, 25 (8): 863-874.

142. SANTIQUET NW, HERRICK JR, GIRALDO A, et al. Transporting cumulus complexes using novel meiotic arresting conditions permits maintenance of oocyte developmental competence. J Assist Reprod Genet, 2017, 34 (8): 1079-1086.

143. YAMADA M, ISAJI Y. Structural and functional changes linked to, and factors promoting, cytoplasmic maturation in mammalian oocytes. Reprod Med Biol, 2011, 10 (2): 69-79.

144. FIRMANI LD, ULIASZ TF, MEHLMANN LM. The switch from cAMP-independent to cAMP-dependent arrest of meiotic prophase is associated with coordinated GPR3 and CDK1 expression in mouse oocytes. Dev Biol, 2018, 434 (1): 196-205.

145. MEHLMANN LM, SAEKI Y, TANAKA S, et al. The Gs-linked receptor GPR3 maintains meiotic arrest in mammalian oocytes. Science, 2004, 306 (5703): 1947-1950.

146. FREUDZON L, NORRIS RP, HAND AR, et al. Regulation of meiotic prophase arrest in mouse oocytes by GPR3, a constitutive activator of the Gs G protein. J Cell Biol, 2005, 171 (2): 255-265.

147. DUCKWORTH BC, WEAVER JS, Ruderman JV. G2 arrest in Xenopus oocytes depends on phosphorylation of cdc25 by protein kinase A. Proc Natl Acad Sci U S A, 2002, 99 (26): 16794-16799.

148. PIRINO G, WESCOTT MP, Donovan PJ. Protein kinase A regulates resumption of meiosis by phosphorylation of Cdc25B in mammalian oocytes. Cell Cycle, 2009, 8 (4): 665-670.

149. NORRIS RP, RATZAN WJ, FREUDZON M, et al. Cyclic GMP from the surrounding somatic cells regulates cyclic AMP and meiosis in the mouse oocyte. Development, 2009, 136 (11): 1869-1878.

150. SHUHAIBAR LC, EGBERT JR, NORRIS RP, et al. Intercellular signaling via cyclic GMP diffusion through gap junctions restarts meiosis in mouse ovarian follicles. Proc Natl Acad Sci U S A, 2015, 112 (17): 5527-5532.

151. KAWAMURA K, CHENG Y, KAWAMURA N, et al. Pre-ovulatory LH/hCG surge decreases C-type natriuretic peptide secretion by ovarian granulosa cells to promote meiotic resumption of pre-ovulatory oocytes. Hum Reprod, 2011, 26 (11): 3094-3101.

152. EGBERT JR, SHUHAIBAR LC, EDMUND AB, et al. Dephosphorylation and inactivation of NPR2 guanylyl cyclase in granulosa cells contributes to the LH-induced decrease in cGMP that causes resumption of meiosis in rat oocytes. Development, 2014, 141 (18): 3594-3604.

153. LIU X, XIE F, ZAMAH AM, et al. Multiple pathways mediate luteinizing hormone regulation of cGMP signaling in the mouse ovarian follicle. Biol Reprod, 2014, 91 (1): 9.

154. FLYNN MP, MAIZELS ET, KARLSSON AB, et al. Luteinizing hormone receptor activation in ovarian granulosa cells promotes protein kinase A-dependent dephosphorylation of microtubule-associated protein 2D. Mol Endocrinol, 2008, 22 (7): 1695-1710.

155. EGBERT JR, YEE SP, JAFFE LA. Luteinizing hormone signaling phosphorylates and activates the cyclic GMP phosphodiesterase PDE5 in mouse ovarian follicles, contributing an additional component to the hormonally induced decrease in cyclic GMP that reinitiates meiosis. Dev Biol, 2018, 435 (1): 6-14.

156. ZAMAH AM, HSIEH M, CHEN J, et al. Human oocyte maturation is dependent on LH-stimulated accumulation of the epidermal growth factor-like growth factor, amphireg-

ulin. Hum Reprod, 2010, 25 (10): 2569-2578.

157. NORRIS RP, FREUDZON M, NIKOLAEV VO, et al. Epidermal growth factor receptor kinase activity is required for gap junction closure and for part of the decrease in ovarian follicle cGMP in response to LH. Reproduction, 2010, 140 (5): 655-662.

158. SAHU K, GUPTA A, SHARMA A, et al. Role of granulosa cell mitogen-activated protein kinase 3/1 in gonadotropin-mediated meiotic resumption from diplotene arrest of mammalian oocytes. Growth Factors, 2018.

159. LYGA S, VOLPE S, WERTHMANN RC, et al. Persistent cAMP Signaling by Internalized LH Receptors in Ovarian Follicles. Endocrinology, 2016, 157 (4): 1613-1621.

160. ARUR S. Signaling-Mediated Regulation of Meiotic Prophase I and Transition During Oogenesis. Results Probl Cell Differ, 2017, 59: 101-123.

161. REIZEL Y, ELBAZ J, DEKEL N. Sustained activity of the EGF receptor is an absolute requisite for LH-induced oocyte maturation and cumulus expansion. Mol Endocrinol, 2010, 24 (2): 402-411.

162. COLLADO-FERNANDEZ E, PICTON HM, DUMOLLARD R. Metabolism throughout follicle and oocyte development in mammals. Int J Dev Biol, 2012, 56 (10-12): 799-808.

163. SASKOVA A, SOLC P, BARAN V, et al. Aurora kinase A controls meiosis I progression in mouse oocytes. Cell Cycle, 2008, 7 (15): 2368-2376.

164. WANG F, YUAN R. Y, LI L, et al. Mitochondrial regulation of [Ca (2+)] i oscillations during cell cycle resumption of the second meiosis of oocyte. Cell Cycle, 2018.

165. ZHAO HC, DING T, REN Y, et al. Role of Sirt3 in mitochondrial biogenesis and developmental competence of human in vitro matured oocytes. Hum Reprod, 2016, 31 (3): 607-622.

166. BURNS KH, VIVEIROS MM, REN Y, et al. Roles of NPM2 in chromatin and nucleolar organization in oocytes and embryos. Science, 2003, 300 (5619): 633-636.

167. COTICCHIO G, DAL CANTO M, MIGNINI RENZINI M, et al. Oocyte maturation: gamete-somatic cells interactions, meiotic resumption, cytoskeletal dynamics and cytoplasmic reorganization. Hum Reprod Update, 2015, 21 (4): 427-454.

168. CHIARATTI MR, GARCIA BM, CARVALHO KF, et al. The role of mitochondria in the female germline: Implications to fertility and inheritance of mitochondrial diseases. Cell Biol Int, 2018, 42 (6): 711-724.

169. LIU X, MORENCY E, LI T, et al. Role for PADI6 in securing the mRNA-MSY2 complex to the oocyte cytoplasmic lattices. Cell Cycle, 2017, 16 (4): 360-366.

170. YURTTAS P, VITALE AM, FITZHENRY RJ, et al. Role for PADI6 and the cytoplasmic lattices in ribosomal storage in oocytes and translational control in the early mouse embryo. Development, 2008, 135 (15): 2627-2636.

171. EBNER T, MOSER M, SOMMERGRUBER M, et al. Selection based on morphological assessment of oocytes and embryos at different stages of preimplantation development: a review. Hum Reprod Update, 2003, 9 (3): 251-262.

172. HASHIMOTO S, MORIMOTO N, YAMANAKA M, et al. Quantitative and qualitative changes of mitochondria in human preimplantation embryos. J Assist Reprod Genet, 2017, 34 (5): 573-580.

173. VAN BLERKOM J. Mitochondrial function in the human oocyte and embryo and their role in developmental competence. Mitochondrion, 2011, 11 (5): 797-813.

174. VAN DEN BERG IM, Eleveld C, van der Hoeven M, et al. Defective deacetylation of histone 4 K12 in human oocytes is associated with advanced maternal age and chromosome misalignment. Hum Reprod, 2011, 26 (5): 1181-1190.

175. OLIVERI RS, KALISZ M, SCHJERLING CK, et al. Evaluation in mammalian oocytes of gene transcripts linked to epigenetic reprogramming. Reproduction, 2007, 134 (4): 549-558.

176. YU C, ZHANG YL, PAN WW, et al. CRL4 complex regulates mammalian oocyte survival and reprogramming by activation of TET proteins. Science, 2013, 342 (6165): 1518-1521.

177. YAMAGUCHI S, HONG K, LIU R, et al. Tet1 controls meiosis by regulating meiotic gene expression. Nature, 2012, 492 (7429): 443-447.

178. QIAN Y, TU J, TANG NL, et al. Dynamic changes of DNA epigenetic marks in mouse oocytes during natural and accelerated aging. Int J Biochem Cell Biol, 2015, 67: 121-127.

179. CHIA N, WANG L, LU X, et al. Hypothesis: environmental regulation of 5-hydroxymethylcytosine by oxidative stress. Epigenetics, 2011, 6 (7): 853-856.

180. CORTAZAR D, KUNZ C, SELFRIDGE J, et al. Embryonic lethal phenotype reveals a function of TDG in maintaining epigenetic stability. Nature, 2011, 470 (7334): 419-423.

181. MA JY, ZHAO K, OUYANG YC, et al. Exogenous thymine DNA glycosylase regulates epigenetic modifications and meiotic cell cycle progression of mouse oocytes. Mol Hum Reprod, 2015, 21 (2): 186-194.

182. YU XX, LIU YH, LIU XM, et al. Ascorbic acid induces global epigenetic reprogramming to promote meiotic maturation and developmental competence of porcine oocytes. Sci Rep, 2018, 8 (1): 6132.

183. XU K, CHEN X, YANG H, et al. Maternal Sall4 Is Indispensable for Epigenetic Maturation of Mouse Oocytes. J Biol Chem, 2017, 292 (5): 1798-1807.

184. HOFFMANN S, TOMASIK G, POLANSKI Z. DNA methylation, histone modifications and behaviour of AKAP95 during mouse oocyte growth and upon nuclear transfer of foreign chromatin into fully grown prophase oocytes. Folia Biol (Krakow), 2012, 60 (3-4): 163-170.

185. ZUCCOTTI M, GARAGNA S, MERICO V, et al. Chromatin organisation and nuclear architecture in growing mouse oocytes. Mol Cell Endocrinol, 2005, 234 (1-2): 11-17.

186. NILSSON E, ZHANG B, SKINNER MK. Gene bionetworks that regulate ovarian primordial follicle assembly. BMC Genomics, 2013, 14: 496

187. PEPLING ME. Follicular assembly: mechanisms of action. Reproduction, 2012, 143 (2): 139-149

188. SKINNER MK. Regulation of primordial follicle assembly and development. Hum Reprod Updat, 2005, 11 (5): 461-471.

189. SASSEVILLE M, RITTER LJ, NGUYEN TM, et al. Growth differentiation factor 9 signaling requires ERK1/2 activity in mouse granulosa and cumulus cells. J Cell Sci, 2010, 123: 3166-3176.

190. SUTHERLAND JM, KEIGHTLEY RA, NIXON B, et al. Suppressor of cytokine signaling 4 (SOCS4): Moderator of ovarian primordial follicle activation. J Cell Physiol, 2012, 227: 1188-1198.

191. REDDY P, LIU L, ADHIKARI D, et al. Oocyte-specific deletion of Pten causes premature activation of the primordial follicle pool. Science, 2008, 319: 611-613.

192. SUI XX, LUO LL, XU JJ, et al. Evidence that FOXO3a is involved in oocyte apoptosis in the neonatal rat ovary. Biochem Cell

Biol, 2010, 88: 621-628.

193. KUO FT, BENTSI-BARNES IK, BARLOW GM, et al. Mutant Forkhead L2 (FOXL2) Proteins Associated with Premature Ovarian Failure (POF) Dimerize with Wild-Type FOXL2, Leading to Altered Regulation of Genes Associated with Granulosa Cell Differentiation. Endocrinology, 2011, 152: 3917-3929.

194. RAJAREDDY S, REDDY P, DU C, et al. p27kip1 (cyclin-dependent kinase inhibitor 1B) controls ovarian development by suppressing follicle endowment and activation and promoting follicle atresia in mice. Mol Endocrinol, 2007, 21: 2189-2202.

195. BAERWALD AR, ADAMS GP, PIERSON RA. Ovarian antral folliculogenesis during the human menstrual cycle: a review. Hum Reprod Update, 2012, 18 (1): 73-91

196. LIU C, PENG J, MATZUK MM, et al. Lineage specification of ovarian theca cells requires multicellular interactions via oocyte and granulosa cells. Nat Commun, 2015, 6: 6934.

197. OKTEM O, URMAN B. Understanding follicle growth in vivo. Hum Reprod, 2010, 25 (12): 2944-2954

198. JUENGEL JL, MCNATTY KP. The role of proteins of the transforming growth factor-beta superfamily in the intraovarian regulation of follicular development. Hum Reprod Update, 2005, 11 (2): 143-160.

199. GILCHRIST RB, LANE M, THOMPSON JG. Oocyte-secreted factors: regulators of cumulus cell function and oocyte quality. Hum Reprod Update, 2008, 14 (2): 159-177

200. BASHIR ST, BAERWALD AR, GASTAL MO, et al. Follicle growth and endocrine dynamics in women with spontaneous luteinized unruptured follicles versus ovulation. Hum Reprod, 2018, 33 (6): 1130-1140

201. BAERWALD AR, ADAMS GP, PIERSON RA. Characterization of Ovarian Follic-

ular Wave Dynamics in Women. Biol Reprod, 2003, 69 (3): 1023-1031.

202. ALLEGRUCCI C, THURSTON A, LUCAS E, et al. Epigenetics and the germline. Reproduction, 2005, 129: 137-149.

203. KAGEYAMA S, LIU HL, KANEKO N, et al. Alterations in epigenetic modifications during oocyte growth in mice. Reproduction, 2007, 133: 85-94.

204. HIURA H, OBATA Y, KOMIYAMA J, et al. Oocyte growth-dependent progression of maternal imprinting in mice. Genes Cells, 2006, 11: 353-361.

205. LUENSE LJ, CARLETTI MZ, CHRISTENSON LK. Role of Dicer in female fertility. Trends in endocrinology and metabolism: TEM, 2009, 20: 265-272.

206. HONG XM, LUENSE LJ, MCGINNIS LK, et al. Dicer1 Is Essential for Female Fertility and Normal Development of the Female Reproductive System. Endocrinology, 2008, 149: 6207-6012.

207. LEI L, JIN S, GONZALEZ G, et al. The regulatory role of Dicer in folliculogenesis in mice. Mol Cell Endocrinol, 2010, 315: 63-73.

208. PRATHER RS, ROSS JW, ISOM SC, et al. Transcriptional, post-transcriptional and epigenetic control of porcine oocyte maturation and embryogenesis. Soc Reprod Fertil Suppl, 2009, 66: 165-176.

209. MATTSON BA. ALBERTINI DF. Oogenesis: chromatin and microtubule dynamics during meiotic prophase. Mol Reprod Dev. 1990, 25 (4): 374-383.

210. TAN JH, WANG HL, SUN XS. et al. Chromatin configurations in the germinal vesicle of mammalian oocytes. Mol Hum Reprod, 2009, 15: 1-9.

211. DE LA FUENTE R, VIVEIROS MM, BURNS KH, et al. Major chromatin remodeling in the germinal vesicle (GV) of

mammalian oocytes is dispensable for global transcriptional silencing but required forcentromeric heterochromatin function. Dev Biol, 2004, 275: 447-458.

212. ANDREU-VIEYRA CV, CHEN R, AGNO JE, GLASER S, et al. MLL2 is required in oocytes for bulk histone 3 lysine 4 trimethylationand transcriptional silencing. PLoS Biol, 2010, 8, pii: e1000453.

213. BURNS KH, VIVEIROS MM, REN Y, et al. Roles of NPM2 in chromatin and nucleolar organization in oocytes and embryos. Science, 2003, 300: 633-636.

214. INOUE A, NAKAJIMA R, NAGATA M, et al. Contribution of the oocyte nucleusand cytoplasm to the determination of meiotic and developmental competence in mice. Hum Reprod, 2008, 23: 1377-1184.

215. MESSERSCHMIDT DM, KNOWLES BB, SOLTER D. DNA methylation dynamicsduring epigenetic reprogramming in the germline and preimplantation embryos. Genes Dev, 2014, 28: 812-828.

216. LEE HJ, HORE TA, REIK W. Reprogramming the methylome: erasing memoryand creating diversity. Cell Stem Cell, 2014, 14: 710-719.

217. GUIBERT S, FORNE T, WEBER M. Global profiling of DNA methylation erasure in mouse primordial germ cells. Genome Res, 2012, 22: 633-641.

218. POPP C, DEAN W, FENG S, et al. Genome-wide erasure of DNA methylation in mouse primordial germ cellsis affected by AID deficiency. Nature, 2010, 463: 1101-1105.

219. SEISENBERGER S, ANDREWS S, KRUEGER F, et al. The dynamics of genome-wide DNA methylation reprogramming in mouseprimordial germ cells. Mol Cell, 2012, 48: 849-862.

220. HACKETT JA, SENGUPTA R, ZYLICZ JJ, et al. Germline DNA demethylation dynamics and imprint erasure through 5-hydroxymethylcytosine. Science, 2013, 339: 448-452.

221. VINCENT JJ, HUANG Y, CHEN PY, et al. Stage-specific roles for tet1 and tet2 in DNA demethylation in primordial germ cells. Cell Stem Cell, 2013, 12: 470-478.

222. YAMAGUCHI S, SHEN L, LIU Y, et al. Role of Tet1 in erasure of genomic imprinting. Nature, 2013, 504: 460-464.

223. LI Y, SASAKI H. Genomic imprinting in mammals: its life cycle, molecular mechanisms and reprogramming. Cell Res, 2011, 21: 466-473.

224. LUCIFERO D, MANN MR, BARTOLOMEI MS, et al. Gene-specific timing and epigenetic memory in oocyte imprinting. Hum Mol Genet, 2004, 13: 839-849.

225. SMALLWOOD SA, TOMIZAWA S, KRUEGER F, et al. Dynamic CpG island methylation landscape in oocytes and preimplantation embryos. Nat Genet, 2011, 43: 811-814.

226. KOBAYASHI H, SAKURAI T, IMAI M, et al. Contribution of intragenic DNA methylation in mouse gametic DNAmethylomes to establish oocyte-specific heritable marks. PLoS Genet, 2012, 8: e1002440.

227. TOMIZAWA S, KOBAYASHI H, WATANABE T, et al. Dynamic stage-specific changes in imprinted differentially methylated regions during early mammalian development and prevalence of non-CpG methylation in oocytes. Development, 2011, 138: 811-820.

228. SHIRANE K, TOH H, KOBAYASHI H, et al. Mouse oocyte methylomes at base resolution reveal genome-wide accumulation of non-CpG methylation and role of DNA methyltransferases. PLoS Genet, 2013, 9: e1003439.

229. KIDDER GM, VANDERHYDEN BC. Bidirectional communication between oocytes

and follicle cells: ensuring oocyte developmental competence. Can J Physiol Pharmacol, 2010, 88: 399-413.

230. SMITH EY, FUTTNER CR, CHAMBERLAIN SJ, et al. Transcription is required to establish maternal imprinting at the Prader-Willi syndrome and Angelman syndrome locus. PLoS Genet, 2011, 7: e1002422

231. KANEDA M, OKANO M, HATA K, et al. Essential role for de novo DNA methyltransferase Dnmt3a in paternal and maternal imprinting. Nature, 2004, 429: 900-903.

232. HATA K, OKANO M, LEI H, et al. Dnmt3L cooperates with the Dnmt3 family of de novo DNA methyltransferases to establish maternal imprints in mice. Development, 2002, 129: 1983-1993.

233. IZZO A, KAMIENIARZ K, SCHNEIDER R. The histone H1 family: specific members, specific functions? Biol Chem, 2008, 389: 333-343.

234. ROUTH A, SANDIN S, RHODES D. Nucleosome repeat length and linker histone stoichiometry determine chromatin fiber structure. Proc Natl Acad Sci USA, 2008, 105: 8872-8877.

235. GU L, WANG Q, SUN QY. Histone modifications during mammalian oocyte maturation: dynamics, regulation and functions. Cell Cycle, 2010, 9: 1942-1950.

236. ZUCCOTTI M, MERICO V, CECCONI S, et al. What does it take to make a developmentally competent mammalian egg? Hum Reprod Update, 2011, 17: 525-540.

237. PAYNTON BV, REMPEL R, BACHVAROVA R. Changes in state of adenylation and time course of degradation of maternal mRNAs during oocyte maturation and early embryonic development in the mouse. Dev Biol, 1988, 129: 304-314.

238. SIOMI MC, SATO K, PEZIC D, et al. PIWI-interacting small RNAs: the vanguard of genome defence. Nat Rev Mol Cell Biol, 2011, 12: 246-258.

239. COOK MS, BLELLOCH R. Small RNAs in germline development. Curr Top DevBiol, 2013, 102: 159-205.

240. KURAMOCHI-MIYAGAWA S, WATANABE T, GOTOH K, et al. DNA methylation of retrotransposon genes is regulated by Piwi familymembers MILI and MIWI2 in murine fetal testes. Genes Dev, 2008, 22: 908-917.

241. CARMELL MA, GIRARD A, VAN DE KANT HJ, et al. MIWI2 is essential for spermatogenesis and repression of transposonsin the mouse male germline. Dev Cell, 2007, 12: 503-514.

242. MURCHISON EP, STEIN P, XUAN Z, et al. Critical roles for Dicer in the female germline. Genes Dev, 2007, 21: 682-693.

243. TANG F, KANEDA M, O'CARROLL D, et al. Maternal microRNAs are essential for mouse zygotic development. Genes Dev, 2007, 21: 644-648.

244. STEIN P, ROZHKOV NV, LI F, et al. Essential Role for endogenous siRNAs during meiosis in mouse oocytes. PLoS Genet, 2015, 11: e1005013.

245. KANEDA M, TANG F, O'CARROLL D, et al. Essential role for Argonaute2 protein in mouse oogenesis. Epigenet Chrom, 2009, 2: 9.

246. SUH N, BAEHNER L, MOLTZAHN F, et al. MicroRNA function is globally suppressed in mouse oocytes and early embryos. Curr Biol, 2010, 20: 271-277.

247. YUAN S, ORTOGERO N, WU Q, et al. Murine follicular development requires oocyte DICER, but not DROSHA. Biol Reprod, 2014, 91: 39.

248. MA J, FLEMR M, STEIN P, et al. MicroRNA activity is suppressed in mouse oocytes. Curr Biol, 2010, 20: 265-270.

249. FLEMR M, MALIK R, FRANKE V, et

al. Aretrotransposon-driven dicer isoform directs endogenous small interferingRNA production in mouse oocytes. Cell, 2013, 155: 807-816.

250. MORGAN HD, SUTHERLAND HG, MARTIN DI, et al. Epigenetic inheritance at the agouti locus in the mouse. Nat Genet, 1999, 23 (3): 314-318.

251. GU TP, GUO F, YANG H, et al. The role of Tet3 DNA dioxygenase in epigenetic reprogramming by oocytes. Nature, 2011, 477 (7366): 606-610.

252. ZENK F, LOESER E, SCHIAVO R, et al. Germ line-inherited H3K27me3 restricts enhancer function during maternal-to-zygotic transition. Science, 2017, 357 (6347): 212-216.

253. LIU X, WANG C, LIU W, et al. Distinct features of H3K4me3 and H3K27me3 chromatin domains in pre-implantation embryos. Nature, 2016, 537 (7621): 558-562.

254. CARDOZO ER, KARMON AE, GOLD J, et al. Reproductive outcomes in oocyte donation cycles are associated with donor BMI. Hum Reprod, 2016, 31 (2): 385-392.

255. JUNGHEIM ES, SCHOELLER EL, MARQUARD KL, et al. Diet-induced obesity model: abnormal oocytes and persistent growth abnormalities in the offspring. Endocrinology, 2010, 151 (8): 4039-4046.

256. HUYPENS P, SASS S, WU M, et al. Epigenetic germline inheritance of diet-induced obesity and insulin resistance. Nat Genet, 2016, 48 (5): 497-499.

257. HAN L, REN C, LI L, et al. Embryonic defects induced by maternal obesity in mice derive from Stella insufficiency in oocytes. Nat Genet, 2018, 50 (3): 432-442.

258. HOU YJ, ZHU C. C, DUAN X, et al. Both diet and gene mutation induced obesity affect oocyte quality in mice. Sci Rep, 2016, 6: 18858.

259. ZHANG L, HAN L, MA R, et al. Sirt3 prevents maternal obesity-associated oxidative stress and meiotic defects in mouse oocytes. Cell Cycle, 2015, 14 (18): 2959-2968.

260. WU LL, RUSSELL DL, WONG SL, et al. Mitochondrial dysfunction in oocytes of obese mothers: transmission to offspring and reversal by pharmacological endoplasmic reticulum stress inhibitors. Development, 2015, 142 (4): 681-691.

261. WATKINS AJ, WILKINS A, CUNNINGHAM C, et al. Low protein diet fed exclusively during mouse oocyte maturation leads to behavioural and cardiovascular abnormalities in offspring. J Physiol, 2008, 586 (8): 2231-2244.

262. GE ZJ, LIANG XW, GUO L, et al. Maternal diabetes causes alterations of DNA methylation statuses of some imprinted genes in murine oocytes. Biol Reprod, 2013, 88 (5): 117.

263. WANG Q, TANG SB, SONG XB, et al. High-glucose concentrations change DNA methylation levels in human IVM oocytes. Hum Reprod, 2018, 33 (3): 474-481.

264. TIAN S, LIN XH, XIONG YM, et al. Prevalence of Prediabetes Risk in Offspring Born to Mothers with Hyperandrogenism. EBioMedicine, 2017, 16: 275-283.

265. MARSHALL KL, RIVERA RM. The effects of superovulation and reproductive aging on the epigenome of the oocyte and embryo. Mol Reprod Dev, 2018, 85 (2): 90-105.

266. KUHTZ J, ROMERO S, DE VOS M, et al. Human in vitro oocyte maturation is not associated with increased imprinting error rates at LIT1, SNRPN, PEG3 and GTL2. Hum Reprod, 2014, 29 (9): 1995-2005.

267. PLIUSHCH G, SCHNEIDER E, SCHNEIDER T, et al. In vitro maturation of oocytes is not associated with altered deoxyribonucleic acid methylation patterns in children from in vitro fertilization or intracytoplasmic sperm injection. Fertil Steril, 2015, 103 (3): 720-727.

268. TAN YJ, ZHANG XY, DING GL, et al. Aquaporin7 plays a crucial role in tolerance to hyperosmotic stress and in the survival of oocytes during cryopreservation. Sci Rep, 2015, 5: 17741.

269. CHEN H, ZHANG L, DENG T, et al. Effects of oocyte vitrification on epigenetic status in early bovine embryos. Theriogenology, 2016, 86 (3): 868-878.

# 第三章

## 受精、卵裂、着床生理／病理和胚胎源性疾病概论

3 CHAPTER

受精、卵裂期胚胎发育及胚胎着床是有性生殖个体发育的重要起点和前期阶段。精卵受精后到胚胎植入前是胚胎发育的关键时期,在此过程中,受精后胚胎会经历表观遗传修饰重编程,基因顺序表达。受精是两组特异基因整合入单个细胞的过程。在此期间基因组的整合即重编程使日后胚胎的发育成为可能,在受精的瞬间,父源基因组解聚,其中的鱼精蛋白被组蛋白所代替。胚胎的早期卵裂过程,变异型组蛋白的分布及组蛋白修饰也会发生改变。大多数的基因组在桑葚胚阶段已经完成去甲基化,继而又在种植期间重新甲基化。如果在此关键时期,胚胎遭遇不良环境因素刺激,会出现胚胎发育速度异常甚至停滞等现象。而表观遗传修饰作为可逆性的一种修饰,易作出相应改变,进而影响胚胎发育,在胚胎源性疾病的发生中发挥重要作用。随着辅助生殖技术的应用,配子和胚胎在受精和早期胚胎发育过程中暴露于体外培养及体外操作的研究越来越多,研究结果提示,配子和胚胎在辅助生殖过程中对培养体系及操作中有害因子产生的继发反应,有可能会使它们易于产生器官功能及结构方面的永久损伤,从而导致了随后成人慢性疾病的发生。

## 第一节 受精和胚胎源性疾病

### 一、受精的生理过程

受精是单倍体的精子与卵子相互结合和融合而形成双倍体合子的过程,是有性生殖个体发育的起点。它一方面保证了双亲的遗传作用,另一方面恢复了染色体双倍体数目。同时受精激活卵细胞质,促使胚胎发育,并把个体生长发育过程中产生的变异通过生殖细胞遗传下去,保证了物种的多样性,在生物进化上具有重要意义。

精子和卵子各自为胚胎贡献了 50% 的染色体基因,但精子和卵子的其他贡献各有不同:精子为受精卵贡献了中心粒;卵子提供了在胚胎早期发育所需要的各种代谢物质和线粒体。卵子排出后进入输卵管,在输卵管壶腹等待受精。受精起始于精卵识别,以原核形成为完成标志,大约历时 9 小时。受精过程涉及精子和卵子的识别、精子的顶体反应、精卵结合、原核形成等过程。

### (一)精子穿透和顶体反应

卵丘由卵母细胞、颗粒细胞及其间质如黏多糖组成。精子必须穿过颗粒细胞、透明带等障碍才能和卵母细胞接触。这个过程依赖于精子的顶体反应(acrosome reaction,AR)。顶体反应是精子穿过透明带、精子质膜与卵质膜融合的前提。因此顶体反应是精子的重要功能之一,若精子在与透明带结合前发生自发性AR,精子就会失去受精功能。

顶体反应是活化的精子释放蛋白酶分解卵母细胞的外围结构,使精子穿透的活动。排出的精子进入生殖道后,经过获能和顶体反应才能与卵母细胞结合。精子顶体含有丰富的水解酶,最主要的是顶体酶,此外包括蛋白酶、磷脂酶、糖苷键酶和很多种糖蛋白及碳水化合物。当精子与卵子相遇发生顶体反应时,顶体酶释放并活化,溶解卵子外围的放射冠和透明带,为精卵结合提供条件。顶体酶活性降低会影响卵丘的分解及对透明带的穿透。因此顶体酶活性是一项有价值的判断生育力的指标。顶体反应中,精子质膜与顶体外膜融合形成分散的通道,使顶体内复合酶得以释放,暴露顶体内膜。有研究发现,AR 发生的主要部位是卵丘颗粒细胞间隙和透明带,通常是在卵丘间隙中启动,当精子穿入透明带时,顶体反应发生的速度加快。使卵子受精的精子,很可能是在卵丘细胞间隙发生顶体反应的精子。其次精子自身的活力和运动对精子穿透透明带具有重要意义。

除了精子的自身功能外,卵母细胞周围的颗粒细胞及其间质也可以影响到精子穿透卵丘的能力。卵母细胞旁分泌的因子,以及对甾体激素的分泌和调节,同样影响精子穿透能力。异常的卵母细胞其颗粒细胞发育不良,可减弱精子的顶体反应。

### (二) 精子与卵透明带识别和结合

受精涉及精卵之间多步骤、多成分的相互作用。受精发生前,精子穿过卵丘细胞后,先与卵子周围的透明带(zona pellucida,ZP)识别和结合,卵子被透明带以及云雾状的卵丘细胞包围,精子需要穿过这些屏障才能与卵子结合;同时,这些屏障起到一个选择作用,阻止那些没有获能的精子或者已经完成顶体反应的精子进入,而使那些已获能的具有顶体反应的精子穿透,完成最后的受精。卵丘细胞也可能释放一些精子的化学诱导剂。将精子暴露在卵丘细胞或类似卵丘细胞的培养基中时,可以增加精子的运动持续时间、前向运动速度及鞭毛鞭打力量。

当精子穿过卵丘细胞后,将遇到最后的屏障——透明带。透明带主要由三种糖蛋白组成,包括 ZP1、ZP2 和 ZP3。精子与透明带的结合是一种类似受体与配体的结合,ZP3 作为主要的精子受体可以诱导顶体反应,但何种分

子参与这一过程尚不十分明确。为了进入透明带接触卵子的细胞膜,贴敷于透明带表面的精子开始发生顶体反应,溶解透明带并慢慢进入。精子与透明带的结合具有高度的物种特异性,因此产生了严格的物种隔离。

### (三) 精子与卵胞膜结合和融和

精子穿过透明带后立即与卵子结合,并开始与卵膜融合。这种结合发生于精子头部(主要是顶体后部)。其分子机制目前不完全清楚。利用电子显微镜观察发现,穿过透明带的精子都是发生过顶体反应的精子,且只有发生过顶体反应的精子才能与卵子融合,提示精子促进融合的物质只有在顶体反应发生以后才能暴露。研究发现,许多精子抗原蛋白,如 MN9、CD46 及 Izumo,只有在顶体反应发生以后才能暴露并与其抗体结合。因此,这些蛋白可能就是精子卵子融合的关键因子。卵子表面也存在一些蛋白是精子与卵子结合所必需的,例如跨膜蛋白 CD9。表 3-1 展示了部分与受精相关的基因。

### (四) 卵子激活

受精之前,卵子静止于第二次减数分裂中期。处于静止的卵子受精后,需要完成一系列的"事件"才能继续发育为胚胎,这些事件统称为卵子激活(oocyte activation)。主要包括:①皮质颗粒释放改变透明带及卵子胞质膜结构从而防止多精受精;②减数分裂的完成;③卵子代谢重新开始,mRNA 与核糖体结合开始翻译产生蛋白;④ DNA 开始复制,雌雄原核形成。

### (五) 精子核去浓缩及雄原核形成

精子卵子融合后,精子头部进入卵子细胞质。精子细胞核膜消失,高度浓缩的精子染色质迅速松散,这一过程称为精子核去浓缩(sperm nuclei decondensation)。在脊椎动物

中,精子的其他成分例如精子线粒体,在胚胎中逐渐被降解。随后,来自精子及卵子的染色质被分别包裹在新的核膜中,形成雌雄原核。

每个原核包含一组单倍体基因。雌雄原核最终融合,两组单倍体基因形成染色体,重建成二倍体受精卵。

表 3-1　小鼠中敲除后发现与受精相关的基因

| 基因名 | 预期作用 | 繁殖力 | 敲除小鼠中观察到的受精障碍机制 | 参考文献（PMID） |
|---|---|---|---|---|
| *Ace* | 血压控制 | 雄性,不育 | 透明带结合减少,输卵管迁移缺陷 | 9482924 |
| *Acr* | 透明带结合,透明带穿透 | 雄性,延迟受精 | 顶体反应延迟 | 9553106 |
| *Adam1a* | 生精功能 | 雄性,不育 | 透明带结合减少,输卵管迁移缺陷 | 15194697 |
| *Adam2* | 精子卵子融合 | 雄性,不育 | 透明带结合减少,输卵管迁移缺陷 | 9743500 |
| *Adam3* | 精卵相互作用 | 雄性,不育 | 透明带结合减少,输卵管迁移缺陷 | 19339711 |
| *Ambp* | 透明质酸结合 | 雌性,生育力低 | 排卵减少及由于透明带缺如引起受精率低 | 11145954 |
| *B4galt1* | 透明带结合 | 雄性,可育 | 在与 ZP3 蛋白相互作用时顶体反应降低 | 9374408 |
| *Bmp15* | 卵丘扩张及排卵 | 雌性,生育力低 | 排卵障碍及卵丘复合物不完整 | 11376106 |
| *Catsper1* | 精子获能 | 雄性,不育 | 精子活动力严重下降,缺少钙离子流入 | 17227845 |
| *Cd9* | 参与多种细胞的迁移与黏附 | 雌性,不孕 | 精卵结合异常 | 10634790 |
| *Cd46* | 精卵相互作用 | 雄性,加快受精 | 增加顶体反应 | 12640142 |
| *Cd81* | 参与多种细胞的迁移与黏附 | 雌性,受精能力下降 | 减少精卵结合 | 16380109 |
| *Clgn* | 生精功能 | 雄性不育 | 透明带结合减少,输卵管迁移缺陷 | 9177349 |
| *Cplx1* | 与 SNARE 复合物结合及调节神经元胞外分泌 | 雄性及雌性,可育 | 溶解透明带的顶体反应下降 | 17692307 |
| *Crisp1* | 精卵相互作用 | 雄性及雌性,可育 | 减少精卵融合 | 18571638 |
| *Dkkl1* | 胎盘发育 | 雄性及雌性,可育 | 体外透明带结合减少 | 19596312 |
| *Gdf9* | 卵丘扩张及排卵 | 雌性,生育力低 | 排卵障碍及卵丘复合物不完整 | 8849725 |
| *Inpp5b* | 水解脂质基质 | 雄性,生育力低 | 精子活动力下降,Adam2 加工缺陷 | 11784089 |
| *Izumo1* | 精卵融合 | 雄性,不育 | 精卵融合失败 | 15759005 |
| *Mfge8* | 透明带结合 | 雄性及雌性,可育 | 体外透明带结合减少 | 12941270 |
| *Mgat1* | 合成 N-glycans | 雄性及雌性,可育 | 透明带薄,但可以受精 | 15509794 |
| *Napa* | 膜融合及胞外分泌 | 雄性,不育 | 顶体反应减少 | 19305511 |
| *Pcsk4* | 钙离子依赖的丝氨酸蛋白酶家族 | 雄性,生育力低 | 获能、顶体反应及卵子结合能力下降 | 16371590 |
| *Pgap1* | 从肌醇上去除棕榈酸盐 | 雄性,不育 | 透明带结合减少,输卵管迁移缺陷 | 17711852 |
| *Piga* | GPI 锚定合成酶 | 雌性,不孕 | 精卵融合失败 | 12692150 |

续表

| 基因名 | 预期作用 | 繁殖力 | 敲除小鼠中观察到的受精障碍机制 | 参考文献（PMID） |
|---|---|---|---|---|
| Plcd4 | 水解磷脂酰肌醇 -4-5- 二磷酸 | 雄性, 生育力低 | 溶解透明带的顶体反应下降 | 11340203 |
| Press21 | 丝氨酸蛋白酶 | 雄性及雌性, 可育 | 透明带结合, 透明带诱导顶体反应及精卵融合下降, 但可以被宫腔液暴露所挽救 | 18754795 |
| Ptger2 | 前列腺素 E₂ 受体 | 雌性, 受精下降 | 受精减少, 卵丘扩张异常 | 18794532 |
| Ptgs2 | 调节前列腺素生成 | 雌性, 不孕 | 排卵数减少, 受精失败 | 9346237 |
| Ptx3 | 早期卵泡生成因子受 Gdf9 调节 | 雌性, 生育力低 | 卵丘复合物不完整 | 12040004 |
| Tnfip6 | 早期卵泡生成因子受 Gdf9 调节 | 雌性, 不育 | 卵丘复合物扩张失败 | 12668637 |
| Tssk6 | 生精功能 | 雄性, 不育 | 精子形态异常, Izumo1 位置异常导致精卵融合异常 | 19596796 |
| Zp1 | 透明带形成 | 雌性, 受精减少 | 透明带异常, 受精缺陷 | 10433913 |
| Zp2 | 透明带形成 | 雌性, 受精严重减少 | 卵子易退化, 发育能力缺陷 | 11245577 |
| Zp3 | 透明带形成, 精子结合 | 雌性, 受精严重减少 | 透明带缺如 | 8643592 |
| Zpbp | 透明带结合 | 雄性, 不育 | 圆头精子症 | 17664285 |

### （六）卵子皮质反应和多精受精的阻止

精子与卵子结合后, 将一些可溶性的细胞因子带入了卵子中, 如磷脂酶 C。这些因子引起卵子剧烈的生理改变, 如细胞内 Ca²⁺ 浓度增加及卵膜去极化, 这些变化促进了卵子皮质颗粒的释放。卵子质膜下层（也称为卵子皮层）的分泌小泡（皮质颗粒, cortical granules）与卵子质膜融合, 将其内容物释放到卵周间隙, 称为皮质反应（cortical reaction）。释放后的皮质颗粒物质使卵膜及卵周物质发生改变, 从而阻止其他精子进入而产生多精受精。皮质颗粒内含的所有物质仍然不是十分清楚, 目前已知包括多种蛋白酶、过氧化氢酶、结构蛋白及黏多糖。在哺乳动物中, 皮质颗粒蛋白酶与透明带蛋白发生反应后将改变透明带结构, 使 ZP2 和 ZP3 蛋白截短为 ZP2f 及 ZP3f 蛋白, 引发透明带反应, 使透明带硬化阻止其他精子进入。

哺乳动物皮质颗粒形成于早期卵细胞发育过程中, 大小约为 0.2~0.6μm, 在卵子 GV 期到 M Ⅱ 期之间向卵膜迁移, 在卵子成熟后锚定于卵子皮层。皮质颗粒主要由高尔基体产生, 是雌性配子的特殊细胞器, 并且释放后不会再生。研究发现, 卵子发生皮质颗粒释放障碍主要是由于卵子中钙调蛋白依赖激酶 Ⅱ 的活性下降及相关的 MAPK 蛋白活性的改变。同时, 多种蛋白参与了皮质颗粒在卵子皮层的锚定, 包括 SNARE23、VAMP-1 及 Syntaxin-2。研究显示这三种蛋白形成的三聚体复合物作用于皮质颗粒, 使其锚定并更加稳定。卵子受精后, 随着 Ca²⁺ 浓度改变相关分子信号及细胞骨架的重排, 三聚体复合物结构发生改变从而解除了皮质颗粒的锚定。

## 二、受精期异常与胚胎源性疾病

受精及胚胎期处于表观遗传重编程和细胞快速分化及器官形成期，是环境干扰致病的最敏感阶段。不良遗传背景、环境理化因素、宫内营养状态等都可能干扰配子发生和早期胚胎发育以及胎儿从而影响子代远期健康，辅助生殖技术中各项操作也可能对配子及早期胚胎产生不利影响。因此，从配子发生到受精形成胚胎这些个体早期生命发育编程的关键时期，任何不良环境暴露都可能引发子代出生后不良健康状态。该不良健康状态既可表现为新生儿发育迟缓和出生缺陷，又可表现为儿童和成人期糖尿病、心血管病等慢性疾病，甚至可能影响生育及出现隔代不良遗传风险。

### （一）父母双方不良因素对受精的影响

1. 男性肥胖对受精的影响　Bakos 及其同事在食物诱导肥胖的小鼠模型中，研究了精子获能、顶体反应、精子与卵子结合，以及受精的能力。实验组相较于对照组来说，活动精子比例明显下降，细胞内活性氧含量显著提升，精子 DNA 损伤明显上升。此外，与对照组相比，实验组未获能的精子比例明显降低，每个卵子上结合的精子数量明显降低，这也进一步导致实验组的受精率偏低。表明肥胖可能会导致氧化应激和 DNA 损伤的增加进而降低受精能力，也表明氧化应激可能是精子中 DNA 损伤的重要原因，也揭示了两者与不良生殖结局之间可能存在的联系。

2014 年，Samavat 等的一项前瞻性研究纳入了 23 位肥胖患者和 25 位对应年龄的正常人，结果表明两者的总睾酮、游离睾酮、雌激素、糖化血红素、高密度脂蛋白均有显著差异；精液常规分析显示，不动精子比例和射精量有显著差别，自发顶体反应增强，导致孕酮诱导的顶体反应减弱。年龄校准的多变量分析表明，BMI、腰围、雌激素和糖化血红素与自发顶体反应和孕酮诱导的顶体反应均显著相关。在肥胖组患者中，精子胆固醇含量较对照组显著升高，提示精子胆固醇含量可能与顶体反应相关。有研究表明，给予高脂肪饮食的家兔喂食他莫昔芬（用于治疗特发性男性不育）可以部分恢复其精子活力，但会影响其形态并增加自发顶体反应。动物实验也表明高胆固醇饮食会引起精子形态异常，影响精子数量、活动精子比例及顶体反应。

另一方面，男性肥胖也会影响副性腺和精浆组分。精浆是碱性的胶状液体（pH 7.2），主要由精囊分泌物（约占总精液的 60%）和前列腺分泌物（大约占总精液的 20%）组成。不同腺体分泌的不同物质构成了精浆的复杂组分，这种液体可以通过不同的方式，如为精子提供能量，在精子获能过程中诱导生化修饰和调节顶体反应等方式，来调控精子的生理功能。小鼠切除精囊后，精子运动能力会下降，还会对雌性宫腔造成严重影响，进而降低了妊娠率。精浆一方面可以作为精子运输和生存的媒介；另一方面，在小鼠、猪和人中的研究表明，精浆还可以对雌性生殖道起到调控作用。例如，精囊切除的小鼠模型会导致雌性小鼠输卵管中的胚胎营养因子基因上调，凋亡诱导因子下调。有趣的是，临床数据表明肥胖患者精液量减少和精子质膜生化特性改变的风险明显高于正常人。肥胖男性精浆中的胰岛素、瘦素、果糖和白细胞介素 -8 的水平与正常男性相比均升高，同时，脂联素、促卵泡激素和 α- 葡萄糖苷酶的水平均降低。这些方面可能会通过不同方式影响精子的生物学功能。例如，精浆可以分泌果糖，而果糖是精液的主要能量组分,精浆中果糖含量的改变是一些男性不育的病因。此外,精浆中的果糖含量与精子 DNA 碎片含量呈正相关,因此肥胖男性精浆中高的果糖含量可能会通过影响精子 DNA 碎片含量,进而影响精子的受精。

2. 活性氧类对受精的影响　精子从在睾丸中产生起始,到与卵子完成融合,在其整个一生中经历了一系列成熟过程,以达成其最终目的——完成受精。精子结构性的完整和功能性的活化被来源于周围环境的细胞外刺激物所促进,而这些刺激物会随着精子在雄性雌性生殖道之间的迁移而变化。活性氧类就是精子获得其功能完整性的一种刺激物。

氧化应激对精子最重要的影响是使其失去动力,但两者是否真的有关系还存在争论。一些抗氧化剂,例如 α- 生育酚在体外和体内均能够恢复精子的活力,这表明脂质过氧化是哺乳动物精子失去活力的主要原因。在解冻/冷冻精子的过程中精子活力的下降可以很明显地看出脂质过氧化对精子的影响。

氧化应激是哺乳动物精子 DNA 损伤的主要原因,虽然在精子中转录和翻译过程都处于沉默状态,但精子仍然具有少量的 DNA 损伤修复能力。碱基切除修复途径中的第一种酶,即 8- 氧鸟嘌呤糖基化酶,通过切断 DNA 的 8- 羟基 -2- 脱氧鸟苷(8-hydroxy-2'-deoxyguanosine,8OHdG),主动限制氧化性 DNA 损伤。DNA 修复的完成由卵子负责,并且需在受精后很短的时间进行。然而卵子中没有 8- 氧鸟嘌呤糖基化酶,因此,如果正在受精的精子具有高浓度的 8OHdG 残基,这些 DNA 修饰可能会持续到第一次有丝分裂的 S 期。我们已经知道 8OHdG 的存在会促进突变,尤其是会对胚胎发育产生破坏性影响的 G-C 到 T-A 的突变,这种持续性可能会极大加重后代的突变压力。

既然活性氧类对精子如此危险,为什么这些配子会进化出产生这些高活性分子的能力? 答案就在受精所需要的活化过程中。来自宾夕法尼亚大学的 Visconti 和他的同事发现精子活化过程中酪氨酸的磷酸化水平会显著增高。在人类精子中也证明了活性氧类的产生对酪氨酸磷酸化有着积极的影响。例如 $H_2O_2$ 促进了酪氨酸的磷酸化和活化。过氧化氢酶抑制哺乳动物精子获能过程中的酪氨酸自磷酸化,且抑制了精子的功能,如过度活化、顶体胞吐和精卵融合等,而这些功能都与精子的活化状态有关,这也进一步为 $H_2O_2$ 的重要生物学功能提供佐证。

活性氧类的产生和精子获能之间的关联十分显著,因为它们均发生在女性生殖道中。正常精子仅在它们最终到达输卵管的受精部位之前产生大量的活性氧,在这样的环境中,暴露在活性氧中的每个精子均只有很短的寿命且为完成随后的受精过程做好了准备。如果精子不能受精,其自我产生的活性氧将使其本身过度获能并处于氧化应激状态,最终导致精子凋亡。这种活化 - 凋亡的通道可以帮我们找到长期保存精子的方法,特别是尽量保持精子处于活化起始的状态。若精子被冷冻保存,则精子往往处于高氧化应激状态,为了避免可能产生的对受精过程的影响,向冷冻精子中加入抗氧化剂,比如番茄红素、半胱氨酸、褪黑素、维生素 E 和白藜芦醇等已作为一种降低氧化应激状态的策略,已被广泛地研究和应用。

此外,还有一种观点认为,精子获能之后,在卵子周围卵丘颗粒细胞分泌的孕激素浓度梯度中,可利用趋化性迁移通过整个女性生殖道。Sanchez 等认为这一现象能够被氧化还原反应调控。高水平的活性氧会导致氧化应激状态,进而导致趋化精子的比例显著降低,从而影响受精过程。

3. 炎症与感染对受精的影响　越来越多的证据表明低水平的活性氧类对精子成熟、获能、超活化、顶体反应、趋化过程和精卵融合都起着至关重要的作用。精液中内源性的活性氧(reactive oxygen species,ROS)主要来源于白细胞、巨噬细胞、未成熟的生殖细胞和支持细胞。活化的白细胞是精液中重要的 ROS 产生者。但根据世界卫生组织(World Health Organization,WHO)的标准,如果射出的精液中白细胞超过 $1 \times 10^6/ml$ 就被称为白细胞精子症。目前,对于白细胞与受精之间是否有关联存在着两种不同的观点,有研究认为白细胞浓度和精子损伤之间没有联系,也有研究表明白细胞精子症与异常精子参数及功能之间存在很强的关联,如白细胞产生的异常高浓度的活性氧与精子 DNA 碎片的增加相关,且可能低于 WHO 标准浓度的白细胞也会有产生氧化应激的风险。而白细胞会被诸多因素激活,特别是炎症和感染,而精液中的白细胞可能存在一些亚型,例如多形核白细胞和巨噬细胞,它们也是 ROS 的重要产生源,同样也是阻止男性生殖道外来入侵者的保障。

睾丸和附睾的感染和炎症与男性不育显著相关。例如尿道致病大肠杆菌(pathogenic Escherichia coli,PEC)可通过性传播,而感染此种大肠杆菌可能引起附睾炎,进而导致受精能力的下降,这种下降不仅与精子数量减少有关,还与精子顶体的过早反应有关。除了钙离子进入精子外,细菌中的 α- 溶血素也可以引发 ROS 的产生。流式细胞仪和拉曼显微光谱实验显示,尿道 PEC 感染还损害了精子核 DNA(nuclear DNA,nDNA)的完整性,这样的后果不仅会破坏受精过程,还可能会影响妊娠结局。

此外,女性的子宫内膜异位症也是与一般炎症反应相关的病理,因此应该被认为是炎性疾病。由于输卵管壶腹部(受精发生的地方)通过输卵管伞暴露于腹膜液,因此任何炎症变化都可能影响受精和自然受孕。

4. 抽烟对受精的影响　虽然抽烟被认为具有卵子毒性,但仍然有 13% 的澳洲女性和 12% 的美国女性在怀孕期间抽烟。啮齿类动物模型研究表明,实验组动物相较于对照组,精子 - 透明带结合与精子 - 卵膜结合的能力均显著下降。不仅如此,4 周的时候实验组动物透明带的厚度也显著降低,这表明雌性暴露于抽烟环境中会导致卵子质膜和糖蛋白细胞外基质质量的下降,进而影响受精过程。

5. miRNA 和内源性 siRNA 对受精的影响　近年来的研究表明,在受精和早期胚胎发育过程中,除了男方的蛋白质和基因组之外,精子还与父方的表观基因组相关,例如特异的 DNA 甲基化、组蛋白的保留和精子来源的 RNA。父本的微小 RNA(microRNA,miRNA)确实在受精过程中被运送到了卵子当中,并一直存在到 2PN 时期。很多数据表明,正常的父本 miRNA 和内源性小干扰 RNA(small interfering RNA,siRNA)是母方转录物的正确开关,例如与早期受精过程及合子向两细胞转换时期中的早期转录过程的适时启动相关。因此,影响父本的 miRNA 和内源性 siRNA 的因素可能对受精过程产生影响。

**（二）受精期异常与胚胎源性疾病**

肥胖被定义为异常或过度脂肪堆积。2008 年有超过 14 亿成年人超重，其中超过 2 亿男性和近 3 亿女性肥胖。肥胖已成为导致疾病的最重要的风险因素之一，以至于 WHO 将肥胖称为流行病。父亲肥胖会导致精卵受精异常，高脂肪饮食大鼠模型显示子代出现体重增加、肥胖、葡萄糖糖耐量受损和胰岛素敏感性。因此肥胖导致的受精异常可能进一步引起各种胚胎源性疾病的发生。

在内异症患者腹腔液中高浓度的白介素（interleukin，IL）-6 对输卵管纤毛的摆动具有抑制作用。此外，前列腺素（prostaglandin，PG）可以增强输卵管的自身蠕动。内异症患者腹腔液中 IL-6 和 PGF2α 高水平表达，干扰了卵子及胚胎在输卵管内的运动，进而影响受精和胚胎着床。内异症异位病灶分泌的炎症介质会影响从受精到胚胎发育过程中的甲基化状态，影响配子或早期胚胎印迹基因的建立和维持，进而影响胚胎的发育，最终可能导致一些胚胎源性疾病的发生。

一系列研究表明，产前母亲吸烟与后代肥胖之间存在关联。Oken 和他的同事对 14 项研究中报道的 84 563 名儿童的结果进行了荟萃分析，并得出结论，在怀孕期间吸烟的母亲的后代在 3~33 岁时超重的风险较高。针对妊娠期母体环境烟草烟雾（environment tobacco smoke，ETS）暴露对出生结果影响的荟萃分析发现，ETS 将导致新生儿平均出生体重略有下降，并且小于胎龄儿的风险增加。系统评价进一步表明，非吸烟孕妇接触 ETS 会使平均出生体重降低 33g 或更多，并增加发病率，低出生体重发生的风险增加 22%。

卵细胞质内单精子注射（intracytoplasmic sperm injection，ICSI）技术可以解决部分体外受精（in vitro fertilization，IVF）不受精或受精异常的问题。但 ICSI 绕过正常的受精过程，将单个精子直接注入卵母细胞，它涉及将整个精子（包括顶体及其消化酶）直接引入卵母细胞。这可能会破坏卵母细胞的细胞骨架，也可能引入外源性物质进而破坏其他细胞内结构。ICSI 技术产生的印迹缺陷可能具有跨代效应，越来越多的人担心 ICSI 期间的操作可能导致出生后的一些疾病，关于这方面的研究一直存在争议。近期对表观遗传标记和 DNA 甲基化模式的评估显示，这种受精方法没有产生任何不良影响。然而，有关 ICSI 风险的大量证据表明，行 ICSI 手术出生的儿童先天性缺陷（特别是泌尿生殖系统缺陷）和表观遗传综合征（如 Beckwith Wiedemann 综合征）的绝对风险较高。

对此有几种可能存在的因素。ICSI 的使用提示了在父本精子细胞中印迹缺陷的可能性。ICSI 和圆形精子细胞注射（round sperm nucleus injection，ROSI）可能使用了未成熟的精子，其中存在异常的印迹基因或甲基化水平，因此影响了后续的胚胎发育。父系基因组改变可能会影响受精率和胚胎存活率，从而可能导致自发性流产和出生缺陷率增加。在不育男性的精液中 DNA 受损的精子百分比增加。在 ICSI 中使用具有受损 DNA 的精子可以相同的效率使卵母细胞受精，但植入前可能发生遗传和表观遗传的变化，导致胎儿发育改变，进而导致胚胎源性疾病的发生。

## 第二节　卵裂期胚胎发育和胚胎源性疾病

### 一、卵裂（受精后 - 桑葚胚前）

受精卵的有丝分裂过程称为卵裂（cleavage），是受精结束的标志，卵裂后形成的子细胞称为卵裂球（blastomere）。卵裂的作用在于把合子的一团原生质分割成大量的小细胞，便于以后组织分化和器官发生，塑造成多层次结构的复杂机体。

#### （一）卵裂的方式和过程

卵裂是指卵子受精后早期快速的有丝分裂的过程。受精卵在体积不增加的情况下分裂出多个小细胞，这种小细胞被称为卵裂球。卵裂的方式在不同物种中有很大的不同。动物中，卵裂的方式主要可以分为完全卵裂（holoblastic）和部分卵裂（meroblastic），这种不同的卵裂方式主要由卵中的卵黄量决定。完全卵裂是指卵裂面完全分开，还可以分为对称完全卵裂、辐射型完全卵裂、旋转完全卵裂及螺旋完全卵裂。哺乳动物的卵裂主要通过旋转完全卵裂进行。

在人类受精卵随着至少 4 次卵裂，受精卵发育到至少含有 16 个细胞的桑葚胚（morula），最终形成囊胚（blastula），如图 3-1。这一过程主要发生于输卵管中，主要包括：① 2- 细胞期，大约在受精后 30 小时，受精卵的第一次卵裂形成大小均一的两个细胞；② 3- 细胞期，由于 2- 细胞期卵裂球卵裂时间不同步，可能会形成 3 个卵裂球；③ 4- 细胞期，2- 细胞中每个卵裂球继续卵裂成 2 个更小的细胞形成 4 个卵裂球，这个过程发生于受精后 40~50 小时；④ 8- 细胞期，4 个卵裂球继续分裂成 8 个卵裂球的

状态；⑤桑葚胚期，8- 细胞期以后的胚胎被称为桑葚胚，大约出现在受精后 3~4 天。

人类胚胎卵裂具有几大特点。首先，人类胚胎卵裂速度慢。各种动物的卵裂速度是不同的，例如海胆卵在受精后数小时内可以分裂成数千个细胞，而蛙的卵可以在数天内形成数千个细胞。哺乳动物在动物中卵裂速度是相对较慢的，人类胚胎更是如此。人类胚胎受精后的首次卵裂在 24 小时仍没有完成，随后每次卵裂大约需要 10~12 小时，是哺乳动物中最慢的。其次，正常的人类胚胎首次卵裂是沿子午线对称的（经裂），第二次卵裂两个卵裂球卵裂其中一个卵裂球是沿子午线分开（经裂），而另一枚是沿赤道线分开（纬裂），这种卵裂方式称为旋转卵裂（rotational cleavage）。它主要是由于第二次卵裂时一个卵裂球的纺锤体旋转了 90°。第三，人类胚胎的卵裂球卵裂具有不同步性。因此，人类胚胎可能会含有奇数个卵裂球，而不是典型成倍增长。最后，与其他动物不同，哺乳动物基因组在早期卵裂期间是处于激活状态，因此可产生多种蛋白参与卵裂的发生。

人类胚胎卵裂最重要的特点是在卵裂的最后会形成一个"致密"球，这个过程被称为致密化（compaction）。这个致密化的过程出现在桑葚胚期间，卵裂球之间发生巨大的变化，他们相互之间的连接变得非常紧密从而形成一个致密的球，这种变化是由细胞延伸出的丝状伪足与相邻细胞连接产生的，这些丝状伪足主要包含 E-cadherin、caternins、F-actins 及 Myosin-X 等蛋白。在此期间，细胞开始分化

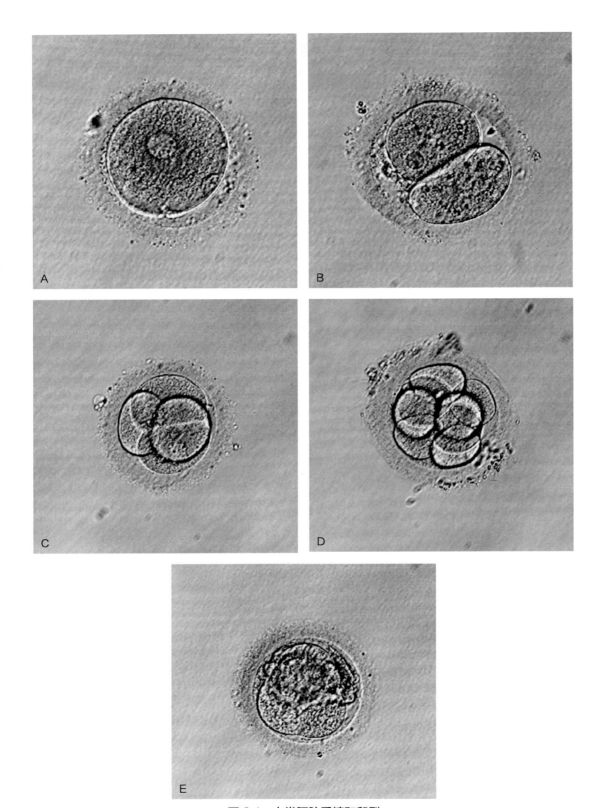

图 3-1    **人类胚胎受精和卵裂**
A. 正常受精合子;B. 2- 细胞期;C. 4- 细胞期;D. 8- 细胞期;E. 致密期

为不同的群,一部分处于内部的细胞被称为内细胞团(inner cell mass)。内细胞团的细胞具有多能性,最终形成胎儿;另一部分处于外层的细胞被称为滋养层细胞,这些细胞最终发育为胚外组织及胎盘。

### (二)卵裂过程中的分子机制

哺乳动物胚胎卵裂期间,基因组处于激活状态,大量合成多种蛋白促进胚胎卵裂。其中包括多种细胞周期蛋白(cyclins)及细胞周期依赖激酶(cyclin-dependent kinase,CDK)。例如 CyclinB/CDK1 蛋白复合物能够促进细胞进入有丝分裂。核裂(有丝分裂)及胞质裂组成了卵裂。其中核裂由纺锤体、中心体及微管共同作用产生。早期研究认为精子卵子融合后,雌雄原核互相靠近最终形成合子。来自双亲的染色体相互混合开始复制。然而最近研究结果发现,在第一次卵裂之前,双亲的染色质形成两个独立纺锤体进行复制。而胞质裂是由微丝组成的收缩环介导产生的。这两者相互独立却在时空上相互配合发生。

细胞极性(polarity)的建立是胚胎早期发育重要事件之一。在大多数物种中,细胞极性使胚胎中的细胞具有不同的发育方向。细胞极性主要由 PAR 蛋白家族介导的信号通路控制。PAR 蛋白家族首次发现于秀丽隐杆线虫中,具有影响受精卵的第一次不对称分裂的能力。在受精前,PAR-3、PAR-6 及 PKC-3 定位于卵子的皮质颗粒中,而 PAR-1 和 PAR-2 定位于细胞质中。受精后,PAR 蛋白和 PKC-3 蛋白根据不同极性重新分布,PAR-1 和 PAR-2 分布于后极,而 PAR-3、PAR-6 及 PKC-3 分布于前极。PAR-4 及 PAR-5 均匀分布于整个 1- 细胞的胚胎中。极性建立后,Rho-GTPases 如 CDC42 和 RHO1 在前极高表达,参与极性的维持。

小鼠胚胎中,极性早在未受精的卵子中已经建立,并首先发生于纺锤体一侧半球。研究显示,Cdc42、Rac-GTPase 及 Mos/MEK/MAP 激酶信号通路参与了这种极性的建立。然而在卵子受精后,虽然这种不对称的现象消失了,但是仍有一些目前并不清楚的分子影响着细胞的分裂和卵裂球的发育。确切的分子机制仍需要进一步的研究发现。在小鼠胚胎发育至 8- 细胞以后,PAR 蛋白家族依赖的细胞极性又被重新建立起来,并且可以清晰区别出外侧和内侧卵裂球不同的发育方向。和线虫类似,内侧区域的卵裂球会高表达 Par-6、aPKC 蛋白及 F-actin,而外侧聚集 Par-1/EMK1。还有一些蛋白也参与了细胞极性建立,包括 Lgl-1 和 Scribble,并与 aPKC 和 Par-6 共定位。如前文所述,PAR 蛋白家族依赖的细胞极性在不同物种中相当保守。因此虽然没有直接证据显示,但是仍然可以推测它们参与了人类胚胎细胞极性的建立。

近年来,随着表观遗传学研究的开展,科学家发现在胚胎早期发育过程中经历了剧烈的表观遗传学的改变。众多基因调控及蛋白表达受 DNA 甲基化、组蛋白乙酰化等表观遗传学的调控。

## 二、卵裂期胚胎发育与胚胎源性疾病

Motrenko 在 2010 年提出配子和胚胎的异常发育可能导致出生后的健康隐患。胚胎期非常容易受环境因素的影响,而这些影响引起的改变在去除了暴露因素后还能够持续地跨代遗传,可能是由表观遗传重编程引起的,从而干预和塑造早期胚胎印迹机制。在哺乳动物中这一过程从受精后早期阶段开始发生,直到确立合子的发展全能性。

### (一)卵裂期胚胎发育的表观遗传修饰

表观遗传学是在遗传学的基础上衍生出来的一门学科,是指在DNA序列不改变的情况下,基因功能发生了可遗传的变化,并最终引起相应表型的变化。表观遗传修饰包括DNA甲基化、组蛋白修饰、染色质重塑和非编码RNA调控等。不同于DNA序列的非可逆性改变,许多表观遗传修饰的改变是可逆的。近年来研究显示,表观遗传修饰在多个生命过程中都发挥关键调控作用,如基因表达调控、细胞生长与分化、转座子的活性,以及动物个体正常发育等。研究表明,很多机体生长发育中的异常都涉及表观遗传修饰的异常。

胚胎发育始于精卵受精结合形成受精卵,胚胎发育的初始阶段,受精卵发育的能量来源主要利用卵母细胞储备的RNA和蛋白质,直至合子基因组激活(zygotic genome activation,ZGA)。ZGA是一个高度协同的过程,静止的基因组开始表达,产生基因活化的波形。ZGA的时间具有物种特异性,人胚胎的ZGA是在卵裂期4~8细胞期。随着DNA复制和原核两性融合,具有细胞全能性的合子经过一系列的卵裂最终形成富含多能细胞的囊胚,发育由母源因子控制转变为合子因子控制,此过程称之为母源-合子转化(maternal-to-zygotic transition,MZT),在MZT过程中,母源的RNA和蛋白质去除,合子基因组开始转录激活。在MZT过程中,表观遗传修饰会发生重编程,主要包括DNA甲基化重排和染色质重塑等。综合目前已报道的研究成果,本节主要从DNA甲基化和组蛋白转录后修饰两个方面对卵裂期胚胎的表观遗传机制进行阐述。

**1. DNA甲基化**    DNA甲基化主要发生在胞嘧啶-磷酸-鸟嘌呤(CpG)二核苷酸序列的胞嘧啶碱基(cytosine,C)的第5位碳原子上,即5-甲基胞嘧啶(5-methylcytosine,5mC),是研究最为深入的一种表观遗传修饰。此外,少量非CpG位点的甲基化修饰存在于胚胎干细胞(embryonic stem cell,ESC)中。据统计,在人类基因组中,有70%~80%的CpG位点发生了甲基化修饰。未甲基化的CpG二核苷酸主要富集于基因启动子区域,通常成簇存在,被称为CpG岛(CpG islands,CGIs)。哺乳动物DNA甲基化修饰的建立与维持主要由DNA甲基转移酶(DNA methyltransferase,DNMT)DNMT3A/3B和DNMT1分别参与完成。DNA甲基化的去除分为主动和被动两种方式,包括在DNA复制过程中,由于DNA甲基转移酶的缺乏导致的被动去甲基化,和由DNA修复途径和TET(ten-eleven translocation)家族蛋白参与的主动去甲基化。DNA甲基化在很多生理过程到扮演了重要角色,包括基因印迹、X染色体失活及重复DNA序列的沉默等。

对于生殖细胞表观遗传修饰最初的研究主要集中在基因组印迹(genomic imprinting)方面。基因组印迹是一种特别的非孟德尔现象,指来源于不同亲本的等位基因的差异性表达,即只表达来自父方或母方的等位基因。在哺乳动物基因组中,印迹基因所占比例不高,但基因组印迹是非常重要的一种调控机制,在配子、胚胎的生长发育中发挥重要作用。基因组印迹主要与DNA甲基化修饰有关,通过对启动子、非编码RNA和边界元件等作用从而产生调控作用。目前已经发现多种与基因组印迹相关的疾病,如脐疝-巨舌-巨人症综合征(Beckwith-Wiedemann syndrome,BWS)、Prader-Willi综合征(Prader-Willi syndrome,PWS)和Angelman综合征(Angelman syndrome,AS),

由于印迹丢失导致父源母源等位基因同时表达，或有活性的等位基因失活引发疾病。

基因印迹是在配子发生过程中建立的，DNA甲基化作为一种重要的表观遗传修饰，在配子发生过程中维持基因印迹发挥重要作用。合子从亲本获得的印迹会一直保持，经有丝分裂传递给子细胞。配子进入减数分裂后，染色体上最初的印迹被擦除，新印迹建立。精细胞染色体接受父源印迹，卵细胞染色体接受母源印迹。基因印迹在配子生成精子或卵子的过程中建立，并且对于胚胎的正常发育是至关重要的一个环节。基因印迹的重建是配子细胞发育过程中表观修饰重编程的一个关键环节。

人类早期胚胎发育过程中，DNA甲基化具有非常典型的动态变化，包括两次主要的DNA去甲基化和重建的过程。第一次去甲基化是在受精之后。精子和卵细胞的DNA甲基化具有显著的差别，精子细胞在全基因组范围呈现高DNA甲基化水平，卵细胞DNA呈中度甲基化水平。受精之后，精子通过主动去甲基化的方式使得甲基化水平快速降低，卵细胞的甲基化水平随DNA复制发生被动去甲基化，低甲基化水平一直持续到囊胚阶段，植入前的囊胚的DNA甲基化水平最低。胚胎着床后，基因组的DNA甲基化经DNMT3A和DNMT3B催化被重新广泛建立起来，呈现非常高水平的DNA甲基化。植入前胚胎的DNA去甲基化在人和小鼠中高度保守。胚胎内父源和母源基因组DNA甲基化呈不平衡分布。结果显示，父源基因组DNA去甲基化速度快于母源基因组，胚胎从2-细胞阶段开始到植入后，父本基因组的DNA甲基化水平一直低于母本基因组。这表明在胚胎早期发育阶段，母源DNA甲基化记忆对胚胎发育的潜在影响可能更大。研究发现，启动子区域的DNA甲基化与基因表达呈负相关，并且这种负相关程度随着胚胎发育而逐步增强，提示合子基因组激活之后，胚胎基因组对母源基因组DNA的依赖逐渐减弱，胚胎逐步增强对自身基因表达的调控。第二次DNA去甲基化主要是在原始生殖细胞（primordial germ cell，PGC）发育过程中，通过DNMT3A和DNMT3L（DNMT3-like protein）催化作用在印迹基因和转座元件上重新建立甲基化。上述两个过程的DNA甲基化动态变化对个体发育和生殖都是至关重要的。随着单细胞DNA甲基化组高通量测序的发展，采用重亚硫酸盐处理后接头标记技术（post-bisulfite adaptor tagging，PBAT）方法对人早期各个阶段的胚胎进行深度测序，研究发现，从早期雄原核到中期雄原核、4-细胞到8-细胞发育阶段都出现了特异的DNA新发（de novo）甲基化，即DNA甲基化水平有升高的趋势。对基因组不同区域的DNA甲基化水平进行比较，也能发现显著的DNA新发甲基化。上述研究成果表明：在人的早期胚胎发育过程中，DNA甲基化重编程不是一味地去甲基化，而是去甲基化和局部de novo甲基化动态平衡的过程。这些DNA de novo甲基化起主导作用的区域主要集中在DNA重复序列区域，提示其对抑制潜在的转座子转录活性、维持基因组稳定具有重要的调控功能。人早期胚胎通过全基因组大范围去甲基化获得多能性，而通过新发甲基化抑制转座子的活性，从而维持早期胚胎基因组的稳定性。

2. 染色质重塑　核小体由DNA和它围绕的组蛋白构成，是染色质的基本结构单位，每个核小体含有两个亚基，每个亚基包含核心组蛋白和连接组蛋白。核心组蛋白由组蛋白 H2A、H2B、H3 和 H4 构成，连接组蛋白 H1 则作为稳定剂。组蛋白因富含精氨酸和赖氨酸等碱性氨基酸呈碱性，其 N- 端尾部区域的 15~38 个氨基酸残基含有大量的翻译后修饰（post-translational modification，PTM）位点，可受多种修饰酶和去修饰酶的作用而呈现动态变化。组蛋白修饰可改变氨基酸残基的电荷、疏水性及空间结构等，调控组蛋白与 DNA 的结合状态，参与 DNA 复制、基因转录和 DNA 损伤修复等重要生物学过程。此外，不同的组蛋白修饰通过招募其特异性结合蛋白，进而参与调控相关基因转录激活的关键分子事件。截至目前的研究结果，组蛋白 H3 是修饰最多的组蛋白。组蛋白 H3 的修饰能预测染色质的类型（异染色质或常染色质）、区分基因组功能元件（启动子、增强子、基因主体），以及检测决定这些元件处于活性状态或是抑制状态。在不改变 DNA 序列的前提下，组蛋白修饰可调控基因表达，进而产生不同的功能表型。因此，组蛋白修饰被认为是一类非常重要的表观遗传调控机制。

常见的组蛋白修饰包含甲基化、乙酰化、磷酸化和泛素化。早期对于胚胎组蛋白修饰的研究是基于显微免疫荧光技术，研究发现，在胚胎植入前发育过程中大部分组蛋白修饰出现明显变化，如果参与组蛋白修饰的相关酶异常表达或缺失会直接影响胚胎正常发育。超低细胞数量的染色质免疫沉淀测序（chromatin immunoprecipitation sequencing，ChIP-Seq）技术实现了植入前胚胎全基因组水平组蛋白修饰具体分布与变化机制的精确检测。

目前已经发现多种组蛋白修饰与植入前胚胎发育相关。组蛋白 H3 第 4 号赖氨酸的三甲基化（trimethylation of histone H3 at lysine 4，H3K4me3）为转录激活标记，在胚胎干细胞和体细胞中，H3K4me3 主要集中在基因的转录起始位点处的小 DNA 片段。最新研究发现，与胚胎干细胞和体细胞不同，卵子中 H3K4me3 的分布呈现"非规范的"模式，富集区域大多远离转录起始位点，以一种广泛的形式出现，跨越超过 10kb 的大基因组片段，这种甲基化模式从受精后一直持续到胚胎 2- 细胞期的早期阶段。在 2- 细胞晚期合子基因组激活之后，H3K4me3 修饰以主动的方式被迅速去除，与此同时，胚胎重新建立经典的 H3K4me3 修饰。研究发现，卵子中这些"非规范的"模式的 H3K4me3 修饰与卵细胞生长需要表达的基因比较靠近，这与以往研究结果是一致的，即卵子成熟时出现的 H3K4 甲基化的动态重构与基因表达变化是相一致的。此外，在合子基因组活化时期，与基因表达相关的组蛋白修饰可能是将卵子的表观遗传记忆传递给发育中的胚胎。清华大学 Zhang 等人研究发现"非规范的"H3K4me3 在一些特定的重复序列片段高度富集，并且其中一些在早期胚胎发育中呈高度活跃状态；将卵细胞中的 H3K4me3 去除，可导致相关基因的转录活性异常增加。奥斯陆大学医院的 Dahlia 团队用一种互补的方法也得到相似的研究结论。上述发现提示卵细胞中"非规范的"H3K4me3 修饰在基因的转录沉默中发挥重要作用。

组蛋白 H3 第 27 号位赖氨酸的三甲基化（trimethylation of histone H3 at lysine 27，H3K27me3）及其酶复合体在细胞分化及细胞命运决定中发挥转录抑制相关的作用。精卵受精后，精子中的 H3K27me3 修饰在全基因组范围内去除，卵细胞中的 H3K27me3 修饰分为两种，其中与发育相关的基因启动子区域的 H3K27me3 被特异去除，非启动子区域的 H3K27me3 被选择性地保留在受精卵中。这些与发育相关基因的启动子区域的 H3K27me3 修饰直到胚胎植入后才重新建立，成为经典模式。这些研究表明启动子区域的 H3K27me3 作为一种表观遗传记忆标记在精卵受精后被从父源母源基因组上擦除，并一直持续到发育晚期（胚胎植入后）才开始重新建立表观遗传标记。H3K27me3 在胚胎发育过程中的动态变化呈现出一种不同于 H3K4me3 的遗传和重编程模式。在后续的胚胎发育过程中，H3K27me3 修饰水平越来越丰富，在胚胎发育到 16- 细胞期和"狭窄"的 H3K4me3 修饰区域呈现出一种相互排斥的分布模式。

同济大学高绍荣团队通过染色质免疫和 ChIP-seq 方法，首次在全基因组水平上揭示了早期胚胎发育过程中组蛋白 H3K4me3 和 H3K27me3 修饰的全基因组图谱，并明确了两种组蛋白修饰建立过程的差异，发现广泛的 H3K4me3 修饰在植入前胚胎发育过程中对相关基因表达发挥重要调控作用。精卵受精后 H3K4me3 的重建速度，尤其是在基因组上的启动子区域，比 H3K27me3 快得多，这与卵裂期 2 细胞胚胎阶段中合子基因组激活的情况相一致。另外，植入前胚胎中 H3K4me3 和 H3K27me3 修饰具有明显的序列偏好和动力学差异。组蛋白 H3K4me3 和 H3K27me3 修饰表现为两种不同的建立模式：H3K4me3 修饰倾向于建立在 CpG 含量较高且 DNA 甲基化水平较低的启动子区域，建立速度很快；H3K27me3 修饰倾向于建立在 CpG 含量较低的启动子区域，建立速度比较缓慢。此外，在胚胎发育过程中，H3K4me3 修饰的宽度是逐步变化的一个过程，很少出现广泛的

H3K4me3 修饰直接的建立和擦除，上述表达模式使得广泛的 H3K4me3 修饰可以维持相对稳定的状态。

组蛋白 H3 上第 27 号赖氨酸的乙酰化（histone H3 acetylation at lysine 27，H3K27ac）与开放染色质结构相关。在卵裂期 2- 细胞胚胎阶段，伴随着 H3K4me3 修饰的下降，H3K27ac 修饰的水平上升，尤其是与 ZGA 激活相关的基因。

**（二）卵裂期胚胎发育异常与胚胎源性疾病**

1995 年英国 David Barker 博士通过回顾性流行病学研究，发现孕期营养缺乏与出生子代在成年以后患心血管疾病、糖代谢异常、肥胖和血脂异常风险增高有密切联系，提出成人疾病的胎儿起源（Fetal Origins of Adult Disease，FOAD）。随着研究的逐步深入，发现不仅是宫内，出生后早期的营养状况也与后代高发代谢性疾病相关，逐步形成健康与疾病的发育起源（DOHaD）学说。黄荷凤院士基于多项研究成果，将胚胎源性疾病的发生风险前移，提出配子 - 胚胎源性疾病假说。该学说指出因配子发生和胚胎发育异常引发的子代出生后不良健康状态，既可表现为发育迟缓和出生缺陷，也可表现为儿童和成人期糖尿病、心血管病等慢性疾病，甚至可能影响生育及出现隔代不良遗传的风险。

精卵受精后到胚胎植入前是胚胎发育的关键时期，如上文所述，在此期间，胚胎会经历表观遗传修饰重编程，基因顺序表达。如果在此关键时期，胚胎遭遇不良环境因素刺激，表观遗传修饰作为可逆性的一种修饰，易作出相应改变，进而影响胚胎发育。已有大量文献表明，表观遗传修饰在胚胎源性疾病的发生中发挥重要作用。

## 第三节　胚胎着床与胚胎源性疾病

### 一、胚胎着床

在人和动物的正常生殖周期中,子宫内膜仅有一个极短的关键时期允许胚胎植入,被称为种植窗。发育胚泡的滋养外胚层黏附到容受性子宫内膜的过程称胚胎着床。胚胎着床是妊娠的关键环节,胚胎质量、子宫内膜容受性、胚胎发育与子宫内膜同步发育和母胎四个方面是胚胎着床必备条件。着床过程中产生一系列分子,通过胚胎和子宫内膜间的分子对话信号转导,最终启动着床。胚胎着床过程受母体激素免疫应答等各方面调控,着床受损会导致各种不良妊娠结局、不孕症、复发性流产和胎盘相关疾病。人群的流行病学研究及实验室的动物实验研究都清楚地表明,胎儿在不适宜的宫内环境中发育可以引起子代持续伴随一生的改变。

#### (一)胚胎着床

胚胎着床主要包括定位、黏附和侵入三个步骤,从而实现胚胎与母体在结构和功能上的联系。定位:指透明带消失,胚泡滋养外胚层和子宫内膜上皮细胞接触。黏附:指胚泡与子宫形成一个稳固的连接,使其不能轻易的分离。侵入:指滋养细胞穿透子宫内膜的过程,这一过程又包括融合、嵌入和取代三个步骤。

胚胎的正常发育是获得优质胚胎的前提,也是胚胎着床的关键。子宫内膜容受性是指子宫内膜允许胚胎着床的接受状态,这种状态的持续时间称着床窗口期(window of implantation,WOI),月经周期第20~24天促黄体生成素(luteinizing hormone,LH)高峰

后7~11天,子宫内膜容受性与胚胎着床也密切相关。母胎是指母体子宫内膜与胚胎之间不断进行交互作用,诱导免疫耐受,避免胚胎着床过程中母体免疫系统对半同种胚胎发生排斥反应,并继续维持妊娠。

#### (二)胚胎着床的分子调控

胚胎通过输卵管进入子宫,胚泡在透明带内扩大。胚泡进入子宫腔后,透明带溶解消失,暴露滋养层细胞,以便胚泡附着于子宫壁上。滋养层细胞质膜流动的液体是钠泵[ $Na^+$-$K^+$-三磷酸腺苷(adenosine triphosphate,ATP)酶],这个钠泵向囊胚腔泵入钠离子和水分子,经过卵裂球内部与胚胎内的 $H^+$ 交换,运送至胚胎外。大量的钠离子进入中心腔,囊胚腔渗透性吸水变大。早期哺乳动物卵泡在透明带内保持封闭,大量的液体使胚胎体积增加,胚泡能从透明带中"破壳而出"。小的胚泡通过在透明带上溶解一个小孔孵出,并在胚泡扩大的同时从孔中挤出。这个小孔是在滋养层细胞膜分泌的胰蛋白酶的作用下产生的。

胚泡透明带直接与子宫接触,充满糖原和脂质的基质细胞增大,子宫内膜蜕膜化。子宫上皮细胞基质含有胶原蛋白、层黏连蛋白、纤维连接蛋白、透明质酸和硫酸肝素受体。滋养层细胞含有连接子宫胶原蛋白、纤维连接蛋白和层粘连蛋白的整合素,并且在着床之前精确的合成硫酸肝素蛋白聚糖。胚泡接触子宫内膜后,滋养层将激活另一系列蛋白酶,包括胶原酶、基质降解酶和纤溶酶原活化剂。这些蛋白质消化酶消化子宫组织的细胞外基质,使胚泡能够埋入子宫壁。因此,具有黏性和极性的

滋养层附着在蜕膜化的子宫内膜上。

黏附的过程借助子宫内膜上的戊多糖和滋养体上的受体相互作用。胚泡借助滋养层释放的蛋白水解酶侵蚀,并且钻入蜕膜中,最终完全埋入黏膜下。胚泡的着床发生在受精后第 6~7 天。

着床的位置通常在子宫后壁、子宫底与子宫体连接处,但也可发生在子宫的任何部位。植入胚胎的营养来源是蜕膜细胞分泌的糖原和脂质。

### (三)子宫内膜蜕膜化

蜕膜化子宫内膜可以保护胚胎免受母体免疫排斥,为胚胎发育提供营养,促进滋养层侵袭和胎盘形成。

子宫内膜蜕膜反应(decidualization)是母体成功受孕和维持妊娠状态的重要环节。蜕膜化是妊娠过程序中子宫内膜发生的最关键、最明显的变化,这一过程受损会导致各种不良妊娠结局、不孕症、复发性流产和胎盘相关疾病。尽管辅助生殖技术取得了重大进展,但很多夫妇因胚胎着床失败而难以成功受孕。

1. 蜕膜化功能　　蜕膜化子宫内膜保护胚胎免受母体免疫排斥,为发育中的胚胎提供营养支持。蜕膜化的子宫内膜通过独特的生物合成和分泌参与调节滋养细胞侵袭及胎盘的形成。蜕膜基质细胞的主要分泌产物是泌乳素(prolactin,PRL)和胰岛素样生长因子结合蛋白 1(insulin-like growth factor-binding protein-1,IGFBP-1),这两种蛋白质已被用作标志物。在蜕膜 - 胎盘界面,这些蛋白质能够刺激滋养层细胞生长和侵袭,防止免疫排斥,调节子宫 NK 细胞(uterine natural killer cell,uNK cell)细胞存活,促进血管生成。过去几十年的转录组和分泌蛋白组分析显示:在蜕膜化过程中,信号分子及其中间体,转录因

子、激素、生长因子、细胞因子、趋化因子、黏附分子配体和受体、细胞外基质(extracellular matrix,ECM)离子、水转运蛋白、细胞周期调节因子、血管生成因子和神经肽等均发生变化。基于这些研究的结果,蜕膜化被视为功能相关的连续重编程过程,包括 ECM 组织、细胞黏附或细胞骨架组织的信号转导、代谢应激反应、细胞周期、炎症反应和细胞凋亡。因此,人蜕膜化细胞获得独特的生化和细胞特性,能够支持胚泡植入。

2. 细胞外基质重塑　　蜕膜细胞形成 ECM,ECM 蛋白包括纤连蛋白、层粘连蛋白 Ⅳ 型、胶原蛋白、核心蛋白聚糖和硫酸肝素蛋白多糖,滋养细胞在侵袭过程中与 ECM 相互作用,并限制滋养层细胞与被侵袭蜕膜细胞之间存在黏附连接,这些连接可能有助于滋养细胞入侵。

3. 局部免疫反应　　蜕膜在确保对半同种异体胎儿 - 胎盘的免疫耐受中起着不可或缺的作用,并保护胚胎免受母体免疫系统的影响。这一过程由免疫细胞、uNK 细胞和调节性 T 细胞介导,它们在妊娠早期增加。

uNK 细胞是主要的免疫细胞,在分泌期和早孕蜕膜期占子宫内膜中所有白细胞的 70%。uNK 细胞具有非细胞毒性,并且具有非免疫功能,在妊娠早期,有组织重塑、血管生成和滋养细胞侵袭等作用。在小鼠中,uNK 细胞在植入部位调节子宫内膜血管重塑。uNK 细胞的主要作用是促进干扰素γ和血管生成因子的分泌,包括血管内皮生长因子(vascular endothelial growth factor,VEGF)和血管生成素(angiopoietin,ANGPT)。因此,孕激素通过细胞因子或由 ESC 产生的其他可溶性因子间接促进 uNK 细胞的生成和分化。uNK 细胞的激活和存活与人子宫内膜中的 IL-15 有

关，子宫内膜中 IL-15 mRNA 的水平在分泌期显著增加。在孕激素诱导的蜕膜化过程中，细胞诱导 IL-15 mRNA 的表达。蜕膜化的过程中，细胞产生的 IL-15 参与调节 uNK 细胞的增殖。总之，这些观察结果表明，蜕膜化的细胞和免疫细胞之间发生了广泛的交织。最近的研究表明，蜕膜化的细胞既是关键的保护细胞又是局部免疫细胞的主要调节因子，蜕膜化的细胞直接或间接地影响免疫细胞的募集、分布和功能。

4. 抗氧化应激  氧化应激定义为由于产量增加或代谢减少引起的 ROS（例如超氧化物和过氧化氢）的增加。ROS 参与正常细胞代谢，子宫内膜细胞不断产生孕激素，在蜕膜基质细胞中，两者促进血清和糖皮质激素诱导激酶 -1（serum and glucocorticoid-inducible kinase 1，SGK1）的表达，在妊娠期子宫内膜中，活性 SGK1 可以保护蜕膜 - 胎盘界面免受氧化应激信号的影响，阻止炎症细胞流入，限制局部灌注和氧张力的动态变化。这些研究结果表明，子宫内膜蜕膜化可调节胚胎侵袭和组织稳态，并对氧化应激产生阻抗性。

**（四）子宫内膜蜕膜化异常的远期影响**

1. 异常蜕膜化与子宫内膜异位症  子宫内膜异位症影响 6%~10% 的育龄妇女，是导致骨盆疼痛和不孕症的主要原因。子宫内膜异位症的发生率与异常蜕膜化之间存在关联。这些流行病学观察结果支持 Sampson 的逆行月经理论作为异位子宫内膜植入的主要原因。事实上，有绝大多数证据表明子宫内膜异位症患者的基质细胞蜕膜化严重受损，包括在位内膜和异位病。

子宫内膜异位症患者的在位子宫内膜的特征是细胞生化改变，但潜在的驱动因素尚不清楚。动物模型显示，在位内膜移植到异位部位足以诱发子宫内膜异位病变。有和没有子宫内膜异位症的女性之间的子宫内膜存在差异，甚至在原代细胞培养也存在差异，再次内膜异位症的形成是病态编程造成的。一个显著的特征是，在分化的在位基质细胞中严重减弱了黄体酮的反应。例如，Aghajanova 报道，无痛经患者的纯化人胚胎干细胞（human embryonic stem cell，HESC），用孕酮分别刺激不同天数后，分别改变了 862 个和 172 个基因的表达。然而，来自患有轻度子宫内膜异位症患者的子宫基质细胞，通过相同的处理方案，仅诱导 3 个和 4 个基因的表达。这种观察结果被称为孕酮抵抗。尽管尚未经过试验，但子宫内膜异位症的正常蜕膜反应的三相序列似乎可能会受到严重影响，这反过来可能导致子宫内膜异位症、植入失败和月经紊乱（如经前斑点）。此外，相同的病理途径可能会导致子宫内膜异位症患者早产风险增加。

在小鼠模型中，通过手术诱导子宫内膜异位症减少了子宫中骨髓干细胞的植入，这一病变过程归因于雌激素受体改变。这一观察结果表明，患者子宫内膜的异常分化反应是由子宫干细胞的缺陷引起的。一项新的假设提出，子宫内膜异位症起源于出生后不久的逆行性子宫出血。大约 5% 的新生儿会出现明显的阴道流血，这可能是由于母体妊娠激素的减少引起的。

尸检研究结果显示，5% 的新生儿子宫显示出蜕膜化或月经的组织学改变。总之，在新生儿期，盆腔内接种的子宫内膜祖细胞大部分处于休眠状态，直至月经初潮。一旦重新激活，这些非常早期的病变可以在一定时间内使足够的宫外细胞远离在位子宫内膜，从而影响蜕膜反应和正常月经，造成子宫内膜异位症形成的潜在可能。

2. 异常蜕膜化和早期妊娠丢失　流产在胎儿达到生存能力之前自发丧失妊娠，是妊娠最常见的并发症，1%~2% 在孕 13~24 周之间。除了身体和心理创伤，流产增加了随后怀孕的不良结局的风险，包括早产、胎膜早破和低出生体重。此外，最近的一项荟萃分析，流产与后续冠心病的风险增加有关。

复发性流产（recurrent pregnancy loss，RPL）的管理尤其具有挑战性。美国生殖医学学会将 RPL 定义为 2 次或更多次连续妊娠丢失，而欧洲人类生殖和胚胎学会采用了 3 次或更多次妊娠失败的定义。受影响的夫妇经常接受各种解剖学、免疫学、血栓形成和遗传风险因素的筛查，这些检查的价值目前还很有争议。在大多数患者中，没有发现潜在的相关性，相反，许多亚临床疾病或被认为导致流产的风险因素在正常妊娠的女性中也很普遍。胚胎染色体异常约占所有不良妊娠的 50%。RPL 患者通常根据经验进行治疗，通常应用各种免疫调节药物。目前只有黄体酮治疗被证明是有效的。

与子宫内膜异位症的情况一样，从 RPL 患者获得的 HESC 在培养中分化时也会产生异常的蜕膜反应。然而，与在子宫内膜异位症中观察到的高度迟钝的反应相反，复发性流产与长期和高度无序的促炎症反应有关。最近的一项研究恰当地说明了这一点，该研究测量了来自 RPL 和非 RPL 受试异常蜕膜化者的原代 HESC 培养物中 IL-33 及其可溶性诱饵受体 sST2 的分泌。IL-33 是一种关键的免疫调节剂和有效的促炎性危险信号，可以应对创伤或感染。IL-33 也在 HESCs 蜕膜化时分泌，引发其细胞表面受体 ST2L 的自分泌和 / 或旁分泌激活，从而驱动急性期反应，协同诱导 ILs 趋化因子、C- 反应蛋白和其他炎症介质。

ST2L 的下调和 sST2 的瞬间反应确保了蜕膜化初始的促炎性反应是自限性的。通过对 16 个非 RPL 的分析，蜕膜化第 4 天的 IL-33 分泌比第 10 天高 10 倍，然而在 15 例 RPL 患者中观察到相反的结果。此外，在 RPL 培养物中发现：分化 10 天后 sST2 的表达减弱。

为了改善结局，在胚胎移植前，用未分化和蜕膜化的 HESC 培养物的条件培养基瞬时冲洗小鼠子宫。蜕膜化 RPL 培养物的分泌因子不仅延长了容受窗口期，还增加了病理性植入位点的发生率，最终表现为局灶性出血、免疫细胞浸润和胎儿死亡。

因此，蜕膜化是功能相关的重编程，包括 ECM 组织的细胞黏附、细胞骨架形成、信号转导、代谢应激反应、细胞周期进展、炎症反应和细胞凋亡。因此，人蜕膜化细胞获得独特的生化和细胞特性，使其能够支持胚泡植入。蜕膜化延迟和异常会导致相关疾病或胚胎丢失。

## 二、胚胎着床与发育源性疾病

### （一）胚胎着床过程中母体内分泌改变与发育源性疾病

胚胎着床过程中子宫内膜由于孕酮的刺激而发生蜕膜化，并在雌激素和孕酮的影响下处于接受态，为胚胎着床做准备，此过程受各种分子及分子受体的复杂调节，这些分子包括黏附分子、细胞因子和激素等。母体内分泌改变与发育源性疾病密切相关。正常妊娠期间，母体内分泌系统会发生一系列变化以满足胎儿生长发育的需要。但是孕期非生理性的激素改变会对子代的健康造成影响。

1. 人绒毛膜促性腺激素　人绒毛膜促性腺激素（human chorionic gonadotropin，hCG）是与妊娠密切相关的糖蛋白激素。目前认为，

hCG 是在妊娠早期滋养层细胞和众多胚源性物质中最早出现的激素，被认为是影响胚胎着床的重要激素之一。在妊娠早期，hCG 由胚胎合体滋养细胞分泌，受精后第 7 天即可在胚泡中检测到完整分子的 hCG，母体血液 hCG 则出现在月经周期 LH 高峰后的第 7.5~9.5 天，此时正是胚泡植入和滋养层细胞开始与母体血液接触的时期，此后母体血液 hCG 浓度呈指数增加，于 8~10 孕周时迅速达到高峰，在胚胎发育、妊娠早期黄体功能维持和胚胎种植与胎盘形成过程中发挥着不可缺少的生物学作用。

Bonduelle 等（1988）和 Jurisicova 等（1999）分别采用 RT-PCR 方法，发现人类胚胎 2- 细胞和 8- 细胞阶段胚胎开始出现 β-hCG mRNA 表达，其表达量随胚胎发育快速、稳定增加。1984 年开始陆续有作者报道采用放射免疫法、酶联免疫法和层析聚焦法在体外培养液中检测到 β-hCG 蛋白和同分异构体。有研究通过对体外受精第 3 天胚胎和第 5 天囊胚培养液的连续检测发现：正常受精第 5 天培养液的 hCG 水平显著高于第 3 天，分别为（1.43±0.91）U/L 和（0.52±0.23）U/L（$P<0.001$）；培养液中 β-hCG 水平与 Garden 囊胚形态学评分标准评估的结果相一致；囊胚移植妊娠组较非妊娠组培养液中 β-hCG 水平显著升高（$P=0.044$）；培养液 β-hCG 平均浓度与胚胎种植率正相关。提示，随着胚胎发育和滋养球数目增加其分泌 β-hCG 能力显著增强，达到胚胎个体结构学和生物化学功能的统一，胚胎源性 β-hCG 水平与胚胎发育、种植潜能正相关。

相关临床研究结果也显示，与正常早孕者比较，难免流产患者的血 hCG 水平亦显著下降。Licht 等进行的体外研究结果显示，

在子宫内膜分泌晚期，一定浓度的 hCG 可刺激子宫内膜上皮细胞分泌白血病抑制因子（leukemia inhibitory factor，LIF）并释放入宫腔。LIF 在"着床窗口期"的子宫内膜中呈时空特异性表达，受甾体激素的调控，是公认的子宫内膜容受性标志物。

同时，在胚胎着床早期，hCG 还可上调子宫内膜，尤其是基质细胞中表皮生长因子（epidermal growth factor，EGF）的表达，增加子宫内膜容受性有利于胚胎黏附；而 EGF 亦能促进早期滋养层细胞合成并分泌 hCG，诱导细胞滋养细胞向成熟的合体滋养细胞分化。

由于 hCG 可以刺激甾体激素，尤其是可促进孕酮的分泌，并在妊娠早期连续作用以刺激胚胎着床相关黏附分子的表达，构成巨大的信号网络，不断完善自身功能以适应彼此，最终达成母 - 胎间的交互作用，这些因子最终可导致胚胎及子宫内膜功能改变，有利于胚胎种植于子宫内膜。

2. 孕激素　子宫内膜向分泌期转化是着床的首要条件，孕激素使子宫内膜腺上皮向分泌期转化，子宫腔上皮肥大出现胞饮突，子宫腺体顶部聚集成束的腺上皮肥大，基质细胞蜕膜化。同时孕激素通过对一系列基因的上调或下调控制胚胎的植入过程。

（1）孕激素受体的沉默是着床的先决条件：虽然子宫内膜的容受性是孕激素依赖性的，着床窗依赖孕激素的作用而建立，但矛盾的是着床前孕激素下调子宫内膜腔上皮，表面和中度、深度的腺上皮的孕激素受体，但内膜间质和子宫肌层的孕激素受体始终表达，孕激素对孕激素受体阴性的子宫上皮的作用可能受间质细胞来源的生长因子的调节。

（2）孕酮调节胚胎的黏附

1）胚胎表达的 L 选择素与子宫表达的 L

选择素的配基相互作用可能对胚胎在子宫中选择性植入具有很重要的作用。

2）黏蛋白（mucin，MUC）：位于子宫内膜上皮表面，具有抗黏附作用，是植入的屏障。在着床受雌激素刺激的物种（如小鼠）中，孕酮抑制黏蛋白-1（MUC1）表达，着床窗口开放时子宫腔上皮与腺上皮都失去 MUC1。在着床不需要雌激素刺激的物种如灵长类，孕酮刺激 MUC1 的表达，人接受期子宫内膜腔上皮 MUC1 表达丰富。对这种矛盾现象的解释是 MUC1 仅存在于纤毛细胞上，无纤毛细胞与胞饮突表面不表达 MUC1，因此为胚胎提供了去除 MUC1 屏障的着床位点。另一种解释是硫酸角质素链消失，糖基化结构改变可能有利于胚胎黏附，某些黏蛋白可能是胚胎着床特异性亲和素，在胚胎与子宫的黏附中起作用，随后可进行整合素介导的后期着床过程。

3）整合素：是能与胶原蛋白、纤连蛋白、层连蛋白结合的跨膜细胞表面受体。在着床窗期，受甾体激素和一系列细胞因子的作用，子宫内膜表面整合素的表达和亲和力增加，使子宫内膜达到最大容受状态，同时胚胎滋养层细胞也表达整合素分子，两者都与粘连蛋白结合，有助于胚胎的黏附。孕酮受体的下调，与整合素 αvβ3 开始表达有关。

（3）孕酮调节胚胎的侵入：胚胎植入的第二步是侵入，胚胎穿过腔上皮间的连接，包括桥粒、紧密连接、间隙连接和上皮附着的基膜，侵入基质着床，而孕酮调节这些分子以利胚胎植入。

1）着床时腔上皮细胞间连接桥粒的比例下降，紧密连接分布改变，在人接受性子宫内膜中缺少间隙连接的表达，连接蛋白 26（Cx26）在上皮中表达受抑制，Cx43 在基质中的表达也受孕酮的抑制，以利胚胎顺利着床。

2）孕酮与降钙素（calcitonin）和 E 钙黏合素：降钙素由子宫腺上皮细胞分泌，而 E 钙黏合素是表达在子宫内膜上皮细胞膜顶侧的胚胎特异性附着点。孕酮上调而雌激素抑制降钙素基因的表达，最大值出现在月经周期第 19~21 天，与着床期一致，可能是孕酮调节人子宫内膜接受性的有效分子之一。降钙素升高细胞内的 $Ca^{2+}$ 的浓度，降调钙黏合素的表达。孕酮降低子宫内膜腔 $Ca^{2+}$ 浓度，使腔上皮紧密连接屏障开放，有利滋养细胞侵入子宫内膜，且抑制子宫和输卵管收缩，防止着床期子宫收缩有利于胚胎着床。E 钙黏合素可能发挥双向功能，着床初期介导细胞间的黏附，孕酮介导的钙黏合素下调使上皮细胞组织结构分离有利胚胎侵入。

3）同源盒基因 10（Hox10）及 Hox11：在着床窗口子宫内膜上皮和基质细胞中表达剧增，雌、孕激素均可上调 Hox10 基因表达，孕酮作用更强，调节子宫内膜基因转录，参与介导孕酮对子宫内膜基质细胞增殖的促进作用。但不影响上皮细胞的功能。

孕激素可通过孕激素阻断因子 PIBF 的作用影响母体的免疫系统，使母胎界面成为以辅助性 T 细胞 2 型因子为主导的环境，从而抑制母体对胚胎的排异反应。

雌激素：妊娠初期，雌激素主要来源于卵巢黄体。随着胎盘类固醇激素合成功能的成熟，妊娠第 7 周时，母体循环中胎盘来源的雌激素已达到 50%。以后逐渐增加，妊娠第 10 周时，雌激素完全来源于胎盘，胎盘已经完全取代卵巢黄体的雌激素合成、分泌功能。胎盘雌激素的分泌量随孕期逐渐增加，足月时达高峰，分娩后急剧下降。

雌激素对人胚胎着床是否必须尚不清楚，目前已知的研究显示低剂量的雌激素可以延长子宫接受态窗口的开放时间,而相对高剂量的雌激素会令窗口迅速关闭,在高水平雌激素的存在下,子宫向非接受态的转变会发生得更快,甚至在一些情况下很少或不能着床;高剂量雌激素刺激下,胚泡位点处着床特异性基因以及子宫向接受态转化相关基因表达发生畸变;高水平雌激素对胚胎着床有害。雌激素对小鼠、大鼠的胚胎着床是绝对必需的,但对猪、豚鼠、兔及仓鼠的胚胎着床则不是必需的,在仓鼠、豚鼠仅需要孕酮即可诱导着床。

也有研究证实雌激素促进胚胎植入,因为它刺激子宫内膜的增殖和分化。在子宫内膜上皮细胞(endometrial epithelial cell,EEC)和子宫内膜间质细胞(endometrial stromal cell,ESC)原代共培养体系中,发现雌激素通过促进 ESC 分泌 IGF-1 来诱导 EEC 增殖。在人子宫内膜外植体培养中,雌激素参与调节子宫内膜成熟和分化相关的几个基因的表达。着床需要在排卵前增加雌激素分泌,从而促进子宫上皮细胞的增殖和分化。子宫内膜在雌激素的调控下,不断增殖,为胚胎种植做准备,孕激素则使内膜发生分泌改变,开启种植窗,迎接胚胎种植。

前列腺素:是一类由花生四烯酸产生的脂质介质,有 A、B、C、D、E 等多种亚型,分型各异,其生理作用也各不相同,$PGE_2$ 是其主要成员之一。环氧合酶又称前列腺素 H 合成酶(prostaglandin H synthetase,PGHS),体内存在固有型和诱导性两种环氧合酶,分别称为 COX-1 和 COX-2。有研究表示敲除 *Pghs-2* 基因的纯合子小鼠,其排卵次数下降、胚泡植入障碍,因此生育力下降。同样用药物抑制杂合子或正常动物 PGHS-2 酶的活性可以得到类似结果,胚泡植入受到抑制;抑制 PGHS-1 酶则不影响胚泡的植入过程。提示 PGHS-2

在排卵、胚泡植入和子宫内膜蜕膜化中起着关键性作用。

研究表明,子宫内膜细胞中 $PGE_2$ 合成增加将有助于成功妊娠。在植入窗口期人的子宫内膜液中可以检测 $PGE_2$ 的浓度增加,抑制 $PGE_2$ 或其受体则会抑制胚胎黏附,故认为检测 $PGE_2$ 浓度可作为评价子宫内膜容受性的依据。

在接受试管婴儿的患者中,若子宫内膜有前列腺素合成缺陷则表现为反复着床失败,大多数研究认为这与前列腺素使子宫内膜血管通透性增加或蜕膜化有关。$PGE_2$ 作为体内的一种激素通过自分泌或旁分泌途径参与调节子宫内膜容受性相关因子,进而促进胚胎植入的发生、发展。

3. 母体内分泌改变与发育源性疾病 母体内分泌改变与发育源性疾病密切相关。正常妊娠期间,母体内分泌系统会发生一系列变化以满足胎儿生长发育的需要。但是孕期非生理性的激素改变会对子代的健康造成影响。Bergman 等发现宫内高皮质醇暴露的子代认知发育减慢。胎儿血液循环的皮质醇是由胎儿内源性自身产生的和通过胎盘从母体运输而来的。胎盘在胎儿编程中可能起着很重要的角色,如果母体处于应激状态,胎盘的运输功能会降低,从而更多的皮质醇从母体运输至胎儿。除此之外,临床研究发现,胎儿生长发育的任何阶段暴露于高水平的雄激素环境中,暴露的女性胎儿将在生殖年龄出现胰岛素抵抗、多囊卵巢等临床特点;一些动物实验也支持此观点。另外,有研究报道宫内糖皮质激素浓度过高会导致子代成年后高血压、高血糖、行为改变及神经内分泌等变化。

宫内编程是指发育早期损伤所致组织形态和功能永久改变的过程。"宫内内分泌发育编程假说"是目前最被认可的假说。内分泌轴包括下丘脑 - 垂体 - 肾上腺(hypothalamus-pituitary-adrenal,HPA)轴、生长激素 - 胰岛素样生长因子 -1(growth hormone-insulin-like growth factor-1,GH-IGF-1)轴、RAS 等。IGF-1 信号通路是机体内分泌调节系统的核心,参与调控宫内时期各组织和器官的分化、发育及代谢等过程。研究发现,从着床开始,几乎所有胚胎组织即可检测到 IGF-1 的表达。Fowden 提出不良的宫内环境(如应激、低氧血症和营养不良)会引起胎儿多种重要内分泌轴(如 HPA 轴)发育改变,这种改变可减慢胎儿的生长速度和增加外周组织对激素的敏感性,以确保胎儿出生后在营养物质缺乏环境下能生存。孕期外源物(如咖啡因、尼古丁、乙醇)暴露可在孕早期经胎盘进入胎儿到达胎肾上腺,影响胎儿自身的甾体激素合成功能,同时开放胎盘屏障,使过多的母源性糖皮质激素进入胎儿体内,造成"母源性糖皮质激素的过暴露",后者可负反馈抑制胎儿 HPA 轴的功能发育,进一步证实了"宫内内分泌发育编程假说"。

大量的流行病学调查和实验研究支持健康及疾病的发育起源假说。妊娠期母体营养不良、应用激素类药物、孕期接触化学物质、孕期应激都可以影响子代的心血管等组织器官发育,累及机体多个系统,导致子代成年后发生心血管疾病、糖尿病等的风险增加。研究发现,越来越多的孕期不良暴露可以在生命早期对子代产生影响,为生命早期干预提供理论依据,实现优生优育的目的。同时对已出生的不良宫内暴露的子代进行早期筛选发育阶段特异性的组织和器官、特异性的关键基因和蛋白,以及异常的表观遗传修饰,实现出生后饮食和生活方式干预,以减少成年期疾病的发生,为糖尿病、心血管病等重大疾病的源头防控,为出生人口素质的提高和重大疾病的防治提供科学依据。发育源性疾病的研究是为了阐明疾病的胎儿起源机制,并寻找各种生物标志物。基于神经内分泌代谢编程改变的早期诊断技术,实现代谢性疾病早期防治。

**(二)子宫内膜免疫反应应答改变与发育源性疾病**

正常妊娠时母体对胎儿的免疫耐受的建立是免疫细胞、滋养细胞、细胞因子及其他生物活性物质共同作用的结果。随着生殖免疫学的发展,免疫因素在胚胎着床过程中的作用受到越来越多关注。

1. 胚胎滋养层细胞表面分子 HLA-G 与胚胎着床　在正常妊娠过程中,胚胎滋养层细胞是在母胎界面上唯一与母体直接接触的细胞,它们不表达经典的人类白细胞抗原Ⅰ(human leukocyte antigen,HLA-Ⅰ)、HLA-Ⅱ,而特异性地表达非经典Ⅰ类分子 HLA-E、HLA-F、HLA-G。1990 年,Kovats 等首次在滋养层细胞上发现 HLA-G,HLA-G 以两种形式存在,即胞质可溶型 HLA-G(solution HLA-G,sHLA-G)和膜结合型 HLA-G(membrane HLA-G,mHLA-G)。HLA-G 存在 7 种亚型,其中 HLA-G5 与胚胎着床的关系备受关注。研究证实,HLA-G5 通过与特异性受体 LILRBl 和 KIR2DL4 结合,增加基质金属蛋白酶(matrix metalloproteinase,MMP)和尿激酶纤维蛋白溶解原激活剂(urokinase-type plasminogen activator,uPA)的表达水平及酶活性,刺激滋养层细胞的侵入。这一结合过程受细胞外调节蛋白激酶(extracellular regulated protein kinase,ERK)的调节。HLA-G5 通过磷酸化 ERKs 激活 ERK 路径,调控滋养层细胞的侵袭性。而添加 ERK 抑制物

U0126 和 PD98059 后,滋养层细胞这一侵袭行为即停止。此外,HLA-G 刺激蜕膜免疫细胞分泌细胞因子 IL-10、肿瘤坏死因子 α(tumor necrosis factor-α,TNF-α)、干扰素 γ(interferon-γ,IFN-γ),在胎盘重塑中发挥作用。

大量研究表明 HLA-G 与人类正常妊娠有关,Marozio 等在 117 例胎盘介导的妊娠并发症患者中进行可溶性 HLA(sHLA)-G 的检测,结果发现在早孕阶段低水平的 sHLA-G 往往会导致妊娠并发症;Beneventi 等研究表明早孕期间 sHLA-G 可作为妊娠糖尿病的检测标志物。

HLA-G 对人类胚胎发育和成功植入具有重要意义,辅助生殖专家从 IVF 的胚胎及囊胚的培养液中分离出 HLA-G,并且发现人类胚胎培养液中缺乏 HLA-G 通常伴随着胚胎发育率和妊娠率的降低。Jurisicova A 等首次在培养液中检测到 HLA-G,并证实 HLA-G 的 mRNA 在未受精的卵母细胞以及胚胎的 2-细胞至囊胚起始阶段中均有表达。Fuzzi 等的研究也在第 3 天胚胎的培养液中发现 HLA-G 存在,认为第 3 天胚胎中 HLA-G 的水平与胚胎的卵裂率和随后胚胎植入的能力密切相关。

在胚胎着床过程中,HLA-G 可与 uNK 细胞、巨噬细胞、细胞毒性 T 细胞的受体〔如白细胞免疫球蛋白样受体亚群 B1(leukocyte immunoglobulin-like receptor subfamily B1,LILRB1)和杀伤细胞免疫球蛋白样受体(killer cell immunoglobulin-like receptor 2DL4,KIR2DL4)〕结合,进而保护滋养层细胞免受这些细胞的攻击。

2. 胚胎着床过程中的免疫细胞　子宫内膜在卵巢分泌甾体激素的影响下发生周期性、特征性改变。排卵后孕激素升高使处于增生期的子宫内膜向分泌期转变,这一过程即子宫内膜蜕膜化,伴随子宫内膜间质细胞(stromal fibroblast)转化为蜕膜细胞(decidual cell)、局部免疫细胞募集及螺旋动脉重塑等。子宫内膜蜕膜化是妊娠过程中不可缺少的一步。蜕膜化的结果是子宫内膜在一个短暂的时间内,即着床窗口期能够接受胚胎植入。

子宫内膜蜕膜化时,母体外周血免疫细胞被募集到内膜局部,增殖分化成为蜕膜免疫细胞(decidual immune cell)。蜕膜免疫细胞不仅建立母胎免疫耐受(maternal immune tolerance),还参与蜕膜化过程中蜕膜的发育和重塑。蜕膜免疫细胞包括 uNK 细胞、树突状细胞(dendritic cell,DC)、巨噬细胞、T 细胞和 B 细胞。

(1)uNK 细胞: 在着床过程中,子宫内 uNK 细胞占蜕膜免疫细胞的比例迅速上升至 65%~70%。uNK 细胞在表型及生物学性能上不同于外周血 NK 细胞,外周血 NK 细胞的表型以 CD56dimCD16$^+$ 为主,相反 uNK 细胞的表型以 CD56brightCD16$^-$ 为主。uNK 细胞的生理功能是通过重塑螺旋动脉,增加母胎界面的血流量,促进内膜间质细胞分化为蜕膜细胞,并调控胚胎滋养层细胞侵入蜕膜组织、子宫肌层及子宫螺旋动脉。uNK 细胞可生成 VEGF、胎盘生长素(placenta growth factor,PLGF)、血管生成素 -2(angiopoietin-2)等。此外,还可分泌细胞因子如粒细胞 - 巨噬细胞集落刺激因子(granulocyte-macrophage colony stimulating factor,GM-CSF)、TNF-α、IFN-γ、转化生长因子 β1(transforming growth factor-β1,TGF-β1)等,这些细胞因子和免疫细胞一起调节着免疫耐受。uNK 细胞的这些特性可促进子宫内膜蜕膜化,有利于胚胎植入。

(2)T 细胞:宫内膜中的 T 细胞主要分布

于功能层,包含丰富的 T 细胞亚群。CD4$^+$T 细胞激活后按分泌细胞因子谱分为辅助性 T 细胞 1(T helper 1,Th1)和辅助性 T 细胞 2(T helper 2,Th2)两个功能亚群。Th1 型细胞介导细胞免疫,主要分泌 IL-2、IFN-γ、TNF-β 等细胞因子。Th2 型细胞介导体液免疫,主要分泌 IL-4、IL-6、IL-10 等因子。大量研究表明 Th1 型细胞介导的免疫应答是不利于妊娠的,而 Th2 型细胞介导的免疫应答可以改善这种状态,正常妊娠是一种 Th2 偏移现象。Th1/Th2 比例在着床期及整个妊娠期的平衡是被广为接受的介导免疫耐受学说。Th1/Th2 平衡是维持正常妊娠的重要机制,但这一学说并不能解释所有妊娠成功现象。妊娠建立及维持有着更多更复杂的机制。

新近研究发现 CD4$^+$T 淋巴细胞还存在另外两种细胞亚群:调节性 T 细胞(regulatory T cell,Treg)和 Th17 细胞。Treg 细胞是一类具有免疫抑制功能的 CD4$^+$CD25$^+$T 细胞,在胚胎植入和免疫耐受方面得到了广泛关注。有研究证明 Treg 通过分泌 IL-10、IL-35、TGF-p1 等细胞因子发挥免疫调节作用,保护胚胎免受母体免疫系统伤害。一项实验对比 RPL 妇女与行人工流产妇女的外周血及蜕膜组织中 Treg 细胞数量,发现 RPL 组中 Treg 细胞的数量均低于另一组。这表明 Treg 细胞在母胎免疫耐受中发挥重要作用。Th17 细胞的主要效应因子是 IL-17。IL-17 是致炎性细胞因子,可生成多种细胞因子及趋化因子,如 IL-1、IL-6、IL-8、TNF-α、G-CSF、NO、PG 和急性时相反应蛋白(acute phase reactive protein,APRP),同时诱导基质金属蛋白酶的合成。不明原因 RPL 妇女外周血及蜕膜组织中 Th17 细胞占淋巴细胞的比例要高于正常早孕期的妇女,提示过多的 Th17 细胞可能在

不明原因 RPL 的发病中起重要作用。这 4 类细胞之间既相互联系又相互影响,母胎界面处 Th1/Th2/Treg/Th17 平衡在胚胎着床中的作用受到学者广泛关注。

(3)树突状细胞:DCs 占蜕膜免疫细胞的 10% 左右,其表型主要为 CD11c$^+$DC,与外周组织 DCs 相同。胚胎着床后,DCs 即在胚胎着床处的蜕膜大量积聚。Plaks 认为 DCs 通过分泌两种关键因子,可溶性血管内皮生长因子受体 1(soluble FMS-like tyrosine kinase-1,sFlt-1)和 TGF-p1 直接调节蜕膜血管生成,促进新生血管成熟。在动物实验中,老鼠子宫内膜中 DCs 数量减少将严重影响胚胎植入过程,导致胚胎植入失败。此外,DCs 通过分泌 IL-15 促进 NK 细胞前体细胞的募集和成熟,协同 NK 细胞促进血管生成和重塑。

(4)巨噬细胞:蜕膜处巨噬细胞约占淋巴细胞总数的 20%~25%,是数量第二多的淋巴细胞。巨噬细胞具有显著的表型可塑性,可参与妊娠过程中多种生理反应,如抵抗外来病原体、清除凋亡细胞及形成新生血管。巨噬细胞通过其表面的 Toll 样受体(Toll-like receptor,TLR)和 C 型凝集素受体(C-type lectin receptor)识别病原微生物,在蜕膜处发挥免疫防御功能。胎盘形成过程中,巨噬细胞在螺旋动脉处聚集,通过清除凋亡的细胞及产生 VEGF、MMP 促进血管重塑,增加胎盘与子宫间血流交换。

(5)B 细胞:蜕膜组织中 B 细胞的数量很少,目前关于 B 细胞如何参与胚胎着床过程的研究较少,研究热点集中于 B 细胞分泌的自身抗体如抗心磷脂抗体与病理妊娠的联系例,包括胎儿生长受限、早产及严重的子痫前期。

3. 母体免疫应答与发育源性疾病 受精

及胚胎期(受精6周内)处于表观遗传重编程和细胞快速分化及器官形成期,是环境干扰致病最敏感的阶段,配子/胚胎阶段对不利因素作出的适应性反应更易诱发机体器官功能和结构的永久损害,从而出现程序性的与生长发育相关的成人糖尿病、心血管、神经精神性疾病、肿瘤等重大疾病。2010年Motrenko提出了"胚胎源性疾病"的概念,认为配子和胚胎发育异常有可能引发出生后不良健康状态。

正常的营养状态对一个完整的免疫系统异常重要。蛋白缺乏会降低人类的免疫反应。淋巴组织具有高效率的细胞增殖和蛋白快速转化功能。蛋白不足会导致淋巴结直径和质量的降低,以及脾和淋巴结内的淋巴细胞的丢失,从而导致细胞免疫的降低。胎儿生长受限(fetal growth restriction,FGR)的子代易发生甲状腺的萎缩、细胞免疫的损伤和低免疫球蛋白血症。这些证据提示宫内的营养状态会影响子代出生后免疫系统的发育。

目前我们已经了解胚胎着床过程、建立维持母胎免疫耐受的机制及免疫异常对妊娠结局的影响等,但是如何将这些知识应用于临床,依然是医学领域工作者面临的最大挑战。

(王　丽　金　帆)

## 参考文献

1. HUANG HF, SHENG JZ. Gamete and embryo-fetal origins of adult diseases. Springer, 2014.

2. LEGENDRE LM, STEWART-SAVAGE J. Effect of cumulus maturity on sperm penetration in the golden hamster. Biol Reprod, 1993, 49 (1): 82.

3. SUN F, BAHAT A, GAKAMSKY A, et al. Human sperm chemotaxis: both the oocyte and its surrounding cumulus cells secrete sperm chemoattractants. Hum Reprod, 2005, 20 (3): 761.

4. FETTEROLF PM, JURISICOVA A, TYSON JE, et al. Conditioned medium from human cumulus oophorus cells stimulates human sperm velocity. Biol Reprod, 1994, 51 (2): 184.

5. BEEBE SJ, LEYTON L, BURKS D, et al. Recombinant mouse ZP3 inhibits sperm binding and induces the acrosome reaction. Dev Biol, 1992, 151 (1): 48.

6. STEIN KK, PRIMAKOFF P, MYLES D. Sperm-egg fusion: events at the plasma membrane. J Cell Sci, 2004, 117 (Pt 26): 6269.

7. INOUE N, IKAWA M, ISOTANI A, et al. The immunoglobulin superfamily protein Izumo is required for sperm to fuse with eggs. Nature, 2005, 434 (7030): 234.

8. MIYADO K, YAMADA G, YAMADA S, et al. Requirement of CD9 on the egg plasma membrane for fertilization. Science, 2000, 287 (5451): 321.

9. KAJI K, ODA S, SHIKANO T, et al. The gamete fusion process is defective in eggs of Cd9-deficient mice. Nat Genet, 2000, 24 (3): 279.

10. MCGRATH J, SOLTER D. Completion of mouse embryogenesis requires both the maternal and paternal genomes. Cell, 1984, 37 (1): 179.

11. DALE B, WILDING M, COPPOLA G, et al. How do spermatozoa activate oocytes? Reprod Biomed Online, 2010, 21 (1): 1.

12. MCAVEY BA, WORTZMAN GB, WILLIAMS CJ, et al. Involvement of calcium signaling

and the actin cytoskeleton in the membrane block to polypermy in mouse eggs. Biol Reprod, 2002, 67 (4): 1342.

13. GROSS VS, WESSEL G, FLORMAN HM. A monoclonal antibody that recognizes mammalian cortical granules and a 32-kilodalton protein in mouse eggs. Biol Reprod, 2000, 63 (2): 575.

14. MOLLER CC, WASSARMAN PM. Characterization of a proteinase that cleaves zona pellucida glycoprotein ZP2 following activation of mouse eggs. Dev Biol, 1989, 132 (1): 103.

15. PIERCE KE, SIEBERT MC, KOPF GS, et al. Characterization and localization of a mouse egg cortical granule antigen prior to and following fertilization or egg activation. Dev Biol, 1990, 141 (2): 381.

16. HOODBHOY T, TALBOT P. Characterization, fate, and function of hamster cortical granule components. Mol Reprod Dev, 2001, 58 (2): 223.

17. KALAB P, KOPF GS, SCHULTZ RM. Modifications of the mouse zona pellucida during oocyte maturation and egg activation: effects of newborn calf serum and fetuin. Biol Reprod, 1991, 45 (5): 783.

18. TSAI PS, VAN HAEFTEN T, GADELLA BM. Preparation of the cortical reaction: maturation-dependent migration of SNARE proteins, clathrin, and complexin to the porcine oocyte's surface blocks membrane traffic until fertilization. Biol Reprod, 2011, 84 (2): 327.

19. ABBOTT AL, FISSORE RA, DUCIBELLA T. Identification of a translocation deficiency in cortical granule secretion in preovulatory mouse oocytes. Biol Reprod, 2001, 65 (6): 1640.

20. TAE JC, KIM EY, JEON K, et al. A MAPK pathway is involved in the control of cortical granule reaction and mitosis during bovine fertilization. Mol Reprod Dev, 2008, 75 (8): 1300.

21. CROSBY IM, GANDOLFI F, MOOR RM. Control of protein synthesis during early cleavage of sheep embryos. J Reprod Fertil, 1988, 82 (2): 769.

22. SCHULTZ RM. The molecular foundations of the maternal to zygotic transition in the preimplantation embryo. Hum Reprod Update, 2002, 8 (4): 323-331.

23. JUKAM D, SHARIATI S, SKOTHEIM JM. Zygotic Genome Activation in Vertebrates. Dev Cell, 2017, 42 (4): 316.

24. DOR Y, CEDAR H. Principles of DNA methylation and their implications for biology and medicine. Lancet, 2018.

25. ECKERSLEY MA, CATALINAS AC, REIK W. Dynamics of the epigenetic landscape during the maternal-to-zygotic transition. Nat Rev Mol Cell Biol, 2018, 19 (7): 436.

26. ESTELLER M. Cancer epigenomics: DNA methylomes and histone-modification maps. Nat Rev Genet, 2007, 8 (4): 286-298.

27. HENRIET P, GAIDE CHEVRONNAY HP, MARBAIX E. The endocrine and paracrine control of menstruation. Mol Cell Endocrinol, 2012, 358: 197.

28. PETRACCO RG, KONG A, GRECHUKHINA O, et al. Global gene expression profiling of proliferative phase endometrium reveals distinct functional subdivisions. Reprod Sci, 2012, 19: 1138.

29. PLAISIER M. Decidualisation and angiogenesis. Best Pract Res Clin Obstet Gynaecol, 2011, 25: 259.

30. OKADA H, TSUZUKI T, SHINDOH H, et al. Regulation of decidualization and angiogenesis in the human endometrium: mini review. J Obstet Gynaecol Res, 2014, 40: 1180.

31. SINGH M, CHAUDHRY P, ASSELIN E. Bridging endometrial receptivity and implantation: network of hormones, cytokines, and growth factors. J Endocrinol, 2011, 210: 5.

32. LESSEY BA, YOUNG SL. Homeostasis imbalance in the endometrium of women with implantation defects: the role of estrogen

and progesterone. Semin Reprod Med, 2014, 32: 365.

33. EVANS J, SALAMONSEN LA, WINSHIP A, et al. Fertile ground: human endometrial programming and lessons in health and disease. Nat Rev Endocrinol, 2016, 12: 654-667.

34. WU D, KIMURA F, ZHENG L, et al. Chronic endometritis modifies decidualization in human endometrial stromal cells. Reprod Biol Endocrinol, 2017, 15: 16.

35. BAKOS HW, MITCHELL M, SETCHELL BP, et al. The effect of paternal diet-induced obesity on sperm function and fertilization in a mouse model. Int J Androl, 2011, 34: 402.

36. MARCHIANI S, VIGNOZZI L, FILIPPI S, et al. Metabolic syndrome-associated sperm alterations in an experimental rabbit model: relation with metabolic profile, testis and epididymis gene expression and effect of tamoxifen treatment. Mol Cell Endocrinol, 2015, 401: 12.

37. SEDES L, THIROUARD L, MAQDASY S, et al. Cholesterol: A Gatekeeper of Male Fertility? Front Endocrinol (Lausanne), 2018, 9: 369.

38. BINDER NK, BEARD SA, KAITU'U-LINO TJ. Paternal obesity in a rodent model affects placental gene expression in a sex-specific manner. Reproduction, 2015, 149 (5): 435-444.

39. BUCKETT WM, LEWIS-JONES DI. Fructose concentrations in seminal plasma from men with nonobstructive azoospermia. Arch Androl, 2002, 48 (1): 23.

40. KATILA T. Post-mating inflammatory responses of the uterus. Reprod Domest Anim, 2012, 47 (Suppl 5): 31.

41. BROMFIELD JJ, SCHJENKEN JE, CHIN PY. Maternal tract factors contribute to paternal seminal fluid impact on metabolic phenotype in offspring. Proc Natl Acad Sci U S A, 2014, 111 (6): 2200.

42. MARTINI AC, TISSERA A, ESTOFAN D, et al. Overweight and seminal quality: a study of 794 patients. Fertil Steril, 2010, 94 (5): 1739.

43. LEISEGANG K, BOUIC PJ, MENKVELD R, et al. Obesity is associated with increased seminal insulin and leptin alongside reduced fertility parameters in a controlled male cohort. Reprod Biol Endocrinol, 2014, 12: 34.

44. SAID L, GALERAUD-DENIS I, CARREAU S, et al. Relationship between semen quality and seminal plasma components: alpha-glucosidase, fructose and citrate in infertile men compared with a normospermic population of Tunisian men. Andrologia, 2009, 41 (3): 150.

45. JAYARAMAN V, GHOSH S, SENGUPTA A, et al. Identification of biochemical differences between different forms of male infertility by nuclear magnetic resonance (NMR) spectroscopy. J Assist Reprod Genet, 2014, 31 (9): 1195.

46. RICHTHOFF J, SPANO M, GIWERCMAN YL, et al. The impact of testicular and accessory sex gland function on sperm chromatin integrity as assessed by the sperm chromatin structure assay (SCSA). Hum Reprod, 2002, 17 (12): 3162.

47. RAAD G, HAZZOURI M, BOTTINI S, et al. Paternal obesity: how bad is it for sperm quality and progeny health? Basic Clin Androl, 2017, 27: 20.

48. AITKEN RJ. Reactive oxygen species as mediators of sperm capacitation and pathological damage. Mol Reprod Dev, 2017, 84 (10): 1039.

49. SMITH TB, DUN MD, SMITH ND, et al. The presence of a truncated base excision repair pathway in human spermatozoa that is mediated by OGG1. J Cell Sci, 2013, 126 (Pt 6): 1488.

50. LORD T, AITKEN RJ. Fertilization stimulates 8-hydroxy-2'-deoxyguanosine repair and antioxidant activity to prevent mutagenesis in the embryo. Dev Biol, 2015, 406 (1): 1.

51. OHNO M, SAKUMI K, FUKUMURA R, et al. 8-oxoguanine causes spontaneous de novo germline mutations in mice. Sci

Rep, 2014, 4: 4689.

52. RIVLIN J, MENDEL J, RUBINSTEIN S, et al. Role of hydrogen peroxide in sperm capacitation and acrosome reaction. Biol Reprod, 2004, 70 (2): 518.

53. AITKEN RJ, BAKER MA, NIXON B. Are sperm capacitation and apoptosis the opposite ends of a continuum driven by oxidative stress? Asian J Androl, 2015, 17 (4): 633.

54. ASHRAFI I, KOHRAM H, ARDABILI FF. Antioxidative effects of melatonin on kinetics, microscopic and oxidative parameters of cryopreserved bull spermatozoa. Anim Reprod Sci, 2013, 139 (1-4): 25.

55. BUCAK MN, ATAMAN MB, BASPINAR N, et al. Lycopene and resveratrol improve post-thaw bull sperm parameters: sperm motility, mitochondrial activity and DNA integrity. Andrologia, 2015, 47 (5): 545.

56. SARIOZKAN S, TUNCER PB, BUYUK-LEBLEBICI S, et al. Antioxidative effects of cysteamine, hyaluronan and fetuin on post-thaw semen quality, DNA integrity and oxidative stress parameters in the Brown Swiss bull. Andrologia, 2015, 47 (2): 138.

57. ZHU Z, FAN X, LV Y, et al. Vitamin E Analogue Improves Rabbit Sperm Quality during the Process of Cryopreservation through Its Antioxidative Action. PLoS One, 2015, 10 (12): e0145383.

58. SANCHEZ R, SEPULVEDA C, RISOPA-TRON J, et al. Human sperm chemotaxis depends on critical levels of reactive oxygen species. Fertil Steril, 2010, 93 (1): 150.

59. DE LAMIRANDE E, GAGNON C. Human sperm hyperactivation and capacitation as parts of an oxidative process. Free Radic Biol Med, 1993, 14 (2): 157.

60. SALEH RA, AGARWAL A, KANDI-RALI E, et al. Leukocytospermia is associated with increased reactive oxygen species production by human spermatozoa. Fertil Steril, 2002, 78 (6): 1215.

61. COOPER TG, NOONAN E, VON ECKARDSTEIN S, et al. World Health Organization reference values for human semen characteristics. Hum Reprod Update, 2010, 16 (3): 231.

62. HENKEL R, KIERSPEL E, STALF T, et al. Effect of reactive oxygen species produced by spermatozoa and leukocytes on sperm functions in non-leukocytospermic patients. Fertil Steril, 2005, 83 (3): 635.

63. FRACZEK M, KURPISZ M. Mechanisms of the harmful effects of bacterial semen infection on ejaculated human spermatozoa: potential inflammatory markers in semen. Folia Histochem Cytobiol, 2015, 53 (3): 201.

64. GANNON JR, EMERY BR, JENKINS TG, et al. The sperm epigenome: implications for the embryo. Adv Exp Med Biol, 2014, 791: 53.

65. JENKINS TG, CARRELL DT. The sperm epigenome and potential implications for the developing embryo. Reproduction, 2012, 143 (6): 727.

66. NG SF, LIN RC, LAYBUTT DR, et al. Chronic high-fat diet in fathers programs beta-cell dysfunction in female rat offspring. Nature, 2010, 467 (7318): 963.

67. LYONS RA, DJAHANBAKHCH O, SARI-DOGAN E, et al. Peritoneal fluid, endometriosis, and ciliary beat frequency in the human fallopian tube. Lancet, 2002, 360 (9341): 1221.

68. LUCIFERO D, CHAILLET JR, TRASLER JM. Potential significance of genomic imprinting defects for reproduction and assisted reproductive technology. Hum Reprod Update, 2004, 10 (1): 3.

69. PALERMO GD, NERI QV, TAKEUCHI T, et al. Genetic and epigenetic characteristics of ICSI children. Reprod Biomed Online, 2008, 17 (6): 820.

70. PRICE TM, MURPHY SK, YOUNGLAI EV. Perspectives: the possible influence of assisted reproductive technologies on transgenerational reproductive effects of environmental endocrine disruptors. Toxicol Sci, 2007, 96 (2): 218.

71. FULKA H, FULKA J. No differences in the DNA methylation pattern in mouse zygotes produced in vivo, in vitro, or by intracytoplasmic sperm injection. Fertil Steril, 2006, 86 (5): 1534.

72. RAJENDER S, AVERY K, AGARWAL A. Epigenetics, spermatogenesis and male infertility. Mutat Res, 2011, 727 (3): 62.

73. HENRIET P, GAIDE CHEVRONNAY HP, et al. The endocrine and paracrine control of menstruation. Mol Cell Endocrinol, 2012, 358: 197.

74. PETRACCO RG, KONG A, GRECHUKHINA O, et al. Global gene expression profiling of proliferative phase endometrium reveals distinct functional subdivisions. Reprod Sci, 2012, 19: 1138.

75. PLAISIER M. Decidualisation and angiogenesis. Best Pract Res Clin Obstet Gynaecol, 2011, 25: 259.

76. SINGH M, CHAUDHRY P, ASSELIN E. Bridging endometrial receptivity and implantation: network of hormones, cytokines, and growth factors. J Endocrinol, 2011, 210: 5.

77. LESSEY BA, YOUNG SL. Homeostasis imbalance in the endometrium of women with implantation defects: the role of estrogen and progesterone. Semin Reprod Med, 2014, 32: 365.

78. EVANS J, SALAMONSEN LA, WINSHIP A, et al. Fertile ground: human endometrial programming and lessons in health and disease. Nat Rev Endocrinol, 2016, 12: 654.

79. WU D, KIMURA F, ZHENG L, et al. Chronic endometritis modifies decidualization in human endometrial stromal cells. Reprod Biol Endocrinol, 2017, 15: 16.

80. YOSHINAGA K. Two concepts on the immunological aspect of blastocyst implantation. J Reprod Dev, 2012, 58 (2): 196.

81. MAROZIO L, GAROFALO A, BERCHIALLA P, et al. Low expression of soluble human leukocyte antigen G in early gestation and subsequent placenta-mediated complications of pregnancy. J Obstet Gynaecol Res, 2017, 43 (9): 1391.

82. BENEVENTI F, SIMONETTA M, LOCATELLI E, et al. Temporal variation in soluble human leukocyte antigen-G (sHLA-G) and pregnancy-associated plasma protein A (PAPP-A) in pregnancies complicated by gestational diabetes mellitus and in controls. Am J Reprod Immunol, 2014, 72 (4): 413-421.

83. JFUZZI B, RIZZO R, CRISCUOLI L, et al. HLA-G expression in early embryos is a fundamental prerequisite for the obtainment of pregnancy. Eur J Immunol, 2002, 32 (2): 311.

84. HUNT JS, LANGAT DL. HLA-G: a human pregnancy-related immunomodulator. Curr Opin Pharmacol, 2009, 9 (4): 462.

85. KOOT YE, TEKLENBURG G, SALKER MS, et al. Molecular aspects of implantation failure. Biochim Biophys Acta, 2012, 1822 (12): 1943.

86. ZHANG S, LIN H, KONG S, et al. Physiological and molecular determinants of embryo implantation. Mol Aspects Med, 2013, 34 (5): 939.

87. LEE JY, LEE M, LEE SK. Role of endometrial immune cells in implantation. Clin Exp Reprod Med, 2011, 38 (3): 119-125.

88. VEENSTRA VAN NIEUWENHOVEN AL, HEINEMAN MJ, FAAS MM. The immunology of successful pregnancy. Hum Reprod Update, 2003, 9 (4): 347.

89. COLLISON LW, WORKMAN CJ, KUO TT, et al. The inhibitory cytokine IL-35 contributes to regulatory T-cell function. Nature, 2007, 450 (7169): 566.

90. WANG WJ, HAO CF, LIN Y, et al. Increased prevalence of T helper 17 (Th17) cells in peripheral blood and decidua in unexplained recurrent spontaneous abortion patients. J Reprod Immunol, 2010, 84 (2): 164.

91. LEE SK, KIM JY, LEE M, et al. Th17 and regulatory T cells in women with recurrent pregnancy loss. Am J Reprod Immunol, 2012, 67 (4): 311.

92. BLOIS SM, KLAPP BF, BARRIENTOS G. Decidualization and angiogenesis in early pregnancy: unravelling the functions of DC and NK cells. J Reprod Immunol, 2011, 88 (2): 86.

93. STOUT RD, SUTTLES J. Functional plasticity of macrophages: reversible adaptation to changing microenvironments. J Leukoc Biol, 2004, 76 (3): 509.

94. NAGAMATSU T, SCHUST DJ. The contribution of macrophages to normal and pathological pregnancies. Am J Reprod Immunol, 2010, 63 (6): 460.

95. LOCKSHIN MD. Anticoagulation in management of antiphospholipid antibody syndrome in pregnancy. Clin Lab Med, 2013, 33 (2): 367

# 第四章

## 胚胎发育生理 / 病理和胚胎源性疾病概论

人类胚胎发育是个复杂的过程。从胚胎着床到胎儿出生,期间会经历三胚层的分化、胚外组织形成、器官形成等事件。胚胎发育过程中,特别是胚胎发生的第 3~8 周,对外界影响非常敏感,病毒感染、化学和物理因子都可能增加胎儿畸形的风险。成人疾病的胎儿起源(Fetal Origins of Adult Disease,FOAD)假说,认为在胎儿发育的关键时期或敏感期发生的事件,可以永久地改变结构、生理或新陈代谢,这些变化使得受到影响的个体在以后的生活中易患疾病。本章介绍了胚胎发育过程及影响胚胎畸形发生的因素,并阐述了胚胎源性疾病的概念。

# 第一节　胚胎发育生理

## 一、胚层和早期附属物的形成

当胚胎被植入子宫壁时,组织结构会发生巨大的变化。到植入时为止,胚泡由内细胞团和外滋养层组成,内细胞团是胚胎本身的起源,外滋养层是胚胎和母亲之间未来的组织界面。胚泡的这两种成分都是其他组织发育后期的前体。进入子宫内膜的滋养层细胞分裂增殖并分化为两层,即内面的细胞滋养层和外面的合体滋养层。此后不久,内细胞团开始产生其他组织衍生物。内细胞团的细分最终导致胚胎体内包含三个初级胚胎胚层:外胚层、中胚层和内胚层。

在胚胎植入子宫内膜的第 2 周开始之前,内细胞团和滋养层开始发生显著的变化。当内细胞团的细胞重新排列成上皮结构,一薄层细胞出现在主细胞团的腹侧。主要的上层细胞称为上胚层,下层细胞称为下胚层或初级内胚层。

受精后第 8 天,随着上胚层和下胚层的发生,在上胚层细胞之间出现了一个充满液体的小腔。由于小腔的扩大,一层上胚层细胞被推向胚端的细胞滋养层,形成了贴在细胞滋养层内面的膜,这就是最早的羊膜,形成羊膜的细胞称成羊膜细胞,由羊膜和上胚层围成的腔称羊膜腔,腔内的液体称羊水,由羊膜环绕羊膜腔形成的囊称羊膜囊。

受精后第 9 天,下胚层周缘的细胞增生并逐渐覆盖了细胞滋养层的内表面,形成一层扁平细胞,有人称这层扁平细胞为胚外内胚层。由胚外内胚层细胞形成的这层膜状结构铺衬在原胚泡腔的内表面,故称外体腔膜。当外体腔膜完全包绕了原胚泡腔时,便形成了一个位于下胚层下方的囊,称初级卵黄囊。

受精后第 10~11 天,在外体腔膜与细胞滋养层之间出现了疏松的网状组织,称胚外中胚层。

受精后 12~13 天,先是在胚外中胚层内出现一些小的腔隙,后逐渐融合为一个大的腔隙,称胚外体腔,又称绒毛膜腔。随着胚外体腔的出现,胚外中胚层被分隔为内、外两层,外层铺衬在细胞滋养层的内表面和羊膜囊的外表面,称胚外中胚层的壁层;内层覆盖在初级卵黄囊的外表面,称胚外中胚层的脏层。与此同时,下胚层周缘的细胞增生并沿着胚外中胚层的脏层向腹侧迁移,然后在腹侧融合而形成一个小囊,称次级卵黄囊,即卵黄囊。随着次级卵黄囊的形成,初级卵黄囊被排挤到了胚外体腔的另一端,并萎缩退化成了多个被胚外中胚层包绕着的小囊泡,称外体腔泡(图 4-1)。

受精后第 14 天左右,随着胚外体腔的扩大,二胚层胚盘及其背侧的羊膜囊和腹侧的卵黄囊由一束胚外中胚层组织悬吊在胚外体腔中,这束胚外中胚层组织称连接蒂,又称体蒂。

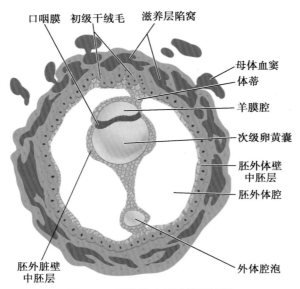

图 4-1　受精第 2 周晚期的胚胎

## 二、基本胚层结构的形成

胚胎发育至第 3 周初,二胚层胚盘尾端中线处的上胚层细胞增生,形成一条纵行的细胞索,称原条。原条的前端膨大成结节状,称原结。原结的背面凹陷,称原凹。在原条背面中线也出现了一纵行浅沟,称原沟。上胚层细胞增殖并通过原条在上、下胚层之间向周边迁移。从上胚层迁出的部分细胞进入下胚层并逐渐全部置换了下胚层细胞,形成一层新的细胞,称胚内中胚层,即中胚层。在内胚层和中胚层出现之后,上胚层便改称为外胚层。至此,胚盘由内、外、中三个胚层构成,呈椭圆形,头端大尾端小,称三胚层胚盘。原条的出现使胚盘有了明显的头端和尾端、左侧和右侧之别。通过原凹向二胚层胚盘头端迁移的上胚

层细胞形成头突,以后衍化为脊索管,随着细胞的不断增殖和原条的逐渐退缩,脊索管逐渐增长。至受精后第 20 天左右,此管的腹侧壁与其下方的内胚层融合并溶解吸收,于是在未来神经管与未来肠管之间形成了一条联通管,称神经 - 肠管,至 22~24 天时,由神经 - 肠管的底壁演变成脊索。脊索是脊索动物的重要支持结构,在脊椎动物和人虽然退化成了椎间盘中的髓核,但其在神经管和椎体的发生中却发挥着重要的诱导作用。头突的头侧为口咽膜,口咽膜是内胚层与外胚层直接相贴而成的一个椭圆形薄膜,内、外两胚层之间无中胚层组织。在原条的尾侧也有一个内、外胚层直接相贴而形成的椭圆形薄膜,称泄殖腔膜。受精后 13 天时,原条的长度几乎相当于胚体一半。随着胚体的发育和脊索的形成及延伸,原条逐渐向尾侧退缩。至受精后 22 天,原条缩短至胚体长度的 1/10~1/5,至 26 天时,原条全部消失。

胚胎发育至第 3 周,内、中、外三个胚层已先后出现。第 4~8 周,三个胚层分化并形成各种组织和器官原基。

胚胎发育至 18~19 天,在头突和脊索的诱导下,原结头侧中线两侧的外胚层增厚,形成了一个头端宽大、尾端狭小的细胞板层,称神经板。构成神经板的细胞为假复层柱状,称神经上皮,又称神经外胚层。神经板的左、右侧缘高起,形成神经褶,中央凹陷形成神经沟。胚胎发育至 22 天左右,神经沟开始闭合,从第 4 体节平面开始,向头、尾方向延续,逐渐形成了神经管。第 24 天时,神经管的头端和尾端仍未闭合,前端的孔称前神经孔,尾端的孔称后神经孔。胚胎发育至 25 天左右,前神经孔闭合;27 天左右,后神经孔闭合。神经管是中枢神经系统的原基,分化为脑和脊髓。

在神经沟闭合为神经管时,神经板外侧缘的神经上皮细胞不进入神经管壁,而形成一条位于神经管背侧的神经索,该细胞索很快分为左右两条,分列于神经管的背外侧,称为神经嵴。神经嵴是周围神经系统的原基,分化为脑神经节、脊神经节、自主神经节和外周神经。另外,神经嵴细胞还远距离迁移,形成肾上腺髓质中的嗜铬细胞、黑素细胞、甲状腺的滤泡旁细胞、颈动脉体的 1 型细胞,可迁移至头部,参与头面部的部分骨、软骨、肌肉及大动脉根部组织的发生,故这部分神经嵴来源的组织又称中外胚层。

受精后第 17 天左右,位于三胚层胚盘中轴部位的中胚层增生,在中轴线两侧行成两条增厚的细胞带,这部分中胚层称旁中胚层。胚盘外侧的中胚层称侧中胚层,又称板中胚层。轴旁中胚层与侧中胚层之间的中胚层称间介中胚层。

胚胎发育至 20 天左右,轴旁中胚层呈节段性增生,形成了位于中轴线两侧的分节状中胚层团块,称体节。体节从胚的头端先后出现,大约每天出现 3 对。体节的横断面呈三角形,中央有一裂隙,称体节腔。体节腔的内侧壁和腹侧壁称生骨节,未来分化为骨、软骨和纤维性结缔组织。体节腔的外侧壁称生皮节,未来分化为真皮和皮下结缔组织。在皮节分化之前,有一层新细胞出现在皮节的内侧,称生肌节,未来分化为骨骼肌。

间介中胚层分化为泌尿系统和生殖系统的大部分器官及结构。头端的间介中胚层形成节段性的生肾节,分化为前肾;尾端的间介中胚层不分节,称生肾索,分化为中肾的主要结构;生肾索内侧的间介中胚层增生,形成生殖嵴,分化为生殖嵴;生肾索外侧的间介中胚层称生后肾组织,产生后肾的主要结构。

侧中胚层位于间介中胚层的外侧、胚盘的边缘。再次中胚层的组织中,先是出现一些小的腔隙,后融合为一个大的腔隙,这就是胚内体腔。胚体内腔的出现将侧中胚层分隔成两层:一层紧贴外胚层,称体壁中胚层,与覆盖在羊膜囊上的胚外体壁中胚层相延续,未来分化为腹侧和外侧体壁中的肌肉、结缔组织和腹膜、胸膜、心包膜的壁层;另一层覆盖内胚层,称脏壁中胚层,与卵黄囊表面的胚外脏壁中胚层相延续,未来分化为消化管壁上的肌肉、结缔组织和腹膜、胸膜、心包膜的脏层。胚内体腔与胚外体腔相通。

在三胚层胚盘期,内胚层为卵黄囊的顶。随着胚盘头褶、尾褶和侧褶的形成,胚盘逐渐由盘状卷折成了桶状,内胚层构成了原始消化管的上皮,而卵黄囊则被卷出了胚体之外,通过缩窄的蒂部即卵黄蒂与原始消化管的中段相通连。

## 三、胎盘和胚外组织的形成

### (一)绒毛膜

受精后第 2 周末,滋养层表面出现由合体滋养层及细胞滋养层突出而成的初级干细胞,在滋养层的内面覆盖着胚外中胚层。第 3 周初,胚外中胚层长入初级干细胞的中轴部,形成了次级干绒毛。滋养层与其内面的胚外中胚层构成的板状结构,即包围整个胚胎并长出次级干绒毛的板状结构,称绒毛膜板。绒毛膜板以及由此发出的绒毛,统称为绒毛膜(图 4-2)。

绒毛膜的功能非常重要。绒毛浸浴在绒毛间隙的母血中,从母血中吸收氧气和营养物质,并排出二氧化碳和代谢废物。绒毛膜还有重要的内分泌功能,可分泌多种激素。绒毛膜促性腺激素是最早分泌的一种激素,可维持母体卵巢黄体继续存在并分泌黄体激素,从而维持妊娠的正进行。

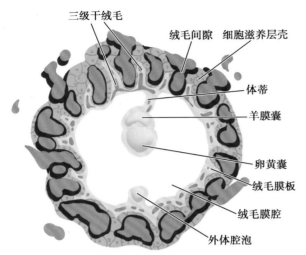

图 4-2　第 3 周时的胚胎和绒毛膜

三级干绒毛　绒毛间隙　细胞滋养层壳　体蒂　羊膜囊　卵黄囊　绒毛膜板　绒毛膜腔　外体腔泡

（二）卵黄囊

卵黄囊的发生以演变已在前讲述,在此不再赘述。卵生动物的卵黄囊很发达,囊内贮存大量卵黄物质,为胚胎发育提供全部营养物质。包括人胚在内的哺乳动物胚胎靠胎盘从母体吸收营养物质,其卵黄囊的营养功能丧失,尽管仍然出现,囊内也几乎不含卵黄物质。人胚卵黄囊的出现只是生物进化过程的重演。但是,随着卵黄囊的出现,其壁上的胚外中胚层中出现血岛,这是人胚发育过程中最早发生血管和造血干细胞的部位。另外,卵黄囊尾侧壁是原始生殖细胞的发生部位,这些细胞最早也是从上胚层迁来的。

正常情况下,卵黄管于第 5~6 周闭锁为实心的细胞索,卵黄囊也随之退化。退化后的残迹位于脐带中,有的留在胎盘胎儿面的羊膜下。如果在胎儿出生时卵黄管仍未闭锁,肠管的内容物便可通过此管从脐部溢出体外,这种先天畸形称肠瘘或脐瘘。如果卵黄管远端闭锁,与回肠相连的根部未闭锁,仍留有一深浅不等的盲囊,称梅克尔憩室。如果卵黄管的脐端和回肠端均已闭锁,但中间有一段未闭锁,便在卵黄韧带中留有一囊泡,称卵黄管囊肿。

（三）尿囊

尿囊是卵黄囊的尾侧壁与胚盘交界处向体蒂内突出形成的一个内胚层盲囊。卵生动物胚胎的尿囊很发达,有气体交换和贮存代谢产物的功能。有些哺乳动物胚胎的尿囊也很发达,参与绒毛膜尿囊胎盘的形成。人胚的尿囊发生于第 3 周初,很不发达,仅存数周便退化,且没有气体交换和排泄功能。从这个意义上说,人胚尿囊的出现只是生物进化过程的重演。但是,随着尿囊的出现,在其壁上的胚外中胚层出现两对大血管,即一对尿囊动脉和一对尿囊静脉。这两对血管并不随尿囊的退化而退化,而是越来越发达,最终演变成脐动脉和脐静脉。尿囊大部退化,只有其根部演变成膀胱的一部分。尿囊先是退化为一条细流,称脐尿管,后闭锁为一条细胞索,称脐中韧带。如果脐尿管在出生时仍未闭锁,尿液就会从膀胱通过此管溢出脐部体外,这种畸形称脐尿瘘。如果连于膀胱的根部未闭锁,形成一个从膀胱突出的盲囊,称脐尿憩室。如果脐尿管的脐端和膀胱端均已闭合,但中段未闭锁,形成一囊泡,称脐尿管囊肿。

（四）羊膜囊

羊膜囊是羊膜环绕羊膜腔而形成的一个囊状结构,腔内充满羊水。早期的羊膜囊位于胚盘背侧,胚盘的上胚层和之后的外胚层就是羊膜囊的底。随着胚盘向腹侧包卷和羊膜囊的快速生长扩大,肢体逐渐被羊膜囊所包绕。当胚胎由盘状变为桶状时,整个胚体游离于羊水之中。

羊膜薄而透明,厚 0.2~0.5mm,由单层羊膜上皮和薄层胚外中胚层构成,胚外中胚层内有小血管。羊水是羊膜腔内的液体,早期的羊水无色透明,主要由羊膜上皮分泌和羊膜的运转而产生。大约在 16 周之后,越来越多的胎儿尿液成了羊水的重要来源。胎儿的皮肤黏膜脱落上皮及胎毛、胎脂、胎便也进入羊水,因而羊水逐渐变浑浊。羊水不断产生,也不断通过胎儿吞咽而被肠道吸收,从而形成动态平衡。随着妊娠时间的延续,羊膜囊逐渐增大,羊水量也逐渐增加。妊娠第 10 周只有 30ml,第 20 周增至 350ml,第 7 个月达最高峰,最后 2 个月略有减少。出生前的羊水量一般在 1 000ml 左右。如果超过 1 500ml,则为羊水过多。如果羊水少于 500ml,则为羊水过少。羊水过多往往预示胎儿神经系统发育障碍或上消化道闭锁。羊水过少往往预示胎儿肾缺如或发育不全,或有尿路阻塞。羊水过少和羊膜腔过小还会阻碍胎儿的正常生长发育,引起各种先天畸形。

羊膜囊和羊水为胎儿的生长发育提供适宜的微环境,并具有保护胎儿免受外力损伤、防止与周围组织粘连的作用。分娩时,羊水还可促进宫颈扩张、冲洗软产道。

### (五)脐带

脐带为一圆柱状结构,一端连于胎儿脐环,另一端连于胎盘的胎儿面,外包光滑的羊膜,内含黏液性结缔组织、脐动脉、脐静脉和退化的卵黄囊、尿囊遗迹,是胎儿与母体间进行物质转运的唯一通道。

脐带的形成与胚盘的卷折密切相关。当胚盘向腹侧卷折时,其背侧的羊膜囊也迅速生长并随胚盘的卷折而向腹侧包卷。当胚盘卷成筒状胚时,胚盘的周缘形成宽大的原始脐环,卵黄囊被卷折于原始脐环之外并缩窄成卵黄管。此时,连于胚盘周缘的羊膜囊完全包裹整个胚体,将卵黄管、体蒂,以及体蒂内的尿囊、尿囊壁上的尿囊动脉、尿囊静脉等

挤压在一起并包成一条圆柱状结构,这就是脐带。与胚内体腔相通的胚外体腔的残存部分也被包裹在脐带中。随着胚胎的发育,脐带逐渐加长,脐带内的胚外中胚层形成黏液性结缔组织,尿囊动脉、静脉变成脐动脉、静脉,卵黄管和脐尿管逐渐闭锁,残存的胚外体腔也在 10 周后逐渐闭锁。妊娠末期,脐带长达 40~60cm,平均 50cm 左右,直径为 2cm 左右。长度超过 80cm 称脐带过长,可发生脐带绕颈、打结、缠绕肢体等异常,可能引起受损部位发育不良、畸形。如果长度不足 35cm,则称脐带过短,可引起胎盘早期剥离等异常。

### (六)胎盘

胎盘由丛密绒毛膜和底蜕膜构成,前者为胎盘的子体部,后者为胎盘的母体部。胎盘是胎儿与母体进行物质交换的重要结构,同时还具有内分泌和屏障功能。

1. 胎盘的形态结构 胎盘呈圆盘状,中央略厚,边缘稍薄。足月胎儿胎盘的直径约为 15~20cm,平均厚为 2.5cm 左右。胎盘有两个面,即胎儿面和母体面。胎儿面光滑,覆盖羊膜,脐带多附着于该面的偏中央,少部分附着于中央或边缘。透过羊膜可以看到脐血管的分支血管由脐带附着处向四周呈放射状走行。母体面粗糙不平,是胎盘从子宫面剥夺后的残破面,由若干不规则走行的沟分隔为 15~25 个小区,即胎盘小叶。

在胎盘的垂直面上,可见胎盘由三明治样三层结构构成:胎儿面为绒毛膜板,母体面为滋养层壳和蜕膜构成的基板,中层为绒毛和绒毛间隙,间隙中流动着母体血。从绒毛膜板发出大约 60 个干绒毛,每个干绒毛又分出数个游离绒毛。从底蜕膜上发出若干楔形小隔伸入绒毛间隙,将胎盘分为 15~25 个小区,每个小区内含有 1~4 个干绒毛及其分支。这些小

区就是母体面上看到的胎盘小叶,分隔这些小叶的隔称胎盘隔。胎盘隔的远端游离,不与绒毛膜板接触,因而胎盘小叶之间的分隔是不完全的,母体血液可以从一个小叶流入相邻小叶。

2. 胎盘的血液循环和胎盘膜　胎盘内存在母体与子体两套血液循环通路。母体血液循环通路起自子宫动脉的分支,经螺旋动脉和绒毛间隙的血池汇入子宫静脉的属支。胎儿血液循环通路起自脐动脉,经绒毛内毛细血管最终汇入脐静脉。在胎盘小叶内,流经绒毛毛细血管的胎儿血与流经绒毛间隙的母体血并不沟通,两者之间隔着一薄层结构,称胎盘膜,胎儿血与母体血之间的物质交换就是通过这层膜进行的。胎盘膜最初由绒毛内毛细血管内皮及其基膜、合体滋养层细胞和细胞滋养层上皮及其基膜,以及两基膜之间少量结缔组织基质构成。随着胎儿的发育长大,胎盘膜变得越来越薄,主要是细胞滋养层逐渐消失,合体滋养层变薄。

## 四、胚胎发育的分子机制

从功能的角度来看,与胚胎发育密切相关的分子主要有以下几类:

### (一) 转录因子

转录因子(transcription factor, TF)与 RNA 聚合酶 II 形成转录起始复合体,共同参与转录起始的过程。根据转录因子的作用特点可分为二类;第一类为普遍转录因子,它们与 RNA 聚合酶 II 共同组成转录起始复合体时,转录才能在正确的位置开始。除 TF II D 以外,还发现 TF II A、TF II B、TF II F、TF II E 及 TF II H 等,它们在转录起始复合体组装的不同阶段起作用。第二类转录因子为组织细胞特异性转录因子,这些 TF 是在特异的组织细胞或是受

到一些类固醇激素 / 生长因子或其他刺激后,开始表达某些特异蛋白质分子时,才需要的一类转录因子。

转录因子最重要的类型是同源结构域蛋白质。这些蛋白质含有由 60 个氨基酸组成的高度保守的同源结构域;同源结构域是一种螺旋 - 环 - 螺旋区域。其中的 180 个编码同源结构域的核苷酸统称为同源框。

1. *HOX* 基因　*HOX* 基因全名为同源基因或同源异型基因,是生物体中一类专门调控生物形体的基因,一旦这些基因发生突变,就会使身体的一部分变形。其作用机制,主要是调控其他有关于细胞分裂、纺锤体方向,以及硬毛、附肢等部位发育。*HOX* 基因属于同源异型盒家族的其中一员,在大多数 *HOX* 基因中,会含有一段约 180 个核苷酸的同源异型盒,可以转录出含有约 60 个氨基酸序列,称为同源蛋白质区段。

人类的 *HOX* 基因可分成 4 个基因群集,分别位在不同的染色体上,这些染色体分别是 7 号、17 号、12 号及 2 号。人类的 *HOX* 基因在书写时以全大写表达,例如 *HOXA*、*HOXB*、*HOXC* 及 *HOXD*。此外,这些基因可分成 13 个平行同源家族,以数字表示,例如 *HOXA4*、*HOXB4*、*HOXC4* 及 *HOXD4*。这些家族成员的 DNA 序列与转录出来的蛋白质序列类似。

其中 *HOXD13* 的突变会造成多指症;而 *HOXA13* 的突变则会导致手脚生殖器症。另外 *HOXB* 群集中的 8 个成员会影响红细胞的发育,其中 *HOXB4* 与 *HOXB7* 又会影响 T 细胞及 B 细胞。

2. *PAX* 基因　*PAX* 基因家族由 9 个已知成员组成,是一个涉及哺乳动物发育的重要的基因群。所有的 PAX 蛋白都包含一个 128 个氨基酸的配对区域,与 DNA 结合。这个组的

不同成员也包含整个或部分同源框域和保守的八肽序列。*PAX* 基因在感觉器官和神经系统发育中发挥着各种重要作用,在神经系统之外,当发生上皮 - 间充质转化时,它们也参与细胞分化过程。

3. *SOX* 基因　*SOX* 基因由一个大家族(＞20 个成员)组成,具有共同的 HMG 蛋白域。对于一个转录因子来说,这个区域是不寻常的,因为它和一个伴侣蛋白结合在 7 个核苷酸上在小的而不是 DNA 螺旋上的大沟槽上,导致了 DNA 的明显构象变化。Sox 蛋白质的一个特征是它们与其他转录因子协同工作,影响其靶基因的表达。

### (二)信号分子

胚胎的发育大部分是基于一组细胞发出的化学信号,并由另一组细胞接收和作用。一个重要的发现是,当胚胎成形时,相同的信号分子可以在许多不同的时间和地点被使用。大多数信号分子都是几个家族的成员,大多数都是大家族。

1. 转化生长因子 -β 家族　转化生长因子 -β(transforming growth factor-β,TGF-β)超家族由大量分子在胚胎形成和产后生活中扮演各种各样的角色。

TGF-β 家族中最重要的亚科是骨形态发生蛋白(bone morphogenetic protein,BMP)。虽然 BMP 最初被发现是骨折愈合过程中骨诱导的活性因子,但这组的 15 个成员在胚胎中大部分结构的发育中起着重要的作用。BMPs 通常通过抑制胚胎中的其他过程来发挥作用。

成纤维细胞生长因子(fibroblast growth factor,FGF)最初是在 1974 年被描述为一种在培养中刺激成纤维细胞生长的物质。从那以后,最初描述的 FGF 已经扩展到一个由 22 个成员组成的家庭,每个成员都有各自不同的功能。FGF 家族的许多成员在胚胎发育的不同阶段发挥重要作用,并履行功能。

与其他信号分子相似,FGF 的活性在很多方面受到调控。与 BMPs 不同的是,在细胞外空间中由几个分子结合在一起,FGFs 主要在下游进行调控。FGF 调控手段包括:①受体复合体中与肝素蛋白聚糖相互作用的修饰;②通过跨膜蛋白的作用调节反应细胞;③细胞内的分子调控。

2. Hedgehog 家族　Hedgehog 信号转导通路是一个经典的控制胚胎发育的信号转导途径,在胚胎发育和胚胎形成后细胞的生长和分化过程中都起着重要的作用。Hedgehog 信号通路控制着细胞的生长与增殖,而肿瘤的发生正是一个细胞生长增殖失控的过程。研究表明,Hedgehog 信号通路的异常激活与肿瘤发生有关,很多参与肿瘤细胞增殖、扩散的效应分子(如 n-Myc、EGF、CyclinD、CyclinE、CyclinB、BMP 等)被证明是 Hedgehog 信号通路的靶基因或下游分子。此外,Hedgehog 信号通路与很多已知调控细胞分化增殖的其他信号通路(如 Notch、Wnt 等)还有交叉作用。因此,研究 Hedgehog 信号通路对于探明肿瘤的发生和发展从而有针对性地进行治疗具有重要的意义。在哺乳动物的 Hedgehog 信号通路中,多种基因已经被鉴定为原癌基因或肿瘤抑制基因,在这些基因中,*Ptch1*、*Smo*、*Shh*、*Gli1* 和 *Gli2* 与皮肤癌特别是基底细胞癌的发生有关。因为乳腺是一种源于皮肤的器官,所以乳腺癌与皮肤癌的发生可能存在一种内在联系。

3. Wnt 家庭　在哺乳动物胃泌素形成过程中,Wnt 起着重要的作用。随着许多器官原基开始形成,活跃的 Wnt 通路刺激细胞增殖,使这些结构恢复到正常比例。在后期的发展中,Wnt涉及细胞分化和极性的各种过程。Wnt被描述为比其他信号分子"更黏稠",它们经常与细胞外基质的成分相互作用。

### (三) 受体分子

为了使细胞间信号分子对靶细胞产生作用,它们通常必须与这些细胞中的受体相互作用。大多数受体位于细胞表面,但有些受体是细胞内的,尤其是脂溶性分子,如类固醇、类维生素 A 和甲状腺激素。

细胞表面受体通常是具有胞外、跨膜和胞质结构域的跨膜蛋白。细胞外区域包含配体的结合位点,通常是激素、细胞因子或生长因子。当配体与受体结合时,会影响受体分子胞质区域的构象变化。细胞表面受体主要有两种类型:①具有内在蛋白激酶活性的受体;②利用第二信使系统激活细胞质蛋白激酶的受体。第一种类型的一个例子是 FGFs 受体家族,其中细胞质域具有酪氨酸激酶活性。生长因子的受体也是这种类型的,但在他们胞质域包含丝氨酸/苏氨酸激酶活性。在第二种类型的细胞表面受体中,蛋白激酶活性与受体分子本身是分离的。这种受体也通过与配体(如神经递质、肽激素、生长因子)结合而激活,但激活细胞质蛋白激酶需要一系列的中间步骤。

信号转导是第一信使(生长因子或其他信号分子)被转化为细胞内反应。信号转导非常复杂。它开始于信号分子与受体结合的反应以及受体构象的变化。这一过程引发了一系列细胞质分子的激活或抑制连锁反应,这些分子的功能是将信号传递到细胞核,最终影响基因表达。信号转导通路虽然是一条直线,但实际上信号转导应该被看作是一个巨大网络。

FGF 家族成员与受体酪氨酸激酶通路连接。FGF 与受体结合后,受体附近的 G 蛋白被激活,引发一系列胞质内反应,从 RAS 到 ERK 进入细胞核结束,并与转录因子相互作用。TGF-β 家族成员首先结合 II 型丝氨酸/苏氨酸激酶受体,与 I 型受体复合物。这一过程激活了以 Smad 蛋白为主的通路。两个不同的 Smad(R-Smad 和 Co-Smad)二聚体进入细胞核。Smad 二聚体与辅助因子结合,然后与 DNA 上的某些调控元素结合。

最近发现的在系统发育中高度保守的 Hippo 通路调节器官生长非常重要。Hippo 功能的丧失导致从果蝇角质层到哺乳动物肝脏的结构的无限制生长。在哺乳动物中,Hippo 抑制细胞增殖,并通过细胞凋亡促进多余细胞的清除。它参与维持干细胞和分化细胞之间的平衡,无论是在产前还是产后。

## 第二节　外界因素导致的胚胎畸形

### 一、胚胎畸形概论

根据大多数研究,约 2%~3% 的新生儿显示至少有一个可识别的先天畸形。当儿童出生后的几年内诊断出异常时,这个百分比增加了一倍。随着由传染病和营养问题引起的婴儿死亡率的下降(约占总死亡率的 13%),先天性畸形在婴儿死亡率(目前超过 20%)中居高不下,并且新生儿或儿科住院的婴儿百分比(≤30%)由于各种形式的遗传疾病或先天性缺陷出现而增加。

先天性缺陷的范围从 DNA 分子中单核

苷酸替换引起的酶缺陷到严重解剖异常。尽管医学胚胎学传统上主要涉及结构缺陷 - 先天性畸形 - 在纯粹的生化异常与表现为异常结构的缺陷之间有一个连续体。这种连续体包括异常结构、功能、新陈代谢和行为的缺陷。出生缺陷以各种形式和关联出现,从单个结构的简单异常到可能影响整个身体区域的畸形。

先天性缺陷的发生可以看作是胚胎的遗传特性与其发育环境相互作用的结果。基本信息被编码在基因中,但是随着遗传信息的传递,发育中的结构或器官受到与正常发育相伴或干扰的微环境或宏观环境影响。基于遗传信息的突变或基于染色体畸变异常的情况下,该缺陷是固有的,并且即使在正常环境中也通常表达。单纯的环境因素会干扰正常基因型的胚胎学过程。在其他情况下,环境和遗传相互作用。异常基因的穿透性(表现程度)或遗传多因子级联反应一个组分的表达有时会受到环境条件的深刻影响。

动物研究表明,导致发育障碍的基因功能缺陷主要有两类:一类是纯粹突变造成的,存在于 DNA 本身的结构中;另一类则是由于转录或翻译中的干扰或基因的调节元件异常造成的。

多种因素与各种类型的先天畸形有关。目前,人们更多地从统计联系的层面理解它们,而不是把它们理解为对特定发育控制的干扰点,但它们只是解释为什么发展会出错的重要线索。与先天性畸形发病率增加相关的因素包括:父母年龄、季节、居住国、种族和家庭倾向。父母的年龄和某些畸形的发生率之间存在着很大的相关性。唐氏综合征与年龄 > 35 岁妇女所生儿童的发病率增加具有明显的相关性。

某些类型的异常在一年中某些季节出生的婴儿中发病率较高。先天无脑畸形在怀孕 1 个月更频繁发生。认识到导致无脑发生的主要因素发生在胚胎生命的第一个月,研究人员必须寻找在这个时期更为普遍的潜在环境原因。无脑畸形已被证明与母体叶酸缺乏高度相关。在早春开始的妊娠中的高发生率可能与母亲在晚冬月份的营养缺乏有关。在育龄妇女的饮食中补充叶酸可显著降低神经管缺陷的发病率,如无脑。

种族是导致多种先天畸形和疾病发生的一个因素。人类腭裂的发病率存在种族差异。白人中腭裂的发病率是黑人的两倍,中国人、韩国人和日本人中腭裂的发病率是白人的两倍。许多畸形,尤其是那些具有遗传基础的畸形,在某些家庭中发现更加频繁,尤其是如果几代人的婚姻中具有某种程度的血缘。

## 二、胚胎致畸的敏感期

在怀孕期间的某些关键时期,胚胎比其他时期更容易受到导致异常发育的因素或因素的影响。研究结果表明:胚胎发生的前 3 周(器官发生开始前的早期)对胚胎的损伤不太可能导致发育不良,因为它们要么会杀死胚胎,要么会被早期胚胎强有力的调节特性修复。异常发育最大的易感期发生在 3~8 周,大多数主要身体区域组织和器官最初是建立在这个时期。在怀孕第 8 周之后,主要的结构异常不太可能发生,因为此时大多数器官已经建立了。妊娠第 3~9 个月出现的异常倾向于功能性(如精神发育迟缓)或涉及已经形成的组织器官生长的障碍。然而,这种对易感期的简化观点没有考虑到在发育的早期阶段可能接触致畸剂或其他有害影响的可能性,但是直到胚胎发生后期才表现为发育障碍。某些其他影响(子宫内疾病、毒素)可能导致已经形成的结构全部或部分的破坏。

发育器官的致畸敏感性影响，在临界期之前，暴露于已知的致畸物对发育几乎没有影响。在关键期的头几天，以畸形的发生率或严重程度来衡量的敏感性急剧增加，然后在更长的时间内下降。不同器官在胚胎发生过程中具有不同的易感性时期。形成最早（心脏）的器官比形成较晚的器官（外部生殖器）对致畸物的影响更敏感。一些非常复杂的器官，尤其是大脑和主要感觉器官，显示致畸物对此类器官正常发育中断后的高度易感性的敏感性下降。

并非所有致畸作用都在相同的发育时期。如在胚胎发育的早期暴露于这些物质中会引起异常，但是在妊娠后期它们是无害的。如沙利多胺，在胚胎期（4~6 周）具有非常窄且明确界定的危险区。相比之下，四环素染色骨骼结构和牙齿的时候，胎儿已经形成。

## 三、导致胚胎畸形的因素

### （一）母源性病毒感染

自 1941 年认识到风疹是导致一系列发育异常的原因以来，其他几种母体疾病也被认为是导致出生缺陷的直接原因。对于传染病，重要的是要区分通过干扰器官和结构发育的早期坏胎阶段而导致畸形的疾病和通过干扰破坏结构已经形成的疾病。同一病原体可通过干扰胚胎过程或通过破坏分化的组织引起损伤，这取决于该病原体何时攻击胚胎。

大多数导致出生缺陷的传染病是病毒性的，弓形虫病（由原生动物弓形虫引起）和梅毒（由螺旋体梅毒引起）是典型的例外。感染的时间与胚胎的结局密切相关。风疹在孕早期导致高风险的畸形，而巨细胞病毒感染通常在孕早期杀死胚胎。梅毒和弓形虫病的病原

体在胎儿期穿过胎盘屏障，并在很大程度上通过破坏现有组织导致畸形。

### （二）化学因素

已知许多物质在动物中具有致畸性或与人类的出生缺陷有关，但某些物质与人类先天性畸形直接相关并具有令人信服证据的数量相对较少。测试致畸药物是困难的，因为可以导致动物胎儿严重缺陷（例如，可的松与腭裂发生的关系）、高发病率的物质可能不会导致其他动物或人类畸形。相反，经典致畸剂沙利多胺在人类、家兔和一些灵长类动物中具有高度致畸性，但在常用的啮齿动物实验中致畸性却不高。

1. 叶酸拮抗剂  具有高效胚胎致死，在临床试验中被用作堕胎药。虽然 3/4 的妊娠被终止，但几乎 1/4 的存活下来的胚胎严重畸形。典型例子是氨基蝶呤，它产生多个严重的异常，如无脑畸形、生长迟缓、唇腭裂、脑积水、下颌骨发育不良和低位耳朵。叶酸拮抗剂的这些显著作用强调了适量的叶酸在饮食中促进正常发育的重要性。

2. 雄激素  对孕妇施用雄激素以治疗肿瘤或防止先兆流产，导致数百名女婴出生后外生殖器不同程度的男性化。异常包括阴蒂肥大和生殖器皱襞融合形成阴囊样结构。

3. 抗痉挛药  在妊娠期间接触苯妥英钠（以前称二苯海因钠）的胚胎中产生异常的"胎儿海因综合征"，包括生长异常、颅面缺陷、指甲数量发育不良，以及多达 1/3 的智力发育迟缓。三甲二酮也可产生一些异常综合征，包括低位耳朵、唇腭裂、骨骼和心脏异常。

4. 镇静剂  沙利多胺即使在非常狭窄的妊娠窗口期间偶尔给药也是高度致畸的，尤其是在 25~50 天之间，此时单次剂量 100mg 就足以引起出生缺陷。这代表了大多数主要器

官系统的原基被建立的时期。产生的最具特征性病变是四肢严重畸形,但沙利多胺综合征还包括心血管系统畸形、耳朵缺失、泌尿系统、胃肠道系统和面部的各种畸形。尽管经过多年的深入研究,沙利多胺产生畸形的机制尚不清楚。目前人们已经认识到某些精神病的常用药物(碳酸锂),如果怀孕早期服用,会导致胎儿心脏和大血管畸形。

5. 抗肿瘤药　一些抗肿瘤药物具有高致畸性,大部分治疗原理为杀死或使快速分裂的细胞丧失增殖能力,氨基蝶呤就是一种这样的药物。氨甲蝶呤联合白消安和 6- 巯基嘌呤可引起多器官系统的严重异常。在怀孕期间使用这些药物是一个非常困难的医学决定,必须考虑母亲和胎儿的健康。

6. 乙醇　孕妇在怀孕期间饮酒可导致发育异常的明确症状,包括出生后发育不良、小脑及精神发育迟缓、心脏缺陷和面部结构发育不良。这些异常的症状被称为胎儿酒精综合征,目前初步推测某些形式的胎儿酒精综合征可能影响所有活产的 1%~5%。怀孕前 4 周每天摄取一定量酒精可导致严重的前脑无裂型畸形。

怀孕后期暴露于酒精不太可能导致胎儿的主要解剖学缺陷,但是由于怀孕期间大脑生理成熟的复杂过程,可能导致更微妙的行为缺陷。胼胝体是大脑左右两侧的主要连接纽带,孕期酒精暴露后,在小脑中胼胝体的大小和形状常与正常人有显著的不同,小脑可能是发育不良的。面部和前脑的大部分发育异常可能是酒精暴露导致前神经嵴细胞的死亡,前神经嵴在早期胚胎中发挥信号中心的作用。尽管胎儿酒精综合征患者的智商可能是正常的,但是这些个体在识别行为后果或规划未来方面可能表现出缺陷。

7. 维生素 A　维生素 A 的衍生物用于治疗痤疮,但研究人员已经证实,维生素 A 在口服时是一种致畸剂。维生素 A 可以产生广泛的缺陷,其中大部分与脑神经嵴的衍生物有关,包括各种面部结构、心脏流出道和胸腺。在多种面部畸形中,大量的婴儿耳朵出现高度形变。

维生素 A 通过细胞质结合蛋白和核受体的复杂序列,影响 *Hox* 基因,尤其是表达于颅咽部的基因,导致前菱形体和源自它们的神经嵴细胞的改变。维生素 A 诱导缺陷的模式已被人们所认知,从菱形体发出的神经嵴细胞有助于形成脸部和颈部的许多结构,有助于心脏和胸腺的发育。在维生素 A 用量大于基本营养需要量时,应谨慎使用。

8. 抗生素及其他药物　怀孕期间使用两种抗生素与出生缺陷有关。高剂量的链霉素可引起内耳耳聋。妊娠晚期给予母亲的四环素可跨越胎盘屏障,在胎儿的牙齿和骨骼中寻找活性钙化位点。四环素沉积导致牙齿和骨骼的黄色变色,并且在高剂量下会干扰牙釉质的形成。

其他药物,比如抗凝药物华法林公认具有强的致畸作用,还有其他一些推测其具有强的致畸性能,要获得确定的证明对人具有致畸的作用却是非常困难的。一些药物,如橙剂及麦角酸二乙酰胺、大麻,经常被认为可引起出生缺陷,但迄今为止的证据并不完全令人信服。一些研究表明妊娠期使用可卡因会导致各种并发症,可卡因可以轻易地穿过胎盘屏障。除了大脑等器官的结构畸形外,使用可卡因还与宫内生长迟缓、早产和自然流产,以及出生后行为障碍(如注意力缺陷)有关。

**(三)物理因素**

1. 电离辐射　电离辐射是一种致畸剂,

其反应既取决于剂量,又与胚胎受照射的阶段有关。除了大量的动物研究,还有直接的人类经验,基于日本原子弹爆炸的幸存者和怀孕妇女给予大剂量辐射的暴露(多达几千拉德)。虽然没有证据表明在诊断水平(几毫拉德)的辐射剂量是否会对胚胎构成严重威胁,但由于电离辐射会产生 DNA 断裂,并且已知会引起突变,因此即使诊断 X 射线检查中的剂量很小,风险极小,对于怀孕的妇女,如果可能的话,也应避免暴露于辐射。电离辐射可引起胚胎的各种异常(例如,腭裂、小脑、内脏、四肢和骨骼畸形),以中枢神经系统的缺陷最为突出。频谱从脊柱裂到智力迟钝。

2. 其他物理因素　许多实验研究了极端温度和不同浓度的大气气体对实验动物的致畸作用,但有关这些因素对人类畸形的证据仍然不是很清楚。一个例外是过量的氧浓度对早产儿的影响,超过 10% 体重低于 1.36kg 的早产婴儿和 1% 体重在 1.36~2.26kg 的早产婴儿中发生了晶体后纤维增生。

# 第三节　胚胎源性疾病概论

受孕前和围产期的基因组动态变化使其极易受到表观遗传修饰的不利影响,从而产生终身的后果,增加成人性疾病的发生概率,并且有可能产生表观遗传修饰改变的代间传递。这种影响很有可能并不只是短期的,我们需要新的方法来预防、诊断和治疗。

生物体的所有细胞类型都包含相同的遗传信息,但在功能和特征上是不同的。特征性的表观遗传标记是这个谜题的关键。表观遗传包括 DNA 甲基化、组蛋白修饰、染色质重塑等修饰类型,这些修饰能够以细胞类型特异性的方式调节基因表达。其中最具特征的表观遗传修饰是 DNA 甲基化,但是表观遗传信息的其他层面可能代表表达调控的动态和响应性的特征。DNA 包裹在组蛋白(核小体)的八聚体上,从而使其在细胞核中形成染色质。大量的翻译后修饰和/或这些组蛋白修饰可促进染色质包装成可接近或不可接近的状态,从而分别促进或抑制基因表达的区域。

长期以来,发育生物学领域一直在研究两个完全分化、截然不同的细胞——精子和卵母细胞——如何结合在一起形成全能胚胎。小鼠的遗传学研究已经证实,表观遗传调节是这种转变过程中获得全能性的关键。使用分子方法和免疫荧光的早期研究表明,广泛的表观遗传重编程伴随着生殖细胞和胚胎发育。受精后的两个配子基因组的染色质组织和表观遗传都被快速重新编程。这种广泛的表观遗传重建是合子基因组活化所必需的,但机制的联系尚不清楚。在受精和原肠胚时期,除了印迹基因的甲基化保留外,被擦除甲基化的其他基因将在胚胎形成时期重新建立,在这个过程中伴随着表观遗传的重编程。因此胚胎形成时期也是最容易受环境因子影响的时期,活跃的表观基因组以及 DNA 的高速合成决定了特定组织器官的发育。新的研究表明:来自卵母细胞的抑制性组蛋白修饰可能介导一种新的印迹机制。迄今为止,人类发育中表观遗传学的特征几乎完全局限于 DNA 甲基化分析;小鼠与人之间的动力学改变是保守的。然而,调节这些动力学的机制是不同的。由于在卵子发生和早期胚胎发育时期很难获得大量细胞，从而限制了对这些细胞详细的分子学研究。近期，单细胞测序方法的进展不仅提高了我们对这些发展过程的理解，而且这些数据也带来了新的问题和对现有假设的挑战。如从 DNA 甲基化到染色体组织，特别是精子发生、卵子发生、植入前胚胎发育和早期谱系规范等发育过程中的表观遗传学动力学。

表观遗传学在人类不育、母婴健康及妊娠并发症中的作用至关重要。随着这一领域的发展，还将变得清楚的是：①在产前发育期间建立的表观遗传模式是否会影响后代的终身健康；②早期表观遗传重编程事件是否易受环境暴露（毒素）、生理因素（压力或饮食）、医疗干预（辅助生殖技术或 ART）等因素的干扰。

成人疾病的胎儿起源（FOAD）假说提出妊娠期的发育规划可能影响成人健康。这表明在胎儿发育的关键时期或敏感期发生的事件，可以永久地改变结构、生理或新陈代谢，这些变化使得受到影响的个体在以后的生活中易患疾病。Barker 和他的同事第一个提出低出生体重与成年期慢性疾病风险之间的显著关联，即冠状动脉疾病、高血压和中风、2 型糖尿病和骨质疏松症的 FOAD 概念。另外，也有几个群体证实出生体重和成年人的其他健康问题之间的关联。研究表明：常见的严重的妊娠并发症（包括妊娠糖尿病、宫内营养不良和先兆子痫等）均对胎儿出生后的长远健康造成不良影响。某些产前营养素乱虽不影响宫内胎儿的生长发育，但可增加其出生后患疾病的风险。

近年来，我国出生缺陷居高不下，早产、哮喘、肥胖、糖尿病等代谢综合征及心脑血管疾病的发病率呈逐步升高的趋势。越来越多的证据表明，以上所述疾病都与生命早期在母体孕期宫内环境危险因素有关。本部分我们将讨论与不良宫内环境和胚胎疾病起源有关的证据。

## 一、胎儿生长受限

早产一直是世界性的产科问题，近年来，随着医学的进步，早产儿的救治得到了长足的发展，但仍是围产儿死亡的主要原因。早产发病机制不清，母亲生殖道感染、早产史、种族与遗传、多胎及胎位异常，以及社会心理因素等均与早产发生有关，尤其是感染与早产关系极为密切。除此之外，子痫前期也是主要原因之一，其次为胎儿窘迫、胎盘因素、胎儿宫内生长受限和羊水过少、重度肝内胆汁淤积症。早产儿胎龄和早产儿呼吸窘迫综合征、缺血缺氧性脑病、早产儿窒息、早产儿死亡和早产儿肺炎的发生率均有相关性。早产的危险因素有高龄、早产史、反复流产史、未正规产检、胎膜早破、产前出血、羊水过多及胎儿窘迫。妊娠期解脲支原体感染通常在胎膜破裂之前引起蜕膜和绒毛膜的感染及炎症反应，引起胎膜早破及胎儿宫内感染。细菌性阴道病也与早产、胎膜早破的发生有关。研究认为有早产史或有细菌性阴道病的妇女可能有亚临床或无症状的子宫内膜炎，因此，当妊娠时出现炎症反应，会导致羊膜的早期破裂及早产的发生。此外，假丝酵母菌感染、溶血性链球菌、淋球菌等感染与胎膜早破及宫内感染也密切相关。除了以上因素，近年来研究表明，早产是一种多组基因控制且易受环境因素影响的多基因遗传性疾病，最新的全外显子测序筛选到 *HSPA1L* 基因可能是自发性早产的一个遗传标记分子。

许多有关人流行病学及动物的实验研究表明,如果怀孕期间营养未达到最佳的话,特别是低蛋白饮食,会使后代患由糖代谢改变所引起的慢性疾病(如肥胖、胰岛素抵抗和糖尿病等)的敏感性增加。如果营养不良的后代开始摄入高脂肪的食物,将会出现病理学的改变。其中有些改变和瘦素水平的降低有关,研究发现给孕期低蛋白摄入者使用瘦素将阻止其后代糖尿病的发生。代谢表型的改变涉及表观遗传的改变,如过氧化物酶体增殖剂激活受体(PPAR)和糖皮质激素受体(glucocorticoid receptor,GR)基因启动子发生的甲基化修饰。令人担忧的是,这些改变会产生代间传递,造成跨代的表观遗传重编程。

后来的研究指出,新生儿下丘脑-垂体-肾上腺(hypothalamic pituitary adrenal,HPA)轴所编程的情绪和认知表现与代谢及内分泌功能相关,其中HPA轴应激反应可产生组织特异性基因表达的长期变化,如糖皮质激素受体表达的改变,但这些影响在成人时通过药物能够潜在地逆转。另外,新生儿期母亲的行为可以在其后代成年期产生应激和行为反应的异常,改变脑区的某些基因表达,如海马中的糖皮质激素受体基因,但这种变化是可逆的,显示表观遗传标记的动态变化和长期编程状态。糖皮质激素暴露的增加可以产生终身的影响,以性别依赖性的方式影响HPA轴,改变行为和内分泌系统,并引起病理学衰老的早发。

许多隐藏在食物中的化学物质,如锡元素等,在妊娠期服用会导致肥胖,因为它们的作用就如雌激素。例如三丁基锡(tributyltin,TBT),其用于作物和马铃薯的杀菌剂,具有毒性和生物累积性的内分泌破坏作用。可

特定的富集于人类某些脑区(杏仁核),从而增加精神分裂症、自闭症和阿尔茨海默病的风险。

另外就是目前已经广泛引起重视的叶酸,叶酸缺乏可产生低甲基化,但是过量摄入会导致基因组甲基化的反作用,所以在怀孕期间必须谨遵医嘱。

在植入后的发育过程中,抑制性DNA甲基化和组蛋白H3第27号赖氨酸的三甲基化(trimethylation of histone H3 at lysine 27,H3K27me3)被重新获得,所有这些对于谱系发育都是必不可少的。H3K27甲基转移酶EZH2、H3K9(组蛋白H3第9号赖氨酸)甲基转移酶EHMT2(也称为G9A)或DNA甲基转移酶(DNA methyltransferase,DNMT)3B小鼠的遗传敲除,均导致妊娠中期胎儿发育异常和致死。

在分化过程中,组蛋白H3上第27号赖氨酸的乙酰化(histone H3 acetylation at lysine 27,H3K27ac)与增强子-启动子相互作用的形成及其靶基因的诱导有关。它与许多转录因子自身的相互作用导致妊娠期胚胎致死性、胚胎患有神经管缺陷和细胞异常增殖;令人惊讶的是,这表明H3K27ac在早期谱系建立期间不需要建立转录编程。这与组蛋白乙酰化对染色质可及性影响的发现是一致的。因此,H3K27ac可以协同作用来增加活性调节元件处的染色质可及性。

基因组位点的子集在胚胎的表观遗传重编程中保持配子DNA甲基化。这些结构域被称为生殖系差异甲基化区(germline differentially methylated region,gDMR),并且它们的单等位基因起源亲本DNA甲基化通过细胞分化持续到成年。GDMRS可以调节附近的基因,导致单等位基因表达,称为基因

组印迹。在小鼠中,有 23 个母系和 3 个父系 gDMR 调控 151 个基因的表达。总的来说,印迹基因对发育是必不可少的,正如用于产生具有母系或父系基因组的胚胎操纵实验所证明的。这些胚胎表现出严重的发育缺陷,不能存活。已经有研究估计人类有 50~90 个印迹基因;然而,更多的 DMR 已经被鉴定,但是这些是否都是调节基因表达的仍然不清楚。总的来说,研究结果表明在人类中印迹基因表达和甲基化可能比在小鼠中更广泛和多变。

印迹综合征是被广泛研究的发育表观遗传障碍。在特定印迹位点等位基因特异性基因表达的缺失可导致不同程度的发育缺陷,常涉及胎儿的异常生长。印迹基因在植入后组织特异性表观遗传模式的建立或调控,在胎儿生长和胎盘形成中可能产生妊娠并发症,如子痫前期和 / 或胎儿生长受限。然而,尽管进行了广泛研究,许多结论仍然不确定。

由于在获得样本方面的困难,人类对植入后胚胎中谱系规范的表观遗传调控大部分尚未探索。我们目前对植入后发育中的表观遗传学的知识在很大程度上是从人类胚胎干细胞分化系统中推断出来的,这些系统为组织分化提供了重要的见解。

## 二、成人代谢性疾病

健康与疾病的发育起源(DOHaD)学说假定在胎儿发育过程中对环境暴露的适应性和不适应性变化可导致成年期易患疾病。这方面的一个众所周知的例子是在荷兰饥荒期间发生的严重的产前热量限制,这导致子代肥胖和晚年并发病的风险增加。有人提出,DOHaD 效应可以介导表观遗传编程响应于这些环境因素。

关于母亲饮食、吸烟和压力对后代 DNA 甲基化影响的调查也支持这一观点。一个特别引人注目的例子是冈比亚农村社区的孕妇 DNA 甲基化的饮食评估。这些群体在养分和微量养分有效性方面有着明显的季节性波动,并且发现母体营养状况可预测所谓的亚稳态表位基因的甲基化模式。妊娠早期,胚胎对于环境的微扰特别敏感,将会导致成年期的健康问题。许多动物模型的研究表明:孕期营养的改变将会产生长期的健康问题,也有一些研究选择了人类胚胎干细胞作为人类胚胎的模型代表研究胚胎移植前的发育受环境变化的影响,主要是针对特定的饮食营养。

已有非常明确的证据表明,成人时的易患病体质是由出生前的状态决定的。这些疾病来源于基因的互相作用、子宫内环境和出生后的生活方式。其中风险较高的情况是快速从"营养贫乏"过渡到"营养富集"的生活状态。从全局的视角来看,这种情况下极易产生糖尿病和冠心病。

早孕期高雌激素暴露引发子代性别特异性胰岛素抵抗。与冷冻胚胎移植和自然妊娠相比,新鲜胚胎移植产生的男性新生儿其儿童空腹胰岛素及稳态模型评估胰岛素抵抗指数(homeostasis model assessment-insulin resistance,HOMA-IR)显著升高,而女性子代未表现出显著差异。通过建立早孕期母体高雌二醇的小鼠模型,发现高雌组雄性子代小鼠生命后期出现了体重增加和胰岛素抵抗,且其摄食量和下丘脑促食欲神经肽表达显著高于对照组。更为重要的是,高雌组雄性子代小鼠下丘脑胰岛素受体 INSR 的表达在胚胎期和成年期均弱于对照组。通过对高雌组雄性子代小鼠进行了长期饮食限制干预,发现干预后小鼠胰岛素抵抗表型被纠正,其下丘脑 INSR 表达恢复。进一步研究表明，高雌雄性子代小鼠下丘脑 *INSR* 基因的启动子 DNA 甲基化比例升高，而饮食干预使甲基化升高发生逆转。该研究揭示了表观遗传介导的胚胎源性成年功能障碍的可逆性，对辅助生殖技术操作中根据母体雌二醇选择不同的移植方式提供一定的理论依据，也提示了对新鲜胚胎移植的子代进行代谢监测和饮食干预的必要性。

妊娠糖尿病（gestational diabetes mellitus，GDM）是孕期的并发症之一，有 2%~5% 的孕妇会患 GDM。母亲和胎儿都会受宫内高糖的影响。越来越多的证据表明：GDM 的妇女其后代患心血管疾病、2 型糖尿病和其他代谢性疾病的风险较正常妇女有所增高。GDM 妇女的子代由于营养供给的增加，在以后生活中患代谢疾病的风险增加。GDM 小鼠模型中，宫内高糖环境影响小鼠子代胰岛细胞印迹基因 *Igf2/H19* 的表观遗传修饰并在后代中产生的遗传效应，使其子一代小鼠成年期出现糖耐量异常，子二代早期出现糖耐量异常。进一步发现胰岛素治疗控制孕鼠血糖，虽然能够显著改善子代成年后的糖耐量异常，但如果子代成年期予以高脂饮食后，胰岛素治疗带来的保护作用出现消除，子代仍出现显著的糖耐量、胰岛素耐量异常。这一实验结果表明，孕期 GDM 血糖即使控制后，出生子代成年后仍存在糖尿病的易感性，不良饮食方式会显著增加患病风险。进一步的机制研究发现，GDM 子代成年小鼠胰岛细胞中，基因组 DNA 甲基化状态出现显著的改变，其甲基化所致差异基因主要集中于糖尿病发病相关的信号通路上，如 *Abcc8*、*Cav1.2*、*MAPK* 和 *Pik3cb* 等。虽然 GDM 血糖控制可以改善子代代谢表型，但不能完全纠正由于宫内高糖环境所导致的异常 DNA 甲基化修饰，这可能是子代成年后仍存在糖尿病易感性的重要原因。因此，重视 GDM 子代长期随访和及时干预，对胎儿源性糖尿病的源头防控至关重要。

作为能量三磷酸腺苷（adenosine triphosphate，ATP）的来源，线粒体在卵母细胞和早期胚胎中非常重要，线粒体功能受到微扰将会影响胚胎的质量。有研究检测了母亲围孕期在高蛋白饮食（high protein diet，HPD）、低蛋白饮食（low protein diet，LPD）及正常蛋白饮食（normal protein diet，NPD）下的胚胎发育情况，结果表明，不论是高蛋白饮食还是低蛋白饮食，其原肠胚时期的细胞群数量都有减少，而且 2- 细胞时期的线粒体膜电势降低，钙离子浓度升高，最终导致早期胚胎的线粒体新陈代谢改变。

发现孕期咖啡因、尼古丁、乙醇暴露均可致子代出现高胆固醇血症，孕期抗甲状腺药物甲巯咪唑暴露致肝脏发育毒性。通过大鼠染毒模型发现，孕期咖啡因、尼古丁、乙醇均可致胎鼠出现低胆固醇血症，且子代出生后成年出现高胆固醇血症，表现为血清总胆固醇（total cholesterol，TC）和低密度脂蛋白胆固醇（low-density lipoprotein cholesterol，LDL-C）水平显著升高，TC/ 高密度脂蛋白胆固醇（high-density lipoprotein cholesterol，HDL-C）和 LDL-C/HDL-C 比率升高。其机制主要与胎儿体内母体糖皮质激素（glucocorticoid，GC）过暴露介导的编程效应有关。一方面，GCs 通过表遗传编程，降低 SR-B1 和 LDLR 表达，介导了肝脏胆固醇逆转运减少；另一方面，GCs 通过肝脏糖皮质激素 - 胰岛素样生长因子 -1（glucocorticoid-insulin-like growth factor-1，GC-IGF-1）轴编程，增加羟甲基戊二酰辅酶 A 还原酶（HMG-CoA reductase，

HMGCR）和载脂蛋白 B 表达，介导了肝脏胆固醇合成和输出增加。这两种编程共同作用最终导致孕期外源物暴露下雄性成年子代高胆固醇血症的发生。在孕期咖啡因、乙醇暴露影响肝胆固醇代谢基因的表达，致成年子代高胆固醇血症的基础上，高脂饮食（high fat diet，HFD）能通过肝脏胆固醇代谢紊乱加重该效应。其中，雌性大鼠的胆固醇代谢对神经内分泌改变和 HFD 更敏感。此外，孕期尼古丁暴露所致宫内低胆固醇血症与 nAChR/LXR 介导的胎盘胆固醇转运体 SR-B1、ABCA1 和 ABCG1 表达降低有关，减少了母血胆固醇向胎儿循环的转运。孕期抗甲状腺药物甲巯咪唑暴露也可致肝脏发育毒性，影响胆固醇代谢功能，且其机制与肝脏 IGF-1 低表达介导的肝脏形态和代谢功能异常有关。

## 三、心血管疾病

许多研究建立了胎儿时期的环境与生命后期心血管疾病之间的联系，这为心血管疾病在胚胎时期的起源提供了许多证据。豚鼠研究清楚地表明，产前营养不足可引起心血管功能的改变，不限于第一代，并且即使在没有额外营养二次打击的情况下，也可能通过基因的表观遗传修饰而传递。主要的机制在于调节生长激素和糖皮质激素的表达，以及 HPA 轴的发育。并且心血管结构和功能改变是性别依赖的，女性更密集。

摄入营养的时间点决定了成人期疾病的类型，妊娠早期处于饥饿的状态将会增加冠心病、血脂异常和肥胖的发病率。对大鼠和绵羊在怀孕早期进行蛋白质限定和热量限定之后，都出现了收缩压和平均动脉血压的上升，也有其他研究表明怀孕任何时期的营养限制都会造成成年以后的高血压。

血细胞连续生成依赖于胚胎发生过程中产生的造血干细胞（hematopoietic stem cell，HSC）的存在。鉴于 HSC 移植在细胞治疗方法中的重要性，理解胚胎 HSC 的发育起源就显得相当重要。成人型 HSC 最初产生于人类胚胎发育的第 27~40 天之间的主动脉 - 性腺 - 中肾（aorta gonad mesonephros，AGM）区域，HSC 通过造血内皮在 AGM 中出现是相对公认的，但是这种细胞类型的直接前体仍然有待明确鉴定。已有研究表明，血管紧张素转换酶（angiotensin converting enzyme，ACE）是人类胚胎内 HSC 的新标记物及造血前体。

血管壁细胞，即平滑肌细胞（smooth muscle cell，SMC）和周细胞来源的多样性如何影响血管特性，特别是血管疾病的区域倾向性，是血管生物学的一个关键问题。SMC 在血管形成中的作用和调控具有胚胎起源的特征。SMC 和周细胞起源的异质性与疾病相关。目前已有研究从人多能干细胞和斑马鱼等新模型中体外获得 SMC，作为研究医学相关性的重要对象。

除此之外，胎儿期暴露于高雄激素环境下的子代，发生心血管疾病的风险高于正常女性生育的子代。宫内高雄激素暴露可导致子代成年雌性大鼠出现心肌肥厚、心肌间质纤维化、高血压和心功能下降。研究发现，宫内高雄激素暴露的成年女性子代出现心肌肥厚、心肌间质纤维化增加和心功能下降，心肌组织中的雄激素受体（androgen receptor，AR）和蛋白激酶 C（protein kinase C，PKC）δ 表达增加可能在宫内高雄激素暴露导致子代大鼠心肌肥厚中发挥重要的调控作用。

## 四、神经系统发生及神经缺陷疾病

神经系统起源于神经外胚层，由神经管和

神经嵴分化而成。神经管分化为中枢神经系统（脊髓、脑）、神经垂体和松果体等；神经嵴分化为周围神经系统（神经节、周围神经）和肾上腺髓质等。

### （一）神经管和神经嵴的发生及早期分化

1. 神经管的发生　人胚第 3 周初，在脊索突和脊索的诱导下，出现了由神经外胚层构成的神经板。随着脊索的延长，神经板也逐渐长大并形成神经沟。在相当于枕部体节的平面上，神经沟首先愈合成管，愈合过程向头、尾两端进展，最后在头尾两端各有一个开口，分别称前神经孔（anterior neuropore）和后神经（posterior neuropore）。在胚胎第 25 天左右，前神经孔闭合；第 27 天左右，后神经孔闭合，完整的神经管形成。神经管的前段膨大，衍化为脑；后段较细，衍化为脊髓。

2. 神经嵴的发生　在由神经沟愈合为神经管的过程中，神经沟边缘与表面外胚层相延续处的神经外胚层细胞游离出来，形成左、右两条与神经管平行的细胞索，位于表面外胚层的下方和神经管的背外侧，称神经嵴（neural crest）。神经嵴分化为周围神经系统的神经节和神经胶质细胞、肾上腺髓质的嗜铬细胞、黑色素细胞、滤泡旁细胞、颈动脉体 I 型细胞等。另外，神经嵴头段的部分细胞还可分化为间充质细胞，并参与靠近心脏的大血管根部管壁组织，以及头颈的部分骨、软骨、肌肉及结缔组织的形成。因此，这部分神经嵴组织又称中外胚屋（mesoectoderm）。

3. 神经管的早期分化　神经板由单层柱状上皮结构，称神经上皮（neuroepithelium）。当神经管形成后，管壁变为假复层柱上皮，上皮的基膜较厚，称外界膜（external limiting membrane）。神经上皮细胞不断分裂增殖，部分细胞迁至神经上皮的外周，称成神经细胞

（neuroblast）。之后，神经上皮细胞又分化出成神经胶质细胞（glioblast），也迁至神经上皮的外周。于是，在神经上皮的外周由成神经细胞和成神经胶质细胞构成了一层新细胞层，称套层（mantle layer）。此时原位的神经上皮停止分化，形成一层立方形或矮柱状细胞，称室管膜层（ependymal layer）。套层的成神经细胞起初为圆球形，很快长出突起，突起逐渐增长并伸至套层外周，形成一层新的结构，称边缘层（marginal layer）。随着成神经细胞的分化，套层中的成神经胶质细胞也分化为星形胶质细胞和少突胶质细胞，并有部分细胞进入边缘层。

成神经细胞一般不再分裂增殖，起初为圆形，称无极成神经细胞（apolar neuroblast），以后发出两个突起，称双极成神经细胞（bipolar neuroblast）。双极成神经细胞朝向神经管腔一侧的突起退化消失，称单极成神经细胞（unipolar neuroblast）；伸向边缘层的一个突起迅速增长，形成原始轴突。单极成神经细胞内侧端又形成若干突起，为原始树突，称多极成神经细胞（multipolar neuroblast）。

在神经元的发生过程中，最初生成的神经细胞数目远比以后存留的数目多，那些未能与靶细胞或靶组织建立连接的神经元都在一定时间内死亡。说明神经元的存活与其靶细胞或靶组织密切相关。神经胶质细胞的发生晚于神经细胞。成神经胶质细胞首先分化为各类神经胶质细胞的前体细胞，即成星形胶质细胞（astroblast）和成少突胶质细胞（oligodendroblast）。然后，成星形胶质细胞分化为原浆性和纤维性星形胶质细胞，成少突胶质细胞分化为少突胶质细胞。体外培养研究发现，两种星形胶质细胞分别由两种不同的前体细胞分化而来，少突胶质细胞与纤维性星形

胶质细胞来自同一种前体细胞。有人提出，少突胶质细胞并非来自神经上皮细胞，而是来自神经管周围的间充质。对于小胶质细胞的起源问题尚有争议，有人认为这种胶质细胞来源于神经管皱纹的间充质细胞，更多人认为来源于血液中的单核细胞。神经胶质细胞始终保持分裂增殖能力。

### （二）髓鞘的发生

神经管的下段分化为脊髓，其管腔演化为脊髓中央管，套层分化为脊髓的灰质，边缘层分化为白质。神经管的两侧壁由于套层中成神经细胞和成胶质细胞的增生而迅速增厚，侧壁的腹侧部增厚形成左、右两个基板（basal plate），背侧部增厚形成左、右两个翼板（alar plate）。神经管的顶壁和底壁都薄而窄，分别形成顶板和底板。由于基板和翼板的增厚在神经管的内表面出现了左、右两条纵沟，称界沟（sulcus limitans）。

由于成神经细胞和成神经胶质细胞的增多，左、右两基板向腹侧突出，致使在两者之间形成了一条纵行的裂隙，位居脊髓的腹侧正中，称前正中裂或腹侧裂。同样，左、右两翼板也增大，但主要是向内侧推移并在中线愈合形成一隔膜，称后正中隔。基板形成脊髓灰质的前角，其中的成神经细胞分化为驱体运动神经元。翼板形成脊髓灰质后角，其中的神经细胞分化为中间神经元。若干成神经细胞聚集于基板和翼板之间，形成脊髓侧角或中间角，其内的成神经细胞分化为内脏传出神经元。至此，神经管的尾端分化为脊髓，神经管的周围的间充质分化成髓膜。

人胚胎第 3 个月之前，脊髓与脊柱等长，其下端可达脊柱的尾骨平面。第 3 个月后，由于脊柱增长比脊髓快，脊柱逐渐超越脊髓向尾端延伸，脊髓的位置相对上移。至出生前，脊髓下端与第 3 腰椎平齐，仅以终丝与尾骨相连。由于节段性分布的脊神经均在胚胎早期形成，并从相应节段的椎间孔穿出，当脊髓位置相对上移后，脊髓颈段以下的脊神经根便越来越倾向尾侧，至腰、骶和尾段的脊神经根则在椎管内垂直下行，与终丝共同组成马尾。

### （三）脑的发生

脑起源于神经管的头段，尽管其形态发生和组织分化过程与脊髓有一些相同或相似之处，但比脊髓更复杂。

1. **脑泡的形成和演变** 人胚第 4 周末，神经管头段形成 3 个膨大，即脑泡（brain vesicle），由前向后分别为前脑泡、中脑泡和菱脑泡。至第 5 周时，前脑泡的头端向两侧膨大，形成左、右两个端脑（telencephalon），以后演变为大脑两半球，而前脑泡的尾端则形成间脑。中脑泡变化不大，演变为中脑。菱脑泡演变为头侧的后脑（metencephalon）和尾侧的末脑（myelencephalon），后脑演变为脑桥和小脑，末脑演变为延髓。随着脑泡的形成和演变，神经管的管腔也演变为各部位的脑室。前脑泡的腔演变为左、右两个侧脑室和间脑中的第三脑室；中脑泡的腔很小，形成狭窄的脑水管；菱脑泡的腔演变为宽大的第四脑室。

在脑泡的形成和演变过程中，同时出现了几个不同方向的弯曲。先出现的是凸向背侧的颈曲（cervical flexure）和头曲（cephalic flexure）。前者位于脑与脊髓之间，后者位于中脑部，故又称中脑曲。之后，在脑桥和端脑处出现了两个凸向腹侧的弯曲，分别称脑桥曲和端脑曲。

脑壁的演化与脊髓相似，其侧壁上的神经上皮细胞增生并向外侧迁移，分化为成神经细胞和成胶质细胞,形成套层。由于套层的增厚,使侧壁分成了翼板和基板。端脑和间脑的侧壁大部分形成翼板,基板甚小。端脑套层中的大部分细胞都迁至外表面,形成大脑皮质;少部分细胞聚集成团,形成神经核。中脑、后脑和末脑中的套层细胞多聚集成细胞团或细胞柱,形成各种神经核。翼板中的神经核多为感觉中继核,基板中的神经核多为运动核。

2. 大脑皮质的组织发生  大脑皮质由端脑套层的神经细胞迁移和分化而成。大脑皮质的种系发生分为3个阶段,最早出现的是原皮质,继之出现旧皮质,最晚出现的是新皮质。人类大脑皮质的发生过程重演了皮质的种系发生。海马和齿状回是最早出现的皮质结构,相当于种系发生中的原皮质(archicortex)。人胚第7周时,在纹状体的外侧,大量成神经细胞聚集并分化,形成梨状皮质(archicortex),相当于种系发生中的旧皮质(paleocortex)。旧皮质出现不久,神经上皮细胞分裂增殖、分批分期地迁至表层并分化为神经细胞,形成了新皮质(neocortex),这是大脑皮质中出现最晚、面积最大的部分。由于成神经细胞分批分期地产生和迁移,因而皮质中的神经细胞呈层状排列。越早产生和迁移的细胞,其位置越深;越晚产生和迁移的细胞,其位置越表浅,即越靠近皮质表层。胎儿出生时,新皮质已形成6层结构。原皮质和旧皮质的分层无一定规律性,有的分层不明显,有的分为3层。

3. 小脑皮质的组织发生  小脑起源于后脑翼板背侧部的菱唇(rhombic lip)。左、右两菱唇在中线融合,形成小脑板(cerebellar plate),即小脑的始基。胚胎第12周时,小脑板的两外侧部膨大,形成小脑半球;板的中部变

细,形成小脑蚓。之后,由一条横裂从小脑蚓分出了小结,从小脑半球分出了绒球。由绒球和小结组成的绒球小结叶是小脑种系发生中最早出现的部分,故称原小脑(archicerebellum),仍然保持着与前庭系统的联系。

起初,小脑板由神经上皮、套层和边缘组成。之后,神经上皮细胞增殖并通过套层迁至小脑板的外表面,形成了外颗粒层(external granular layer)。这层细胞仍然保持分裂增殖的能力,在小脑表面形成一个细胞增殖区,使小脑表面迅速扩大并产生皱褶,形成小脑叶片。到人胚胎第6个月,外颗粒层细胞开始分化出不同的细胞类型,部分细胞向内迁移,分化为颗粒细胞,位居浦肯野细胞层深面,构成内颗粒层。套层的外层成神经细胞分化为浦肯野细胞和高尔基细胞,构成浦肯野细胞层;内层的成神经细胞则聚集成团,分化为小脑白质中的神经核团,如齿状核。外颗粒层因大量细胞迁出而变得较少,这些细胞分化为篮细胞(basket cell)和星形细胞,形成了小脑皮质的分子层,原来的内颗粒层则改称颗粒层。

### (四) 神经节和周围神经的发生

1. 神经节的发生  神经节起源于神经嵴。神经嵴细胞向两侧迁移,分列于神经管的背外侧并聚集成细胞团,分化为脑神经节和脊神经节。这些神经节均属于感觉神经节。神经嵴细胞先分化为成神经细胞和卫星细胞,再由成神经细胞分化为感觉神经细胞。成神经细胞最先长出两个突起,称为双极神经元,由于细胞体各面的不均等生长,使两个突起的起始部逐渐靠拢,最后合二为一,于是双极神经元成假单极神经元。卫星细胞是一种神经胶质细胞,包绕在神经元的细胞体周围。神经节周围的间充质分化为结缔组织的被膜,包绕整个神经节。

位于胸段的神经嵴,部分细胞迁至背主动脉的背外侧,形成两列节段性排列的神经节,即交感神经节。这些神经节借纵行的神经纤维彼此相连,形成两条纵行的交感链。神经节内的部分细胞迁至主动脉腹侧,形成主动脉前交感神经节。神经节内的神经嵴细胞先分化为交感成神经细胞(sympathetic neuroblast),再由此分化为多极的交感神经节细胞。神经节内的另一部分神经嵴细胞分化为卫星细胞。

交感神经节的外周也有间充质分化的结缔组织被膜。副交感神经节的起源问题尚有争议。有人认为副交感神经节中的神经细胞来自中枢神经系统的原基,即神经管,也有人认为源于脑神经节中的成神经细胞。

2. 周围神经的发生　周围神经由感觉神经纤维和运动神经纤维构成,神经纤维由神经细胞的突起和施万细胞构成。感觉神经纤维是感觉神经节细胞的周围突;躯体运动神经纤维是脑干及脊髓灰质前角运动神经元的轴突;内脏运动神经的节前纤维是脊髓灰质侧角和脑干内脏运动核中神经元的轴突,节后纤维则是自主神经节细胞的轴突。施万细胞由神经嵴细胞分化而成,并与发生中的轴突或周围同步增殖和迁移。施万细胞与突起相贴处凹陷,形成一条深沟,沟内包埋着神经元的轴突。当沟完全包绕轴突时,施万细胞与轴突间形成一扁平系膜。在有髓神经纤维,此系膜不断增长并不断环绕轴突,于是在轴突外周围形成了由多层细胞膜环绕而成的髓鞘。在无髓神经纤维,一个施万细胞可与多条轴突相贴,并形成多条深沟包绕轴突,也形成扁平系膜,但系膜不环绕,故不形成髓鞘。人胚36天时,12对脑神经和31对脊神经已清晰可见。

### (五)胚胎性神经缺陷疾病

研究者以非人类灵长类动物(4只怀孕恒河猴)模型在妊娠41天、50天、64天及90天(相当于妊娠的前3个月和后3个月)经静脉和羊膜内接种寨卡病毒。在7天后经历了胎儿死亡,在胎儿和胎盘组织中有高水平的病毒,表明寨卡病毒与死亡直接相关。其他3个胎儿被带到近期并被安乐死;虽然没有显示出明显的小头畸形,但在大脑中,检测出病毒RNA并显示出钙化和神经前体细胞减少。该研究直接揭示了胚胎时期胎儿神经病变是寨卡综合征的主要原因。

(叶英辉)

## ▎参考文献

1. 高英茂,李和.组织学与胚胎学.2版.北京:人民卫生出版社,2010.
2. ANDREW DJ, EWALD AJ. Morphogenesis of epithelial tubes: Insights into tube formation, elongation, and elaboration. Dev Biol, 2010, 341 (1): 34-55.
3. APLIN JD. Developmental cell biology of human villous trophoblast: current research problems. Int J Dev Biol, 2010, 54 (2-3): 323-329.
4. BRESSAN FF, DE BEM TH, PERECIN F, et al. Unearthing the roles of imprinted genes in the placenta. Placenta, 2009, 30 (10): 823-834.

5. BURTON GJ, JAUNIAUX E, CHARNOCK-JONES DS. The influence of the intrauterine environment on human placental development. Int J Dev Biol, 2010, 54 (2-3): 303-312.

6. CHUCRI TM, MONTEIRO JM, LIMA AR. A review of immune transfer by the placenta. J Reprod Immunol, 2010, 87 (1-2): 14-20.

7. CONSTAM DB. Running the gauntlet: an overview of the modalities of travel employed by the putative morphogen Nodal. Curr Opin Genet Dev, 2009, 19 (4): 302-307.

8. DYER LA, KIRBY ML. The role of secondary heart field in cardiac development. Dev Biol, 2009, 336 (2): 137-144.

9. DZIERZAK E, ROBIN C. Placenta as a source of hematopoietic stem cells. Trends Mol Med, 2010, 16 (8): 361-367.

10. GAMMILL HS, NELSON JL. Naturally acquired microchimerism. Int J Dev Biol, 2010, 54 (2-3): 531-543.

11. HAMMERSCHMIDT M, WEDLICH D. Regulated adhesion as a driving force of gastrulation movements. Development, 2008, 135 (22): 3625-3641.

12. HASHIMOTO M, HAMADA H. Translation of anterior-posterior polarity into left-right polarity in the mouse embryo. Curr Opin Genet Dev, 2010, 20 (4): 433-437.

13. HUNT JS, PACE JL, GILL RM. Immunoregulatory molecules in human placentas: potential for diverse roles in pregnancy. Int J Dev Biol, 2010, 54 (2-3): 457-467.

14. MALTEPE E, BAKARDJIEV AI, FISHER SJ. The placenta: transcriptional, epigenetic, and physiological integration during development. J Clin Invest, 2010, 120 (4): 1016-1025.

15. MOLD JE, MICHAELSSON J, BURT TD, et al. Maternal alloantigens promote the development of tolerogenic fetal regulatory T cells in utero. Science, 2008, 322 (5907): 1562-1565.

16. MOLD JE, VENKATASUBRAHMANYAM S, BURT TD, et al. Fetal and adult hematopoietic stem cells give rise to distinct T cell lineages in humans. Science, 2010, 330 (6011): 1695-1699.

17. NOORDERMEER D, LELEU M, SPLINTER E, et al. The dynamic architecture of Hox gene clusters. Science, 2011, 334 (6053): 222-225.

18. PATTHEY C, EDLUND T, GUNHAGA L. Wnt-regulated temporal control of BMP exposure directs the choice between neural plate border and epidermal fate. Development, 2009, 136 (1): 73-83.

19. PLUSA B, PILISZEK A, FRANKENBERG S, et al. Distinct sequential cell behaviours direct primitive endoderm formation in the mouse blastocyst. Development, 2008, 135 (18): 3081-3091.

20. VINCENT SD, BUCKINGHAM ME. How to make a heart: the origin and regulation of cardiac progenitor cells. Curr Top Dev Biol, 2010, 90: 1-41.

21. WALLINGFORD JB. Planar cell polarity signaling, cilia and polarized ciliary beating. Curr Top Dev Biol, 2010, 22 (5): 597-604.

22. WALLINGFORD JB, MITCHELL B. Strange as it may seem: the many links between Wnt signaling, planar cell polarity, and cilia. Genes Dev, 2011, 25 (3): 201-213.

23. ZORN AM, WELLS JM. Vertebrate endoderm development and organ formation. Annu Rev Cell Dev Biol, 2009, 25: 221-251.

24. HUEBNER RJ, EWALD AJ. Cellular foundations of mammary tubulogenesis. Semin Cell Dev Biol, 2014, 31: 124-131.

25. KELLY RG, BUCKINGHAM ME, MOORMAN AF. Heart fields and cardiac morphogenesis. Cold Spring Harb Perspect Med, 2014, 4 (10): a015750.

26. BURTON GJ, JAUNIAUX E. Development of the Human Placenta and Fetal Heart: Synergic or Independent? Front Physiol, 2018, 9: 373.

27. HAIDER S, MEINHARDT G, SALEH L, et al. Self-Renewing Trophoblast Organoids Recapitulate the Developmental Program of the Early Human Placenta. Stem Cell Reports, 2018, 11 (2):

537-551.

28. ROUX M, ZAFFRAN S. Hox Genes in Cardiovascular Development and Diseases. J Dev Biol, 2016, 4 (2): 14.

29. CHATUPHONPRASERT W, JARUKAM-JORN K, ELLINGER I. Physiology and Pathophysiology of Steroid Biosynthesis, Transport and Metabolism in the Human Placenta. Front Pharmacol, 2018, 9: 1027.

30. LAKISIC G, LEBRETON A, POURPRE R, et al. Role of the BAHD1 Chromatin-Repressive Complex in Placental Development and Regulation of Steroid Metabolism. PLoS Genet, 2016, 12 (3): e1005898.

31. CHEN CY, CHEN CP, LIN KH. Biological functions of thyroid hormone in placenta. Int J Mol Sci, 2015, 16 (2): 4161-4179.

32. HORTOBAGYI T, BENCZE J, MURNYAK B, et al. Pathophysiology of Meningioma Growth in Pregnancy. Open Med (Wars), 2017, 12: 195-200.

33. SERRILL JD, SANDER M, SHIH HP. Pancreatic Exocrine Tissue Architecture and Integrity are Maintained by E-cadherin During Postnatal Development. Sci Rep, 2018, 8 (1): 13451.

34. MARTIN TJ. Parathyroid Hormone-Related Protein, Its Regulation of Cartilage and Bone Development, and Role in Treating Bone Diseases. Physiol Rev, 2016, 96 (3): 831-871.

35. MCGAUGH SE, BRONIKOWSKI AM, KUO CH, et al. Rapid molecular evolution across amniotes of the IIS/TOR network. Proc Natl Acad Sci USA, 2015, 112 (22): 7055-7060.

36. PEREZ-PEREZ A, VILARINO-GARCIA T, FERNANDEZ-RIEJOS P, et al. Role of leptin as a link between metabolism and the immune system. Cytokine Growth Factor Rev, 2017, 35: 71-84.

37. CHOI NY, BANG JS, LEE HJ, et al. Novel imprinted single CpG sites found by global DNA methylation analysis in human parthenogenetic induced pluripotent stem cells. Epigeretics, 2018, 13 (4): 343-351.

38. GONZALEZ-MORALES N, GEMINARD C, LEBRETON G, et al. The Atypical Cadherin Dachsous Controls Left-Right Asymmetry in Drosophila. Dev Cell, 2015, 33 (6): 675-689.

39. HATORI R, ANDO T, SASAMURA T, et al. Left-right asymmetry is formed in individual cells by intrinsic cell chirality. Mech Dev, 2014, 133: 146-162.

40. DING GL, WANG FF, SHU J, et al. Trans-generational glucose intolerance with Igf2/H19 epigenetic alterations in mouse islet induced by intrauterine hyperglycemia. Diabetes, 2012, 61 (5): 1133-1142.

41. NOVAKOVIC B, RYAN J, PEREIRA N, et al. Postnatal stability, tissue, and time specific effects of AHRR methylation change in response to maternal smoking in pregnancy. Epigenetics, 2014, 9 (3): 377-386.

42. Geraghty AA, Lindsay KL, Alberdi G, et al. Nutrition During Pregnancy Impacts Offspring's Epigenetic Status-Evidence from Human and Animal Studies. Nutr Metab Insights, 2015, 8 (Suppl 1): 41-47.

43. SHAHBAZI MN, JEDRUSIK A, VUORISTO S, et al. Self-organization of the human embryo in the absence of maternal tissues. Nat Cell Biol, 2016, 18 (6): 700-708.

44. HUUSKO JM, KARJALAINEN MK, GRAHAM BE, et al. Correction: Whole exome sequencing reveals HSPA1L as a genetic risk factor for spontaneous preterm birth. PLoS Genet, 2018, 14 (9): e1007673.

45. IKONOMIDOU C, BITTIGAU P, ISHI-MARU MJ, et al. Ethanol-induced apop-totic neurodegeneration and fetal alcohol syndrome. Science, 2000, 287 (5455): 1056-1060.

46. TURNER M. Folic acid and vitamin B12 fortification of food for preventing neural tube defects in Europe. BMJ, 2018, 361: 1572.

47. ANGLIM B, MANDIWANZA T, MILETIN J, et al. The natural history of neural tube defects in the setting of an Irish tertiary referral foetal medicine unit. J Obstet Gynaecol, 2016, 36 (1): 19-23.

48. BAKEN L, BENOIT B, KONING AHJ, et al. First-Trimester Crown-Rump Length and Embryonic Volume of Fetuses with Structural Congenital Abnormalities Measured in Virtual Reality: An Observational Study. Biomed Res Int, 2017, 2017: 1953076.

49. ANDREW DJ, EWALD AJ. Morphogenesis of epithelial tubes: Insights into tube formation, elongation, and elaboration. Dev Cell, 2010, 341 (1): 34-55.

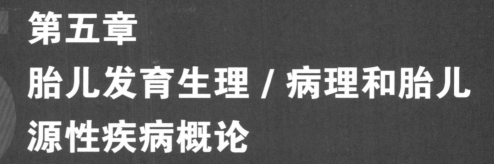

# 第五章
# 胎儿发育生理 / 病理和胎儿源性疾病概论

CHAPTER

　　人体发育历经受精、着床、胚胎期、胎儿期等多个环节,各阶段在众多内因和外因的精细严密调控下动态地发生、发展、成熟,最终形成完整、健康的个体。其中人类胎儿发育期占整个妊娠期的80%,妊娠期的多种因素可影响宫内胎儿发育,进而影响出生后个体健康。早在20世纪80年代,英国南安普顿大学流行病学家 David Barker 教授,通过对20世纪初出生并死于心血管疾病的男性调查发现:低出生体重的男性成年后死于缺血性心脏病的人数较多。这提示胎儿宫内生长发育状况与成人心血管疾病存在关联。随后多项流行病学调查显示:胎儿宫内生长发育状况还与成人高血压、冠心病等疾病的发生密切相关。根据这些流行病学调查结果,1995年 Barker 教授提出了"成人疾病的胎儿起源(Fetal Origins of Adult Disease,FOAD)"假说,即 Barker 理论。这一假说认为:胎儿孕中晚期营养不良会引起生长发育失调,从而导致成年后易患高血压、冠心病等心血管疾病。Barker 理论一经提出就引起极大兴趣和广泛关注,并且在过去的二三十年中开展了大量流行病调查和基础研究。研究成果不仅证实 Barker 理论,并对这一假说进行扩展:生命早期经历的不利因素,影响胎儿发育并留下"印迹",从而会增加成人期慢性疾病的风险。针对成人疾病,我国学者提出"三次打击"的新理论,即成人疾病由先天遗传、早期发育环境及后天生活习惯三方面原因所导致,这也是对 Baker 理论的新补充(图5-1)。目前,有关胎儿源性疾病发生的早期诱因及发病机制越来越引起人们的关注,也已成为国内外科学研究的一大主题和方向。近年随着对人类疾病发育起源的研究,发现妊娠期多种不良因素包括母体、遗传及环境因素均可影响宫内胎儿发育,以及出生后的健康状况,并可导致成年后患心血管、代谢性或肿瘤等相关疾病的风险显著增加。本章将围绕胎儿主要系统(心血管系统、神经系统、内分泌系统、呼吸系统、运动系统及生殖系统),对近年来有关胎儿源性疾病的研究进行归纳总结。重点关注孕期不良因素[如宫内缺氧、化学毒物(尼古丁、酒精、咖啡因等)、孕妇饮食营养(营养不良、高糖及高盐饮食等)]对胎儿发育的影响,及其与胎儿源性疾病发生的关系。

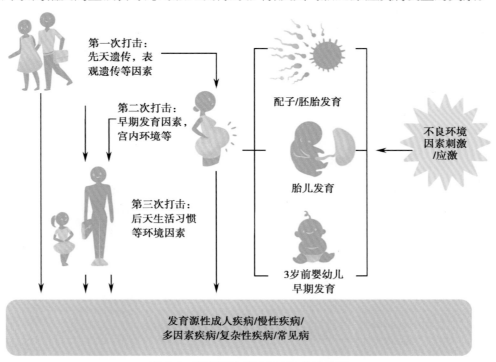

**图 5-1　发育源性疾病的三次打击学说**

# 第一节 心血管系统

## 一、胎儿心血管系统发育和生理

### （一）胎儿心脏发育

原始心脏于胚胎第 2 周开始发育,约在第 4 周起有循环作用,至第 8 周发育成四腔心脏。心脏发生于生心区。至人类胚胎 18~19 天,生心区中胚层内出现围心腔(pericardiac coelom)。围心腔随后形成生心板。生心板中央变空形成 1 对心管(cardiac tube)。心管的头端与动脉连接,尾端与静脉相连。至胚胎 22~24 天,心脏的某些特殊结构也已形成,从头至尾依次是动脉干、心球、心室、心房和静脉窦等结构。至胚胎 29 天,心脏外形基本形成,但此时心脏仍为单一管道。为使出生后的心脏能以四腔室系列泵的形式工作,心脏必须形成中隔。中隔的发生开始于胚胎的第 5 周,至第 8 周室间隔(ventricular septum)已完全长成。中隔形成包括一系列过程:第一房间隔、第二房间隔、室间隔及室间隔膜部的形成。

### （二）胎儿心血管系统发育

人类胚胎第 15 天,受精卵的卵黄囊壁的胚外中胚层内的间充质细胞聚集形成血岛(blood island)。血岛周边分化为内皮细胞,内皮细胞围成的内皮管即原始血管。血岛中央的细胞分化为原始血细胞,即造血干细胞。胚外内皮管相互融合通连形成胚外内皮管网。至胚胎第 18~20 天,胚内的内皮管以出芽方式相互融合通连,形成胚内内皮管网。至第 3 周末,胚内外的内皮管网彼此融合,形成原始心血管系统(primitive cardiovascular system),并开始血液循环。原始心血管系统左右对称,其

组成包括:1 对心管,1 对背主动脉,1 对脐动脉,6 对弓动脉,前、后主静脉各 1 对,卵黄静脉和脐静脉各 1 对。胎儿的心血管发育的早期特点是动脉和静脉两侧对称。胚胎期心脏射出的血液主要由动脉干、弓动脉系统(arch artery system)和 1 对背主动脉(dorsal aorta)向远侧的组织供血。在扭转早期,背主动脉合二为一供应胚胎发育的血液,分为三支:第一支经由颈内动脉供应头部;第二支经由卵黄动脉供应卵黄囊;第三支经脐动脉供应胎盘。在发育晚期,这些血管经过不断演变,最终动脉干演变为主动脉和肺动脉根,弓动脉系统分别分化成颈总动脉、颈内动脉、右锁骨下动脉、肺动脉及动脉导管,而背主动脉则形成腹腔动脉、肠系膜动脉、髂动脉,完成了从原始血管到胎儿和成年循环系统的建立。动脉血管具有弹性是可扩张的。当心脏完成收缩而使动脉被动扩张时,动脉就积聚了强大的能量,当心脏处于舒张期,动脉血管壁反弹回缩推动血液继续向前流动,起到了一个辅助泵的作用。

早期的静脉系统由脐静脉系统(umbilical vein system)、卵黄静脉系统(vitelline vein system),以及前、后主静脉系统所组成。在发育早期,后主静脉系统(posterior main vein system)大部分都被上、下主静脉系统所替代。脐静脉和卵黄静脉分别将血液由胎盘和卵黄囊直接输入静脉窦(venous sinus)。随后在发育过程中,卵黄静脉进入肝内并发出分支,替代肝血窦与脐静脉分支的连接,与肝血窦连接。右脐静脉退化消失形成静脉导管(ductus venosus)。身体各部位的血流是通过静脉回流

至心脏。与动脉血管不同,静脉血管是依靠管内的压力差来推动血液,并且大部分静脉血管都具有静脉瓣,其能防止血液逆流,确保血液都能回流至心脏。

### (三)胎儿血液循环与血流动力学

胎儿时期的营养和气体代谢主要是以弥散的方式通过脐血管和胎盘与母体之间进行交换的。由胎盘血管来的动脉血经脐静脉进入胎儿体内,50%的血流进入肝脏与门静脉血流汇合,剩余的血流经静脉导管进入下腔静脉,与来自下半身的静脉血混合,共同流入右心房。由于下腔静脉瓣的阻隔,来自下腔静脉的动脉血进入右心房后大部分经卵圆孔(oval foramen)流入左心房,再经左心室流入升主动脉,主要供应心脏、脑及上肢,从而满足心和脑两个对氧依赖极高且需要不间断供氧器官的需求。从上腔静脉回流的静脉血流入右心室,与来自下腔静脉的静脉血一起进入肺动脉。由于胎儿的肺脏处于压缩状态,所以肺动脉的血大部分经肺静脉回到左心房。然后80%的血液经动脉导管(ductus arteriosus)与来自升主动脉的血液汇合后流入降主动脉,供应腹腔器官及下肢,最后经过脐动脉流回胎盘,换取营养及氧气。胎儿出生后,脐带血液循环中断,肺开始呼吸,血液循环发生改变。

胎儿血液循环有两个动脉系统,即肺动脉(pulmonary artery)和主动脉(aorta)系统,两者压力相似,但肺动脉系统的压力稍高一些,且两者以并联的方式工作。由于胎儿血液循环是以胎盘形式的低阻力通路为特征,而胎盘形式的血液循环在出生后就会消失,故胎儿期的动脉血压在整个生命过程中是最低的。胎儿的心脏收缩提供推动胎儿体内血液在血管内循环流动的动力。虽胎儿与成人循环解剖学结构有差异,但成人的血流动力学原理同样适合胎儿。在大动脉与心房之间的平均压差是胎儿血液循环的驱动压力。血流的阻力与血管的长度成正比,与血管半径的4次方成反比,这说明了血管口径只要发生很小的改变,就能明显地改变血流阻力。在胎儿血液循环中,肺和胎盘两个器官的血管床(vascular bed)比较特殊,肺血管是收缩的,其血流量与氧含量成正比,不属于自身调节;而胎盘是一个被动的血管床,不能进行自身调节。在妊娠的后1/3阶段,正常胎儿的血压约为正常成人血压的50%。目前,临床和实验研究人胎儿心血管功能的手段主要依赖于影像学和胎心率检测。由于伦理限制,无法检测和了解人胎儿收缩压、舒张压、脉压等心血管指标。在过去近百年的胎儿学研究历史上,科学家探索了许多胎儿模型以找到类似于人胎儿的动物模型,最终发现胎羊是理想的宫内胎儿研究模型,尤其是对研究胎儿心血管功能发育。因为胎羊几乎所有的心血管指标均与人胎儿相似。图5-2为经历了检测装置预置手术后恢复正常的孕羊与体外检测仪的管道连接系统。该系统可经手术预置子宫内和胎体内的插管、电极与相关检测装置连接,实时动态检测采集胎羊一系列心血管指标和血样。图5-3中蓝色(孕羊)和红色(胎羊)的股动脉血管压力变化图(经预设在胎羊与孕羊股动脉导管而采集记录的血流动力学图),可见成年血流动力学图形与胎儿的在形态上有显著差异。

## 二、孕期不良因素对胎儿心血管系统的影响与胎源性疾病

### (一)宫内缺氧

与成人生活环境相比,胚胎发育处于宫内低氧环境,氧分压只有正常氧分压的2%~9%,这种低氧微环境被称为"生理性低氧"。生理

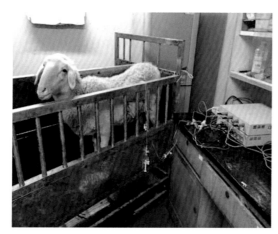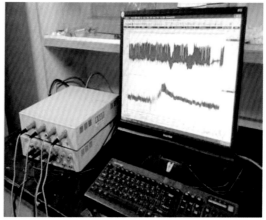

自然无应激条件下动态监测宫内胎羊心血管、血生化、肝肾和神经内分泌等指标

**图 5-2 宫内胎羊多功能动态监测平台**

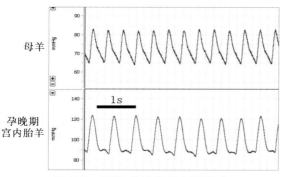

**图 5-3 母羊、宫内胎羊血压模式**

性低氧微环境有利于胎儿期包括胎盘、心肌、骨骼、神经系统及造血系统在内的多个系统的发育。在胚胎、胎儿发育过程中,缺氧(低于生理性氧浓度)属于"病理性低氧",可对胎儿器官发育和健康造成不良影响。宫内缺氧是胎儿发育过程中最为常见的不良因素,也是造成宫内胎儿窘迫的原因。孕期多种因素均可导致宫内胎儿缺氧,如母体因素(妊娠期高血压、慢性肾炎、糖尿病等),胎盘、脐带因素(脐带过长、过短、缠绕、血运受阻胎盘功能低下等),孕期环境因素(吸烟和被动吸烟等)。这些孕期不良因素均会不同程度导致子宫胎盘血流减少和宫内胎儿供氧减少,并最终通过宫内缺血缺氧途径对胎儿发育产生不良影响。动物实验表明:宫内缺氧可导致胎儿血流动力学

(fetal hemodynamics)改变。如孕晚期急性缺氧的孕羊,其胎盘血液灌注明显减少,静脉导管与脐动脉血流比值明显升高。虽然宫内胎儿发生急性、慢性缺氧时,其心输出量出现重新分布,血液优先供给关键组织器官,如心脏。但大量流行病学和实验证据表明宫内缺氧可导致胎儿及子代心脏发育、血管功能发育障碍,导致子代易患高血压、动脉粥样硬化等心血管疾病。

1. 心脏发育异常 虽然"正常"的宫内生理性低氧在心脏形成中必不可少,但子宫内异常缺氧仍会对心脏发育产生不利影响。研究表明:宫内缺氧可改变胎儿心肌结构并导致心脏功能下降、胎儿心率异常,同时宫内缺氧胎儿心脏和新生儿心脏的左心室心肌壁厚度和心肌细胞增殖均显著降低。宫内缺氧成年子代大鼠,其体重和心脏重量并无明显变化,但其左心室心肌细胞横截面积显著增加、心肌细胞数量减少。宫内缺氧的成年子代表现出心肌 β- 肾上腺素能受体和心脏组织中儿茶酚胺水平的变化,β- 肾上腺素能受体的变化可增强心肌细胞对儿茶酚胺的敏感性,导致心肌收缩障碍。孕期宫内缺氧会导致胎儿心

脏发育异常、心肌保护基因(如蛋白酶 C、热休克蛋白和内皮细胞一氧化氮合酶)表达模式改变,这些病理改变可增加出生后对缺血和再灌注损伤(ischemia and reperfusion injury)的易感性。此外,宫内缺氧可通过下调糖皮质激素受体引起心脏血管紧张素 Ⅱ(angiotensin Ⅱ,Ang Ⅱ)受体基因表达增加,从而增加心脏对缺血性损伤易感性。这些研究成果均表明:宫内缺氧不仅影响胎儿心脏发育,还对出生后心脏功能及损伤的易感性均有影响。流行病学调查也对此提供了可靠的证据:无论亚洲还是美洲的高原缺氧地区,胎儿出生时的先天性心脏病发病率显著高于平原地区。可见环境中缺氧因素可直接导致胎儿心脏发生器质性的解剖学上的畸形。

2. 血管功能异常　最近几项临床研究表明,作为对高原缺氧的适应性反应,高海拔的胎儿静息冠状动脉流量和冠状动脉流量储备增加。宫内胎羊实验显示:利用体外遥控工具通过预设在胎儿脐带上的装置,定量控制脐血流量可造成可靠和可重复性的宫内定量缺血缺氧。这种急性宫内缺氧对母羊的心血管反应影响甚微,但对胎儿可造成剧烈的心血管活动改变。严重情况下,这种缺氧变化甚至可以引起宫内窘迫(fetal distress),如无缓解措施,可直接导致胎死宫内(胎儿卒于严重缺氧导致的心血管系统衰竭)。当宫内发生缺氧时,宫内胎羊心率先慢后快,血压先短暂升高,再短暂降低后持续升高(图 5-4)。由此可见,宫内胎儿心血管功能与血氧浓度密切相关。啮齿类动物实验表明:孕期宫内长期缺氧(孕 4~20 天)的胎鼠,其胸主动脉血管收缩、舒张功能均明显异常。体外血管环实验显示,其胸主动脉环对 Ang Ⅱ 的收缩敏感性明显增强(图 5-5),这与宫内缺氧导致胎鼠血管组织中

Ang Ⅱ 受体 1(angiotensin Ⅱ type-1 receptor,AT1R)表达增强、NADPH 氧化酶介导的氧化应激通路激活有关。宫内缺氧胎鼠胸主动脉的舒张功能明显障碍,其血管内皮一氧化氮合成受损,乙酰胆碱介导的血管舒张减弱。宫内长期缺氧的胎鼠,成年时其血管功能也明显异常。比如,其大脑中动脉对 Ang Ⅱ 的收缩敏感性增强,这可能与血管平滑肌细胞中 L- 型钙通道激活、内质网钙失衡有关。在体动物实验表明:宫内长期缺氧的成年子代大鼠对血管收缩物质(如 Ang Ⅱ、儿茶酚胺类、内皮素 -1)介导的升压反应明显增强,同时,其阻力血管平滑肌细胞主要 $Ca^{2+}$、$K^+$ 通道均发生不同程度损伤。当给予宫内长期缺氧的子代 2 个月的高脂、高盐饮食时,其血压明显升高,这说明宫内缺氧虽未使子代血压升高,但子代对高脂、高盐饮食等外界刺激更敏感,更易患高血压。目前也有大量关于宫内短暂缺氧改变成年子代心血管功能的研究。如孕晚期短暂缺氧(孕 19~20 天)的成年雄性大鼠,虽心率并无改变,但其血压、脉压、交感神经平衡和自发性压力反射敏感性均增加;孕晚期短暂缺氧的子代成年 3 月龄和 9 月龄大鼠,其血管交感神经功能增加、神经肽 Y 成分减弱,这将导致血管收缩敏感、血管过早老化并增加患心血管疾病的风险。以上研究表明:宫内短暂或长期缺氧对子代血管发育与功能的影响具有长期效应。此外,宫内缺氧对子代血管功能的影响程度与胎儿性别有关,一般对雄性影响大于雌性。如宫内缺氧成年子代雄性大鼠对内皮素 -1 介导的升压反应明显增加、血管肌源性收缩(myogenic contraction)增加,而雌性成年大鼠则没有这些异常,这说明孕期宫内缺氧对子代血管发育与功能具有长期效应,并且有性别差异,对雄性影响大于雌性。

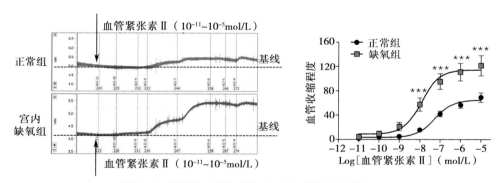

胎儿窘迫时血压心率实时记录

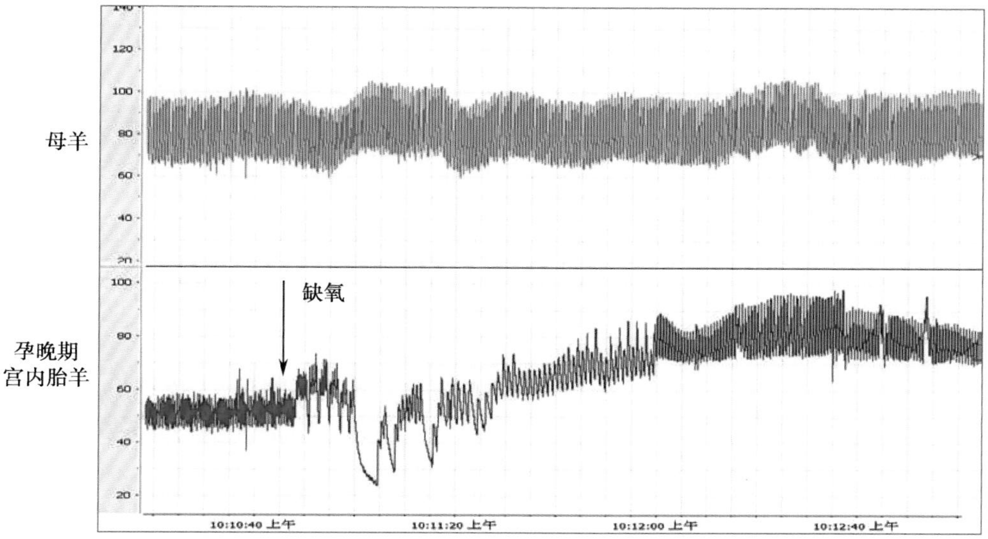

母羊

缺氧

孕晚期
宫内胎羊

10:10:40 上午　　　　10:11:20 上午　　　　10:12:00 上午　　　　10:12:40 上午

宫内缺氧时胎羊心率先慢后快，血压表现为短暂升高→降低→再持续升高

图 5-4　清醒条件下同步监测孕期宫内缺氧胎羊血压、心率变化

血管紧张素Ⅱ（$10^{-11}$~$10^{-5}$mol/L）

正常组

基线

宫内
缺氧组

基线

血管紧张素Ⅱ（$10^{-11}$~$10^{-5}$mol/L）

图 5-5　孕期宫内缺氧胎鼠胸主动脉收缩功能改变

**3. 动脉粥样硬化**　宫内缺氧的成年子代大鼠胸主动脉内皮细胞受损，内膜发生增厚、纤维化和炎性细胞浸润，这些均与动脉粥样硬化（atherosclerosis）早期病变现象类似。同时，宫内缺氧的成年子代大鼠血浆中促炎性细胞因子（proinflammatory cytokines）分泌异常，提示孕期宫内缺氧可导致成年子代更易发生动脉粥样硬化，可能与炎症反应异常有关。

**（二）吸烟（尼古丁暴露）**

作为一个公共健康问题，孕妇在怀孕期间主动或被动吸烟，不仅是早产、低出生体重（low birth weight，LBW）发生的重要原因，其对胎儿及出生后心血管健康也有长期影响。尼古丁是烟草中的主要成分，可以直接通过胎盘屏障，进而影响胎儿发育。孕妇吸烟或尼古丁暴露对宫内胎儿、新生儿心血管系统有着不良影响。对 148 例单胎妊娠（59 名吸烟者和 89 名不吸烟孕妇）临床调查发现：吸烟孕妇胎儿出生体重和胎盘重量显著降低，多普勒超声显示胎儿脐静脉血流异常。吸烟孕妇新生儿熟睡状态下，其心脏自主控制呈现低迷走神经活动，高交感神经活动，低心率控制力。大量临床调查发现：孕期吸烟也对宫内胎儿出生后心血管系统健康有着不利影响。整个孕期每天吸烟量≥5支的孕妇,多普勒超声测量显示其子宫动脉、胎儿脐动脉、中动脉阻力均增加,并伴随着血流量减少和出生低体重,出生后子代2岁时血压和心脏结构(主动脉根径、左房径、左室)均有不同程度改变。另一项对5 565名6岁儿童的前瞻性队列研究发现:与不吸烟母亲的孩子相比,每天吸烟超过10支的母亲,其孩子舒张压高约1.43mmHg。母亲不吸烟,父亲吸烟程度与儿童主动脉根部直径相关,但与其他心血管疾病无显著关联。这说明与父亲吸烟相比,孕期母亲吸烟对子女心血管健康影响更大。此外,大量基础研究证实:孕期尼古丁暴露对宫内胎儿及子代心脏发育、血管功能等均有着不利影响。

1. 血管功能异常 主动脉内膜增厚是一种动脉粥样硬化病变前症状。孕期1~21天尼古丁暴露的子代青春期雄性大鼠,其主动脉内膜厚度明显增加,提示孕期尼古丁暴露可能会增加子代患动脉粥样硬化的风险。孕期尼古丁暴露严重影响子代血管收缩敏感性。在体动物实验显示:孕期尼古丁暴露成年子代雄性大鼠对Ang Ⅱ的升压反应明显增加,其阻力血管对Ang Ⅱ介导的收缩反应明显升高,这与血管组织中Ang Ⅱ受体表达异常及其表观遗传修饰改变有关。孕期尼古丁暴露老年子代雄性大鼠对Ang Ⅱ的升压反应、血管收缩反应也明显升高。在小鼠模型中,孕期尼古丁暴露子代成年雄性小鼠表现为心率增加,虽然基础血压并不升高,但对肾上腺素的升压反应增加。而孕期尼古丁暴露成年子代雌性鼠则表现为血压升高,而心率并无异常,这说明孕期尼古丁暴露导致成年子代血管反应、血压异常与性别有关。

2. 心脏发育异常 孕期尼古丁暴露对胎儿及子代心脏发育也造成不良影响。孕期尼古丁暴露显著降低新生鼠体重和心脏重,成年后心脏纤维化明显,心肌细胞宽度增加、数量较少、胶原蛋白沉积增加、心脏射血功能降低,血液肾上腺素和去甲肾上腺素含量增加,这说明孕期尼古丁暴露可影响子代心脏发育。此外,孕期尼古丁暴露的胎儿及子代心肌中蛋白激酶C(protein kinase C,PKC)表达显著降低,成年大鼠心脏对缺血再灌注损伤的敏感性增加。在孕期尼古丁暴露的子代3月龄大鼠心肌细胞中蛋白二硫醚异构酶(protein two thioether isomerase)表达显著降低,蛋白二硫醚异构酶可增加机体氧化应激水平,促进心肌线粒体损伤,导致心功能衰退。在羊模型中,孕期给予母羊静脉注射尼古丁,虽然对胎羊血液pH值、乳酸、血凝、Na$^+$、K$^+$水平和血浆渗透压无影响,但会引起胎羊心率变化,心动周期不规则。在4~5月龄子代大鼠中,孕期尼古丁暴露组出现心率变快、心律失常的比例显著增加。这说明孕期尼古丁暴露不仅可导致胎儿心律失常,还可导致成年后发生心律失常的风险也显著增加。此外,孕期暴露在低剂量尼古丁下,胎儿血氧分压和氧饱和度显著降低,心率增加,这表明即使是低剂量尼古丁也会对胎儿心血管系统产生不良影响。

(三)酒精暴露

孕期母亲饮酒可导致胎儿酒精综合征(fetal alcohol syndrome)。对人类来说,孕期酒精暴露会导致胎儿各种发育障碍,尤其对大脑发育。近年来研究表明:孕期母亲饮酒对胎儿大脑血管发育造成不良影响。临床实验表明:孕期饮酒的孕妇其宫内胎儿(11~12周)大脑血管发育异常,其脑血管横截面积显著减少。动物实验表明:孕期酒精暴露的新生鼠大脑皮质血管密度降低,血管内皮生长因子受体(vascular endothelial growth factor receptor,VEGFR）表达改变；孕期酒精暴露也会通过增加细胞自噬，进而损害新生儿大脑皮质微血管发育。孕晚期大剂量酒精暴露的胎羊，足月后其脑重／体重比明显降低，颅内小动脉功能紊乱，成年后其脑血管对血管活性物质的敏感性异常。

怀孕期间酗酒可能导致胎儿出生后高血压。孕期酒精暴露的成年子代大鼠虽体重、生长指标无明显改变，但其血压明显升高、血管功能异常，其阻力血管对氯化钾的收缩反应无明显改变，但对肾上腺素收缩反应减弱，对一氧化氮介导的舒张反应也明显减弱，这说明孕期酒精暴露可导致子代血管收缩和舒张功能紊乱。孕羊实验表明：孕期酒精暴露对胎羊体重、肾重和肾素-血管紧张素系统（renin angiotensin system，RAS）基因表达均无影响，但肾小球数量显著降低，这说明在怀孕期酒精暴露导致足月胎儿肾小球数量减少，但不影响肾脏或胎儿的整体生长，也不影响参与肾脏发育或功能的关键基因的表达。这种肾小球减少可能对后代在出生后血压调节产生重要影响。

怀孕期间酗酒可能导致先天性心脏病。小鼠实验表明：孕期酒精暴露可导致胎鼠心脏中组蛋白H3K9（组蛋白H3上第9号赖氨酸）乙酰化酶活性增加，使心脏组织处于高乙酰化水平，进而影响与心脏发育相关基因的表达，从而增加子代患先天性心脏病的风险。酒精暴露与胎儿心脏畸形密切相关。孕羊实验表明：在孕晚期心脏发育阶段，每日暴露于酒精的胎儿其心脏重量、左心室和心肌细胞横截面积均显著增加；酒精暴露促进左心室成熟，但心脏中双核心肌细胞比例增加，单核心肌细胞数量明显减少。在酒精暴露的胎儿心脏中，与细胞凋亡相关的基因表达增加，这将对出生后心肌发育与心脏功能造成不利影响。孕期

酒精暴露的成年子代大鼠，其心脏中心肌细胞收缩力降低，对钙离子的敏感性降低。这些研究均反映孕期母亲饮酒对胎儿、子代心脏发育与功能的不利影响。

**（四）咖啡因暴露**

人们日常饮用的咖啡、茶、软饮料及能量饮料中，均含有咖啡因。咖啡因是黄嘌呤生物碱化合物，是一种中枢神经兴奋剂，具有暂时的驱走睡意并恢复精力的作用。流行病学和基础研究均表明，孕期咖啡因暴露会导致胎儿血管发育异常，从而导致成年子代患高血压的风险增加。临床调查显示：孕期咖啡因暴露的婴儿出现心动过速现象。孕妇摄入过量咖啡因后，宫内胎儿脐动脉搏动指数增加，这提示孕妇咖啡因暴露对胎儿血液循环、心血管系统发育造成不利影响。动物实验表明：孕期长期接触咖啡因可导致新生儿血液流动紊乱和生长受限，而且出生后青年期的冠状动脉流量、收缩压峰值均显著增加。同时，孕期咖啡因暴露损害成年子代冠状动脉肌源性反应。孕期咖啡因暴露的成年雄性子代大鼠，其冠状动脉的压力依赖性肌源性收缩显著减少，而在雌性子代中冠状动脉的压力依赖性肌源性收缩却显著增加，这提示孕期咖啡因暴露通过性别依赖性方式改变血管对 $Ca^{2+}$ 敏感性，导致冠状动脉肌源性张力的重新编程，从而增加成年子代出现冠状动脉自身调节功能障碍的风险。孕期咖啡因暴露虽不会导致子代血压升高，但阻力血管（肠系膜）和胸主动脉血管的舒张和收缩功能均发生异常，表现为舒张功能减弱、收缩功能异常增加，这与血管细胞一氧化氮合成酶、$Ca^{2+}$ 敏感性改变密切相关，这些均说明孕期咖啡因暴露可增加后代患高血压的风险。此外，孕期大量摄入咖啡因的成年子代大鼠，其心肌细胞静息状态下胞内 $Ca^{2+}$ 水平升高，同

时心肌细胞凋亡增加,提示孕期咖啡因暴露也可能增加子代心脏功能障碍的风险。

### (五)营养

1. **高糖饮食**　近年来,随着我国社会经济的发展,物质生活水平提高,人们饮食结构发生显著变化,孕妇饮食健康日益受到人们关注。临床调查显示:孕期高糖饮食可增加新生儿代谢性疾病的发生。动物实验表明:孕期高糖饮食对子代心血管功能造成不利影响。孕期高糖饮食成年子代雄性大鼠,虽然其血压、心率无明显改变,但对常见血管收缩剂(Ang Ⅱ、儿茶酚胺类)的升压反应明显增加。孕期高糖饮食成年子代大鼠血管收缩功能障碍,表现为其大脑中动脉、肠系膜动脉环对 Ang Ⅱ 的收缩反应明显增加。在老年子代大鼠中,同样有类似的现象。孕期高糖饮食成年子代大鼠血管功能障碍与血管平滑肌细胞中 Ang Ⅱ 受体表达增加、钙激活钾通道(calcium-activated potassium channel,BKCa)受损有关,这表明孕期高糖饮食可通过改变子代血管功能,进而增加子代患心脑血管疾病的风险。

2. **高盐饮食**　高盐饮食与高血压的发病机制密切相关。值得注意的是,由于孕期的生理变化,孕妇可能更喜欢口味偏咸的食物。多项研究证实,孕妇高盐饮食对子代心血管系统有不利影响。动物实验表明:孕期高盐饮食的成年子代大鼠出现血压升高。血压异常与血管本身功能紊乱密切相关。在肠系膜动脉中,孕期高盐饮食成年子代大鼠对肾上腺素的收缩反应明显增加,这与其平滑肌细胞中 PKC 通路激活、$K^+$ 通道受损有关。PKC 通路、$K^+$ 通道异常导致血管收缩敏感性增强,最终使其外周血压升高。在冠状动脉中,孕期高盐饮食不仅导致成年子代冠状动脉平滑肌细胞超微结构改变,还使血管对 Ang Ⅱ 的收缩反应增强,这与 AT1R/PKC 信号通路激活有关。孕期高盐饮食成年子代大鼠的冠状动脉舒张功能也明显受损。孕期高盐饮食也可引起子代肾叶间动脉平滑肌细胞可溶性鸟苷酸环化酶(soluble guanosine cyclase,sGC)表达减弱,从而引起 sGC/蛋白激酶 G 通路介导的 BKCa 通道减弱,导致其血管舒张功能异常。此外,孕期高盐饮食成年子代大鼠主动脉、颈动脉、肠系膜和肺内动脉的管壁均显著增厚,其心肌细胞线粒体微结构改变(肌纤维不规则和线粒体嵴丢失)、凋亡增强,出现室间隔左心室肥厚、心肌细胞体积增大等现象。这些研究均证实孕期高盐饮食与心血管问题的发生有关联。

3. **高脂饮食**　怀孕期适当"进补",是孕期和胎儿成长的营养需要。但"进补"过头,可能适得其反。研究表明孕期高脂饮食可诱发子代交感神经活性增加,诱发高血压。母体外周脂肪组织过多,会造成子代的 RAS 和炎症因子表达改变,导致血压异常。动物实验表明:孕期高脂饮食的胎鼠及出生后的子代大鼠会出现血管功能异常,其成年子代的血压会明显升高。孕期高糖高脂的子代猕猴,其胰岛血管形成和神经支配均出现异常。此外,孕期高脂饮食的子代大鼠,其心肌功能受损与脂肪毒性、葡萄糖耐受和线粒体功能障碍有关,其更易于罹患高脂相关的心肌肥厚。

4. **营养不良**　在流行病学研究中,孕期母亲饮食与胎儿生长和子代心血管疾病风险之间存在联系,母亲营养不良与子代心血管疾病有关。营养不良时,子宫胎盘血流量受到限制,胎盘结构和功能发生改变,影响营养物质、氧气和甲基供体的供应,并改变激素和其他信号分子的水平,进而影响胎儿发育。营养不良的妊娠晚期胎儿表现出生长受限、心率异常、股动脉血流减少、肾上腺血流和股血管阻力增加。这些变化伴随着胎儿血浆肾上腺素和皮质醇的增加,以及血浆胰岛素水平降低。孕期饮食行为对后代心脏健康至关重要。孕期蛋白质限制对成年子代产生有害影响,包括出生体重和心率下降,以及收缩压升高。组织学上,孕期营养不良的成年子代大鼠的心肌细胞数量减少,心肌纤维化增加,心肌细胞结构和超结构出现退化迹象,同时伴有心室肥厚。孕期营养不良也影响胎儿及出生后血管的发育和功能。孕期营养不良可导致胎羊冠状动脉血管缓激肽介导内皮依赖性舒张反应减弱。孕期营养不良的子代大鼠表现出大脑中动脉硬化、管壁增厚、肌源性反应降低、血管平滑肌细胞钙离子敏感性下降等现象。

5. **维生素缺乏** 维生素缺乏是世界范围内影响各个年龄段人群的一个主要公共健康问题。维生素 D 缺乏与心血管疾病如脑卒中、高血压、冠心病和心力衰竭等关系密切。近年研究表明:孕期维生素 D 缺乏对母婴健康均有着长期影响。临床调查发现:小儿心肌病可能与怀孕期间维生素 D 缺乏有关。在另一项研究中,心力衰竭的婴幼儿,其左心室均出现增大并伴有维生素 D 缺乏症状。动物实验研究证实:与人类相似,孕期维生素 D 缺乏的子代血压偏高、左心室肥大,并伴有心肌纤维化。总之,孕期维生素 D 缺乏将会对子代心血管健康造成长远影响,孕期饮食营养不仅影响到胎儿的正常发育,也关系到出生后婴幼儿,乃至成年期心血管健康。

**(六)药物与激素暴露**

1. **糖皮质激素** 糖皮质激素因具有抑制免疫应答、抗炎、抗毒等作用而广泛应用于临床。因糖皮质激素调节基因在宫内胎儿肺部发育和成熟过程中起关键作用,糖皮质激素常用于孕期促早产儿肺成熟。常用药物有人工合成的地塞米松和倍他米松。这两种糖皮质激素类似物可以透过胎盘直接到达胎儿体内。研究表明:虽然糖皮质激素类药物能够有效促进胎儿肺成熟,提高早产儿的成活率,但孕妇孕期多疗程使用或接触糖皮质激素类药物对出生后心血管健康可造成不良影响。临床调查表明:孕期多疗程使用糖皮质激素的早产儿,其出生后 1 周内血压显著增加,左心室后壁硬度增加。另一项临床调查儿童期血管功能与出生时脐血糖皮质激素含量间的关系,发现胎儿期暴露过量糖皮质激素的儿童发生血管并发症的风险显著增加。心血管磁共振检测孕期接受过糖皮质激素治疗的成年人,发现其血管结构和功能发生明显改变,表现为主动脉扩张性减少、主动脉脉搏波速度增加、血管硬度增加。此外,大量动物实验表明:孕期糖皮质激素暴露胎儿或成年子代其心脏发育受损、血压偏高,外周血管阻力增加。孕期糖皮质激素暴露的足月仔猪,其心脏中双核心肌细胞减少、心肌细胞变小。孕早期糖皮质激素暴露的成年子代山羊,其冠状动脉对 Ang Ⅱ 的收缩反应明显增加;孕期糖皮质激素暴露的成年子代大鼠血压升高,对 Ang Ⅱ 介导的升压反应增强,其肠系膜动脉对去甲肾上腺素、血管加压素和氯化钾的收缩反应增强。以上临床调查和动物实验均证实孕期糖皮质激素暴露对胎儿及出生后心血管系统健康均造成不良影响。然而,也有少量研究认为孕晚期反复应用糖皮质激素的早产儿,其血压和心肌硬度并无发生异常。目前,大多数研究认为孕期糖皮质激素暴露在胎源性心血管病"早期编程"中扮演重要角色,但糖皮质激素是如何产生这种"早期编程"的机制并不清楚,有待进一步探讨。

2. **二甲双酮** 二甲双酮为常见抗惊厥剂

的代谢产物,孕期过量服用可导致孕产妇心动过缓、心律失常,以及心输出量和射血分数的下降,宫内胎儿出现心脏发育缺陷。近年来,动物研究表明:孕期服用二甲双酮的孕鼠,其宫内胎儿成年后出现心律失常、血压升高、心输出量升高、左室容积增大、运动能力增强,同时出现平均动脉压对饮食中盐的变化更为敏感。尽管孕期服用二甲双酮子代成年大鼠心脏没有明显的结构异常,但在子宫内暴露于二甲双酮会导致大鼠的心血管功能缺陷,并持续到出生后。

3. 雄激素　女性体内过量雄激素可导致多囊卵巢综合征(polycystic ovary syndrome,PCOS)等疾病。研究发现,孕期接触母亲子宫内高水平雄激素的胎儿,出生后患心血管疾病的风险显著增加。如患有先兆子痫和多囊卵巢综合征的孕妇,血浆中含有较高的睾酮,他们的子女在成年后患高血压的风险明显增加。孕期睾酮暴露也会通过影响出生后生殖内分泌系统的活动,导致甾体类性激素水平的改变。由于甾体类性激素是心血管功能的关键调节因子,其改变可影响出生后心血管功能。大鼠实验表明,孕期睾酮暴露可导致子代成年大鼠血压升高、血浆加压素和 Ang Ⅱ 水平显著增加、内皮依赖性血管舒张减弱。绵羊研究表明:孕期睾酮暴露可导致子代生殖内分泌代谢紊乱、胰岛素抵抗和高血压等。此外,孕期睾酮过量可导致子代中与心脏肥大相关的基因的表达增加,组织学检查显示心肌细胞排列混乱和心肌细胞直径增加,这些发现表明孕期睾酮过量与胎儿、子代心脏发育与功能有着密切关系。

**(七)化学品暴露**

1. 双酚 A　双酚 A(bisphenol A,BPA)是重要的有机化工原料,是苯酚和丙酮的重要衍生物,主要用于合成聚碳酸酯、环氧树脂、聚苯醚树脂等多种高分子材料,常被用于制造塑料(奶)瓶、幼儿用的吸口杯、食品和饮料(奶粉)罐内侧涂层。BPA 无处不在,从矿泉水瓶、医疗器械到食品包装的内里,都有它的身影。BPA 可以渗透到水和食物中,而且在 95% 的人尿样中检测到 BPA,这表明生活中 BPA 暴露是普遍的。BPA 是一种广泛使用的内分泌干扰化合物,越来越多的证据表明 BPA 可能对人类健康产生不利影响。环境中 BPA 暴露可能对人体有害,尤其威胁着胎儿和儿童的健康。大量动物实验证实,孕期 BPA 暴露对胎儿及子代的心血管健康产生了长远的不良影响。如小鼠研究表明孕期 BPA 暴露会增加子代对 2 型糖尿病和心血管疾病的易感性。在胚胎发育期间暴露于环境相关剂量的 BPA 可以影响胎鼠的肾发生过程,出生后表现为肾小球异常和肾小球形成减少,这些结构变化可能与以后生活中发生心脏代谢疾病的风险增加有关。此外,孕期持续暴露于 BPA 可改变胎儿及子代心脏结构和功能。大鼠研究表明:孕期暴露于 BPA 可能损害新生大鼠心脏中的线粒体;绵羊实验表明:在孕 30~90 天 BPA 暴露时,胎羊在出生 21 个月后血压并无异常,但心室中的心房钠尿肽基因表达增加、右心室中的胶原蛋白表达减少、左室面积和内径及室间隔厚度有代偿性增加。

2. 有毒金属　成人慢性接触有毒金属与肾脏和心血管疾病的发展密切相关。越来越多的证据表明,生命早期(子宫内和产后)暴露于有毒金属会增加患癌症、心血管疾病、非酒精性脂肪肝和糖尿病等成人疾病的风险。

(1)铅暴露:会对成人造成心血管和肾毒性影响。孕期铅暴露会对胎儿肾脏造成长期影响。儿童高血压通常是肾源性的,肾功能障碍是成人高血压和心血管疾病发生的危险因素。由于肾脏发生在妊娠 36 周之前且其发育是不完全的,因此在肾发育易感期期间发生的铅暴露势必影响肾的发育,可能为出生后肾相关疾病的发生埋下病根。儿童调查研究表明:较高的孕期铅暴露会增加 4~6 岁儿童高血压增加的风险。孕期和泌乳期的铅暴露也会损害胎儿及子代的心血管功能。啮齿类实验表明:孕期铅暴露的子代成年大鼠,其血压明显升高、血管舒张功能明显减弱,这与血管内皮中一氧化氮及环氧合酶通路异常有关。

(2)砷暴露:砷是饮用水污染物的主要物质之一。饮用水中砷含量高的地区进行的流行病学研究表明:孕期砷暴露与成人心血管疾病发展之间存在关联。砷的这些不利影响可能是由表观遗传机制介导的。研究表明,孕期砷暴露会减少胎儿及子代心血管组织 DNA 甲基化水平。如孕期砷暴露可改变脐动脉和胎盘中的整体 DNA 甲基化水平,但有关内在机制目前并不清楚。

(3)镉暴露:镉是一种普遍分布的重金属,也是香烟烟雾的主要成分。在成年期观察到的几种心血管疾病与胎儿生长期间的镉暴露有关。孕期母亲暴露于镉,可导致宫内胎儿出生后心血管形态功能变化。研究显示:孕期镉暴露的后代中心脏血管形成较高,这与血小板内皮细胞黏附分子的增加和血管内皮生长因子表达的减少有关。

(4)甲基汞暴露:甲基汞通常会存在于人们所食用的鱼类和海鲜中。流行病学的调查表明:甲基汞暴露是潜在的环境危险因素,甲基汞暴露会导致暴露人群心血管不良反应的风险增加。孕期接触甲基汞会使儿童成年后的血压显著增高。

**(八)脂多糖**

脂多糖(lipopolysaccharide,LPS)是内毒素的主要成分,在污染的空气和香烟中都有脂多糖。研究发现,脂多糖在体内外引起多种细胞高表达趋化因子和致炎因子,引起机体的炎症反应。炎症对心血管疾病的发病机制至关重要。大鼠研究发现由脂多糖诱导的孕期宫内炎症会增加成年后代大鼠的心血管疾病。孕期脂多糖暴露可导致后代的形态异常和主动脉反应性受损,也会降低后代大鼠主动脉中连接蛋白的表达。孕期脂多糖暴露可通过激活肾素 - 血管紧张素系统从而诱导成年子代的血压升高;孕期脂多糖暴露还通过增加氧化应激和使一氧化氮信号途径受损而导致肠系膜动脉的血管功能障碍。此外,孕期脂多糖暴露子代成年大鼠心肌纤维化水平增加,同时孕期脂多糖暴露也会改变雄性子代大鼠脂质谱,其会上调极低密度脂蛋白受体和下调跨膜 7 超家族成员 2,这与心肌线粒体异常和胆固醇代谢的基因表达紊乱有关。

# 第二节 神经系统

## 一、胎儿神经系统的形成与发育

神经系统在生命活动中至关重要,从维持正常生命活动的呼吸、心搏到基本的运动协调,以及高等的思维,如学习和记忆,都要依赖神经系统的正常功能。神经元作为神经系统的基本单位,其建立起的复杂信息网络连接,是神经系统各种重要功能得以展现的生理基础。当神经系统发育异常,会导致智力缺陷、学习能力低下等一系列问题。

神经系统由外胚层(ectoderm)发育而来,人胚第 3 周初期,外胚层在脊索的诱导下形成神经板(neural plate),随脊索延长形成神经沟(neural groove),神经沟首先向头尾两头愈合成管,最后在头尾两侧各有一开口,分别称为前神经孔和后神经孔。胚胎第 27 天左右,随着前后神经孔闭合,神经管(neural tube)形成。前端神经管衍化为脑,后部神经管发育为脊髓。

正常情况下在胚胎发育的第 4 周末,神经管应该完全闭合,但如果期间受外界环境刺激或者脊索的诱导作用出现异常时,神经管闭合和发育出现异常,形成先天畸形,主要包括无脑畸形(anencephaly)、脊髓裂(myeloschisis)、脊柱裂(rachischisis)、脑膜膨出(cranical meningocele)和脑膜脑膨出(meningoencephalocele)等。

脑起源于神经管的头段,胚胎发育的第 4 周末,脑泡形成。脑泡是神经管头段形成的三个膨大,由前向后分别为前脑泡(forebrain vesicle)、中脑泡(midbrain vesicle)及菱脑泡(vesicle of rhombencephalon)。前脑泡的头端在第 5 周时向两侧膨大以后成为两个大脑半球,前脑泡的尾端形成间脑(diencephalon)。中脑泡衍化为中脑(midbrain)。菱脑泡变为后脑(metencephalon)和末脑(myelencephalon),其中后脑演变为脑桥(pons)和小脑(epencephalon),末脑则会变为延髓(medulla)。神经管的管腔也随后演变为各脑室,前脑泡的腔演变为左、右脑室和间脑中的第三脑室(ventriculus tertius);中脑泡的腔则衍化为狭长的中脑水管(aqueduct of midbrain),菱脑泡的腔成为第四脑室(ventriculus quartus)。

脑干的发育快于前脑,在胚胎发育第 2 个月,端脑还是薄壁脑泡时,脑干内的神经细胞已经开始进行分化,脑神经开始出现。当胚胎发育到第 3 个月时,前脑增大,端脑和间脑借脑沟分开。在胚胎发育第 4 个月,大脑半球生长速度明显快过其他脑区,此时端脑的发育速度最快,半球外侧面生长速度相对周围部分较慢,被覆盖后形成了脑岛(reils insula)。胚胎发育至 6 个月时,光滑的大脑半球表面首次出现了脑沟和脑回,神经管和脑泡壁由薄变厚,壁内存在神经细胞和神经束,形成真正的脑组织。

大脑皮质由端脑套层(the cerebrum jacketed)的神经细胞迁移和分化而成。大脑皮质种系发生分为三个阶段,先出现源皮质,继之出现旧皮质,最晚出现的是新皮质。新皮质是大脑皮质中面积最大的部分。

小脑起源于后脑翼板的菱唇(rhombic lip)部分。左、右两菱唇在中线融合,形成小脑板,这就是小脑的始基。胚胎发育至 12 周时,小脑板的两外侧部膨大,形成小脑半球,中部变细,形成小脑蚓(cerebellar vermis)。之后从小脑蚓分出了小结,从小脑半球分出了绒球。小脑板由神经上皮、套层和边缘层组成,神经上皮细胞增殖并通过套层迁移至小脑的外面形成外颗粒层(external granular layer),其在小脑表面形成一个细胞增殖区,形成小脑叶片(cerebellar folia)。

## 二、神经细胞的分类和功能

### (一)神经元

神经元(neuron)又称神经细胞或神经元细胞,是一种高度分化的细胞。一般认为神经元是构成神经系统功能和结构的基本单位和神经系统功能活动的主要承担者。神经元的发育与神经元的增殖、迁移紧密联系。在形态学上表现为细胞增大，轴突（axon）和树突（dendrites）生长，突触形成、胶质细胞生长，轴突髓鞘化等方面。神经元产生于外胚层细胞，当神经管闭合时，单层的上皮细胞快速分裂最终产生了大量多种多样的神经元。在神经元发生的过程中，最初生成的神经细胞数量远比以后要留存的数目多，而那些未能够与靶细胞或靶组织建立连接的神经元都会在一定时间内死亡。

神经元的基本形态由胞体和突起组成，突起可分为树突和轴突。轴突末端有很多分支，分支末梢膨大的部位称为突触小体（synaptosome），其与另一个神经元相接触形成突触（synapse）。在功能上，胞体和树突通常是接受和整合信息的部位，动作电位产生于轴突的始端，随后在轴突上传导，而突触末梢则是信息从一个神经元传递至另一个神经元或者是效应细胞的部位。

神经元根据功能可以分为感觉神经元、运动神经元和中间神经元。感觉神经元（esthesioneure）也称传入神经元，主要传导感觉冲动，其突起构成周围神经的传入神经。神经纤维终末在皮肤和肌肉等部位形成感受器（receptor）。运动神经元（motoneuron）也称传出神经元，传导运动冲动，其突起构成传出神经纤维。神经纤维终末分布在肌组织和腺体，形成效应器（effector）。中间神经元也称联合神经元，在神经元中起到联络、整合作用，是人类神经系统中数目最多的神经元，构成了复杂的神经系统网络。同时，神经元也可以释放出不同的递质。包括胆碱能递质，如乙酰胆碱（acetylcholine）等；儿茶酚胺类递质，如多巴胺（dopamine）、去甲肾上腺素

（noradrenaline）等；肽类神经递质，如血管升压素（vasopressin）、催产素（oxytocin）和血管紧张素 II 等。

**（二）神经胶质细胞**

神经胶质细胞（neurogliocyte）晚于神经细胞发生，成神经细胞首先分化为各类神经胶质细胞的前体细胞，即成星形胶质细胞（astroblast）和成少突胶质细胞（oligodendroblast）。成星形胶质细胞分化成原浆性（protoplasmic astrocyte）和纤维性胶质细胞（fibrous astrocyte），成少突胶质细胞分化为少突胶质细胞。与神经元相比，胶质细胞虽然有突起但无树突和轴突之分，细胞之间普遍存在缝隙连接，但无化学突触存在。胶质细胞可以支持和引导神经元的迁移，形成支持神经元胞体与纤维的支架，也具有一定隔离中枢神经系统各个区域的作用，同时也可以参与变性神经组织的修复和再生，参与中枢神经系统的免疫应答作用，形成血 - 脑脊液屏障（blood brain barrier），并对神经元起运输物质和排除代谢产物，维持其生长发育的作用。

**（三）突触**

突触是指一个神经元的冲动传到另一个神经元或传到另一个细胞间的相互接触的结构。突触是神经元之间在功能上发生联系的部位，也是信息传递的关键部位。当哺乳动物轴突发育至靶细胞时，轴突停止延长，突触开始有序形成。突触可分为电突触（electrical synapse）和化学突触（chemical synapse）。其中化学突触占大多数，一般由突触前膜、突触间隙和突触后膜构成。化学突触又称神经递质，由突触前神经元产生，经突触间隙作用于突触后膜的相应受体后产生反应。脑中的学习记忆功能被认为与突触的活动相关，当突触前神经元在短时间受到快速重复的刺激后，

在突触后神经元形成较长的兴奋性突触后电位,称作长时程增强(long term potentiation,LTP)。即兴奋性突触的连续性刺激会导致突触传导效能的增强。LTP 可见于神经系统的许多部位,尤其多见于与学习记忆有关的脑区,已被公认为是脊椎动物学习和记忆的细胞学基础。当大脑发育出现异常时,突触的传导效能也会随之发生改变,学习记忆功能也会受到影响。

## 三、孕期不良因素对胎儿神经系统的影响与胎源性疾病

现在普遍认为孕期宫内环境可影响胎儿出生以后对一系列病理刺激的敏感性。最被广泛接受的理论是子宫内不良因素暴露可能对靶器官的发育产生负面影响,干扰人体内环境稳态并增加成年期疾病的风险。由于大脑对早期发育过程中微环境的改变特别敏感,所以中枢神经系统疾病的胎儿源性影响备受关注。神经系统疾病可分为发育性(如自闭症)、神经退行性(如阿尔茨海默病、帕金森病)及神经精神障碍(如精神分裂症)。虽然上述疾病的发生与遗传因素密切相关,但并不能单纯通过遗传因素来解释。因此目前的理论是遗传和环境的交互作用导致了疾病的发生,其中孕期因素,如营养、缺氧、压力、感染、药物、神经毒物、污染、胎盘功能不全等,对胎儿成年后神经系统疾病的发生起直接或间接的作用。

### (一)精神压力

研究表明,孕期孕妇遭受的精神压力对孩子健康有长期的影响。孕期女性会面对各种各样的外界压力。国外的回顾性和前瞻性流行病学研究发现,妊娠期母亲压力过大将影响胎儿正常的神经系统发育过程,其可导致子代智能发育障碍、语言能力低下、精神和心理运

动发育迟缓等。孕妇精神压力加大会对其胎儿在不同的发育阶段产生不同后果,并且会持续影响至成年。孕期 B 超检查显示,焦虑孕妇的胎儿常表现为多觉醒、胎心率快、快速眼动期延长;新生儿期神经行为评价得分下降;婴幼儿期与母亲交流困难,情绪易激动,语言能力落后及注意力维持困难等;学龄前及学龄期以多动、注意缺陷、负性情绪多、学习困难及行为问题等多见;到了青少年期,妊娠期过度压力下出生的子代则常表现为多动、冲动、行为问题多发等。

动物实验表明,压力应激反应会导致外周和中枢神经系统的改变,并涉及两个压力调节子系统:下丘脑 - 垂体 - 肾上腺轴(hypothalamic-pituitary-adrenal axis,HPA axis)和自主神经系统(autonomic nervous system,ANS)。伴随压力触发生理和心理产生调节反应,神经系统和内分泌系统会重新达到稳态。但反复持续的压力是有害的,并会引起神经元回路尤其是边缘系统(海马体和杏仁核)和前额叶皮层的改变。急性压力应激下,孕妇胎盘分泌的 11β- 羟基类固醇脱氢酶 2 型(11β-hydroxysteroid dehydrogenase type 2,11β-HSD2)活性能升高 2 倍左右,11β-HSD2 能将皮质醇转化为无活性的可的松,保护发育中的胎儿;而持续 6 天的慢性压力环境下,孕鼠 11β-HSD2 酶活性并不发生改变,无法对胎儿起到相应的保护作用。此外,将经历过慢性压力环境的孕鼠放入急性压力环境下,并没有表现出 11β-HSD2 酶活性的升高,表明慢性的压力环境可能对孕妇及胎儿产生持续的不利影响。

### (二)神经毒物

1. 甲基汞 甲基汞的主要来源是深海鱼和贝类。甲基汞对含硫阴离子具有非常高的

亲和力,尤其是含巯基的半胱氨酸,甲基汞-半胱氨酸复合物会被识别为甲硫氨酸,在体内自由运输并可通过胎盘屏障和血-脑脊液屏障。甲基汞主要沉积于大脑的星形胶质细胞和小胶质细胞中,只有少量会进入神经细胞。甲基汞通过增加细胞内钙的水平而诱导氧化应激,并通过与含巯基抗氧化物质相互作用降低细胞抗氧化能力,导致神经胶质细胞不同程度的损伤。甲基汞通过多种方式对神经细胞产生不利影响,包括减少星形胶质细胞神经递质重摄取而减少突触传递,通过活化的小胶质细胞释放促炎细胞因子来抑制神经细胞的 LTP 等。发育中的胎儿神经系统比成人的神经系统更容易受甲基汞的影响,因此即使孕妇没有出现明显的症状,但实际上甲基汞已经达到了危害胎儿脑发育的浓度。对新西兰和法罗群岛人群的回顾性研究发现,甲基汞暴露与饮食习惯密切相关,并且甲基汞主要导致胎儿神经系统发育迟缓延迟,表现在出生后注意力、视觉空间功能、语言和口头记忆能力的缺陷;追踪甲基汞暴露人群的 22 岁子代发现其存在持续的运动和注意力缺陷,并且有脑干听觉诱发电位延迟及心脏自主神经活动的改变。动物实验发现,孕期甲基汞暴露会导致雄性子代学习障碍和抑郁样行为的产生。分子实验发现海马齿状回中大脑源性神经营养因子(brain derived neurotrophic factor,BDNF)mRNA 的表达降低,可能的机制是甲基汞暴露对 BDNF 启动子区的染色质结构产生长久影响、BDNF 基因启动子区表观遗传修饰发生改变。

2. 全氟化学品 基于全氟化学品(perfluoro chemicals,PFCs)的防脂和防水属性,有广泛的工业用途,比如它是泡沫灭火剂的主要成分。PFCs 具有生物累积和放大

效应。PFCs 的半衰期是 4~5 年,会对人类健康产生长久威胁。流行病学研究表明,孕期 PFCs 暴露与儿童注意力缺陷多动障碍(attention deficit hyperactivity disorder,ADHD)之间存在联系。流行病学研究发现,孕期 PFCs 暴露与 9~15 岁子代 ADHD 极易冲动个性相关。人类主要通过被污染的食物和饮用水而接触 PFCs。全氟辛烷磺酸(perfluorooctane sulfonate,PFOS)和全氟辛酸(perfluorooctanoic acid,PFOA)是两个在人体内及各种生物和环境样品中最常见的全氟化合物。PFCs 可影响机体的糖皮质激素信号系统。全氟辛烷磺酸和全氟辛酸可抑制 11β-羟基类固醇脱氢酶 1 型(11β-hydroxysteroid dehydrogenase type 1,11β-HSD1)(负责产生活性糖皮质激素的酶)的活性,影响胎儿肺成熟。母体内分泌系统的紊乱最终会导致胎儿神经系统的发育异常。动物实验发现,新生小鼠暴露于 PFOS 或 PFOA 会诱导与神经元生长和突触发生相关的蛋白发生改变。PFOS 可抑制轴突生长并通过诱导海马钙调节异常而抑制突触发生。细胞实验发现,PFOS 会诱导 PC12 细胞(褐家鼠肾上腺嗜铬细胞瘤细胞)分化为乙酰胆碱表型而不分化为多巴胺表型;PFOS 通过磷脂酰肌醇 3-激酶(phosphoinositide 3-kinase,PI3K)信号通路导致血-脑脊液屏障的重要组分——微血管内皮细胞之间的紧密连接开放。

3. 铅 铅是一种内分泌干扰物,胎儿通过胎盘接触铅。铅主要影响胎儿发育中的中枢神经系统。铅影响脑细胞增殖、分化与凋亡。铅还导致某些神经递质(如乙酰胆碱、多巴胺、谷氨酸)的减少,也会导致谷氨酸受体和多巴胺受体的减少。动物实验发现,小鼠孕期铅暴露会导致子代海马中胰岛素样生长因子

1和2表达降低,而胰岛素样生长因子1和2对于海马发育至关重要,因此母亲铅暴露会诱导子代海马发育异常,导致出生后发生学习和记忆障碍。

4. 镉　镉是一种生物蓄积性强、难降解的高毒性重金属,主要通过影响铁、铜、锌、硒的代谢而影响胎儿的发育。动物实验发现孕期镉暴露会导致子代畸形和行为变化。孕期主动和被动吸烟均可引起孕妇镉暴露,除此之外,饮食因素(如镉污染的饮用水)也是镉暴露的来源。镉可通过胎盘屏障进入胎儿体循环,不仅对胎盘和子代的出生结局产生各种不利影响,还可持续影响子代神经系统形态、生化及神经行为发育。胚胎期处于发育中的血-脑脊液屏障功能尚未完善,因此母体镉暴露可直接对胎儿脑发育产生不利影响,如导致神经元的增殖和分化异常,诱导神经细胞凋亡或死亡,干扰轴突、树突形成,抑制或激活相关神经递质等。前瞻性队列研究发现,脐带血镉 ≥ 0.6μg/L 的新生儿在 4.5 岁时智商(intelligence quotient, IQ)得分与脐带血镉呈负相关。

### (三)宫内缺氧

发育中的大脑对环境因素十分敏感,无论是出生前还是出生后,正常的大脑发育需要足够的氧气、营养和合适的激素水平。急性和慢性缺氧都影响大脑发育。急性缺氧引起的损伤范围和部位由缺氧程度及时间决定。低氧导致神经管发育畸形,如颅内麻痹和脑室周围白质软化。母体缺氧会导致后代癫痫的易感性增加。宫内缺氧是产科最常见的并发症,也是影响胎儿发育的常见问题。宫内缺氧可引起胎儿出生低体重、早产及缺氧缺血性脑病等。大量研究显示,孕期宫内缺氧子代患精神分裂症的概率高于正常对照组5倍。孕期宫

内缺氧和窒息往往伴随脑重下降,神经突触形成减少、脱髓鞘或髓鞘形成障碍等白质损伤,以及中间神经元、星形胶质细胞、少突胶质细胞成熟延迟等。研究发现海马和背侧纹状体神经元对缺氧极不耐受,胎儿缺氧会导致海马和皮层体积下降,脑室减小。新生儿缺氧缺血性脑病患儿磁共振成像显示深部灰质、海马和额叶白质结构受损;另外研究也证实,此类患儿在儿童期扣带前回、尾状核等脑区体积缩小。动物研究提示,孕期宫内缺氧会导致子代 BDNF、Wnt、N-甲基-D-天冬氨酸受体(N-methyl-D-aspartic acid receptor, NMDAR)等信号通路改变,并发现这些通路的改变与表观遗传修饰密切相关。

### (四)成瘾物质

毒品、烟、酒均是能成瘾的物质。酒精中的乙醇会导致胎儿神经系统中神经生长因子(nerve growth factor, NGF)和 BDNF 的变化,对发育中的神经系统造成短期和长期影响,包括神经元死亡和新生儿严重的认知及生理缺陷。酒精主要通过诱导线粒体损伤、影响钙稳态、改变某些基因的表达等多种途径对大脑造成损伤。动物实验发现酒精暴露会导致羊水中蛋白质组的改变。可卡因是孕期使用最多的非法药物。2014 年的一项调查显示,美国 15~44 岁孕妇中有 5.4% 是毒品成瘾者。研究表明,可卡因直接影响脑中神经递质的传递,还可通过与神经递质(如谷氨酸)的相互作用影响大脑皮质的发生。可卡因也会诱导胎儿脑中凋亡相关基因的表达。可卡因也可通过其血管收缩作用导致胎盘血流减少,间接影响胎儿脑发育。香烟中的尼古丁、一氧化碳等进入母体,可直接作用于发育中的神经元而影响胎脑发育,也可通过干扰组织内叶酸代谢而间接影响胎脑的发育。无论孕妇是重

度还是轻度吸烟、是主动还是被动吸烟,均可导致胎儿脑发育障碍。孕期被动吸烟同主动吸烟一样,可增加胎儿神经发育与行为异常的风险,烟草烟雾环境暴露的儿童发生 ADHD 的风险比母亲孕期没有烟草暴露的儿童高 2.5 倍。在 ADHD 亚型病因评估中发现,孕期烟草烟雾暴露是导致儿童 ADHD 的主要环境因素。

### (五) 营养

**1. 营养不良** 神经发育是一个高代谢过程,因此营养对于大脑发育至关重要,并且营养因素很容易受外界影响。胎儿需求和母体供应的不平衡会诱发胎脑代谢和内分泌的改变,导致出生后神经退行性疾病发生风险明显增加。母亲营养不良,特别是与胎盘功能不全相关的营养不良,可能导致孕期蛋白质不足、胎脑发育和成熟障碍。这一病理性营养状况的主要后果是大脑的高度脆弱性,表现为学习和行为的永久性缺陷,其次是智力障碍、注意力缺陷和认知障碍。快速生长和迁移的胎脑细胞容易受特定营养素缺乏的影响。蛋白质、多不饱和脂肪酸(polyunsaturated fatty acid, PUFA)、维生素 A、胆碱、叶酸和微量元素通常被认为是调节神经元和胶质细胞生长及发育的重要营养素。它们不仅对神经解剖,还对神经化学和神经生理学有显著影响。研究显示:孕期叶酸缺乏与神经管畸形的发生密切相关,孕前每日补充叶酸 0.4~0.8mg 可降低 19% 神经管缺陷的发生;孕期不饱和脂肪酸二十二碳六烯酸(docosahexaenoic acid, DHA)不足会导致胎儿神经元体积减小,并且影响树突、轴突、神经元细胞膜的生长,诱导多巴胺受体的过表达,导致胎脑分子和形态学改变并产生持续影响,成年后发生神经变性的比率大大增加。流行病学调查发现,1959—1961 年出生的中国人,晚年发生精神分裂症的危险明显增高,从 1959 年出生的 0.84% 增至 1960 年的 2.15% 和 1961 年的 1.81%。此外,对荷兰饥荒期间(1944—1945 年)受孕人群的大型队列研究显示,其后代发生精神分裂症的危险增大两倍。对比中荷两国饥饿环境下出生人群日后患精神性疾病的研究,结果表明:虽然亚洲与欧洲人的种族基因可有差异,但营养不良(孕期)同样可导致子代患精神分裂症风险与发病率显著增加。换言之,孕期营养不良导致子代的此类精神疾患不因个体基因差异而明显改变。

**2. 营养过剩** 流行病学研究表明,母亲肥胖可增加后代发生 ADHD、自闭症和精神分裂症等行为障碍的风险。动物实验发现,怀孕大鼠营养过剩会导致后代下丘脑 POMC 启动子的表观遗传改变。怀孕小鼠高脂饮食会导致成年子代认知障碍,尤其是与学习记忆有关的方面,后续研究发现子代在老年期认知损伤会更加明显,并且发现认知损伤的加重主要与内侧前额叶皮层和海马区域神经递质水平的降低有关。此外,动物研究表明孕期高糖饮食可导致成年,乃至老年子代学习记忆受损。

### (六) 感染

流行病学研究表明,孕妇孕期感染与子代多种精神疾病和神经系统疾病的易感性增加有关,包括自闭症、精神分裂症和脑瘫。尽管目前广泛在产时使用抗生素,宫内感染仍然是自发性早产的主要原因。由感染导致的炎症会对胎儿神经系统发育产生长期影响。流行病学研究表明孕期炎症因素暴露会导致子代精神疾病的易感性增加。母亲孕期细菌性阴道病可能导致细菌迁移而导致宫内感染的发生。宫内感染的特征是脂多糖释放到羊水中,导致胎儿脑血管周围的小胶质细胞活化、髓鞘形成减少、皮质神经元和少突胶质细胞减少。宫内感染会导致胎儿脑组织中炎症相关基因的表达升高，从而导致少突胶质细胞的改变，以致在出生以后易患精神分裂症。最近的研究表明，围产期重度全身性炎症会影响胎儿脑白质发育，诱导长期的髓鞘形成缺陷，并伴随认知障碍的发生。绒毛膜羊膜炎会阻断脑多巴胺能神经元的发育，导致黑质细胞减少，与帕金森病的发生密切相关。动物实验发现，在胚胎发育的关键时期，脂多糖暴露会导致内侧前额叶皮质和血清中的 5- 羟色胺减少，导致焦虑样行为的产生。

### （七）药物

许多在妊娠期和围产期使用的药物都会诱导胎儿未成熟脑中神经元或胶质细胞的凋亡。已有证据表明镇静剂和抗惊厥药物会诱导胎儿神经元凋亡，并导致成年后神经退行性疾病的易感性增加。孕期外源性糖皮质激素暴露会影响胎儿脑皮质和皮质下层结构，导致成年后神经退行性疾病的易感性增加，这可能是与糖皮质激素暴露导致胎儿 HPA 轴的重编程相关。动物实验发现，孕期糖皮质激素暴露会导致子代脑中糖皮质激素受体表达增加，并会遗传给下一代。

### （八）矿物质

矿物质，特别是微量元素是细胞早期生长必不可少的物质。体内微量元素包括锌、铜、锰、钴、硒、碘、氟。它们是许多重要的酶和转录因子的组分。已有研究发现金属离子可能与几种神经退行性疾病的发生密切相关，如阿尔兹海默病（它的发生是由于蛋白质 β- 折叠异常而导致异常淀粉样蛋白在脑中沉积）。铁、锌、铜等对于胎儿各个系统发育至关重要，并且出生后额外补充并不能完全逆转孕期缺乏所产生的不利影响。对于大脑来说，铁、锌、铜等既是营养素又是神经毒物，适当剂量的铁、锌、铜对大脑发育和神经递质合成来说必不可少，但高剂量暴露又会对神经系统造成严重损害。锌具有促进生长发育和改善记忆力的作用，缺乏会引起发育迟缓或停滞，智力低下。研究发现锌缺乏可抑制小鼠海马 LTP 形成，导致细胞钙平衡紊乱。而长期高剂量锌暴露会影响铁、铜等代谢，导致脑发育异常并导致神经行为障碍的发生。

### （九）胎盘功能不全

母体环境因素会通过胎盘影响胎儿。胎盘在调节母体应激方面发挥重要作用，它表达主要的应激激素基因——促肾上腺皮质激素释放激素基因，在胎儿大脑成熟中起重要作用。皮质醇水平改变影响神经系统发育，导致神经细胞成熟延迟、智力受损、后期灰质体积减少。编码 11β-HSD2 的基因突变，会导致胎盘 11β-HSD2 的表达减少，以致胎儿出生低体重、脑功能改变，并且脑功能改变会持续到成年期。胎盘在母亲和胎儿甲状腺激素的传递中也发挥重要作用。因此，胎盘功能不全会导致胎儿甲状腺激素不足，最终导致胎儿神经系统发育迟缓。除此之外，胎盘还在母胎相互作用的其他方面发挥关键作用，如参与免疫保护、调节胎儿微量营养素和内分泌因子，因而胎盘正常发挥功能对神经系统发育至关重要，受胎盘功能不全影响的胎儿到成年期易发生神经系统疾病。

### （十）电离辐射

胚胎或胎儿比新生儿和成年人对电离辐射更加敏感。孕期辐射暴露对胎儿大脑的影响主要包括生长迟缓、智力低下、胼胝体发育不良和脑肿瘤。辐射所产生的影响不仅与胚胎发育的阶段、组织和器官的敏感性有关，还和辐射源、辐射剂量、剂量率密切相关。辐射暴露会诱导一系列的神经病理学改变。流行病学研究发现：原子弹爆炸后，已经怀孕 8~15 周的幸存者其后代会产生神经元异常迁移和小头颅；切尔诺贝利核电站爆炸事故后，唐氏综合征和神经管畸形的发生率明显增加。辐射暴露也会诱导神经心理学效应，并且与发育阶段和暴露剂量密切相关。在妊娠 2~7 周时，> 0.5Gy 的电离辐射会引起神经和运动缺陷和生长迟缓。广岛和长崎原子弹爆炸后，怀孕 8~25 周孕妇的后代有严重的神经发育迟缓和癫痫发作。广泛的动物实验表明，孕期不同阶段的辐射暴露会诱发包括胚胎吸收或死亡、脑重减少、小脑畸形、皮质发育不良、胼胝体发育不良，以及胶质细胞反应性增生等一系列改变。

关于辐射暴露引起的一系列神经病理学和神经生理学改变的机制，目前已经有广泛的研究。对于原子弹爆炸幸存者的后代研究发现，其神经发育迟缓的机制可能是辐射导致了造血组织的损伤而致大脑氧供应不足。也有研究发现辐射引起的脑发育异常和 p53 依赖的细胞凋亡密切相关。对于孕晚期大鼠子宫辐射暴露的研究发现，辐射会导致胎鼠大脑皮层基质细胞的神经细胞黏附分子（neural cell adhesion molecule，NCAM）合成减少，从而导致神经元迁移延迟和迁移位置异常。

# 第三节 内分泌系统

## 一、胎儿内分泌系统的发育和生理

### （一）胎儿内分泌系统的组成与发育

胎儿内分泌系统包括下丘脑、垂体、肾上腺、甲状腺、胰腺、性腺、肝脏、脂肪等器官组织及内分泌激素。人类妊娠第 4 周开始，外胚层部分分化发育为垂体和肾上腺髓质、肝脏和胰腺；中胚层部分分化发育为肾上腺皮质和生殖腺；内胚层部分分化发育成胸腺、甲状旁腺。随着内分泌腺及组织器官发育成熟，胎儿逐步建立完善独立的内分泌系统。此外，胎盘作为胎儿生长发育的附属器官和体内最大的内分泌器官，其分泌的激素几乎涵盖并超出了其他所有内分泌器官组织的激素，并具有多种代谢酶，参与胎儿内分泌活动，对胎儿生长代谢调节起重要作用。内分泌激素根据化学性质的不同，分为含氮类激素与类固醇（甾体）激素。前者主要包括肽类、氨类、蛋白质类及氨基酸衍生物，如绒毛膜促性腺激素、下丘脑垂体激素、甲状腺激素、甲状旁腺激素、降钙素、胰岛素、胰高血糖素、肾上腺素、去甲肾上腺素、褪黑素、胸腺激素等，通常不通过胎盘。后者主要包括肾上腺皮质激素和性激素，如糖皮质激素、醛固酮、睾酮、孕酮、雌二醇、雌三醇等，可通过胎盘，糖皮质激素等在胎盘酶的作用下发生结构变化。

### （二）下丘脑 - 垂体系统的发育和生理

胎儿具有独立的神经内分泌系统，由下丘脑神经分泌细胞（包括大细胞和小细胞）、垂体（包括神经垂体和腺垂体）、内分泌腺及分布于其他器官组织散在的内分泌细胞组成。

下丘脑神经内分泌功能的核团主要包括室旁核、视上核和弓状核，含有大细胞和小细胞，主要分泌神经肽类激素。大细胞神经元分布在室旁核部分和视上核，主要分泌催产素、血管升压素、脑啡肽、内啡肽和促肾上腺皮质激素释放激素,均可投射至神经垂体,参与渗透压感受器和血管压力感受器调节血管升压素及催乳素的分泌活动。小细胞分布在室旁核内侧的小细胞部、弓状核和下丘脑前部的室周区,其轴突构成的无髓神经元终止于正中隆起外侧,即垂体门脉系统的毛细血管附近。小细胞合成激素可经由垂体门脉转运至远端血窦,进而调节远侧各种腺细胞的分泌活动。小神经内分泌细胞主要分泌下丘脑释放激素和下丘脑抑制激素,分别促进和抑制腺垂体细胞的分泌活动,包括促肾上腺皮质激素释放激素、促甲状腺素释放激素、促性腺素释放激素、催乳素释放激素和抑制激素、生长激素释放激素和抑制激素、黑素细胞刺激素释放激素和抑制激素。

人类垂体分为神经垂体和腺垂体,其各部发育在胚体第4个月时基本完成。神经垂体包括由神经管发育形成的垂体神经部、第三脑室底部凹陷形成的漏斗柄,以及正中隆起三个部分,含垂体细胞和大量无髓神经纤维。无髓神经纤维来自下丘脑的大细胞,其轴突于妊娠第12周时经漏斗到达神经垂体,构成下丘脑垂体束,由此大细胞合成的激素投射至神经垂体。胚胎发育到第4周时,原始口腔的外胚层上皮细胞增殖分化向顶端突出形成拉特克囊。由拉特克囊前部发展成垂体远侧部和包围漏斗柄的结节部、囊后部发展成的中间部,一起构成了腺垂体。远侧部又称垂体前叶,占垂体面积的75%,内含腺细胞团和大量毛细血管窦。中间部含黑素细胞刺激素细胞。结节部由薄层腺细胞组成,主要含促性腺激素细胞及丰富的毛细血管和微静脉。腺垂体细胞包括嗜色细胞、嫌色细胞和滤泡星形细胞。嗜色细胞为主要的腺垂体内分泌细胞,分为嗜碱性细胞和嗜酸性细胞。人的胎龄第29~34周时可分辨出各类嗜色细胞。嗜碱性细胞分为促肾上腺皮质激素细胞、促甲状腺激素细胞、促性腺激素细胞,嗜酸性细胞包括生长激素细胞和催乳素细胞,分别调控促肾上腺皮质激素、促脂激素、促卵泡素、促黄体素、生长激素、催乳素的分泌和合成等。嫌色细胞和滤泡星形细胞中无内分泌颗粒,主要起营养、支持、保护和储备作用。此外,腺垂体内还有促性腺激素细胞等。除受脑内神经元释放的调节因子间接作用外,腺垂体还存在较多的神经纤维,可直接接受神经活动调控。

激素在下丘脑内分泌细胞内合成,在神经垂体的突起储存和释放,直接或间接调节腺垂体和靶器官的内分泌作用。下丘脑调节腺垂体的各种神经元终止于神经垂体的正中隆起,分为外带和内带。外带分为网状层和栅状层,各种小细胞神经元的末梢终止于栅状层的毛细血管周围,其释放的激素进入垂体门脉系统。内带分为室管膜下层及纤维层,室管膜下层内有来自下丘脑弓状核的轴突(释放促肾上腺皮质激素、促黑细胞激素、β-内啡肽等),以及来自脑干的去甲肾上腺素能神经纤维和促肾上腺皮质激素释放激素的神经纤维,纤维层有来自大细胞神经元的神经纤维,大细胞的轴突经漏斗到达神经垂体部,构成下丘脑-垂体。在人类,下丘脑神经元在妊娠第12周时可抵达神经垂体部。大鼠胎儿的下丘脑-垂体系统发育较迟,到出生后才成熟,绵羊的下丘脑-垂体系统在妊娠中期开始发生功能活动。下丘脑-垂体系统可调节肾上腺、甲状腺、性腺及其他散在的内分泌细胞,促进肾上腺皮质激素、甲状腺激素、孕激素、雄激素的合成和释放,维持第二性征,调控黑色素合成及胎儿出生后生长。在胎儿发育早期,中枢神经系统的生长激素对胎儿的生长发育没有重要的调节作用。20 世纪 50 年代初，美国的 Jost 博士将做了去头部手术的胎兔放回子宫内，发现在妊娠早期去掉头部的胎兔的四肢和躯干仍能生长发育。

### （三）肾上腺的发育和生理

胎儿期肾上腺所产生的类固醇激素与成年期不尽相同，该激素在胎儿重要器官如脑、肺、胃肠道、肝等的发育成熟中起重要作用。胎儿肾上腺体积较大，但皮质与髓质分界不明显。胚胎第 4~6 周时，位于生殖脊和背侧肠系膜间的腹膜上皮增厚形成肾上腺皮质原基，第 7 周时原基与周围组织界限分明，成为原始皮质，其中皮质细胞呈嗜酸性，含有类固醇激素合成相关的酶 12 周左右，分成永久带、过渡带和胎儿带，其中胎儿带体积大，内分泌功能最强，永久带增殖能力强，迁移至胎儿带，不断补充胎儿带细胞。胎儿带细胞在胚胎第 16~20 周是已逐步分化具有内分泌细胞特征。永久带由嗜碱性细胞构成，含类固醇激素合成酶，妊娠中后期细胞中脂滴增加，开始具有类固醇分泌细胞的特征，妊娠 30 周左右具备成年肾上腺皮质球状带特征。同时过渡带具备成年束装带特征。出生后 3 个月，胎儿带开始发生凋亡，逐渐萎缩，永久带和过渡带增殖增厚。10~20 周时肾上腺皮质才成熟，具备成年肾上腺皮质的细胞特征。

肾上腺髓质始于胚胎第 6 周，邻近副交感神经节的神经脊细胞迁移至临时皮质内，被皮质包围，分化为肾上腺髓质嗜铬细胞。胚胎 24 周时，待原始皮质细胞出现脂滴，嗜铬细胞群迁移至中心，形成髓质。胎儿期髓质较少，呈岛状位于临时皮质间，逐渐向中心聚集，至 18~22 周时基本位于肾上腺中轴。

妊娠 20 周以前肾上腺呈自主发育，20 周以后受下丘脑和垂体的调节，不依赖于母体。

妊娠 15 周前，胎儿类固醇激素不受垂体促肾上腺皮质激素（adrenocorticotropic hormone，ACTH）的调控。胎盘合成的人绒毛膜促性腺激素（human chorionic gonadotropin，hCG）可能是调控胎儿肾上腺类固醇激素合成的主要因素之一。胎儿肾上腺皮质激素与成年期有所不同，妊娠早、中期，主要分泌脱氢表雄酮硫酸酯（一种雄激素）和少量糖皮质激素等。脱氢表雄酮硫酸酯转运至胎盘，是胎盘合成雌激素的前体，维持妊娠。胎儿肾上腺具有很强的脱氢表雄酮硫酸酯合成能力，胎盘雌三醇合成前体 90% 来自胎儿。妊娠晚期，糖皮质激素合成分泌增加，维持胎儿发育及调控胎儿肺、胃肠道、肝、脑等脏器的成熟过程；并促进胎盘促肾上腺激素释放激素（corticotrophin releasing hormone，CRH）的合成分泌，进而参与分娩启动。临床上糖皮质激素用于有早产危险的孕妇可降低新生儿呼吸窘迫综合征的发生。不同哺乳动物肾上腺的形成有明显差别。小鼠肾上腺发生过程中不出现胚胎性皮质，其皮质细胞形成后就具备了分泌类固醇激素的功能。

### （四）胰腺的发育和生理

胎儿胰腺由胰岛 α 和胰岛 β 细胞组成，分别合成胰高血糖素和胰岛素，妊娠晚期两种细胞增殖形成胰岛。胎儿期胰高血糖素水平很低，分娩时显著升高，为新生儿快速利用糖原抵抗低血糖做准备。胰岛素具有种属特异性和发育阶段差异性，且受代谢等因素影响。外源性葡萄糖、氨基酸或母体高血糖引起的胎儿血糖升高均可影响胎儿胰岛素释放。但胎儿血糖过高时反馈抑制胰岛素分泌，其他激素和代谢物可通过对胰腺的直接作用或改变对葡萄糖的敏感性影响胎儿胰岛素分泌。

胰岛素是调节胎儿生长的重要激素。胰

岛素可通过促胰岛素样生长因子-1的表达。促进胎盘生长,增加血流量和流速,增加葡萄糖和氧的运输,促进胎儿组织细胞对葡萄糖和氨基酸的摄取和利用,增加脂肪储存,抑制脂肪和蛋白质的分解,降低血浆中葡萄糖、果糖、游离脂肪酸、尿素水平。出生体重与胰岛素水平正相关。胰岛素是调控脂肪合成的主要激素之一,胎儿脂肪比例较高,胰腺发育不良的胎儿一般存在严重的宫内发育迟缓。

### (五) 其他

多种激素参与调节胎儿的生长发育,除了类固醇激素、性激素、胰岛素,还包括肾上腺素、去甲肾上腺素、甲状腺激素、瘦素、胰岛素样生长因子-1,以及hCG等。在胎儿发育早期,中枢神经系统生长激素缺乏不影响胎儿四肢躯干的生长。瘦素与胎儿体重、身体质量指数、上臂脂肪厚度成正相关。出生低体重儿中可能存在瘦素抵抗现象。胎盘hCG可能直接参与调控胎儿类固醇激素的合成。hCG通过睾丸高亲和力的hCG结合位点与环磷酸腺苷(3′,5′-cyclic adenosine monophosphate,cAMP)促进间质细胞的分化和睾酮分泌。妊娠15周前,胎儿肾上腺合成类固醇激素不受ACTH调控,hCG是调控肾上腺合成脱氢表雄酮的主要激素之一。胎盘利用胎儿肾上腺合成的脱氢表雄酮硫酸酯,合成雌激素。此外,胎盘的糖皮质激素代谢酶11β-HSD2可保护胎儿免受妊娠期高水平的母体糖皮质激素的影响。

## 二、孕期不良因素对胎儿内分泌系统的影响与胎源性疾病

孕期不良因素可直接或间接影响胎儿内分泌器官(如肾上腺、甲状腺、胰腺等)的发育与分泌功能,并留下"印迹",导致成年后患内分泌疾病易感性增加(图5-6)。已知的影响胎

儿内分泌系统并诱导胎儿源性内分泌相关疾病的孕期不良因素主要包括可干扰内分泌的物质(激素与类激素、酒精、尼古丁、咖啡因等)暴露、营养失衡(营养不良与营养过剩)、宫内缺氧等。

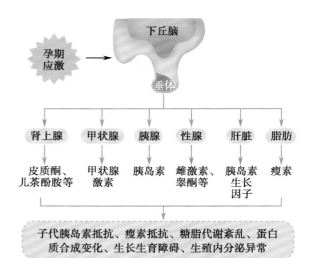

**图5-6　孕期不良因素对子代内分泌系统的影响**

### (一) 激素暴露

类固醇激素如糖皮质激素、醛固酮、睾酮、孕酮、雌二醇、雌三醇等可通过胎盘。糖皮质激素和性激素是调控胎儿组织器官发育的重要激素。孕期类固醇类激素暴露对胎儿生长发育有直接影响。糖皮质激素的作用一方面可促进细胞分化,使胎儿器官发育成熟;另一方面抑制细胞增殖,可抑制胎儿组织生长发育。妊娠早、中期胎儿处于快速生长阶段,自身分泌糖皮质激素水平低,孕晚期分泌糖皮质激素水平增加,促进器官包括肺、脑、胸腺、肾等发育成熟。尽管胎盘中糖皮质激素代谢酶11β-HSD可保护胎儿免受妊娠期高水平的母体糖皮质激素的影响,但研究证实孕期暴露于高水平的糖皮质激素可对子代的内分泌系统造成长远影响。妊娠中后期暴露于地塞米松可导致胎儿宫内生长受限。流行病学研究证实,胎儿血浆中糖皮质激素水平与小于胎龄儿

的发生呈正相关。小于胎龄儿与成年后发生胰岛素抵抗和肥胖、糖尿病、代谢综合征和心血管疾病的风险相关。相关机制可能涉及孕期糖皮质激素暴露对胎儿 HPA 轴发育的直接作用，影响胎儿组织器官的生长和成熟，以及改变组织器官糖皮质激素受体表达，从而影响出生后的内分泌和代谢平衡。糖皮质激素也可能通过影响胎盘 11β-HSD2 的表达与氨基酸转运能力，间接影响胎儿生长。此外，孕期高水平糖皮质激素暴露对内分泌系统可能存在跨代影响，通过表观遗传修饰造成子代下丘脑室旁核（paraventricular nucleus，PVN）中 2 型糖尿病相关基因表达水平的持续改变。此外，孕期性激素暴露是影响胎儿性器官发育、增加胎儿出生缺陷率及成年后内分泌失衡的风险因素。PCOS 是女性最常见的内分泌疾病之一。PCOS 的病因学尚不确定，有观点提出 PCOS 可能源于发育早期。PCOS 常在青春期临床表现为下丘脑-垂体-卵巢轴的成熟，但该综合征的发生可能是在早期发育期间，甚至可能在子宫内。研究证实宫内雄激素过多可能会增加女性后代在育龄期呈 PCOS 表型（如促黄体激素分泌异常和胰岛素抵抗等）的概率，与胎儿期卵巢发育调控及其表观遗传重新编程有关。动物实验也证实了孕期睾酮暴露可诱导雌性后代发生性激素水平紊乱与窦卵泡数量变化。

**（二）类激素暴露**

类激素主要指内分泌干扰物。内分泌干扰物（endocrine disrupting chemical，EDC）也称环境激素（environmental hormone），指环境中存在的可直接干扰人类或动物内分泌系统各环节并导致异常效应，进而影响生殖系统、神经系统、免疫系统等系统的物质。内分泌干扰物多为有机污染物如多氯化物、多氯联苯（polychlorinated biphenyl，PCB）、BPA 等，以及重金属物质。由于自然界中雌激素受体的特异性相对较低，内分泌干扰物通常表现为类雌激素效应，尤其对雄性生殖内分泌干扰严重，主要表现为雌性化。因此，内分泌干扰物也常被简称为环境雌激素（environmental estrogen，EE）。在胎儿期，因解毒和代谢机制尚不成熟，更容易受到 EDC 的影响。孕期暴露于多氯化物、PCB、BPA 者子代有超重和肥胖倾向。孕早期接触高剂量的己烯雌酚可诱发出生低体重与青春期的追赶性生长，并可通过改变类固醇受体，糖皮质激素受体和视黄酸 X 受体-过氧化物酶体增殖活化受体（RXR-PPAR）等相关基因影响脂肪分布，从而影响内分泌平衡。暴露于 EDC 的雄性可诱导其成年子代胰岛 β 细胞功能障碍，诱导成年雌性后代中胰腺中钙、丝裂原活化蛋白激酶（mitogen-activated protein kinase，MAPK）和 Wnt 信号通路、细胞凋亡和细胞周期相关 642 个基因的表达，增加患糖尿病的易感性。孕期暴露于雌激素化合物己烯雌酚、双酚 A、多氯联苯、二氯二苯基二氯乙烯、植物雌激素，可诱导老年心血管疾病。孕期多种内分泌干扰物如双对氯苯基三氯乙烷（dichlorodiphenyltrichloroethane，DDT）和二噁英（dioxin）等暴露与乳腺癌发病率成正相关。孕期暴露于内分泌干扰物，可诱发子代出现生殖肿瘤、肥胖、糖尿病、心血管疾病等疾病的易感性增加。

**（三）营养不良与营养过剩**

孕期营养失衡，包括营养不良和营养过剩，均可编程子代下丘脑-垂体-肾上腺糖皮质激素轴应对心理压力源和生理压力源（如脂多糖）的反应。影响葡萄糖-乳酸代谢途径和胆固醇体内平衡，诱导胰岛素抵抗，增加子代肥胖率、非酒精性脂肪肝和患 2 型糖尿病的风险。也有研究认为,孕期营养过剩倾向于诱发高血糖和高乳血症,而营养不良则易在出生后的高脂饮食中诱发高胆固醇血症。

流行病调查结果显示,妊娠期饥饿导致成年子代患糖尿病等慢性疾病概率增加,指出了孕期营养不良与成年后患内分泌疾病的相关性。孕妇营养不良可直接影响胎儿组织器官的生长和成熟,诱导的胎儿宫内生长迟缓(intrauterine growth retardation,IUGR)、早产,影响组织器官的功能,导致内分泌激素和代谢失衡。相关机制可能通过母胎 HPA 轴,改变皮质醇水平及组织器官糖皮质激素受体的表达,此外,影响胎盘 11β-HSD2 活性和糖皮质激素的转运水平。孕期营养不良影响肾上腺生长和发育,诱发糖异生的过度激活。流行病学研究显示,发生 IUGR 的婴儿成年后更容易患葡萄糖不耐受症。孕期营养不良的胎儿中胰岛素信号通路补偿性上调。虽然出生低体重儿循环可能也伴随有胰岛素和胰岛素样生长因子 -1 浓度低,但具有更高的胰岛素敏感性。它们的过度活化状态可能会加速期生命后期胰岛素抵抗。同样,在孕期营养不良情况下出生低体重儿在出生后高脂饮食中易出现瘦素抵抗现象。孕期营养不良也可影响生殖内分泌,修饰下丘脑相关基因表达,影响出生子代青春期进程。孕期营养不良诱发的胎儿宫内发育迟缓、低出生体重、追赶性增长、青春期体重增加和脂肪沉积,可能是成年后发展为 2 型糖尿病的基础。

孕期营养过剩(高糖、高脂饮食)可导致胎儿体内继发性胰岛素水平改变。孕期高糖饮食增加后代胰岛损伤,高血糖和代谢紊乱的严重程度,诱导胎儿过度肥胖,通过在胰腺和胰岛素靶组织如骨骼肌和肝脏的水平上重编程,诱发子代在高糖、高脂饮食后患 2 型糖尿病、

代谢综合征的风险。孕期高脂饮食可诱导子代胰岛素抵抗及肝功能发育障碍,且导致子代在高脂饮食后加重胰岛损伤、高血糖和代谢紊乱的严重程度。孕期高脂肪饮食还可增加母体瘦素、胰岛素、葡萄糖、甘油三酯和炎性细胞因子,从而导致胎盘功能障碍的风险增加,并改变胎儿神经内分泌的发育,可能导致大脑发育变化包括脑部炎症增加,以及 5- 羟色胺能系统、多巴胺能系统和 HPA 轴的改变。另外孕期营养过剩还可通过非葡萄糖依赖性机制干扰胰腺胰岛素分泌。

### (四)酒精暴露

酒精是一种可以直接影响动物体内激素水平的物质。酒精可通过胎盘,直接影响胎儿内分泌器官的发育,也可通过对母体内分泌功能的负面影响间接影响胎儿生长发育。妊娠期间酒精暴露被认为对怀孕期母体和胎儿存在不利影响,与胎儿生长受限有关。孕期酒精摄入直接导致胎儿的荷尔蒙失衡,通过刺激芳香酶活性增加雌激素,增加 ACTH 和皮质酮水平。此外,孕期酒精暴露可影响胎盘 11β-HSD2 的表达,进而可能活化糖皮质激素信号或影响胎儿糖皮质激素水平,与出生低体重相关。孕期酒精摄入影响胎儿 HPA 轴活性,损害下丘脑 - 垂体 - 肾上腺轴的功能,影响身体对压力的反应调节;抑制下丘脑 - 垂体 - 性腺轴,影响生殖功能;抑制下丘脑 - 垂体 - 甲状腺轴,影响组织代谢。妊娠期酒精暴露诱导的胎儿 HPA 轴重编程,对出生后产生长远影响。孕期酒精暴露对子代出生后肾上腺发育和功能的影响可能涉及两方面的机制:一方面影响肾上腺类固醇生成;另一方面涉及糖皮质激素 - 胰岛素样生长因子 -1(glucocorticoid-insulin-like growth factor-1,GC-IGF-1)轴的过度活化。也有研究认为孕

期酒精导致出生后子代 HPA 轴分泌皮质酮的基础水平较低，但在应激反应中 HPA 轴会过度活化分泌肾上腺类固醇激素急性调节蛋白和皮质酮水平增加，且影响糖皮质激素介导的糖脂代谢调节功能，并可能持续至 F2 代。妊娠期长期酒精应激诱导的肾上腺分泌功能亢进，可能会诱导肾上腺分泌功能处于耗竭状态，诱导通过负反馈机制导致垂体分泌功能亢进，ACTH 水平升高，这种影响可持续到出生后，引发肾上腺功能异常，增加出生后代谢异常。孕期酒精暴露也可诱导子代发生胰岛素抵抗，患高胰岛素血症，β- 细胞功能障碍而损害后代的葡萄糖耐量，肝糖原水平的异常，增加其糖代谢异常的风险与出生后高脂饮食患非酒精性脂肪肝的易感性。早期报道表明孕期酒精摄入与雌性子代患乳腺癌的风险之间没有关联。但在动物研究中，孕期酒精暴露可影响出生后子代下丘脑 - 垂体 - 性腺激素和 5- 羟色胺的调节作用，诱导胎儿乳腺形态及基因重编程，增加雌性后代的乳腺肿瘤发生率，相关机制涉及 IGF 和雌二醇系统的表观修饰改变。此外，胎儿酒精暴露降低大鼠松果体 N- 乙酰转移酶活性。

### （五）尼古丁暴露

尼古丁是可以通过胎盘屏障及中枢血 - 脑脊液屏障的物质。尼古丁在中枢和外周都起降低食欲和体重的作用，而尼古丁戒断导致食欲过盛和体重增加。孕期尼古丁被广泛认为对胎儿生长发育存在不利影响，是导致 IUGR、出生缺陷的高危因素之一。妊娠期尼古丁暴露可导致出生时体重较小，幼年子代的胰岛数量减少、胰腺发育异常。也有报道表明孕期低剂量尼古丁暴露的大鼠在出生时虽然体重正常，但是在 5~10 周龄时发生追赶性增长变得更重。孕期尼古丁暴露可活

化胎儿 HPA 轴，相关机制可能涉及海马区功能性损伤，包括谷氨酸脱羧酶 -67（glutamate decarboxylase 67，GAD67）激活与甲基化修饰变化，11β-HSD1、糖皮质激素受体和盐皮质激素受体的改变，影响下丘脑促肾上腺皮质激素释放激素，肾上腺类固醇急性调节蛋白和胆固醇侧链裂解酶的表达，诱发后代大鼠的 HPA 轴超敏反应，也可增加胎儿血液皮质酮水平并降低胎盘 11β-HSD2 的表达，影响胎肝 11β-HSD1 和糖皮质激素受体、IGF-1 和 IGF-1 受体和胰岛素受体的表达。通过重编程胎儿 HPA 轴，影响血清 ACTH、皮质酮水平，导致出生后的追赶性增长，同时增加出生后对高脂饮食摄入诱发代谢紊乱的易感性，影响胰岛素水平以及胰岛素抵抗指数，影响游离脂肪酸（free fatty acid，FFA）、总胆固醇（total cholesterol，TCH）和甘油三酯（triglyceride，TG）水平，造成多个器官中脂滴累积，增强了子代出生后高脂饮食对代谢疾病的易感性。此外，吸烟引起的尼古丁和一氧化碳都可以减少子宫血流量，然后引起宫内缺氧和营养不良的状态，间接影响胎儿内分泌系统。流行病结果显示，孕期尼古丁与母亲吸烟与子代肥胖和2 型糖尿病风险增加有关。

### （六）咖啡因暴露

咖啡因是中枢兴奋剂。具有咖啡因成分的咖啡、茶、软饮料及能量饮料在世界范围内普遍饮用。咖啡因对神经系统、心血管系统及平滑肌具有广泛的效应。长期或大剂量咖啡因摄入有成瘾性和毒性，被我国列入精神类药品范围。咖啡因可通过胎盘屏障及中枢血 - 脑脊液屏障。孕妇长期大剂量摄入咖啡因增加胎儿宫内发育迟缓、低出生体重、子代智力低下、肢体畸形的风险，相关机制涉及咖啡因对 HPA 轴的发育改变进而造成骨发育异

常、糖脂代谢紊乱等。产前摄入咖啡因影响胎儿 HPA 轴的功能发育，导致出生后糖皮质激素的长期改变。孕期咖啡因暴露对出生后糖皮质激素的长期改变对胎儿及子代骨发育存在不利影响。产前摄入咖啡因导致代谢综合征的易感性增加。研究认为，孕期咖啡因暴露影响子代胰腺中多种参与能量代谢蛋白质的表达，进而影响大鼠胰腺 β- 细胞分泌胰岛素的水平，从而导致子代葡萄糖耐量试验中的葡萄糖水平调控失衡。孕期咖啡因暴露诱导出生后子代血糖、TCH 和 TG 代谢紊乱，与促肾上腺皮质激素和皮质酮的基础状态及慢性应激后的分泌水平，以及海马盐皮质激素受体、11β-HSD1、糖皮质激素受体变化有关。产前摄入咖啡因的神经内分泌代谢编程机制在大鼠中具有跨代效应。孕期咖啡因暴露损伤胎儿的腺苷信号，主要通过改变胎盘中瘦素的表达和转运来影响胎儿血瘦素水平。此外，孕期咖啡因暴露可影响子代生殖发育，影响血清睾酮水平、精子活力。

### （七）宫内缺氧

正常情况下，宫内胎儿生长发育处于生理性低氧环境。尽管有观点认为胎儿对低氧具备较高的耐受能力，但严重低氧造成胎儿缺氧也可直接损伤重要组织器官的功能发育。在不同缺氧情况下，胎儿通过调控血液循环以维持关键器官的灌注和血氧供应的表现不同。

在孕期急性缺氧诱发的胎儿缺氧后，胎儿优先维持脑、心脏和肾上腺等关键器官的灌注及血氧供应；也有研究表明，在妊娠晚期的慢性低氧血症胎儿中，血流重新分布到肾上腺和大脑颞叶。孕期慢性缺氧影响胎儿组织器官的血氧供应，进而影响其生长发育。对大鼠的研究发现不同缺氧程度对出生体重存在不同影响。有研究认为，妊娠晚期的缺氧对新生儿 cAMP 刺激的类固醇类激素生成的影响较小。但也有研究表明妊娠期长期缺氧影响胎儿中介导肾上腺髓质儿茶酚胺合成的关键酶（酪氨酸羟化酶和多巴胺 β- 羟化酶）的表达、幼年子代的血浆皮质酮水平，此外，还影响胎儿烟碱受体亚基表达，可能潜在地改变髓质内的胆碱能神经传递，导致围产期肾上腺儿茶酚胺储存和合成的重大变化，影响胎儿肾上腺髓质发育，这种变化持续到成年期，影响老年子代的肾上腺发育与血浆皮质酮应激反应。还有研究表明，孕期宫内缺氧还可诱导胎儿胰岛素抵抗、葡萄糖耐受不良、肝脏发育异常，增加患非酒精性脂肪肝的易感性，并加重成年子代中高脂饮食对非酒精性脂肪肝的损伤，增加代谢紊乱的风险。相关机制可能涉及下调胰岛素受体底物 2（insulin receptor substrate-2，IRS-2）、磷酸肌醇 -3 激酶 p110 催化亚基和蛋白激酶 B，以及上调肝脏中脂肪生成途径包括肝脏中的甾醇调节元件结合蛋白 -1 和脂肪酸合成酶。

## 第四节　呼吸系统

### 一、气管、支气管和肺的发育

呼吸系统主要由呼吸道和肺组成，人类胎儿呼吸系统的发育始于胚胎发育第 4 周，由内胚层原始消化管发育形成。发育期间，胎儿呼吸系统的气体交换通过胎盘，因此，胎儿的肺并没有正式呼吸。在胚胎第 4 周，在前肠原始咽尾端底壁正中形成喉气管沟(laryngotracheal groove),喉气管沟逐渐加深形成喉气管憩室(laryngotracheal diverticulum)。喉气管憩室上端开口于咽的部分发育为喉,中端发育形成气管,末端逐渐膨大形成左、右两个肺芽(lung bud)。肺芽是主支气管和肺形成的原基。在胚胎第5周,肺芽形成支气管。随着胎儿发育,左支气管分成2个次级支气管,右支气管分成3个次级支气管;随后次级支气管以分叉的方式反复分支。至胎儿25周,肺内共形成17级支气管分支,出现呼吸性、终末性细支气管和少量肺泡(pulmonary alveoli)。孕第11周胎儿出现吸吮、吞咽动作;孕13周胎儿呼吸动作明显;孕16周,胎儿出现打嗝,这是呼吸的先兆;孕17周胎儿肺可吸入呼出羊水;孕27周,胎儿肺与气管尚未发育成熟仍在羊水中呼吸,虽肺叶尚未发育成熟,但支气管网血液供给逐渐丰富,肺泡细胞(包括Ⅰ型和Ⅱ型)数量增加;孕30~31周,胎儿呼吸系统日趋成熟,肺基本发育完成,胎儿已具备呼吸能力。肺是胎儿发育中最后成熟的器官,在出生前数周,肺经历一个快熟成熟阶段,此时肺泡变大,细胞内液被吸收,Ⅱ型肺泡细胞增多,其表面活性物质分泌增加。一旦胎儿出生,胎儿马上进行呼吸。出生后新生儿的肺仍继续发育,肺泡数量不断增加。胎儿期呼吸系统的发育完善与否至关重要,其直接影响新生儿成活率。

## 二、孕期不良因素对胎儿呼吸系统发育的影响

宫内胎儿肺发育是由多种因素控制,尤其对激素、生长因子和氧气的变化敏感。在怀孕期间,暴露于不良环境将影响宫内胎儿呼吸系统发育,胎儿呼吸系统发育的生理病理改变对出生后呼吸健康至关重要。本节将着重介绍孕期不良因素,如宫内缺氧、酒精及尼古丁暴露等对胎儿呼吸系统发育的影响,以及导致出生后易患哮喘等呼吸疾病的机制。

### (一)宫内缺氧

孕期宫内胎儿发育处于低氧环境中,虽然这种生理性低氧有利于胎儿呼吸系统的发育,但低于生理性氧浓度的宫内环境势必影响胎儿呼吸系统的正常发育。宫内胎儿氧浓度与胎儿肺形态发生、生理功能建立及出生后正常的肺呼吸密切相关。研究表明,宫内缺氧可导致胎儿肺、气管及支气管的发育异常,可增加婴儿出生时患呼吸系统并发症的风险,进而对出生后健康及生活质量造成不良影响。胎儿出生后最常见的呼吸道疾病是支气管肺发育不良(bronchopulmonary dysplasia,BPD),其特点是肺泡和血管发育减少。支气管肺发育不良将导致婴幼儿期肺发育迟缓、呼吸窘迫综合征的发生。宫内缺氧与胎儿支气管肺发育不良密切相关。当孕期发生低氧血症时,可导致孕晚期妊娠胎儿肺表面活性物质或因子异常,其出生时更易发生呼吸窘迫综合征;如人肺微血管内皮细胞(A549)发生缺氧时,许多血管生成因子,如血管内皮生长因子(vascular endothelial growth factor,VEGF)、血小板内皮细胞黏附分子1和VEGF受体fms样酪氨酸激酶1(fms-like tyrosine kinase 1,Flt-1)的表达均明显升高,这些因子的高表达势必影响支气管的发育。此外,宫内胎儿出现急性缺氧时,其宫内呼吸活动及调节肺发育相关因子均发生异常。如在孕晚期通过压缩脐带使宫内胎羊发生间歇性缺氧时(血氧分压下降40%),宫内胎羊呼吸运动将受到抑制,这可能与促红细胞生成素(erythropoietin,EPO)水平异常相关。EPO在胎儿肺发育过程中扮演着重要角色,其广泛存在于羊水、胎儿尿和肺液中。

在孕期第 18 周,胎儿肺支气管上皮细胞和支气管动脉平滑肌细胞中大量表达 EPO 受体。EPO 通过与其受体结合,可促进妊娠中期 II 型肺泡上皮细胞的分化与增殖,进而调节胎儿肺发育。研究表明,虽然轻微、中度的胎儿缺氧,其羊水、胎儿尿和肺液中 EPO 没有变化,但在严重缺氧期间,胎儿羊水、胎儿尿和肺液中的 EPO 浓度均不同程度发生异常。

### (二) 酒精暴露

流行病学研究报告显示,成年人长期接触酒精会增加急性呼吸窘迫综合征的发病率。同样,孕期酗酒(胎儿酒精暴露)也可严重影响宫内胎儿呼吸系统的发育,并增加新生儿、幼儿和儿童期的肺部感染概率。流行病学调查显示,怀孕期间酗酒妇女所生子女患呼吸道先天性畸形的数量显著增加。动物实验表明,孕中期或整个孕期给予母鼠高浓度酒精,其胎儿肺发育明显迟缓。在绵羊妊娠后期,母羊反复接触高浓度酒精会导致胎儿肺中胶原蛋白沉积增加,表面活性剂蛋白 -A(surfactant protein A,SP-A)和促炎细胞因子水平降低,并且这些病理改变可持续到出生后儿童期。SP-A 是肺免疫的重要组成部分,妊娠晚期反复接触酒精会导致胎肺中 SP-A 水平降低,将导致胎儿肺部先天免疫能力下降,从而增加新生儿上呼吸道感染的发生率。此外,孕期酒精暴露可降低纤毛搏动频率,降低呼吸道病原体的清除,增加肺泡巨噬细胞的凋亡,降低巨噬细胞的功能。总的来说,孕期酒精暴露降低了肺部对抗感染和清除病原体的能力。孕期酒精暴露给胎儿肺发育造成的不良影响,这为出生后儿童期、成年期患呼吸系统疾病埋下病根。目前有关孕期酒精暴露导致胎儿肺发育障碍的机制,认为与血管内皮细胞生长因子 VEGF 有关。VEGF 介导胎儿肺血管的生成和通透性,在肺上皮细胞的成熟和肺 SP-A 的产生过程中必不可少,其中 VEGF-A 对孕期和产后肺部发育至关重要。VEGF 阻断可抑制发育中的胎鼠肺血管生成和肺泡形成,导致呼吸窘迫综合征的发生。此外,研究认为孕期酒精暴露导致胎肺发育异常与表观遗传修饰密切相关。在妊娠中期酒精暴露的胎鼠肺组织中,细胞凋亡水平显著增加,这可能与组蛋白 H3K9/H3K18(组蛋白 H3 上第 9/18 号赖氨酸)乙酰化水平升高、基因组甲基化水平改变有关。尽管如此,有关孕期酒精暴露对子代呼吸系统近、远期不利影响的机制有待进一步探讨。

### (三) 尼古丁暴露

作为一个公共健康问题,孕妇在怀孕期间被动或主动吸烟,不仅是早产、出生低体重发生的重要原因,还对胎儿及出生后呼吸健康有终身影响。尼古丁是烟草中的主要成分。孕期尼古丁暴露对宫内胎儿肺发育造成严重的不良影响,表现为肺结构和功能改变,这些改变可显著增加出生后患呼吸疾病、哮喘的风险。儿童呼吸道健康方面多项研究显示,孕期母亲吸烟所生的婴儿、儿童患呼吸疾病的概率增加。通过对临床上万名儿童调查,发现孕期母亲吸烟明显增加儿童期患支气管炎和下呼吸道疾病的比例。同样,多项研究表明怀孕期间吸烟母亲所生的孩子患气喘和哮喘的概率明显增加。如为期 10 年,追踪调查 20 000 名儿童的研究发现,孕期母亲吸烟是儿童期哮喘发生的一个重要原因。肺功能测试研究发现:孕期母亲吸烟的胎儿且出生后无任何明显烟雾暴露的婴儿,其肺功能也可发生显著改变,如呼吸模式改变、被动呼吸减少、用力呼气流量减少等。通过对 8 800 名 8~12 岁的非吸烟学童调查发现,母亲在怀孕期间吸烟的孩子其强迫呼气量明显减少,进一步追踪调查发现这种强迫呼气量减少现象甚至可持续到 21 岁。大量动物实验也证实:孕期尼古丁暴露损伤宫内胎肺的正常发育。在大鼠模型中,孕期尼古丁暴露可导致胎鼠肺容量、囊泡数减少,肺泡壁加厚,胶原沉积和弹性纤维减少。其胎儿出生后成年期肺功能测试结果与孕期母亲吸烟人类后代有着类似变化。总之,动物实验和临床调查均显示胎儿肺发育对宫内烟草暴露非常敏感,孕期烟草暴露导致胎儿肺功能改变,这种改变是持久的,将会影响出生后的呼吸健康。

### (四)糖皮质激素暴露

大量流行病调查和动物实验证实:孕期不良刺激均会不同程度影响胎儿出生后的呼吸系统健康。哮喘是最为认可、研究最广泛的胎儿源性呼吸疾病。它是儿童最常见的慢性病,影响全球数百万儿童。目前普遍认为母亲遭受不良刺激导致出生后儿童、成年哮喘发病率升高,与孕期不良刺激抑制宫内胎儿先天免疫功能、体内 Th2/Th1 细胞因子失衡,进而诱发过敏性反应密切相关。而胎盘糖皮质激素屏障功能受损、胎儿 HPA 轴受损则被认为是导致宫内胎儿先天免疫功能、出生后儿童、成年哮喘发病率升高的关键。在人类中,HPA 轴通过负反馈机制调节。下丘脑室周核释放 CRH 与垂体前叶的 CRH 受体结合,刺激合成 ACTH。ACTH 接着从脑垂体释放到血液中,并进入肾上腺并触发糖皮质激素的合成。机体糖皮质激素的活性主要由 11β- 羟类固醇脱氢酶(包括 11β-HSD1 和 11β-HSD2)调节,11β-HSD2 能够促进有活性的糖皮质激素转化为无活性形式(如可将皮质醇转化为无活性的皮质酮),而 11β-HSD1 能够重新活化糖皮质激素。所以 11β-HSD 活性及其亚型

间比例共同调节着体内糖皮质激素活性。通常妊娠期胎盘中高水平的 11β-HSD2 可形成"屏障",能够有效地将活化的糖皮质激素转变成无活性的糖皮质激素,使宫内胎儿免受糖皮质激素暴露。研究发现孕期母体暴露于不良环境时,包括毒物、药物(如尼古丁、咖啡因)、不良饮食等均可导致宫内胎儿糖皮质激素暴露,这与胎盘中 11β-HSD2 的表达或活性下降有关。孕期遭受不良刺激时,使宫内胎儿暴露于高浓度的糖皮质激素环境下,主要原因:①母体 HPA 轴激活,分泌更多的糖皮质激素;②孕期不良刺激使胎盘的糖皮质屏障功能受损,进而使母体内高浓度的糖皮质激素进入胎儿体内;③由于母体 HPA 轴激活,分泌更多的 CRH,由于 CRH 可自由通过胎盘到达胎儿体内,进而激活胎儿 HPA 轴分泌更多的糖皮质激素。由于糖皮质激素参与调控大量基因的表达,并且糖皮质激素受体广泛存在胎儿体内,胎儿体内高浓度的糖皮质激素势必会对宫内胎儿发育造成不良影响。高浓度的糖皮质激素将抑制宫内胎儿先天免疫功能、导致体内辅助性 T 细胞 2(T helper 2,Th2)/ 辅助性 T 细胞 1(T helper 1,Th1)细胞因子失衡,使胎儿出生后易发生过敏性反应,增加哮喘的发生率(图 5-7)。虽然,胎儿肺成熟需要糖皮质激素的参与,但过量的糖皮质激素将对胎儿肺成熟造成不良影响。临床调查发现:尽管孕晚期多疗程应用糖皮质激素(常用药物有人工合成的地塞米松和倍他米松,可以自由透过胎盘直接到达胎儿体内),能够提高早产儿的成活率,但应用过多糖皮质激素的早产儿,其儿童期患哮喘的概率显著升高。同时,动物实验表明,给予孕鼠一定量的美替拉酮(11β- 羟类固醇脱氢酶抑制剂),抑制由于不良因素导致的高水平糖皮质激素时,其胎儿出生后发生哮

喘的概率显著降低。总之,孕期糖皮质激素暴露与胎儿源性呼吸系统疾病发生密切相关,可能是孕期其他不良因素影响子代呼吸健康的共同途径。

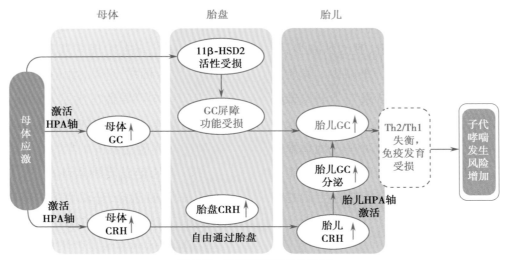

图 5-7　胎源性哮喘发生机制

# 第五节　运动系统

运动系统由骨、骨连接和骨骼肌组成。骨与骨连接一起构成骨骼(skeleton),形成了人体体形的基础,并为肌肉提供了广阔的附着点。肌肉是运动系统的主动动力装置,在神经支配下,肌肉收缩,牵拉其所附着的骨,以可动的骨连接为枢纽,产生杠杆运动。

## 一、胎儿骨骼发育

### (一) 骨的发生

人类胎儿骨发育始于中胚层。以胎儿四肢骨为例,发育过程如下:孕第 4 周末,胚体左、右外侧体壁上先后出现两对小隆起,即上肢芽与下肢芽(limb bud),它们由深部增殖的中胚层和表面外胚层组成。肢芽逐渐增长变粗,先后出现近端和远端两个收缩环,将一段肢芽分为三段。上肢芽被分为上臂、前臂和手,下肢芽分为大腿、小腿和足。肢体中轴的间充质形成软骨,继而以软骨内成骨方式形成骨,周围的间充质分化成肢体的肌群,脊神经向肢体内长入。随着肢体的伸长和关节形成,肢体由最初的向前外侧伸直方位转向体壁弯曲。肢体的手和足起初为扁平的桨板状,而后其远端各自出现四条纵行凹沟,手板和足板遂呈蹼状;约在胎龄第 8 周,蹼膜消失,手指和足趾形成。胎儿骨发育包括两种形式:膜内成骨(intramembranous ossification)和软骨内成骨(endochondral ossification)。膜内成骨主要形成顶骨、额骨等扁骨和不规则骨。其方式是在将要形成骨的部位由间充质先分化为结缔组织膜,再在此膜内成骨。膜内成骨的成骨过程始于胚胎期第 8 周。胎儿的大多数骨,如四肢骨、躯干骨及颅底骨等,均以软骨内成骨的方式发生。以胎儿长骨为例,其过程可分为四步:①软骨雏形(cartilage model):在将要成骨的部位,由间质细胞增殖分化为软骨细胞,软骨细胞分泌软骨基质,逐渐形成软骨雏形。②骨干和骨骺端形成:在软骨雏形中段先形成原始骨领(bone collar),随后血管侵入,形成初级骨化中心(primary ossification center),并由初级骨化中心形成骨干和骨骺端。③骨骺(epiphysis)形成:骨骺前身组织被间接骨化形成次级骨化中心(secondary ossification center)。次级骨化中心出现的时间因骨而异,早在出生前,晚至出生后数月或数年。次级骨化中心出现在骨干两端的软骨中央,其发生过程与初级骨化中心相似,不过其骨化方向是从中央往四周呈辐射状进行。④最后在骨干两端形成早期骨骺。骨骺和骨干的软骨组织称为生长板(growth plate),生长板中的软骨细胞可分裂、成熟、肥大,最终被骨组织所替换,对于长骨生长具有重要作用。

### (二) 骨组织形态

骨组织主要由骨质、骨膜、骨髓和神经血管组成。骨质是骨的重要组成部分,人的骨质分为骨松质和骨密质。构成原始骨干的初级骨松质,通过骨小梁增厚而使骨小梁之间的网孔变小,逐渐形成初级骨密质。骨松质是由许多针状或片状的叫做骨小梁的骨质互相交织构成的。骨松质分布于长骨的两端、短骨、扁骨及不规则骨的内部。松质骨呈海绵状,由相互交织的骨小梁排列而成,分布于骨的内部。骨密质质地致密,抗压抗扭曲性很强,分布于骨表面。影响胎儿骨发育的因素很多,如遗传、营养和激素的作用。研究表明,孕期多种不良因素可影响宫内胎儿骨发育,并且成人骨骼疾病与宫内环境密切相关。在成人骨骼疾病中,骨质疏松症(osteoporosis)最常见,其特征是骨骼数量和质量下降,骨微结构破坏,造成骨脆性和骨折易感性增加。骨关节炎(osteoarthritis)是另一种常见的成人骨骼疾病,其与增龄、肥胖、劳损、创伤、关节先天性异常、关节畸形等诸多因素引起的关节软骨退化损伤有关。近年来临床追踪调查和动物实验均显示:孕期多种不良因素与成人骨质疏松症、骨关节炎的发生相关,骨质疏松症、骨关节炎也是较为明确的胎源性疾病。

## 二、孕期不良因素对胎儿运动、骨发育的影响

### (一) 环境毒物

1. 吸烟 通过对孕第 10~20 周的正常组和吸烟组孕妇的宫内胎儿胎动检测发现,吸烟严重影响胎动,表现为快速动作减少、迟缓动作增加,并且与孕妇吸烟严重程度呈正相关。流行病学调查和动物实验研究已证实,孕期母亲被动或主动吸烟,将导致其宫内胎儿出生低体重、低体长、骨骼发育迟缓等。尼古丁是烟草主要成分。尼古丁被认为直接作用于胎儿骨生长板软骨细胞,通过 IGF-1 通路抑制软骨细胞中细胞外基质蛋白基因(extracellular matrix,ECM)的表达,进而抑制软骨细胞的生长、增殖和分化,最终导致宫内胎儿骨骼发育迟缓。尼古丁也被认为可通过减少破骨细胞形成减缓初级骨化中心的形成,进而影响宫内胎儿软骨内成骨进程,导致胎儿骨骼发育迟缓。此外,早期尼古丁暴露的成年子代大鼠当接触到高脂饮食后,总胆固醇含量增加,血清皮质酮含量下降,软骨基质中 IGF-1 通路表达下降,患骨性关节炎的风险增加。

2. 酒精 成人骨关节炎的发展与高胆固醇血症有关。研究显示:孕期酒精暴露的子代,其患高胆固醇血症和代谢综合征的风险显著增加。孕期酒精暴露的成年子代其血清总胆固醇和低密度脂蛋白 - 胆固醇升高,高密度

脂蛋白-胆固醇降低,其关节软骨中可见类似骨关节炎表型。同时,在孕期酒精暴露的胎儿和成年子代的关节软骨中,其IGF-1通路相关蛋白的表达都显著降低,这说明孕期酒精暴露可能通过下调IGF-1信号,延缓胎儿关节软骨发育,进而使成年子代更易发生骨关节炎。此外,有孕期酒精暴露史的儿童,其运动功能受损,走路时表现为步宽增加、向前和向后行走时步态速度及步幅变化大等步态特征。

3. 咖啡因　咖啡因可导致钙流失,骨密度降低,骨量减少,延缓骨修复过程,进而影响骨骼的正常生长发育。动物实验表明:孕期咖啡因暴露的成年子代大鼠,其股骨更宽,股骨截面积和骨细胞含量降低;钙、磷和锌等微量元素含量降低。孕期咖啡因暴露的胎儿表现为低出生体重和骨骼发育迟缓。以股骨为例,孕期咖啡因暴露的胎儿股骨长度降低,股骨生长板细胞外基质合成降低,生长板的IGF-1信号通路表达水平也降低。这说明IGF-1信号通路异常可能在孕期咖啡因暴露导致胎儿及子代骨骼生长发育中扮演着重要角色。

### (二)药物

1. 雌激素　雌激素对骨骼形成与发育至关重要。孕期雌激素暴露已被证实会影响胎儿及出生后肌肉骨骼系统生长发育。动物实验表明:孕期雌激素暴露的雌性后代其腰椎骨矿物质含量明显升高,椎间盘的结构和关节软骨的形态学均发生明显改变,而雄性后代则没有明显变化。通过对5 573名女性追踪调查发现,出生后长时间接触己烯雌酚(人工合成的雌激素)的妇女,其发生骨质疏松症的概率较低。但其胎儿期雌激素暴露的女性则没有这种关联。BPA是一种可以与雌激素受体结合的内分泌干扰物,接触BPA会影响人体

骨骼健康。研究发现:孕期暴露于低剂量的BPA的雄性成年子代,其股骨变短、骨小梁面积明显降低。这些均说明孕期雌激素暴露对成年子代骨骼健康造成不良影响。

2. 糖皮质激素　糖皮质激素被认为会影响骨骼生长与代谢。虽然孕期糖皮质激素应用可降低早产儿呼吸窘迫综合征的风险,但其应用对胎儿骨骼发育同样造成不良影响。糖皮质激素是胎儿骨发育的重要调节因子。在胎儿骨生长发育阶段,过量的糖皮质激素将对骨发育造成不良影响。在啮齿动物孕第9~20天,糖皮质激素暴露可导致胎儿长骨肥大型软骨细胞增加,延缓初级骨化中心的形成,并出现增生性软骨细胞成熟程度降低、破骨细胞数量减少、长骨中骨钙素蛋白表达下调等现象。孕期地塞米松暴露也被报道能通过抑制软骨细胞成熟和破骨细胞分化,从而延缓宫内胎儿软骨内成骨进程。在孕第15~17天,接受3个疗程糖皮质激素治疗的新生鼠,其股骨长度、骨化中心变短,同时,其股骨骨小梁数目和厚度均明显降低。此外,近年研究发现,孕期多种环境毒物(如尼古丁、咖啡因等)暴露导致宫内胎儿骨骼发育障碍的同时,均不同程度增加胎儿宫内糖皮质激素水平,使胎儿暴露在高水平的糖皮质激素下,这提示糖皮质激素可能是孕期多种环境毒物导致胎儿骨骼发育迟缓的重要因素,糖皮质激素可能在胎源性骨骼疾病的早期发生中扮演重要角色。

### (三)宫内缺氧

孕期许多病理因素均会造成宫内胎儿缺氧。宫内缺氧是胎儿宫内生长受限最主要的因素。骨发育特别是股骨长度是衡量胎儿生长的重要指标。研究发现:与正常组胎儿相比,宫内缺氧组胎鼠(妊娠期21天)表现为体重、体长降低,宫内生长受限发生率升高;股

骨长度、股骨钙化区,以及两者比值均明显降低。这说明宫内缺氧不仅导致胎儿宫内生长受限,其对胎儿股骨生长发育也有抑制作用。生长板在长骨生长发育中有着重要作用,软骨细胞所分泌 ECM 的量可反映生长板本身状态。与正常组相比,孕期宫内缺氧胎儿股骨生长板软骨细胞分泌的 ECM 显著降低、ECM 相关基因(*Aggrecan*、*Col1A1* 和 *Col2A1*)表达显著降低。近年文献表明,IGF-1 通路在生长板软骨细胞生长、增殖和分化中起到重要调节作用。IGF-1 是软骨形成的必需生长因子,能够促进软骨细胞中 *Aggrecan*、*Col1A1* 及 *Col2A1* 等 ECM 基因的表达,进而促进骨的生长。研究发现孕期宫内缺氧组生长板中 IGF-1 及其受体表达显著降低,这提示孕期宫内缺氧导致胎儿股骨发育异常与 IGF-1 通路相关。此外,宫内缺氧的成年子代大鼠运动能力减弱,并且更易发生骨质疏松。以雌性成年子代为例,当手术摘除卵巢 3 个月后,微计算机断层扫描技术发现:和正常组相比,宫内缺氧组雌性子代其股骨一些指标,如相对骨体积(bone volume/bulk volume,BV/TV)、骨小梁厚度(trabecular thickness,Tb.Th)、骨小梁数量(trabecular number,Tb.N1)、骨小梁分离度(trabecular separation/spacing,Tb.Sp)、结构模型指数(structure model index,SMI)、骨密度(bone mineral density,BMD)、各向异性的程度(degree of anisotropy,DA)、骨小梁模式因子(trabecular bone pattern factor,TBPf)等均发生明显异常,这些异常指标说明宫内缺氧的子代绝经后更易患骨质疏松。基于胎源性疾病的特点,这提示宫内缺氧极有可能在围产期就在胎儿骨骼发育过程中埋下"病因"。

### (四) 营养

1. **低蛋白饮食** 流行病学研究表明,胎儿期生长受限、营养不良与成年期骨量减少有关。动物实验表明,孕期长期低蛋白饮食不仅可导致胎儿出生时低出生体重,还可导致成年期骨量和生长板形态发生改变。

2. **缺钙(维生素 D)** 怀孕期间摄取充足的维生素 D 可以调节身体钙、磷水平,钙和磷有助于胎儿骨骼发育。怀孕期间如果缺乏维生素 D,不仅会导致宫内胎儿骨骼畸形、胎儿发育迟缓,还会对出生后骨骼健康造成不良影响。临床调查显示:婴儿出生时,其脐带血中钙含量与儿童或少年期骨量呈正相关。孕期缺乏维生素 D 的胎鼠和成年子代大鼠,其股骨中骨小梁参数改变,尽管从出生后食物中并不缺乏维生素 D,其成年子代大鼠股骨中次级骨化中心过早矿化。这说明孕期维生素 D 缺乏可对胎儿和子代骨生长发育造成长期影响。

## 第六节 生殖系统

### 一、胎儿生殖系统的发育

人胚胎在早期由内胚层(endoderm)、中胚层(mesoderm)和外胚层 3 层细胞组成。从胚胎发生的第 4 周开始,胚胎脊壁中线的两侧出现两条左右对称的纵行隆起,称为尿生殖嵴(urogenital ridge),是泌尿生殖系统发生的原基。到胚胎发育的第 6 周,生殖嵴(genital ridge)内开始出现生殖细胞,形成原始性腺,具有分化为卵巢和睾丸的双重潜能。

人胚胎发育第 7 周，男性胚胎在 Y 染色体睾丸决定基因 *tdf* 的作用下，原始生殖腺出现支持细胞（Sertoli 细胞），开始分化为睾丸。而女性胚胎无 Y 染色体，直到进入胎儿期后，发育第 13 周原始生殖腺开始分化为卵巢。

在胚胎发育至第 8 周时，位于腹腔后壁上部的生殖腺逐渐增大，突入腹腔，与腹壁联系形成系膜。而生殖腺尾端由一条源于中胚层的纵索，连于阴囊或阴唇。由于引带未随胚体的逐渐长大而生长延长，却在性激素的影响下逐渐缩短，从而导致生殖腺下移。位于腹壁后上部的睾丸在引带的牵引下，从第 7 周开始，与后肾（metanephros）分离，到第 12 周，经过腹部向腹股沟管移动，到达腹股沟管上口附近并保持至第 28 周。从胎儿第 7 个月到出生，睾丸沿腹股沟管下降至阴囊。因此睾丸的下降是机械力和激素共同作用的结果。

人胚第 6 周时，男性和女性胚胎都形成两套生殖管道：一套为中肾管（mesonephric duct），又称沃尔夫管（Wolffian duct），为肾发生的遗留结构，位于中肾嵴（mesonephric ridge）内的纵行结构；另一套为中肾旁管（paramesonephric duct），又称米勒管（Müllerian duct），是由体腔上皮内陷形成的纵沟，与中肾管伴行。当生殖腺分化为睾丸时，中肾旁管在睾丸 Sertoli 细胞分泌的抗米勒管激素的作用下退化。而在 Leydig 细胞分泌睾酮的作用下，与睾丸相邻的 15~20 条中肾小管发育为附睾的输出小管。与输出小管相连的中肾管头段增长弯曲，形成附睾管，中段变直形成输精管，尾段形成射精管和精囊腺，其余中肾管退化。而在生殖腺分化为卵巢时无雄激素和抗米勒管激素刺激和抑制作用，中肾小管和中肾管退化，中肾旁管发育为子宫及阴道的穹窿部。阴道的下半部分由窦结节演

变而成。窦结节的内胚层细胞增生形成阴道板，至第 5 周时，其中央出现阴道腔，内端和子宫相连，外端与尿生殖窦腔有一薄膜，即处女膜。

男女外生殖器的发育起源于共同的原基 - 生殖结节（genital tubercle）。人胚第 3 周时，间质细胞迁移至泄殖腔膜的周围，形成泄殖腔褶（cloacal fold），泄殖腔褶紧靠泄殖腔膜的头端联合形成生殖结节。在人胚第 7 周前，生殖结节处于性未分化期，不能区分性别。在第 7 周或第 8 周以后，在性激素的诱导下，开始向男性或女性方向演变，至第 10 周胎儿外生殖器性别方可辨认。

性激素在外生殖器的发育过程中起着重要的作用。男性外生殖器的发育受睾丸间质细胞分泌的性激素的调控。雄激素经外生殖原基和尿生殖窦细胞内 5α- 还原酶的作用，转化为活性更强的双氢睾酮，调控生殖结节的生长，使其迅速延长，发育成阴茎。生殖结节的间充质分化为阴茎和尿道海绵体。在没有睾酮和双氢睾酮的情况下，性腺朝雌性方向分化，发育为卵巢。生殖结节分化为阴蒂，生殖褶分化为小阴唇，生殖隆起分化为大阴唇，上端愈合形成阴阜，下端愈合形成阴唇后连合。阴道沟扩展和尿生殖窦下段共同形成阴道前庭。

## 二、孕期环境和子代生殖功能

生殖健康是当今生命科学领域中的一个重要课题。据世界卫生组织评估，每 7 对夫妇中约有 1 对夫妇存在生殖障碍。不孕症发病率因国家、民族和地区不同存在差别，我国不孕症发病率约为 7%~10%。影响生殖功能的因素主要包括遗传因素和环境因素。生殖系统的发育主要发生在胎儿期，因此胎儿期受到

的不良环境刺激可能是影响生殖系统的发育及成年期生殖能力的重要原因。

### （一）宫内生长受限

母亲营养供应、胎盘转运及胎儿遗传潜能等因素均可影响胎儿生长，出现胎儿宫内生长受限。宫内生长受限是指胎儿大小异常，其出生体重低于同孕龄平均体重的两个标准差，或低于同龄正常体重的第 10 百分位数。胎儿宫内生长受限不仅增加成年阶段的糖尿病、高血压等代谢和心血管疾病的发病率，对生殖系统的发育及成年生殖功能也有潜在影响。宫内受限女性胎儿卵巢的始基卵泡体积明显低于相应胎龄的正常胎儿。而男性胎儿的隐睾发生率增加，并且宫内生长受限和成年的低精子数相关。与出生正常体重者相比，出生低体重的女婴青春期和月经初潮开始时间提前，卵巢和子宫更小，卵泡刺激素相对较高。在青春期，出生低体重者排卵障碍发生率更高。

### （二）糖皮质激素暴露

在妊娠晚期，胎儿糖皮质激素水平增加。糖皮质激素对分娩及胎儿器官（肺、肠等）的成熟具有重要作用。孕期母体内糖皮质激素能够通过胎盘屏障进入胎儿循环。虽然胎盘 11β-HSD2 作为一个重要的屏障，能够在母体糖皮质激素在进入胎儿循环前将其大部分转化为无活性的 17- 羟 -11- 脱氢皮质酮，但是孕期糖皮质激素过度暴露仍有增加胎儿宫内生长受限、代谢性及心血管疾病的风险。目前还缺乏孕期糖皮质激素暴露对人体生殖功能影响的流行病学研究，而动物实验研究提示孕期糖皮质激素暴露对生殖功能有着潜在影响。在大鼠的实验模型中发现，孕期糖皮质激素暴露可引起雌性子代性成熟推迟、卵巢中卵泡数目下降、生育能力下降、雄性子代睾酮水平下降及精子质量和生育力下降。

### （三）性激素暴露

性激素在生殖系统的发育中起着非常关键的作用。如雌二醇和睾酮能调控生殖器官及组织的生长并维持其功能。生殖系统的发育对能与性激素受体结合的干扰分子十分敏感。雌激素和雄激素的药理性暴露不仅在细胞数量和形态方面影响重要生殖器官（如子宫、性腺等）的发育，对甾类化合物受体也具有重要调控作用。异常的性激素信号，不论增强或减弱，都对生殖系统产生不良后果，即可引起出生后生殖器官形态异常的显性缺陷，也能导致成年生殖功能下降的隐性缺陷。对于雌性胎儿，在缺乏雄激素的情况下会向正常的雌性方向发育。然而如果在发育的早期阶段如果暴露于雄激素，则可引生殖器肛门距离延长、内外生殖器的雄性化改变、始基卵泡数量下降、生育能力减退，甚至不育，以及生殖系统癌症的风险增加。雄性胎儿的早期发育阶段暴露雌激素会导致精子细胞凋亡增加，精子质量和睾酮水平下降，从而影响其生育力。

### （四）孕期营养异常

人类流行病学及动物模型研究都提示孕期母亲营养不良会对成年子代的健康产生不利影响。虽然目前关于孕期母亲低营养对子代生育力影响的流行病学调查相对有限，但部分流行病学调查显示多囊卵巢综合征、卵巢癌等生殖系统疾病的发生风险可能和孕期母亲低营养相关。在动物模型中，孕期低热量摄入可延迟雌性子代青春期，影响卵泡及神经内分泌，使生育力下降。对于雄性子代，母亲孕期低营养可降低其成年期支持细胞（为精子发育提供保护和营养）细胞数量、精子数量及精子活动力。此外，孕期营养过剩同样会对子代生殖系统造成不利影响。如在动物模型中，孕期高脂饮食可引起子代性早熟和动情前期时间延长等。

### (五) 微量营养素缺乏

必需微量营养素主要从食物中摄取,孕期对微量营养素的需求增加。孕期微量营养素缺乏可对胎儿器官发育、胎盘形成及成年期子代生育力造成不利影响。例如,维生素 B 在围妊娠期为孕妇必需营养素。叶酸(维生素 $B_9$)是嘌呤和胸腺嘧啶核苷酸合成所需的重要辅助因子,叶酸的缺乏会影响 DNA 的合成,进而影响细胞分裂。此外,叶酸和维生素 $B_{12}$ 还可影响 DNA 和组蛋白的甲基化,引起表观遗传修饰的改变。在动物实验模型中发现维生素 $B_{12}$ 的缺乏可影响雄性子代输精管发育,减少精原细胞数量,诱导精母细胞凋亡。

### (六) 酒精暴露

孕期酒精暴露影响胎儿发育,对子代认知、神经心理学及行为学方面产生不利影响。同样,孕期酒精暴露对子代生殖系统也有潜在影响。针对人群的调查研究显示,母亲孕期饮酒可影响支持细胞的发育,减少男性子代的精子数量,增加隐睾及低生育力的发生风险。动物研究提示,孕期酒精暴露可能是通过表观遗传机制影响子代生殖系统,并且这种影响具有传代效应。

(高芹芹　孙 森)

## 参考文献

1. 徐智策. 胎儿发育生理学. 北京: 高等教育出版社, 2008.

2. MURPHY MO, COHN DM, LORIA AS. Developmental origins of cardiovascular disease: Impact of early life stress in humans and rodents. Neurosci Biobehav Rev, 2017, 74 (Pt B): 453-465.

3. SCHULZ LC. The Dutch Hunger Winter and the developmental origins of health and disease. Proc Natl Acad Sci USA, 2010, 107 (39): 16757-16758.

4. GLUCKMAN PD, HANSON MA. Living with the past: evolution, development, and patterns of disease. Science, 2004, 305 (5691): 1733-1736.

5. GLUCKMAN PD, HANSON MA, COOPER C, et al. Effect of in utero and early-life conditions on adult health and disease. N Engl J Med, 2008, 359 (1): 61-73.

6. DUCSAY CA, GOYAL R, PEARCE WJ, et al. Gestational Hypoxia and Developmental Plasticity. Physiol Rev, 2018, 98 (3): 1241-1334.

7. LIM R, SOBEY CG. Maternal nicotine exposure and fetal programming of vascular oxidative stress in adult offspring. Br J Pharmacol, 2011, 164 (5): 1397-1379.

8. CHOU HC, CHEN CM. Maternal nicotine exposure during gestation and lactation induces cardiac remodeling in rat offspring. Reprod Toxicol, 2014, 50: 4-10.

9. GIRAULT V, GILARD V, MARGUET F, et al. Prenatal alcohol exposure impairs autophagy in neonatal brain cortical microvessels. Cell Death Dis, 2017, 8 (2): 2610.

10. LODHA A, SESHIA M, MCMILLAN DD, et al. Association of early caffeine administration and neonatal outcomes in very preterm neonates. JAMA Pediatr, 2015, 169 (1): 33-38.

11. SAAD AF, DICKERSON J, KECHICHIAN TB, et al. High-fructose diet in pregnancy leads to fetal programming of hypertension, insulin resistance, and obesity in adult offspring. Am J

Obstet Gynecol, 2016, 215 (3): 378.

12. MARUYAMA K, KAGOTA S, VAN VLIET BN, et al. A maternal high salt diet disturbs cardiac and vascular function of offspring. Life Sci, 2015, 136: 42-51.

13. XUE Q, CHEN P, LI X, et al. Maternal High-Fat Diet Causes a Sex-Dependent Increase in AGTR2 Expression and Cardiac Dysfunction in Adult Male Rat Offspring. Biol Reprod, 2015, 93 (2): 49.

14. JANSSON T, POWELL TL. Role of placental nutrient sensing in developmental programming. Clin Obstet Gynecol, 2013, 56 (3): 591-601.

15. ALEXANDER BT. The Impact of Nutritional Insults during Fetal Life on Blood Pressure. J Nutr Sci Vitaminol (Tokyo), 2015, 61 (Suppl): 5-6.

16. GEZMISH O, BLACK MJ. Vitamin D deficiency in early life and the potential programming of cardiovascular disease in adulthood. J Cardiovasc Transl Res, 2013, 6 (4): 588-603.

17. MOISIADIS VG, MATTHEWS SG. Glucocorticoids and fetal programming part 1: Outcomes. Nat Rev Endocrinol, 2014, 10 (7): 391-402.

18. MOISIADIS VG, MATTHEWS SG. Glucocorticoids and fetal programming part 2: Mechanisms. Nat Rev Endocrinol, 2014, 10 (7): 403-411.

19. CHEN Z, WANG L, KE J, et al. Effects of Estrogen in Gender-dependent Fetal Programming of Adult Cardiovascular Dysfunction. Curr Vasc Pharmacol, 2018.

20. SATHISHKUMAR K, ELKINS R, YALLAMPALLI U, et al. Fetal programming of adult hypertension in female rat offspring exposed to androgens in utero. Early Hum Dev, 2011, 87 (6): 407-414.

21. PHILIPS EM, JADDOE VWV, TRASANDE L. Effects of early exposure to phthalates and bisphenols on cardiometabolic outcomes in pregnancy and childhood. Reprod Toxicol, 2017, 68: 105-118.

22. YEUNG EH, ROBLEDO C, BOGHOSSIAN N, et al. Developmental Origins of Cardiovascular Disease. Curr Epidemiol Rep, 2014, 1 (1): 9-16.

23. SMEESTER L, FRY RC. Long-Term Health Effects and Underlying Biological Mechanisms of Developmental Exposure to Arsenic. Curr Environ Health Rep, 2018, 5 (1): 134-144.

24. ARRIBAS SM. Implication of Oxidative Stress in Fetal Programming of Cardiovascular Disease. Front Physiol, 2018, 9: 602.

25. ROCHESTER JR. Bisphenol A and human health: a review of the literature. Reprod Toxicol, 2013, 42: 132-155.

26. VYAS AK, HOANG V, PADMANABHAN V, et al. Prenatal programming: adverse cardiac programming by gestational testosterone excess. Sci Rep, 2016, 6: 28335.

27. 寿天得 . 神经生物学 . 2 版 . 北京 : 高等教育出版社 , 2006.

28. 韩济生 . 神经科学 . 3 版 . 北京 : 北京大学医学出版社 , 2009.

29. LATT SA, DARLINGTON GJ. Prenatal diagnosis: cell biological approaches. Methods i cell biology, 1982.

30. DUDLEY AT, ROS MA, TABIN CJ. A re-examination of proximodistal patterning during vertebrate limb development. Nature, 2002, 418 (6897): 539-544.

31. HARRIS KP, LITTLETON JT. Transmission, Development, and Plasticity of Synapses. Genetics, 2015, 201 (2): 345-375.

32. O'DONNELL KJ, MEANEY MJ. Fetal Origins of Mental Health: The Developmental Origins of Health and Disease Hypothesis. Am J Psychiatry, 2017, 174 (4): 319-328.

33. ANTONELLI MC, PALLARÉS ME, CECCATELLI S, et al. Long-term consequences of prenatal stress and neurotoxicants exposure on neurodevelopment. Prog Neurobiol, 2017, 155: 21-35.

34. LEVITT P, HARVEY JA, FRIEDMAN E, et

al. New evidence for neurotransmitter influences on brain development. Trends Neurosci, 1997, 20 (6): 269-274.

35. MILLER DB, O'CALLAGHAN JP. Do early-life insults contribute to the late-life development of Parkinson and Alzheimer diseases. Metabolism, 2008, 57 (Suppl 2): 44-49.

36. GEORGIEFF MK. Nutrition and the developing brain: nutrient priorities and measurement. Am J Clin Nutr, 2007, 85 (2): 614-620.

37. JANTHAKHIN Y, RINCEL M, COSTA AM, et al. Maternal high-fat diet leads to hippocampal and amygdala dendritic remodeling in adult male offspring. Psychoneuroendocrinology, 2017, 83: 49-57.

38. JANSSON T, POWELL TL. Role of the placenta in fetal programming: underlying mechanisms and potential interventional approaches. Clin Sci (Lond), 2007, 113 (1): 1-13.

39. HE AX, ZHANG YY, YANG YX, et al. Prenatal high sucrose intake affected learning and memory of aged rat offspring with abnormal oxidative stress and NMDARs/Wnt signaling in the hippocampus. Brain Res, 2017, 1669: 114-121.

40. ZHANG YY, ZHANG MS, LI LJ, et al. Methylation-reprogrammed Wnt/β-catenin signalling mediated prenatal hypoxia-induced brain injury in foetal and offspring rats. J Cell Mol Med, 2018.

41. AVISHAI-ELINER S, BRUNSON KL, SANDMAN CA, et al. Stressed-out, or in (utero). Trends Neurosci, 2002, 25 (10):518-524.

42. VAN DEN BERGH BRH, VAN DEN HEUVEL MI, LAHTI M, et al. Prenatal developmental origins of behavior and mental health: The influence of maternal stress in pregnancy. Neurosci Biobehav Rev, 2017, 7634 (16): 30734-30735.

43. LIAO CY, LI XY, WU B, et al. Acute enhancement of synaptic transmission and chronic inhibition of synaptogenesis induced by perfluorooctane sulfonate through mediation of voltage-dependent calcium channel. Environ Sci Technol, 2008, 42 (14): 5335-5341.

44. CANNON TD, YOLKEN R, BUKA S, et al. Decreased neurotrophic response to birth hypoxia in the etiology of schizophrenia. Biol Psychiatry, 2008, 64 (9): 797-802.

45. BRIANA DD, MALAMITSI-PUCHNER A. Developmental origins of adult health and disease: The metabolic role of BDNF from early life to adulthood. Metabolism, 2018, 81: 45-51.

46. Jaffe AE, Gao Y, Deep-Soboslay A, et al. Mapping DNA methylation across development, genotype and schizophrenia in the human frontal cortex. Nat Neurosci, 2016, 19 (1): 40-47.

47. HUANG HF, SHENG JZ. Gamete and embryo-fetal origins of adult diseases. Springer, 2014.

48. ANDREEA CEAUSESCU F, et al. Central Nervous System Abnormalities. IntechOpen, 2018.

49. JEAN-PIERRE LECANUET F, et al. Development. Taylor and Francis, 2013.

50. ROSE JC. Alcohol and fetal endocrine function. Neurobehav Toxicol Teratol, 1981, 3 (2): 105-110.

51. WILCOXON JS. Prenatal programming of adult thyroid function by alcohol and thyroid hormones. Am J Physiol Endocrinol Metab, 2004, 287 (2): 318-326.

52. ZOELLER RT. General background on the hypothalamic-pituitary-thyroid (HPT) axis. Crit Rev Toxicol, 2007, 37 (1-2): 11-53.

53. WILLIAMS-WYSS O. Embryo number and periconceptional undernutrition in the sheep have differential effects on adrenal epigenotype, growth, and development. Am J Physiol Endocrinol Metab, 2014, 307 (2): 141-150.

54. TENHOLA S. Serum glucocorticoids and adiponectin associate with insulin resistance in children born small for gestational age. Eur J

Endocrinol, 2010, 162 (3): 551-557.

55. MOISIADIS VG. Prenatal Glucocorticoid Exposure Modifies Endocrine Function and Behaviour for 3 Generations Following Maternal and Paternal Transmission. Sci Rep, 2017, 7 (1): 11814.

56. FRANKS S. Development of polycystic ovary syndrome: involvement of genetic and environmental factors. Int J Androl, 2006, 29 (1): 278-285.

57. RAMEZANI TEHRANI F. The time of prenatal androgen exposure affects development of polycystic ovary syndrome-like phenotype in adulthood in female rats. Int J Endocrinol Metab, 2014, 12 (2): e16502.

58. NEWBOLD RR. Jefferson WN, et al. Effects of endocrine disruptors on obesity. Int J Androl, 2008, 31: 201-208.

59. NEWBOLD RR. Developmental exposure to endocrine-disrupting chemicals programs for reproductive tract alterations and obesity later in life. Am J Clin Nutr, 2011, 94: 1939-1942.

60. NEWBOLD RR. Perinatal exposure to environmental estrogens and the development of obesity. Mol Nutr Food Res, 2007, 51: 912-917.

61. AITKEN RJ. Seeds of concern. Nature, 2004, 432: 48-52.

62. ANWAY MD. Endocrine disruptor vinclozolin induced epigenetic transgenerational adult-onset disease. Endocrinology, 2006, 147: 5515-5523.

63. APOOR A. Fetal programming of hypothalamo-pituitary-adrenal function: prenatal stress and glucocorticoids. J Physiol, 2006, 572 (Pt 1): 31-44.

64. THADANI PV. Effect of maternal ethanol ingestion on control of growth hormone secretion by biogenic amines in rat offspring. Neuroendocrinology, 1984, 38 (4): 317-321.

65. LESAGE J. Perinatal maternal undernutrition programs the offspring hypothalamo-pituitary-adrenal (HPA) axis. Stress, 2006, 9 (4): 183-198.

66. TSUBAHARA M. Glucose metabolism soon after birth in very premature infants with small-and appropriate-for-gestational-age birth weights. Early Hum Dev, 2012, 88: 735-738.

67. KACZMAREK MM. Lactation undernutrition leads to multigenerational molecular programming of hypothalamic gene networks controlling reproduction. BMC Genomics, 2016, 17: 333.

68. CAO L. Hepatic insulin signaling changes: possible mechanism in prenatal hypoxia-increased susceptibility of fatty liver in adulthood. Endocrinology, 2012, 153 (10): 4955-4965.

69. POUDEL R. Impact of chronic hypoxemia on blood flow to the brain, heart, and adrenal gland in the late-gestation IUGR sheep fetus. Am J Physiol Regul Integr Comp Physiol, 2015, 308 (3): 151-162.

70. RAFF H. The effect of fetal hypoxia on adrenocortical function in the 7-day-old rat. Endocrine, 2000, 13 (1): 111-116.

71. LAGERCRANTZ H. Long-term prenatal hypoxia alters maturation of adrenal medullain rat. Pediatr Res, 2002, 51 (2): 207-214.

72. LAN N. Prenatal alcohol exposure and prenatal stress differentially alter glucocorticoid signaling in the placenta and fetal brain. Neuroscience, 2017, 342: 167-179.

73. WEINBERG J. Prenatal alcohol exposure: foetal programming, the hypothalamic-pituitary-adrenal axis and sex differences in outcome. J Neuroendocrinol, 2008, 20 (4): 470-488.

74. IQBAL U. Chronic prenatal ethanol exposure increases glucocorticoid-induced glutamate release in the hippocampus of the near-term foetal guinea pig. J Neuroendocrinol, 2006, 18 (11): 826-834.

75. XU D. Prenatal nicotine exposure enhances the susceptibility to metabolic syndrome in adult offspring rats fed high-fat diet via alteration of HPA axis-associated neuroendocrine metabolic programming. Acta Pharmacol

Sin, 2013, 34 (12): 1526-1534.

76. ABILDGAARD A. Chronic high-fat diet increases acute neuroendocrine stress response independently of prenatal dexamethasone treatment in male rats. Acta Neuropsychiatr, 2014, 26 (1): 8-18.

77. XU D. A hypothalamic-pituitary-adrenal axis-associated neuroendocrine metabolic programmed alteration in offspring rats of IUGR induced by prenatal caffeine ingestion. Toxicol Appl Pharmacol, 2012, 264 (3): 395-403.

78. SUN T. Maternal caffeine exposure impairs insulin secretion by pancreatic β-cells and increases the risk of type Ⅱ diabetes mellitus in offspring. Cell Biol Int, 2014, 38 (10): 1183-1193.

79. MCGILLICK EV, ORGEIG S, MORRISON JL. Structural and molecular regulation of lung maturation by intratracheal vascular endothelial growth factor administration in the normally grown and placentally restricted fetus. J Physiol, 2016, 594: 1399-1420.

80. LAZIC T, SOW FB, VAN GEELEN A, et al. Exposure to ethanol during the last trimester of pregnancy alters the maturation and immunity of the fetal lung. Alcohol, 2011, 45 (7): 673-680.

81. MCEVOY CT, SPINDEL ER. Pulmonary Effects of Maternal Smoking on the Fetus and Child: Effects on Lung Development, Respiratory Morbidities, and Life Long Lung Health. Paediatr Respir Rev, 2017, 21: 27-33.

82. DOUROS K, MOUSTAKI M, TSABOURI S, et al. Prenatal Maternal Stress and the Risk of Asthma in Children. Front Pediatr, 2017, 5: 202.

83. HARDING R, MARITZ G. Maternal and fetal origins of lung disease in adulthood. Semin Fetal Neonatal Med, 2012, 17 (2): 67-72.

84. KUMAR R. Prenatal factors and the development of asthma. Curr Opin Pediatr, 2008, 20 (6): 682-687.

85. KRAMER BW. Antenatal inflammation and lung injury: prenatal origin of neonatal disease. J Perinatol, 2008, 28 (Suppl 1): 21-27.

86. VERAS MM, DE OLIVEIRA ALVES N, FAJERSZTAJN L, et al. Before the first breath: prenatal exposures to air pollution and lung development. Cell Tissue Res, 2017, 367 (3): 445-455.

87. MCGILLICK EV, ORGEIG S, GIUSSANI DA, et al. Chronic hypoxaemia as a molecular regulator of fetal lung development: implications for risk of respiratory complications at birth. Paediatr Respir Rev, 2017, 21: 3-10.

88. HU H, ZHAO X, MA J, et al. Prenatal nicotine exposure retards osteoclastogenesis and endochondral ossification in fetal long bones in rats. Toxicol Lett, 2018, 295: 249-255.

89. TIE K, TAN Y, DENG Y, et al. Prenatal nicotine exposure induces poor articular cartilage quality in female adult offspring fed a high-fat diet and the intrauterine programming mechanisms. Reprod Toxicol, 2016, 60: 11-20.

90. NI Q, WANG L, WU Y, et al. Prenatal ethanol exposure induces the osteoarthritis-like phenotype in female adult offspring rats with a post-weaning high-fat diet and its intrauterine programming mechanisms of cholesterol metabolism. Toxicol Lett, 2015, 238 (2): 117-25.

91. TAGGART TC, SIMMONS RW, THOMAS JD, et al. Children with Heavy Prenatal Alcohol Exposure Exhibit Atypical Gait Characteristics. Alcohol Clin Exp Res, 2017, 41 (9): 1648-1655.

92. TAN Y, LIU J, DENG Y, et al. Caffeine-induced fetal rat over-exposure to maternal glucocorticoid and histone methylation of liver IGF-1 might cause skeletal growth retardation. Toxicol Lett, 2012, 214 (3): 279-287.

93. ROWAS SA, HADDAD R, GAWRI R, et al. Effect of in utero exposure to diethylstilbestrol on lumbar and femoral bone, articular cartilage, and the intervertebral disc in male and female adult mice progeny with and

without swimming exercise. Arthritis Res Ther, 2012, 14 (1): R17.

94. ZHANG X, SHANG-GUAN Y, MA J, et al. Mitogen-inducible gene-6 partly mediates the inhibitory effects of prenatal dexamethasone exposure on endochondral ossification in long bones of fetal rats. Br J Pharmacol, 2016, 173 (14): 2250-2262.

95. CHEN Z, ZHAO X, LI Y, et al. Course-, dose-, and stage-dependent toxic effects of prenatal dexamethasone exposure on long bone development in fetal mice. Toxicol Appl Pharmacol, 2018, 351: 12-20.

96. YANG Y, FAN X, TAO J, et al. Impact of prenatal hypoxia on fetal bone growth and osteoporosis in ovariectomized offspring rats. Reprod Toxicol, 2018, 78: 1-8.

97. MEHTA G, ROACH HI, LANGLEY-EVANS S, et al. Intrauterine exposure to a maternal low protein diet reduces adult bone mass and alters growth plate morphology in rats. Calcif Tissue Int, 2002, 71 (6): 493-498.

98. 康宁 . 妇产科学 . 北京：人民卫生出版社 , 2013.

99. SMITH JT, WADDELL BJ. Increased fetal glucocorticoid exposure delays puberty onset in postnatal life. Endocrinology, 2000, 141: 2422-2428.

100. BOISEN KA, MAIN KM, RAJPERT-DE MEYTS E, et al. Are male reproductive disorders a common entity? The testicular dysgenesis syndrome. Ann N Y Acad Sci, 2001, 948: 90-99.

101. IBANEZ L, POTAU N, FERRER A, et al. Reduced ovulation rate in adolescent girls born small for gestational age. J Clin Endocrinol Metab, 2002, 87: 3391-3393.

102. KIM SJ, FOSTER DL, WOOD RI. Prenatal testosterone masculinizes synaptic input to gonadotropin-releasing hormone neurons in sheep. Biol Reprod, 1999, 61: 599-605.

103. MANIKKAM M, THOMPSON RC, HERKIMER C, et al. Developmental programming: impact of prenatal testosterone excess on pre-and postnatal gonadotropin regulation in sheep. Biol Reprod, 2008, 78: 648-660.

104. ABBOTT DH, PADMANABHAN V, DUMESIC DA. Contributions of androgen and estrogen to fetal programming of ovarian dysfunction. Reprod Biol Endocrinol, 2006, 4: 17.

105. FOECKING EM, SZABO M, SCHWARTZ NB, et al. Neuroendocrine consequences of prenatal androgen exposure in the female rat: absence of luteinizing hormone surges, suppression of progesterone receptor gene expression, and acceleration of the gonadotropin-releasing hormone pulse generator. Biol Reprod, 2005, 72: 1475-1483.

106. WOLF CJ, HOTCHKISS A, OSTBY JS, et al. Effects of prenatal testosterone propionate on the sexual development of male and female rats: a dose-response study. Toxicol Sci, 2002, 65: 71-86.

107. CRESSWELL JL, BARKER DJ, OSMOND C, et al. Fetal growth, length of gestation, and polycystic ovaries in adult life. Lancet, 1997, 350: 1131-1135.

108. DAVIES MJ, NORMAN RJ. Programming and reproductive functioning. Trends in endocrinology and metabolism: TEM, 2002, 13: 386-392.

109. GODFREY KM, BARKER DJ. Fetal nutrition and adult disease. Am J Clin Nutr, 2000, 71: 1344-1352.

110. BARKER DJ, WINTER PD, OSMOND C, et al. Weight gain in infancy and cancer of the ovary. Lancet, 1995, 345: 1087-1088.

111. BORWICK SC, RHIND SM, MCMILLEN SR, et al. Effect of undernutrition of ewes from the time of mating on fetal ovarian development in mid gestation. Reprod Fertil Dev, 1997, 9: 711-715.

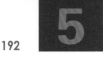
112. LEONHARDT M, LESAGE J, DUFOURNY L, et al. Perinatal maternal food restriction induces alterations in hypothalamo-pituitary-adrenal axis activity and in plasma corticosterone-binding globulin capacity of weaning rat pups. Neuroendocrinology, 2002, 75: 45-54.

113. RAE MT, PALASSIO S, KYLE CE, et al. Effect of maternal undernutrition during pregnancy on early ovarian development and subsequent follicular development in sheep fetuses. Reproduction, 2001, 122: 915-922.

114. CONNOR KL, VICKERS MH, BELTRAND J, et al. Nature, nurture or nutrition? Impact of maternal nutrition on maternal care, offspring development and reproductive function. J Physiol, 2012, 590: 2167-2180.

115. SLOBODA DM, HOWIE GJ, PLEASANTS A, et al. Pre-and postnatal nutritional histories influence reproductive maturation and ovarian function in the rat. PloS one, 2009, 4: e6744.

116. CETIN I, BERTI C, CALABRESE S. Role of micronutrients in the periconceptional period. Hum Reprod Update, 2010, 16: 80-95.

117. HELLEMANS KG, SLIWOWSKA JH, VERMA P, et al. Prenatal alcohol exposure: fetal programming and later life vulnerability to stress, depression and anxiety disorders. Neurosci Biobehav Rev, 2010, 34: 791-807.

118. RAMLAU-HANSEN CH, TOFT G, JENSEN MS, et al. Maternal alcohol consumption during pregnancy and semen quality in the male offspring: two decades of follow-up. Hum Reprod, 2010, 25: 2340-2345.

119. DAMGAARD IN, JENSEN TK, PETERSEN JH, et al. Cryptorchidism and maternal alcohol consumption during pregnancy. Environ Health Perspect, 2007, 115: 272-277.

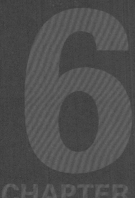

# 第六章
# 围产期并发症与胎儿源性疾病

胎儿源性疾病假说指出胎儿的发育编码在子宫中就决定了其成年后的健康状况,以及可能会罹患的慢性疾病。这也就意味着怀孕期间,母亲所经历的每一事件都可能通过作用在胎儿发育的关键或者敏感时期,永久地改变其细胞结构、生理功能或代谢情况,从而为其成年后所得的疾病埋下种子。

　　20 世纪 80 年代,英国学者 Barker 在一项流行病学研究中发现,低出生体重儿成年后罹患慢性疾病,如冠心病、高血压及 2 型糖尿病的风险大大增加。Barker 首次提出了"胚胎源性疾病"这一人类疾病起源的新概念。此后,大量临床及基础研究致力于解析成人疾病与围产期并发症之间的关系。目前已有较多研究讨论围产期并发症与胎儿源性疾病之间的关系,包括妊娠糖尿病、宫内生长受限、妊娠期高血压、宫内感染等产科常见的和严重的并发症。本章我们将讨论这些围产期并发症导致胎儿源性疾病的相关机制和研究进展。

　　现阶段关于胎儿源性疾病的潜在机制已有深入研究,比如与妊娠糖尿病相关的胰岛发育改变学说、血管生成异常假说;与胎儿生长受限相关的节俭表型理论、下丘脑-垂体-肾上腺轴的功能改变;与子痫及子痫前期相关的机制,包括慢性子宫缺血、一氧化碳系统功能障碍、胰岛素抵抗、自主神经和肾素-血管紧张素系统的超敏反应、全身性炎症反应的激活等。进一步深入到微观层面,许多研究倾向于表观遗传学修饰异常假说,包括基因组印迹、DNA 的甲基化、组蛋白的乙酰化,以及微小 RNA 的异常表达等。

　　然而,很多研究仍然存在着不足。比如,已建立的子痫前期的多种动物模型尚没有一种能够完善演绎子痫前期所有的病理生理特点,包括妊娠期高血压、蛋白尿,以及相应的血管功能和生化指标变化等,或者准确地复制人类起源的前 3 个月情况。另外,现有的很多流行病学研究存在回访年限较短、父方样本信息缺失、样本采集多集中于分娩期或孕晚期、结局评价单一、数据无法共享等诸多问题。因此,大样本的儿童早期发育与终身健康的队列研究还有待建立。

## 第一节　妊娠糖尿病与胎儿源性疾病

　　妊娠糖尿病(gestational diabetes mellitus, GDM)是妊娠期常见并发症之一,是指妊娠期首次发现或发生的不同程度的糖代谢异常。妊娠期血糖水平升高,对妇女及子代均会产生不利影响。随着妇女妊娠期血糖水平的升高,发生早产、剖宫产、肩难产或产伤、子痫前期、分娩大于胎龄儿风险增加,发生新生儿低血糖、新生儿高胆红素血症、新生儿入 NICU 等的风险也随之升高。

### 一、流行病学研究

　　2013 年,国际糖尿病联盟(International Diabetes Federation,IDF)发布 GDM 发病率存在经济、文化、城市等差异。对全球 34 个国家和地区进行综合统计分析后,估算出 20~49 岁年龄段妊娠妇女妊娠合并糖尿病发病率为 16.9%,GDM 发病率为 14.2%,东南亚地区 GDM 发生率最高,为 20.9%,北美和加勒比地区发生率最低,为 9.9%。按收入分区统计,超过 90% 的 GDM 病例发生在低、中收入国家。印度和英国 GDM 发病率占全部妊娠的 20% 以上,尼日利亚、加拿大 GDM 发病率约为 10%~15%,中国、日本和美国 GDM 发病率约为 5%~10%。中国 GDM 发病率在世界范围内处于较低水平(5.5%),妊娠合并糖尿病发病率为 7.0%,但由于中国人口众多,2013 年 GDM 妇女仍超过 100 万人,排名世界第二。

### (一)子代短期风险

胰岛素是胎儿发育关键的生长因子,高血糖、高胰岛素血症环境造成内分泌系统改变,胰岛素样生长因子 -1(insulin-like growth factor-1,IGF-1)、胰岛素样生长因子结合蛋白(insulin-like growth factor binding-protein,IGFBP)、脂联素、瘦素等水平发生变化,脂肪、糖原累积,全身性脂肪过度累积导致胎儿体重增加,导致大于胎龄儿和巨大儿的发生。

母体高血糖状态导致胎儿胰岛素水平增高,由于胎儿心脏富含胰岛素受体,致使胎儿心肌蛋白、糖原、脂肪合成增加,造成胎儿心脏增大。GDM 子代新生儿室间隔厚度、左心室重量大于血糖正常母亲的新生儿。GDM 患者胎儿心电图的异常以胎儿心律不齐、QRS 波时限增宽及 QRS 波电压增高为主,异常检出率达 56%,远高于非 GDM 患者。

在妊娠中晚期,胎儿大脑皮层神经仍有迁移分化过程,轴突、树突生长,突触髓鞘开始形成,此时胎儿中枢神经系统对宫内环境异常敏感,而母体高血糖、缺氧等情况可导致中枢神经系统发育障碍。GDM 孕妇可能存在微血管病变,这可能导致胎盘功能低下,致胎儿出现慢性缺氧,从而致使胎儿中枢神经系统发育不成熟。

新生儿出生后,由于来自母体的糖原中断,然而胎儿胰岛素浓度仍处于较高水平,导致新生儿自身糖原储存不足,因此出生时如不及时补充含糖食物可能会发生新生儿低血糖,导致脑细胞损伤,引起认知、听力、视觉等方面的障碍,也可能导致癫痫等一系列神经系统疾病。

### (二)子代长期风险

GDM 子代糖耐量受损风险明显增高,导致青少年时期超重、肥胖。流行病学调查显示 GDM 子代少年期超重率在 50% 以上,其中在女性子代中该影响尤为显著。美国有研究显示,47.2% 的青少年糖尿病与孕期母体高血糖有关。

GDM 通过遗传、结构、代谢、电生理等多个途径对子代心血管系统产生不可逆的重大影响。其子代先天性心脏病概率较正常人群高 2.5 倍,儿童期即可表现出收缩压和舒张压平均水平的增高,而这种心血管代谢风险可能会持续到青春期,甚至成年后,导致冠心病等心血管疾病发病风险的升高。

## 二、动物模型研究

目前 GDM 动物模型研究基本选择对动物胰岛 β 细胞具有高度选择毒性作用的药物诱导宫内高糖环境,应用链脲佐菌素(streptozotocin,STZ),可破坏胰岛细胞,使胰岛素分泌不足,能诱发许多动物发生糖尿病。

宫内高糖环境出生子代小鼠胰岛的胰岛素释放功能受损,是导致子代糖耐量异常表型的主要原因之一。此类子代小鼠胰岛印迹基因 Igf2 和 *H19* 表达降低,可能为胰岛细胞功能异常的机制之一,而小鼠胰岛甲基化差异区域(differentially methylated region,DMR)Igf2 DMR2 和 H19 DMR 的 CpG 岛甲基化水平显著增高是导致 Igf2 和 *H19* 表达降低的主要机制。同时,宫内高糖环境导致的胰岛功能、印迹基因表达及甲基化修饰异常表现出隔代遗传效应,且具有明显的亲源性印迹特征。

宫内高糖环境出生子代小鼠胎盘存在非印迹基因及印迹基因表达异常,可能会影响胎盘的发育和功能,从而影响胎儿宫内的生长发育。在传代过程中,部分胎盘差异印迹基因表达与母代趋势不一致,这可能由印迹传递过程中的重编程效应所致。宫内高糖环境出生的小鼠,无论糖耐量是否正常,均存在性腺印迹基因表达异常,而性腺印迹异常可能是引发隔代遗传效应的主要机制。

糖尿病母亲子代在出生时表现为胰岛素的过多分泌,之后胰岛素分泌快速衰减,β细胞功能也明显受损。有研究认为宫内高血糖环境暴露下的子代大鼠出生后3~10周体重增长过快,而瘦素水平无下降趋势,提示可能存在一定程度的瘦素抵抗,但成年期瘦素抵抗与下丘脑瘦素受体水平的变化无明显关系,同时出生后早期过度喂养会加速胰岛素敏感性的下降。Han等发现15周龄STZ-仔鼠胰岛的葡萄糖利用和氧化能力有显著的降低,胰岛磷酸果糖激酶、丙酮酸羟化酶和丙酮酸脱氢酶活性在STZ仔鼠中也有显著的降低,而胰岛的胰岛素和高血糖素染色及胰岛特征没有变化。因此他提出β细胞葡萄糖代谢能力的下降是子代在成年期易发生2型糖尿病的原因。即宫内高糖环境导致子代β细胞糖代谢功能异常而非形态和结构的异常,最终导致子代糖代谢发生异常。蒋颖等认为印迹基因 *Dlk1*、*Gtl2* 表达的异常,可能是胎盘发育异常的机制之一。宫内高糖环境出生子一代、子二代小鼠胎盘 *Dlk1/Gtl2* 差异甲基化区中 Dlk1 DMR 高甲基化,IG DMR 和 Gtl2 DMR 低甲

基化,可能为印迹基因 *Dlk1*、*Gtl2* 表达异常的主要机制。

妊娠糖尿病对子代脂代谢产生了重要影响,现已发现一些已知的脂代谢相关基因的表达在子代中发生了显著改变。同时发现,妊娠糖尿病子代脂肪组织中脯氨酰顺反异构酶 A(peptidylprolyl isomerase A,PPIA)表达升高可能与 PPIA 启动子区某些位点的去甲基化相关。在妊娠并发高血糖时,其他表观遗传改变也被观察到。最近一个对胚胎时期暴露于母亲糖尿病小鼠全基因组的组蛋白乙酰化测定发现一个胚胎组蛋白乙酰化模式的失衡。

## 三、机制研究

妊娠糖尿病子代成人慢性疾病的发生,其根源可追溯到儿童、婴幼儿甚至胎儿时期。究其子宫内可能影响因素,可能涉及胎儿内分泌轴功能紊乱,胎盘功能异常及可能的表遗传改变带来的表型异常。

### (一)胎儿角度

胰岛素是胎儿发育关键的生长因子,高血糖、高胰岛素血症环境造成内分泌系统改变,IGF-1、IGFBP、脂联素、瘦素等水平发生变化,脂肪、糖原累积,全身性脂肪过度累积导致胎儿体重增加,导致大于胎龄儿和巨大儿的发生。

1. 葡萄糖 - 胰岛素 - 胰岛素样生长因子 -1 轴的改变　IGF-1 是人体葡萄糖内环境稳态的重要影响因子,受生长激素调节,具有降低血糖、增加胰岛素敏感性、促精细胞分化和全身器官生长等作用,被认为与胎儿的生长发育密切相关。母血中 IGF-1 由肝脏分泌,不能透过胎盘屏障。胎儿 IGF-1 来源于胎儿组织和胎盘,通过自分泌或旁分泌的方式调节

胎儿胰岛素的释放，从而促进胎儿生长。母亲 IGF-1 水平的规律变化会促进胎儿生长发育，多项研究表明葡萄糖 - 胰岛素 -IGF-1 轴参与巨大儿形成的病理生理过程，母血 IGF-1 与孕妇身体质量指数（body mass index，BMI）、胰岛素、胰岛素抵抗指数成正相关。母血 IGF-1 与新生儿脐血 IGF-1 水平、新生儿出生体重呈正相关。

2. 脂质代谢异常　脂肪储存是孕期的一个重要特点，主要发生在妊娠早期和中期，正常妊娠状态中机体为了满足胎儿正常发育的需要，母体会出现高脂血症及机体脂肪组织的代谢变化和累积，有利于持续性向胎儿供能，尤其是空腹和饥饿状态下调用脂肪进行供能。GDM 孕妇血浆中血脂升高，可能加重胎儿胰岛素抵抗，导致胎儿能量摄入过多，促进胎儿蛋白质合成，降低脂肪分解，使糖原和脂肪在胎儿体内沉积及异位分布，形成巨大儿。

3. 免疫系统异常　GDM 患者存在免疫系统辅助性 T 细胞 1（T helper 1，Th1）/ 辅助性 T 细胞 2（T helper 2，Th2）失衡的病理过程，在胰岛炎症反应中，Th1 细胞因子大量产生，部分解释了 CD4$^+$T 细胞对胰岛 β 细胞的破坏作用。IL-10（Th2 类细胞因子）在 GDM 孕妇外周血中高表达，致使母体出现高血糖、高胰岛素血症，从而导致巨大儿的出生率增加。Han 等提出宫内高糖环境导致子代 β 细胞糖代谢功能异常而非形态和结构的异常，最终导致子代糖代谢发生异常。

### （二）胎盘角度

宫内高血糖对表观遗传修饰的改变：目前 GDM 子代对某些疾病易感的作用机制尚未明确，但大量研究认为生命发育早期的不良因素可能与代谢性疾病、心血管疾病及肿瘤的发生有相关性，并形成人类健康与疾病的发育起源（DOHaD）学说。研究证实，表观遗传标记在环境（如宫内环境）的刺激下可以被重新编程，且随时间推移大量的遗传标记是相对稳定的，可对未来的健康产生持久的影响。

很多研究认为在小鼠胎盘的发育上，IGF-2、Peg1/Mest 促进胎盘的生长，Grb10、Phlada2（Ipl，Tssc3）限制胎盘的生长发育，12 号染色体上的印迹基因及 Mash2 等都在调节胎盘的形成上起了很关键的作用。

### （三）表观遗传角度

宫内高糖环境出生子一代和子二代小鼠出生体重及糖代谢状况异常，子代雄鼠糖耐量异常表型较雌鼠更加明显；子一代父源性因素对子二代的生长及糖代谢起主导作用，具有亲源性遗传特征，提示表观遗传机制可能在子代及隔代疾病发生中起重要作用。宫内高糖环境出生子代小鼠胰岛的葡萄糖刺激后胰岛素释放功能受损，是导致子代糖耐量异常表型的主要原因之一。印迹基因 Igf2、H19 表达降低，导致胰岛超微结构和生理功能的改变，可能是导致子代糖代谢异常原因之一。宫内高糖环境出生子一代及子二代小鼠胰岛 Igf2/H19 差异甲基化区中 Igf2 DMR2 和 H19 DMR 的甲基化水平较对照组增高，为印迹基因 Igf2、H19 表达降低的主要机制。部分与胎盘发育、代谢相关的非印迹基因及印迹基因，在宫内高糖环境出生子一代及子二代胎盘中表达发生改变，可能影响胎盘功能，从而影响胎儿宫内生长发育。

## 第二节　妊娠期高血压疾病与胎儿源性疾病

妊娠期高血压疾病(hypertensive disorders in pregnancy)包括妊娠期高血压、子痫前期、子痫、慢性高血压并发子痫前期及妊娠合并慢性高血压,其中妊娠期高血压、子痫前期、子痫是妊娠期特有的疾病,发病于妊娠 20 周或以后,表现为新发高血压(收缩压 ≥ 140mmHg 和 / 或舒张压 ≥ 90mmHg),有 / 无蛋白尿,或有终末器官损伤,严重者可出现抽搐、昏迷,甚至死亡。该病严重威胁母婴健康,是导致孕产妇和围产儿病率和死亡的重要原因之一。妊娠期高血压疾病发病率为 5.2%~8.2%。

### 一、流行病学调查研究

#### (一) 短期风险

妊娠期高血压疾病子代的短期风险主要为胎儿宫内死亡和胎儿生长发育受限。尽管原因纷繁复杂,最主要的原因与胎盘功能不良有关。子痫母亲的胎儿宫内死亡率是正常妊娠胎儿的 2 倍,且有性别差异,男性子代的胎儿宫内死亡风险更高。

#### (二) 长期风险

1. 高血压　妊娠期高血压疾病子代易倾向于出现代谢性疾病(糖尿病、高脂血症、肥胖)、心血管疾病(如高血压、冠心病)等。Esther F Davis(2015)的一项纳入 2 868 名年轻子代澳大利亚前瞻性出生队列研究,发现妊娠期高血压疾病年轻子代的终身风险(global lifetime risk)是正常妊娠子代的 2.5 倍,30% 合并高血压的 20 岁成年人其母亲妊娠期间有高血压疾病,且妊娠期高血压子代血压轻度升高($P$=0.001),肥胖及超重的风

险增加 2 倍(95%$CI$ 1.5-2.8,$P$=0.001)。Satu Miettola 等人(2013)的一项北芬兰出生队列研究(The Northern Finland Birth Cohort 1986,NFBC1986),纳入了 1985—1986 年出生的 9 362 名子代,包括妊娠期高血压(血压 ≥ 140/90mmHg)331 例、子痫前期(血压 ≥ 140/90mmHg 合并蛋白尿)197 例、正常妊娠子代 5 045 例,通过对性别、产次、母亲妊娠前身体质量指数、社会经济状况、出生体重比较后,结果发现其 16 岁子代的收缩压(95%$CI$ 1.6-3.8)、舒张压(95%$CI$ 2.1-4.6)、平均动脉压(95%$CI$ 2.0-4.1)明显高于正常妊娠子代,男性子代以收缩压升高为主,女性子代以舒张压升高为主。通过控制子痫前期母亲的 BMI、社会经济状况、糖尿病、高血压等,发现出生子代在不同年龄段,9 岁及 34~44 岁时较正常出生子代,具有更高的收缩压和舒张压。然而出生子代是否具有性别差异仍有争议。有学者对子代的血管功能也进行了一定的研究,Lazdam 等人发现 20 岁早产儿子代,其母亲暴露于妊娠期高血压疾病的早产儿子代,较在 20 岁时无妊娠合并症母亲足月或早产儿子代更容易出现颈动脉内膜中层厚度增厚。但子痫前期或妊娠期高血压母亲子代在 9~12 岁时,其肱动脉的扩张性(brachial artery distensibility),肱动脉血流介导的扩张、动脉强度(stiffness)均与正常出生子代无差别。此外,也有学者对 13~14 岁的大龄儿童肺动脉压进行评估,研究发现暴露于中重度子痫前期的儿童,其肺动脉压较非暴露组在海拔 3 600m 的情况下测评升高 30%。

2. 代谢性疾病

（1）肥胖：尽管研究者对妊娠期高血压疾病出生子代的结果存在争议，通过对不同研究进行固定效应模型分析发现，母亲患有妊娠期高血压疾病，其出生子代具有更高的体重指数，且具有显著性差异。此外，Ju-Sheng Zheng（2017 年）通过一个江西的出生队列研究，纳入了 88 406 名 4~7 岁的出生子代进行超重／肥胖的风险分析，结果发现在孕中期、孕晚期发现妊娠期高血压的母亲，其子代出现超重的风险增加 49%，肥胖的风险增加 14%。

（2）糖尿病、血脂异常：G. Libby（2007）通过一项队列研究，纳入了 1952—1958 年出生在英国苏格兰敦提的 8 648 名婴儿［700 名出生于子痫前期的子代（8.1%），7 948 名出生于正常妊娠的子代（91.9%）］，在 1980—2003 年进行糖尿病状态的随访时发现，子痫前期后代发生 2 型糖尿病的概率为 3.4%，高于正常妊娠子代的 2.5%，但无显著性差异。Janine Claire Thoulass 等人（2016）的一项荟萃分析也发现，子痫前期子代其 2 型糖尿病风险比为 1.34（0.91-1.99，*P*=0.14），子痫前期母亲多合并早产。Lazdam 等人（2010）比较了子痫前期早产子代和正常妊娠子代，结果发现成年期其空腹血糖水平无显著性差异。相反的，Thomas C 等人（2007）通过回顾性研究发现子痫前期子代在 45 岁时糖化血红蛋白较正常妊娠出生子代明显升高（但未被诊断为 2 型糖尿病）。

此外，也有研究者发现妊娠期高血压 16 岁子代总胆固醇较正常子代明显升高（95%*CI* 0.2-4.4）。但 Tenhola S 等人（2003）对 12 岁子痫前期子代进行随访，纳入 60 名子痫前期的 12 岁儿童，以及和其性别、孕周、出生体重匹配的 60 名正常对照组，结果发现两者血浆总胆固醇、高／低密度脂蛋白、甘油三酯、空腹

胰岛素、空腹血糖、血清皮质醇等水平均无差异。目前对于子痫前期子代血脂研究不多，纳入病例较少，因此尚存在争议，故需扩大样本行进一步的追踪研究。

3. 冠心病

（1）心肌功能：Simon Timpka 等人（2016）通过一项前瞻性的出生队列研究，对平均年龄 17.7 岁的子代进行心脏超声检测，通过校正母亲的年龄、子代年龄、性别、孕前体重指数、血糖／糖尿病状况、教育程度、母亲吸烟情况进行主模型（main models）统计分析，结果提示暴露于母亲子痫前期或妊娠期高血压状态的子代相对室壁明显增厚（relative wall thickness），且子痫前期子代左心室舒张末期容积（left ventricular end-diastolic volume）明显减少（-9.0ml），而左心室结构重塑与中老年人的冠心病和休克的风险明显增高相关。此外，当母亲孕早 - 中期血压出现变化（8~18 周），其子代更容易出现心肌功能改变。

（2）休克：Eero Kajantie 等人（2009）追踪于 1934—1944 年间出生在芬兰赫尔辛基的 6 410 名子代，包括 284 名子痫前期出生子代（120 名轻度和 164 名重度）、1 594 名妊娠期高血压出生子代，结果发现，子痫前期子代相较于正常妊娠子代，其各种形式的休克风险为 1.9（1.2-3.0，*P*=0.01），而在妊娠期高血压子代中，这一风险比为 1.4（1.0-1.8，*P*=0.03），但没有证据支持妊娠期高血压疾病与子代冠心病的风险相关。因子痫前期，特别是重度子痫前期，其子代在出生时常合并小头围，而妊娠期高血压子代相较身长，其头围较大。因此，妊娠期高血压疾病子代休克风险增加可能与子代的颅脑发育异常、颅内血管局部异常有关。

4. 认知精神障碍　Solie Tuovinen 等人（2012）通过对 876 名平均出生年龄 69.3 岁的

子代进行心理测评,发现子痫前期子代更容易出现认知障碍、注意力分散、误触发(false triggering),而母亲有妊娠期高血压无蛋白尿的子代容易出现认知失败、健忘、误触发。

## 二、动物模型研究

子痫前期的动物模型对于我们理解子痫前期母体环境下子代出现相关心血管、代谢等成年期疾病具有重要意义。但基于复杂的知之甚少的病理生理机制,目前并无完善的子痫前期动物模型,大多数动物模型都基于一个病理生理特点,很难完全呈现子痫前期的病理生理状况。因此这些动物模型可帮助我们部分解读子痫前期的病理机制,一些动物模型可以帮助我们在一定程度上以独立因素或者多因素的方式来分析其带来的胎儿编程效应。

### (一)可溶性血管内皮生长因子受体 1 和可溶性内皮因子过表达模型

在子痫前期患者中,妊娠 30 周后血清中可溶性血管内皮生长因子受体 1(soluble FMS-like tyrosine kinase-1,sFlt-1)和可溶性内皮因子(soluble endoglin,sEng)表达明显升高,sFlt-1 和 sEng 可诱发血管功能紊乱、毛细血管渗透性升高、肝功能异常、神经功能异常。基于这些临床特点,sFlt-1 和 sEng 在啮齿类动物的过表达是非常重要的子痫前期动物模型。sFlt-1 过表达动物模型呈现生长发育受限,直至成年或者到 24 周后发生追赶生长。此外,其子代在血糖和胰岛素反应中存在性别差异,仅在男性子代中出现高血压。这种性别差异的不同结局目前具体机制不清,一种可能的原因为不同性别对胎盘功能的双向适应机制(dimorphic adaptation)。如在 sFlt-1 过表达模型的前提下合并其他环境刺激如母体肥胖所致的子痫前期模型,其子代的出生体重并未得

到纠正,相反,一些生物化学参数,如血糖、总胆固醇、甘油三酯、瘦素水平、脂肪沉积增加,异常颈动脉的血管反应性在不同性别上表现一致。因此,尽管单一的 sFlt-1 过表达模型下其出生子代的表型存在着性别差异,但合并妊娠期代谢指标的改变后,子代的性别差异消失了,这可能与代谢的改变对子代的变化更显著有关。

### (二)血管紧张素Ⅱ-1 型受体抗体注射模型

研究发现在 70%~95% 有子痫前期病史妇女身上,血管紧张素Ⅱ-1 型受体(angiotensin Ⅱ type Ⅰ receptor,AT1R)自身抗体滴度与疾病的严重程度密切相关,因此,很多研究者运用被动免疫对抗自身抗原来建立子痫前期的动物模型,该模型可在妊娠晚期出现与临床相似的症状,如高血压、蛋白尿、胎儿出现生长受限及多脏器重塑(如肝脏、心脏、肾脏)。在组织病理学层面上来说,子代可出现有肾小球损失,心肌细胞凋亡,未成熟细胞侵入肝脏等;这可能与母胎界面上 AT1R 抗体交换相关。Zhang 等人对该模型出生子代进行随访,发现 10 月龄的子代出现空腹胰岛素水平升高,HOMA 指数(homeostasis model assessment index,HOMA index)升高,提示子代倾向于出现胰岛素抵抗,这可能与 AT1R 同时也参与胰岛细胞的胰岛素信号通路相关。如对此模型子代在出生后 40~48 周给予 8 周的高糖饮食,较正常出生子代,子痫前期模型出生子代更易出现代谢紊乱,如血清甘油三酯水平升高,高密度脂蛋白水平下降,葡萄糖耐量受损,内脏脂肪沉积增多,但血压水平正常。因此该子痫前期模型出生子代更易出现代谢水平紊乱而血压维持正常,可能的原因是肾内 ATⅡ较血浆 ATⅡ更多地参与血压的调控。此外,血管内皮具有相对较强的再生能力,如无持久

的 AT1 抗体的刺激,那内皮相关的血压升高就无法实现。

### (三)免疫应答模型

免疫应答反应是妊娠期的一个常见特点,但在子痫前期模型中这种系统性免疫反应被放大。研究表明,在子痫前期患者中促炎细胞因子,如肿瘤坏死因子 α(tumor necrosis factor-α,TNF-α)、白介素 6(interleukin-6,IL-6)、白介素 1β(interleukin-1β,IL-1β)表达增高。因此,给予妊娠期大鼠小剂量的内毒素,可导致高血压和蛋白尿,但没有血管形成因子和滋养层细胞浸润的证据。近来,研究者把方向转移到脂多糖(lipopolysaccharide,LPS)诱导的大鼠模型,更多地关注于其免疫应答结局,而不是过多地关注于其他子痫前期的症状。

中孕期 LPS 诱导下的子痫前期模型,其子代多伴随有心血管事件的发生,如血压升高,主动脉血管功能受损,左心室肥大,舒张功能紊乱,心肌细胞凋亡,且无性别差异。这暗示

着子代内皮和心脏功能对炎症刺激的敏感性可持续到成年期,从而引起了子代的心血管功能衰退。如妊娠早期 LPS 诱导下合并高脂饮食可引起子代出现糖脂代谢紊乱、胰岛素抵抗,但妊娠晚期 LPS 暴露合并高脂饮食刺激直至哺乳期,并不引起子代出现代谢紊乱,因此 LPS 的宫内暴露事件对子代出现成年期心血管、代谢疾病至关重要,但妊娠晚期胎盘功能已发育完善,LPS 介导的代谢效应无法渗透入胎盘。

## 三、机制研究

妊娠期高血压疾病是遗传、环境等多因素影响下的病理性妊娠,其对子代的长期不良妊娠结局的影响,如心血管疾病、代谢性疾病、认知精神障碍等已有大量流行病学的证据,但局限于不完善的动物模型,目前对其机制的研究较为局限。图 6-1 总结了目前对妊娠期高血压疾病导致子代出生后发生慢性疾病的可能机制的认识。

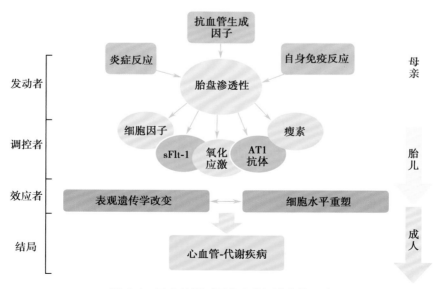

**图 6-1 子痫前期对子代 / 成年健康的影响**

示意图呈现了子痫前期如何通过在宫内环境异常的情况下,改变胎盘结构(发动者)、可能的信号通路(调控者),并通过器官重塑和表观遗传学改变(效应者),从而引起子代的心血管、代谢的改变

### (一) 胎盘因素

胎盘的血液屏障对母胎而言,既是屏障保护,又是营养传递者。在子痫前期模型中,胎盘呈现出滋养细胞侵袭能力下降和母体螺旋动脉重铸障碍,胎盘的结构异常和表面交换面积的改变可导致胎盘渗透率的变化。

胎盘的结构包括完整的合体滋养层和细胞间的相互连接。合体滋养层为胎盘的滋养层细胞互相融合形成,是胎盘转运营养物质的主要结构。在子痫前期状态下,合体滋养层细胞呈现高度凋亡状态,这提示胎盘对胎儿营养需求的增加,及对促炎症因子增加的适应失衡。紧密连接整合膜蛋白(tight junctions integral membrane proteins)是细胞外转运水和营养物质的重要蛋白,对肿瘤生长因子(tumor growth factor,TGF)和IL-1的破坏很敏感。基于胎盘滋养层的不连续性,同时可伴随多孔性的增加,故而引起合体滋养层整体性的损失,引起子痫前期患者胎盘营养转运的缺乏。在子痫前期的患者中,胎盘表面交换面积的改变常伴随着胎盘重量的下降,形态的改变,厚度的增加,这可能与胎盘本身代偿作用有关。但这种胎盘的代偿常见于重度子痫前期患者。

尽管在子痫前期病理情况下,胎盘的结构发生改变,但这种病理改变是否引起病理性信号分子传递给胎儿,从而导致胎儿源性疾病的产生仍不明确。即使有相关炎症因子、细胞因子能通过胎盘传递给胎儿,但这些因子调控胎儿糖脂代谢的具体机制却鲜少有文献报道。目前一些动物实验的结果可能给我们一定的提示:TNF-α可通过促进肝脏组织中胰岛素受体的下调,从而促进肝脏胰岛素抵抗;IL-6可激活乙酰辅酶A,促进骨骼肌上的脂肪堆积,介导外周胰岛素抵抗。AT1抗体注射构建的子痫前期大鼠模型提示:氧化应激激活后通过NF-κB途径对肝脏代谢产生不利影响,sFlt-1过表达大鼠模型可引起多脏器的低血管化,包括胰腺和脂肪组织的血管化损伤,从而导致胰岛β细胞数量受损,脂肪组织能量消耗受损。

### (二) 活性氧

越来越多的证据支持,氧化应激损伤是多数慢性疾病,如2型糖尿病、肥胖、高血压、冠心病、代谢性疾病的可能机制,而其中活性氧(reactive oxygen species,ROS)的产生和消耗失衡是氧化应激损伤的主要机制。在子痫前期患者中,炎症反应所产生的细胞因子,AT1 AA可促进活性氧的产生。但氧化应激究竟与胎盘功能失常、胎儿营养供应失衡之间是因是果目前仍存在争议。大多数研究只表明活性氧水平与代谢结局可能存在相关性,但并不将其视作分子机制。正常的胎儿发育须依赖于合理水平的氧化应激状态,在子痫前期患者中,胎盘的功能失衡,抗氧化能力下降,从而导致大量活性氧传递给胎儿。一些关键性的组织对活性氧敏感,如胰岛β细胞,血管内皮细胞,在大量活性氧作用下,可引起胰岛功能损伤,血管内皮功能紊乱,肝脏脂质过度氧化等情况出现。Richter HG等人构建了孕期大鼠缺氧模型,他们发现给孕鼠服用抗氧化药物(维生素C),可缓解因缺氧导致的出生低体重。但是子痫前期的一些临床试验发现,孕期补充抗氧化剂对妊娠并无保护作用。孕期口服左旋精氨酸只对重度子痫前期患者有一定的保护作用。

### (三) 瘦素

瘦素(leptin)是一种由脂肪组织分泌的激素,在能量平衡、机体组成、食欲的调控中起到了重要的作用,且可促进肌肉中脂肪酸氧化,增加颅内、心脏、棕色脂肪组织中葡糖糖转换,抑制总体脂肪堆积,因此瘦素水平的下降或者瘦素抵抗可导致高胰岛素水平和高血糖状态,同时瘦素易受宫内环境的变化而出现表达改变。在子痫前期患者中,母体血清中瘦素水平为正常妊娠孕妇的 2~3 倍,而由于胎盘的传递,脐血中瘦素水平也明显升高。高瘦素水平可改变胎儿肾上腺的反应水平,增加炎症因子的释放,如 IL-6,从而导致子代出现心血管、代谢相关疾病。

### (四)细胞适应

组织、器官功能的正常发挥依赖于相应细胞的数量、形态、功能的正常作用。宫内环境的异常可导致子代肾单位细胞、胰岛 β 细胞、心肌细胞的数目异常,如肾单位数目减少,可引起肾小球过滤能力下降,从而继发循环血容量增加,最终可导致血压升高;胰岛 β 细胞数目的减少可引起远期糖尿病发生风险增加;心脏大小改变可引起舒张末期容积的改变,从而导致远期心肌病的发病率增加。这些现象被称为细胞适应(cellular adaptation)。

### (五)表观遗传学修饰

胎儿暴露于不同的环境刺激下,尤其是在发育的窗口期,可导致胎儿出现适应性的表观遗传学的改变,此类表观遗传修饰(epigenetic modifications)包括 DNA 甲基化(DNA methylation)、组蛋白乙酰化(histone acetylation)、非编码 RNA(non-coding RNA,ncRNA)表达,而这些表观遗传学的改变与胚胎发育、组织调控、性别特异性基因的表达密切相关。有研究者在检测子痫前期患者脐血血细胞的 DNA 甲基化水平后发现,11β- 羟类固醇脱氢酶 2 型(11β-hydroxysteroid dehydrogenase type2,11β-HSD2)的启动子区、胰岛素样生长因子 2(insulin-like growth factor-2,IGF-2)的差异甲基化区呈现低甲基化状态。研究同时对早发性子痫前期脐带血 DNA 进行全基因组甲基化测序,结果发现大量基因存在着表观遗传学的改变,其功能涉及脂质代谢、炎症反应等,可能进一步影响胎儿的发育。

### (六)产科干预治疗

糖皮质激素已被广泛用于促进早产胎儿胎肺成熟,如倍他米松等,然而这些药物的使用同样也会减少肾单位的数目,同时增加血管紧张素 Ⅱ 的敏感性。动物实验表明,过多的糖皮质激素可通过血管紧张素 Ⅱ 和去甲肾上腺素的作用,增加血管平滑肌细胞的钠离子和钙离子的吸收。

目前,大量流行病学证据支持妊娠期高血压疾病子代在成年期发生慢性疾病的风险明显升高,但因其复杂的病理生理机制及多样的临床妊娠结局,使在源头上完善解释其成年期疾病发生风险存在一定的困难。胎盘在母胎界面中有着举足轻重的作用,目前已对其分子机制进行了一定的探索,但要阐明其可能的机制,仍需进一步明确其特定的环境刺激、炎症反应变化因素等,并为将来采取一定的临床干预打基础。

## 第三节 小于胎龄儿 / 大于胎龄儿与胎儿源性疾病

出生体重是指胎儿出生 1 小时内的体重,是衡量胎儿生长发育状况的重要指标,并且与儿童早期的体格生长方式有着密切的联系。按照出生体重,可将新生儿分为低出生体重儿(出生体重 < 2 500g)、正常出生体重儿(2 500g ≤ 出生体重 ≤ 4 000g)及巨大儿(出生体重 > 4 000g)。将出生体重结合胎龄分析,则可分为小于胎龄儿(体重 < 同胎龄儿平

均体重第 10 百分位数)、适于胎龄儿(体重在同胎龄儿平均体重第 10 百分位数至第 90 百分位数之间)及大于胎龄儿(体重 > 同胎龄儿平均体重第 90 百分位数)。

胎儿在宫内的生长发育和新生儿的出生体重受多种因素的影响。遗传基因可以控制细胞生长和组织分化,是决定胎儿生长的前提条件,也是决定物种出生的基本因素。父母双方及胎儿自身的基因表达在很大程度上影响胎儿体重,也与母体孕期生活方式、营养摄入、环境状况等因素相关。众多因素综合在一起,导致胎儿在宫内营养需求与供给不平衡,从而造成小于胎龄儿和大于胎龄儿的发生。

新生儿体重异常不仅会导致孕产期急危症的发生风险增加,还与成年后肥胖的发生,以及糖尿病、冠心病、慢性肾脏病、肺脏疾病等众多疾病的发生相关。1989 年,Barker 首先提出了冠心病、糖尿病等成人疾病的胎儿起源假说,认为胎儿宫内不良反应使其自身代谢和器官的组织结构发生适应性调节。如果营养不良不能得到及时纠正,这种适应性调节将导致血管、胰腺、肝脏和肺脏等机体组织和器官的代谢结构发生永久性改变,进而演变为成人期疾病。早期不利环境因素诱导或规划了胎儿早期的代谢和内分泌变化,这种由环境因素变化引起的机制与代谢等方面的持续性改变也称胎儿的编程 / 规划(fetal programming)或发育的可塑性(developmental plasticity)。1998 年 Lucast 提出"营养程序化"概念,进一步阐述了上述理论,即在发育的关键或敏感时期的不良营养状况,将对机体的各器官功能产生长期甚至终身影响。其机制是由于在生命早期机体为了适应营养不良的环境刺激,在细胞、分子水平发生相应的改变,当刺激消失后这些改变可长期存在,当适应性改变转变为永

久性的"程序化"时,可导致组织细胞数量或比例发生永久性的改变,这种重塑最终演变为成人期疾病的发生。2003 年 DOHaD 假说被正式提出,认为如果人类在发育过程的早期(包括胎儿、婴儿、儿童时期)经历了不利因素(子宫胎盘功能不良、营养不良等),将会影响成年期糖尿病、心血管疾病、哮喘、肿瘤、骨质疏松、神经精神疾病的发生。这种由胎儿宫内营养失衡诱导的胎儿组织及器官的改变,其本意是使胎儿能更好地适应出生后环境,但当出生后生存环境与宫内营养环境截然不同时,如宫内营养不良而出生后予以高蛋白、高热量饮食后,反而会使得其远期患病风险增加。

代谢综合征是胎儿起源假说中被研究较多的一类疾病。胎儿宫内营养异常可通过表观遗传修饰影响肝脏、胰腺、骨骼肌等器官的发育及调控基因表达水平的改变,从而导致胎儿出生后远期代谢综合征的发生。代谢综合征的中心环节是胰岛素抵抗。在胎儿宫内生长发育过程中,营养物质(葡萄糖)- 胰岛素 - 胰岛素样生长因子代谢轴异常起到重要作用。胰腺细胞的成熟发生于胎儿宫内生长发育早期,宫内营养不足可使胰岛血管密度及血流量减低,胰腺重量减轻,胰岛 β 细胞选择性受损及比例下降。即使出生后给予正常饮食后出现追赶性生长,在成年期仍可观察到 β 细胞团减少和胰岛素缺乏。宫内营养不良可下调 Muncl3-1 等胞吐调节因子的表达,使胰岛素胞吐能力减退,造成胰岛细胞对胰岛素的分泌减少;可增加胰岛的反应性氧中间产物,引起线粒体 DNA 破坏,线粒体基因突变及表达下降,从而导致细胞功能逐渐减退及胰岛素分泌受损;还可使得 β 细胞钾通道和钙通道蛋白表达量降低,减少胰岛素的释放。对肝脏而

言,宫内营养不良可使肝脏结构的发育、细胞数目及调节糖代谢相关酶和蛋白质的水平产生适应性改变,最终导致外周胰岛素抵抗。既往动物研究证明,孕期低蛋白的母鼠,其所生仔鼠干细胞数目减少,出现脂滴,在糖类代谢时出现肝糖异生增加。而骨骼肌和脂肪组织作为胰岛素作用的重要器官,在营养不良的宫内环境中,同样可能发生发育异常。如葡萄糖转运体4(glucose transporter 4,GLUT4)是主要存在于对胰岛素敏感的骨骼肌和脂肪细胞中的跨膜葡萄糖转运蛋白。既往研究表明,宫内生长受限(intrauterine growth restriction,IUGR)患儿成年期骨骼肌及脂肪细胞中GLUT4 mRNA 表达及转运至细胞膜的量均减少,从而导致骨骼肌和脂肪组织无法有效利用葡萄糖。此外,骨骼肌和脂肪组织中胰岛素 - 胰岛素受体底物 - 磷脂酰肌醇 3- 激酶(phosphoinositide 3-kinase,PI3K)-Akt 信号通路,也被认为与该过程相关。

慢性肾病同样与胎儿宫内发育关系密切。人类肾脏的发生发育在孕 36 周完成,在此之后便没有新的肾单位形成,故人类的肾脏发育完全受胎儿宫内环境的影响。既往研究发现,宫内营养不良可引起肾小球的数目显著减少,体积增大,这种改变可能使得肾脏更容易遭受生后各种因素的刺激,肾脏过度肥大可能是肾脏维持其肾功能的代偿性表现,而肾小球的体积则与蛋白尿密切相关。肾脏发育是许多基因参与的复杂过程,如 WT1、PAX2、GF2、WNT4 和 GDNF 等。Pham 等发现 IUGR 新生大鼠肾脏 *p53* 基因启动子 CpG 岛甲基化减少,提示 DNA 甲基化改变可能参与了肾单位数目减少的发生。IGF2 作为细胞生长因子,诱导细胞增殖、迁移和分化,在肾脏通常表达在后肾胚芽、逗点期及肾小球中,刺激肾单位

的发育。IUGR 新生鼠肾脏蛋白质组学分析发现,串珠素表达较正常组显著下调。串珠素是细胞外基质中主要的硫酸乙酰肝素蛋白聚糖之一,肾组织中,串珠素主要由肾小球足细胞或内皮细胞分泌,主要沉积于肾小球基底膜内皮侧和系膜区内皮侧,对维持肾小球滤过屏障起着十分重要的作用。串珠素表达量的不足可导致后肾形态发育异常,同时伴有细胞凋亡加速的现象。

在婴儿期慢性肺疾病的发生上,宫内发育不良也被认为是高危因素。IUGR 大鼠模型中,未成熟的新生鼠肺部远端空域壁增厚。IUGR 可导致 PPARγ 基因发生表观遗传改变。PPARγ 是核受体转录因子,参与对肺脏发育十分关键的上皮与基质相互作用。IUGR可引起 PPARγ mRNA 水平降低,而这一转录水平的改变与组蛋白 H3 和 H4 甲基化水平,以及 H3K9(组蛋白 H3 第 9 号位赖氨酸)的三甲基化水平的改变显著相关。同时,甲基CpG 结合蛋白 2(methyl CpG binding protein 2,MeCP2)也可以通过 PPARγ 启动子结合抑制其转录,当 MeCP2 出现在启动子区时,PPARγ 组蛋白 H3K9 三甲基化水平便增加。宫内发育异常还可能引起胎儿肺动脉高压。既往一些研究发现伴随轻度呼吸窘迫综合征的 IUGR 患儿或极低体重儿在超声心动图上可见明显的肺动脉压力升高和右心室功能不全的征象。*eNOS* 作为调节血管功能的主要物质,被认为在这个过程中起重要作用。eNOS由 *NOS3* 基因编码,主要功能是合成一氧化氮(nitric oxide,NO)分子。NO 作为血管舒张因子,抑制血管平滑肌的收缩和血小板的聚集。eNOS 主要由血管内皮细胞表达,在转录层面激活表达。*NOS₃* 基因启动子区域不同的组蛋白修饰调节其转录激活或抑制,如组蛋白

H3 第 9 号位赖氨酸的三甲基化（trimethylation of histone H3 at lysine 9，H3K9me3）主要抑制 eNOS 的转录，组蛋白 H3 上第 9 号赖氨酸的乙酰化（histone H3 acetylation at lysine 9，H3K9ac）、组蛋白 H3 第 4 号赖氨酸的三甲基化（trimethylation of histone H3 at lysine 4，H3K4me3）促进 eNOS 的转录等。研究发现，新生儿肺动脉高压大鼠模型的肺血管内皮细胞中发现 eNOS 表达代偿性增高，且 *NOS₃* 基因近端启动子区域的组蛋白 H3 和 H4 乙酰化水平明显高于正常对照组。

除上述疾病外，神经系统发育、认知能力发育的改变等均被认为与胎儿宫内生长发育异常有关，其发病机制仍有待进一步研究。

# 第四节  宫内感染与胎儿源性疾病

## 一、乙肝病毒

2015 年，病毒性肝炎导致 134 万人死亡，该数字与结核病导致的死亡数量相当，高于艾滋病导致的死亡数量。据估计，全球有 2.57 亿乙肝病毒感染者。在高流行区，乙型肝炎病毒最常见的传播途径是分娩时的母婴传播（围产期传播）或水平传播（接触被感染的血液），特别是生命最初 5 年从感染幼儿传播给未感染幼儿。被母亲感染的婴儿和 5 岁前感染的婴幼儿发展为慢性感染的情况很常见。母婴传播的途径主要包括感染的配子及胚胎、羊水、外周血单核细胞的介导、分娩中的创伤、胎盘感染及宫缩导致的胎盘受损。

### （一）遗传学改变

1. 基因背景　我国一项病例对照研究表明 *LTA* 基因和 *PDCD1* 基因的多样性与胎儿宫内感染的风险相关，从而可能影响对乙肝病毒（hepatitis B virus，HBV）感染的敏感性。也有研究表明 *CXCL13* 基因的多样性可能与 HBV 宫内感染的易感性相关。

2. 配子及胚胎中的病毒携带　通过检测 HBV 阳性孕妇的卵巢组织发现，卵子存在 HBV 的共价闭合环状 DNA。

3. 表观遗传学的改变　研究发现，在孕母 HBsAg+ 感染乙肝的新生儿的脐带血中发现 CpG 位点甲基化状态的明显改变，提示 DNA 的甲基化状态可以作为围生期暴露的一项检测指标。同时这些位点在肝癌、结直肠癌的发展过程及脂肪酸氧化过程中扮演重要角色。产前的 HBV 暴露，可能引起胎儿的表观遗传学的改变。

### （二）子代短期风险

1. 子代性别比的改变　一项统计中国台湾 1988—1989 年新生儿的研究中，多元线性回归结果表明孕母感染 HBV 更倾向于分娩男婴。有假说提出新生儿性别比的改变可能和 HBV 携带者体内高雄激素水平相关。后期在大鼠实验中发现，通过阉割雄性鼠可降低 HBV 感染率，一个可能的机制是在男性患者中，HBV 通过刺激雄激素受体（androgen receptor，AR）与 HBV 病毒上的复制增强因子结合，从而刺激 HBV 的大量复制。

2. 早产　一项纳入 22 项观察性研究，其中包括 3 个前瞻性队列研究、15 个回顾性队列研究及 4 个病例对照研究的荟萃分析指出，慢性感染 HBV 的孕妇较血清学阴性者有更高的早产率。

3. 抗病毒药物的影响　母体 HBV 病毒高载量可增加母婴传播的风险,为减少母婴传播,HBV 高载量的孕妇可选择在孕晚期行抗病毒治疗。相对于拉比夫定而言,替比夫定的阻断母婴传播的效果更好,但母亲的肌酐明显上升。同时胎儿产前的替比夫定暴露,可导致血清肌酐水平轻度上升及精神运动的延迟发育。且有研究发现,替比夫定在孕晚期的使用可能造成子代肾素 - 血管紧张素 - 醛固酮系统(renin-angiotensin-aldosterone system,RAAS)的发育异常,上调了钠离子的转运并导致高血压的发生风险增加。

**(三)子代长期风险**

1. 子代乙肝慢性感染率增加　HBV 感染时的年龄是影响慢性化的最主要因素。在围生期感染 HBV 者中,约有 90% 将发展成慢性感染,而 5 岁以后感染者仅约 5% 发展为慢性感染。母亲 HBeAg 持续存在是慢性 HBV 感染子代血清学延迟转换的高危因素。胎儿宫内 HBV 的暴露通过影响肝巨噬细胞的分泌、PD-1 通路调控 HBV 特定相关 CD8$^+$T 细胞的功能从而诱导免疫耐受。其他机制包括 HBeAg 作用于肝巨噬细胞,使其表型改变,从而限制肝巨噬细胞促炎症因子如 TNF-α、IL-1β 的生成,取之以分泌抗炎症因子如 IL-10、精氨酸酶 -1(arginase 1,Arg1)及甘露糖受体 -1(mannose receptor 1,Mrc1),维持病毒和宿主的长期共生关系,与年龄密切相关的 IL-21 和 CXCL13,以及胎儿期尚未建立成熟的肠道菌群,也是胎儿免疫耐受的可能机制。

2. 子代肝癌的发生率　在家族型肝癌中,孕母 DNA 病毒高载量在垂直传播中起重要的作用,且围产期传播易诱导免疫耐受,而免疫耐受又造成更多乙肝病毒的复制和侵袭。同时,儿童期的慢性感染一般多无临床表现,

隐匿易被忽视,且儿童期用药较受限。以上因素可增加 HBV 长期慢性感染风险,进而增加肝硬化及肝癌的风险。

**(四)对辅助生殖的影响**

1. 对胚胎着床率及妊娠率的影响　我国一项纳入 117 个冻胚周期的回顾性研究表明,父亲 HBsAg 阳性而母亲 HBsAg 阴性组比双亲均阴性组的着床率和临床妊娠率均有所下降,可能与感染 HBV 降低了胚胎对冷冻及解冻的耐受性有关。

2. 对配子的影响　一项纳入 153 位 HBV 血清学阳性要求辅助生育男性的研究中,检测到精液中 HBV 阳性率为 28.1% (43/153)。相比精子 HBV 阴性组而言,HBV 阳性组精子存活率明显下降[(58.0±18.8)% *vs.* (51.4±17.1)%,$P < 0.05$],精子活力下降[(29.6±13.3)% *vs.* (24.5±10.1)%,$P < 0.05$],平均直线速度也下降[(23.7 ±4.0)microm/s *vs.* (19.9±4.5)microm/s,$P < 0.01$]。

## 二、巨细胞病毒

巨细胞病毒(cytomegalovirus,CMV)属是一种有包膜的大型双链 DNA 病毒,由核衣壳蛋白包裹,外层为含有糖蛋白的脂双层膜。它可以在受感染的成纤维细胞、上皮细胞和内皮细胞核中复制,表现为急性、持续性和潜伏感染。其常以休眠或静默状态潜伏于宿主体内,可以存在于人体的各个组织和器官中,经尿液、粪便、唾液、血液、痰液、精液、乳汁、宫颈分泌物排出。CMV 感染最常见的特点就是缺乏典型的疾病表现。大约有 10% 的健康成年人在初次感染 CMV 后出现以下症状:发热、非典型性淋巴细胞增多、不适和轻度淋巴结肿大,通常为良性过程。CMV 的传染性不高,主要是通过接触感染者的唾液或尿液传播,主要传

染源是亚临床感染 CMV 的婴幼儿,其尿液和呼吸道中可长期排出病毒,因此日托工作人员的感染风险高;也可以通过输血、性接触或骨髓移植传播。另一常见途径是围产期传播,胎儿可经胎盘或因暴露于宫颈和产道的病毒而被感染。新生儿也可因乳汁中的病毒而被感染。在美国,CMV 感染是最常见的先天性感染,所有活产儿中有 0.2%~2.0%(平均 0.64%)存在宫内 CMV 感染,另有 6%~60% 的婴幼儿在出生后 6 个月内感染,而围分娩期感染的婴儿出现严重后遗症的可能性微乎其微。

先天性 CMV 感染的儿童有 80%~90% 无神经系统后遗症。脐血穿刺不被推荐用于 CMV-DNA 的检测,主要是由于其阳性率低、风险高、并发症多。超声可以识别可能有先天性 CMV 病毒感染的婴儿。CMV 病毒宫内感染的胎儿超声检查可见小头畸形、侧脑室增宽、颅内钙化灶,肠管强回声,胎儿生长受限,羊水过少,肝脏钙化点和胎儿室管膜下囊肿等。多数患儿出生后数小时至数周内死亡,死亡率高达 50%~80%。

育龄期女性有 40%~50% 对 CMV 病毒初次感染易感,孕期初次感染的发生率为 1%~3%,孕妇发生 CMV 原发性感染后,胎儿感染率高达 30%~40%。妊娠前 3~8 周 CMV 原发感染宫内传播的发生率为 8.3%。尽管在妊娠期的任何阶段均可发生垂直传播,但 CMV 感染母婴传播的风险于妊娠晚期最大。在妊娠早、中、晚期,孕妇原发性 CMV 感染宫内传播发生率分别为 30%、34%~38% 和 40%~70%。但是,妊娠早期发生的 CMV 感染,容易导致胎儿严重并发症,受感染的胎儿有 24% 出现感音性神经性听力损伤,32% 出现中枢性神经系统后遗症,而孕中晚期的感染胎儿,只有 2.5% 的感音性神经性听力损伤,15% 出现中枢性神经

系统后遗症。孕妇复发性 CMV 感染宫内垂直传播率仅为 0.15%~2%,导致胎儿受累的情况极为少见。大多数宫内感染 CMV 病毒的胎儿出生后没有明显的临床表现,但是亚临床先天性感染者有 15% 会出现听力损失。

CMV 病毒是引起先天性感音性听力丧失最常见的原因,发生于 30% 的出生时就有症状的新生儿。CMV 病毒导致耳聋的机制尚不明确,有研究表明出生后人体内耳感觉上皮细胞即丧失增殖和再生能力,因此听力丧失的原因可能与有害因素导致毛细胞和神经节细胞的丧失有关。通过感染动物模型的研究表明,除病毒直接导致细胞病变效应外,炎症反应可能在听力丧失的发病机制中发挥了更重要的作用。另外,感染婴儿的临床表现可有黄疸、瘀斑、血小板减少、肝脾大、非免疫性水肿和生长受限等。远期神经系统后遗症包括发育迟缓、癫痫发作、感音性听力丧失和其他严重的神经系统损害。

## 三、弓形虫

弓形虫病是由专性细胞寄生虫刚地弓形虫引起的,这是一种能够在各种情况下感染人类的原生动物。这种寄生虫病主要在儿童期和青少年期获得。弓形虫的总体的感染率在过去的 30 年已经下降,其主要以 3 种形式存在:①增速子,出现于寄生期和急性感染期;②包囊,可在静止期、潜伏期出现于人类和动物的多个器官内;③卵囊,只存在于猫的粪便中。在初次感染期间,猫每日可从消化道中排出数百万计的卵囊,持续达 1~3 周。这些卵囊在 1~5 日后开始具有感染性,特别是在温暖、潮湿的环境中,甚至可维持 1 年以上。在初次感染后,猫通常开始产生免疫,因此不太可能发生伴卵囊排出的复发感染。

孕期弓形虫感染的诊断主要有赖于血清学的检查，寻找母亲体内相应的弓形虫抗体是首选，以及进一步的组织病理学检查。抗体通常在感染后 1~2 周出现，1~2 个月达到高峰，随后以不同的速度下降并持续存在。血清学提示 IgM 特异性抗体阳性，IgG 抗体滴度极高（且 IgG 亲和力低），以及 IgG 由阴转阳均提示急性感染，一般根据至少间隔 2 周的至少 2 份血样本弓形虫特异性 IgM 或 IgG 转阳，可最准确地诊断妊娠期母体感染。通过 PCR 技术在羊水中检测弓形虫 DNA 可以快速准确评估是否有宫内感染，灵敏度达到 81%~88%，实时 PCR 比常规 PCR 更敏感，其敏感性和特异性可以达到 92.2%、100%，但是目前并未用于临床。一项荟萃分析显示，母体血清学转化时的孕龄越大，胎儿感染风险越高，估计妊娠 13 周、26 周及 36 周发生母体血清学转化时的胎儿感染风险分别为 15%、44% 及 71%。免疫功能正常的女性如在妊娠前感染弓形虫，基本上不会将弓形虫病传染给胎儿，但确有极少数特例报道。免疫功能受损的女性比如艾滋病患者或者使用免疫抑制药物的患者，如果在妊娠前感染弓形虫，也可能在妊娠期间出现寄生虫血症，感染胎儿。继发于再感染的先天性弓形虫病罕见，在过去的 30 年间仅有 6 例报道。

通过超声发现胎儿感染弓形虫的特异性并不强，但是对于确诊先天性弓形虫感染，特别是对于没有血清学及 PCR 技术确诊的疑似病例，非常有价值。胎儿弓形虫病中最常见的颅内超声表现是颅内异常高回声灶、钙化灶，或者双侧对称的脑室扩张，这些往往是预后不良的征象。一项研究显示，32 例已证实感染的患者，胎儿病变在数日内进展迅速。另外一项欧洲的前瞻性队列研究显示，218 例感染胎儿有 7%（14 例）超声结果异常（颅内钙化灶或脑室扩张）。而在一些其他报道中，这些病变仅在妊娠 21 周后出现。其他部位的异常超声表现特异性较低，肝脏增大、胎盘增厚、血管扩张、腹水，以及罕见的心包和胸腔积液也曾有报道。系统超声可以帮助判断是否选择孕晚期终止妊娠。另外也有报道胎儿生长受限和小头畸形，但这并不是先天性弓形虫病的特征性表现。死产非常罕见，欧洲的一项前瞻性队列研究纳入了 1 208 例弓形虫感染女性，其中 448 例妊娠早期感染女性的死产风险并不高于对照组。

孕期发生急性弓形虫病的患者中，约 40% 的新生儿存在感染征象，妊娠末期的感染概率更高，但是妊娠早期的感染危害更严重。大多数（70%~90%）先天性弓形虫感染的新生儿在常规体检中无表现，如果怀疑有较高的先天性感染风险时，可以做更进一步的检测，如脑脊液检查、详细的眼科检查和中枢神经系统影像学检查，可能会发现异常。10%~30% 的感染婴儿在出生时有症状，包括脉络膜视网膜炎（85%~92%）、颅内钙化（50%~85%）、脑积水（30%~68%）、脑脊液异常（63%）、黄疸（40%~60%）、血小板减少症（40%）、贫血（20%~50%）、发热（40%）、肝脾大（30%~40%）、淋巴结病（30%）、肺炎（27%）、皮疹（25%）、癫痫（20%~40%）、小眼（20%）、小头畸型（15%）。患有轻度或亚临床的先天性弓形虫病的新生儿，在出生后仍有明显的风险，特别是当他们后续没有抗弓形虫治疗，则可能会有远期并发症的出现，最常见的远期并发症是脉络膜视网膜炎。未接受治疗的儿童新发视网膜病变的发生率接近 90%，这种风险一直延伸到成年期，典型表现为灶性坏死性视网膜炎。其他表现可能包括近视、斜视、白内障和眼球震颤。弓形虫绒毛膜炎的并发症包括失明、视网膜脱离、视网膜和视神经的新生血管化。其他后遗症包括白内障、青光眼和虹膜的变化。

目前对弓形虫病妊娠女性还是主张进行产前治疗，尽管存在一些争议（缺乏足够的有效性证据），现普遍认为治疗可以减少胎儿先天性弓形虫感染。妊娠期感染弓形虫的女性通常立刻予以螺旋霉素（空腹口服，一次 1g，每 8 小时 1 次）治疗，螺旋霉素是与红霉素类似的大环类脂类抗生素，其在胎盘内浓度较高，这在理论上被认为可治疗胎盘感染从而有助于预防母婴传播。对于明确有胎儿感染并选择接受治疗的女性，乙胺嘧啶联合磺胺嘧啶通常较螺旋霉素和阿奇霉素的应用更为广泛，但是并无证据显示其效果比单用螺旋霉素更好，且严重不良事件更多。

## 四、微小病毒

微小病毒 B19（parvovirus B19）是一种单链 DNA 病毒，编码两个主要基因：*REP* 和 *NS*，编码转录蛋白和 DNA 复制蛋白：CAP 和 S，以及外壳蛋白 VP1 和 VP2。微小病毒 B19 是儿科常见的出疹性疾病传染性红斑（又称 5 号病）的病原体。典型的临床表现是发热、皮疹、关节病。皮疹指的是面颊部边界清晰的红斑，即"掌拍颊"，以及躯干和肢体网状或花边状皮疹。关节病可以影响手、腕、膝和踝关节。但还有 20% 感染人群并无任何症状。如果持续感染，可能会导致再生障碍性贫血，但非常罕见。病毒主要通过飞沫传播和手 - 口接触，也可以经血液制品、母胎垂直传播。

微小病毒 B19 易于感染生长周期快的细胞，因此易感染胎儿和新生儿，胎儿感染后前体红细胞易受病毒攻击，可引起细胞程序性死亡导致再生障碍性贫血、胎儿非免疫性水肿和高排性充血性心力衰竭，若感染胎儿心肌，则

会直接引起胎儿心力衰竭。约 33% 的孕妇感染微小病毒 B19 后继发胎儿宫内感染，胎儿丢失的风险在 20 周以前最高约为 10%，20 周以后胎儿死亡罕见，仅有 1%，水肿发生率为 0.3%，33% 的胎儿水肿可自行消失，但目前没有可靠的指标来预测水肿消失或死亡。有报道认为母体感染 8 周以后，才有可能出现胎儿水肿，因此感染后 8~10 周有必要做系统超声评估胎儿水肿。如果这段时间没有水肿表现，则不需要进一步评估。此外，多普勒检测胎儿大脑中动脉血流峰值速度可以精确反映胎儿是否存在贫血。若发现水肿，建议行脐血穿刺检测胎儿血细胞比容并给予宫内输血治疗。有研究证实，经脐血穿刺发现有微小病毒 B19 感染的胎儿会合并有血小板减少症，但输注红细胞同时是否需要输注血小板目前尚不明确。

虽然微小病毒 B19 感染对动物胚胎有致畸作用，比如猫的小脑发育不全、共济失调，或仓鼠的无脑畸形、小头畸形等，但流行病学调查并不提示其对人类胎儿存在致畸作用，而绝大多数感染妇女的后代远期发育正常，胎儿感染后很少发生神经系统疾病、持续性感染、严重贫血或其他后遗症。

Miller Elizabeth 等对确诊微小病毒 B19 感染的孕妇进行前瞻性队列研究，向产科医生和全科医生发放关于怀孕结果和存活婴儿健康状况的调查问卷，并对存活婴儿进行随访，总共纳入 427 名经 B19 病毒特异性 IgM 测定和 / 或 IgG 血清转换证实的母体感染的孕妇和 367 名存活婴儿，其中 129 名在 7~10 岁时接受随访。结果发现 B19 感染的女性在怀孕的前 20 周内的胎儿平均丢失率为 9%。在妊娠 9 到 20 周的感染者中，有 7 例发生胎儿水肿（*OR*=2.9%，95%*CI* 1.2-5.9）。存活婴儿出生时未发现 B19 感染引起的异常。在 7~10

岁时未发现晚期效应。Jonathan Lassen 等对 1994—2009 年丹麦共 113 228 个母亲孕期做了微小病毒 B19 检测的子代进行流行病学调查，在校正年龄、性别、母亲年龄和母亲微小病毒 B19 测试时间等因素后，结果发现 1%（1 095）的新生儿母亲于孕期感染了 B19，在后续的人群随访中（儿童期随访中位数是 9.2 年），10 856 个儿童发病，590 个儿童死亡。总体来说，母亲微小病毒 B19 感染状态和婴儿期及儿童期的发病率无关，也与婴儿死亡率无关。特别的是，在所统计的 20 种疾病中，19 种与微小病毒 B19 无关。该研究仅发现中枢神经系统肿瘤发生的风险与微小病毒 B19 可能相关（*IRR*=5.88，95% *CI* 1.41-24.6），但是这些暴露的病例非常少（*n*=2）。因此认为孕期细小病毒 B19 感染与婴幼儿期的总体发病率和死亡率无关。

## 五、风疹病毒

风疹（rubella）是一种 50~70nm 大小不规则的小球形、有包膜的单链 RNA 病毒，属于披盖（膜）病毒家族 gw1，人是病毒的唯一宿主。风疹病毒经呼吸道飞沫和密切接触传播，在人口居住相对集中的地方，传播快、阳性率高，且感染与职业有关，干部、工人感染概率高于农民、无业者，因此孕妇应尽量少到人口较多的公众场合，以降低感染风险。风疹病毒潜伏期是暴露后 12~19 天，急性风疹有 20%~50% 没有症状或前驱症状，仅有 50%~75% 的感染患者出现典型症状，典型表现是非瘙痒性的斑丘状皮疹，由面部到躯干及四肢，持续 3 天左右，压之褪色。还可有发热、乏力、结膜炎、耳后及枕后淋巴结肿大。皮疹过后，可以出现一过性的关节痛或关节炎，持续 5~10 天，罕见的并发症包括脑炎、神经炎、

血小板减少性紫癜。

临床上诊断风疹病毒感染较为困难，大多数是亚临床的感染，皮疹也非特异性的表现。血清学检测是最常用的方法，测定风疹病毒的特异性 IgG、IgM 是一种简便、敏感、准确的方法。诊断需满足：急性和恢复期血清样本 IgG 抗体滴度增加 4 倍。风疹病毒特异性 IgM 抗体阳性。孕妇血 IgM 阳性同时还要有血清学转换指标，即出现 IgG 由阴性转变成阳性，或者孕妇血 IgM 阳性同时出现 IgG 抗体连续双份血清出现 4 倍增高（15 天 ~1 个月间）。可以取绒毛、羊水和脐血进行风疹病毒培养。血清学试验最好在皮疹出现的 7~15 天内检测，2~3 周后重复检测一次。RT-PCR 可用于检测病毒 RNA，特别是在胎儿血标本未检测到胎儿风疹病毒特异性 IgM 时。以上检测可以表明有无胎儿感染，但必须结合感染时的孕周与先天性异常的相关风险来综合判断，唯一有效的治疗方法是终止妊娠。

对所有儿童和易感成人进行疫苗接种可以预防风疹流行暴发，常用的疫苗有单价的、二联（麻疹 - 风疹）和三联麻疹 - 腮腺炎 - 风疹（measles-mumps-rubella，MMR）疫苗。易感的育龄期女性建议接种疫苗并避孕 1 个月，主要是因为风疹疫苗属于减毒活疫苗制剂，可以穿透胎盘，不适合孕妇使用。但有报道指出，近 1 000 例孕期注射疫苗的孕妇，其婴儿并未发生先天性风疹综合征（congenital rubella syndrome，CRS），因此当患者孕期无意接种了疫苗或接种后短时间内妊娠的，建议这类孕妇不需要终止妊娠。

孕产妇感染风疹病毒后对自身风险较小，但先天性风疹病毒感染会引起流产、死胎，以及先天性风疹综合征。风疹病毒可以在胎盘中复制和感染。胎儿感染的结局取决于胎龄，

母体风疹病毒感染后,胎儿感染可发生在怀孕的任何阶段。胎儿感染的风险随孕周的不同而不同,感染率最高是在妊娠的前 3 个月(超过 80%),孕 13~14 周为 54%,孕中期末段降至 25%,但到了 36 周以后又上升至 100%,虽然胎儿感染了风疹病毒,但不一定会发生畸形。在 11 周以前被感染的胎儿,畸形的估计风险为 90%,在 11~18 周有 34%,而到了 18 周以后胎儿感染风疹导致出生缺陷罕见。尽管如此,既往有研究对 1 016 例确诊的妊娠风疹病例进行了随访,其中只有 407 人(40%)选择继续妊娠直至分娩。

目前对风疹病毒引起胎儿损害的机制知之甚少,在母体免疫应答之前,病毒通过血液循环传播,可能影响妊娠附属组织,包括胎盘。由于胎盘损伤,病毒会穿过胎盘进入胎儿体内。一旦进入胎盘,胎儿就会由于细胞层面的紊乱引起器官发育缺陷,特别是在生长发育最重要的前 12 周致病,常导致畸形发生。在怀孕的前 3 个月里,胎儿不能进行正常的免疫应答,而是依赖于母体的免疫球蛋白 G(IgG)抗体从母体通过胎盘。然而在这个阶段,胎盘转移效率很低,胎血 IgG 水平仅为孕妇血清内含量的 5%~10%。直到 12 周后血清 IgG 水平才逐渐升高,至分娩时甚至可能超过母亲。在妊娠中期及以后,这个情况发生了变化,胎盘可以降低胎儿感染的风险并增强胎儿的免疫反应,如前所述,感染和畸形在此期间的风险显著降低。因此,随着胎儿逐渐成熟和开始产生自己的抗体,就可以通过细胞毒性反应清除风疹病毒。怀孕的剩余时间里机体虽然不能彻底清除病毒,但通过继续将母体的 IgG 传递给胎儿,胎儿可以在很大程度上保护自己免受病毒的伤害。

先天性风疹综合征是由于组织破坏和瘢痕引起的各种表现。这可能是由于病毒持续存在所造成的免疫机制持续损害,如自身免疫性循环的环状特异性免疫复合体,或有缺陷的细胞毒性效应细胞功能。CRS 中的风疹病毒可以非常持久地存在。风疹病毒颗粒可保留在隐蔽的部位,如晶状体。研究认为风疹病毒抗原持续存在于各种各样的目标器官内,在那里病毒可以进行反复的生产和复制。风疹病毒可从脑脊液中分离出来,可以在大约 1/3 的患者尿液中,以及所有 CRS 婴儿的粪便和鼻咽分泌物中被检测到;在严重感染后,这种病毒在婴儿体内可能会持续 1 年甚至更久。母亲孕期首次感染风疹病毒时,胎儿感染风险最大,虽然现在已知再感染时在血清学上对 CRS 具有免疫性,但仍有 5%~8% 的风险发生 CRS,主要是发生在怀孕的前 3 个月。先天性风疹综合征用来表示由妊娠期风疹引起的各种疾病组合。虽然风疹病毒在胎儿几乎可以感染任何器官,但经典的 CRS 的特点主要还是累及心脏、眼球和听力,多达 50% 的 CRS 婴儿出生时表现正常,但中枢神经系统的发育异常可能随时间而发展。疾病的主要表现(按减少的顺序列出)包括耳聋、智力低下、心脏结构异常和白内障;还包括血小板减少症、肝炎、心肌炎、骨伤、牙齿缺损、尿道下裂、隐睾,腹股沟疝、间质性肺炎、脑炎、脑钙化、脾纤维化、肾硬化和肾结石。此外,还有一些迟发性表现,包括 1 型糖尿病(发病率为一般人群的 50 倍)、甲状腺功能障碍,以及罕见的神经退行性疾病(全脑炎)的报道。

## 六、疱疹病毒

单纯疱疹病毒(herpes simplex virus,HSV)在全世界的育龄期女性中普遍存在,是一种有包膜的大型双链 DNA 病毒,可以在宿主细胞核中复制,感染上皮细胞。HSV 能在背根神经节潜伏感染,并经血液传播。通常分为 HSV-1 型和 HSV-2 型:HSV-1 型和口唇疱疹有关,以口腔黏膜水疱病变为特征;HSV-2 型主要导致生殖器疱疹感染。虽然按照上述方式可以对其进行区分,但实际上它们有很多重叠,HSV-2 也可以引起部分口部疾病,HSV-1 也可以引起 1/3 的生殖器感染。只是与 HSV-2 相比,HSV-1 更不容易引起复发感染。妊娠期主要关注的是生殖道疱疹病毒感染。其特征表现是病毒感染后 2~14 天出现疼痛明显的水疱,水疱破裂后,留下表浅侵蚀性的溃疡,感染后期溃疡结痂,皮损愈合,不留瘢痕。原发感染会出现全身性症状,包括发热、头痛、不适和肌痛(67%),局部疼痛和瘙痒(98%),尿痛(63%),淋巴结肿大伴压痛(80%)。大多数患者只有轻微的症状或无症状。只有 1/3 的血清学转化的孕妇出现与生殖器 HSV 感染一致的症状。

相对而言,单纯疱疹病毒较容易培养,病毒培养是生殖器溃疡患者首选的检查方法。PCR 检测 HSV-DNA 高度敏感,可对孕妇进行 HSV-DNA 的快速检测。除了在培养或 PCR 之前证实的有充分证据的复发性 HSV 病例外,通常我们需要进行类型特异性血清学和病毒学检测才能准确分类。HSV 的类型特异性抗体通常在感染后的 12 周内产生,并持续存在。准确的分类在怀孕期间尤其重要,因为在分娩时,新获得的生殖器感染(原发性或非原发性初发)是新生儿感染的主要危险因素。复发性生殖器感染患者分娩时新生儿传播的风险要低得多。

既往感染 1 型单纯疱疹病毒(HSV-1)或 2 型单纯疱疹病毒(HSV-2)在孕妇中很常见。研究表明,HSV-1 型感染血清型阳性在 1989—2010 年间稳定在 65%~69%,而 HSV-2 型在此期间从 30% 下降到 16%。

原发性感染是指原先 HSV-1 和 HSV-2 的 IgG 都为阴性的患者发生的感染。非原发性初发感染是指原先已存在 HSV-2 抗体的患者出现 HSV-1 感染,或原先已存在 HSV-1 抗体的患者出现 HSV-2 感染。复发性感染是指生殖器 HSV 的再激活,其病损处检出的 HSV 类型与血清中的抗体类型相同。每种类型都可以导致有症状或无症状(也称亚临床感染)的感染。无症状感染只能通过培养或 PCR 来检测。

对于没有生殖系统 HSV 感染病史但在怀孕期间出现生殖器溃疡的孕妇,应进行病毒检测和特异性血清学检测。当这些测试无法进行时,可以使用直接荧光抗体测试。生殖器 HSV 感染通过病毒检测阳性确诊。初始出现时的特异性 HSV 血清学检测,对于将母体感染分类为原发性、非原发性或复发性是必要的。

对于有生殖器溃疡并且临床高度怀疑 HSV 感染但病毒检测呈阴性的妇女,需要间隔 3~4 周后再次进行血清学检测。如果这种重复检测显示两种特异性抗体的血清学转换,就可以诊断原发性感染(或非原发性初发,如果另一种特异性抗体在基线上呈阳性)。如果没有血清学转化,生殖器溃疡不太可能是 HSV 感染,就需要考虑其他原因。

分娩前母体原发 HSV 感染影响胎儿的可能性微乎其微,大约 200 000 例分娩中才有 1 例宫内感染,宫内感染的后遗症包括皮肤水疱、瘢痕形成、眼病、小头畸形和脑积水。HSV 感染新生儿的情况通常发生在产时,主要是胎儿分娩时直接接触从感染部位(宫颈、阴道、外阴、肛周)流出的病毒。新生儿 HSV 感染在美国的发生率约为 1/3 500,产时 HSV 感染会增加新生儿并发症和死亡率,然而大部分新生儿 HSV 感染源于母亲的原发感染。70% 的新生儿感染由 HSV-2 型导致,其中一半来自原发感染。非原发性初发感染为 24%~31%,复发感染的新生儿感染率只有 1.3%~3%。ACOG 推荐,对产时有明显生殖器疱疹病损或前驱症状的女性,建议剖宫产终止妊娠降低新生儿 HSV 感染风险。但由于 60%~80% 的新生儿 HSV 感染源于母体无症状的原发感染,因此择期剖宫产降低新生儿感染的效果有限,大约 1 580 例择期剖宫产才可以防止 1 例新生儿 HSV 感染。

胎膜早破后新生儿感染 HSV 的风险可能会增加,即便破膜超过 6 小时,也仍然建议剖宫产,但没有证据表明超过多长时间剖宫产不再有益。预防性使用阿昔洛韦或伐昔洛韦可以减少 HSV 播散,减少剖宫产率。该方案可用于孕期复发性 HSV 感染。另外,对于病变部位在生殖道以外的孕妇(比如大腿、臀部、口腔等),新生儿的感染风险低,不建议剖宫产。

新生儿感染 HSV 的相关因素包括:宫颈 HSV 感染检出、有创的监护、38 周以前分娩、孕妇小于 21 岁及 HSV 病毒载量高。新生儿 HSV 感染在活产儿中的发生率为 1/10 000~1/3 200,可造成严重并发症和死亡,并且许多幸存者有永久后遗症。尽管该病患病率看似较低,但在美国,新生儿 HSV 感染造成了 0.2% 的新生儿住院,0.6% 的院内新生儿死亡,并且伴随大量医疗资源的占用。

新生儿 HSV 感染的结局取决于其临床类型,即使进行治疗,HSV 感染仍有可能伴随终身,患者可能复发皮肤黏膜病变、眼部病变和/或中枢神经系统病变。局部病变限于皮肤、眼睛、口腔,称为 SEM(skin-eye-mouth,SEM)病,SEM 的新生儿 HSV 感染的死亡率很低。不到 2% 的接受阿昔洛韦治疗的患者会在 SEM HSV 感染恢复后出现发育延迟。眼部受累患者具有出现长期并发症(包括视力丧失)的风险,需要接受密切随访。

播散性感染的 1 年死亡率为 29%。对于伴有嗜睡、严重肝炎、急性肝衰竭、就诊时昏迷或接近昏迷、弥散性血管内凝血、早产和肺炎的婴儿,死亡风险会增高。约 80% 的新生儿播散性 HSV 感染幸存者神经发育可能是正常的。在开始抗病毒治疗时或治疗前出现癫痫发作的婴儿中,神经发育异常(如发育延迟、轻偏瘫、持续癫痫发作、小头畸形、失明)的风险增高。HSV-1 或 HSV-2 引起的严重肝炎均可能导致播散性感染新生儿出现致命的急性肝衰竭。在一些播散性 HSV 感染导致暴发性肝衰竭的新生儿中,已有成功进行肝移植的报道。CNS 感染的 1 年死亡率为 4%。早产、癫痫发作以及就诊时昏迷或接近昏迷可使 CNS 感染的死亡风险增高。约 30% 的新生儿 CNS HSV 感染幸存者神经发育是正常的。在开始抗病毒治疗时或治疗前出现癫痫发作的婴儿中,神经发育异常的风险增高。

## 七、B 族链球菌

B 族链球菌(group B streptococcus,GBS)为兼性厌氧革兰氏阳性链球菌,通常寄居于阴道和直肠,是一种条件致病菌。健康人群带菌率可达 15%~35%,孕妇带菌率为 10.1%~32.4%。我国孕妇 GBS 阳性率为 10%~30%。妊娠期 GBS 定植状态可变,妊娠 26~28 周 GBS 培养阳性的妇女,到妊娠晚期只有 65% 仍存在 GBS 定植。大多数妇女在抗 GBS 治疗后 6 周内被重新感染。孕妇感染 GBS 往往无任何症状,仅在行阴道分泌物检查时发现。但 GBS 上行感染羊水、胎膜、胎盘和/或蜕膜时可诱发绒毛膜羊膜炎,可导致胎膜早破、早产,甚至死胎等不良妊娠结局。40%~70% 被 GBS 感染的孕妇也可在分娩过程中将 GBS 传递给新生儿,在实施产前预防前,美国新生儿 GBS 感染的总发病率约为 2‰,每年至少有 409 000 例产妇 / 胎儿 / 婴儿病例和 147 000 例死产和婴儿死亡。

依据发病时间新生儿 GBS 感染分为两类:①早发型感染(early-onset GBS,EOS):生后 72 小时内发病,以肺炎和败血症为主,脑膜炎的发生率低于 10%。主要由产道定植 GBS 上行侵犯羊膜腔引起,占新生儿感染的 80%,25% 发生于早产儿。②晚发型感染(late-onset GBS,LOS):生后 1 周至 3 个月之间由社区或院内获得感染。主要表现为脑膜炎的症状,死亡率为 20%,在存活的婴儿中约 15%~30% 留有严重后遗症,主要包括皮质盲、运动障碍、脑室炎、脑积水、脑瘫、智力障碍、小头畸形、偏瘫或全身瘫痪、失明和耳聋等。多项研究表明,GBS 感染与胎膜早破关系密切。位于直肠、泌尿道、宫颈及阴道等处的 GBS 上行感染胎膜后,通过炎症细胞的吞噬作用及细菌产生的蛋白水解酶的侵袭作用,降低胎膜局部张力而致胎膜破裂;GBS 还可诱发绒毛膜羊膜炎,使胎膜水肿变性,通过代谢作用降低胎膜张力致胎膜破裂;GBS 上行感染胎膜后,促使前列腺素分泌增加,前列腺素除可以直接刺激子宫收缩外,也可通过增强基质金属蛋白酶 9(matrix metalloproteinase 9,MMP-9)对细胞外基质的重构作用,促进宫颈成熟和胎膜早破。此外,MMP 还可通过促进羊膜凋亡通路引起胎膜早破。Kessous R 等研究认为直肠阴道分泌物培养检出 GBS(GBS 阳性)是胎膜早破发病的独立危险因素,GBS 阳性孕妇胎膜早破发生率大约是阴性者的两倍。

GBS 阳性是绒毛膜羊膜炎发病的重要独立危险因素,其发病风险与生殖道 GBS 带菌率成正比。羊膜腔感染与早产相关,Grigsby 等将 GBS 接种在孕早期恒河猴的绒毛膜蜕膜上诱导绒毛膜蜕膜感染,并以接种生理盐水和羊膜腔直接接种 GBS 作为对照组,观察 GBS 接种量与 PGE$_2$、PGF2α、子宫收缩及早产等的关系。结果发现羊膜腔直接接种 GBS 更易引发早产,而接种在绒毛膜蜕膜上的 GBS 数量达到一定程度也能引发早产,表明绒毛膜蜕膜炎是羊膜腔感染的一个过渡阶段,可引起早产,其炎症程度取决于接种的 GBS 量和宿主的防御能力。因此认为绒毛膜蜕膜炎是早产的先兆,GBS 感染可以引发早产。

Romero 等发现若胎儿宫内感染不能启动充足的炎症反应诱发分娩或胎膜破裂,将可能导致死胎。研究认为 GBS 感染致死胎的可能机制:GBS 在胎儿炎症反应发生之前,迅速在胎儿和羊水中大量繁殖,造成羊水感染,诱发胎儿器官功能衰竭,导致死胎。

**(一)GBS 感染与神经发育障碍**

新生儿或婴儿 GBS 侵袭性感染(包括肺炎、脓毒症和脑膜炎)的幸存者中,可能遗留神经发育障碍(neurodevelopmental disabilities,NDD)。NDD 可大致分为:发育障碍,如自闭症和注意力缺陷障碍,通常出现在儿童时期;神经精神障碍,如双相情感障碍和精神分裂症,最典型的出现在青春期和儿童早期;神经退行性疾病,如阿尔茨海默病、帕金森病通常在生命后期出现,其特征是逐渐丧失突触标记物,最终导致痴呆;包括抑郁障碍、物质滥用障碍和焦虑障碍在内的其他疾病,其发病年龄和生活方式都很广泛。一项 B 族链球菌病后儿童神经发育障碍的系统评价及荟萃分析发现,脑膜炎幸存者中,32%(95%*CI* 25%-38%)在随访 18 个月时有 NDD,其中 18%(95%*CI* 13%-22%)有中度至重度 NDD。通过自然感染老鼠模型来模拟新生儿 B 族链球菌感染病理生理学,结果发现,在垂直传播模型中,GBS变种菌株BM110比去除了溶血素的同基因突变体BM110ΔcylE毒性更强。暴露于毒性更强的病毒株的幼鼠肺炎发生率和死亡率均高于暴露于减毒株者。BM110感染幸存的幼鼠,在成年期表现出明显的神经发育障碍和学习记忆能力下降。尼尔森等人基于人口的回顾性研究表明,母亲贫血和感染都与精神分裂症的风险增加有关。贫血和感染的联合暴露增加了2.49倍的精神分裂症风险。母亲感染和贫血可能是精神分裂症的两个独立危险因素。大鼠GBS活菌感染模型后代会出现自闭症样症状,且出现了性别二分法,这也是人类自闭症的主要特征之一。

目前孕妇GBS感染导致子代神经精神发育障碍的确切机制仍不清楚,但多数研究提示可能与以下几方面因素相关。

1. 炎症刺激　GBS阳性是绒毛膜羊膜炎发病的重要独立危险因素,其发病风险与生殖道GBS带菌率成正比。事实上,母体孕期感染的不利影响似乎是通过羊膜腔内母胎炎症反应实现的。研究发现,IL-17a介导的母胎促炎免疫反应可能导致一系列神经疾病,在婴儿期可能处于休眠状态,在成年期才出现症状。母体免疫激活后,细菌内毒素和其他免疫激活剂导致认知功能障碍,决定了子代一系列叛逆的行为和与精神病患者相关的分子异常。例如新生儿脑膜炎,其炎症不仅局限于脑膜,也可通过宿主神经炎症反应导致大脑功能障碍。胶质细胞活化是神经炎症的首要标志之一,最初的炎症反应依赖于天然免疫受体的激活。细胞凋亡和反应性星形胶质细胞增多,这是神经炎症的另一个标志,已在GBS感染的幼犬脑海马中观察到,这个脑区经常与GBS脑膜炎所致的认知神经元后遗症有关。在感染的

幼犬大脑中也可观察到侧脑室的扩张,脑室神经炎症可能演变为脑室炎和脑积水,是GBS诱导的脑膜炎的两种可能的并发症。另外,由于侧脑室的扩张而引起的皮层变薄,可能会在后期损害认知功能。但也有动物研究发现,感染与未感染的幼崽大脑中的炎性细胞因子水平没有差异,说明局部或全身性炎症细胞不太可能造成脑损伤。此外,脑细胞也不太可能被细菌直接损伤,因为在几个没有检测到GBS的区域出现了细胞凋亡。据此猜测,活性氧、一氧化氮、过氧亚硝酸盐、金属蛋白酶和兴奋性氨基酸等神经毒性分子可能是GBS脑膜相关的神经元损伤的主要原因。

2. 代谢异常　谷氨酸在学习和记忆形成中起着关键作用,GBS感染小鼠脑海马中谷氨酸减少,可反映脑膜炎患儿的学习记忆障碍。多巴胺能系统通常与运动控制和决策有关,多巴胺能输入到海马和额叶皮层也与学习和注意力有关。GBS感染幸存者海马多巴胺及其代谢产物显著减少,证实了GBS感染与认知障碍相关。基底节参与基于奖励的学习和运动功能,基底节突触可塑性的主要部位是纹状体,它接受皮层谷氨酸能输入和密集的多巴胺能投射。新生儿期GBS感染的幸存小鼠纹状体中的多巴胺代谢降低,导致从丘脑流入运动皮层的谷氨酸减少,导致运动功能减退。在兔脑瘫模型中发现细菌内毒素引起的母体宫内炎症可导致色氨酸代谢紊乱,可能是胎儿和新生儿丘脑皮质发育受损的原因之一。改变的犬尿氨酸途径代谢物可能促进神经毒性,而五羟色胺的降低则可能导致发育调节变化,这些发现有助于设计旨在对kyn通路进行产前调控的治疗策略,为预防和治疗母体炎症所致的胎儿和新生儿脑损伤、脑瘫和自闭症等神经发育障碍提供了新的靶点。

3. 表观遗传和跨代机制　研究产前感染与神经发育性脑疾病风险关系的动物模型发现，早期感染应激会在后代身上引起稳定的表观遗传修饰。在精神分裂症、自闭症和双相情感障碍等神经发育障碍的发病机制中，表观遗传学程序改变得到越来越多的认识和佐证。其中最常见的表观遗传修饰是 DNA 甲基化。Richetto J 等人在小鼠孕中晚期用病毒诱导免疫激活模型，探究感染介导的神经发育障碍小鼠全基因组 DNA 甲基化变化，结果发现子代小鼠大脑前额叶皮质区域有多个基因位点和不同基因组表现出不同程度甲基化，包括 γ- 氨基丁酸能分化及信号转导（例如 DLX 1、LHX 5 及 LHX 8）、Wnt 信号（Wnt 3、Wnt8A 及 Wnt7B）和神经发育（例如 EFNB 3、MID 1、NLGN 1 及 NRXN 2），且与相应基因的转录有关，是相关行为功能中断的合理机制。因此认为，产前感染可能是导致这些致残性脑紊乱的表观遗传异常的环境因素之一。由于这些表观遗传修饰中至少有一些在一生中都是可以改变的，这一发现将有助于对有感染史或有神经精神症状的患者进行预防性治疗开辟新的途径。

4. 遗传机制　GBS 宫内感染引起一系列免疫炎症反应。Sainz 等人发现了 200 个与免疫应答相关的基因在精神分裂症患者中存在差异表达，其中 6 个特定基因（ADAMTS2、CD177、CNTNAP3、ENTPD2、RFX2 和 UNC45B）在需要药物治疗的精神分裂症患者中过表达，经抗精神病治疗后恢复到正常表达水平。

### （二）GBS 与肺损伤

一项包括 1.5 万余名受试者的荟萃分析得出结论，支气管肺发育异常与绒毛膜羊膜炎之间存在正相关，而支气管肺发育异常是婴幼儿慢性肺病的主要病因，说明宫内感染与成年期肺疾患的发生相关。Waldorf KMA 等人建立了早期绒毛膜羊膜炎的非人类灵长类动物模型来探究宫内胎儿肺损伤的过程和机制。他们将怀孕 118~125 天的 10 只猕猴平均分为 2 组，实验组于羊膜接种 GBS，对照组则将生理盐水注入羊膜腔。分别于羊膜接种 GBS 后 4 天、生理盐水输注后 7 天行剖宫产术，收集胎儿和胎盘组织。盲检发现有 4 只接种 GBS 的动物存在肺损伤的病理改变，其特征是肺泡内中性粒细胞增多和间质增厚，而对照组未见。接种 GBS 的动物血浆、羊水和胎儿血浆中细胞因子水平（TNF-α、IL-8、IL-1β、IL-6）明显升高，但并未检测到 GBS，因此认为胎儿肺损伤并非 GBS 直接引起，而是胎儿全身炎症反应综合征的结果。恒河猴模型研究也发现接种在绒毛蜕膜间隙的 GBS 可以输送到羊水中，但需要大量接种，有时还需要多次接种，少量接种或者短暂感染可能引起宫内炎症反应，如胎膜炎、绒毛膜羊膜炎。胎盘胎膜免疫炎症反应可清除绒毛蜕膜感染使妊娠继续，但会产生炎症介质扩散到羊水中，直接接触胎儿肺，或者通过母胎界面扩散到胎儿血液中，导致胎儿肺损伤的旁分泌反应。IL-8 可能是损伤的关键诱因，因为它是中性粒细胞的趋化剂，而中性粒细胞是受累胎儿肺中的主要白细胞。每天给恒河猴输注单个细胞因子（IL-8、IL-6、IL-1、TNF-α）与中性粒细胞在胎儿肺中的浸润有关；IL-8 和 IL-6 也与间质淋巴细胞聚集有关，但可能与较长暴露时间有关。在早产胎羊模型中，输注重组羊 IL-8 可使单核细胞和中性粒细胞增加 5 倍，导致肺发育停滞和支气管发育不良。阻断脂多糖诱导的 IL-8 信号转导通路（CXCR 2 阻断剂）也不能有效减少支气管肺泡灌洗液中的白细胞或胎儿肺细胞因子。在绵羊身上的研究表明，IL-8 可能作为支气管肺发育不良的生物标志物或起到引发剂的作用。促炎症介质（IL-1、TNF-α 和 Toll 样受体）和单核细胞 / 巨噬细胞也能诱导 miR-155-5p 的表达，经定量 RT-PCR 方法验证确定了 miR-155-5p 可作为胎儿肺损伤的生物标志物。研究表明，绒毛膜羊膜炎还与肺表面活性物质的产生和消耗有关，可进一步加剧肺损伤。研究证实，脐血 MMP-9 的升高与支气管肺发育不良的严重程度和补氧量有关，MMP-9 活性增加可能在胎儿肺损伤中起作用。

### （三）GBS 与心脏损伤

怀孕期间或出生后头几个月暴露于子宫内的感染和 / 或炎症（绒毛膜羊膜炎），可能对发育中的器官，包括心脏和血管产生普遍影响。炎症是动脉粥样硬化和心血管疾病发展的一个核心机制，有可靠的流行病学数据表明，不良的宫内生长和 / 或早产，以及围产期因素，如母亲高胆固醇血症、吸烟、糖尿病和肥胖症，这些生命早期危险因素导致炎症状态加剧，都与儿童和成人心血管中间表型不良有关。但很少有研究表明围产期显性感染和炎症（绒毛膜羊膜炎）是心血管风险的潜在因素。来自人类和实验模型的有限证据表明，绒毛膜羊膜炎与心肺血流动力学改变、心脏结构和功能、血压和内皮功能紊乱有关。

羊膜内感染引起胎儿左心室扩张，新生儿平均血压和舒张压降低。胎儿和早产儿心肺血流动力学的这些变化持续存在，可能是由于血管重塑所致。早产儿暴露于组织绒毛膜羊膜炎也增加了新生儿持续性肺动脉高压（persistent pulmonary hypertension of the newborn，PPHN）的风险，与动物实验中观察到的结果一致。LPS 诱导的新生大鼠绒毛膜羊膜炎模型表现出血流动力学紊乱和心功能下降。胎鼠接触羊膜内 LPS 可使心肌炎性细胞因子表达增加，心肌细胞数量减少，心肌收缩和舒张功能受损。母体接触 LPS 还会增加胎鼠的心脏后负荷，减少心输出量。由于宫内炎症抑制血管生长，导致阻力小动脉重塑和肺小动脉发育改变，使得早产羔羊出现肺动脉和全身高血压。Hensler ME 等人首次利用体外组织培养系统研究了 GBS 与心肌细胞之间相互作用，发现 GBS 可诱导心肌细胞功能障碍，促进心肌细胞死亡，这种作用依赖于 β- 溶血素 / 细胞溶解素的表达。β- 溶血素 / 细胞溶解素与原代新生大鼠心室心肌细胞钙瞬变的完全、快速丢失及线粒体膜极化有关，β- 溶血素 / 细胞溶解素抑制剂二棕榈酰磷脂酰胆碱（1，2-dihexadecanoyl-rac-glycero-3-phosphocholine，DPPC），也是人肺表面活性物质的正常成分，可消除这些毒素对细胞活力和功能的影响。对猕猴宫内感染模型（绒毛蜕膜接种 GBS 和大肠埃希菌）和对照组尸检获得胎儿心脏组织，从胎儿心脏中提取 RNA 和蛋白质，分别用微阵列和 Luminex（微孔、Billerica、ma）进行细胞因子分析。宫内感染组胎儿心脏组织中 IL-6、IL-8 水平显著高于对照组，几种在心脏损伤、形态发生、血管生成和组织重塑中发挥功能的基因（如血管紧张素 I 转换酶 2、STAP 家族成员 4、利钠肽 a、分泌脆性相关蛋白 4）的表达也发生变化。胎儿心律失常（如无变异性、心律失常、心功能不全）也与绒毛膜羊膜炎有关。

在胎儿感染和胎儿炎症反应综合征中，与心脏形态发生和血管发生有关的多条通路受到不同程度的调控，提示了损伤的多种机制和途径。宫内感染和严重的炎症破坏了胎儿出生前心脏的发育遗传程序。胎儿脓毒症及炎症反应综合征导致胎儿心脏发育基因程序改变（如 *S100A8*、*FAM69C*、*ACE2*、*PLA2G2*、

*CFTR* 及 *STEAP4* 等表达增加,*MYH6*、*MYL7*、*SFRP4*、*NPPA*、*PLA2G7* 等表达降低)。这些基因在心血管系统形态学、分化过程中的细胞形态发生、细胞运动和细胞迁移、平滑肌细胞及肌肉组织的增生、血管发生及内皮细胞的迁移中发挥重要功能。虽然受表观遗传修饰影响的特定基因大部分是未知的,但表观遗传调控在动脉粥样硬化形成过程中很重要。围产期炎症事件(如绒毛膜羊膜炎)可能导致心血管疾病发展中重要基因特定调控位点的表观遗传标记改变。DNA 甲基化是研究最广泛的表观遗传标记,在动脉粥样硬化和脑血管病患者外周血白细胞 DNA 的单位点研究和全基因组图谱中被改变。

## 八、梅毒螺旋体

梅毒是由苍白密螺旋体感染引起的全身性疾病,在性传播疾病中危害性仅次于艾滋病。2011 年据世界卫生组织估计,每年约有 200 万孕妇感染梅毒。妊娠合并梅毒是一种威胁孕产妇、胎儿、新生儿生命及身体健康的性传播疾病,可通过性接触方式水平传播,也可通过胎盘经血液垂直传播给胎儿。世界卫生组织估计,2012 年全世界 15~49 岁的青少年和成年人中发生了 560 万例梅毒新病例,不论性别,全球发病率为每 1 000 名中 1.5 例。一项荟萃分析显示,52% 未经治疗的梅毒孕妇较之非梅毒孕妇,妊娠丢失或死产(21%~40%)、新生儿死亡(9%~20%)、早产和低出生体重(6%)及新生儿先天性梅毒的发生率明显升高。中国疾病预防控制妇幼保健中心 2015 年的工作报告显示,2014 年我国孕产妇梅毒检测阳性率为 0.2%,平均治疗率为 68.1%,规范治疗率仅为 29.5%。2013 年梅毒暴露儿的新生儿死亡率为 15.2‰,婴儿死亡率为 17.2‰,远高于全国总体的新生儿死亡率(6.3‰)和婴儿死亡率(9.5‰)。

一、二期梅毒孕妇垂直传播的概率接近 100%,称胎传梅毒(congenital syphilis,CS),发生率为 25%~75%,可导致自发性流产、胎儿窘迫、非免疫性水肿、胎儿宫内死亡、死产及新生儿围生期死亡,或分娩出有严重后遗症的新生儿,直接危害下一代健康,给社会造成沉重的负担。胎传梅毒感染的危险程度与母亲梅毒的病程、妊娠期是否治疗及循环在母血中螺旋体的数量有关。主要有以下表现类型:

**(一)胎死宫内型**

主要为患潜伏期梅毒孕妇引起宫内感染而致流产或死胎,胎儿呈浸软状态,全身各脏器有大量梅毒螺旋体,此型较罕见。

**(二)早期胎传梅毒**

2 岁以内发病,类似于获得性二期梅毒。发育不良;皮损常为水疱 - 大疱、红斑、丘疹、扁平湿疣;口周及肛周形成皲裂,愈后遗留放射状瘢痕;梅毒性鼻炎及喉炎;骨髓炎、骨软骨炎及骨膜炎;可有全身淋巴结肿大、肝脾大、贫血等。此类患儿死亡率高。

**(三)晚期胎传梅毒**

2 岁以后发病,类似于获得性三期梅毒。出现炎症性损害(间质性角膜炎、神经性耳聋、鼻或腭树胶肿、克勒顿关节等)或标志性损害(前额圆凸、马鞍鼻、佩刀胫、锁胸关节骨质肥厚、赫秦生齿、口腔周围皮肤放射状裂纹等)。早期胎传梅毒骨损害发生率为 10%~20%,临床特点为受累肢体活动障碍、肿胀,营养不良、身体质量过轻和多器官功能损害,主要 X 线表现为累及四肢长骨的干骺端炎、骨膜炎或骨髓炎,干骺端与长骨干相连接处分裂增宽为其特征性表现。

**(四)隐性胎传梅毒**

即胎传梅毒未经治疗,无临床症状,梅毒

血清学试验阳性,脑脊液检查正常,年龄＜2岁者为早期隐性胎传梅毒,＞2岁者为晚期隐性胎传梅毒。

### (五) 梅毒继发性先天性肾病综合征

梅毒继发性先天性肾病综合征(congenital nephrotic syndrome,CNS)发病率较低,国内文献报道成人发病率约8%。诊断标准:①符合肾病诊断标准;②结合病史、体征、患儿及其父母梅毒血清学阳性反应。梅毒致肾损害病理特点:经血行感染的梅毒螺旋体的抗原以及机体产生的抗体形成免疫复合物沉积于肾小球,是由免疫复合物介导和补体激活的免疫性疾病,梅毒性肾病的典型病理改变为膜性肾病,可伴有轻重不等的系膜增生,免疫荧光显示IgG和C3沿毛细血管壁呈颗粒状沉积,肾组织内可存在螺旋体抗体。加拿大一项队列研究表明,妊娠期有梅毒血清学反应阳性的母亲所生的婴儿,无论是否患有先天性梅毒,都有很高的神经发育障碍风险。

## 九、人类免疫缺陷病毒

艾滋病(acquired immunodeficiency syndrome,AIDS)属于传播性极强的免疫缺陷性疾病,由机体感染人类免疫缺陷病毒(human immunodeficiency virus,HIV)所致,对机体生命安全构成了极大威胁,尚无治愈方法。HIV感染在全球呈上升趋势,目前我国累计报告艾滋病病毒感染者大约有4.56万例,随着生育政策调整,HIV感染的孕产妇人数亦呈逐渐增加趋势。妊娠不影响HIV病程,但是HIV影响妊娠,母体感染HIV后的免疫改变、抗逆转录病毒暴露、合并机会性感染及代谢并发症等诸多因素将潜在影响发育中的胎儿或婴儿。研究者在探究艾滋病毒感染的时机和长期后遗症的关系时发现,出生前感染HIV的36名

儿童,其中15名(42%)有学习困难,而新生儿期感染HIV的56名儿童中有13名(23%)存在学习困难。尽管研究样本量很小,但结果确实表明宫内或新生儿早期的HIV感染可能与严重的长期神经学后果有关。美国艾滋病临床研究小组将HIV-1母婴传播方式界定为:①孕期传播(宫内传播):血液经胎盘、羊水、胎膜或阴道分泌物经生殖道上行感染,母亲HIV-1阳性,婴儿出生后48小时血液HIV-1阳性。②产时传播(产程和分娩时感染):胎儿皮肤黏膜接触母亲血液、宫颈阴道分泌物及接受人工喂养的婴儿,出生后7天内血液HIV-1检测阴性,7~90天转为阳性。③产后传播(哺乳传播):婴儿口腔或胃肠道黏膜及破口接触母乳中HIV,母乳喂养的婴儿出生后90天内血液HIV-1检测阴性,90天后转为阳性。流行病学调查发现,感染HIV的儿童中,90%以上源于母婴传播,其中20%发生在妊娠36周前,50%发生在分娩前几日,30%发生在产时。

对HIV感染孕妇及早抗逆转录病毒治疗可最大程度降低HIV病毒载量,提高CD4$^+$T淋巴细胞数,提高机体免疫力,有效降低HIV母婴传播率。未经干预的HIV感染孕妇将HIV传播给胎儿或婴儿的概率约为20%~30%,而通过高效抗逆转录病毒治疗可将母婴传播率降至2%~5%。但孕期持续抗逆转录病毒治疗,胎儿长期暴露于抗病毒药物,其线粒体功能受损,包括线粒体形态异常、DNA含量降低、神经元缺损,甚至凋亡,可导致胎儿生长受限、新生儿早产、低出生体重及小于胎龄儿风险增加。HIV感染孕妇分娩低出生体重儿、早产和胎儿生长受限的风险增加,为未被HIV感染孕妇的3倍,欧洲12个国家的小于胎龄儿发生率为4.6%~15.3%,我国为3.4%~17.7%。故建议HIV感染者尽量避免非

计划妊娠,若怀孕后拟终止妊娠宜尽早,需要继续妊娠者应接受规范艾滋病母婴阻断治疗,分娩后不推荐母乳喂养。

关于分娩方式,HIV 感染不是剖宫产术的指征。一项对 4 864 个欧洲妇女的研究显示,无论何种分娩方式,接受 14 天以上规范抗逆转录病毒治疗的孕妇围产期 HIV 传播率为 0.8%。新生儿出生 6~12 小时内,不论何种喂养方式,应尽早给予抗病毒药物至出生后 4~6 周,对于孕期抗病毒治疗不满 4 周或产时发现感染的孕产妇,新生儿抗病毒治疗应延长至出生后 6~12 周。

## 十、其他病原体感染

妊娠期母体免疫系统发生变化以促进对胎儿抗原的耐受性,使得孕妇对较低致病微生物(如人型支原体、解脲支原体、沙眼衣原体及淋球菌)有较高的易感性。妊娠期人型支原体(Mycoplasma hominis,MU)和解脲支原体(Ureaplasma urealyticum,UU)的定植范围分别为 35%~90% 和 5%~75%,CT 感染率为 3%~25%,平均约 5%~7%。

母婴传播途径

### (一)产道传播

产道传播是最重要的母婴传播途径,易引起新生儿感染。孕妇 MU、UU 感染经阴道分娩可导致新生儿支原体肺炎。孕妇沙眼衣原体(Chlamydia trachomatis,CT)感染经阴道分娩时,约 50%~60% 的新生儿受到感染,18%~50% 的新生儿在出生后 2 周出现结膜炎,11%~18% 的新生儿在出生后 4 周发生肺炎。

### (二)宫内传播

孕妇 MH、MU 感染者,经血行传播引起胎盘病变及胎儿宫内感染。孕妇感染沙眼衣原体时,潜伏在宫颈管黏膜上皮细胞内的沙眼衣原体活化,上行性感染可引发绒毛膜羊膜炎、子宫内膜炎,导致胎膜早破、早产、产褥感染等。

孕妇感染支原体后可导致羊膜腔内感染,不仅可造成流产、死胎、早产、胎膜早破、羊水过多、妊娠高血压综合征等孕妇常见的并发症,还可以造成胎儿宫内发育迟滞、新生儿窒息、新生儿黄疸、新生儿低体重、新生儿肺炎、败血症、脑膜炎,甚至胎儿畸形、早产儿脑白质损伤、支气管肺发育不良及先天性心脏病发病风险的提高。

结合诸多文献研究我们发现,母体接触不同的病原体或免疫系统激活剂似乎会导致胎儿系统部分重叠的免疫反应,这些重叠效应的主要特点是胎儿表达炎症因子,如促炎细胞因子和趋化因子(胎儿炎症反应综合征)。炎症因子通过多途径、多部位损伤胎儿系统,诱导各种成年期疾病。

妊娠期感染和炎症可以在生命早期对子代产生影响,这为生命早期干预提供了理论依据。对已出生的不良宫内暴露的子代,也可进行发育阶段特异性的组织和器官、特异性的关键基因和蛋白,以及异常的表观遗传修饰的早期筛选,实现出生后饮食和生活方式的早期干预,以减少成年期疾病的发生,为神经、呼吸及心血管等重大系统疾病的源头防控,以及提高出生人口质量提供科学支撑。

(罗 琼 王利权)

# 参考文献

1. ZETTERSTROM K, LINDEBERG SN, HAGLUND B, et al. The association of maternal chronic hypertension with perinatal death in male and female offspring: a record linkage study of 866, 188 women. BJOG, 2008, 115: 1436-1442.

2. DAVIS EF, LEWANDOWSKI AJ, AYE C, et al. Clinical cardiovascular risk during young adulthood in offspring of hypertensive pregnancies: insights from a 20-year prospective follow-up birth cohort. BMJ Open, 2015, 5: e008136.

3. MIETTOLA S, HARTIKAINEN AL, VAARASMAKI M, et al. Offspring's blood pressure and metabolic phenotype after exposure to gestational hypertension in utero. Eur J Epidemiol, 2013, 28: 87-98.

4. PALMSTEN K, BUKA SL, MICHELS KB. Maternal pregnancy-related hypertension and risk for hypertension in offspring later in life. Obstet Gynecol, 2010, 116: 858-864.

5. LAZDAM M, DE LA HORRA A, PITCHER A, et al. Elevated blood pressure in offspring born premature to hypertensive pregnancy: is endothelial dysfunction the underlying vascular mechanism? Hypertension, 2010, 56: 159-165.

6. JAYET PY, RIMOLDI SF, STUBER T, et al. Pulmonary and systemic vascular dysfunction in young offspring of mothers with preeclampsia. Circulation, 2010, 122: 488-494.

7. MOGREN I, HOGBERG U, STEGMAYR B, et al. Fetal exposure, heredity and risk indicators for cardiovascular disease in a Swedish welfare cohort. Int J Epidemiol, 2001, 30: 853-862.

8. LIBBY G, MURPHY DJ, MCEWAN NF, et al. Pre-eclampsia and the later development of type 2 diabetes in mothers and their children: an intergenerational study from the Walker cohort. Diabetologia, 2007, 50: 523-530.

9. THOMAS C, HYPPONEN E, POWER C. Prenatal exposures and glucose metabolism in adulthood: are effects mediated through birth weight and adiposity? Diabetes Care, 2007, 30: 918-924.

10. KAJANTIE E, ERIKSSON JG, OSMOND C, et al. Pre-eclampsia is associated with increased risk of stroke in the adult offspring: the Helsinki birth cohort study. Stroke, 2009, 40: 1176-1180.

11. TUOVINEN S, ERIKSSON JG, KAJANTIE E, et al. Maternal hypertensive disorders in pregnancy and self-reported cognitive impairment of the offspring 70 years later: the Helsinki Birth Cohort Study. Am J Obstet Gynecol, 2013, 208: 200.

12. WANG X, LUO H, CHEN C, et al. Prenatal lipopolysaccharide exposure results in dysfunction of the renal dopamine D1 receptor in offspring. Free Radic Biol Med, 2014, 76: 242-250.

13. RICHTER HG, CAMM EJ, MODI BN, et al. Ascorbate prevents placental oxidative stress and enhances birth weight in hypoxic pregnancy in rats. J Physiol, 2012, 590: 1377-1387.

14. LOCKWOOD CJ, YEN CF, BASAR M, et al. Preeclampsia-related inflammatory cytokines regulate interleukin-6 expression in human decidual cells. Am J Pathol, 2008, 172: 1571-1579.

15. CHING T, HA J, SONG MA, et al. Genome-

scale hypomethylation in the cord blood DNAs associated with early onset preeclampsia. Clin Epigenetics, 2015, 7: 21.

16. LIU TT, WAN ZH, PENG SH, et al. Genetic variations in LTA gene and PDCD1 gene and intrauterine infection of hepatitis B virus: a case-control study in China. Amino Acids, 2018, 50 (7): 877-883.

17. WAN ZH, LIN XF, LI TY, et al. Genetic variant in CXCL13 gene is associated with susceptibility to intrauterine infection of hepatitis B virus. Sci Rep, 2016, 6: 26465.

18. YU MM, GU XJ, XIA Y, et al. Relationship between HBV cccDNA expression in the human ovary and vertical transmission of HBV. Epidemiol Infect, 2012, 140 (8): 1454-1460.

19. CHENG QJ, ZHAO B, HUANG ZX, et al. Epigenome-wide study for the offspring exposed to maternal HBV infection during pregnancy, a pilot study. Gene, 2018, 658: 76-85.

20. LIN MJ, CHEN PJ, LUOH MC, et al. HBeAg (+) and sex ratio of offspring: evidence form Taiwan's three million newborns. Am J Hum Biol, 2012, 24 (4): 541-544.

21. JAMES WH. Possible constraints on adaptive variation in sex ratio at birth in humans and other primates. J Theor Biol, 2006, 238 (2): 383-394.

22. WANG SH, YEH SH, LIN WH, et al. Identification of androgen response elements in the enhancer I of hepatitis B virus: a mechanism for sex disparity in chronic hepatitis B. Hepatology, 2009, 50 (5): 1392-1402.

23. MA X, SUN D, LI C, et al. Chronic hepatitis B virus infection and preterm labor (birth) in pregnant women-an updated systematic review and meta-analysis. J Med Virol, 2018, 90 (1): 93-100.

24. PENG S, WAN Z, LIU T, et al. Incidence and Risk Factors of Intrauterine Transmission Among Pregnant Women With Chronic Hepatitis B Virus Infection. J Clin Gastroenterol, 2018.

25. ZHOU C, YU Y, YANG Q, et al. Motor development delay in offspring is associated with prenatal telbivudine exposure. Medicine (Baltimore), 2018, 97 (9): e0053.

26. GOIS PH, CANALE D, LUCHI WM, et al. Tenofovir during pregnancy in rats: a novel pathway for programmed hypertension in the offspring. J Antimicrob Chemother, 2015, 70 (4): 1094-1105.

27. GANEM D, PRINCE AM. Hepatitis B virus infection—natural history and clinical consequences. N Engl J Med, 2004, 350 (11): 1118-1129.

28. TSENG YR, WU J, NI Y, et al. Long-term effect of maternal HBeAg on delayed HBeAg seroconversion in offspring with chronic hepatitis B infection. Liver Int, 2011, 31 (9): 1373-1380.

29. KINDER JM, JIANG TT, WAY SS. Offspring's Tolerance of Mother Goes Viral. Immunity, 2016, 44 (5): 1085-1087.

30. TIAN Y, KUO CF, AKBARI O, et al. Maternal-Derived Hepatitis B Virus e Antigen Alters Macrophage Function in Offspring to Drive Viral Persistence after Vertical Transmission. Immunity, 2016, 44 (5): 1204-1214.

31. WANG H, WU B, LI L, et al. Hepatic expansion of virus-specific CD8 (+) BTLA (+) T cells with regulatory properties in chronic hepatitis B virus infection. Cell Immunol, 2017, 311: 36-45.

32. RUKUNUZZAMAN M, KARIM MB. Chronic Hepatitis B in Children-A Review. Mymensingh Med J, 2015, 24 (3): 649-656.

33. FRIJ BJ, SOUTH MA, SEVER JL. Maternal rubella and the congenital rubella syndrome. Clin Perinatol, 1988, 15: 247-257.

34. KINNEY J, ANDERSON L, FARRAR J, et al. Risk of adverse outcomes of pregnancy after human parvovirus B19 infection. J Infect Dis, 1998, 157: 663-667.

35. MILLER E, FAIRLEY CK, COHEN BJ, et

al. Immediate and long term outcome of human parvovirus B19 infection in pregnancy. BJOG, 1998, 105 (2): 174-178.

36. LASSEN J, BAGER P, WOHLFAHRT J, et al. 2013. Parvovirus B19 infection in pregnancy and subsequent morbidity and mortality in offspring. Int J Epidemio, 2013, l 42: 1070-1076.

37. PASS RF, FOWLER KB, BOPPANA SB, et al. Congenital cytomegalovirus infection following first trimester maternal infection: Symptoms at birth and outcome. J Clin Virol, 2006, 35 (2): 216-220.

38. PLOSA EJ, ESBENSHADE JC, FULLER MP, et al. Cytomegalovirus infection. Pediatr Rev, 2012, 33 (4): 156.

39. BROWN ZA, SELKE S, ZEH J, et al. The acquisition of herpes simplex virus during pregnancy. N Engl J Med, 1997, 337: 509.

40. KIMBERLIN DW. Herpes simplex virus infections of the newborn. Semin Perinatol, 2007, 31: 19.

41. BERNSTEIN DI, BELLAMY AR, HOOK EW, et al. Epidemiology, clinical presentation, and antibody response to primary infection with herpes simplex virus type 1 and type 2 in young women. Clin Infect Dis, 2013, 56: 344.

42. DELANEY S, GARDELLA C, SARACINO M, et al. Seroprevalence of herpes simplex virus type 1 and 2 among pregnant women, 1989-2010. JAMA, 2014, 312: 746.

43. KESSOUS R, WEINTRAUB AY, SERGIENKO R, et al. Bacteruria with group-B streptococcus: is it a risk factor for adverse pregnancy outcomes? J Matern Fetal Neonatal Med, 2012, 25 (10): 1983-1986.

44. GOLDENBERG R L, THOMPSON C. The infectious origins of stillbirth. Am J Obstet Gynecol, 2003, 189 (3): 861-873.

45. ANDRADE EB, MAGALHÃES A, PUGA A, et al. A mouse model reproducing the pathophysiology of neonatal group B streptococcal infection Nat Commun, 2018, 9 (1): 3138.

46. WILLIAMS M, ZHANG Z, NANCE E, et al. Maternal inflammation results in altered tryptophan metabolism in rabbit placenta and fetal brain. Dev Neurosci, 2017, 39 (5): 399-412.

47. NESTLER EJ, PEÑA CJ, KUNDAKOVIC M, et al. Epigenetic basis of mental illness. Neuroscientist, 2016, 22 (5): 447-463.

48. KWAK DW, HWANG HS, KWON JY, et al. Co-infection with vaginal Ureaplasma urealyticum and Mycoplasma hominis increases adverse pregnancy outcomes in patients with preterm labor or preterm premature rupture of membranes. J Matern Fetal Neonatal Med, 2014, 27 (4): 333-337.

49. MCGRATH N, FAWZI WW, BELLINGER D, et al. The timing of mother-to-child transmission of human immunodeficiency virus infection and the neurodevelopment of children in Tanzania. Pediatr infect Dis J, 2006, 25 (1): 47-52.

# 第七章
# 婴幼儿发育与发育源性疾病

CHAPTER

7

婴幼儿时期是指从出生到满 3 周岁以前的一段时期,该阶段是人生第一个快速发展的阶段,这个阶段孩子有很多生理、发育的特点。研究证明,成人慢性病、心血管疾病、代谢性疾病等,不仅与宫内发育状况有关,还与分娩方式、出生后的喂养、追赶生长、环境因素及婴儿生长发育状况等早期生命阶段的事件有关,这些早期事件将对机体各器官功能产生长期影响。

# 第一节　分娩方式与发育源性疾病

## 一、概述

分娩是胎儿脱离母体子宫内环境开始社会生活的标志性事件。阴道分娩是人类长期自然选择的结果,整个过程包括从规律宫缩到宫口扩张完全、从宫口扩张完全到胎儿娩出、从胎儿娩出到胎盘娩出三个产程。经剖宫产分娩的胎儿没有经历部分或全部产程,在分娩过程中的环境暴露和生理应激也与经阴道分娩者有明显差异。研究证实,在生命早期,特别是分娩过程中的环境暴露和生理应激可影响子代远期健康。

## 二、分娩方式与子代健康

### (一)过敏性疾病

过敏(allergy)是指由免疫机制诱发的超敏反应,可以由体液(抗体)或者细胞免疫介导。多数情况下,引起过敏反应的抗体属于 IgE 类,可以被归类于 IgE 介导的过敏反应。按受累器官分类,过敏可分为皮肤过敏症(特应性皮炎、血管性水肿、荨麻疹)、胃肠道过敏症(嗜酸性细胞胃肠炎)、呼吸道过敏症(过敏性鼻炎、过敏性哮喘)、眼过敏症、全身过敏反应(过敏性休克)。剖宫产可增加婴儿牛奶蛋白过敏及儿童哮喘的风险。

1. 婴儿牛奶蛋白过敏　婴儿牛奶蛋白过敏的发生率约为 2%~7.5%。发生机制涉及肠道黏膜屏障功能(肠道黏膜屏障也叫肠道屏障,包括机械屏障、化学屏障、生物屏障及免疫屏障)破坏、口服免疫耐受建立失败、宫内致敏、母乳过敏原传递,以及遗传和环境交互作用等机制。

剖宫产婴儿对牛奶蛋白过敏发病率增加。胎儿的肠道基本上是无菌的,在阴道分娩中,胎儿接触到母体产道和肠道中的细菌,表现出与产妇产道相似的细菌定植模式。有研究指出,相较于自然分娩儿,剖宫产儿在出生第 3 天时表现出更高的菌群结构相似性,第 5 天时肠道菌群种类及数量均远远落后。Mollov 等指出,剖宫产儿肠道内类杆菌属和志贺杆菌含量下降而艰难梭菌含量升高,可见分娩方式影响了生命早期肠道菌群结构的建立。而生命早期肠道菌群结构的改变往往会导致剖宫产儿更易发生牛奶蛋白过敏。

2. 支气管哮喘　哮喘是常见的慢性呼吸道疾病,儿童多见,反复发作会严重影响患者的健康、学习和生活。近年来,世界各国哮喘的患病率呈上升趋势。2013 年全国儿科哮喘协作组进行的第三次中国城市儿童哮喘流行病学调查显示,我国主要城市城区儿童哮喘总患病率为 3.02%。

剖宫产是儿童多种过敏性疾病发病的重要危险因素之一。胡芳等进行的荟萃分析发现,与阴道分娩相比,剖宫产儿哮喘、食物过敏、过敏性鼻结膜炎、吸入性过敏、喘息、枯草热的患病率均有所增加,其中哮喘患病率增加了 19%。Mett 等对 1 756 700 例新生儿进行追踪随访至 2002 年,其中最大最长随访至 18 周,哮喘累计发病率为 4.0/1 000,剖宫产出生者相对自然分娩出生者哮喘发生风险增加了 52%,而有计划的剖宫产与紧急情况下剖宫产出生者哮喘发生风险分别增加了 42% 和 59%。

剖宫产引起哮喘患病率增加的机制尚不明确,可能存在以下几种情况:①分娩方式会影响肠道菌群初始化定植,剖宫产儿由于手术方式和消毒无菌要求,往往不能接触母体的肠道细菌,双歧杆菌、乳酸杆菌等肠道正常菌群在肠道定植速度延迟,导致剖宫产分娩的婴儿可能在出生后很长一段时间内免疫功能发育不完善。②剖宫产手术应激可能影响婴儿免疫系统发育,进而影响过敏性疾病的发生发展。③剖宫产可能引起基因表达的表观遗传学改变,从而增加过敏性疾病发生的概率。④剖宫产儿未通过产道的挤压,不利于肺部发育及建立有效的肺循环和通气功能。

### (二)肥胖

临床研究表明,剖宫产与子代超重和肥胖有一定相关性。剖宫产对子代超重和肥胖影响的系统回顾和荟萃分析均提示,剖宫产增加子代超重、肥胖的风险。

2014 年上海市一项基于人口的大规模横断面调查,在上海 26 所小学共 17 571 名学生中进行了随机抽样,收集基本信息、分娩方式,测量儿童身高、体重和腰围,对儿童健康、教育和生活方式进行评估,采用 Logistic 回归模型对儿童肥胖风险进行评估。以阴道分娩的小学生为参照组。共有 17 571 名学生完成了这项调查,出生年龄在 5~13 岁之间。该研究结

论表明,没有医疗适应证的选择性剖宫产与小学生超重和肥胖的风险增加有关。也有研究报道,无论是通过选择性或非选择性剖宫产分娩的儿童,超重或肥胖的风险均增加。

国外也有剖宫产与青少年非传染性疾病危险因素的一项出生队列研究,1982—2004 年跟踪随访了居住在城市市区的 4 297 例活产婴儿,对其血压、胆固醇、甘油三酯、随机血糖、腰围、身体质量指数(body mass index,BMI)进行比较。研究结果表明经剖宫产分娩儿童的收缩压、BMI 更高,增加了肥胖相关心血管疾病的风险。也有部分临床研究结果并不支持剖宫产和儿童肥胖之间的因果关系。孕妇怀孕前体重是剖宫产与儿童肥胖之间的重要混淆因素,需要在今后的研究中注意排除。

流行病学研究调查了剖宫产与后代超重 / 肥胖之间的关系,但结论以及这种关系的程度是不一致的。剖宫产与随后的肥胖风险有一定的相关性,这种风险不受性别的影响,可能会从童年持续到成年。剖宫产是日后超重和肥胖的中度早期危险因素。

剖宫产与后代肥胖的因果关系,尤其是青少年和成人,需要在未来的前瞻性研究中加以检验。

剖宫产与后代肥胖之间联系的潜在机制尚不清楚。剖宫产与晚期疾病联系起来的最合理的机制是卫生假说。这一假设的基础是,在分娩过程中,经阴道分娩新生儿的嘴直接暴露在母体阴道和肠道微生物群中,而经剖宫产分娩新生儿的嘴暴露在非母体来源的环境细菌中。这种早期细菌获取的差异可能会对后代肠道菌群组成及其相关紊乱产生持久的影响。最近的研究表明,肠道微生物群可能通过影响饮食中肠道能量的获取而在肥胖的病理

生理学中起着关键作用。

根据卫生假说，剖宫产被推测与后代肥胖有关。剖宫产分娩的新生儿失去了接触产妇阴道的机会，阴道分泌物细菌是新生儿肠道细菌的主要来源。因此，与阴道分娩相比，剖宫产新生儿的肠道菌群双歧杆菌、拟杆菌属较少，而这两种细菌是后期肥胖的保护性因素。间接流行病学证据也支持了这种联系。剖宫产与脐带瘦素浓度降低和发生率降低有关。

### （三）精神发育及相关疾病

剖宫产对儿童精神发育方面（如智力、感知觉、神经精神疾病、行为等）可能存在着一定影响，并与某些精神类疾病相关，其中包括感觉统合失调、精神分裂症、注意缺陷多动障碍等。

有学者认为剖宫产对儿童智能发育无影响；而有的学者认为剖宫产对儿童智能发育有影响，表现在智力结构的某些方面。田晓博等为探讨分娩方式对学龄期儿童智能及智力结构的影响，选取 2007 年 12 月至 2009 年 2 月以健康体检为主诉就诊的学龄期（6~12 岁）儿童 306 例为研究对象，采用韦氏儿童智力量表对其进行智力测试，排除有影响智力的其他因素的儿童，根据母亲孕产期情况分为阴道分娩组及剖宫产组。该研究提示，剖宫产对儿童早期智能发育有影响，但随着儿童的生长发育，这些影响逐渐得到恢复，到学龄期时仅在智力结构的某一方面有所表现（如注意力和短时记忆力），而在总智商上已表现不出明显差异。

1. 感觉统合失调　外部感觉信息无法在神经中枢进行有效的组合，而使整个机体不能和谐运作，认知能力和适应能力削弱，学习或工作效率低下被称为感觉统合失调。国内外研究表明，儿童感觉统合功能可能受生物、心理、社会等多因素的影响，感觉统合失调是多

因素共同作用的结果。正常阴道分娩时的子宫收缩对儿童的感知觉发育有重要意义。田晓博等对 301 例儿童进行感觉统合功能测试，结果显示，自然分娩组儿童感觉统合功能好于剖宫产组。郭玉芹等研究报道，与正常对照组儿童相比，感觉统合失调组儿童大多数是剖宫产分娩，认为剖宫产导致儿童触觉学习不足，是儿童感觉统合失调的原因之一。王文等研究认为剖宫产娩出的胎儿没有经过阴道分娩这一生理过程，完全是被动地在短时间内被娩出，可能造成潜在的大脑对外界环境协调及应变能力缺陷，进一步就表现为本体感和本位感差等感觉统合失调的现象。

2. 精神分裂症　许多儿童乃至成年期神经精神疾病都与围产期的不良因素关系密切。国外流行病学调查发现产科的并发症与精神分裂症病史有关，尤其是有剖宫产出生史者，早发的精神分裂症（22 岁前起病）比晚发精神分裂症高 10 倍，揭示剖宫产引起神经发育的异常。

3. 注意缺陷多动障碍　注意缺陷多动障碍（attention deficit hyperactivity disorder，ADHD）是一种儿童期神经发育性疾病，是指发生于儿童时期，以明显注意集中困难、注意持续时间短暂、活动过度或冲动为主要特征的一组综合征。该病呈慢性过程，60%~80% 可持续到青少年，影响到成年期。儿童 ADHD 的确切病因尚不明确，大多数学者认为是多因素所致的综合征。剖宫产是儿童 ADHD 发生的一个危险因素。高宇等从 1994 年 1~12 月于北京妇产科医院分娩的 3 000 余病例中，抽取符合要求的共 407 例进行儿童多动症相关性研究，其中阴道分娩自然产 181 例、剖宫产 226 例。结果显示剖宫产 ADHD 检出率为 17.3%，显著高于正常产儿的检出率 8.8%。研究显示，

剖宫产儿童未曾适应阴道分娩时必要的刺激、考验,使婴儿感觉学习先天不足,有可能导致一系列的行为问题。

剖宫产对儿童的感觉统合能力、智力结构存在不利影响,更为严重的是,剖宫产可能导致中枢神经系统神经递质多巴胺紊乱,使新生儿出生后神经递质释放的量及途径发生改变,使得童年和成年期神经精神疾病发生的危险性增加。Elkhodor、Vaillancourt及Elkhodor等研究者通过动物实验探讨了剖宫产对多巴胺介导行为的影响及对脑内多巴胺代谢的影响,发现剖宫产可导致大鼠中枢神经系统多巴胺神经功能紊乱,致使多巴胺介导的行为发生异常。目前有关剖宫产对精神发育方面可能带来的危害还没有得到足够的重视,相关的研究较少,机制研究更为缺乏,值得进一步探索。

# 第二节　早产儿、出生低体重儿与发育源性疾病

## 一、概述

随着围产医学和新生儿医学的进展,极低和超低出生体重早产儿存活率明显提高,美国国家儿童保健和人类发育研究所(National Institute of Child Health and Human Development,NICHD)新生儿协作网络数据显示:在1997—2002年出生的早产儿中,出生体重为501~750g的早产儿存活率为55%,751~1 000g者为88%,1 001~1 250g者为94%,1 251~1 500g者为96%。但早产儿、出生低体重儿的远期健康风险仍不容乐观,其发生发育源性疾病的发病率明显增加。

## 二、早产、低体重与子代健康

### (一)过敏性疾病

1. 婴儿牛奶蛋白过敏　早产、低出生体重也是婴儿牛奶蛋白过敏的发病高危因素。胎龄30周以前的早产儿肠道发育极不成熟,肠黏膜屏障结构及功能发育不完善,加之胃肠道消化液分泌不足,肠道蠕动功能差。Lucas等指出,低出生体重儿应用早产儿配方奶粉发生牛奶蛋白过敏的患病率高于母乳喂养足月儿。Miyazawa等观察263例NICU患儿中伴发牛奶蛋白过敏的有53例,平均发病日龄为6天,其中41%为低出生体重儿。

2. 哮喘　早产、低出生体重是儿童哮喘的另一个重要影响因素。早产儿、低出生体重儿的肺发育不成熟,肺功能差,婴儿期患各种呼吸道疾病的危险性增加,引发气道高反应性,日后哮喘发生率有可能增加。Casey等对1973—1979年在瑞典出生的622 616例独生子女进行队列研究,随访至25.5~35.0岁,发现孕23~27周的早产与哮喘的风险增加具有相关性。国内也有研究报道了3 491名活产儿(随访至3周岁),早产儿组哮喘的累计发病率显著高于足月组。但也有国内文献报道0~14岁儿童哮喘发生率与出生情况无明显关联。

### (二)代谢综合征

在不同人群的大样本研究中,均提示低出生体重与代谢综合征(metabolic syndrome,MS)的发生风险增加有关。巴克和黑尔斯提出的代谢综合征应改名为小婴儿综合征。多哈假说提出,这些关联反映了在早期发育的关键时期,由于营养不良引起的新陈代谢、身体

组成和组织结构的永久性变化。另一种假设是,出生时体型小和后期疾病都有共同的遗传病因。

我国有个回顾性列队研究,分析出生体重分别与成年期 BMI 及腰围的联合效应,及其对糖代谢异常(包括糖尿病)的影响。于 1995 年和 2001 年分别选取 1948 年 6 月至 1954 年 12 月在北京协和医院出生的 1 921 名婴儿为调查对象,通过北京市户籍管理系统获取其性别、年龄、出生体重、父母糖尿病史、BMI、腰围等成年期信息,将上述信息完整者纳入随访,共 972 名,其中 1995 年随访 627 名,2001 年随访 345 名。根据出生体重将调查对象分为低出生体重、正常出生体重和高出生体重组。采用多因素二分类非条件 logistic 回归模型分析出生体重、BMI 和腰围对成年期糖代谢异常的单独影响效应;采用分层分析出生体重分别与成年期 BMI 及腰围对糖代谢异常影响的联合效应。结论表明,低出生体重和高出生体重与成年期肥胖尤其是腹型肥胖之间可能存在交互作用,共同增强了对成年期糖代谢异常的影响。通过成年期保持理想的 BMI 或腰围,可以抵消高 / 低出生体重对成年期糖代谢异常的影响。

荟萃分析也提示出生体重较高的儿童患 1 型糖尿病的风险略有增加。出生时体重在 3.5~4.0kg 的儿童 1 型糖尿病发病风险平均增加了 6%,出生时体重在 4.0kg 以上的儿童平均增加了 10%。出生时体重在 2.5~3.0kg 的儿童与出生时体重在 3.0~3.5kg 的儿童相比,患糖尿病的风险没有差异。出生体重低于 2.5kg 的儿童患糖尿病的风险也没有差异。

关于低出生体重与糖尿病关系的机制,疾病的胎源学说提出节俭表型学说或者胎儿发育编程学说。即由于宫内营养缺乏,胎儿代谢被重新编程从而变得对营养节俭。节俭表型使得胎儿在营养缺乏的情况下具有存活优势,这种个体成年期面临营养富足时易罹患糖尿病。低出生体重儿在出生后往往被过度喂养,导致体重快速追赶生长和迅速增加,而超重肥胖则会增加糖尿病的风险。

美国的一项动物实验显示,子宫内生长受限(intrauterine growth restriction,IUGR)和追赶生长可能会增加 2 型糖尿病的发生风险。IUGR 出现产后生长加速,会引起糖耐量下降和外周血胰岛素抵抗。胰岛素信号转导过程为胰岛素先与胰岛素受体的 α 亚基结合,继而激发一系列事件,包括胰岛素受体 β 亚基、胰岛素受体底物 1/2、磷脂酰肌醇 3-激酶(phosphoinositide 3-kinase,PI3K)、3-磷酸肌醇依赖性蛋白激酶(3-phosphoinositide-dependent protein kinases,PDK)1/2 依次磷酸化,并激活丝氨酸 / 苏氨酸激酶、蛋白激酶 B(protein kinase B,PKB/Akt1/Akt2)和非典型蛋白激酶 C(protein kinase C,PKC)λ。IUGR 早期的 Akt、P-PDK-1 表达增加,表现出更强的糖耐量和胰岛素敏感性。然而随着年龄的增长,葡萄糖转运体 4(glucose transporter 4,GLUT4)、PKCλ 和 PI3 激酶表达减少,糖耐量逐渐下降,胰岛素敏感组织如肝脏、脂肪细胞和肌肉表现出胰岛素抵抗。此外,这些动物发展为妊娠糖尿病,并将这种表型传播到下一代。

### (三)精神认知发育异常

随着围产医学和重症监护技术的不断进步,越来越多小胎龄、低出生体重的早产儿得以存活,这些儿童大部分不存在脑瘫、重度智力低下、视听觉障碍等严重神经系统后遗症,但其在认知发育、社会适应、情绪行为及学业成绩等方面仍存在较多问题。

1. 早产、低出生体重对认知发育的影响　李蓓等对早产儿的随访结果表明,早产对婴幼儿的认知发育存在显著负面影响,在极早早产儿中尤为明显。Jefferis 等对 10 845 例儿童的研究发现,认知能力随着出生体重的增加而显著改善,且在校正社会经济因素的影响后,出生体重低仍对其认知发育有影响。早产、低出生体重是影响儿童认知障碍的高危因素。低出生体重大部分是早产儿,其中枢神经系统尚未发育完善,易发生脑室周围出血性梗死和白质软化,影响大脑的正常发育(主要是胼胝体及前额叶),导致儿童日后认知能力受损,严重者还可伴有肢体功能和感知功能的障碍。实施早期干预,有助于促进早产、低出生体重儿发育。研究表明,早期支持护理(如音乐疗法,对幼儿进行有目的、有计划的良好育儿刺激,注意随访并及时发现发育过程中的问题)可改善早产儿近期预后,有效促进神经系统发育,并对智能发育有长期肯定的积极作用。

研究表明,低出生体重儿童的学习困难风险增加,学习困难风险与出生体重成反比。Aarnoudse-Moens 等发现孕龄 ≤ 33 周及极低出生体重儿童在学习成绩(数学、阅读、拼写)和执行能力(语言流畅性、工作记忆、认知灵活性)方面存在中至重度的缺陷,而这一劣势可能在其 5~22 岁持续存在。Tanis 等报道虽然 < 32 周的小于胎龄儿学龄儿童组较适于胎龄儿在操作智商、选择性注意力、视觉感知和运动能力(尤其是精细运动能力)方面表现稍差,但差异很小,认为引起早产小于胎龄儿儿童功能障碍的主要原因是早产本身而非小于胎龄儿。早产、低出生体重儿在学业上的弱势,可能与其认知水平较低、执行能力较差,以及可能伴有注意缺陷等有关。

早产的低出生体重儿童社交退缩、抑郁 / 焦虑、破坏等行为问题发生率也明显高于正常儿童。而且这种影响可持续至成年期。Hack 等使用 Achenbach 青年行为自我评价量表、父母报告量表及成年人多动症量表(父母用)等评价极低出生体重儿童在 20 岁时的行为问题。结果显示,男性青年的父母报告量表显示,与对照组相比,男性存在较多的思维问题。而女性青年在抑郁 / 焦虑和社交退缩行为问题明显高于对照组。对早产、低出生体重儿进行定期随访监测评估,早发现、早干预可能有助于改善其情绪行为问题。

2. 早产、低出生体重与注意缺陷多动障碍　ADHD 病因目前尚无定论,近年来国内外诸多研究发现,ADHD 与母亲围产期因素(如暴露于铅环境、吸烟)、早产、低出生体重儿相关。早产、低出生体重儿在胎儿期宫内环境不良,中枢神经系统相对发育更不完善,围产期发育中的神经元细胞特别易受损,与早产有关的某些生物或者环境异常因素,这些情况可能与出生后疾病和 ADHD 后期发展有关。Linnet 等的病例对照研究提示,出生体重及胎龄越小,发生 ADHD 的可能性就越大。也有学者认为出生胎龄与 ADHD 症状的严重程度成负相关。低出生体重只与注意力不集中有关,而与多动或冲动无关,认为低出生胎龄可能影响神经认知和运动控制,而出生体重可能影响认知。该病主要影响学习、行为调控、社会适应和自尊,极易导致犯罪,给家庭和社会造成巨大的影响。因此,更好地了解早产、低出生体重与 ADHD 发生的密切关系,尽量避免早产,进行更好的二级预防很有必要。

目前已有较多的研究证实早产、低出生体重儿童存在认知发育、社会适应、情绪行为及学业成绩等方面的问题,期待有研究进一步探索影响其长期发育与结局的相关危险因素。

### （四）心脑血管疾病

心脑血管疾病泛指由于高脂血症、血液黏稠、动脉粥样硬化、高血压等所导致的心脏、大脑及全身组织发生的缺血性或出血性疾病。在世界范围内，心脑血管疾病是猝死的主要原因，男性多在 40 岁以上发病，女性发病年龄可推迟到 50 岁。虽然心脑血管疾病的发病过程通常没有预兆，但潜在的疾病过程，特别是动脉粥样硬化，在几十年前就有病理生理起源。大量胎儿和幼童的尸检研究表明，主动脉壁脂质的积累，从婴儿时期就已经开始。这些动脉壁脂质主要集中在腹主动脉，并在所有胎儿和幼童中普遍存在。这些"病变"的严重程度受心血管疾病的早期生命危险因素的影响，并与出生体重成反比关系。

Huxley R 等系统回顾了 17 项独立研究，共 14 万成人样本，结果表明出生体重与成人缺血性心脏病成反比关系，出生体重每升高 1kg，成年后罹患心脑血管疾病的风险降低 10%~20%。高血压和 2 型糖尿病是心血管疾病的关键危险因素，而出生体重每增加 1kg，婴儿期至成年期的平均收缩压可降低 2mmHg，发生 2 型糖尿病的发生风险减少 24%~35%。

动脉内膜中层厚度（intima-media thickness，IMT）是在儿童和成人中最广泛使用的血管健康指标；它既受心血管危险因素的影响，又可作为成人心血管事件的独立预测因子。在婴儿和儿童中，可以评估腹主动脉 IMT，在尸检研究中确定的初始病变部位。IMT 也是儿童时期亚临床动脉粥样硬化最敏感的标

志。研究显示，出生体重与动脉壁厚度成反比关系，而在小于胎龄儿中，这种增厚尤其明显。尸检研究同样显示，胎儿生长受限同时也可以对幼儿的心脏结构和功能发育造成不利影响。

流行病学分析中观察到的出生体重与成人心血管疾病的反向关联至少部分独立于产后危险因素。因此，不利的胎儿环境可能是一个独立的心血管危险因素，可以促进动脉粥样硬化疾病进程初始阶段的启动和 / 或加速、心脏重塑及儿童后期心脏状况的恶化，最终导致出生 40 年后心脑血管疾病发生的风险增加。

已有的研究均提示出生体重与动脉粥样硬化增加、血压升高、2 型糖尿病发病率及心脑血管疾病发生有着密切的联系，如果能发现有效的预防战略，将显著提升人群健康。例如，如果所有的人出生时都能达到理想的出生体重，大约 33% 的女性和 26% 的男性将免于致死性的缺血性心脏病。但目前尚无有效策略以降低此类风险。一项系统的回顾和荟萃分析发现，母亲的营养干预只能使出生体重增加 100g，这只会使缺血性心脏病的风险减少 1%~2%。目前临床实践中主要着重于监测并评估生长受限胎儿的综合状况，而不是单一促进胎儿体重增长，因为一般并不能过多干预体重增长。但是，由于时间点发生间隔很长，将出生体重作为高危因素，采用无创手段检测心血管相关指标，包括动脉壁厚度、内皮功能、血压、心脏结构及功能、血压、血脂等，也可作为早期监测及预防成人期心脑血管疾病的手段。

# 第三节 婴幼儿期喂养方式与发育源性疾病

## 一、概述

婴幼儿时期营养状况将对青少年的生长发育及成年后的健康状况有着重要影响,并成为慢性病病因研究的重要组成部分,而喂养方式关系到婴幼儿的营养和发育状况,因此,本节主要阐述婴幼儿期喂养方式与发育源性疾病的关系。

## 二、足月出生婴幼儿期喂养方式与成年期健康

### (一) 母乳喂养与婴幼儿期发育

0~6 月龄是人一生中生长发育的第一个高峰期,对能量和营养素的需要高于其他任何时期,但婴儿消化器官和排泄器官发育尚未成熟,功能不健全,对食物的消化吸收能力及代谢废物的排泄能力仍较低。母乳既可提供优质、全面、充足和结构适宜的营养素,满足婴儿生长发育的需要,又能完美地适应其尚未成熟的消化能力,并促进其器官发育和功能成熟。母乳的高脂肪含量(供能比为 48%)能满足婴儿生长和能量储备的需要,所含二十二碳六烯酸(docosahexaenoic acid,DHA)能满足婴儿脑发育的需要;母乳蛋白质含量不高,但以 α- 乳清蛋白为主,有最佳的必需氨基酸组成和最佳利用率,不过多增加婴儿肠道渗透压和肾脏的负担;母乳中的乳糖和低聚糖,可促进肠道益生菌在肠道定植和生长,有利于婴儿尽早建立健康的肠道微生态环境,促进免疫系统发育;母乳中牛磺酸含量较多,为婴儿大脑及视网膜发育所必需;母乳中的钙、锌、铜等矿物质含量更适合婴儿的需要。

母乳中适宜数量的营养既能提供婴儿充足而适量的能量,又能避免过度喂养,使婴儿获得最佳的健康的生长速率,为一生的健康奠定基础。因此 WHO 提倡"产后尽早开奶,坚持新生儿第一口食物是母乳;坚持 6 月龄内纯母乳喂养;顺应喂养,建立良好的生活规律;以达到最佳的生长、发育和健康"的全球公共卫生策略。

母乳喂养可降低婴幼儿感染性疾病风险,对婴幼儿过敏性疾病也有保护作用。一项荟萃分析证实,母乳喂养可降低婴幼儿湿疹发生风险的 38%(*OR*=0.62;95%*CI* 0.47-0.81);母乳喂养可降低 32% 哮喘或者喘息发生的风险。

### (二) 母乳喂养与成年期健康

母乳喂养对婴儿早期健康生长发育具有保护效应,同时可降低成年期慢性病发生率。对于谋求近期效益和远期影响之间的平衡,母乳喂养是成本 - 效应最高的选择。母乳喂养的婴儿体重增加较配方奶粉喂养的婴儿缓慢,并且母乳喂养可能通过这种相对缓慢的生长方式减少儿童期超重的发生。母乳喂养时间越长,儿童肥胖风险越低。一项包含 298 900 例研究对象的荟萃分析显示,与配方奶喂养相比,母乳喂养可降低远期肥胖风险 13%(*OR*=0.87;95% *CI* 0.85-0.89)。母乳喂养对肥胖的预防作用,与其较低的蛋白质含量有关。相关研究证实,降低婴儿期蛋白质摄入量可预防儿童 2 岁时的肥胖倾向,使青少年期肥胖风险降低 13%。

母乳喂养对于 1 型糖尿病也有保护效应，使用配方乳和添加食品可能增加 1 型糖尿病的患病风险。虽然母乳中含有胆固醇，母乳喂养婴儿的血清胆固醇浓度高于配方奶粉喂养婴儿，但一旦母乳喂养结束则不存在这种现象。母乳喂养的婴儿成年后血清胆固醇水平较低。

国外的一项队列研究发现，母乳喂养与前列腺癌、乳腺癌、结肠直肠癌、胃癌均没有明显的关联。母乳喂养与动脉粥样硬化的相关性独立于其他生命早期因素（例如出生体重、儿童期营养）和社会经济状况，也独立于成年期社会经济地位、吸烟和饮酒等因素。Martin 等研究发现母乳喂养与颈动脉 IMT、分支 IMT、颈动脉和股动脉脂斑的减少相关。狒狒动物实验模型也证明母乳喂养与致动脉粥样硬化的胆固醇代谢和动脉粥样硬化相关。

母乳喂养也有利于婴儿智力、心理行为及情感的发展。研究表明，母乳喂养儿神经系统发育状况比配方奶粉喂养儿更好。母乳喂养时间越长，成年期智商得分越高：母乳喂养 7~9 个月者智商为 106，而母乳喂养不足 1 个月者智商为 99.4。

**（三）过渡期辅食添加与成年期健康**

随着婴儿月龄的增加，单纯的母乳喂养已经不能满足其营养需要，所以在母乳喂养的同时，必须为婴儿逐步添加其他食物和液体，并最终帮助其过渡到家庭普通膳食，这一过程即为"辅食添加"（complementary feeding）。对 7~24 月龄婴幼儿喂养指南的核心推荐：

（1）继续母乳喂养，满 6 月龄起添加辅食。

（2）辅食从富含铁的泥糊状食物开始，逐步添加达到食物多样。

（3）提倡顺应喂养，鼓励但不强迫进食；通过顺应喂养，增强婴幼儿对喂养的注意与兴趣，增进婴幼儿对饥饿或饱足内在感受的体会和关注，激发婴幼儿以独特和有意义的信号与父母沟通交流，并促进婴幼儿逐步学会独立进食。婴幼儿有天然的感知饥饱、调节能量摄入的能力，但这种能力会受到父母不良喂养习惯等环境因素的影响。长期过量喂养或喂养不足可导致婴幼儿对饥饱感知能力下降，并进而造成超重肥胖或体质量不足。

（4）辅食不加调味品，尽量减少糖和盐的摄入；食物中额外添加的糖，除了增加能量外，不含任何营养素，被称为"空白能量"。这些糖的过量摄入不仅增加婴幼儿龋齿的风险，也增加婴幼儿额外的能量摄入，增加儿童期、成年期肥胖的风险，并相应增加 2 型糖尿病、心血管疾病的风险。

（5）注重饮食卫生和进食安全。

（6）定期监测体格指标，追求健康生长。

研究认为，过早添加辅食可能影响婴儿的摄乳量，增加婴儿患感染性疾病的概率。过早添加低营养密度的辅食，如菜汁、果汁，可能导致婴儿摄取其他高营养密度的食物（母乳）减少，总能量及营养素摄入不足，影响生长发育。但动物性食物（如蛋类、鱼、肝、畜禽肉等）的添加对婴儿的生长发育有益，对于较大婴儿而言，喂养推荐应重视动物性食物的添加，重视辅食的多样化。相关研究表明，婴儿早期过度喂养导致的营养过剩及生长速度过快，与成年期患胰岛素抵抗和 2 型糖尿病等代谢综合征有关，对成年期的健康会产生深远影响。

喂养方式不当导致婴幼儿期生长过快，尤其是体质量增加过快，增加儿童期及成人期肥胖的风险，并增加糖尿病、高血压、心血管疾病的风险。而婴幼儿期生长过慢表明存在某些重要营养素缺乏的风险，并同样可增加以后糖尿病、高血压、心血管疾病的风险。

### 三、喂养方式与肠道菌群的建立

肠道菌群在生命早期建立,并且一旦建立即相对稳定。作为复杂的宏观微生物基因组,肠道菌群由数百种不同种类的细菌构成,包含数以万级的细菌。肠道菌群受分娩方式和早期喂养方式的影响。

微生物生态系的建立是肠道对早期喂养暴露的一种独特的应答方式。早期喂养暴露包括喂养类型(母乳喂养或配方奶粉喂养)及添加固体食物的时间。母乳喂养的婴儿肠道菌群相对单一,以双歧杆菌和嗜酸杆菌为主;配方奶喂养的婴儿其肠道菌群复杂多样,以拟杆菌、梭状芽孢杆菌及肠杆菌为主。母乳中的低聚糖能够进一步促进有益菌的生长,尤其是双歧杆菌的生长能改善糖耐量、减缓体重增加、减轻肠道弱炎症。

无论是母乳喂养还是配方奶粉喂养的婴儿,当开始添加固体食物后,其肠道细菌的浓度都会发生不同程度的改变。断乳期婴儿开始进食不易消化的植物碳水化合物,当其进入结肠后,通过产生新的营养物质能促进那些不能以母乳或配方奶粉为营养物质的细菌生长。在添加固体食物的 1 个月内,婴儿肠道菌群的组成及比例即已发生改变,与成人极其相近,且断乳前喂养方式对肠道菌群的定植可产生持续影响,说明婴儿肠道菌群的定植是一个不断适应环境的缓慢过程。动物实验中也发现当小鼠的高脂乳类饮食转换为高碳水化合物的断乳饮食时,其肠道微生物生态系发生急剧改变,同时小肠的代谢能力明显增强。

肠道微生物组的演替是连接早期环境、饮食和儿童肥胖及其相关代谢性疾病的关键途径。因为细菌提取能量的能力不同,所以细菌定植的方式可以影响婴儿生长及长期的能量

吸收和脂肪组织形成。小肠微生物组的组成,尤其是厚壁菌门与拟杆菌门的相对比例,与动物及成人肥胖的发生密切相关。同减肥的对照组相比,肥胖小鼠肠道中拟杆菌数量明显降低,而厚壁菌门数量明显增高。儿童及成年肥胖患者肠道菌群的研究亦发现肠道拟杆菌与厚壁菌门之比降低,并且即使在体重不同的双生子研究中也得出了相似的结果。肠道拟杆菌比例随体重减轻而增高,提示细菌类型与体重调节之间存在某种固有联系。动物模型发现将肥胖小鼠和非肥胖小鼠的肠道菌群分别定植于两组非肥胖无菌小鼠肠道内,2 周后两组无菌小鼠均表现出体重增加,且接受肥胖小鼠肠道菌群的无菌小鼠体重增加更明显。这些小鼠体重增加是因为肠道微生物基因组增加了从植物性多糖中提取能量的能力,以及上调了碳水化合物及脂质利用基因的表达,为宿主提供了约 10% 的额外能量。肠道微生物基因组的组成可能与婴儿体重增加和脂肪组织堆积有关。一项比利时的研究发现,在排除了喂养方式及其他影响体重指数的因素后,1~3 岁婴幼儿体重指数评分与其在 3 周龄及 26 周龄时肠道拟杆菌水平呈正相关,而与 3 周龄及 26 周龄时的肠道葡萄球菌水平呈负相关,提示肠道早期微生物生态系的差异可以预测未来发生肥胖的风险。

总之,肠道微生物组对早期喂养方式做出反应,通过决定从饮食中摄取能量的数量改变能量代谢和身体组成;配方奶粉及过早添加辅食通过增加肠道微生物从高碳水化合物及高脂饮食中摄取并利用能量的能力导致肥胖的发生。

### 四、早产儿喂养方式与成年期健康

新生儿的成熟度取决于胎龄,由于早产儿

提前出生,各组织器官发育不完善,包括其结构和功能,胎龄越小成熟度越低。大多数早产儿是适于胎龄儿(appropriate for gestational age,AGA),小于胎龄儿(small for gestational age,SGA)在成年时更易受到肥胖、糖尿病、高血脂和心血管疾病等不良后果的伤害。

胎龄和喂养情况是决定早产儿消化系统成熟度的关键。胎龄越小的早产儿发生喂养不耐受、消化功能紊乱和坏死性小肠结肠炎的风险越高。目前,早产儿喂养强调以胎龄为基础、个体化的营养策略。初乳所含氨基酸成分和生长因子与羊水近似,对于促进早产儿胃肠功能成熟起着至关重要的作用。目前主张在出生后24~48小时内早开奶,以母乳微量喂养开始,目的是促进胃肠功能成熟。

胎儿在宫内的营养储备也是以胎龄为基础的,大多营养素是在妊娠最后3个月转运至胎儿体内,胎龄越小储备越少。而且不同胎龄早产儿由于在宫内蛋白质储积率不同,出生后对蛋白质的需求也不同。出生后早期蛋白质的需求较高以满足其快速生长的需要,当后期生长速率减慢时应减少蛋白质的供应量。而目前往往在早产儿出生早期需求高时给予他们的太少,当他们需求减少的时候给予的却太多。为达到早产儿理想的生长发育,不仅应注重蛋白质的"量",也需注重蛋白质的"质"。在氨基酸代谢过程中所需酶类的发育是在胎儿晚期,如在<30周的早产儿,蛋氨酸转化为半胱氨酸和牛磺酸的过程受阻,因此半胱氨酸和牛磺酸对他们来说是必需氨基酸,但晚期早产儿和足月儿则能够自身合成。目前对于不同胎龄早产儿的肠内外营养中氨基酸的特殊需求仍在深入探讨之中,应当针对不同个体和不同阶段的特点提供优质的蛋白质。

研究发现,在<30周的早产儿中,母乳喂养组与那些母乳不足添加捐赠人乳或早产配方奶组相比,明显减少了晚发败血症(23% vs.36%),缩短了住院时间(73天 vs. 88天),提示生母母乳喂养的重要性。从大量的临床研究结果来看,不同喂养方式对早产儿的益处依次为母乳、捐赠人乳、配方奶。当然,母乳和捐赠人乳都是需要强化的。但由于早产母乳的成分随泌乳期的延长会有蛋白质和其他营养素含量的减少,且存在个体差异,母乳库中捐赠人乳多是足月产妇的成熟乳,蛋白质含量低于早产母乳。即使按照标准方式强化,也往往不能达到预期推荐的蛋白质摄入。研究报道,标准强化母乳喂养的早产儿生长速率低于早产配方奶喂养组。因此,根据母乳成分分析和早产儿代谢水平个体化强化母乳喂养是今后的研究方向。

早产配方奶是为满足早产儿的营养需求设计的特殊配方,但对于极不成熟的早产儿仍不能满足其生长和代谢所需。一般早产配方奶所提供的蛋白/能量比(P/E)为2.7~3.0g/100kcal,而欧洲胃肠营养与肝病学会(European Society for Paediatric Gastroenterology Hepatology and Nutrition,ESPGHAN)最新的推荐是<1 000g早产儿3.2~4.1g/100kcal,1 000~1 800g早产儿3.2~3.6g/100kcal。

据美国NICHD的调查,89%的超低出生体重儿(extremely low birth weight,ELBW)在36周时体重低于第十百分位,到18~22个月,有40%婴儿的体重、身长和头围仍低于校正月龄的第十百分位。原因主要与极不成熟所导致的并发症、延迟达到推荐喂养量和不适当的营养素摄入有关。因此针对不同胎龄,尤其是小胎龄早产儿的特点个体化的营养支持策略,从而最大限度地减少生长迟缓、改善预后是十分必要的。

每个早产儿的营养管理策略应当是个体化的,需要全面考虑其胎龄、出生体重、有无宫内外生长受限及并发症的综合影响。不仅要达到推荐的生理需要量,还要补充生后早期营养累计缺失的部分,既要满足正常生长,还要满足追赶性生长的需求。

我们提倡早产儿母乳喂养,而母乳成分中脂肪酸含量在不同个体的差异是最大的,尤其是亚麻酸(linolenic acid,LNA)和DHA、比亚油酸(linoleic acid,LA)和花生四烯酸(arachidonic acid,AA)会有更多的变化。而这种影响主要取决于母亲的饮食,长链多不饱和脂肪酸(long-chain polyunsaturated fatty acid,LCPUFA)的摄入会增加乳汁中DHA的含量。此外,不同泌乳时期和孕周同样影响母乳中脂肪酸的成分。从初乳到成熟乳,总脂肪、LA和LNA逐渐增加,而DHA和LNA逐渐减少。

与足月母乳相比,早产母乳中有较高比例的中链脂肪酸,利于脂肪和钙的吸收。大多研究证实早产母乳比足月母乳含有更多的DHA和ARA。目前的推荐是:

(1)强烈提倡早产儿母乳喂养,对乳母的营养咨询是十分必要的,需保证其理想的n-3脂肪酸的摄入。

(2)基于极不成熟早产儿普遍缺乏DHA,虽然胎儿宫内储积率接近45mg/(kg·d),但考虑到肠吸收不良、DHA氧化和自身合成不足等因素,需要更高的摄入量,即55~60mg/(kg·d),直至足月(预产期),以后则参照足月儿的摄入标准。当DHA摄入达60mg/(kg·d)时,应同时摄入ARA 45mg/(kg·d)。

(3)与成人不同,婴儿十二碳五烯酸(eicosapentaenoic acid,EPA)的摄入应≤20mg/(kg·d)。

临床证据表明,宫外发育迟缓(extrauterine growth restriction,EUGR)的发生是由于早产儿在生后早期蛋白质和能量摄入不足所致。出生胎龄越小,营养的累计缺失越明显,并由此造成其生长曲线的偏离。这种营养的累计缺失不仅直接影响到生长发育,还关系到神经系统的预后。

一项对极低出生体重儿的精神运动发育评估显示,出生时SGA、2岁时体重仍低于第十百分位的婴儿和出生时适于胎龄儿AGA而2岁时体重低于第十百分位的婴儿,与出生时SGA但追赶性生长理想的婴儿、出生时AGA生长满意的婴儿相比,智力发育指数和运动发育指数的分值均明显降低。已有大量证据表明,早产儿,包括AGA和SGA在生后早期的生长直接关系到神经系统结局。

同时,有队列研究发现低出生体重儿生后体重增长过快会损害心血管,增加代谢综合征的风险。大部分SGA由于母亲、胎盘和胎儿本身因素的影响存在IUGR,是围产期发病率、病死率和成年期代谢综合征的高风险人群。SGA婴儿追赶性生长和神经发育取决于IUGR的程度和胎龄,宫内生长越慢,胎龄越小,预后越差。出生后SGA的喂养策略与AGA早产儿不同,更需要权衡利弊,既要促进适度生长,尤其线性生长,以保证良好的神经系统结局,又要避免过度喂养,减少脂肪储积,降低远期代谢综合征的风险。

对SGA首选母乳喂养,积极防治早期并发症,如低血糖、喂养不耐受、感染及新生儿坏死性小肠结肠炎,喂养策略是根据胎龄而不是出生体重,需适当补充铁和其他微量元素。不要促进过快的体重增长,因脂肪组织尤其内脏脂肪的储积会增加后期代谢综合征的风险。

"追赶生长"(catch-up growth)是指因病

理因素导致生长迟缓的儿童在去除这些因素后出现的生长加速现象，是机体自我保护和代偿的生理机制。早产儿早期追赶生长可促进其后期身高增长，免疫力提高和智力的发育，但也会增加其成年2型糖尿病、肥胖及心脑血管疾病等成年期慢性疾病的发生风险。这种矛盾的结果给早产儿的早期喂养干预带来了巨大的困扰，在早产儿早期干预过程中是否应鼓励追赶生长，追赶生长是否存在最佳的幅度将是未来临床上急需解决的问题。

虽然早产儿的追赶生长对于身高和免疫功能有益，但近些年越来越多的流行病学资料和临床研究表明早产儿早期追赶生长会增加其成年后糖尿病、肥胖及心脑血管疾病等成年期慢性疾病的发生风险。

### （一）糖尿病

研究提示，早期追赶生长可增加成年后2型糖尿病的发病风险。早产儿出生时伴随低水平的胰岛素、胰岛素生长因子（insulin-like growth factor，IGF），其含量在追赶生长出现后迅速增加。有人提出了"追赶生长导致胰岛素抵抗"假说，认为追赶生长使早产儿突然暴露于高水平胰岛素环境中，机体的防御机制形成外周性胰岛素抵抗，进而发展为2型糖尿病。有研究认为追赶生长通过葡萄糖再分布引起2型糖尿病。GLUT4是葡萄糖跨膜转运的重要媒介，某些微小RNA及白介素（interleukin，IL）-6在内的多种物质对GLUT4mRNA的表达产生调节，使得早期脂肪组织葡萄糖摄取率高于骨骼肌，葡萄糖利用重新分布。

### （二）成年期肥胖

追赶生长对于早产儿的身高、体重等生理指标有一定的促进作用，但早产儿追赶生长的体格发育程度存在不均衡，体重最为明显，身长次之。这使BMI变大，影响体态发育，易导致追赶肥胖（catch-up fat）。早产儿追赶肥胖的发生与其追赶生长过程中脂肪组织的过度生长有关。追赶生长不仅发生在骨骼系统，全身其他组织器官都以相似的模式进行细胞增殖。在这过程中，机体对组织的能量供应具有选择性。因此，宫内生长相对较弱的脂肪组织在发育过程中会获得较强的生长潜力，通过增大脂肪细胞直径的方式产生以腹部、内脏脂肪积累为主的腹型肥胖。

瘦素（leptin）在维持体重稳定方面起着重要的作用。游离瘦素受体（soluble leptin receptor，sLR）作为瘦素受体的一种亚型，是调节循环瘦素水平的重要因素。研究发现追赶肥胖大鼠与正常大鼠比较血清sLR水平下降、活性降低，而瘦素水平升高。在追赶肥胖过程中大鼠的瘦素水平及瘦素受体mRNA表达下降。大鼠的血清瘦素水平升高但仍表现为追赶肥胖，说明其瘦素功能发生损害，形成了瘦素抵抗，很可能是造成追赶肥胖的重要原因。

### （三）心脑血管疾病

研究发现，那些出生体重较低的男童3岁时体重的追赶生长与后期冠心病的关系十分密切。Leunissen等的研究证明了出生后体重的追赶生长决定了青春期的血压高低。许多研究认为胰岛素抵抗是早产儿追赶生长导致心脑血管疾病的可能机制之一。从组织细胞的角度来看，胰岛素抵抗伴随的血管平滑肌细胞胰岛素信号受损会导致动脉粥样硬化。而在分子方面，胰岛素抵抗通过改变血清高密度脂蛋白胆固醇（high-density lipoprotein cholesterol，HDL-C）的含量促进心脑血管疾病的发生。

理想的追赶性生长是充分发挥个体的生长潜力，包括体重、身长和头围各项指标的匀称增长。早产儿营养支持的目标不仅是达到相似胎龄的正常胎儿在宫内的生长速率,而且要达到与正常胎儿相似的体成分和功能状态。只有维持早产儿生命早期的体成分正常才能使他们有良好的功能状态,从而改善远期预后,提高生命质量。

在早产儿营养领域还有许多尚待解决的问题。在认识 - 实践 - 再认识 - 再实践的过程中,我们需要不断更新理念和改进营养管理策略,使早产 / 低体重儿更健康地成长。

## 第四节　出生后早期营养与发育源性疾病

### 一、概述

早期营养对远期健康和发育源性疾病的关系是一个非常值得关注的话题,自提出生命早期 1 000 天概念后,我们如果从生命全程健康的角度来审视子代的近期和远期健康,可以追溯到配子起源,实际上母亲孕前、孕期、哺乳期营养的状况,子代出生后早期营养状况,对子代的近远期健康影响深远,本节主要从发育的角度来阐述婴幼儿期营养和发育源性疾病的关系。

### 二、婴幼儿期营养对近期健康的影响

供给充足的膳食营养是婴幼儿喂养实践追求的近期目标。好的营养能改善儿童的体质质量和身高。婴幼儿期营养缺乏可以损伤儿童免疫功能和疾病抵抗力,罹患感染性疾病的风险会增加。婴幼儿期的喂养方式和过敏性疾病也密切相关,人工喂养的婴儿较母乳喂养更易罹患过敏性疾病。同时早期营养对认知功能的影响也在动物和人体数据中进一步证实,各种营养素是出生后大脑生长和发育必需的。譬如缺铁性贫血是婴幼儿时期最常见的贫血,即使在 5 岁时缺铁性贫血完全纠正的情况下,其认知功能测试得分依然明显落后于那些婴幼儿期没有缺铁性贫血的对照儿童,这种智力损伤持续到 10 岁依然存在。

### 三、婴幼儿期营养和成年期疾病的关系

成年期的健康状况、智力水平及社会表现可以追溯至孕前,围产期的不良生长可导致低体重和小于胎龄儿,并和成年期的短身材、削弱的认知能力,以及较低的学业成绩有关。出生后早期的营养不良和生长迟缓也和成年期的体型、智能水平、生殖能力等有关。目前产后的营养干预措施主要目标是帮助小于胎龄儿和早产儿实现追赶生长,出生后最初的 2 年可能是他们恢复正常身高和体重的最佳机会,此后的体重加速增长则常与心血管疾病及糖尿病的发生相联系。对适宜出生体重和孕龄的婴儿定期监测,及时发现和纠正生长偏离,可以减少致死和致残率,同时能改善认知的发展。但是生命早期过快的体重增加或生长不足均会使成年期肥胖、胰岛素抵抗、高血压等风险增加。因此生命早期平衡适宜的营养对维系一生的健康非常重要。

（一）糖尿病

大量流行病学数据及实验研究、临床研究证实胎儿宫内的不良环境(高血糖暴露及宫内糖皮质激素暴露)、出生后及儿童期体质量快速增加可增加成人糖尿病的发病风险。早产

儿早期追赶生长可促进其后期身高增长,免疫力提高和智力的发育,但也会增加其成年后2型糖尿病、肥胖及心脑血管疾病等成年期慢性疾病的发生风险。生命早期营养摄入过度导致的快速增长可引起机体的"代谢程序化",其潜在途径包括重置下丘脑能量感应及食欲调节功能,改变脂肪组织胰岛素敏感性和削弱棕色脂肪组织功能,而其机制可能是调节细胞周期的基因表达改变,从而导致组织结构及功能的重塑。

### (二)肥胖

婴幼儿期的喂养及营养和成年期肥胖密切相关,过度喂养导致的体重增长过快,可影响下丘脑-垂体轴程序化,调控远期的健康结局。

婴儿期和2岁之内快速的体重增加会增加儿童期及成年期肥胖,同配方奶相比母乳喂养是一个保护性因素,大量研究证实母乳喂养对预防成年期肥胖有持续的保护作用,可减少成年期20%的肥胖。母乳蛋白质相对较低与以α-乳清蛋白为主有关,母乳喂养有最佳的必需氨基酸组成和最佳利用率,母乳喂养的婴儿体重增加较配方奶粉喂养的婴儿缓慢,并且母乳喂养可能通过这种相对缓慢的生长方式减少儿童期超重的发生。母乳喂养时间越长,儿童肥胖风险越低。所以应大力提倡和支持母乳喂养,对于不能母乳喂养或混合喂养的婴幼儿,可使用蛋白质含量较低但蛋白质质量更优的配方。

生命早期营养不良和营养过剩都可导致肥胖的发生,其机制可能为:器官功能的破坏导致胰岛素、瘦素等激素的分泌和敏感性异常,造成脂肪组织、中枢神经和食欲调节功能的障碍。Gunnell等人研究提示,所有死因和心血管疾病的死亡率均与儿童期较高的BMI相关联。Jeffreys等人研究发现儿童期BMI每增加1kg/m²,成年期癌症危险增加9%;年龄较大儿童BMI与所有癌症及非吸烟相关癌症相关性比年龄较小儿童更强。从健康促进角度来看,只有从生命早期到成年期一直坚持控制体重,才能达到促进健康的目的。

### (三)心脑血管疾病

低出生体重儿虽然是心血管疾病发生的独立危险因素,但大量研究证据也显示无论出生体质量如何,婴儿期(1岁以内)的体质量增长不足或过快均可增加成年期冠心病的发生风险,尤其是出生时较瘦弱的男性,出生以后体重过快增加者,成年后冠心病的风险也增加。提示婴幼儿期均衡的营养和适宜的体重增加是冠心病的保护因素。来自《柳叶刀》的一篇随机对照研究显示,出生后2周早产儿增重速率与青春期肱动脉流量介导的舒张功能呈负相关。所以不仅低出生体质量,婴幼儿期的"追赶生长"也与成人心血管疾病之间存在密切联系。母乳喂养与动脉粥样硬化的相关性独立于其他生命早期因素(如出生体重、儿童期营养)和社会经济状况,也独立于成年期社会经济地位、吸烟和饮酒等因素,提示母乳喂养是成年后心血管疾病的保护因素。

### (四)成年期认知功能

大脑发育是一个复杂的过程,涉及大脑组织结构发育和无数的生化、生理及心理过程。最初的大脑发育速度超过人体任何其他器官或组织,在妊娠26周达到高峰,并一直延续到整个生命的前2年都保持快速的发育速率。由于这种惊人的生长期,营养对大脑在产前和产后的发育产生着深远的影响,并在很大程度上影响以后生活的认知功能。母乳喂养有利于婴儿智力和心理行为,以及情感发展。研究表明,母乳喂养儿神经系统发育状况比配方奶粉喂养儿更好。而且一项对极低出生体重儿的精神运动发育评估显示,出生时 SGA、2 岁时体重仍低于第十百分位的婴儿和出生时 AGA 而 2 岁时体重低于第十百分位的婴儿与出生时 SGA,但追赶性生长理想的婴儿和出生时 AGA、生长满意的婴儿相比,智力发育指数和运动发育指数的分值均明显降低。

#### (五)早期营养对体格的长期影响

研究发现,20 世纪 20~30 年代母乳喂养者儿童期和成年期身高均明显较人工喂养者高,母乳喂养对促进儿童生长有益,进而对腿长(身高的一个组成部分)的影响也是有益的。Gunnell 等研究提示身高较高者(尤其是腿长较长)心血管疾病较少,而且身高与期望寿命相关,而 Martin 等人研究发现女童的腿长与日后她们孩子的出生体重相关联,提示早期营养和生长对体格的发育可能产生隔代的健康效应。母乳不仅能提供给婴儿充足的能量和营养,母乳中还含有多种激素,如瘦素、脂联素、脑肠肽、抵抗素和肥胖抑制素等,哺乳期瘦素不仅可以将机体的肥胖神经环路传输于大脑,使大脑对其进行调控,还可影响后续机体对胰岛素和瘦素的敏感性。母乳中的成分复杂,其独特成分与后续机体的生长及代谢密切相关,但由于各种成分之间的机制错综复杂,尚不能对每一种物质进行研究。同时母亲喂哺行为也可对子代下丘脑糖皮质激素受体基因及其表观遗传修饰状态产生重要影响,有积极喂哺行为的母亲与消极喂哺行为的母亲所出生子代相比,DNA 修饰水平存在显著性差异。母乳中适宜数量的营养既能提供婴儿充足而适量的能量,又能避免过度喂养,使婴儿获得最佳的健康的生长速率,为一生的健康奠定基础。婴幼儿时期的营养和发育状况对成人后的体格影响显著。美国学者在危地马拉进行的研究证明,许多贫穷地区的成人矮身材主要起因于 2 岁以前的发育不良。研究结果证实,3 组受试者和墨裔美籍儿童的身材具有上述同样的变化趋势,在 3 岁以后没有出现"身高追赶"现象,到成年期处于水平非常相近的矮身材。早期营养而非青春期的营养不良是造成体格发育的主要原因。

#### (六)儿童期膳食与成年期健康状况

儿童期膳食与成年期疾病的相关性,是近期慢性病病因学研究的焦点之一。Ness 等人对儿童期各类食物和营养素(水果、蔬菜、鱼、含油鱼类、总油脂、饱和脂肪、胡萝卜素、维生素 C 和维生素 E)摄入水平与成年期疾病相关性的研究发现,儿童期蔬菜摄入量与中风危险成负相关,儿童期水果摄入可能对成年期癌症有远期保护性作用。最近 Maynard 等人关于老年早期膳食影响因素的研究发现,老年早期膳食受到儿童期蔬菜消费水平影响,儿童期较高的蔬菜消费与老年早期膳食更健康相关,儿童期蔬菜消费量可能是家庭健康意识的一个反映指标。尚未发现任何食物的摄入量和膳食构成比与冠心病的死亡率有关,也未发现儿童期抗氧化剂摄入量对所有死因或者冠心病死亡率的保护性作用。食物中额外添加的糖,除了增加能量外,不含任何营养素,被称为"空白能量"。这些糖的过量摄入不仅会增加婴幼儿龋齿的风险,还会增加婴幼儿额外的能量摄入,增加儿童期、成年期肥胖的风险,并相应增加 2 型糖尿病、心血管疾病的风险。一项来自 Frankel 等人(1998 年)的研究显示,儿童期能量与成年期癌症危险成正相关,而且与非吸烟相关癌症(所有吸烟相关癌症以外的恶性肿瘤,主要是结肠直肠癌、乳腺癌和卵巢癌)相关。Kristal 等人的动物实验发现,限制能量摄入可以降低癌症发生率,一些癌症发生率和不良发展趋势可能存在着生命早期起源,这样更加确定了儿童期平衡膳食的重要性。

早期营养和发育源性疾病的关系目前理论上主要是营养素和表观遗传学的关系。许多营养素如叶酸、维生素 $B_{12}$ 的成分中含有甲基结构,参与 DNA 的甲基化过程,而使机体在基因型不变的情况下表现为不同的表型。营养素不能改变 DNA 的编码序列,但可以通过对 DNA 的修饰作用而改变基因表型。研究证实,表观遗传调节异常与发育源性疾病发生密切相关,但具体机制尚未阐明,还需进一步研究。

# 第五节　婴幼儿生长模式与发育源性疾病

## 一、概述

婴幼儿期是指从出生至 3 岁的这一阶段,在此阶段,儿童经历体格、智能、心理及身体功能快速全面的生长发育。这一过程中,任何一项指标的发育异常,都可能导致成年期体型、智能、心理及代谢等方面的偏离,从而诱发相关疾病。本节主要讲述与婴幼儿生长模式相关的发育源性疾病。

## 二、婴幼儿生长模式与代谢综合征

宫内生长受限及出生后 1 年内的营养不足可使个体形成"节俭型代谢模式"。"节俭型代谢模式"有助于个体适应营养物质匮乏的生长环境,但当这类个体暴露于丰富的高能量密度食物环境中时,则极有可能超出其代谢负荷,从而产生一系列代谢性疾病。MS 是表现为腹型肥胖、高血压、高血糖和血脂异常的一组代谢紊乱症候群,是 2 型糖尿病和心血管疾病最重要的高危因素。MS 曾一度被认为是成年期疾病,近年来随着"健康与疾病的发育起源(DOHaD)"学说及节俭基因学说的深入研究,人们发现 MS 的发生发展与个体早期生长发育密切相关,早期体格增长过快或生长受限但之后伴随有过度的追赶生长均是 MS

的高危因素。生命早期营养摄入过度导致的快速增长可引起机体的"代谢程序化",其潜在途径包括重置下丘脑能量感应及食欲调节功能,改变脂肪组织胰岛素敏感性和削弱棕色脂肪组织功能,而其机制可能是调节细胞周期的基因表达改变,从而导致组织结构及功能的重塑。

低出生体重(low birth weight,LBW,出生体重 < 2 500g)伴随婴幼儿期的快速追赶生长是 MS 的显著高危因素。随着高龄二胎增多、环境因素的日益复杂,辅助生殖技术、围产期医学及新生儿救治技术的日新月异,我国活产 LBW 数量可能会更加庞大。多数 LBW 儿童在生命早期会经历快速生长期以弥补其宫内生长受限,而由于家长的过度期望及自身代谢模式可能存在的某种异常,这段"快速生长期"可能会引发体内糖脂代谢的失控,从而诱发 MS 的发生发展。因此,LBW 儿童自出生后面临的最大问题即如何实现最大程度体格追赶生长及智能促进,同时又避免不良生长结局。

研究提示,追赶生长的发生是因为生长受限环境可延缓机体自身随着年龄增加而进展的"生长减缓及停止机制",致使机体组织保留着比正常个体更强大的增殖能力,进而增长速度超过正常同龄人。宫内生长受限可导致 LBW 儿童出生时体质指数较低、骨骼肌含量较少，而出生后机体的追赶生长以体脂的增长加以弥补，从而增加了成年期的腹型肥胖、胰岛素抵抗、糖尿病及心血管疾病风险。动物实验显示，出生后快速追赶生长可改变宫内生长受限大鼠的脂肪细胞大小，并通过转录后机制削弱几种胰岛素信号蛋白的表达。可见，LBW 儿童在受限的宫内环境中既发生某些持久性代谢改变，出生后如果再暴露于快速追赶生长的"驱动"作用下，双重因素的影响带动作用可诱发其 MS，甚至是 2 型糖尿病和心血管疾病的加速发展，对个体的健康相关生活质量影响重大。一项大型荟萃分析显示，对心血管疾病危险因素的研究中，79.6% 的研究结果显示追赶生长具有显著意义，而仅有 58.5% 的研究显示 LBW 具有显著意义。因此，过快的追赶生长可能比宫内生长受限在 MS 的发生发展中更具有重要作用。

除"追赶生长"相关理论外，"脂肪重聚集"学说也从相似的角度揭示了早期生长模式与成年期高风险代谢性疾病的相关性。该学说认为，那些早期生长过快、过早出现脂肪重聚的儿童，更容易出现成人期代谢性疾病。儿童出生后 9~12 个月以内 BMI 迅速增加，然后逐渐降低，在 3~8 岁期间出现最低值；接下来 BMI 发生第二次增长，这种 BMI 二次增长的现象称为脂肪重积聚。脂肪重积聚时期脂肪细胞大小和数量均在增加，脂肪组织在这一时期开始积聚，是体重迅速增加及肥胖发生发展的关键期。过早出现脂肪重聚则预示着超重肥胖、2 型糖尿病及心血管疾病的风险大大增加。早在 19 世纪 80~90 年代，研究者们便绘制了个体从幼年至成年期 BMI 的分布演变曲线，较为全面地诠释了个体幼年脂肪

重聚集与成年期超重肥胖的关系。在 1 岁时处于肥胖的儿童如果在 2 岁时出现脂肪重聚集，则成年后依然保持肥胖，而同样 1 岁时处于肥胖的儿童如果脂肪重聚集出现在 8 岁，则成年后可以保持正常 BMI；在 1 岁时消瘦的个体如果在 4.5 岁出现脂肪重聚集则成年后将处于肥胖状态，而同样 1 岁时消瘦的儿童如果在 8 岁时才出现脂肪重聚集，则成年后仍然较瘦。

由此可知，早期生长受限伴随婴幼儿期的快速追赶生长及婴幼儿期过早出现脂肪重聚集均是成年后出现代谢性疾病的危险因素。

## 三、婴幼儿生长模式与呼吸道疾病

研究表明，慢性阻塞性呼吸系统疾病，如哮喘和慢性阻塞性肺疾病往往起源于生命早期。除了遗传易感性，产前和早期生活环境暴露对呼吸系统健康有持久的影响。婴幼儿期饮食导致哮喘发生主要与其过快的体格增长速度有关。一项涉及 31 个出生队列的荟萃分析显示，婴幼儿期快速体重增长是学龄前期及学龄期哮喘发作的独立危险因素。Anderson EL 等人的研究显示，在 0~6.5 岁之间，除出生体重以外的所有体重相关指标均与哮喘发作成正相关；在 0~3 月龄，体重每增加 $1SD$，则过敏性鼻炎发生率增加 12%。动物研究显示，新生儿期过度喂养可导致肺部炎症反应增加，从而可能导致成年后的气道重塑或气道高反应性。

近年来儿童慢性呼吸道疾病，尤其是哮喘，与超重/肥胖具有高度相似的流行趋势，引发许多研究者推测两者之间可能存在某种内在病理生理联系。肥胖程度还被认为与增加的哮喘发生率及频率呈现"剂量依赖"现

象,即超重、轻度、中度及重度肥胖对应的哮喘发生率及频率依次增高。对 8~17 岁儿童青少年的研究显示,肥胖与伴或不伴哮喘的肺功能受限均显著相关。目前研究认为,儿童肥胖与呼吸道疾病之间的机制联系主要涉及以下三方面:首先是膳食因素,即两者均可能与摄食某种食物较多或过少有关,比如过多的氧化剂、饱和脂肪酸会导致氧化肺损伤或降低肺脏对生物或化学刺激的自我保护能力。而维生素 D 摄入过少被认为可能通过免疫或自身免疫机制引发包括哮喘在内的一系列慢性疾病。其次是腹型肥胖可影响呼吸系统的抵抗力及顺应性。第三种观点也是近年来最受认可的理论,即两者均涉及炎性反应机制,肥胖个体体内由脂肪细胞与脂肪组织巨噬细胞相互作用产生的炎性环境及肥胖相关某些因子的改变[ 肿瘤坏死因子 α(tumor necrosis factor-α,TNF-α)、瘦素、脂联素等 ]与气道高反应性密切相关。因此,控制婴幼儿期体重增长过快对预防和控制儿童及成年期慢性呼吸道疾病具有重要意义。

## 四、婴幼儿生长模式与青春期早发育

青春期提前不仅影响儿童的最终身高和体型,还逐渐成为重要的医学及社会问题,因为它可能会增加远期疾病风险及死亡风险。婴幼儿期营养状况是调节个体生长发育的关键时间窗,大量研究显示,儿童早期体重增加过快与青春期启动密切相关。

早在 50 多年前,Tanner 等人的研究即表明:以身高增长的峰速度年龄为评判标准,性早熟与较高的"体重 / 身高比"显著相关。1946 年美国的一项出生队列研究显示,出生后前两年的体重增加与女童的月经初潮年龄提前明显相关。然而早期体重增加与青春期过早启动之间的内在机制尚无定论,现有研究的核心思想认为早期体重增加过快导致的胰岛素抵抗及脂肪分布改变可引发影响生长发育与青春期启动的激素水平变化。2 岁前肾上腺雄激素分泌量对青春期启动具有预测作用。出生体重较低并在生命早期体重增加过速的儿童,其体内肾上腺雄激素水平升高并伴随着性发育提前,而使用胰岛素增敏剂二甲双胍则可降低其女性血液循环中的肾上腺雄激素水平并延缓其月经初潮年龄。胰岛素抵抗及相应的高胰岛素血症可降低性激素结合蛋白水平,从而增加性激素生物活性,结合升高的脂肪细胞芳香化酶活性,可促使外周血雄激素转化为雌激素,反馈性促进促性腺激素分泌。这一连锁过程促进了个体青春期发育提前。婴儿期体重快速增加常伴随瘦素水平的增加,瘦素可感知体内脂肪水平并反馈性促进中枢性激素分泌,在青春期启动的过程中也有举足轻重作用。青春期启动之前可在儿童体内出现小幅的瘦素水平高峰,瘦素受体缺乏者可出现性腺功能低下,而瘦素缺乏的年长儿童使用瘦素干预后可使促性腺激素分泌增加。此外,研究还发现孕期及婴幼儿期的营养状况可以通过对调节食欲及脂肪分布的基因进行表观遗传修饰或通过孟德尔遗传效应体现出早期体重的过快增加,从而使青春期早发育出现代际遗传现象。

综上所述,婴幼儿早期生长模式与许多疾病的发生发展密切相关,早期生长迟缓可导致最终的矮身材,甚至是体能、智能发育不足,而早期过快或过度生长则可诱发多种疾病或发育异常。因此,在生命早期采取适宜措施优化婴幼儿生长模式,纠正偏离正常的发育轨迹,对提高人群生命质量、预防及减少发育相关疾病十分重要。

## 第六节　婴幼儿期环境因素与发育源性疾病

### 一、概述

婴幼儿与外界环境相互作用的机制与成人不同，因此特别容易受到环境毒物的影响。随着婴幼儿的生长发育，环境毒物的吸收、分布、代谢和靶器官毒性都会有所不同。本章节总结了目前环境中普遍存在的有毒物质的暴露源和其已知副作用，包括烟草烟雾、乙醇、有毒溶剂、重金属、持久性有机污染物和杀虫剂等，同时强调了可用于供儿童及其家庭咨询的预防策略。环境毒物广泛存在于人类生活环境中，因此婴幼儿经常无意中发生毒物暴露。环境毒物的暴露与婴幼儿的生理因素、生物因素和社会环境有关。婴幼儿处于生长发育的早期阶段，是一类独特的弱势群体；同时，婴幼儿和成人以不同的方式体验自然环境，对于活泼好动并且对周围环境缺乏控制能力的婴幼儿来说，环境毒物可能更危险。在不同的生长发育阶段发生毒物暴露时，其吸收、代谢、分布和对健康的影响途径各不相同。毒物代谢动力学图说明了环境毒素如何与生物环境相互作用。

表观基因组是指在不修饰 DNA 序列的情况下调节基因表达的生物化学相互作用。表观基因组是可遗传的，在胚胎发育、婴幼儿生长发育等快速生长时期极易受到环境毒物的影响。DNA 甲基化是目前研究最充分的影响 DNA 表达的表观遗传机制之一。当 DNA 的启动子区域发生甲基化时，它通过维持转录启动子区域的染色体致密结构，影响 DNA 转录。儿童 DNA 甲基化异常与接触毒物质有

关，例如香烟烟雾和机动车尾气中的铅和多环芳烃。

母乳和配方奶粉是新生儿接触环境物质的重要来源。脂溶性有毒物质，如二噁英、多氯联苯和有机氯农药，能够储存在母体脂肪，并浓缩于母乳中。喂养配方奶粉的新生儿可能会接触到奶源地供水中的毒素，如铅、砷和硝酸盐。硝酸盐存在于化肥和农药中，会污染土壤和地下水。据报道，接触饮用水中的硝酸盐后婴儿出现高铁血红蛋白症。3 个月以下的婴儿患高铁血红蛋白症的风险高于年龄较大的儿童。新生儿皮肤具有高渗透性和高表面/体积比，是吸收亲脂性化合物的重要部位。持续进行快速细胞有丝分裂的器官非常容易受到毒物的影响。6 月龄左右神经细胞完成有丝分裂，但神经细胞迁移、分化和髓鞘形成则持续到青春期。新生儿的体脂成分也影响脂溶性毒物的分布。随着孕龄的增加，平均体脂增加，女性婴儿的体脂百分比往往更高。体脂含量较低的婴儿亲脂性化合物的分布有限，而脂肪储存量较大的大于胎龄儿更容易储存亲脂性化合物。代谢有毒物质的肝酶受发育调节，在所有生长发育阶段都受到遗传多态性的影响。出生时，肾小球滤过率只占成人值的一小部分，在生后第一年缓慢增加。

在婴幼儿阶段，与物理环境交互能力的增加，如用口腔探索和固体食物的添加直接影响着环境毒物暴露。加工后的婴儿食品可能含有添加剂，如着色剂、调味剂和防腐剂；这些添加剂的安全水平通常基于成人的累计暴露量。婴儿食品也可能被有毒物质污染，如增塑

剂双酚 A（bisphenol A，BPA）或农药残留物。1996 年美国颁布的《食品质量保护法》（Food Quality Protection Act，FQPA）根据儿童的饮食模式提供了适合不同年龄阶段的农药暴露安全标准。除了食品，FQPA 要求美国环境保护署（Environmental Protection Agency，EPA）对其他潜在毒物暴露源进行说明，例如饮用水和住宅，以及具有共同作用机制的农药的累计效应。与年龄较大的儿童和成人相比，婴儿的呼吸频率、基础代谢率和氧气消耗量更高，相对于较小的气道和肺表面区域，这种较高的比率与吸入毒物的比例呈正相关。在婴儿期，皮肤表面积与体重的比例是成人的两倍。因此，皮肤仍然是吸收的重要部位。家中的地板是婴儿和幼儿的重要微环境。表面污染物，如农药和挥发性有机化合物（volatile organic compound，VOC），均集中在地面附近；婴幼儿在地板上爬行或玩耍时可能会发生经口、经皮接触或吸入。甲醛是一种致癌 VOC。室内的甲醛含量远高于室外，装潢后存在于合成纤维地毯或人造橱柜中的甲醛释出，含量更高。多环芳烃是另一种致癌的挥发性有机化合物，香烟烟雾中存在，也可以富集在室内灰尘中。

## 二、具体的环境毒物暴露

### （一）烟草烟雾

根据 2009 年 WHO 关于全球烟草流行病的报告，烟草使用是全球最可预防的死亡单因素之一。据统计，2011 年有 600 万人死于烟草；预计到 2030 年，这个数字将增加到 800 万。环境烟草烟雾（environment tobacco smoke，ETS）含有 250 多种有害化学物质，包括尼古丁、一氧化碳、甲醛、氯乙烯、苯和砷等。对婴幼儿来说，ETS 没有安全的暴露水平。

环境烟草烟雾主要包括燃烧的香烟末端的侧流烟雾，以及吸烟者肺部呼出的主流烟雾（也称二手烟雾）。在怀孕期间母亲主动吸烟和接触二手烟会对胎儿健康产生不利影响。由于公共场所和工作场所禁止吸烟，最常见的 ETS 暴露源是在家中。

主动吸烟与不孕和更年期早发有关。这一假说是基于香烟烟雾影响女性激素分泌水平、卵泡生长、卵母细胞成熟、胚胎和胎盘发育的相关研究。研究已经证明了 ETS 对体外受精后胚胎移植成功率有不良影响。吸烟还可以影响男性生育能力：吸烟可增加精子畸形形态率，降低运动性和浓度。可替宁是尼古丁的代谢产物，具有较长的半衰期，是用于测量环境烟草烟雾暴露水平的生物标记物之一。主动吸烟或被动接触 ETS 母亲的婴儿脐带血中的可替宁水平增加。宫内暴露于 ETS 会导致 IUGR 已被研究充分证实，而且暴露剂量和 IUGR 程度之间具有直接的剂量 - 效应关系。二手烟的毒性作用可持续到婴儿期，引发包括上呼吸道感染和下呼吸道感染、躯体生长迟滞、神经认知缺陷、婴儿猝死综合征等一系列疾病，并导致婴儿死亡率升高。在儿童时期，二手烟与儿童哮喘、过敏、肺功能减退、复发性中耳炎和 ADHD 有关。有证据表明，产前和产后接触 ETS 与儿童癌症如脑肿瘤、白血病和淋巴瘤的发展有关。

父母吸烟是儿童及青少年开始和持续吸烟的已知风险因素。儿科医生应该为父母和孩子提供针对孩子发育阶段的指导，并专注于父母戒烟。WHO M-POWER 活动概述了解决 ETS 对健康不利影响的 6 项战略：①监测烟草使用和预防政策；②保护人们免受烟草烟雾的侵害；③提供戒烟帮助；④警告烟草的危害；⑤禁止烟草广告、促销和赞助；⑥提高烟草税。

## （二）乙醇

对胎儿而言，不存在乙醇的安全暴露剂量。全球有 8%~30% 的孕妇怀孕期间曾有饮酒行为。在美国，胎儿酒精综合征（fetal alcohol syndrome，FAS）的发病率约为每 10 000 活产 2~7 例。过量饮酒直接导致美国每年约 88 000 人死亡，而酗酒过度占这些死亡人数的一半以上。

最常见的乙醇暴露源是购买含酒精饮料。美国疾病控制和预防中心（Centers for Disease Control，CDC）的一项调查显示，在过去 30 天内，7.6%（1/13）的孕妇有饮酒行为；美国国家酒精滥用和酒精中毒研究所（National Institute on Alcohol Abuse and Alcoholism，NIAAA）指出，20%~30% 的女性在怀孕期间饮酒。酒精可自由穿过胎盘，因此胎儿血液中的乙醇水平至少与母体血液中的乙醇水平相当。酒精对胎儿的影响很普遍，而且往往是永久性的。酒精暴露结局取决于接触时间、血液酒精含量、遗传背景、其他药物的使用，以及健康和营养状况，产妇年龄和社会经济地位也对结局有一定的影响。产前暴露于酒精是引起智力迟钝的主要原因。FAS 是妊娠期间酒精暴露最严重的结果。患有 FAS 的婴儿通常出生时表现为颅面畸形，包括人中平滑、上唇薄和眼裂过短；在婴幼儿期，常出现生长受限和中枢神经系统功能障碍。婴幼儿时期接触酒精也会影响肾脏、肝脏、肺脏、免疫和运动系统。关于婴幼儿酒精暴露的另一个问题是可能增加之后滥用酒精的风险。格兰特和道森 1998 年报道，接触酒精越年轻，后期酗酒的风险就越大。

戒除酒精饮料是最主要的预防手段。NIAAA 建议严格执行有关饮酒行为监管的公共政策，这是减少未成年饮酒者消费的最有效方法。为防止通过其他来源接触酒精，最好的建议是阅读成分标签和使用个人防护设备。

## （三）增塑剂

BPA 和邻苯二甲酸酯是起 EDC 作用的典型增塑剂。工业中 BPA 用于制作聚碳酸酯塑料以提高其刚性，而邻苯二甲酸酯则提供柔韧性。BPA 和邻苯二甲酸盐广泛用于消费和工业塑料产品生产，在环境中无处不在。在美国的一项研究表明，来自全国代表性人群有超过 75% 的尿样中检测出 BPA 和邻苯二甲酸盐。

BPA 用于生产塑料瓶和制作金属罐内的保护涂层。BPA 也存在于供水管道和医疗器械中，如注射器、静脉注射管和导尿管，以及牙科密封剂等。BPA 暴露的主要来源是摄入食物和饮料，母乳中也发现 BPA。据报道，婴儿和儿童每日摄入 BPA 的量远高于成人。邻苯二甲酸盐用于制造玩具、塑料袋、塑料食品包装产品和洗涤剂，也存在于溶剂、润滑剂和驱虫剂、医用手套、血液和静脉注射液和袋子、医用管材、药品涂层和化妆品如发胶及指甲油中。与 BPA 一样，接触邻苯二甲酸盐的主要来源是经口摄入。BPA 和邻苯二甲酸盐都会从塑料容器中浸入食品和饮料中，特别是在加热后。其他潜在的接触途径包括吸入（空气、灰尘）和皮肤吸收。邻苯二甲酸二丁酯（dibuthyl phthalate，DBP）存在于化妆品和指甲油中，在育龄妇女中含量明显升高。医疗设备中使用的增塑剂可通过静脉注射液袋和管道直接从血液中吸收；在新生儿重症监护病房的早产儿尿液中发现了 BPA 和邻苯二甲酸酯代谢物。

BPA 是具有雌激素特性的 EDC。在实验动物中，低剂量暴露与青春期提前，乳房发育和前列腺形态改变相关，增加癌症风险，引发生殖器畸形和破坏大脑性别分化。虽然人类流行病学调查数据有限，但据推测，肥胖、性早熟、不孕、生殖道异常和乳腺癌的发病率增加可能均与婴幼儿生长发育早期 BPA 暴露有关。BPA 暴露与女性复发性流产和早产有关，还与男性精子数量低、运动性差、男性 DNA 碎片率增加有关。有研究表明，在怀孕期间的尿液、血液、羊水、卵巢卵泡液、胎盘组织、胎儿血液和脐带血中均检测到 BPA。妊娠期 BPA 暴露与焦虑、多动和情绪调节受损有关，尤其是女孩。与 BPA 一样，邻苯二甲酸酯是具有抗雄激素特性的 EDC；最敏感的靶组织是男性生殖道。在动物实验中，产前暴露会导致先天性发育畸形，如腭裂和骨骼畸形。雄性后代发育成尿道下裂和隐睾症，精子生成率低，容易导致成人睾丸 -Leydig 腺瘤，研究结果类似于在人类中发现的睾丸发育不全综合征。宫内暴露邻苯二甲酸盐的儿童表现出执行功能差，以及行为问题，如抑郁、注意力不集中和情绪调节受损。在男孩中，产前 BPA 和邻苯二甲酸酯暴露会缩短肛门生殖器距离（anal genital distance，AGD）。AGD 下降与其他男性生殖道异常相关，如小阴囊、尿道下裂、阴茎短和睾丸畸形。

可以通过以下方法减少膳食中与增塑剂的接触：①避免在微波炉中加热塑料容器或用保鲜膜覆盖的食物；②避免食物长期存放在塑料容器中；③减少罐头食品的使用；④使用玻璃或不锈钢容器，特别是热食或液体容器；⑤检查塑料容器上的回收代码（代码 3 或 7 可能含有 BPA）；⑥使用不含 BPA 的婴儿奶瓶。

### （四）重金属

重金属是天然存在于地壳中的一组金属元素的成员集合。一些重金属（铁、钴、铜、锰、铬、锌、硒）在人体中具有重要的生理作用，而其他重金属（铅、汞、砷和镉）在任何剂量都有剧毒。重金属是一种强神经毒素。重金属暴露可导致儿童发育迟缓和严重后遗症。下面主要讨论铅、汞和砷。吸入、摄入和处理污染物会发生重金属暴露。常见的来源是食品、饮用水、机动车排放物和受污染的家用产品。

1. 铅　据估计，全球约有 400 万儿童在家中暴露于高剂量的铅，约有 50 万 1~5 岁的美国儿童的铅含量超过 5μg/dl。儿童主要通过从油漆、土壤或供水中吸入灰尘而暴露于铅。

铅是一种强力的神经毒素，胎儿、新生儿和儿童接触会导致神经发育迟缓、认知功能障碍及行为功能障碍。对生长发育期的婴幼儿来说，铅没有安全的暴露剂量。铅确切的神经毒性作用机制尚不清楚。已经证明，体外的铅以非常低的浓度就可以影响神经元中的钙离子调节和信号传导。铅可以在骨骼中发生生物累积，并在怀孕期间从母体骨骼中动员出来，可能会导致发育中的胎儿发生铅暴露并增加神经毒性风险。铅暴露对中枢神经系统有亚临床影响。即使是低于 10μg/dl 的血铅浓度，也与 3 年和 5 年时的智商分数呈负相关。高血铅水平会导致头痛、腹痛、痉挛和抽搐。症状性铅中毒应作为紧急情况处理，血铅浓度大于 45μg/dl 时建议螯合疗法。

疾病预防控制中心的建议（2012 年）规定，当任何 5 岁以下的儿童血铅水平超过 5μg/dl 时，应启动公共卫生行动。防止铅暴露的重点是消除儿童环境中的危险铅源。家长和公共教育至关重要。

2. 汞　甲基汞是汞在水生系统的生物中发生累积的有机形式，并在食物链中发生生物放大效应。贝类和捕食性鱼类,如鲨鱼和金枪鱼,可能含有高浓度的汞。甲基汞是脂溶性的,可以穿过胎盘,存在于母乳中。

汞能够不可逆地抑制硒依赖性酶,而这对正常的生理功能至关重要。甲基汞是一种已知的致畸因子,会破坏神经元的迁移;胎儿和新生儿非常容易受到影响。有研究表明,汞产前暴露后记录的 7~14 岁儿童,发现他们在运动、注意力和口头测试结果方面均存在缺陷。长期甲基汞毒性会导致视力和听力丧失、感觉异常,后期进展为共济失调、全身无力、震颤和肌肉痉挛、昏迷,甚至死亡。硫柳汞是一种基于汞的防腐剂,在美国主要用于多剂量疫苗。目前尚未有科学研究能够确定含硫柳汞的疫苗与自闭症之间的关联。然而,自 2001 年以来,FDA 批准用于 6 岁以下儿童的所有疫苗都不含硫柳汞。

食用受污染的鱼是汞中毒的最常见来源。FDA 建议限制孕妇和哺乳期妇女及幼儿摄入某些鱼类。

3. 砷　砷是地壳中常见的金属之一。历史上砷一直被用作毒药,目前主要用于硅基计算机芯片,也可作为家禽和猪的饲料添加剂及农药添加剂。受污染的饮用水是砷最常见的来源。砷也很容易穿过胎盘,到达胎儿。

砷是一种已知的致癌物质,对人体代谢关键酶具有抑制作用。砷暴露会对每个器官系统产生不利影响;急性毒性的主要特征在于胃肠道症状,症状从轻微到严重,主要取决于剂量。砷慢性毒性可导致肝功能障碍、骨髓抑制、心律失常、心肌病、周围神经病和智力障碍,其中周围神经病变类似于吉兰 - 巴雷综合征。婴幼儿早期暴露与成人期的支气管扩张和肺癌有关。此外,砷暴露与白血病、再生障碍性贫血,以及肝癌和肾癌的风险增加相关。

自 2003 年以来,美国环保署已禁止使用砷酸铜和其他砷化合物作为木材防腐剂。公共卫生政策目前侧重于饮用水的安全性。

#### (五) 溶剂

溶剂是一大类化学品,主要用于溶解溶液中的脂质和高分子量化合物。溶剂存在于户外(汽油、地下水、干洗店、高速公路和农场的下风口)、家庭(干洗衣物、香烟烟雾、乙烯基浴帘、胶水和油漆、个人护理产品)和工业中(电子组装、橡胶、涂料、纺织品和其他化学制造厂、汽车修理厂、加油站、美甲和美发沙龙、实验室、医院)。数百万美国工人在职业上受到溶剂影响,包括育龄妇女。

溶剂在环境中无处不在,主要通过透皮吸收、摄取或吸入而发生暴露。由于有机溶剂是挥发性化学物质,吸入是最常见的途径。室内浓度比室外浓度高得多。溶剂是亲脂性的,容易穿过胎盘,并且可以影响胎儿发育。已知某些溶剂在吸入后能够迅速产生欣快感。吸入使用通常在儿童时期开始,在 14~25 岁时达到高峰,并且通常在青春期后期下降。

溶剂是已知的致畸剂。动物和人类流行病学研究都支持产妇职业暴露于溶剂与后代先天性异常(如神经管缺陷和先天性心脏病)之间的关系。据报道,甲苯胚胎病变常发生在产妇吸入油漆或胶水后,主要表现包括生长受限、先天性异常、神经发育延迟和类似 FAS 的面部特征。某些溶剂,如苯和三氯乙烯,是已知的致癌物质。虽然证据有限,但产前和产后暴露于溶剂与儿童癌症的发生发展有关。在美国,有两个儿童癌症集群广泛得到关注,而这两个集群的饮用水都被三氯乙烯污染。

可减少儿童接触溶剂的措施包括:①在将最近干洗过的衣服放入室内之前将其充分通风;②避免使用含有溶剂的清洁剂、胶水和油漆；③使用期间和使用后适当通风；④按照制造商的建议妥善储存和处置家用化学品；⑤尽量减少暴露于美甲沙龙的次数。

### （六）持久性有机污染物

持久性有机污染物（persistent organic pollutant，POP）是亲脂性的有机化合物，可抵抗生物和化学降解。这些化学品主要生产于 20 世纪，存在于农药 [ 如氯丹、二氯二苯基三氯乙烷（dichloro-diphenyl-tricgloroethane，DDT）、艾氏剂 ] 和工业化学品中，是制造和废物焚烧（二噁英和呋喃）的副产品。持久性有机污染物可以在环境中持续存在数年至数十年，可严重影响健康。虽然这些化学品在大多数发达国家都早已被禁止使用，但它们仍然在环境中无处不在。

持久性有机污染物存在于空气、水和土壤中，并且能够长距离传播，导致其广泛分布。持久性有机污染物往往在温暖的气候中挥发，在生态系统内迁移，并冷凝和积存在寒冷地区。这些化合物能在具有丰富体脂动物的脂肪组织中生物累积，例如鱼类和海洋哺乳动物。在食物链中，有机污染物会引起生物放大效应。持续性有机污染物暴露主要通过摄入鱼、肉和乳制品而发生，通常不会通过皮肤吸收和吸入进行。POP 一词通常用于指 2004 年斯德哥尔摩公约所针对的 12 种化学品。

暴露于持久性有机污染物可影响生殖、发育、行为、神经、内分泌和免疫系统。因为持久性有机污染物是亲脂性的，它们在怀孕期间可从脂肪动员，穿过胎盘到达胎儿。宫内暴露会影响早期胎儿发育过程中的代谢编程和脂肪形成。研究表明，宫内暴露会导致子代动物的体重增加，并导致人类生命第一年追赶性增长。持久性有机污染物作为肥胖因子的机制尚不清楚，推测可能通过类固醇受体介导。POPs 也是一种神经毒素。产前暴露与神经发育受损有关。有研究记录了通过食用母乳引起的新生儿暴露，大约 20% 的母体富集毒物可能会到达婴儿。在婴幼儿时期，暴露与神经发育和认知延迟有关，可能导致儿童期学习障碍，包括多动症。持久性有机污染物是已知的 EDC，可能具有雌激素、抗雌激素、抗雄激素或抗甲状腺素功能。产前和产后暴露还可导致儿童生殖、甲状腺和胰腺功能障碍。人类最大的担忧依然是持续性有机污染物会导致癌症风险增加。某些持久性有机污染物，如二噁英，是已知的人类致癌物质。据推测，北极地区增加的有机污染物负担直接导致其乳腺癌的发病率和年轻化增加。

应鼓励食用低脂肪的食物，如水果、蔬菜、鱼类和肉制品。最好食用有机和当地种植的蔬菜和水果，但价格昂贵。由于一些持久性有机污染物可集中在水果和蔬菜的外皮中，建议洗涤。避免食用在农场养殖的鱼类，以及去除鱼皮，这是持久性有机污染物富集的地方。通过消费者教育、公共卫生计划、立法和增加环境卫生基础设施可以减少持续性有机污染物的暴露机会。

### （七）农药

杀虫剂是一组广泛的化学物质，旨在杀死害虫，不需要的植物、霉菌和啮齿动物。这些化学品通常用于家庭和学校附近以及农业。每年在美国大约使用 4.5 亿千克。

住宅使用农药很常见。在婴幼儿中，农药暴露多通过皮肤吸收、吸入和摄入发生。许多杀虫剂极易通过皮肤吸收，还可以通过草坪和农业喷雾剂中吸入。儿童最重要的来源主要是食物。FDA 负责监测食品中农药的限量。2011 年，美国 60% 的国内采样水果和 36% 的蔬菜含有规定允许量的农药残留,2% 超过了 FDA 的限制。

因为大多数农药都是神经毒素,所以胎儿、新生儿和婴幼儿接触可能会对大脑发育产生重大影响。杀虫剂还在动物和人类中起到 EDC、免疫毒物和致癌物的作用。有证据表明有机磷农药可穿过胎盘。流行病学数据表明,产前农药暴露与不育、自然流产、早产、胎儿宫内生长受限、先天性异常和神经发育障碍之间存在关联。农药致癌作用对于婴幼儿很敏感,虽然证据支持农药暴露与儿童癌症之间的关系,但尚未发现病理生理机制。遗传易感性等因素可能起着重要作用。

农药中一些化学品已被禁用或限用。随着新农药进入环境的发生,需要持续密切观察它们对健康的影响。

# 第七节 婴幼儿睡眠与发育源性疾病

## 一、概述

人类的睡眠从胎儿时期就已经出现,直至生命终结。为什么人的一生将耗费三分之一的生命用来睡眠?睡眠到底是什么?有什么功能?发生机制是怎么回事?许多研究者正致力于探索和研究这些问题。目前认为睡眠并不是因为机体需要而使大脑活动被动停止的表现,而是大脑主动控制的生理过程,是大脑神经元活动模式的改变,而不是简单的停止。有许多神经元调控回路和神经递质参与到睡眠 - 觉醒的发生机制中,进行精细且持续的睡眠周期控制。睡眠的功能也不仅只是机体从生理和心理上的休整及恢复,睡眠过程中慢动眼睡眠期 - 快动眼睡眠期呈现以及丰富多样的脑电活动都提示着睡眠一定具有更多功能,正如英国睡眠科学家 Derk-JanDijk 所说:睡眠可能有许多功能,就像周末的功能一样,既可以购物、社交,又可以打扫房间。

与成年人相比,婴幼儿睡眠作为其一天中最主要的生理活动,占据了大部分的生命时间,也因此承载着更多更重要的生理功能,如促进脑功能发育、提高学习和记忆能力、增加体格生长、增强免疫等。系列研究表明,婴幼儿睡眠不仅与生长发育、认知、记忆学习能力等有着紧密联系,且对生命远期的健康也产生着影响。

睡眠医学正不断发展,睡眠给研究者提供了丰富的信息,使人们更为深入地了解睡眠对大脑功能的成熟过程和对疾病的影响模式。各个年龄段的睡眠研究表明,睡眠与疾病的关系往往是双向的,睡眠异常既可能是疾病的发病风险因素,疾病也可能造成睡眠问题甚至障碍。遗憾的是,大量的研究都集中于儿童期、青少年期和成人期,有关婴幼儿时期睡眠的研究并不多见,这可能与婴幼儿不直接经历睡眠问题所产生的后果有关。

## 二、婴幼儿睡眠与代谢综合征

代谢综合征(metabolic syndrome,MS)是以肥胖、高血压、血脂紊乱及糖代谢异常等多种危险因素在个体聚集为特征的一组临床症候群。目前正处于流行趋势,其发病机制主要以肥胖,尤其是中心性肥胖和胰岛素抵抗为核心。

横向研究已经证实非正常睡眠状态与青少年及成人 MS 存在显著相关性。婴幼儿期睡眠与 MS 的研究结果来自有限的几篇纵向研究,这些研究结果表明睡眠与代谢性疾病的联系可以追溯至婴幼儿期,这提示生命早期的睡眠问题可能与远期代谢异常存在因果关系,至少在一定程度上加速了 MS 的发生。

大约有 25%~60% 的婴幼儿存在睡眠问题(种族、文化差异导致发生率差距悬殊),从而处于睡眠质量和数量下降的困境(睡眠不足、睡眠碎片化)。这种困境将提升儿童期 BMI 指数,造成超重和肥胖的发生,成为代谢综合征重要组成部分和始动因素。睡眠不足引起肥胖可能与饮食习惯改变有关,虽然目前缺乏其产生机制的详细阐述,但在成人睡眠剥夺试验中已经证实睡眠限制可以增加胃饥饿素(Ghrelin)和降低瘦素的水平,刺激饥饿感,引起食物摄入冲动,并驱使脑部对不健康的高热量食物做出积极反应,导致摄入过多的碳水化合物及脂肪。另有动物试验证明,Ghrelin 能显著而持久地促进生长激素(growth hormone,GH)的释放,通过各种途径给予大鼠 Ghrelin 后发现 GH 水平明显增加,并呈现对 Ghrelin 的剂量依赖性。有观点认为,长时间的清醒会带来代谢成本,从而引发一系列旨在鼓励能量摄入进行自我保护的生物行为变化。与成人类似,研究发现夜间睡眠不足的婴幼儿较睡眠充足的婴幼儿会摄入更多的食物,但宏量营养素的比例并没有变化,这可能和婴幼儿在食物结构方面自主权较少有关,当婴幼儿在一定程度上拥有这种自主权时,睡眠不足对食物结构影响可能显现并持

续,进而造成超重和肥胖发生。除肥胖这一代谢综合征独立风险因素之外,睡眠问题与其他组分也存在直接联系。多数儿童期的研究表明睡眠问题可引起胰岛素抵抗、脂代谢异常、血压升高等,这种情况在婴幼儿睡眠的研究中虽然没有显示统计学的显著差异,但仍存在一定倾向。另外,有一种异常的睡眠状态与代谢性疾病存在密切关系——阻塞性睡眠呼吸障碍(obstructive sleep apnea,OSA)。两者之间具有高度重叠的发病机制和临床表现。OSA 以低通气量和反复出现呼吸暂停为特点,增加夜醒次数,改变睡眠结构。婴幼儿期的 OSA 并不多见,通常是由疾病引起,如神经系统感染、脑瘫、颅面畸形等。然而,之前一直被认为良性状态的婴幼儿原发性打鼾被考虑可能为 OSA 的早期状态,并认为可引起睡眠微结构的改变,从而与 MS 发病相关。

总的来说,婴幼儿睡眠问题被认为与远期肥胖及代谢性损害有潜在的复杂关系,但需要更多的研究来进一步证实和阐释发生机制。基于婴幼儿期睡眠问题容易延续至儿童期,甚至青少年期,且其肥胖的生长轨迹也有着更长的延续性,因此改善婴幼儿睡眠以降低远期代谢性健康风险显得较为迫切。

## 三、婴幼儿睡眠与情绪行为障碍

情绪行为障碍泛指主要发生在儿童及少年期的行为偏离,持续性地表现外向性的攻击、反抗、冲动、过动等行为,内向性的退缩、畏惧、焦虑、忧郁等行为,或其他精神疾病等问题,以致造成个人在生活、学业、人际关系和工作等方面的显著困难。

睡眠似乎与情绪行为障碍的发展密切相关,睡眠是否是情绪行为障碍的早期标记之一成为很多学者的研究方向。一项研究发现,婴

幼儿睡眠与情绪行为表现存在横向联系,2~3岁的幼儿如果出现睡眠问题,他们内化/情绪和外化/行为障碍的水平提高。虽然情绪行为障碍有着其他更显著的影响因素,但睡眠问题独立于这些因素且具有统计学意义。这种联系在日常生活中也被发现,家长们会向研究者们反映睡眠不足会导致孩子出现更多的情绪行为问题。此外,睡眠问题已经被证明可以预测各种情绪和行为问题的发展,包括抑郁、焦虑、注意缺陷多动障碍、冒险和攻击性,这可能与睡眠影响大脑的执行控制和情感信息处理能力有关。

### (一)婴幼儿睡眠与注意缺陷多动障碍

ADHD是儿童期的常见疾病,表现为与年龄和发育水平不相称的注意力不集中、注意时间短暂、活动过度和冲动。

有25%~50%的ADHD儿童会伴随睡眠障碍,同时,睡眠障碍可以加重ADHD的临床症状。睡眠与ADHD的关系复杂,睡眠障碍究竟是ADHD的原因还是结果?抑或只是一种共病形式?目前两者间复杂的关系并未被理清,但一些研究结果可以被用来进行假定和推测。

持续性的睡眠不足可在正常儿童中产生类似ADHD的神经行为模式,也可加重ADHD儿童的临床表现,造成在连续操作测试中的成绩显著下降,意味着持续注意功能减弱。另有研究显示,婴幼儿的睡眠不足可以用来预测6岁时的多动和冲动行为,且与睡眠充足的3岁幼儿相比,睡眠不足的3岁幼儿发生多动和冲动行为的风险将增至3倍。除睡眠不足外,睡眠碎片化给ADHD带来的发病风险更值得重视,因涉及睡眠结构的改变,其与ADHD更具相关性,而且研究发现睡眠碎片化持续越久,ADHD发病风险越高。有

几种生理机制被认为是睡眠和ADHD之间的联系,尤其是前额叶皮质功能、多巴胺能系统和生理节律。这些研究提示早期的睡眠问题可能是ADHD最初症状,也可能是诱导发生ADHD一个因素。

### (二)婴幼儿睡眠与自闭症谱系障碍

自闭症(autism spectrum disorder,ASD)以社会互动、语言交流及兴趣行为等表现偏离正常为共同临床特点,和ADHD同属神经发育障碍性疾病,导致情绪行为异常。因两者间具有相似的内表型、基因和环境风险因素、轻度的可遗传性,所以有学者推测,ASD和ADHD两者可能共享发展途径及风险因素。

和ADHD一样,婴幼儿睡眠问题同样被认为与ASD发病和发展存在相关性。大量研究发现神经功能障碍性疾病与童年期的睡眠问题相关,那些具有ASD前驱症状的孩子中,在童年时期就出现了睡眠问题,尤其是频繁的夜醒。一项研究发现,12个月的婴儿如果在夜间频繁觉醒,那么在2岁时在婴幼儿自闭症量表中的得分会显得更高,且被认为是ASD早期风险性行为特征之一。

## 四、婴幼儿睡眠与免疫功能障碍

免疫功能障碍和炎症可能是一个发育源性疾病。在胎儿的发育关键时期,不良的子宫内环境可能影响免疫的关键功能编程,从而改变胎儿个体的免疫功能并可导致成年后炎性和免疫性疾病的多发。在胎儿娩出后所进入的婴幼儿期,个体所面临的环境虽然改变,但仍可能对自身免疫系统的发育及远期的免疫功能产生影响。有研究表明,婴幼儿期的环境因素(营养、微生物、心理等)可以通过表观遗传机制影响成人期的免疫功能。

目前,睡眠与免疫功能的相关研究认为,

睡眠不足对人体抗感染能力及炎性反应特征有明显的负性作用。研究认为睡眠具有免疫系统的修复功能，并维持淋巴细胞的增殖和正常分裂。相关人体试验及动物试验结果表明，睡眠不足及结构紊乱使自然杀伤细胞、淋巴细胞功能下降，增加 IL-6、TNF-α 等促炎性细胞因子水平，降低免疫球蛋白及补体浓度。另外，睡眠问题引起的肥胖也应被考虑为睡眠与免疫功能相关的不利因素，肥胖可使人体处于低水平的慢性炎症环境中，其局部免疫微环境中的免疫细胞及其所分泌的免疫分子含量和活性呈现异常。

在本次文献检索中，婴幼儿睡眠及免疫功能障碍的研究并没有被发现，但基于婴幼儿期作为生命早期的关键发育阶段及睡眠对免疫系统发育和功能的深远影响，可以推测探讨婴幼儿睡眠及免疫功能的相关性及潜在机制应该是一个值得尝试的课题。

如上文简述，婴幼儿睡眠在远期健康的影响是多方面的。代谢综合征、情绪行为障碍、免疫功能障碍可能只是婴幼儿睡眠相关发育源性疾病的一小部分，更多更深入的内容等待研究者们去挖掘。值得强调的是，婴幼儿睡眠研究者们表达了一种观点，与远期的睡眠干预相比，在婴幼儿期进行睡眠行为干预不但容易而且更有效，可以给远期健康带来益处。此观点也强化了这样一种假设，即婴幼儿睡眠可能在许多远期健康问题中起到调节作用。

（孙峰 丁艳）

## 参考文献

1. CESPEDES EM, RIFAS-SHIMAN SL, REDLINE S, et al. Longitudinal associations of sleep curtailment with metabolic risk in midchildhood. Obesity (Silver Spring), 2014, 22: 2586-2592.

2. TAVERAS EM, GILLMAN MW, PEA MM, et al. Chronic sleep curtailment and adiposity. Pediatrics, 2014, 133: 1013-1022.

3. AGRAS WS, HAMMER LD, MCNICHOLAS F, et al. Risk factors for childhood overweight: a prospective study from birth to 9. 5 years. J Pediatr, 2004, 145: 20-25.

4. WEISS R, BREMER AA, LUSTIG RH. What is metabolic syndrome, and why are children getting it Ann N Y Acad Sci, 2013, 1281: 123-140.

5. BENEDICT C, BROOKS SJ, O'DALY OG, et al. Acute sleep deprivation enhances the brain's response to hedonic food stimuli: anfMRI study. Clin Endocrinol, 2012, 97: 1-5.

6. ST-ONGE MP, WOLFE S, SY M, et al. Hirsch J. Sleep restriction increases the neuronal response to unhealthy food in normal-weight individuals. Int J Obes, 2013, 38: 411-416.

7. PENEV PD. Update on energy homeostasis and insufficient sleep. J Clin Endocrinol Metab, 2012, 97: 1792-1801.

8. FISHER A, MCDONALD L, VAN JAARSVELD CH, et al. Sleep and energy intake in early childhood. Int J Obes (Lond), 2014, 38: 926-929.

9. PADILHA HG, CRISPIM CA, ZIMBERG IZ, et al. A link between sleep loss, glucose metabolism and adipokines. Braz J Med Biol Res, 2011, 44: 992-999.

10. NARANG I, MANLHIOT C, DAVIES-SHAW

J, et al. Sleep disturbance and cardiovascular risk in adolescents. CMAJ, 2012, 184 (17): 913-920.

11. GUO X, ZHENG L, LI Y, et al. Association between sleep duration and hypertension among Chinese children and adolescents. Clin Caradiol, 2011, 34 (12): 774-781.

12. BHUSHAN B, MADDALOZZO J, SHELDON SH, et al. Metabolic alterations in children with obstructive sleep apnea. Int. J. Pediatr. Otorhinolaryngol, 2014, 78: 854-859.

13. CHEN TA, BARANOWSKI T, MORENO JP. Obesity status trajectory groups among elementary school children. BMC Public Health, 2016, 16: 526.

14. GRUBER R, WIEBE S, MONTECALVO L, et al. Impact of sleep restriction on neurobehavioral functioning of children with attention deficit hyperactivity disorder. Sleep, 2011, 34 (3): 315-323.

15. O'CALLAGHAN FV, MAMUN A, O'CALLAGHAN M, et al. The link between sleep problems in infancy and early childhood and attention problems at 5 and 14 years: Evidence from a birth cohort study. Early Hum Dev, 2010, 86 (7): 419-424.

16. CASSOFF J, WIEBE ST, GRUBER R. Sleep patterns and the risk for ADHD: a review. Nat Sci Sleep, 2012, 4: 73-80.

17. GARRISON MM. The feedback whirlpool of early childhood sleep and behavior problems. JAMA Pediatr, 2015, 169: 525-526.

18. SADEH A, TIKOTZKY L, KAHN M. Sleep in infancy and childhood: implications for emotional and behavioral difficulties in adolescence and beyond. Curr Opin Psychiatry, 2014, 27: 453-459.

19. JOHNSON MH, GLIGA T, JONES E, et al. Annual research review: Infant development, autism, and ADHD—early pathways to emerging disorders. J Child Psychol Psychiatry, 2015, 56: 228-247.

20. CHEN T, LIU HX, YAN HY, et al. Developmental origins of inflammatory and immune diseases. Mol Hum Reprod, 2016, 22: 858-865.

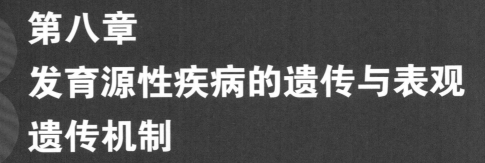

# 第八章
# 发育源性疾病的遗传与表观遗传机制

许多人类疾病涉及遗传和表观遗传两方面的异常,除了起源于配子的遗传变异及减数分裂中发生的新发变异可引起各种疾病外,DNA 序列未发生变化,但当 DNA/ 组蛋白的共价修饰和染色质结构重塑等表观遗传修饰异常时也可引起多种疾病,并且表观遗传调控受遗传和环境因素的共同影响。传统上认为心血管、代谢性、精神疾病和肿瘤等发育源性疾病是受多个遗传因素及环境因素相互作用导致的复杂性疾病,个体携带的特定种系遗传变异决定了其对特定环境暴露的敏感性和疾病的易感性。健康与疾病的发育起源(DOHaD)提供了一种新的疾病发生机制学说,认为发育期间的环境暴露不是通过诱导基因突变,而是通过重新编程表观基因组,增加了成年期对疾病的易感性。但最近有研究表明,遗传变异,包括配子中的新发突变可以导致细胞表观遗传修饰异常和疾病的发生,而表观遗传修饰也可以通过影响等位基因的表达,对表型的外显起到修饰作用。以肿瘤为代表的发育源性疾病通过表观遗传基因组与遗传易感性相配合的方式,重编程基因表达来驱动相关疾病的发生发展。遗传缺陷配合的发育重编程诱导的表观遗传改变代表了一种新型的基因 - 环境相互作用,将为发育源性疾病发生机制研究提供了新的视角,也为开发生物标志物开辟了新的途径。本章将对发育源性疾病的遗传与表观遗传机制做一综述。

## 第一节　发育源性疾病与新发变异

受精卵的形成是卵原核和精原核染色体的融合,遗传信息通过受精的过程得以代代传递。尽管细胞对环境因素影响引起的 DNA 损伤后有严密的修复机制,保障 DNA 的保真性,但基因变异仍无时无刻不在发生。新发变异传统上被认为是发生新的种系变异,随着受精和胎儿宫内发育及出生后生长,可分布在各组织细胞的基因组中。第二代测序技术(next-generation sequencing,NGS)的出现使得科学家能够发现从单个受精卵发育的个体中存在两个或多个遗传上不同的细胞群合子后突变,即受精后最初几次细胞分裂中出现的突变,可导致高水平镶嵌现象并存在于生物体的许多不同组织中。相反,在发育后期或出生后和成年期出现的突变可以仅限于单个组织,甚至限于少数体细胞。由于新发变异在物种进化和疾病发生中起着重要作用,因此,长期以来人们对于新发变异频率和特点的研究十分关注。

## 一、新发变异及常见类型

### (一)生殖细胞新发变异

当遗传变异发生于生殖细胞的基因组中,变异可通过生殖活动传递给下一代。来源于卵细胞或精子的变异在合子形成后分裂增殖时,可出现于子代所有体细胞和生殖细胞中。与人类参考基因组进行比对,一个个体的基因组存在约 410 万 ~500 万个位点变异,其中 20 万 ~40 万种罕见变异仅在不足 0.5% 的人群中观察到,其余绝大多数遗传变异经过基因重组、代代传递和自然选择的作用在人群中常见。所有这些遗传变异在人类进化中都必定源自至少一次的生殖细胞新发变异。根据突变所涉及的结构大小,可将新发变异大致分为单核苷酸变异(single nucleotide variation,SNV)、结构变异(structural variants,SV)、拷贝数变异(copy number variation,CNV)、染色体变异等。

SNV 包括转换和颠换两种,前者为嘌呤和嘌呤之间或嘧啶和嘧啶之间的替换(C-G > T-A,T-A > C-G),后者为嘌呤和嘧啶之间的替换(C-G > A-T,C-G > G-C,T-A > A-T,T-A > G-C)。在整个基因组中,转换的发生率超过了颠换发生率的两倍。转换主要由 C > T 突变产生,其中部分可由 CpG 二核苷酸的可变性解释。CpG 二核苷酸中的胞嘧啶易被甲基化形成 5- 甲基胞嘧啶(5-methylcytosine,5mC)。甲基化的 CpG 二核苷酸在化学结构上不稳定,并且由于 5mC 的脱氨作用而具有高度可变性,导致 G > T 错配。一项应用全基因组测序得到的来自冰岛的 78 对父母和子代的数据表明,新发 SNVs 发生率约为每代 $1.2 \times 10^{-8}$。随着全基因组技术的逐渐发展,人们普遍认为 SNV 突变率在每代每碱基对中约为 $1.16 \times 10^{-8}$。但目前的研究为了去除假阳性和排除基因组高度重复区域,导致大量的新发变异被过滤而低估了其发生率。

SV 通常指一段 DNA 序列的拷贝数、序列方向或染色体位置发生变化。SVs 主要包括无遗传物质丢失或获得的平衡易位、丢失遗传物质的非平衡易位、跨着丝粒的臂间倒位、偏着丝粒的臂内倒位、小片段的插入缺失、较大片段的拷贝数变异,以及复杂的结构重组等。另外,等臂染色体、环状染色体、节段性单亲二倍体和非整倍体等均属于基因组结构变异。CNV 主要指长度大于 1 000bp 的缺失或重复。由于涉及的核苷酸数目较多,CNV 通常对生物适应性具有负面影响并被自然选择淘汰,因此,每个基因组中的遗传性 CNV 相对较少(约 160 个),新发 CNV 则是先天性畸

形和神经发育障碍的重要致病因素。由于检测技术限制,indels(insertions/deletions)和部分 CNVs(10~10 000bp)的突变率仍然不确定,另外,CNVs 发生机制的不同使其突变率将随着基因组区域和亲本来源的变化而变化。鉴于微阵列芯片分析难以检测到小片段的 CNVs(< 100kbp),我们仅可估计基因组中超过 100kbp 的新发 CNV 发生率估计约为每代 0.01~0.02 次。与 SNVs 突变相比,CNVs 有更高的突变率,每代每碱基对中突变率约 $2.5 \times 10^{-6} \sim 1 \times 10^{-4}$,而在有智力缺陷的群体中其突变频率更高,平均每代约 $3.6 \times 10^{-2}$ 次。研究显示,多数非复发性的新发 CNVs 与 SNVs 均来源于父系生殖细胞,且随着父亲年龄的增加,新发突变的突变负荷显著增加。表明这些新发突变可能源自父亲生殖有丝分裂 DNA 复制过程中的复制叉停滞和模板转换。相比之下,多数已知可引起发育障碍的复发性新发 CNVs,即那些在非亲缘个体中多次出现的大小和位置相同的拷贝数变异,则与基因组自身结构更加相关,其断裂点往往位于高度相同的同源重复序列两侧,处于该附近的剂量敏感基因将受拷贝数变异的影响。在减数分裂期,在低拷贝重复区域的非等位基因同源重组是形成复发性 CNVs 的主要原因。某些特定位点的复发性新发 CNV 具有明显的母系偏倚,这可能是由于母亲生殖细胞在该位点有更高的重组率。

染色体畸变包括染色体的数目(增加或缺失)和结构异常(缺失、重复、倒位、易位),多数起源于亲代生殖细胞或早期胚胎新发的变异。一个众所周知的例子是唐氏综合征,95% 的病例是由于减数分裂 I 期的染色体不分离导致的,其额外 21 号染色体大部分来自母体,并且随着母亲年龄的增加而更频繁地出现。这

是因为随着女性年龄的增加,控制染色体在成熟分裂中移动的纺锤体功能下降,染色体不分离的概率会增加。关于早期人类胚胎发育过程中染色体畸变的性质和发生率的大部分研究结果来源于体外受精(in vitro fertilization, IVF)后人类卵裂期胚胎的间期卵裂球的荧光原位杂交(fluorescence in situ hybridization, FISH)和单细胞微阵列研究,发现至少有50%的早期胚胎具有染色体畸变;除了整个染色体的非整倍性外,大约7%~32%的胚胎中出现节段性的染色体失衡,说明卵裂阶段的人类胚胎容易发生染色体不稳定。尽管以上研究都来自IVF来源的胚胎,但自然妊娠流产物的核型分析和其他遗传学分析揭示其发生的染色体异常与IVF来源卵裂期胚胎发生中的类型一致,说明自然妊娠的早期人类胚胎面临着类似的染色体错误分离、断裂和重排等现象。因此,无论是来自可育或不育夫妇,是体外培养还是体内发育,人类卵裂期胚胎都容易产生数目及结构上的不稳定性,这种不稳定性不仅会影响植入前或植入后胚胎的存活导致胎儿流产,还可能在发育后期引起遗传性疾病,甚至可能推动物种的遗传变异和进化。

### (二)体细胞新发变异

体细胞基因变异和人类疾病之间的联系由 Carl Nordling 首先提出,他认为癌症是组织细胞基因组累积突变的结果。同一时期,Szilard 认为衰老是由体细胞内染色体或基因的损伤叠加引起的,即当一条染色体受到衰老打击时,如果它的同源染色体已遭受过相同打击或带有损伤时,该细胞将失去相应部分的功能。1971 年,Knudson 通过对儿童视网膜母细胞瘤的发病率进行分析,提出了"二次打击"学说,即遗传性肿瘤的发生需要经过两次以上的基因突变,第一次基因突变发生在生殖细胞,在此基础上体细胞发生第二次突变,两次突变累加使得细胞癌变;在非遗传性肿瘤中,两次突变都发生在体细胞中。体细胞突变的频率目前已经被证明会随着年龄的增长而增加,但它们与衰老和疾病的关系仍不清楚。

体细胞新发突变除可引起肿瘤外,尚与一些非肿瘤性疾病相关,如多发性神经纤维瘤可出现体细胞嵌合现象。与生殖细胞相同,体细胞新发变异类型同样包括插入缺失、重复、拷贝数变异等多种类型。一项研究检测了人体不同组织的 CNVs,在三个不同研究对象的 34 种组织中发现了位于不同染色体上的大小不等的 6 种 CNVs(82~176kb),证明体细胞 CNVs 嵌合并不少见。目前多项研究显示,体细胞拷贝数变异与精神疾病的发生有着密不可分的联系。据报道,体细胞 15 染色体重复与恐惧症的发生相关;自闭症患者常携带有拷贝数变异或低比例的非整倍体嵌合。在神经系统发育过程中,体细胞突变可能出现在神经元干细胞中,这些细胞在发育过程中不断增殖,形成基因组并不完全相同的嵌合体,这种现象通常被称为"脑体细胞嵌合"。由于遗传信息被改变,这些突变将干扰神经元功能而导致各种神经系统疾病。针对神经元基因变异的机制研究可以更好地促进对疾病发生发展的认识,并推动新的治疗干预策略,但目前关于有丝分裂后神经元中发生的突变研究较少。

## 二、新发变异的检测

### (一)染色体核型分析

染色体核型分析是细胞遗传学的重要研究手段,指经过胰蛋白酶等试剂处理后的分裂中期细胞,染色后显示出深浅交替的横纹,通过每条染色体恒定的带纹进行分析、比较、排序编号,进行形态分析判断染色体长度、着丝粒数目位置、随体大小等特征有无异常。按照不同的染色方法,显带技术可分为 G 显带、Q 显带和 R 显带等。

在早孕期,50%~85% 的自然流产是由染色体异常所致,其中染色体数目异常约占86%、嵌合体占 8%、结构异常占 6%。因此,染色体异常的诊断十分重要。核型分析分辨率5~10Mb 左右,可观察全染色体组形态,方法简便经济,在诊断染色体数目、结构变异及嵌合异常时具有优势。但显带技术需细胞培养,检测周期长,且显带分辨率有限,对于染色体微缺失、微重复等微小染色体变异难以检出。

### (二)荧光原位杂交

FISH 是一项细胞遗传学与分子生物学相结合的技术,该技术利用荧光标记的 DNA 探针,与目标样本 DNA 进行原位杂交,通过荧光显微镜检测荧光信号,从而反映相应位置染色体情况,可对检测 DNA 序列进行定位、定性和相对定量分析。根据探针的不同,FISH应用大致可分为三类:①特定位点探针,检测特定基因的染色体定位,识别该基因缺失、易位或重复;②端粒或着丝粒重复探针,利用着丝粒 α- 卫星 DNA 或端粒上的重复序列设计探针,用于检测染色体数目异常所致的遗传病;③全染色体探针,是一组探针的组合,不同颜色标记的多种探针结合染色体后,图像光谱用于分析染色体数目或结构异常。

与核型分析技术相比,FISH 具有速度快、特异度高、稳定性好、重复性强等特点,无须培养细胞,可对分裂间期细胞进行常见非整倍体的快速诊断,或直接分析染色体上单个基因的扩增或缺失,使检测周期大大缩短。此外,探针检测具有更高的特异性,而且其分辨率随着技术的进步,从中期染色体为载体的 1~3Mb发展为 1kb,甚至更高分辨率的 fiber-FISH,

能够更加直观、精确地检测出染色体的微小结构变异。在一项 FISH 诊断染色体非整倍体的研究中,FISH 快速诊断的结果与核型分析比较发现,FISH 对 21 三体的检出率可达到98.4%,对 13 号染色体、18 号染色体,以及性染色体数目异常的检出率为 100%,表明 FISH对染色体非整倍体异常可进行快速准确地检测。但由于 FISH 探针数受荧光种类的限制,在一次检测中最多只能同时检测 5 条染色体,无法对整个基因组染色体变异进行全方位检测,因此,FISH 尚不能代替染色体核型分析。

### (三)染色体微阵列芯片技术

染色体组基因芯片分析(chromosomal microarray analysis,CMA)是比较基因组杂交技术(comparative genome hybridization,CGH)与芯片技术结合发展的产物,其基本原理是将荧光标记的 DNA 与携带探针的膜片或玻片杂交,通过荧光信号的强度定量分析 DNA 拷贝数变化或结构改变。其主要分为两大类:比较基因组杂交芯片(array comparative genomic hybridization,array CGH)和单核苷酸多态性微阵列芯片(single nucleotide polymorphism array,SNP array)。两者区别:前者是利用待测样本 DNA 与正常对照样本 DNA 与探针进行竞争性杂交,获得定量的拷贝数检测结果;后者检测则不需要正常对照样本,待测样本 DNA 与黏附在芯片上的微珠探针进行杂交,根据检测信号的有无或强弱分析待测样本的 CNV 和基因型。CMA 技术无须细胞培养,比核型分析有更高的分辨率,可以实现所有染色体的同时检测,包括染色体数目变异和缺失、重复等结构变异,并且能以更高精度检测小片段的 CNVs 或结构改变。CMA 一大优点在于它提供了一种通用的检测方法,对于不同染色体异常无须设计不同的探针,简化了检验流程。

染色体微阵列技术的出现使人们对新发变异疾病的关注焦点从染色体非整倍体发展到整个基因组的新发拷贝数变异,由此鉴定了亚显微结构变异导致的许多罕见遗传病确切的遗传原因。在发育迟缓、多发畸形的患者中,染色体微阵列的检出率是传统核型分析的 3 倍;在不明原因的智力障碍病例中,染色体微阵列技术能提高 15%~20% 的检出率。此外,微阵列技术还陆续鉴定了一系列单倍剂量不足引起的散发性畸形综合征的致病基因,如 CHARGE 综合征患者的 *CHD7* 基因、DiGeorge 综合征患者的 *TBX1* 基因、William 综合征患者的 *ELN* 基因等。

### (四) 聚合酶链反应法及其相关技术

聚合酶链反应(polymerase chain reaction,PCR)技术是在 DNA 多聚酶作用下,通过变性、退火、延伸过程将 DNA 中某个特异性片段大量扩增。一些疾病如脆性 X 综合征、亨廷顿病与 DNA 区域中的三联体核苷酸异常扩增有关,同位素标记核苷酸 PCR 扩增后通过电泳可观察到产物,分辨出正常个体和疾病状态的重复序列大小。对基因靶序列进行 PCR 扩增和 Sanger 测序,可对基因的序列变异进行检测。

基于 PCR 发展而来的荧光定量 PCR(quantitative fluorescent PCR,QF-PCR) 对基因的拷贝数检测具有更高的准确性,可应用于微阵列技术检出的基因拷贝数变异的验证。此外,采用多对经荧光标记的引物对染色体特异的多个短串联重复序列(short tandem repeat,STR)进行多重 PCR 扩增和电泳分析,可以判断受检染色体的数目。QF-PCR 已被证实是一种准确、高效、快速诊断非整倍体异常的方法,主要用于诊断 21、18 和 13

号,以及 X、Y 染色体的数目异常。多重链接探针扩增(multiples ligation-dependent probe amplification,MLPA)技术也以 PCR 反应为基础,需要设计与模板序列杂交的高度特异性的长、短探针,当两个探针与靶序列完全杂交,连接酶将两段探针连接成一条完整的核酸单链,PCR 扩增后电泳分离分析扩增产物,可应用于检测基因的缺失或重复,以及基因组拷贝数变异等疾病的诊断,具有较高的敏感性和特异性,以及比 QF-PCR 更高的分辨率。与核型分析相比,MLPA 和 QF-PCR 虽更加简便、经济,但无法检测易位、倒位等染色体结构变异。

### (五) 第二代测序技术

第二代测序技术 NGS 也称高通量测序技术,是将片段化的基因组 DNA 固定在支持物上,而后进行扩增延伸反应,同时每个延伸所掺入的荧光标记的成像信息被收集,以获得测序数据。NGS 作为测序平台,可以快速获得已知或未知基因组的图谱,测序结果与数据库参考序列比对后,可检测到遗传性疾病中的基因插入、缺失、单个碱基改变等,并且具有较高的敏感度和特异度。NGS 可以是针对疾病特异性基因组或外显子组的靶向测序,也可以是非靶向的全基因组测序,可以一次性检测多个基因、全外显子,甚至全基因组区域的所有位点,其中低覆盖率的全基因组测序策略还可以用来检测染色体数目异常,以及传统核型分析或芯片技术无法识别的拷贝数异常。

杂合性新生突变被认为是散发罕见孟德尔疾病的常见原因,在 NGS 技术出现之前,新发的 SNV 和小插入、缺失导致的人类遗传疾病很难得到阐明。NGS 的出现开启了人类基因组中此类新发突变研究的新时代,采用先证者 - 父母三人组(Trio)的全外显子组测序

（whole exome sequencing，WES）或全基因组测序（whole genome sequencing，WGS）策略，可以快速鉴定位于蛋白质编码区或整个基因组内的新发 SNV，显著缩小了潜在候选疾病基因范围，使新发变异的研究效率不断提高。虽然有研究表明，位于编码区外部的某些新生突变，例如在启动子、内含子、基因间区域或非翻译区域，也具有病理意义，而这类新发变异只能使用 WGS 而不是 WES 来鉴定，但与 WGS 相比，WES 更具成本效益，分析方法也更为成熟。因此迄今为止新发变异研究主要还是采用 Trio-WES 的策略，只要致病突变位于编码区内，WES 就足以鉴定罕见的孟德尔疾病的突变基因。

## 三、发生新发变异的影响因素

基因突变是一把双刃剑，一方面，它为自然选择创造生物多样性提供基础，而另一方面，基因突变的发生可能会干扰高度保守且相互关联的基因调控网络，导致基因功能或表达改变，造成组织细胞结构或功能缺陷，引发疾病。为了将种系突变率保持在最佳水平，在促进生物适应新环境的同时，避免对生物个体造成有害影响，一套有效维护基因组平衡的系统已经发展了数亿年。因此，在单细胞或多细胞生物中每个细胞分裂的基因突变率保持在 $1 \times 10^{-9} \sim 1 \times 10^{-10}$。

### （一）年龄因素

DNA 复制过程中 DNA 聚合酶错误地掺入不同于模板链的核苷酸，是生殖细胞新发突变发生的重要原因。DNA 聚合酶 ε 和 δ 参与 DNA 复制的先导链和滞后链的合成，聚合酶中的校对亚基通过验证配对核苷酸的几何形状以确保掺入的碱基正确，具有高度的专一性。单个或多个碱基对错配导致的 DNA 结

构改变，可通过错配修复（mismatch repair，MMR）途径进行恢复，使得 DNA 复制过程中产生的突变率远低于聚合酶的错配率。多项研究显示，绝大多数新生 SNVs 和非复发性 CNVs 遗传自父本染色体，这一性别偏倚随着父亲年龄的增长越加显著。在胚胎发生过程中，原始生殖细胞分裂产生数百万个生殖细胞，女性初级卵母细胞停滞在减数分裂 I 期，从而避免了因大量有丝分裂而产生的基因突变。而男性从青春期开始，精原细胞每 16 天进行一次有丝分裂，以产生更多的精细胞，同时进行自我更新，因此发生基因突变的风险更高。精原细胞在整个生命过程中持续分裂，一方面可使 DNA 复制错配造成的突变逐渐累加，另一方面也影响了细胞分裂间期非复制性 DNA 损伤的修复。随着年龄的增长，男性的生殖细胞不断进行有丝分裂暴露于更高的突变风险中。此外，对抗氧自由基的内源性防御系统和 DNA 修复效率也可能随着年龄的增长而逐渐下降。因此，子代新发突变数量与父亲年龄密切相关。Goldmann 等人对 816 个家庭的全基因组测序结果进行分析，发现遗传自父本的新发突变随年龄增长平均每年增加 0.91 个。

虽然有报道母亲高龄同样是引起新发突变的发生率增高的因素，但与父本比较而言其影响较小，母亲年龄与染色体非整倍体更为相关。约 90% 的生殖细胞染色体数目异常是由母本初级卵母细胞减数分裂 I 期同源染色体不分离引起。在果蝇实验中发现染色体的缺失重复与同源染色体配对重组异常密切相关，在人类 16- 三体、18- 三体、21- 三体、克氏综合征和特纳综合征的患病群体中同样发现染色体重组率减少，而随着母亲年龄的增长这类非整倍体的发生率也显著增加。1968 年，

Henderson 和 Edwards 提出"生产线假说",该假说认为,女性在胎儿阶段产生的第一个卵子往往具有更高效率的染色体交叉,随着女性年龄的增长,排出的卵子将会有更多的染色体异常,从而导致流产和发育异常。而 2014 年,一项对大量人类卵母细胞的分子遗传学研究显示,个体内或个体间卵母细胞均存在大量变异,但其发生率与女性年龄并不相关,提示随着年龄增长的非整倍体发生并不能由染色体交叉重组异常简单解释。此外,染色体不分离还可导致单亲二倍体的发生,即子代染色体数目正常但一对染色体同时来源于母亲或父亲,如 15 号染色体单亲二倍体同样由减数分裂 Ⅰ 期异常引起,并与母亲生育年龄相关。

由于体细胞变异在生物体发育期间在体细胞中不断积累,因此年老的生物个体比年轻的个体存在更多的体细胞变异。该理论从小鼠细胞核移植的实验中可见一斑,取较老细胞的细胞核进行移植克隆,这些克隆的质量差、寿命短,而由较年轻细胞的核形成克隆,往往有更长的生存时间。

### (二)环境暴露

DNA 损伤所致的体细胞新发变异可由多种因素引起,外源性因素如化学物质、紫外线和电离辐射;内源性因素如活性氧,醛类或参与 DNA 修复、基因组编辑的酶等。此外,病毒和内源性反转录转座子也可引起 DNA 序列的插入突变。通常一种致病因素常引发一类突变类型,如致癌物质马兜铃酸常引起 A>T 碱基替换。紫外线辐射常诱发嘧啶二聚体的形成,当修复过程出现错误时将导致 CpC 或 TpC 二核苷酸处发生 C>T 突变。由酶损伤引发的突变,其序列位置常因酶本身的特异性而不同。如具有抗病毒活性的 APOBEC 蛋白家族,可在 DNA 复制过程中使单链 DNA 在胸腺嘧啶碱基位点后发生 C>T 或 C>G 突变。

## 四、新发变异高发的疾病

### (一)染色体疾病

染色体病是最常见的先天性遗传病,由染色体数目畸变和结构畸变引起。大部分的染色体畸变是新发的,其发病机制主要为配子在成熟过程中发生减数分裂的异常或结构片段的断裂丢失、重排,破坏了基因的平衡状态,妨碍人体相关器官的分化发育,造成机体形态和功能异常。因此,染色体病对人类危害甚大,在所有新生儿中染色体异常发生率为 0.7%,在自发性流产胎儿中发生率为 50%~85%。目前已发现的人类染色体数目异常和结构畸变有 3 000 余种,按染色体种类可分为常染色体病和性染色体病两种。常染色体病约占染色体病的 2/3,主要包括唐氏综合征(21- 三体综合征)、18- 三体综合征、13- 三体综合征等,患者一般表现为较严重的先天性多发畸形、生长发育落后和智力低下等。性染色体病总发病率为 1/500,主要包括 Klinefelter 综合征、Turner 综合征等,性发育障碍为其突出表现。

### (二)单基因遗传病

单基因遗传病也称孟德尔遗传病,是由一对等位基因控制而发生的遗传性疾病,其发生率较染色体病低,但种类较多,在线人类孟德尔遗传(Online Mendelian Inheritance in Man, OMIM)数据库收录的有临床意义的单基因病约有 7 000 余种,且每年以 10~50 种的速度递增。依据致病基因所在的染色体和等位基因显隐关系的不同,单基因病可分为 5 个遗传方式:①常染色体显性遗传,如软骨发育不全;②常染色体隐性遗传,如苯丙酮尿症;③ X 连锁显性遗传,如 Alport 综合征;④ X 连锁隐性遗传,如 Duchenne 肌营养不良;⑤ Y 连锁遗传,如外耳道多毛症。其中部分单基因遗传病多由新发变异引起,如以智力发育障碍为特征的歌舞伎综合征(Kabuki syndrome),外显子测序发现其致病基因(*KMT2D* 和 *KDM6A*)的新发变异发生率分别可达 80% 和 56%。在人类骨骼发育过程中发挥重要作用的成纤维细胞生长因子受体(*FGFR*)基因,其三种亚型(*FGFR1/2/3*)由不同的变异位点可引起多种骨骼发育异常综合征,且大多为新发变异引起的散发病例,如 *FGFR1* 引起的 Pfeiffer 综合征,*FGFR2* 引起的 Crouzon 综合征、Apert 综合征,以及 *FGFR3* 引起的软骨发育不全、软骨发育不良、致死性软骨发育不全、LADD 综合征及 Muenke 综合征等(表 8-1)。

表 8-1    *FGFR* 基因新发变异相关的单基因疾病

| 病名 | 遗传方式 | 发生率 | 致病基因 | 常见变异 |
|------|---------|--------|---------|---------|
| Pfeiffer 综合征 | 显性 | 1:100 000 | *FGFR1* | p.Pro252Arg |
| | | | *FGFR2* | p.Trp290Cys;p.Tyr340Cys,p.Cys342Arg;p.Ser351Cys;p.Cys278Phe;p.Asp321Ala |
| 单纯性三角头畸形 | 显性 | <1/1 000 000 | FGFR1 | p.Tyr372Cys;p.Asn330Ile;p.Cys379Arg;p.Cys381Arg |
| Crouzon 综合征 | 显性 | 1.6:100 000 | FGFR2 | p.Cys342Tyr;p.Cys342Arg,p.Cys342Ser;p.Tyr340His;p.Ser354Cys;p.Ala344Ala |
| Apert 综合征 | 显性 | 1:(65 000~200 000) | FGFR2 | p.Pro253Arg;p.Ser252Trp |
| 软骨发育不全 | 显性 | 1:(20 000~30 000) | FGFR3 | p.Gly380Arg |
| 软骨发育不良 | 显性 | 1:(11 000~100 000) | FGFR3 | p.Asn540Lys |
| 致死性骨发育不全 | 显性 | 1:(20 000~50 000) | FGFR3 | p.Arg248Cys;p.Ser249Cys;p.Gly370Cys;p.Ser371Cys;p.Tyr373Cys |
| 严重的软骨发育不全伴发育迟缓和黑棘皮症 | 显性 | <1/1 000 000 | *FGFR3* | p.Lys650Met |
| Crouzonodermoskeletal 综合征 | 显性 | — | *FGFR3* | p.Ala391Glu |
| Muenke 综合征 | 显性 | — | *FGFR3* | p.Pro250Arg |

### (三)体细胞变异相关疾病

从受精卵到发育开始,人类各器官经历数万亿次的细胞分裂,如上皮细胞的分裂增殖贯穿整个生命过程。此外即使是终末分化细胞同样面临来自非 DNA 复制引起的体细胞变异风险。据估计体细胞突变率约为生殖细胞突变的 4~25 倍,与肿瘤的发生密切相关。与生殖细胞新发变异相比,体细胞变异仅累及部分体细胞而非整个生命体,因此突变谱更为宽广。不同种类的肿瘤其突变类型也不尽相同,多数肿瘤含有 1 000~20 000 不等的体细胞点突变或几个到几百个插入、缺失及重排,如乳腺癌的易感基因 *BRCA1* 和 *BRCA2* 突变类型已有数百种之多;小儿脑肿瘤和白血病的细胞突变数量较低,而由诱变剂作用导致的肿瘤(如烟草引起的肺癌或紫外线引起的皮肤癌)往往突变量更高。随着基因检测技术的广泛应用,体细胞变异在非肿瘤性疾病中的作用逐渐被认识。如神经纤维瘤病1型,约3%~10%的患者由体细胞基因变异引起,其中缺失突变占比最多;神经纤维瘤病2型的体细胞嵌合发生率则更高,研究显示25%~39%的患者存在体细胞变异。阵发性睡眠性血红蛋白尿(paroxysmal nocturnal hemoglobinuria,PNH)是一种以慢性血管内溶血和血红蛋白尿为特点的获得性溶血性疾病。由于造血干细胞 *PIG-A* 基因突变,PNH患者的各种血细胞膜上糖化磷脂酰肌醇(glycosylphosphatidylinositol,GPI)锚合成障碍,从而造成GPI锚连蛋白缺失,导致红细胞易受补体破坏,发生血管内溶血。另有少部分PNH患者淋巴细胞中可出现 *HPRT* 基因突变。

### (四)复杂疾病中的新发变异

复杂疾病(complex disease)又称多基因遗传病(polygenic disorder),是指由多种遗传和环境因素共同决定的一类疾病,呈现非孟德尔遗传定律的复杂遗传方式。研究表明,复杂性疾病是由遗传、表观遗传学和环境因素的组合引起的,目前有关复杂疾病的遗传研究大部分来自大型患者队列的微阵列或外显子组测序分析。

自闭症(autism spectrum disorder,ASD)是一类以社交障碍和刻板行为为特点的神经精神障碍,除了这些核心的神经精神障碍症状外,还有一些外周症状,如消化系统引起的感官干扰、免疫系统和感觉系统问题。目前在人类基因组水平上鉴定出超过300种ASD相关基因,但其中大多数确切的分子机制和遗传基础尚不明确。在一项3 800个ASD患者的队列研究中发现,大约10%~20%的ASD患者存在染色体重排以及罕见的新发拷贝数变异,而一般人群和/或未受影响的同胞则为1%~2%。值得注意的是,与未受影响的兄弟姐妹和对照相比,具有ASD的个体中的新发拷贝数变异片段更大并且影响更多基因。

既往对ASD的新发编码序列变异的研究仅限于特定的候选基因,全外显子或全基因组测序允许无偏倚地研究新发序列变异对ASD发病的贡献。六项利用高通量测序技术检测的研究显示,约5%~10%患有ASD的个体中也发现了影响神经元基因的新发编码序列变异,新发变异发生率在女性患者中约为0.86%,男性患者中约为0.73%,所涉及的基因多聚集在影响神经元和突触稳态的共同途径中,包括参与染色质重塑、代谢、mRNA翻译和突触功能的基因。但除 *CHD8*、*KATNAL2*、*SCN1A*、*SCN2A*、*DYRK1A* 和 *POGZ* 等基因外,多数基因并非主效基因(1%以上病例的致病基因)。

先天性心脏病(congenital heart disease,CHD)是出生时即存在的心脏和大血管的结构异常。除了遗传变异,新发变异可以解释很大一部分的CHD病因。常见的新发CNV包括1q21.1、7q11.23、8p23.1、11q25、15q11.2和22q11.2等区域的微缺失或微重复,一项利用CMA技术对223例先天性心脏病核心家系(先证者-父母,trio)分析发现,新发CNV发生率约为9.4%,远高于对照组(2%),并且这些新发CNV通常涉及与心脏发生发育密切相关的基因改变,如 *GATA4*、*NODAL*、*CFC1* 及 *CJA5* 等。在另一项300多例严重先天性心脏病患者的全外显子测序队列研究中,发现心脏中高表达的约4 000个基因的编码区的新发序列变异显著增加,并发现了大量破坏性的新发变异,大约400个基因的新发突变可以解释大约10%的散发性CHD。在合并神经发育障碍(neurodevelopmental disabilities,

NDD)或先天心外畸形(extracardiac congenital anomaly,ECA)的先心病病例中研究发现,病例组破坏性新发变异基因比对照组高3倍,心脏特异性表达基因的破坏性新发变异比对照组高4.7倍。伴有心外和神经发育异常的

CHD患者中新发突变至少占20%,提示这些新发突变具有多效性,会影响心、脑和其他器官的发育。表8-2是最近利用高通量基因测序对散发性CHD的研究结果总结。

表 8-2　散发性 CHD 的高通量测序研究结果总结

| 参考文献 | 队列 | 主要调查结果 |
| --- | --- | --- |
| Zaidi, et al. Nature. 498(2013) | 散发性非综合征性 CHD(包括 NDD/ECA 病例)* | • 在 HHE 和染色质修饰基因中有大量的破坏性新生变异<br>• 新生变异涉及 10% 的散发性非综合征性 CHD |
| Homsy,et al. Science. 350(2015) | 散发性非综合征性 CHD 与 CHD+NDD 与 CHD+NDD+ECA* 的差异 | • 在 HHE 和所有基因中有大量破坏性新生变异<br>• 在 CHD + NDD + ECA 和 CHD + NDD 中有大量破坏性新生变异(孤立性 CHD 除外)<br>• 遗传对 CHD,NDD 和 ECA 有共同贡献 |
| Sifrim,et al. Nat Genet. 48(2016) | CHD+ECA/ 特征面容(称为综合征性 CHD)与非综合征性孤立性 CHD | • HHE 基因中 CHD + ECA/ 特征面容的破坏性新生变异显著增加<br>• HHE 基因和所有基因中非综合征 CHD 的有害遗传变异显著增加 |

CHD,先天性心脏病;ECA,心外先天性异常;HHE,高心脏表达;MPS,大规模并行测序;NDD,神经发育障碍;* 指排除明确的遗传病因 / 综合征的患者

## 第二节　发育源性疾病的遗传易感性与适应性选择

尽管充足的遗传学证据表明,配子和发育早期的新发突变是导致发育源性疾病的重要病因之一,然而 DNA 的复制、重组在整体上具有较高的保真性,新发突变的发生率较低。同时,高致病性新发突变往往处于很高的负向选择压力。因而新发突变通常仅导致罕见疾病,或者常见于复杂疾病中的少数病例。多数常见发育源性疾病病例并非由罕见的新发突变所导致。

自 1989 年 Barker 等发现出生时低体重与成年后高血压和心血管疾病死亡率存在关联以来,越来越多的流行病学研究及临床实验数据表明,生命早期发育障碍和不良环境暴露

可能导致常见复杂疾病的风险。但研究结果也同时表明,这些发育早期因素仅有较低的相对风险值和外显率。

多数常见发育源性疾病病例是由遗传易感性和环境风险因素暴露共同导致的。本节尝试阐明个体遗传背景与环境因素相互作用导致疾病发生的潜在机制。

### 一、群体遗传学概述

复杂发育源性疾病在人群中发病率较高,且多数病例为散发,解析这些疾病的遗传易感性需要借助群体遗传学的理论和方法。群体遗传学是主要借助数学方法研究遗传变异在

群体中的分布、结构及其变化规律的学科，是遗传学的重要分支。受篇幅所限，本节仅关注其中与发育源性疾病密切相关的内容。

**（一）遗传平衡定律**

在 1900 年重新发现孟德尔遗传定律后，遗传变异在群体中的传递模式受到广泛关注。1908 年，英国数学家哈迪和德国医学家温伯格借助数学方法，分别阐明了理想状况下，遗传变异的等位基因频率和基因型频率在世代传递过程中保持不变的规律，此后这一发现被称为遗传平衡定律或哈迪 - 温伯格平衡（Hardy-Weinberg equilibrium，HWE）定律。

遗传平衡定律指出，遗传变异位点满足以下条件：①一个无限大的群体；②群体内各种基因型随机婚配；③不发生基因突变；④不发生选择，即不同基因型具有相同的生存和繁殖能力；⑤不发生大规模迁移，各基因型频率符合等位基因频率的多项式二次幂展开，如一个二等位基因性的遗传变异（A/a），其等位基因频率分别为 p 和（1-p），则其 AA、Aa、aa 基因型频率分别为 $p^2$、$2p(1-p)$ 和 $(1-p)^2$，并且在世代传递中保持不变（图 8-1）。对于不符合遗传平衡的种群，在经过一代的随机婚配后即可达到遗传平衡。

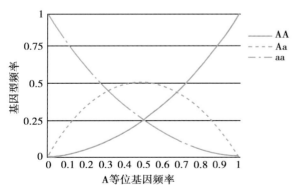

**图 8-1　遗传平衡条件下等位基因频率与基因型频率间的关系**

遗传平衡定律表明，在理想状况下无论等位基因频率是高或低，在世代传递中均可以稳定传递，只有突变和选择能够改变基因型及等位基因频率。

遗传平衡是理想化的，在自然环境中无法完全满足。然而对于大规模的物种群体，在没有大规模迁徙的情况下，针对生存和繁衍无显著影响的遗传变异可以认为近似满足遗传平衡定律。如对于人类的复杂遗传表型，单一常见遗传变异对于表型的贡献较小，因而可近似认为这些变异在大规模的人群中处于遗传平衡。为检验特定遗传变异位点是否处于遗传平衡，我们可以通过基因分型获得群体中的基因型数量和等位基因频率，然后计算获得遗传平衡条件下，基因型数量的预期值，根据基因型数量预期值和实际值，进行自由度为基因型种类 -1 的卡方检验获得遗传平衡的概率。

遗传平衡是基于概率论的计算所获得的，基于基因分离和自由组合定律，下一代等位基因频率实际上是对上一代等位基因进行随机抽样所获得的。由于群体数量不可能是无限大的，随机因素的作用导致等位基因频率可能会随着世代传递发生波动，这种现象被称为遗传漂变（genetic drift）。对于不受自然选择影响的中性变异，遗传漂变是导致等位基因频率改变的主要原因。群体数量较少时，遗传漂变的效应会较为明显，可在一代传递中导致等位基因频率的巨大改变。在特殊情况下，当一个群体中的少数个体迁移至别处繁衍，并不再与原群体进行婚配，则新群体的等位基因频率主要由作为祖先的少数个体的等位基因所决定，而与原群体的等位基因频率无关，这种现象被称为建立者效应（founder effect）。与建立者效应相对的是瓶颈效应（bottle effect），在小群体中，某些低频等位基因携带者由于随机因素未能产生后代，因而该等位基因未能通过瓶颈而在群体中消失。

在多数情况下，突变发生率很低，因而不能对遗传平衡产生显著影响，但如果在一个很小的群体中的一个个体发生突变，则显著影响群体等位基因频率，并可能通过建立者效应将这种改变传递至后代。

### （二）适应和等位基因的自然选择

遗传平衡定律表明，理想状态下大型随机交配群体中，基因型和等位基因频率是世代传递中维持不变的。对配子新发突变产生的新的遗传变异，由于突变率很低，变异形成的等位基因将始终处于低频状态。然而，由于携带变异的个体可能在特定环境下具有与野生型不同的生存能力和生育能力，导致其后代数量不同于野生型个体，从而导致突变等位基因的频率在群体中扩张或消失。

自然选择是达尔文进化论的核心，其内容包括生物过度繁殖带来的生存竞争，具有有利变异的个体更容易在生存竞争中存活和繁衍，从而将变异遗传至后代。在群体遗传学中，自然选择是指环境影响不同基因型的适应度，导致世代传递中等位基因频率的变化。

适应度（fitness）提供了对等位基因自然选择过程中的定量值，指特定基因型个体产生后代的平均数量。适应度包含生活力和育性两个变量：生活力指特定基因型能够存活至繁育年龄的比例；育性则指繁育个体的平均后代数的1/2，这是因为有性生殖时配子仅提供遗传变异位点中的1条等位基因。我们假定基因型 AA 个体有 50% 能够活到繁育年龄，平均产生 5 个后代，则其适应度为 $0.5 \times 5/2 = 1.25$。由于我们更关注适应度对于后代基因型频率的影响，因此实际应用中多采用各基因型适应度与最高适应度的相对值，称为相对适应度，用 W 表示，其范围在 0

至 1 之间。如突变形成 Aa 个体，其适应度为 1，aa 个体的适应度为 0.5，均低于野生型 AA 的适应度，则以 AA 的相对适应度 $W_{AA}=1$，$W_{Aa}=1/1.25=0.8$，$W_{aa}=0.5/1.25=0.4$。我们假定人群中 A 等位基因频率为 $P(A)=0.9$，a 等位基因 $P(a)=0.1$，则其下一代基因型频率 $P(AA):P(Aa):P(aa)=P(A)^2 \times W_{AA}:2 \times P(A) \times P(a) \times W_{Aa}:P(a)^2 \times W_{aa}=0.81:0.144:0.004=0.846:0.150:0.004$；传代后的等位基因频率 $P(A)=0.921$，$P(a)=0.079$，这样通过选择 A 等位基因的频率上升。

群体遗传学中，选择的另一个重要定量指标是选择系数（selective coefficient），用 S 表示，其含义为相对最高适应度基因型所降低的适应度，即 $S=1-W$。前例中，$S_{AA}=0$，$S_{Aa}=0.2$，$S_{aa}=0.6$。

在选择系数不变的情况下，若适应度最高的基因型为 AA 纯合子，即 $S_{AA}=0$ 随着世代传递，由于其他基因型受到选择而频率下降，该型等位基因频率和纯合子基因型频率在后代中不断上升，然而随着其他基因型频率越来越低，单纯依靠选择难以完全清除其他等位基因。但低频等位基因更容易因为瓶颈效应而在群体中消失。当群体中仅剩余单一等位基因，则选择不再发生。

若当适应度最高的基因型为杂合子，这种情况被称为适应度超显性，即 $S_{Aa}=0$，则两种等位基因频率在后代中达到平衡。平衡状态下的基因频率取决于两种纯合子基因型的选择系数，等位基因 A 的平衡频率 $P(A)=S_{aa}/(S_{AA}+S_{aa})$，而与初始的等位基因频率无关。

### （三）连锁不平衡

复杂多细胞生物主要通过有性生殖繁衍后代，亲代的基因组信息通过减数分裂形成配子，以染色体为单位传递到子代。同一条染色体上的基因倾向于作为同一单位进行分离和自由组合，这一现象被称为连锁。而减数分裂中同源染色体相互之间发生重组交换，则破坏了连锁。减数分裂过程中，位于同一染色体邻近区域基因间的连锁和交换，不仅是经典遗传学中的连锁与交换定律的物质基础，也是导致群体中同一染色体上不同基因座位的等位基因非独立遗传的原因，这一现象被称为连锁不平衡（linkage disequilibrium，LD）。

假设同一染色体上有 2 个基因 A、B，A 位点上的等位基因为 $A_1$，$A_2$，……$A_m$，率分别为 $P(A_1)$，$P(A_2)$，……$P(A_m)$；B 位点上的等位基因为 $B_1$，$B_2$，……$B_n$，频率分别为 $P(B_1)$，$P(B_2)$，……$P(B_n)$。如果两个位点分别独立遗传，同时携带 $A_mB_n$ 的染色体，又被称为单倍型，在人群中的频率 $P(A_mB_n)=P(A_m) \times P(B_n)$。当 $P(A_mB_n) \neq P(A_m) \times P(B_n)$ 则表明连锁不平衡存在。

连锁不平衡的产生最初来自突变，当 B 基因发生突变形成一个新的等位基因 $B_{n+1}$，假设这个发生突变的染色体上 A 基因座的等位基因为 $A_1$，此时 $B_{n+1}$ 与 $A_1$ 完全连锁，$P(A_1B_{n+1})=P(B_{n+1})$。重组交换是破环连锁不平衡的主要动力，在一个理想群体中，随着世代传递，两个位点不断发生重组，破坏最初的紧密连锁，LD 下降的速率主要由它们之间的重组率，即遗传距离所决定。

在真实群体中，连锁不平衡演变过程更为复杂，除了突变与重组，遗传漂变、群体演化历史、选择、群体混合（population admixture）与层化（stratification）等因素均会导致 LD 的改变。

遗传漂变导致小群体中特定等位基因和单倍型频率在世代传递中容易发生随机改变，导致某些单倍型频率的迅速上升或下降。特别是对于从极少数祖先快速、孤立地发展起来的群体，由于祖先中可能仅包含少数单倍型，奠基者效应使后代众多位点存在显著的连锁不平衡。类似，选择可以很快地在人群中富集特定的等位基因或单倍型。

当一个群体中包含两个或更多的亚群，并且这些亚群在很多世代中由于地理或文化的因素而或多或少地独立进化的话，两个在每一个亚群中都连锁平衡的位点，在整个群体中将会存在连锁不平衡。要产生这种情况，各亚群必须在两个位点都存在等位基因频率的多态性。在群体混合时，LD 与两个群体之间基因频率的差异成比例，但这种由于混合引起的 LD 随着代数的增加降低非常快，而紧密连锁的位点就不会下降那么快，也就是说在新的群体中致病基因与遗传标记之间连锁不平衡衰减的速度与重组率即遗传距离成正比。

为衡量 LD 的大小，D 值被引入。假设在同一染色体上有邻近的两个双等位基因位点 A 和 B，4 个等位基因的频率分别为 $P_A$、$P_a$、$P_B$ 和 $P_b$。如果两个位点之间完全独立分离，那么单倍型 AB 的频率的期望值为 $P_A \times P_B$，而如果观察到的实际频率为 $P_{AB}$，那么 $D=P_{AB}-P_A \times P_B$。然而 D 值依赖于群体中等位基因的频率，因而实际使用中往往计算其与最大值 $D_{max}$ 的比值 $D'=D/D_{max}$，或者使用 $r^2=D^2/(P_A \times P_B \times P_a \times P_b)$ 进行衡量。D' 表示群体中两个等位基因间非独立遗传的程度，当 $D=0$，则表示两个等位基因完全独立遗传，而 $D'=1$ 表明其中一个基因的低频等位基因在世代传递中完全与另一个基因的一个等位基因共分离。$r^2$ 表达的是两个位点的等位基因的相关性。$r^2=1$ 表明两个等位基因频率相同且在世代传递中完全共分离，这两个位点在遗传上是等效的。

在人类基因组上，非重组热点区域，邻近的遗传变异位点间具有较高的LD，在世代传递过程中特定等位基因倾向于共分离，因而形成了单倍型块（haplotype block）。所谓单倍型，即相邻几个多态性特定等位基因的排列。在一个单倍型块中，单倍型多样性较低，等位基因高度相关，罕有重组发生，而这些"单倍型块"之间存在一些高度多态、高重组率的短片段区域。

## 二、复杂发育源性疾病的遗传易感性

### （一）复杂疾病的遗传模式

医学遗传学研究的任务在于建立人类基因组上的遗传变异与疾病表型之间的关系。根据疾病的遗传模式可以分为四种主要类型：染色体疾病、单基因（孟德尔）遗传疾病、体细胞遗传疾病及复杂疾病。染色体疾病和体细胞遗传疾病通常由新发突变导致，而单基因遗传病通常也是由人类群体历史上较为近期发生的突变导致，这些疾病的致病遗传突变通常为罕见突变，与疾病表型之间的联系较为紧密，往往是疾病的充分条件。而与之相反，复杂疾病包括心血管疾病、癌症、哮喘、糖尿病及精神分裂症等，很难建立遗传变异与疾病表型之间的因果关系。尽管有时能够发现导致疾病发生的罕见突变，但对于多数病例，无法鉴定明确的致病突变。

复杂疾病在普通人群中发病率较高，通常可达1%以上，也叫常见疾病（common disease）；其疾病发生和进展缓慢，病程迁延，缺乏完全治愈的手段，也称慢性疾病（chronic disease）；随着医学技术的进步和对于传染性疾病的控制，复杂疾病成为影响人类健康和寿命的主要疾病，因此又称非传染性疾病（non-communicable disease，NCD）；从病因上说，

复杂疾病是在众多因素共同作用下发生的，如多个遗传因子、环境作用及未知的随机因素，因此也被称为多因素疾病（multifactorial disease）。这些名称从不同角度阐述了复杂疾病的特点。

复杂疾病具有明显的家族聚集性，即患者（先证者）的亲属患有同样疾病的风险要高于人群中的患病率。然而，这些疾病家系分析表明疾病并不符合孟德尔遗传模式，先证者亲属的患病风险随着亲缘关系的疏远很快降低到普通人群的水平。同时，多数患者为散发，其亲属往往不发病。

更加直接的证据来自双生子研究，同卵双生子由同一受精卵发育诞生，基因型完全一致，而异卵双生子由不同受精卵发育，基因型不一致。比较同卵双生子和异卵双生子同病率的差别，可以计算遗传因素对复杂疾病发生过程的贡献，同卵双生子的同病率通常远高于异卵双生子，但同病率并非100%，表明环境因素同样对疾病风险有所贡献。

遗传因素在疾病发生中所起的作用可以用遗传度定量表示，遗传度为1表示疾病完全由遗传因素导致，而遗传度为0则表明遗传因素在疾病发生中完全不起作用。对于不同的复杂疾病，遗传度有较大的差别，如同为精神疾病，自闭症谱系障碍的遗传度可达0.8以上，而重度抑郁症的遗传度仅为0.4左右。

复杂疾病的遗传模式非常复杂，常见疾病常见变异（common-disease/common-variant，CD/CV）假说是目前有较多证据支持的观点。这一假说认为，复杂疾病（即常见疾病）的遗传风险是由基因组中数量众多的常见变异（在人群中等位基因频率大于1%）引起的，每个导致疾病风险的等位基因的效应是比较低的，因此疾病的发生是多个等位基因共同作用的结

果。由于单个等位基因对疾病的贡献都很小，因而其选择系数很低；另一方面，近 10 万年以来，人类群体迅速扩张，建立者效应使早期人群中多数高频等位基因均被保留下来。根据常见疾病常见变异假说，导致疾病遗传风险的变异具有较高频率和较低的相对风险，因此其鉴定主要通过基于群体遗传学的连锁不平衡分析进行。

### （二）连锁不平衡定位研究鉴定复杂疾病的遗传易感性位点

1. 连锁不平衡定位研究　如果一个遗传变异中的某个等位基因会导致特定疾病患病风险上升，那么这个等位基因的频率在患病群体中相比未患病对照会更高。反之，若等位基因与疾病风险无关，则其频率在两个群体中保持一致。根据这一原理，通过检测两个人群中的等位基因频率并进行统计检验，就可以发现致病／易感等位基因，这就是基于人群的遗传关联分析。然而，人类基因组上有丰富的多态性位点，即使根据常见疾病常见变异假说，仍有上千万位点可能与疾病风险关联。

那么是否能够通过检测部分遗传变异位点作为标记发现与疾病的关联呢？人类基因组上邻近位点存在连锁不平衡而形成了单倍型块，如果 LD 足够紧密，那么致病位点附近的等位基因频率同样在患病和对照组之间存在差异，致病／易感位点与疾病的关联信号就能通过"间接关联"的方式，由致病／易感位点处于 LD 的邻近遗传标记来捕获。通过较少数目的遗传标记即可发现关联信号，这就是连锁不平衡基因定位（linkage disequilibrium mapping）策略。连锁不平衡分析检测特定遗传标记的等位基因，基因型或单倍型是否相比未患病对照更富集于患病群体中，如果存在富集，则提示该遗传标记直接参与了疾病的易感

性，或者致病变异与该遗传标记处于连锁不平衡。

LD 定位与家系研究中的连锁分析定位同属定位克隆，其原理也有相似之处，不同的是 LD 定位有效地利用了过去历史上许多世代发生的重组事件的影响，因此能进行基因的精细定位，发现对于疾病风险贡献较低的位点。尽管如此，由于致病／易感位点在总的遗传标记中比例非常低，一般检测的多态性位点都非真正的易感位点。

2. 连锁不平衡定位研究的假设检验　连锁不平衡定位研究的数据分析是基于统计学中的假设检验。即先做遗传标记与疾病无关的无效假设（$H_0$ 假设），那么在患者和对照群体中遗传标记的频率分布应该没有差异。$H_0$ 的备择假设 $H_1$ 就是遗传标记与疾病风险相关，$H_0$ 与 $H_1$ 互不相容。由于我们做出判断的是人群中随机选择的样本，进行假设检验时不可避免地出现误判而犯错误，当 $H_0$ 为真时，仍可能做出拒绝 $H_0$ 的判断，这类错误被称为第 I 类错误，第 I 类错误的概率以 α 表示；也可能 $H_0$ 不真时，却接受 $H_0$，称为第 II 类错误，第 II 类错误的概率以 β 表示。

假设检验中最常用的检验方法为水平为 α 的检验，即当在给定 α 的情况下，构建一个拒绝 $H_0$ 假设的拒绝域，当样本中的观察值在拒绝域范围内，就拒绝 $H_0$ 假设，接受 $H_1$ 假设。或者也可以计算接受 $H_0$ 假设的概率 $P$，当 $P \leqslant \alpha$ 则接受 $H_1$ 假设。α 一般取 0.05，称为显著性水平。对于 α=0.05，就是第 I 类错误的概率为 1/20，也就意味着预期每进行 20 次独立的检验中就有一次会发生第 I 类错误。因此，在进行多次独立检验时，就需要对 α 进行校正。最常见的校正被称为 Bonferroni 校正，直接将 α 除以检验次数 $n$ 作为显著性水

平,这一方法可以避免第一类错误因检测次数增加而上升,但过于保守而容易产生第二类错误。

在给定样本量的情况下,第 Ⅰ 类错误和第 Ⅱ 类错误往往是一种矛盾,第 Ⅰ 类错误的概率 α 越小,第 Ⅱ 类错误的概率 β 就越大。通常我们把 $1-\beta$ 称为假设检验发现差异的统计效力(Power,或用 $P$ 表示),假设在同一染色体上有两个位点,其中一个位点 D 和疾病发生有直接关系,为易感位点,另外一个位点 N 在染色体上位于易感位点附近,并与易感位点处于较强的 LD(记为 $r^2$)。在实验样本 S 中进行 LD 定位,其检测效力 P 与 D 位点在疾病中的作用,D、N 位点的等位基因频率,样本 S 大小,以及 D、N 位点间的 LD 决定。

位点 D 对于疾病风险的贡献越大,越容易在研究中被检测出来,通常使用 OR 值(odds ratio)定量。OR 值又称比值比或优势比,是流行病学研究中病例对照研究中的一个常用指标。对于等位基因 D1,假设其在病例组和对照组中的频率分别为 P1 和 P2,则 D1 的 $OR=[P1\times(1-P2)]/[P2\times(1-P1)]$,其代表的含义是携带等位基因 D1 相对于不携带该等位基因患病风险上升的程度,若等位基因导致疾病风险则 $OR$ 值 >1,反之若等位基因降低疾病风险则 $OR$ 值 <1。对于常见遗传变异位点具有 2 个等位基因,其 $OR$ 值互为倒数。无疑,对于风险等位基因,其 $OR$ 值越大对疾病风险的贡献就越大,也就相对更容易被发现,如 APOE 基因上的 ε4 等位基因与阿尔茨海默病风险关联,其 $OR$ 值超过 3,成为较早被发现与复杂疾病风险关联的遗传变异位点。

等位基因频率是另一个影响检测效力的重要因素,对于罕见变异,其频率差异仅由少数个体决定,抽样随机误差较大,因而在统计

分析中检测效力较低。

对于研究者来说,实验样本 S 的大小是研究中需要先考虑的问题。统计检验中样本量越大,对于群体频率越准确,就越可能发现频率差异较小的位点,特别是同时检测大量位点需要对结果进行校正,显著性水平被降低至很低的情况下。

如果样本 S 通过间接关联分析检测位点 N,要达到同样的效力 P,那么需要的样品量增加为原有样品量的 $1/r^2$,即 $r^2$ 值越大,检测效力越高。这样,连锁不平衡分析的效力就取决于检测位点 N 本身的检测效力和其与易感性位点 D 之间的连锁不平衡。位点 N 本身的检测效力与 N 的低频等位基因的频率相关,但是,较高的 $r^2$ 值却要求共传递的两个等位基因频率接近。这样,只有疾病的易感位点 D 等位基因的频率较高,连锁不平衡才具有良好的效力。

3. 连锁不平衡定位研究的设计　最常见的连锁不平衡定位研究的设计是基于群体的病例 - 对照研究,即选择人群、性别及年龄等流行病学指标匹配的病例组与健康的对照组,检测特定遗传多态性的等位基因、基因型或单倍型是否相比健康对照更富集于患病群体中,如果存在富集,则提示致病位点与该遗传多态性处于连锁不平衡,或者该遗传多态性直接参与了疾病的发生。病例 - 对照研究中,通常要求遗传标记在对照组群体中符合遗传平衡,若不符合遗传平衡,表明群体中存在非随机婚配、遗传漂变、人群分层,或者在群体抽样中不随机,代表性差,不能用于进一步分析。

由几个 LD 较高的位点组成的单倍型不但能提供更多更可靠的信息,而且用单倍型来检测连锁不平衡常比单位点更可靠。另外,单倍型分析还可以减少基因型 - 表型比较的次

数,并提高一些复杂分析方法的效力。对于多个遗传多态性为杂合子的单个个体而言,其单倍型情况往往难以直接从多态性的基因型中获得,但通过计算位点之间的连锁不平衡程度,可以估算出群体中的单倍型频率,并比较病例对照间组间的差异。常用估算方法有最大似然率、Bayesian 方法等。

病例 - 对照研究最大的问题是容易受人群层化的影响。人群层化是指由于人群混杂,选择性婚配或其他一些原因引起的人群遗传背景的异质性,并产生很多亚人群。它能使许多并不相关的遗传标记也表现出与疾病关联,也能使某些具有遗传异质性,仅在部分亚人群中与疾病关联的位点的检测效力下降。校正人群层化的方法包括基因组对照、遗传结构关联和主成分法。

消除人群层化的另一种策略是使用家系样品。最常见为简单核心家系,即由一个患病子女及其生物学父母组成的单位,因此又被称为三口之家样品。传递不平衡检验(transmission disequilibrium test,TDT) 就是基于该样本类型,当家系中的父母样品在遗传标记为杂合子时,只有一种等位基因会被传递给患病的子女。假如遗传标记与疾病无关($H_0$ 假设),则每种等位基因型都有均等的机会被传递给患病子女,即传递平衡。而如果检测中发现各等位基因传递给患病子女的概率明显偏离均等传递,则称为传递不平衡,表明位点与疾病关联。TDT 的 $H_0$ 假设可等价于 $(1-2\theta)=0(\theta=1/2$ 或者 $=0)$,其中 $\theta$ 是遗传标记与疾病位点之间的重组率,是遗传标记与疾病位点之间的连锁不平衡程度。因此,如果遗传标记与疾病位点之间存在连锁不平衡即 $>0$,那么 TDT 就是对连锁的直接检测,即在关联的基础上检测连锁。TDT 把连锁分析

和关联分析的优点结合起来,但也有晚发疾病核心家系的采集困难、遗传标记信息利用率低等缺点。改进后 TDT 方法可以应用于其他类型小家系样品,称为家系不平衡检验(pedigree transmission disequilibrium test,PTDT)。

4. 全基因组关联研究　全基因组关联性研究(genome-wide association study,GWAS)的概念最早可以追溯到 1996 年在《科学》上发表的文章,但直到 2005 年 GWAS 研究才被首次发表,补体因子 H(CFH)被鉴定为老年性黄斑变性的易感基因。GWAS 目前被定义为对基因组上大部分区域的高密度遗传标记进行研究来寻找与特定表型关联的易感基因和等位基因。全基因组关联分析可以在致病基因的功能和定位都不明的情况下,为复杂疾病的遗传分析提供强有力的工具。随着基因组技术的发展,SNP 分型芯片和高通量测序被广泛应用于 GWAS 研究。

GWAS 研究由于同时检测了大量的遗传标记,带来多次检验问题,需对结果进行严格校正。根据人类基因组遗传结构,目前公认的全基因组水平显著性阈值被设定为 $P \leq 5 \times 10^{-8}$,相当于进行 100 万次 Bonferroni 校正。在这一阈值下,一个低频等位基因型频率为 15%,$OR$ 值为 1.25 的位点,需要 6 000 个病例和 6 000 个对照才能提供 0.8 的检测效力。GWAS 研究需要大量样品,且分型所用芯片或测序价格较高,因而所需经费惊人。通过国际国内多个课题组合作,对各组来源的基因分型数据开展荟萃分析和多阶段验证成为通行的做法。

目前已有数以千计的关于人类表型的 GWAS 研究被发表,涉及一千种以上人类疾病或数量性状。这些研究很大程度上加深了我们对于复杂疾病遗传易感性的认识。但除

了少数例外,如 *CFH* 基因与老年黄斑变性,以及一些药物不良反应等,这些研究很少检出具有高 *OR* 值的结果,多数达到全基因组显著性的位点,其 *OR* 值在 1.1~1.2 之间,甚至低于 1.05,表明单个位点对于表型的贡献非常有限,已发现的位点仅仅能解释表型的部分遗传度,更难以通过基因型预测表型。

### (三) 遗传易感性与发育源性疾病

遗传关联研究,特别是全基因组关联研究已证明基因组中常见遗传变异参与了复杂疾病和表型的遗传基础。在解析疾病遗传基础的前提下,通过遗传检测在人群中筛选出高度易感个体,通过环境因素暴露的控制,就有可能避免某些发育源性疾病的发生。氨基糖苷类抗生素可诱发严重的不可逆的感音神经性听力损失,对于发育早期的胎儿和婴幼儿更为敏感。一般人群正常使用该药物不会导致耳聋发生,但部分易感人群少量使用该类药物就可致聋。易感人群表现出家族聚集性,多数家系为母系遗传,提示突变发生在线粒体上。中国人群中最常见的突变为线粒体 12S RNA 基因上的 1 555A > G 和 1 494C > T 突变。筛查突变携带者,避免氨基糖苷类抗生素使用可以有效避免其药物性耳聋的发生。

然而,对于多数复杂发育源性疾病来说,单个易感位点相对较低的 *OR* 值,以及我们对于位点与环境因素之间相互作用知之甚少,限制其临床应用。鉴定复杂疾病的遗传易感性仍将是一项长期的艰巨任务。

## 三、发育环境与等位基因的自然选择

### (一) 拮抗性基因多效性与等位基因的自然选择

在遗传关联研究中,我们假定与疾病关联的等位基因并未处于显著的自然选择中,与之连锁不平衡的遗传标记在人群中处于遗传平衡状态。然而现实中环境暴露可能改变特定基因型的适应度,从而导致基因型和等位基因的自然选择。在群体中增加能提升繁殖成功率的等位基因的自然选择被称为正向选择,反之则被称为负向选择。拮抗性基因多效性(antagonistic pleiotropy)是指等位基因具有多个功能,部分功能有利于个体健康和生长繁殖,其他功能则造成不利影响。在不同环境下,对同一等位基因分别造成正向和负向选择。

镰刀型细胞贫血症是一种常染色体隐性遗传疾病,由编码血红蛋白 β 链的 *HBB* 基因功能丧失突变为 HbS 导致,患者血红蛋白异常,导致缺氧时红细胞呈镰刀状,易被破坏出现溶血因而得名。对于纯合或复合杂合突变(HbS/HbS)患者症状非常严重,适应度低,很少能够活到成年。杂合突变携带者(HbA/HbS)通常症状轻微,多数可存活至成年。在多数地区,野生型纯合子(HbA/HbA)具有最高的适应度,而 HbS 等位基因处于负向选择压力下,频率非常低,多数患者由新发突变导致。然而在部分非洲人群中,HbS 等位基因频率较高,甚至可达约 20%。这是因为这些非洲人群生活在疟疾流行地区,HbS 杂合突变携带者对于疟疾具有较强的抵抗力,因而 HbA/HbS 杂合子在该地区表现出更高的适应度,两种等位基因在人群中达到平衡,保持稳定的多态性。

### (二) 现代化进程对等位基因的选择

人类的生物学进化经历了数百万年的漫长时光,而人类的文明史还不足一万年。自第一次工业革命爆发以来,在短短 200 年时间里,生产力发展和科技进步带来了食品供应、居住环境、公共卫生、生活方式等环境因素的巨大改变,以及随之而来的人口统计特征的变化。现代化进程中环境的快速改变影响基因型的适应度,可能通过拮抗性基因多效性带来健康问题和疾病风险的改变。

1. 食物供应与肥胖风险等位基因的选择　食物供应是限制人群规模增加的主要因素之一,食物供应缺乏不仅大幅降低出生率,还导致婴幼儿的高死亡率。据估计,在大约10 000年前世界人口不到1 000万,在新石器时代末期开启的农业革命使世界人口开始持续性增加,到19世纪初增加到约10亿人。工业革命和科技进步带来新的农业革命,农业机械化、水利、化肥、农药和良种等广泛应用迅速提升了农作物产量,降低了食品的相对价格,仅仅在200多年后,世界人口已经突破70亿。然而充分的食物供应带来新的问题,在工业化国家,充足的食品供应带来超重和肥胖的发生率显著上升。到2013年全球有1/3的人超重或肥胖。

*FTO* 基因是最早在GWAS中被发现与超重、肥胖和身体质量指数(body mass index,BMI)关联的基因之一,与保护性等位基因纯合子相比,携带1个风险等位基因可导致肥胖风险上升30%,而携带2个可导致肥胖风险上升70%。研究表明,风险等位基因携带者倾向于选择高糖、高脂食品,缺乏对食欲的控制,不易产生饱腹感。然而,在工业革命以前,间歇性的食物供应缺乏情况下,这一表型能够帮助携带者在食物相对充足时期摄入更多营养,积累脂肪,以在食物缺乏时期生存,因而该等位基因能够在人群中维持较高频率。

2. 预期寿命与老年性疾病风险等位基因的选择　在16世纪以前,在全世界不同国家和地区,年死亡率基本均维持在30‰以上。新生儿和婴幼儿的高死亡率导致人均预期寿命徘徊在35~40岁,传染性疾病是导致死亡的主要原因。随着工业和科技进步,食品供应、居住环境、公共卫生和医疗条件改善迅速增加了人均预期寿命,主要工业化国家的人均预期寿命达到80岁左右。在这些国家,年龄相关的复杂疾病成为导致死亡的主要病因。

老年性疾病通常在生育年龄后才发病,因此通常其风险等位基因并不导致适应度降低,不会受到负向选择压力。相反,如果该等位基因有助于生命早期的存活或生育,提升终身生育成功率,那么该等位基因反而受到正向选择。

*APOE* 基因上的ε4等位基因导致阿尔茨海默病风险显著上升,然而群体遗传学研究表明这一等位基因在多个人群中的频率超过10%。事实上,ε4等位基因有助于腹泻高发地区婴儿的认知发育。在加纳胃肠道感染高发地区,与未携带ε4等位基因的妇女相比,携带1个ε4等位基因的妇女多生育1个子女,而携带2个的妇女多生育2个孩子。

在一项针对12个人群的GWAS研究中,76个与心血管疾病风险关联基因中的40个基因的风险等位基因受到正向选择。针对这40个基因功能的文献检索发现,其中14个基因与双生子、后代数量、初潮和绝经时间、乳汁分泌量及妊娠失败相关,提示这些与心血管疾病风险关联的等位基因同时对提升终身生育成功率有所贡献。

3. 生育干预与等位基因的选择　现代化进程对于人类的生育行为产生非常重大的影响。出生率经历了城市化和工业化早期的上升和工业化完成后的持续下降。尽管在发达国家,女性初潮时间提前和绝经时间延迟增加了生育年龄范围,然而平均女性总和生育率却从工业革命前的5以上下降到1.7,低于2.1的世代更替水平。

20 世纪 60 年代以后，工业化国家女性生育意愿下降、首次生育年龄的延迟、可靠避孕技术的推广、不孕症发生率上升等因素均导致生育率的降低。而在另一方面，胎儿医学、围产医学、新生儿医疗水平的提高降低了胎儿和新生儿的死亡率。特别值得关注的是，辅助生殖技术（assisted reproductive technology，ART）的发展，人为干预了生理生殖过程，可能对于等位基因的自然选择过程产生新的影响。

肿瘤抑制蛋白 p53 在调控细胞 DNA 损伤反应、维持基因组稳定性过程中起到非常重要的作用。其编码区有常见多态性 72 位脯氨酸 / 精氨酸变异，其中脯氨酸等位基因（P72）与精氨酸等位基因（R72）相比，与较长的寿命相关联。但 P72 同时被发现在辅助生殖过程中反复胚胎植入失败相关联，该等位基因在高加索人群和亚洲人群处于正向选择中。

# 第三节　表观遗传调控的分子机制

表观遗传是在经典遗传学建立十余年后，由 Waddington 于 1942 年提出的，指对于非 DNA 序列改变导致的可遗传（包括有丝分裂和 / 或减数分裂的）的基因表达调控，不符合孟德尔遗传规律。表观遗传改变主要通过 DNA 甲基化（DNA methylation）、组蛋白修饰（histone modification）和非编码 RNA（non-coding RNA，ncRNA）等三个方面来调控基因表达，表观遗传调控受到遗传和环境因素的共同影响。遗传变异，包括配子中的新发突变可以导致细胞表观遗传修饰异常和疾病的发生，而表观遗传修饰也可以通过影响等位基因的表达，对表型的外显起到修饰作用。目前已知的表观遗传修饰都是可逆的，可以通过特定的酶建立、维持和去除修饰。环境因素可以通过改变表观遗传修饰的底物和代谢酶的活性影响细胞的表观遗传修饰，而细胞通过表观遗传修饰体现对于环境的适应。

## 一、DNA 甲基化

### （一）胞嘧啶的甲基化修饰

尽管原核生物中存在多种碱基的甲基化修饰，在真核生物中胞嘧啶（cytosine，C）碱基是主要的 DNA 甲基化修饰位点：胞嘧啶环第五位碳原子可以与甲基基团共价结合，形成 5mC。在人类和哺乳动物基因组中，DNA 甲基化主要发生于胞嘧啶 - 磷酸 - 鸟嘌呤二核苷酸，即 CpG 中的胞嘧啶上；非 CpG 的甲基化，包括 CHG 和 CHH（H 指除 G 以外的其他 3 种碱基），主要富集于少数特定细胞类型，如胚胎干细胞、神经细胞等。

DNA 甲基化在基因组中并非均匀分布，这种不均匀体现在两个方面：① CpG 序列的分布不均匀。在人类基因组上约 98% 区域，CpG 二核苷酸的密度较低，仅有预期分布的 10% 左右。其余约 2% 的富含 CpG 二核苷酸的区域被称为 CpG 岛（CpG islands），单个 CpG 岛的长度在几百 bp 至 2kb 之间。人类基因组内存在有近 3 万个 CpG 岛，在基因的启动子区和 5′ 端富集，约有 60% 以上基因的启动子区含有 CpG 岛，其他 CpG 岛也大多位于基因调控区域。② DNA 甲基化水平的不均一。通常对于二倍体体细胞基因组来说，有约 70% 的 CpG 二核苷酸是被甲基化的。

DNA甲基化水平呈两端分布：绝大多数CpG位点处于很高（＞80%）或者很低的甲基化水平（＜20%）。离散的CpG二核苷酸往往处于高度甲基化状态；而CpG岛，以及基因的5′端附近区域则通常处于低甲基化状态。

甲基化胞嘧啶的脱氨基反应可能是导致CpG稀疏分布的重要原因。未甲基化的胞嘧啶脱氨基反应后形成尿嘧啶，并非DNA长链的组成成分，因而容易被DNA损伤修复机制识别去除。而甲基化的胞嘧啶脱氨基后形成胸腺嘧啶，是DNA长链的正常组成成分，容易逃脱DNA损伤修复机制的作用，因而在进化过程中形成了相对稀疏的DNA区域。

### （二）DNA甲基化的建立过程

哺乳动物体内的DNA甲基化修饰通过DNA甲基转移酶（DNA methyltransferase，DNMT）催化建立，与其他甲基化过程类似，S-腺苷甲硫氨酸（S-adenosyl methionine，SAM）是反应中甲基的供体。目前已鉴定的DNMT家族成员中，DNMT1、DNMT3A和DNMT3B在甲基转移反应中具有催化活性。

DNMT1是第一种被发现的DNA甲基转移酶，人类编码该蛋白的基因定位于19号染色体。DNMT1的主要功能被认为是维持DNA的甲基化状态，该酶可识别DNA复制后处于半甲基化的DNA链，并催化甲基转移反应，从而维持新细胞基因组DNA的对称甲基化状态。对于未甲基化的DNA，DNMT1的催化活性较低。在胚胎干细胞中敲除*DNMT1*基因可导致细胞甲基化水平逐渐下降，但下降一定程度后趋于稳定。

DNMT3A和DNMT3B是两种从头（de novo）甲基化酶，可以同样的效率催化非甲基化和半甲基化DNA的甲基化转移反应。这两种酶在成体细胞中表达水平较低，而在胚胎干细胞和发育中的胚胎中具有较高的表达。在胚胎干细胞中敲除*DNMT3A*和*DNMT3B*基因同样可导致细胞甲基化水平的逐渐下降，表明其同样参与DNA甲基化的维持。

DNMT3L与DNMT3A和DNMT3B具有较高的序列同源性，本身不能催化DNA的甲基化，但通过影响DNMT3A的活性参与配子生成过程中DNA甲基化模式的建立。此外，细胞中也发现了DNMT2酶，但其几乎没有DNA甲基转移酶活性，可能在tRNA表观遗传修饰中起作用。

### （三）甲基化胞嘧啶的氧化产物

尽管DNA甲基化是非常稳定的共价修饰，但在体内特定条件下，这一修饰仍可以被逆转，如胚胎发育早期和原始生殖细胞发育早期的表观遗传重编程过程，伴随DNA的去甲基化反应。然而5mC的去甲基化过程却长期未知。直到2009年研究发现，TET酶家族，包括TET1、TET2和TET3可以催化5mC的氧化反应，产生5-羟甲基胞嘧啶（5-hydroxymethylcytosine，5hmC）。不仅如此，TET酶还可以进一步氧化5hmC，形成5-甲酰基胞嘧啶（5-formylcytosine，5fC）和5-羧基胞嘧啶（5-carboxylcytosine，5caC），但TET酶催化这种氧化反应的活性要低得多。

相对于5mC，5hmC的丰度要低得多，并存在明显的组织特异性。在羟甲基化修饰最为普遍的中枢神经系统，约有0.3%~0.7%胞嘧啶碱基处于羟甲基化修饰状态，约为5mC的15%~20%；而在脾脏和睾丸组织中，这一比例仅有0.03%~0.06%。5hmC主要富集于低密度CpG区域，包括低表达基因启动子、基因本体及远端调控区域。至于5fC和5caC，其丰度更低，仅有5hmC的1/100~1/10，主要富集于基因转录起始位点附近以及远端调控区域。

当 5mC 被深度氧化为 5fC 和 5caC 后，其可被胸腺嘧啶糖基化酶（thymine DNA glycosylase，TDG）识别为碱基错配而切除，随后通过碱基切除修复（base-excision repair，BER）机制替换为未甲基化的胞嘧啶，从而完成主动的 DNA 去甲基化过程。TET 酶家族在体内不同细胞广泛表达，表明体内的 DNA 甲基化修饰是一种动态稳定的过程。

### （四）DNA 甲基化的功能

早期研究仅能分辨 10kb 左右片段的整体甲基化水平，而这种大片段的 DNA 甲基化的功能被发现主要起到抑制基因转录的作用：启动子区 CpG 岛高度甲基化可稳定地导致基因表达沉默，参与建立和维持诸如 X 染色体失活和基因组印迹等单等位基因表达的表观遗传现象；反之，启动子区 CpG 岛低甲基化并不一定代表基因具有转录活性。此外，转座因子的高度甲基化可抑制其转座活性，从而增加基因组的稳定性。近年来，随着 DNA 甲基化检测分辨率的提升，更多的 DNA 甲基化功能被发现。

对于不包含 CpG 岛的启动子区域，DNA 甲基化通常与转录沉默相关，但也有特定基因转录起始位点附近的甲基化表明转录激活状态。DNA 甲基化对基因组的其他区域也具有调控作用：整体上基因本体（gene body）区域的 DNA 甲基化代表较高的基因表达水平。外显子区域的 DNA 甲基化程度高于内含子区域，剪切位点附近的 DNA 甲基化参与外显子被剪接的调控。一项研究表明，大约 22%的可变外显子受 DNA 甲基化的调控，DNA 甲基化既可能增加也可能降低可变外显子被剪接至成熟 mRNA 的可能性。在其他区域，如增强子、沉默子序列的甲基化会影响这些元件的功能，从而降低或增强基因的表达。

DNA 甲基化调控基因转录可通过不同分子机制实现。甲基化可能影响 DNA 与蛋白的结合：对于某些甲基化敏感的转录因子如 NRF、CTCF 等，其结合位点或邻近区域的 DNA 甲基化直接阻止转录因子与 DNA 的结合，从而影响转录因子对于基因转录或基因可变剪接的调控。另一种方式是某些 DNA 结合蛋白可以特异性地结合甲基化或非甲基化的 CpG 位点，并募集其他分子共同调控基因的表达。甲基化 CpG 结合结构域（methyl-CpG-binding domain，MBD）可与甲基化的 CpG 位点结合，甲基 CpG 结合蛋白 2（methyl CpG binding protein 2，MeCP2）是第一种发现具有该结构域的甲基化 DNA 结合蛋白，通过募集不同的蛋白，MeCP2 可对基因进行不同方式的调控：最初发现 MeCP2 与组蛋白去乙酰化酶（histone deacetylase，HDAC）和转录阻遏分子 Sin3A 共同作用，可以抑制基因表达；然而在更多的情况下，MeCP2 与转录激活因子 CREB1 相互作用激活基因表达；近期研究发现，MeCP2 通过结合甲基化的可变外显子影响 RNA 聚合酶 Ⅱ 的延伸速率以影响剪接。与 MBD 相反，CXXC 结构域结合富含未甲基化 CpG 的 DNA 序列，CFP1 转录因子具有 CXXC 结构域，有研究表明其结合基因启动子区 CpG 岛，募集组蛋白赖氨酸甲基转移酶（histone lysine methyltransferase，HKMT）以阻遏 CpG 岛甲基化和转录沉默。此外，SRA 结构域识别半甲基化 DNA，UHRF1 通过 SRA 结构域识别新复制的 DNA，募集 DNMT1，从而在有丝分裂后维持 DNA 的甲基化修饰。

### （五）DNA 甲基化的检测

DNA 甲基转移酶独立于 DNA 聚合酶起

修饰作用,因而在常见 DNA 分子克隆技术,如 PCR 过程中,甲基化修饰随着扩增被逐步稀释和消失。因而,检测 DNA 甲基化需要对 DNA 样品进行甲基化依赖的扩增前预处理,使 DNA 甲基化修饰的变异转化为 DNA 序列或 DNA 量的改变,随后通过分子遗传学检测平台结合对 DNA 甲基化进行位点特异或者全基因组范围的定量检测,以获知 DNA 甲基化修饰位点和修饰水平。目前常用的预处理方法包括内切酶消化、亲和富集,以及亚硫酸氢盐转化。

内切酶消化法是被最早使用的 DNA 甲基化检测方法,利用对 CpG 位点甲基化敏感和不敏感的同裂酶来区分位点的甲基化状态。最常用于 DNA 甲基化检测的同裂酶是 Hpa Ⅱ 和 MspI,它们均识别 CCGG 位点,其中 Hpa Ⅱ 对识别位点中 CpG 的甲基化敏感,只能切割 CpG 未甲基化的 DNA,而无法切割甲基化的 DNA;而 MspI 对识别位点上 CpG 的甲基化不敏感,无论是否存在甲基化均能切割,单独或同时使用两种酶,可以对 DNA 甲基化进行定量和定性分析。这一预处理方法的优点在于操作简便、成本低廉,但这一方法的缺点在于所检测 CpG 位点受限于内切酶识别位点,针对不同序列需选择不同组合的同裂酶;同时还存在着酶不完全消化引起的假阳性的问题。

亲和富集法主要富集高甲基化水平的 DNA,常见有两种:一种是使用 5mC 特异的抗体,与变性后的单链 DNA 片段进行免疫共沉淀以富集高度甲基化的 DNA(MeDIP);另一种是使用重组的 MBD,用层析的方法以分离富集高度甲基化的 DNA。后续可采用定量 PCR、核酸微阵列杂交或高通量测序进行定量分析,以获取基因组中高度甲基化的区域信息。亲和富集法提供了一种相对快速而高效的全基因组 DNA 甲基化检测策略,然而这一方法分辨率较低,通常在 200~300bp 左右,无法确定单个 CpG 位点的甲基化情况;同时,该方法为相对定量,不能给出甲基化水平的绝对值,受 CpG 位点的密度及甲基化水平影响存在偏移。

重亚硫酸盐转化法是使用重亚硫酸钠对胞嘧啶碱基进行脱氨基反应,使之转化为尿嘧啶(uracil,U),而 5mC 可以抵抗这一反应。尿嘧啶在后续 PCR 扩增反应中被转化为胸腺嘧啶(thymine,T),这样 DNA 甲基化修饰的不同就被转化为碱基序列的差异。这一方法能与大多数分子遗传检测平台兼容,结合测序可以检测每个 CpG 位点的甲基化状态,因而具有单碱基的分辨率,近年来成为主要的 DNA 甲基化检测方法,甚至被认为是金标准。这一方法的缺点在于转化过程造成严重的 DNA 降解和损失,同时基因组中绝大多数的 C 转化为 U(T),对于引物设计和序列比对等生物信息学过程带来了更高的要求。而近期有研究表明,对于低甲基化区域如 CpG 岛,由于 CG 核苷酸比例显著降低导致 PCR 扩增容易出现偏倚,可能影响检测结果的准确性。

对于 DNA 甲基化的氧化衍生产物,包括 5hmC、5fC 和 5caC 的检测目前仍然并不成熟。一方面,在很多组织中,这些氧化衍生产物的丰度很低,特别是 5fC 和 5caC,因而难以被发现;另一方面,检测 DNA 甲基化的方法并不能很好地区分几种不同的 5mC 氧化衍生物。如 5hmC 可以抵抗亚硫酸氢盐的脱氨基反应,因而无法与 5mC 区分,而 5fC 和 5caC 则可以发生脱氨基反应,与 C 无法区分。近年来出现了几种不同的化学和酶修饰方法,可以对 5hmC、5fC 和 5caC 进行单碱基分辨率的检测。

## 二、组蛋白修饰

### (一) 组蛋白与核小体结构

人类基因组具有 30 亿碱基,一个 2 倍体细胞中包含的 DNA 总长达到约 2m。因而在通常情况下,基因组 DNA 需要形成高度折叠压缩状态。在细胞核中,DNA 与核蛋白(包括组蛋白与非组蛋白)、RNA 结合,在细胞间期以染色质形式存在,而在有丝分裂或减数分裂过程中的特定阶段进一步聚缩形成染色体。染色质按其形态特征、活性状态和染色性能区分为两种类型:常染色质和异染色质,前者 DNA 与核蛋白结合较松散,折叠压缩程度低,与转录激活相关,后者结构紧密,折叠压缩程度高,与转录失活相关。组蛋白是人类及其他真核生物细胞核内的一类富含精氨酸和赖氨酸等碱性氨基酸残基的蛋白质,是染色质的主要组成成分。对于大部分真核生物,包括人类有 5 种组蛋白,H1、H2A、H2B、H3 和 H4,其中 H3 和 H4 较为保守。除了最为保守的组蛋白 H4 以外,其他组蛋白均有不同数量的变异体。

核小体是染色质的最基本单位,由 DNA 和组蛋白组成:H2A、H2B、H3 和 H4 四种组蛋白各二个分子形成二聚体,再聚合形成组蛋白八聚体,约 146 碱基对(base pair,bp)的 DNA 分子在组蛋白八聚体外侧盘绕近 1.7 圈,构成核小体的核心结构;未盘绕于八聚体的 DNA 与组蛋白 H1 结合,形成完整的核小体结构,每个核小体总计包含约 200bpDNA。多个核小体形成一种"绳珠"模型。

组蛋白与 DNA 的结合构象可调控其他蛋白与 DNA 的结合,进而调节基因表达和 DNA 复制。在组蛋白的肽链中包含多个翻译后修饰位点,通过不同类型的修饰可以调控组蛋白与 DNA 结合的紧缩或松散程度,组成了一种主要的表观遗传变异,被统称为组蛋白修饰。相比于 DNA 甲基化修饰,组蛋白修饰要复杂得多,不仅修饰类型众多,包括乙酰化、甲基化、磷酸化、泛素化、类泛素化、ADP 核糖基化和脱氨基化等;而且对于部分修饰,如甲基化,还包含单、二和三甲基化(me,me2,me3)修饰,携带不同的表观遗传信息。组蛋白修饰也可以通过募集其他效应蛋白调控基因的转录活性。

### (二) 组蛋白乙酰化修饰

组蛋白乙酰化修饰指的是组蛋白 N 端长尾中赖氨酸残基(K)的乙酰化修饰(acetylation),是最早被发现的组蛋白翻译后修饰。组蛋白 H3 的第 9 位赖氨酸(H3K9)和 27 位赖氨酸(H3K27)残基是常见的修饰位点,这一过程由多种组蛋白乙酰化转移酶(histone acetyltransferase,HAT)催化,以乙酰辅酶 A 为乙酰基供体实现。组蛋白乙酰化修饰是一种可逆修饰,通过 HDAC 催化去除乙酰基团。

组蛋白乙酰化通常在常染色质较为普遍,与转录激活呈正相关。乙酰化可以中和高度碱性的组蛋白所携带的正电荷,削弱组蛋白与携带负电荷的 DNA 结合,从而让染色质结构变得松散,并利于转录因子的结合与基因转录。与之相反,组蛋白的去乙酰化增强与 DNA 结合,促使基因转录沉默。近年来多项发现 HDAC 抑制剂有望应用于癌症、炎症及神经疾病的治疗。

### (三) 组蛋白甲基化修饰

组蛋白肽链中的三种碱性残基均可发生不同程度的甲基化修饰:赖氨酸(K)可发生单甲基化、二甲基化和三甲基化修饰,精氨酸

（R）可发生单甲基化和二甲基化修饰，组氨酸（H）可发生单甲基化修饰。组蛋白的甲基化修饰以 SAM 作为甲基供体，通过组蛋白甲基化转移酶催化完成。其中部分包含 SET 结构域的酶或 Dot1 类似蛋白可对赖氨酸甲基化，而部分 PRMT 家族蛋白可对精氨酸甲基化。组蛋白甲基化修饰可在有丝分裂后被新形成的核小体结构遗传，但具体机制仍不完全清楚；目前尚未在哺乳动物中发现组蛋白甲基化的代际传递。组蛋白的甲基化修饰作为共价修饰相对稳定，但可以被组蛋白去甲基化酶移除，主要是胺氧化酶和包含 JmjC 结构域的铁依赖的双加氧酶类。组蛋白甲基化转移酶和去甲基化酶均具有较高的特异性，DNA 序列、DNA 甲基化和非编码 RNA 均参与组蛋白甲基化转移酶及去甲基化酶对催化位点的识别。

组蛋白甲基化对于基因表达的调控作用依赖于甲基化位点和甲基化的程度，可以激活或者抑制基因的表达。目前功能较为明确的甲基化修饰包括：组蛋白 H3 第 4 号位赖氨酸的三甲基化（trimethylation of histone H3 at lysine 4，H3K4me3）与激活的启动子关联，组蛋白 H3 第 4 号位赖氨酸的单甲基化（monomethylation of histone H3 at lysine 4，H3K4me1）与增强子活性关联，组蛋白 H3 第 36 号位赖氨酸的三甲基化（trimethylation of histone H3 at lysine 36，H3K36me3）与转录延续关联，组蛋白 H3 第 27 号位赖氨酸的三甲基化（trimethylation of histone H3 at lysine 27，H3K27me3）与多梳蛋白抑制基因表达关联，组蛋白 H3 第 9 号位赖氨酸的三甲基化（trimethylation of histone H3 at lysine 9，H3K9me3）与异染色质区域关联等。在组蛋白不同位点的甲基化和其他种类修饰可以协同发生或相互排斥，以完成精确的表观遗传调控过程。

目前普遍接受的调控模型认为，组蛋白甲基化通过被特异的染色质效应蛋白所识别并募集其他蛋白分子，以实现对染色质结构、基因转录活性，以及可变剪接的调控。这些可以特异识别组蛋白甲基化状态的蛋白被称为组蛋白表观遗传信息的"阅读蛋白"（reader）。

**（四）组蛋白的其他修饰及多种修饰间相互作用**

组蛋白磷酸化修饰是指在组蛋白的丝氨酸（S）、苏氨酸（T）和酪氨酸（Y）残基上的磷酸化修饰。这一反应通过特异的蛋白激酶催化并可被磷酸酶所去除。组蛋白磷酸化修饰是一种瞬时修饰，可暂时性地中和组蛋白所携带的正电荷，让染色质结构变得松散，促进转录。同时，组蛋白特异位点的磷酸化修饰也可以被"阅读蛋白"所识别，并发挥调控作用。14-3-3 家族蛋白是最早发现的可识别组蛋白磷酸化的效应蛋白。组蛋白磷酸化在有丝分裂、DNA 损伤修复、细胞凋亡和转录激活过程中起到重要的作用。

泛素（ubiquitin）是生物体内广泛存在的小分子蛋白。组蛋白的泛素化修饰指组蛋白的赖氨酸残基与泛素蛋白羧基末端结合的共价修饰，主要为单泛素化修饰。组蛋白 H2AK119ub1 与转录沉默相关，H2BK123ub1 与转录激活相关。类泛素（small ubiquitin-like modifier，SUMO）蛋白是一类与泛素有相似性的蛋白，组蛋白类泛素化修饰是指组蛋白的赖氨酸残基被 SUMO 蛋白所修饰，主要起到抑制基因转录的作用。

不同种类的组蛋白修饰具有直接和间接的相互作用：组蛋白修饰发生于同一赖氨

酸残基上,可能产生相互拮抗作用,如组蛋白 H3 上第 9 号赖氨酸的乙酰化(histone H3 acetylation at lysine 9,H3K9ac)与 H3K9me3,组蛋白 H3 上第 27 号赖氨酸的乙酰化(histone H3 acetylation at lysine 27,H3K27ac)和 H3K27me3 等,分别起到促进和抑制基因转录的作用。另一些修饰发生于邻近残基而干扰阅读蛋白的识别,如 H3S10P 干扰 HP1 识别 H3K9me3;此外,邻近残基的修饰可能促进或抑制组蛋白修饰酶对催化位点的识别,如 H3S10P 有助于 GCN5 酶识别组蛋白 H3 并增强其乙酰转移酶活性;发生在不同组蛋白上修饰也存在相互作用,如 H2B 的泛素化对于 H3K4 的甲基化是必需的。组蛋白与其他表观遗传修饰,如 DNA 甲基化之间也存在相互作用:H3K9me3、H3K36me3 促进 DNA 甲基化,而 H3K4 的甲基化阻止 DNA 甲基化。

### (五) 组蛋白修饰的检测方法

组蛋白修饰发生在翻译后,鉴定组蛋白的修饰主要基于蛋白质化学方法,其检测和分析过程非常复杂,需关注各种组蛋白类型和变体,不同的残基上的多种组蛋白修饰,以及多种修饰水平,修饰间还存在不同的组合类型。目前对组蛋白修饰的检测主要基于质谱的方法,不仅可以对已知修饰进行定性和定量分析,而且还可以发现新的修饰位点和修饰类型。以全部蛋白质酶解产生的肽段混合物为分析对象的自下而上(bottom-up),以及以完整蛋白质分子为分析对象的自上而下(top-down)是两种主要的研究策略,应用高效液相色谱分离技术或以纳米材料为基础的高效特异性修饰蛋白质富集法则是主要的前处理方法。

组蛋白修饰的另一研究重点是其在基因组上的定位,即组蛋白修饰哪些基因座位关联。此类研究主要通过染色质免疫共沉淀(chromatin-immunoprecipitation,ChIP)技术进行检测,在保持组蛋白与 DNA 结合的状态下,用特定组蛋白修饰的特异抗体将修饰后的组蛋白/DNA 复合物免疫沉淀富集。DNA 片段可以通过多种分子遗传学检测方法进行检测,常用方法包括荧光定量 PCR(ChIP-qPCR)、寡核苷酸阵列(ChIP on chip)及高通量测序(ChIP-seq)等。

## 三、非编码 RNA 与 RNA 甲基化修饰

### (一) 非编码 RNA 的表观遗传功能

尽管人类基因组中仅有约 1.5% 的序列编码蛋白,然而大约 70% 的序列可以被转录为 RNA。这些不编码蛋白质序列的 RNA 被统称为非编码 RNA(non-coding RNA,ncRNA),ncRNA 按长度可分为短链非编码 RNA(short non-coding RNA,sncRNA,≤200nt)和长链非编码 RNA(long non-coding RNA,lncRNA,>200nt)。非编码 RNA 执行多种生物学功能,如转录、转录后调控和翻译等,也包括表观遗传变异的直接调控。

sncRNA 中,微小 RNA(microRNA,miRNA)和小干扰 RNA(small interfering RNA,siRNA)介导的染色质重塑与 DNA 甲基化现象主要在酵母及植物中发现。Piwi 蛋白互作 RNA(Piwi-interacting RNA,piRNA)被发现参与哺乳动物生殖细胞中的表观遗传调控过程:在小鼠中 piRNA 可以诱导精原细胞基因组中转座因子的从头甲基化。

lncRNA 参与的表观遗传调控,一个被深入研究的例子是 XIST 介导的雌性哺乳动物体细胞中 X 染色体随机失活,包括异染色质的形成及 DNA 甲基化。此外,哺乳动物基因组大量包含增强子序列被大量转录

为 lncRNA,被称为增强子 RNA(enhancer RNA,eRNA),这些 RNA 的表达与增强子介导的转录激活呈正相关,研究表明 eRNA 参与形成或维持增强子与启动子间染色质成环结合构象,以及募集转录复合体,包括组蛋白修饰酶的组装等功能。

### (二) RNA 甲基化修饰

RNA 的表观遗传修饰是近期的研究热点。RNA 链可发生多种化学修饰,其中甲基化修饰最为普遍。最常见的 RNA 甲基化修饰发生在腺嘌呤碱基的第六位氮原子上,即腺嘌呤碱基第六位氮原子的甲基化(N6-methyladenosine,m6A)。m6A 甲基转移酶复合物,包括 METTL3、METTL14 和 WTAP 等组分催化这一反应,SAM 为甲基供体。与绝大多数表观遗传修饰一样,m6A 也是可逆的,已知 FTO 和 ALKBH5 双加氧酶可催化 m6A 甲基化的去除,从而形成 RNA m6A 的动态平衡。m6A 主要富集于 mRNA 的蛋白质编码序列、3′ 非翻译区(特别是 miRNA 靶位点及其邻近区域)、终止密码子附近、剪切位点附近,以及长的外显子区域。lncRNA 上同样存在着 m6A 修饰。m6A 可能也是通过被"阅读蛋白"识别而协同发挥调控作用。这些阅读蛋白主要通过 YTH 结构域与甲基化的 RNA 相结合。m6A 的功能还不完全清楚,可能包括 RNA 的转录、加工、转运、翻译、降解等过程,从而调控基因的正常表达。其他位点的 RNA 甲基化包括腺嘌呤碱基的第一位氮原子甲基化(N1-methyladenosine,m1A)、胞嘧啶第五位碳原子甲基化(5mC)和鸟嘌呤第七位氮原子甲基化(N7-methylguanosine,m7G)等。

### (三) 非编码 RNA 与 RNA 甲基化的检测

非编码 RNA 的检测需要将 RNA 反转录为 DNA。近年来,随着分子遗传学检测手段的进步,特别是高通量测序技术的出现,大大加速非编码 RNA 的研究。与 mRNA 相比,ncRNA 特别是 lncRNA 往往具有较低的表达水平,并可能更不稳定,因而需要特定的富集和前处理方法,在数据分析中也需要额外的关注。此外,新的三代测序技术可不依赖于反转录,直接对 RNA 进行测序,但尚未广泛应用于非编码 RNA 的检测。

m6A RNA 甲基化的检测目前还是主要依赖于基于 m6A 抗体免疫共沉淀和高通量测序技术完成,尚无可靠的单碱基分辨率的检测方法。

## 四、表观遗传修饰的环境影响因素

细胞的表观基因组可以被认为是一种复杂表型,同时受遗传和环境因素的共同影响。基因组中多种类型的遗传变异,可影响表观遗传修饰的建立、维持、擦除,以及阅读过程中关键分子的编码基因,或者通过改变 DNA 表观遗传修饰位点的序列,从而改变细胞的表观基因组。然而,环境因素的影响同样不可忽视。重要的是,目前已知的表观遗传修饰均是可逆的,这为通过环境因素调控表观遗传修饰提供了可能。

与其他生物化学反应类似,表观遗传修饰过程不仅需要酶的催化,也需要底物、辅酶及变构调控因子的参与。环境因素,如营养和代谢可以直接影响这些调控因子,从而导致表观基因组的整体改变。如 SAM 携带有一个活化了的甲基,在体内的甲基转移反应中作为必不可少的辅酶。DNA、RNA 和组蛋白的甲基化反应均依赖 SAM 提供甲基。在 SAM 的合成过程中,5- 甲基四氢叶酸(5-methyltetrahydrofolate,5mTHF)是甲基的转运体,将甲基转移给同型半胱氨酸生成甲硫氨酸,随后在依赖于 ATP 的腺苷转移酶作用下生成 SAM。在缺乏叶酸的情况下,5mTHF水平下降,SAM 就处于衰竭状态,从而影响了细胞中的甲基化转移反应。动物实验表明,缺乏叶酸食物可导致组织中 DNA 甲基化水平的降低。S- 腺苷高半胱氨酸(S-adenosyl-L-homocysteine,SAH)是 SAM 甲基转移后的产物,其作为竞争性抑制剂可抑制甲基转移的发生。除了 SAM 和 SAH,乙酰辅酶 A、NAD$^+$、α- 酮 戊 二 酸(α-ketoglutarate,α-KG)、UDP-乙酰氨基葡萄糖等辅酶,以及辅酶 A、琥珀酸、β- 羟基丁酸等竞争性抑制剂均可影响表观遗传修饰酶的催化反应。而这些分子本身参与了细胞的基础代谢反应,包括糖酵解、三羧酸循环、β 氧化等。这样,细胞的表观基因组直接受到细胞代谢状态的调控。

近期有研究提供了代谢产物通过改变表观遗传修饰,调控细胞的增殖与分化表型。在小鼠的胚胎干细胞中,增加 α-KG/ 琥珀酸比例可提升 DNA 和组蛋白去甲基化酶的活性,降低细胞多能性相关基因的 DNA/ 组蛋白 H3K27 甲基化修饰水平,维持细胞的多能性。

肿瘤细胞具有特殊的代谢类型,不同于正常细胞仅仅在缺氧环境下利用糖酵解进行无氧呼吸,肿瘤细胞在氧气充足的条件下也会倾向于使用糖酵解而非三羧酸循环提供能量,尽管其产能率要低得多,这种异常的代谢表型被称为 Warburg 效应。同时,肿瘤细胞也存在整体表观遗传修饰异常。近期部分研究发现某些肿瘤细胞中高发代谢酶基因突变,如 IDH1/IDH2,而这种突变诱导了异常的表观遗传修饰,建立了异常代谢表型和异常表观遗传修饰的联系。从而为肿瘤通过代谢调控进行治疗提供了方向。

## 第四节　发育过程中的表观遗传调控

### 一、表观遗传调控与细胞身份的建立与维持

人体包含超过 200 种细胞类型,尽管多数体细胞具有相同的基因组,由最初的受精卵发育分化形成,但不同的细胞间基因的时空表达模式差异决定了细胞的表型差异。在通常情况下,细胞类型不会发生改变,即使通过有丝分裂形成两个子细胞,传统观点认为,已分化的体细胞类型不会再发生改变,如皮肤上皮细胞是终末分化的,无法再转变为其他类型,新生的细胞也是同一类型的体细胞。然而,近年来的研究表明,通过表达特异的转录因子,可以诱导细胞身份发生改变。日本科学家山中伸弥证实导入 4 种转录因子(Oct4、Sox2、Klf4 和 c-Myc,统称为 OSKM 因子)基因能够将成年的成纤维细胞(结缔组织)转化为诱导性多能干细胞(induced pluripotent stem cell,iPSC),类似于胚胎干细胞(embryonic stem cell,ESC)。iPSC 能够分化为任何一种类型的细胞,这一性质被称作多能性;同时 iPSC也能够无限量地增殖,该性质被称为自我更新。

iPSC 的制备为细胞身份的维持带来新的问题:为了维持相对稳定的细胞身份,细胞不仅需要表达自身类型特异的基因,也需要避免

诱导细胞身份改变的转录因子的表达。这些特定基因的开启和关闭,主要通过表观遗传修饰实现。细胞的表观基因组是随着细胞身份的建立而建立的,而细胞身份的维持也依赖于表观基因组的稳定维持。下面我们通过 iPSC 和精子的发育分化过程,阐明细胞身份的建立与维持过程中的表观遗传调控。

### (一)诱导性多能干细胞诱导重编程的表观遗传调控

iPSC 的诱导重编程过程也是表观遗传修饰的重塑过程,其中包括了全基因组范围的 DNA 甲基化和组蛋白修饰的改变,以及随即发生的基因表达整体改变。

OSKM 因子可导致多种组蛋白修饰的变化,整体上来说,表现为增强基因的表达。H3K4me3 主要定位于启动子,与转录激活相关。与体细胞相比,iPSC 和胚胎干细胞中,H3K4me3 的定位存在很大的差异,特别在一些多能性相关基因的启动子区。抑制 H3K4me3 调控因子 Wdr5 的表达可阻止小鼠体细胞重编程过程。

H3K9me3 与转录沉默相关联,在体细胞向 iPSC 的重编程过程中,H3K9me3 修饰水平显著下降,基因组中 H3K9me3 修饰区域缩小、分散且整体收缩。然而,基因组上有一些 H3K9me3 修饰区域相对难以被 OSKM 因子结合,这些区域在多能性和细胞分化相关的基因上富集。抑制 H3K9me3 甲基转移酶基因 *SUV39H1/2* 的表达能够增强 iPSC 的重编程。

H3K27me3 是另一种转录沉默相关的组蛋白,主要与多梳蛋白共同抑制基因的表达。与 H3K9me3 类似,在细胞重编程过程中,H3K27me3 的整体水平下降,基因组中 H3K9me3 修饰区域缩小。然而,抑制 H3K27me3 甲基转移酶 Ezh2 的表达或抑制 H3K27me3 活性会降低重编程效率,表明 H3K27me3 抑制特定基因的表达可能有助于于体细胞重编程过程。

组蛋白 H3 第 36 号位赖氨酸的二甲基化(bimethylation of histone H3 at lysine 36,H3K36me2)/H3K36me3 富集于基因体上,与转录延伸相关联。过表达 H3K36me2/3 去甲基化酶 Jhdm1a/1b 表达能增强 OSK 因子的重编程效率,但对于 OSKM 因子的效应较弱;而抑制 Jhdm1a/1b 表达则降低重编程效率。

组蛋白 H3、H4 的乙酰化在诱导重编程过程中整体上升,H3K9ac、H3k27ac 和组蛋白 H4 上第 5 号赖氨酸的乙酰化(histone H4 acetylation at lysine 5,H4K5ac)水平均上升。当不使用 c-myc,而仅使用 OSK 因子诱导将降低重编程效率,同时伴随 H4ac 水平下降。

DNA 甲基化改变主要发生于诱导重编程过程的后期,与胚胎干细胞类似,iPSC 的甲基化水平较多数体细胞更高。在体细胞中,OCT-3/4 和 NANOG 等多能性相关基因启动子区处于高甲基化水平,而在诱导重编程过程中这些基因的甲基化水平显著下降,目前这些基因启动子甲基化水平已被作为检测 iPSC 建立成功的表观遗传标志物。同时,LYST、SP100、FOXP2 等体细胞特异基因启动子甲基化水平上调,尽管两种从头 DNA 甲基转移酶 DNMT3A 和 DNMT3B 对于诱导重编程过程并非必需的。相反,主动去甲基化过程是诱导重编程所必需的,主要依赖于 TET1 介导的去甲基化反应,在诱导重编程过程中细胞 5hmC 的水平显著上调。外源表达 TET1 或使用维生素 C 增强 TET1 活性可以增加重编程效率。

尽管如此,iPSC 与胚胎干细胞的表观遗传修饰有很多类似,但相比胚胎干细胞仍然具有很多表观遗传异常。而不同体细胞来源的 iPSC 所携带的表观遗传异常也不尽然相同，而表现出前体细胞的特征，这一现象表明 iPSC 仍然部分保留了供体细胞的表观遗传学记忆。这种记忆可影响到其诱导效率和全能性。有趣的是，随着 iPSC 长期培养传代，越来越多的表观遗传异常消失，而变得与胚胎干细胞更为接近。

### （二）精子发生过程中的表观遗传调控

哺乳动物精子发生（spermatogenesis）是一个非常复杂的非同步过程，包括由二倍体的精原细胞（spermatogonia）通过有丝分裂和减数分裂产生单倍体精子细胞（spermatid），再经变态过程由圆形精子变成成熟的长型精子。在此过程中，DNA 甲基化、组蛋白及非编码 RNA 都发生剧烈变化。

精子 DNA 甲基化模式的建立是一个独特的过程，从原始生殖细胞（primordial germ cell，PGC）到成熟精子的分化过程中，DNA 甲基化处于动态变化状态。在妊娠中期，PGCs 向生殖嵴迁移，父系高甲基化位点被擦除，DNA 甲基化约失去 60%；此后在精子发生的有丝分裂时期，精子 DNA 在 DNMt3a 及其辅助因子 DNMT3L 的作用下重新甲基化，并在后来的减数分裂和精子形成时期维持高甲基化状态。DNA 甲基化的正常调控在精子成熟过程中起重要作用。DNA 甲基化状态异常会导致精子功能异常，如父系印迹基因 H19 甲基化缺失会导致男性不育或子代胚胎发育异常。Prader-Willi 综合征、Angelman 综合征及脆性 X 染色体综合征与印迹基因 DNA 甲基化异常相关。另外，在小鼠中，条件性的敲除精子细胞中 DNMT3a 会导致精子细胞凋亡而影响精子发生，这与父系印迹基因的甲基化缺失相关；DNMT3L 敲除会影响精母细胞染色质联会，导致精母细胞减数分裂停滞在偶线期，致使生殖细胞不能继续成熟；而 DNMT3a 和 3b 缺陷会导致胚胎致死。

在精子发生过程中，组蛋白及其共价修饰也会发生剧烈变化参与调控精子的正常成熟。目前，关于组蛋白修饰的研究主要集中在乙酰化及甲基化上。在有丝分裂时期，在组蛋白乙酰基转移酶 HAT 的催化作用下，H3 和 H4 呈现高度乙酰化状态（hyperacetylation）；与此同时，在组蛋白赖氨酸甲基转移酶 HKMT 的作用下，H3K4 呈现甲基化状态。组蛋白乙酰化和 H3K4 甲基化协同作用促进了基因的转录。在减数分裂时期，H3 和 H4 在 HDAC 的作用下发生去乙酰化；H3K4 在组蛋白去甲基化酶（histone demethylase，HDM）的作用下发生去甲基化；同时，在组蛋白甲基化酶 HKMT 的作用下，H3K9 和 H3K27 发生甲基化。组蛋白去乙酰化、H3K4 去甲基化，以及 H3K9 和 H3K27 甲基化，三者协同作用抑制了基因的转录。当圆形精子细胞分化为长型精子细胞的过程中，组蛋白 H3 和 H4 又会出现显著性的超乙酰化状态。在精子发生过程中，组蛋白共价修饰异常或相关催化酶活性异常往往会导致精子发生异常和雄性不育。例如，在小鼠中利用 HDAC 抑制剂 trichostatine A 抑制 HDAC 活性会导致组蛋白乙酰化水平高度异常，造成精子数大幅下降和雄性生殖能力严重丧失；H3K4 甲基转移酶 Mll2 活性降低会引起精母细胞凋亡导致其数目显著下降，同时导致生精分化障碍；减数分裂过程中 H3K4 去甲基化酶 LSD1 功能缺失会导致精子细胞凋亡和雄性不育。

在精子成熟过程中，雄性生殖细胞染色质上 85%~95% 的组蛋白会被过渡蛋白（transition proteins，TP）所替换，继而被鱼精蛋白（protamine）所替换，鱼精蛋白分子内和分子间可以形成二硫键从而使成熟精子的细胞核高度浓缩（6~20倍），这有利于成熟精子的运动和保护 DNA 不受损伤。这种鱼精蛋白 - 组蛋白替换是精细胞中特有的表观遗传学修饰，它与组蛋白超乙酰化密切相关。睾丸特异性的 BRDT 蛋白与乙酰化组蛋白相互作用介导了染色体压缩，这是染色质重构的关键。在精子形成时期中，组蛋白 H4 中的赖氨酸残基发生重新乙酰化，使核小体结构变得松散，易于鱼精蛋白替换组蛋白。在正常人类精子中，鱼精蛋白 1（P1）和鱼精蛋白 2（P2）的比例为 0.8~1.2。异常的 P1/P2 比例和低鱼精蛋白水平与 DNA 碎片增加密切相关，表明不正确的压缩包装会将 DNA 暴露于氧化胁迫与损伤中；不育男性中异常的 P1/P2 比例远高于正常育性男性；胚胎质量降低和 IVF 结局不良与使用改变了 P1/P2 比例的精子密切相关。

高通量测序结果表明，5%~15% 未被替换的组蛋白在精子基因组上的分布并不是随机的，而是富集在与胚胎发育相关的基因和调控基因位点上，这些位点包括印迹基因簇、miRNA、HOX 基因簇、发育基因和信号因子。精子中这些被保留的组蛋白通常被共价修饰标记，如关键发育基因通常被 H3K4me3 和 H3K27me3 标记，与胚胎干细胞相同；组蛋白 H3 第 4 号位赖氨酸的二甲基化（dimethylation of histone H3 at lysine 4，H3K4me2）在发育基因启动子区富集，H3K4me3 在 HOX 区域、非编码 RNA 区域和父系印迹基因区富集。另外，被保留的组蛋白在未甲基化的基因上也有分布，这基因通常编码胚胎发育过程中所需要的转录因子和信号因子。

除正常核心组蛋白外，在睾丸中还存在一些特异性的组蛋白变异体，它们在精子发生中也起重要作用，如 H1LS 和 H1T2 是精子细胞中特异存在的 H1 组蛋白变异体，它们分别参与精子形成过程的染色质重塑和浓缩。

精确的基因表达调控是精子发生正常进行的必要条件。整体而言，从 PGCs 到精原细胞再到精子，基因表达数量及表达水平均逐步下降。在长形精子染色质高度凝缩从而使得转录沉默后，转录后基因调控在精子分化晚期显得至关重要，一些非编码 RNA 在其中起重要作用。雄性生殖细胞表达多种类型的非编码 RNA，包括 Dicer 依赖的 miRNA、内源的 siRNA（endo-siRNA）、Dicer 非依赖的 piRNA 及功能复杂长度不一的 lncRNA，它们均在生殖细胞特异性的增殖和发育分化过程中发挥着不可或缺的作用。现在已有大量的研究报道表明 miRNA 在精原干细胞干性维持和诱导分化、精母细胞减数分裂和精子变态过程中均有重要的作用。例如，miR-146 在小鼠中高表达在未分化的精原细胞中，通过靶向调控视黄酸受体 Med1 参与维甲酸诱导的精原细胞分化；miR-221 和 miR-222 也参与调控 KIT 基因影响精原细胞的分化特性。lncRNA 在减数分裂和精子变态阶段的表达更为活跃，同时也参与了大量的表观遗传的修饰过程，例如在染色体重塑时与甲基化酶 H3K4me3 和 H3K27me3 的协同作用；另外 lncRNA 也可以和蛋白质相互作用影响精原干细胞的命运，或者与 microRNA 相互作用导致男性不育及睾丸癌的发生。piRNA 是一类与 piwi 蛋白相互作用表达于生殖细胞中的小分子 RNA，它们成簇地出现并与生殖干细胞的干性及基因的沉默和 mRNA 的稳定翻译相关。piRNA 的稳定性对于生殖细胞基因转座子的稳定性和精子的发生有至关重要的作用。同时，精浆中的 piRNA 也可以作为检测男性不育发生重要的生物学指标。

## 二、X 染色体失活

### （一）剂量补偿效应与 X 染色体失活

人类和哺乳动物的性染色体是 XY 型，女（雌）性体细胞有 2 条 X 染色体，而男（雄）性仅 1 条，这带来 X 连锁基因的拷贝数差异，然而多数性连锁基因的表达水平仍能保持基本一致，这种现象被称为"剂量补偿效应"。在哺乳动物中剂量补偿是通过 X 染色体失活（X chromosome inactivation，XCI）完成的。1949 年美国学者巴尔等发现雌猫的神经细胞间期核中有一个被染料深染的小体而雄猫中却没有，被命名为"巴尔小体"。此后巴尔小体在人类女性和多种雌性哺乳动物的体细胞中被发现，并被证明是高度异染色质化的 X 染色体。1961 年，英国学者莱昂提出假设：巴尔小体是失去转录活性的 X 染色体。在雌性胚胎发育早期，细胞中 1 条 X 染色体随机失活，保持仅有 1 条 X 染色体具有转录活性，称为 Xa，而失活的 X 染色体则被称为 Xi，Xi 在有丝分裂后仍维持失活状态，但在生殖细胞发育过程中恢复活性。这就是 X 染色体失活的莱昂假说，这一假说后来进行了修正，失活的 X 染色体并非所有基因均失去转录活性，仍能表达部分基因，这一现象被称为失活逃逸。

研究表明 XCI 具有严格的计数原则：每个二倍体常染色体组有 1 条 Xa，其余均为 Xi，通过细胞融合形成的四倍体细胞具有 2 条 Xa。非整倍体细胞中无论有几条 X 染色体，仅有 1 条为 Xa，其余染色体均为 Xi。

### （二）X 染色体失活的分子机制

XCI 是通过染色体上的单个 X 染色体失活中心（X inactivation center，XIC）诱导发生的，XIC 缺失将导致 X 染色体失活无法发生，而 XIC 易位至常染色体可导致常染色体失活。人类 XIC 定位于 X 染色体长臂接近末端区域（Xq13），长度约为 1.3Mb。1991 年，研究者在这一区域中发现仅在 Xi 上表达的基因 *XIST*，表达一种 lncRNA。通过对小鼠中的同源基因 *Xist* 的研究，这一基因被证明在发育早期 X 染色体失活过程中起到关键作用。

在胚胎干细胞中，两条 X 染色体均有转录活性，Xist 表达水平很低，无法启动 XCI 过程。随着胚胎发育和细胞分化的开始，一条 X 染色体表达 Xist 上调，并顺式覆盖整条 X 染色体；多梳蛋白复合体在 Xist 覆盖的 X 染色体上富集，其中多梳蛋白抑制复合体 1（PRC1）催化 H2AK119ub1 泛素化修饰，PRC2 催化 H3K27me3 甲基化修饰，促使基因沉默。这一过程是可逆的，并依赖 Xist 的表达；随后进入 XCI 的稳定过程，包括组蛋白 H4 去乙酰化和 DNA 的甲基化改变：Xi 上多数基因启动子区 CpG 岛 DNA 高甲基化，而基因体和基因间的甲基化水平较低。随着分化结束，体细胞中 Xi 在有丝分裂中高度稳定可维持终身，并不再依赖于 Xist 表达，然而正常细胞中，Xi 的 *Xist* 基因仍然具有转录活性，其功能不明。发展成 Xa 的 X 染色体在分化早期停止表达 Xist，维持染色体转录活性。XIC 上另外几个 ncRNA：Tsix、Jpx 和 Ftx 参与调控 Xist 单等位基因表达模式的建立，其中 Tsix 是 Xist 的反义转录本，抑制 Xa 上 *Xist* 基因表达，促使该基因启动子 DNA 高度甲基化。

Xi 可以在特定条件下重新激活：女（雌）性生殖细胞发育过程中，Xi 在减数分裂发生前重新激活,形成 2 条 Xa。其他细胞重编程过程,如诱导多能干细胞过程也可重新激活 Xi。

### (三)X 染色体失活逃逸与失活偏移

尽管比常染色体非整倍体的表型更为温和,X 染色体非整倍体可导致多种临床症状的发生。这一现象表明 Xi 仍然执行部分生物学功能,并非所有的基因均丧失转录活性,即 Xi 中的基因存在失活逃逸。人类 X 染色体中可能多达 25% 的基因发生失活逃逸,但其中部分基因存在组织差异和个体差异。有部分发生 X 染色体失活逃逸的基因存在 Y 连锁的同种异型基因,如 *ZFX/ZFY*,无论其是否定位于常染色体区。这些基因的拷贝数实际上不存在性别差异。其余基因缺乏 Y 连锁的同种异型基因,因而可能与性别特异的表型相关。X 染色体失活逃逸基因缺乏 Xist 覆盖,以及与 Xi 相关的表观遗传修饰。

X 染色体失活是随机发生的,但在人类和动物模型的不同组织中均发现某一条 X 染色体优先失活的情况,比例超过 75%,这一现象被称为 X 染色体失活偏移(skewed X chromosome inactivation,SXCI),可能具有组织特异性。X 染色体失活偏移可分为原发性偏移和继发性偏移。原发性偏移指 X 染色体失活时期的非随机选择,在小鼠中发现 XIC 中,Xist 下游 20~30kb 有一长链非编码 RNA 基因 Xce,能够上调 Xist 的反义核酸 Tisx,抑制 Xist 的作用,Xce 具有强弱两种等位基因型,可导致杂合子个体出现原发性 X 染色体失活偏移,然而这一变异在人类中并未被鉴定到。在人类中原发性偏移发生率可能较低,因为在正常新生儿和年轻女性很少能观察到失活偏移。继发性偏移由 X 连锁遗传突变影响细胞的增殖或生存所导致,对于杂合子个体来说,突变染色体为 Xi 的细胞会显著多于 Xa

的细胞,从而发生失活偏移,继发性偏移与年龄相关。

## 三、基因组印迹

### (一)基因组印迹的发现

单亲胚胎是指通过核移植手段,将一对卵子或精子基因组转移至去核受精卵中所形成的胚胎,这种胚胎在发育早期就会死亡。这一现象证明,尽管从 DNA 序列上不存在差异,父源和母源基因组在胚胎发育中起到不同的作用。此后,研究表明某些常染色体连锁的基因,与 X 染色体失活基因类似,也存在单个等位基因表达,另一等位基因沉默的情况,表达模式存在亲本特异性,即仅有父源或母源的等位基因能够表达,这一现象被称为基因组印迹,这些亲本特异性表达的基因被称为印迹基因。目前小鼠基因组中鉴定到超过 150 个印迹基因,人类基因组中大约发现了 80 个印迹基因。这些印迹基因多数成簇存在,同一印迹基因簇中同时包含父源或母源表达的印迹基因。

### (二)基因组印迹的分子机制与作用

印迹基因簇上共同的印迹控制区(imprint control region,ICR)可以控制多个印迹基因的表达模式。印迹控制区包含 DNA 甲基化差异区域(differentially methylated region,DMR),呈亲本特异性的甲基化,H3K9 甲基化共同参与 ICR 的调控。ICR 的表观遗传调控是在生殖细胞发育期间重建,并维持整个生命周期。ICR 的甲基化状态并不意味该印迹基因簇遵循同一表达模式,而是具有多种复杂的调控机制。如最早发现 *Igf2/H19* 印迹基因簇中,父源等位基因 ICR 序列高度甲基化,抑制父本 *H19* 基因表达;母源等位基因 ICR 序列低甲基化,作为绝缘子与

CTCF 结合,通过阻遏增强子作用抑制母本 *IGF2* 基因表达。

印迹基因的功能包括参与胚胎、胎盘的生长控制。总体上,父本表达的印迹基因增强胚胎生长,而母本表达的印迹基因则起抑制作用。印迹基因还参与出生后的生长发育、神经精神行为及肿瘤发生等。因而印迹基因序列突变或 ICR 表观遗传异常可导致多种疾病和异常表型的发生。由于印迹基因呈亲本特异性表达,其突变导致的表型不符合孟德尔遗传规律。

## 四、发育过程中的表观遗传重编程

在整个生命周期中,从受精卵到子代原始生殖细胞生成再到子代配子成熟,人类和哺乳动物的基因组存在两次全基因组水平的表观遗传信息去除和重新建立的过程,即表观遗传重编程(reprogramming)。两次重编程分别发生于植入前发育阶段及产生新配子的原始生殖细胞阶段。

### (一)胚胎发育早期的表观遗传重编程

植入前发育阶段的表观遗传重编程紧随着受精过程的完成就开始,早于原核融合和细胞分裂。精子的表观基因组具有特殊性,其 DNA 处于高度甲基化状态,平均甲基化水平约为 80%,多数组蛋白被精蛋白所取代,形成更为致密的染色质结构。卵子 DNA 甲基化程度较低,约为 50%,染色质结构也较为松散。在受精作用后,父本基因组主要依赖于 TET 酶的去甲基化过程,包括:① TET 氧化 5mC,通过 TDG/BER 通路主动去甲基化;② TET 氧化 5mC 后通过细胞分裂时 DNA 复制稀释,被动去甲基化。由于缺少母系细胞核来源的 DNMT1,母本基因组则主要为被动去甲基化过程,为细胞分裂依赖的 DNA 复制稀释。直到囊胚着床为止甲基化水平降至最低,约为 20%,在小鼠中约为胚胎发育的第 3.5 天(E3.5)。在这一表观遗传重编程过程中,基因组印迹关联的亲本特异的 DNA 甲基化修饰仍然被保留下来,除了 DNA 甲基转移酶 DNMT1 以外,ZFP57 和 TRIM28 也参与对印迹位点 DNA 甲基化的保护作用。随后,在 DNMT1、DNMT3A 及 DNMT3B 等甲基化转移酶的作用下发生重新甲基化,小鼠胚胎到 E7.5 时达到最高峰,平均甲基化水平达到 73%。通过对人类植入前胚胎的 DNA 甲基化图谱进行单碱基分辨率的全基因组测序分析,发现人类精卵结合后,早期胚胎的基因组 DNA 发生大规模的去甲基化,甲基化程度从精子中的 86%(中位数)降低到囊胚期胚胎中的 43%,而在这一过程中 ICR 的 DNA 甲基化得以精确维持。ICR 又可以被区分为生殖细胞印迹调控区(germ-line ICR,gICR)和体细胞印迹调控区(somatic ICR,sICR)。gICR 指在精子和卵子中就建立的等位基因组序列的差异甲基化区域,并且 gICR 在早期发育过程中不发生 DNA 的去甲基化,可能与调控受精卵基因表达相关;而 sICR 是指只在体细胞中才建立起的等位基因组序列的差异甲基化区域。在植入后的胚胎中,基因组 DNA 被大规模重新甲基化,DNA 甲基化水平增加到 92%。这表明人类与小鼠的早期胚胎 DNA 甲基化动态非常相似,大体遵循着配子高甲基化、胚胎低甲基化、合子中亲本的甲基化信息被大规模消除并重建的过程。这一阶段的组蛋白修饰仍不完全清楚,从胚胎 2-细胞期 H3K4me3 就逐步建立,较 H3K27me3 更早。

### (二)生殖细胞发育的表观遗传重编程

当胚胎植入后,随着细胞分化,表观遗传

被建立起来。但在生殖细胞的发育过程中,细胞将再次经历表观遗传重编程。小鼠的PGC在E6.5天时起始分化,并从E8.5开始迁移,在E11.5到达生殖嵴(genital ridge),在13.5天时,平均甲基化水平降至最低点,此时全基因组DNA的甲基化水平大约在5%左右。在迁移过程中,PGCs在DNMT1存在的情况下发生全局主动去甲基化过程,包括印迹基因标记的擦除,TET1和AID等蛋白在此过程中起重要作用。组蛋白修饰也在这一期间重编程,包括组蛋白H3第9号位赖氨酸的二甲基化(bimethylation of histone H3 at lysine 9,H3K9me2)的去除和H3K27me3的建立等。在胚胎植入后失活的X染色体在这一阶段被重新激活。在配子成熟过程中,DNA甲基化在DNMT3A和DNMT3L的协同作用下完成重建过程。雄性的PGC细胞在13.5天后开始重新建立甲基化图谱,而雌性PGC重新甲基化的时间晚于雄性。经过重新甲基化后,雄性生殖细胞的甲基化水平高于雌性生殖细胞,从而形成精子和卵子。PGCs中印迹基因甲基化的完全擦除,以及出生后在减数分裂前精原细胞和I型精母细胞的甲基化特异性重建保留了父本的印迹(paternal imprinting),这种印迹介导了亲本单等位基因的特异性表达(monoallelic parent-of-origin-specific expression)。生殖细胞在胎儿期即可获得大部分DNA甲基化,但只有在出生后减数分裂前的精母细胞粗线期才会获得完整的DNA甲基化水平。在小鼠中,只有4个印迹基因在雄性精子细胞系中是甲基化的,分别是*IGF2/H19*、*Rasgrf1*、*Dlk1-Gtl2*和*Zdbf2*。在整个重编程过程中,除了印迹基因能够传递给子代外,亲本在生命周期中由环境因子作用而获得的大部分表观修饰改变会被擦除,只有小部分

表观修饰改变能逃过擦除和重建这一重编程过程从而在后代中保持稳定,这一小部分表观修饰改变可能与环境因素诱导的表型跨代遗传相关。

相较于早期胚胎发育过程,在PGCs发育过程中DNA去甲基化发生得更为彻底,这些DNA去甲基化差异主要表现在ICRs中。在早期胚胎发育过程中,ICRs被DNMT1等保护,其甲基化修饰不被擦除,可能参与调控亲本单等位基因的特异性表达。而PGCs在E13.5时DNA甲基化被擦除的较为彻底,可能是为了消除亲代在生存过程中产生的异常甲基化修饰,从而避免这些异常对于子代的影响与适应性。

人与小鼠在生殖细胞发育过程DNA甲基化重编程过程相似,也同样经历了全局范围的去甲基化和重新甲基化过程。由于发育周期不同,在人的妊娠后10~11周,PGCs的甲基化水平降至最低点,随后进入重新甲基化过程。人与小鼠的PGCs甲基化重编程过程也存在着一些差异:在基因表达调控方面,在小鼠中,*BLIMP1*、*PRDM14*和*TFAP2C*基因参与调控PGCs分化方向,调控表观修饰重编程的起始,而在人的PGCs分化过程中,SOX家族基因SOX17指导BLIMP1的表达,进一步调控PGC的分化;此外,人的雌性生殖细胞中X染色体的重新激活在发育第4周就已经完成,而小鼠中这一事件发生在8.5~12.5天,人的PGC发育过程中X染色体激活事件的发生早于小鼠中该事件的发生时期。

## 五、表观遗传的跨代传递

传统上认为只有生殖细胞的DNA序列变异能够被遗传到下一代产生表型,获得性性状无法被遗传至下一代。然而近年来研究表

明,环境和生活经历因素可以在不改变生殖细胞 DNA 序列的情况下导致遗传性状的改变,表观遗传修饰被认为参与这一过程。

在细胞分裂过程中,表观遗传修饰的稳定性不如 DNA 序列。不仅如此,多种表观遗传修饰可在环境因素的作用下发生改变。这些表观遗传修饰的变异可通过不同的机制影响其后代的表型。第一种机制是通过生殖细胞的非编码 RNA,如精子中较高水平的 piRNA,影响发育早期表观遗传重编程过程,从而将获得性性状传递至下一代;第二种机制是通过影响生殖细胞的基因组印迹,由于植入前发育阶段的重编程不会去除基因组印迹,因而改变的基因组印迹可遗传至下一代;第三种机制是基因组中某些表观遗传修饰可以抵抗表观遗传重编程过程,这样获得性性状可能遗传二代以上,这些机制仍需要更多的研究证实。

## 第五节 发育源性疾病与表观遗传异常

### 一、印迹基因疾病

对于某些人类疾病,疾病表型的出现取决于变异等位基因或异常染色体是否遗传自父亲或母亲。不同亲源染色体对疾病表型的影响是由基因组印迹(genomic imprinting)导致的。人类基因组中可能存在数百个具有印迹效应的基因。某些区域含有单一的印迹基因;另一些则包含多个印迹基因,在某些情况下可长达 1Mb。印迹基因区别于其他基因位点的主要标志是只有一个父源或母源等位基因在相关组织中表达,因而,患者临床表型的出现取决于变异发生在父源或母源等位基因。最先被研究的基因组印迹疾病是 Angelman 综合征和 Prader-Willi 综合征。近几年,大量研究发现 ART 的胚胎死亡率、子代的表观遗传疾病发生率高与印迹基因异常表达有关。

#### (一) Angelman 综合征

Angelman 综合征(Angelman syndrome,AS)是一种罕见的神经遗传疾病,儿童和青年发病率约为 1/10 000~1/20 000。其主要临床特征包括严重发育迟缓、经常发笑、步态不稳、癫痫等。AS 综合征是由位于染色体 15q11-13 的 *UBE3A* 基因母源性缺失而导致的。目前已知的致病机制主要有以下四种:母源性 UBE3A 缺失(约占 68%);母源性 UBE3A 等位基因突变(约占 3%);单亲二倍体(约占 3%);印迹缺陷导致母体等位基因失活(约占 6%)。

Cox 等研究指出,卵细胞质内单精子注射(intracytoplasmic sperm injection,ICSI)可能会增加印迹缺陷的发生风险。作者报道了两例因男性不育进行 ICSI 后继发 AS 的病例。使用 SNRPN 探针进行甲基化特异性 PCR 和 Southern 印迹分析,证实两个病例均显示出 *SNRPN* 基因座的低甲基化。此外,研究人员还排除了 AS 印迹中心突变的可能。由于印迹缺陷在一般人群中 AS 病例的比例较低(约 4%~6%),作者认为由于印迹缺陷而导致的 AS 人群发病率约为 1/300 000。因此,ISCI 和 AS 之间的关联应该引起重视。德国的一项队列研究调查了不孕症治疗与导致 AS 综合征印迹缺陷之间的关系。该研究认为,虽然绝对风险很小,但是生育力低的夫妇相对来说生育印迹缺陷 AS 患儿的风险增加,并且治疗手段(激素治疗,ICSI 或两者)进一步增加了该风险。Sutcliffe 等发现,75 例散发 AS 病例中,3 例 AS(4%)为辅助生殖子代,1 例通过供精人工授精(artificial insemination with donor sperm,AID)/由子宫内人工授精/先前使用过 IVF 的子代在 SNRPN 印迹控制区域发生了母源等位基因的甲基化丧失。另外两例患者则为母源 15q11-13 的缺失,母源 UBE3A 基因的功能丧失是导致 AS 的最常见分子机制。该研究认为,卵巢刺激等不育症的治疗可能涉及表观遗传缺陷的易感性,导致印迹缺陷的风险增加。Manning 等一项研究分析了 ICSI 后出生的 92 名儿童的血液样本。研究人员发现,在所有 92 名儿童中,15q11-13 区域的甲基化模式与正常对照组相同。2008 年,一项回顾性研究亦报道 ICSI 后出生的 53 名儿童 15q11-13 区域的甲基化没有异常。尽管两项研究均未报道与 ICSI 相关的甲基化缺陷风险增加,但这可能是由于这两项研究的样本量不足,因为印迹异常导致 AS 综合征相对罕见。

## (二)Beckwith-Wiedemann 综合征

Beckwith-Wiedemann 综合征(Beckwith-Wiedemann syndrome,BWS)是一种异质性的先天性过度生长综合征,在活产婴儿中的发生率估计为 1/13 700。一些较常见的临床特征包括巨舌症、腹壁缺损、巨大儿、新生儿低血糖、肾肿大和其他发育异常。此外,患者发生胚胎性肿瘤的风险增加(7.5%)。大约 85% 的 BWS 病例为偶发,15% 的 BWS 病例有家族史,为常染色体显性遗传。BWS 是由于染色体 11p15 的表观遗传和基因组改变导致的,与 11p15.5 上印迹结构域(也称 BWS 关键区)中的基因转录调节异常相关。BWS 关键

区包含两个结构域:结构域 1 上的印迹中心 1(imprinting center 1,IC1)调节 Igf2 和 H19 的表达;结构域 2 中的印迹中心 2(imprinting center 2,IC2)调节 CDKN1C、KCNQ1OT1 和 KCNQ1 的表达。BWS 的疾病相关分子改变包括 IC2 甲基化的丧失、IC1 甲基化的增加、11p15 父系单亲二体和 CDKN1C 母源等位基因的致病性突变。

2003 年,美国和欧洲的 BWS 病例系列报道提示,ART 人群发生 BWS 的比例较普通人群增加。仅根据有限数据,研究者估计 ART 子代发生 BWS 的风险较正常人群增加 6 倍。英国 Maher 等研究显示,在 149 名 IVF 或 ICSI 出生子代中,6 名患有 BWS,患者比例显著高于预期的 1.73 名患者。进一步分析显示,6 名患儿中,2 例患儿均发生了 KvDMR1 的母源甲基化丢失。虽然作者不能排除印迹基因疾病与不育之间存在关联的可能性,但研究表明,干预卵母细胞成熟或卵泡发生可能导致基因印迹的改变。丹麦国家队列研究旨在比较体外受精后出生子代的印迹疾病发生率与自然受孕子代的发病率,研究者分析了 442 349 名自然受孕的子代(平均随访 4.5 年)和 6 052 名 IVF 出生的子代(平均随访时间为 4.1 年)。自然受孕队列中 54 名儿童被确定为印迹基因疾病,然而研究者未在 IVF 队列中发现患有印迹基因疾病的儿童。基于此队列研究,研究者认为体外受精后出生子代并没有增加印迹基因疾病发生风险。关于 BWS 的分子病因学,一些研究证实了在 ART 后出生的 BWS 患儿的母源印迹改变。据估计,KvDMR1 的母源甲基化丢失占散发性 BWS 病例的 50%~60%,占 ART 子代 BWS 病例的 83.3%~100%。虽然这些研究存在局限性,但目前的证据表明 ART 与 BWS 之间存在

关联。

### （三）围产期疾病与印迹基因

基因组印迹作为基因表达调控的一种机制，与胎盘的形态发生和功能维持有重要关系。研究显示，胎儿生长受限与胎盘组织中 *Igf2/H19* 基因的印迹状态呈显著相关。重度子痫前期组低出生体重儿与无妊娠并发症组低出生体重儿的胎盘组织中 *Igf2* 基因均保持印迹状态，而 *H19* 基因均为去印迹状态，从而提示低出生体重的发生可能与 *H19* 基因的去印迹状态有关。

*STOX1* 基因位于人类染色体 10q22.1，是一种在胎盘组织表达的母源性印迹基因。在荷兰人群中发现，*STOX1* 基因为子痫前期的遗传易感基因，*STOX1* 基因 Y153H 多态性与子痫前期的发病明显相关。进一步体外实验发现，*STOX1* 基因表达上调时滋养细胞的侵袭能力明显下降。动物研究显示，*STOX1* 基因过表达的转基因小鼠与野生型小鼠进行杂交时，孕鼠可表现出重度子痫前期样的表现，如高血压、蛋白尿、血浆中可溶性血管内皮生长因子受体 1（soluble FMS-like tyrosine kinase 1，sFlt-1），以及可溶性 Endoglin 浓度升高等，同时孕鼠的肾脏组织也出现子痫前期样的病理改变。

*PHLDA2* 基因为父源性印迹基因，位于人类染色体 11p15.5，*PHLDA2* 基因在胎盘细胞滋养细胞表达，参与细胞信号转导、细胞骨架调节及细胞内囊泡运输等一系列过程。研究证实，胎盘组织中 *PHLDA2* 基因表达上调与新生儿出生体重下降存在明显的相关性。有研究对 263 例胎儿进行基因测序，发现 *PHLDA2* 基因启动子区域 15bp 的重复序列可降低基因的启动子转录效率，该重复序列的母源性遗传可使新生儿出生体重增加 93g，当为纯合子时新生儿出生体重将增加 155g。

## 二、DNA 甲基化异常相关疾病

DNA 甲基化是发现最早的表观遗传修饰之一。母源因素，如饮食、酗酒、抽烟等不良生活方式，年龄和病毒或细菌感染会使子代表观遗传发生改变。遗传及代谢改变，如肥胖、妊娠糖尿病和甲亢也可影响表观遗传，进而导致神经发育性疾病，如胚胎神经管缺陷、自闭症、唐氏综合征、雷特综合征和迟发性神经精神疾病。另外，目前的研究已在许多类型的癌症中观察到印迹基因座广泛存在异常的 DNA 甲基化，如结肠癌、乳腺癌、肝癌、膀胱癌、肾母细胞癌、卵巢癌、食管癌、前列腺癌和骨癌等。在癌症中经常观察到 DNMT 突变、DNMT 的表达水平改变或 TET 的失调，说明 DNA 甲基化与癌症之间存在紧密联系。

### （一）DNA 甲基化与围产期疾病

DNA 甲基化参与围产期复杂疾病的调节。Michels 等发现，在校正了孕产妇年龄、性别和胎龄等干扰因素后，低出生体重或高出生体重的新生儿脐血中长散在核元件 1（long interspersed nuclear element-1，LINE-1）的甲基化水平明显低于正常出生体重的新生儿。孕期和产后早期营养过度可导致子代易发生代谢异常疾病，如高血压、高血糖、高胰岛素血症等。在妊娠糖尿病孕妇中，葡萄糖可以从母体自由进入胎儿，而母体胰岛素进入胎儿时被胎盘激素阻断，胎儿暴露于高浓度葡萄糖中，迫使胎儿增加自身的胰岛素。子宫内环境和营养状况参与胎儿发育，不良的子宫内代谢环境可通过表观遗传修饰永久性改变调节 β 细胞发育（Pdx1）和葡萄糖转运体 4（glucose transporter 4，GLUT4）的关键基因的表达来影响胎儿发育。最终影响与 T2D 发展相关的关键基因表达,包括对胰腺发育、β 细胞功能、外周葡萄糖摄取、胰岛素抵抗及动脉粥样硬化等有重要影响的基因。在这些修饰中,DNA甲基化发挥重要调节作用。Pinney 等研究发现,出生后营养过度可导致子代下丘脑组织中编码厌食性神经激素原皮质素皮质醇的基因启动子呈高甲基化。营养不足对胎儿的长期影响取决于营养缺乏的时间、性质和强度。Simmons 等研究发现胎儿期营养不良可使其β 细胞发育障碍。Sandovici 等报道,大鼠母体饮食状况影响后代胰岛中 *Hnf4a* 基因表观遗传学沉默的机制,母体低蛋白饮食导致在后代的胰岛中 Hnf4a 表达永久性降低。

宫内生长受限是孕期最常见的并发症之一,通过基因表达的改变,胎儿的发育可能受子宫内环境的不利影响。胎儿在这些细胞暴露期间经历分化、增殖和功能成熟;同时 DNA 甲基化水平明显增高,部分基因发生表观遗传学修饰,子宫内环境的改变对胎儿的影响将进一步延伸到成年期。另有研究发现,与无妊娠并发症正常出生体重组相比,高出生体重组的胎盘组织中 *PEG1* 和 *PEG3* 基因 mRNA 表达水平上调,可能是无并发症孕妇新生儿出生体重高的原因之一,而 *PEG3* 基因启动子区域甲基化水平的降低可能参与其表达的上调。

### (二) DNA 甲基化与肿瘤

DNA 甲基化模式的改变是肿瘤发生的标志之一。与正常细胞相比,除了存在基因组的异常之外,肿瘤细胞的表观遗传修饰也存在异常,如基因组全局性甲基化不足、抑癌基因启动子区域过度甲基化等。DNA 甲基化不足能够导致染色体不稳定,癌基因和转座元件的激活及基因印迹丢失。然而,与细胞周期、DNA 损伤修复、致癌物质代谢、细胞与细胞相互作用和调控相关的肿瘤抑制基因启动子区域 CpG 岛过度甲基化,是肿瘤发生和发展过程中肿瘤抑制基因失活的重要机制。DNA 过度甲基化可导致稳定的基因沉默,调节基因表达和染色质结构。

在多种类型的肿瘤中可广泛观察到印迹基因座的异常 DNA 甲基化和肿瘤相关基因的差异 DNA 甲基化,如结肠癌、乳腺癌、肝癌、膀胱癌、肾母细胞癌、卵巢癌、食管癌、前列腺癌和骨癌等。印迹丢失(loss of imprinting)是肿瘤发生的重要机制之一。例如,发生于促生长基因的印迹丢失可导致该基因产物的异常高表达而促进细胞生长。*Igf2/H19* 基因编码 Igf2 和 H19,前者是一种在肿瘤发生过程中具有重要作用的自分泌生长因子,后者是具有生长抑制功能的非编码 RNA。正常情况下,Igf2 和 H19 分别由父系和母系等位基因表达。母系等位基因上 Igf2 的印迹丢失可导致该基因过表达,并造成 H19 表达水平下降。Igf2 的印迹丢失常见于多种肿瘤,如结肠癌、肝癌、肺癌、卵巢癌,以及儿科常见的肾母细胞瘤。肿瘤组织中 DNA 甲基化的改变可导致表观遗传不稳定性和基因表达的改变。此外,肿瘤组织中亦经常观察到 DNMT 突变、DNMT 表达异常或 TET 的表达异常,所有这些都表明 DNA 甲基化与肿瘤之间存在紧密联系。

## 三、组蛋白及修饰异常相关疾病

除 DNA 甲基化外,组蛋白共价修饰也是一种重要的表观遗传修饰,发生在组蛋白尾部的赖氨酸、精氨酸和丝氨酸残基上,包括甲基化、乙酰化、磷酸化和泛素化等。组蛋白构象改变导致染色质浓缩变化并改变多种转录因子活性从而在转录或翻译后调控基因表达,如组蛋白乙酰化激活基因表达,组蛋白甲基化可根据参与的特定赖氨酸对染色质状态进行激活或者抑制。配子、胚胎乃至胎儿时期组蛋白修饰改变都可导致某些成年疾病,主要包括内分泌代谢疾病、神经精神疾病和心血管疾病。

### (一)内分泌代谢疾病

胚胎期暴露于内分泌干扰物(endocrine disrupting chemical,EDC)可影响组蛋白修饰的表观遗传机制,从而改变出生后对雌激素的应答。有研究证明将出生 16 周的小鼠暴露于己烯雌酚(diethylstilbestrol,DES)或染料木黄酮会诱发子宫平滑肌瘤。在治疗阶段,EZH2 的磷酸化增加使子宫内 H3K27me3 整体水平降低。因组蛋白 H3K27me3 主要与抑制基因相关,研究推测由于 H3K27me3 水平低,某些基因的表达会增加。在治疗期间观察到一些选定的雌激素应答基因表达有差异,并且一部分在晚期对雌激素的应答产生了永久性改变。尽管这项研究没有明确证明降低 H3K27me3 水平导致平滑肌瘤形成,但它确实证明了发育期暴露于 EDC 对表观遗传机制的影响,并且这种机制是一种潜在的干扰点。Yang 等对怀孕的 Eker 大鼠在胚胎处于生殖系统发育阶段时施加宫内 EDC 暴露,导致宫内 H3K27me3 抑制水平降低,且其出生后子宫肌瘤的发生率明显增加。Jefferson 等发现新生小鼠暴露于 EDC 后,其子宫的染色质修饰蛋白的表达发生改变,EZH2、组蛋白赖氨酸乙酰转移酶 2A(lysine acetyltransferase 2A,KAT2A)和组蛋白脱乙酰酶(HDAC1、HDAC2 和 HDAC3)也明显减少。除此之外,在两个高度差异表达基因(Ltf 和 Six1)的启动子区域富集了三个与活性转录相关的组蛋白修饰(H3K4me3、H3K9ac 和 H4K5ac),导致 Ltf 和 Six1 表达的永久性上调。而 SIX1 的过表达与乳腺癌、子宫癌和宫颈癌等多种癌症相关。

胰十二指肠同源框因子 -1(pancreatic and duodenal homeobox 1,PDX1)是参与胰岛生长发育的重要转录因子,PDX1 的正常表达保证了 β 细胞稳定维持细胞功能和发生胰岛素抵抗(insulin resistance,IR)时的代偿应答,其活性降低与组蛋白修饰改变有关。根据文献报道,孕期低糖暴露的成年小鼠胰岛素和 PDX1 表达减少,位于 PDX1 的启动子区域 DNA 甲基化和 H3K9 去甲基化水平增高,H3 乙酰化水平降低。此外,胎儿营养不良还会导致 GlUT4 基因表达减少,以及骨骼肌基因启动子区域 H3K14(组蛋白 H3 的第 14 位赖氨酸)乙酰化水平减少。基于人和动物的研究均表明,PDX1 低表达可导致组蛋白 H3 和 H4 乙酰化水平降低,进而导致 H3K4 脱甲基化和 H3K9 甲基化,最终形成 T2DM。在男性中,糖尿病可能影响精子发生过程中包括组蛋白修饰在内的表观遗传修饰,并且通过父系配子传给子代,最终增加子代糖尿病的患病风险。

肥胖是一种代谢性疾病,组蛋白修饰及其修饰酶参与脂肪形成的表观遗传调控,并且与肥胖的发生关系密切。目前已知五个调控脂肪形成的关键基因(Pref-1、C/EBPβ、C/EBPα、PPARγ 和 aP2)在脂肪分化期间受组蛋白修饰的调控。一项对出生第 16 天大鼠下丘脑染色质提取物的组蛋白尾部修饰的研究表明,Pomc 基因的 H3K9 乙酰化水平降低,Npy 基因相同残基的乙酰化水平增加,而在高碳水饮食的大鼠模型中两个基因的 H3K9 甲基化水平未见明显改变,如此导致高碳水饮食的大鼠下丘脑 Pomc 和 Npy 基因表达改变,进而导致肥胖。已有许多研究模型证明源于母亲孕期高脂饮食导致的肥胖症和子代脂肪肝的致病机制是组蛋白异常修饰及 DNA 异常甲基化。在肥胖症的灵长类模型中,高脂喂养的日本猕猴的子代肝脏甘油三酯增加了 3 倍,H3K14 高度乙酰化,而胎儿 HDAC1 的表达降低,与 HDAC1 的消耗和体外功能活性有关。在连续 3 代(F0、F1 和 F2)喂养高脂肪饮食的小鼠中,子代的肥胖发生更早且更严重,其中 F2 代脂肪变性程度最严重,瘦素和胰岛素水平最高。肝脏中的脂肪生成与 *LXRα* 和 *ERO1-α* 基因启动子中组蛋白甲基化减少有关。

### (二)神经精神疾病

组蛋白 H3 第 4 号赖氨酸的甲基化(methylation of histone H3 lysine 4,H3K4me)是一种重要的染色质修饰,存在于整个基因组中活跃转录基因的增强子和启动子上。研究发现神经发育疾病包括智力障碍、自闭症和精神分裂症等疾病中存在 H3K4me 调节基因的突变。H3K4me 调节因子为两类蛋白家族:将甲基标记于 HKMT 和除去相应标记的组蛋白赖氨酸脱甲基酶(lysine(K)demethylase,KDMs)。在人类针对 H3K4me 的 12 种酶中,目前至少发现 4 种 KMT 和 4 种 KDM 基因突变与神经发育疾病有关,包括自闭症在内的多种神经发育功能障碍性疾病表现出明显的 H3K4 甲基化失调。自闭症存在与 Rett 综合征、智力缺陷、亨廷顿病和重度抑郁症相似的组蛋白调节因子变异。ASD 患者早期发育的基因持续性表达导致终末分化延迟,说明该病的致病原因是在神经分化的过程中缺乏适当的基因抑制。Ballas 等解释这是因为 KDM5 去甲基化失调使大脑关键部位持续存在增殖现象,最终导致终末分化的丧失。

以下动物模型说明了脑细胞的 H3K4 甲基化对许多环境扰乱敏感。第一,在条件性恐惧(fear-conditioned)的动物模型海马中

H3K4me3 发生了全局和基因特异的改变。第二,不同水平的母亲照护与成年子代海马中代谢型谷氨酸受体基因(mGluR1)的 H3K4me3 变化有关。第三,小鼠研究结果表明,细胞因子和病毒 RNA 模拟聚胞啶酸激活母体免疫系统,可使胎儿大脑的细胞因子信号通路和其他基因的 H3K4 甲基化发生短暂而强烈的改变,子代成年后仍存在一些细微的变化,最终导致成年后发生自闭症和精神分裂症等行为缺陷。第四,产前暴露于烷化和抗有丝分裂剂的甲基唑氧基甲醇可导致成年前额皮质 H3K4 甲基化减少。第五,包括非典型抗精神病药物氯氮平和兴奋剂甲基苯丙胺在内的药物,会改变大脑皮质和纹状体特定基因启动子的 H3K4 甲基化标记。

### (三)心血管疾病

组蛋白修饰对心脏正常发育十分重要。组蛋白乙酰转移 P300 基因敲除的小鼠心血管有明显缺陷和胚胎致死性,可能是因为心脏发育中必不可少的转录因子 GATA5 转录共激活失败。组蛋白去乙酰化也已在心脏发育中进行了研究,同时缺乏 HDAC1 和 HDAC2 的小鼠在新生儿早期死于心律失常及扩张型心肌病,与通过 $I_f$ 和 T 型钙通道,以及收缩蛋白(如 α-骨骼肌动蛋白)对胎儿钙通道信号转导的抑制失败有关。HDAC3 缺失导致葡萄糖代谢障碍和脂质代谢增加,HDAC3 的过表达通过减少细胞周期抑制剂促进心肌细胞增殖。与 HDAC1 和 HDAC2 类似,HDAC5 和 HDAC9 单独缺失不会导致明显的心脏缺陷,但联合缺失会导致室间隔缺损和胚胎或新生儿致死率。SMYD1 是一种组蛋白甲基转移酶,与心脏发育相关,缺乏 SMYD1 的小鼠右心室发育不良和胚胎致死性。除此之外,HAND2 和 IRX4 转录因子在这些小鼠中表

达减少,说明 SMYD1 介导的组蛋白甲基化对基本心肌转录因子的表达十分必要。

流行病学和实验研究均表明,低出生体重儿与儿童期和成年期的血压升高有关,提示发育早期的不良暴露(营养不良、糖皮质激素暴露)可导致心血管及其他疾病。糖皮质激素(glucocorticoid,GC)治疗用于改善胎儿早产,但会引起长期的不良后果,包括高血压和一系列心血管疾病。组蛋白翻译后的修饰是调节糖皮质激素基因表达的表观遗传机制之一,其中组蛋白乙酰化和去乙酰化在高血压形成中起了重要作用。组蛋白 5 赖氨酸残基 4 的乙酰化对糖皮质激素的反式激活和反式阻抑功能至关重要;此外,组蛋白乙酰化在上调人胎盘中的 11β- 羟基类固醇脱氢酶 2 型(11β-hydroxysteroid dehydrogenase type 2,11β-HSD2)中起重要作用。HDAC2 异常减少表明 GR 与 NF-κB 的结合亲和力降低。相反,糖皮质激素诱导的氧化应激参与后期高血压的表观遗传修饰编程。氧化应激与去乙酰化酶 1(SIRT1)的 HDAC 活性降低有关,参与了血管稳态调节。此外,SIRT1 保留正常的端粒长度为防止心血管疾病的异常端粒延长。另一种脱乙酰酶 SIRT3 参与了肺动脉高压的发病机制,缺乏 SIRT3 的小鼠会发生自发性肺动脉高压。

## 四、X 染色体失活偏移对疾病表型的影响

女性和男性有 22 对染色体是一样的,称常染色体。此外,还有一对性染色体,它们因性别差异而不同,女性有两条 X 染色体,而男性仅一条 X 染色体和一条较小的 Y 染色体,这导致了两性性染色体的剂量不平衡。在哺乳动物中,剂量补偿机制可以关闭染色体中一条的大部分基因,使得雌性和雄性一样,仅有一条活化的 X 染色体,这种调控方式称 X 染色体失活。X 染色体失活是正常的生理过程。正常女性两条 X 染色体中的一条会在体细胞中失活,这均衡了两性中大多数 X 连锁基因的表达水平。X 连锁遗传性疾病中 X 染色体失活具有重要的临床意义,它导致女性有两个细胞群,它们在两条 X 染色体的一条或另一条上表达 X 连锁等位基因。因此,这两种细胞群在遗传上是相同的,但在功能上是不同的,并且对于某些疾病,可以容易地检测人类女性中的两种细胞群。例如,在 Duchenne 肌营养不良症中,女性携带者表现出其肌营养不良蛋白免疫染色的典型镶嵌表达。根据两条 X 染色体随机失活的模式,X 连锁遗传疾病的两个女性携带者可能具有不同的临床表现,因为变异等位基因在相关组中的失活比例不同。

尽管 X 连锁隐性遗传疾病通常发生于男性,但在以下两种情况下可以在女性中发生。一种罕见情况是患病女性父源和母源等位基因各携带一个致病变异。更常见的是,患病女性为 X 连锁隐性遗传致病变异的携带者,其疾病表型的出现被称为显示杂合子(manifesting heterozygote)。女性携带者是否是显示杂合子取决于 X 染色体失活的许多特征。X 染色体失活是随机的,但发育中的雌性胚胎中由于仅有相对少量的细胞,这时非随机失活即有可能发生。因此,仅依赖随机性,正常或变异等位基因在各种组织细胞中的失活比例可能与预期的 50% 有大幅偏离,导致 SXCI。如果相关组织中的大多数活性 X 染色体恰好包含致病等位基因,则女性携带者就可能具有 X 连锁相关疾病的临床症状。

X 染色体失活偏移对 X 连锁显性遗传性疾病影响较大。X 连锁显性 Alport 综合征女

性患者的临床表型差异与不同组织 X 染色体失活方式有关,研究者发现随着尿蛋白水平的增加,X 连锁 Alport 综合征女性患者外周血中 COL4A5 致病等位基因所在 X 染色体失活比例的平均值降低,两者呈显著负相关,因此,X 染色体的失活方式也许能解释 X 连锁 Alport 综合征女性患者的表型差异。Rett 综合征也是一种 X 连锁显性遗传疾病,通常仅发生于女性。患者出生 6~18 个月表现为发育迟缓、技能获得退行、语言能力丧失、刻板性运动(通常为手)、小头畸形、癫痫和精神发育迟滞。此外,亦有罕见报道,在典型的 Rett 综合征男性患者中检出体细胞嵌合或额外 X 染色体。*MECP2* 基因变异可导致 Rett 综合征。*MECP2* 基因位于染色体 Xq28,该基因编码的甲基化 CpG 结合蛋白 2 在所有器官中都有表达。MECP2 是一种甲基化 DNA 结合蛋白,它可识别并结合在甲基化的 CpG 区,从而发挥其调节染色质结构和基因转录等作用。该基因半合子致病变异通常可导致男性胎儿期死亡;另外,由于 X 染色体的失活偏移,女性患者也存在发病早晚不同和病情轻重不等的现象。

## 五、发育源性疾病相关环境因素的表观遗传效应

在配子、胚胎或胎儿阶段,母体对不良外界环境的反应以表观遗传的机制进行基因-环境间相互作用,最终反映在子代的表型上。比较合理的解释是这些改变是为了适应不良环境,当子代脱离该环境时可能转变为过度适应,从而导致疾病的发生。Agouti 小鼠是证明环境诱导表观遗传修饰导致表型改变的最广泛使用的模型。Agouti 基因位点插入一个 IAP,根据 IAP 的甲基化程度的差异使小鼠毛发呈现不同的颜色。$A^{vy}$(Agouti viable yellow)甲基化程度最低,小鼠毛发为黄色,大个体,肥胖、糖尿病和肿瘤易感性,与非黄色同类小鼠相比寿命更短。给予雌性 Agouti 小鼠高甲基含量喂养(叶酸、维生素 $B_{12}$、胆碱、甜菜碱),DNA 甲基化水平增高和 $A^{vy}$ 表达沉默使后代毛发呈现棕色且体质健康,小鼠寿命延长。

另一典型的例子是同卵双胞胎由于环境暴露的差异导致表观基因组不同,同一疾病的表型存在差异。此外,Weaver 等发现母亲积极喂哺与消极喂哺的行为对子代下丘脑糖皮质激素受体的 DNA 修饰水平差异显著,并且在 1 周内就可表现出来,通过交叉喂哺可将该表现逆转。此外,胎儿生活环境对胎儿出生体重起着重要作用。虽然观察到的胎儿出生体重与疾病风险之间的关联与胎儿生长环境导致长期疾病风险是一致的,但目前尚无相关机制的解释。一项双胞胎研究提供了有力的证据说明环境在胎儿发育和 2 型糖尿病发生过程中所扮演的角色。20 世纪 60 年代丹麦的一项研究显示,在同卵双生子和双卵双生子中,患有糖尿病双胞胎的出生体重显著低于正常血糖的双胞胎。因同卵双胞胎在遗传相同,那么出生体重的差异一定与胎儿环境有关。另一项意大利的类似研究显示了相同的结果,与 Demark 的队列相比母亲年龄更小(平均年龄 32 岁)。这些研究说明了非遗传性子宫因素在调节胎儿出生体重与 2 型糖尿病间的关系有重要的作用。

雌激素药物含有内分泌活性化学物质己烯雌酚(diethylstilbestrol,DES),DES 是一种非毒性致癌物,从 20 世纪 40~70 年代已为数百万孕妇开处方。早孕期宫内 DES 暴露会增加生殖疾病和罕见癌症阴道透明细胞腺癌的

发生率,这些罕见病在其孙女的发生率也是增加的,提示了隔代遗传的方式。此外,小鼠实验也验证了母亲 DES 暴露效应通过生殖细胞以遗传和表观遗传方式传给后代。发育期间暴露于环境内分泌干扰物双酚 A(bisphenol A,BPA)可产生相似的表观遗传变化。BPA 是一种大量生产的存在于多种塑料包括食品容器、婴儿奶瓶和牙科复合材料等内的添加剂,95% 的样品 BPA 含量都是可检测水平。Ho 等观察到大鼠前列腺内多种基因特异性 DNA 甲基化模式改变,新生儿雌二醇和低水平 BPA 共同暴露导致 *PDED4* 基因低甲基化,而 *PDED4* 基因低甲基化水平显著增加了前列腺癌风险。由于甲基化水平是可检测的,因此可将其作为分子标记早期评估前列腺癌风险。

此外,研究表明特定发育的窗口期化学物质的暴露可改变 DNA 甲基化和 miRNA 表达等表观遗传修饰改变,导致肥胖、癌症和生殖功能障碍等。成年小鼠亚硝酸钠暴露使基因组甲基化减少,同时亚硝酸钠和低甲基饮食共同暴露使致癌基因 *Ha-ras* 启动子区域基因特异性低甲基化。有些疾病或基因表达改变甚至在 F3 代才开始表现,可能因为化学暴露导致的 DNA 表观遗传修饰在配子形成过程中逃避了重编程,产生了表观遗传的隔代遗传效应。发育期暴露于杀真菌剂乙烯菌核利、二噁英、杀虫剂二氯二苯三氯乙烷(dichlorodiphenyltrichloroethane,DDT)和驱蚊胺(N,N-diethyl-meta-toluamide,DEET)可观察到精子表观基因组的改变。Anyway 等报道在生殖细胞重编程期间母体短暂暴露于杀真菌剂乙烯菌核利或雌激素杀虫剂甲氧基化物可使精原细胞凋亡增加,导致 F2~F4 代的睾丸精子数量和活力降低。排除了基因突变的病因,生殖细胞凋亡和数量降低的高发生率在子代中持续发生。作者在精子中发现两个基因发生了甲基化模式的改变,并且在后代中持续存在。此外,还有关于卵巢疾病和睾丸功能异常的隔代遗传报道。关于化学暴露导致隔代遗传效应的有:BPA 通过印迹基因的表观遗传改变使 F4 代社会行为发生改变;BPA 和增塑剂混合物 DDT、邻苯二甲酸二酯和喷气燃料 JP-8 暴露导致子代遗传性肥胖。砷被列为美国疾病控制与预防中心十大危险品之一,尤其是存在于私人水源或未受管制的井水,这种非金属物质可在全世界范围作为天然存在的饮用水污染物。目前对砷毒性的研究较多,已有许多关于高剂量砷导致地方性疾病的报道。慢性砷暴露不仅与皮肤、膀胱、肾、肝脏、肺癌有关,还与皮肤过度角化、心血管和免疫功能相关。产前低剂量砷暴露与胎儿出生低体重有关。关于体外砷研究显示整体 DNA 低甲基化和致癌基因 K-ras 表达增加,但砷暴露后未观察到基因甲基化水平的特异性改变,说明 K-ras 的过表达是通过非 DNA 甲基化机制发生的。其他金属包括镉、铅和镍也证实与表观基因组相互作用。镍暴露可导致组蛋白乙酰化水平减少和甲基化水平增加,以及随后基因表达水平减少。铬暴露与组蛋白乙酰转移酶和组蛋白脱乙酰酶互作,使基因表达经表观遗传机制发生改变。

(徐晨明)

# 参考文献

1. VELTMAN JA, BRUNNER HG. De novo mutations in human genetic disease. Nat Rev Genet, 2012, 13 (8): 565-575.

2. KONG A, FRIGGE ML, MASSON G, et al. Rate of de novo mutations and the importance of father's age to disease risk. Nature, 2012, 488 (7412): 471-475.

3. SEBAT J, LAKSHMI B, MALHOTRA D, et al. Strong association of de novo copy number mutations with autism. Science, 2007, 316 (5823): 445-449.

4. WU T, YIN B, ZHU Y, et al. Molecular cytogenetic analysis of early spontaneous abortions conceived from varying assisted reproductive technology procedures. Mol Cytogenet, 2016, 9: 79.

5. MANN K, PETEK E, PERTL B. Prenatal detection of chromosome aneuploidy by quantitative-fluorescence PCR. Methods Mol Biol, 2011, 688: 207-226.

6. OMRANI MD, AZIZI F, RAJABIBAZL M, et al. Can we rely on the multiplex ligation-dependent probe amplification method (MLPA) for prenatal diagnosis? Iran J Reprod Med, 2014, 12 (4): 263-268.

7. HEHIR-KWA JY, RODRIGUEZ-SANTIAGO B, VISSERS LE, et al. De novo copy number variants associated with intellectual disability have a paternal origin and age bias. J Med Genet, 2011, 48 (11): 776-778.

8. GOLDMANN JM, WONG WS, PINELLI M, et al. Parent-of-origin-specific signatures of de novo mutations. Nat Genet, 2016, 48 (8): 935-939.

9. ROWSEY R, GRUHN J, BROMAN KW, et al. Examining variation in recombination levels in the human female: a test of the production-line hypothesis. Am J Hum Genet, 2014, 95 (1): 108-112.

10. KURAHASHI H, TSUTSUMI M, NISHI-YAMA S, et al. Molecular basis of maternal age-related increase in oocyte aneuploidy. Congenit Anom (Kyoto), 2012, 52 (1): 8-15.

11. ERICKSON RP. Somatic gene mutation and human disease other than cancer: an update. Mutat Res, 2010, 705 (2): 96-106.

12. WADA T, SCHURMAN SH, OTSU M, et al. Somatic mosaicism in Wiskott--Aldrich syndrome suggests in vivo reversion by a DNA slippage mechanism. Proc Natl Acad Sci U S A, 2001, 98 (15): 8697-8702.

13. REICH DE, CARGILL M, BOLK S, et al. Linkage disequilibrium in the human genome. Nature, 2001, 411 (6834): 199-204.

14. RISCH N, MERIKANGAS K, The future of genetic studies of complex human diseases Science, 1996, 273: 1516-1517.

15. HIRSCHHORN JN, DALY MJ. Genome-wide association studies for common diseases and complex traits Nat Rev Genet, 2005, 6: 95-108.

16. KANG HJ. Single-nucleotide polymorphisms in the p53 pathway regulate fertility in humans. Proc Natl Acad Sci USA, 2009, 106: 9761-9766.

17. ENGELAER FM, KOOPMAN JJ, VAN BODEGOM D, et al. Determinants of epidemiologic transition in rural Africa: the role of socioeconomic status and drinking water source. Trans R Soc Trop Med Hyg, 2014, 108: 372-379.

18. RODRÍGUEZ JA. Antagonistic pleiotropy and mutation accumulation influence human senescence and disease. Nat Ecol Evol, 2017, 1, 55.

19. SARGAR KM, SINGH AK, KAO SC. Imaging of Skeletal Disorders Caused by Fibroblast Growth Factor Receptor Gene Mutations. Radiographics, 2017, 37 (6): 1813-1830.

20. CORBETT S, COURTIOL, A, LUMMAA V, et al. The transition to modernity and chronic disease: Mismatch and natural selection. Nat Rev Genet, 2018.

21. HEINDEL JJ, VANDENBERG LN. Developmental origins of health and disease: a paradigm for understanding disease cause and prevention. Curr Opin Pediatr, 2015, 27 (2): 248-253.

22. SMITH ZD, MEISSNER A. DNA methylation: roles in mammalian development. Nat Rev Genet, 2013, 14 (3): 204-220.

23. SCHÜBELER D. Function and information content of DNA methylation. Nature, 2015, 517 (7534): 321-326.

24. WU H, ZHANG Y. Reversing DNA methylation: Mechanisms, genomics, and biological functions. Cell, 2014, 156 (1-2): 45-68.

25. KOUZARIDES T. Chromatin Modifications and Their Function. Cell, 2007, 128 (4): 693-705.

26. GREER EL, SHI Y. Histone methylation: a dynamic mark in health, disease and inheritance. Nat Rev Genet, 2012, 13 (5): 343-357.

27. DU J, JOHNSON LM, JACOBSEN SE, et al. DNA methylation pathways and their crosstalk with histone methylation. Nat Rev Mol Cell Biol, 2015, 16 (9): 519-532.

28. HOLOCH D, MOAZED D. RNA-mediated epigenetic regulation of gene expression. Nat Rev Genet, 2015, 16 (2): 71-84.

29. REID MA, DAI Z, LOCASALE JW. The impact of cellular metabolism on chromatin dynamics and epigenetics Nat Cell Biol, 2017, 19 (11): 1298-1306.

30. DOEGE CA. Early-stage epigenetic modification during somatic cell reprogramming by Parp1 and Tet2. Nature, 2012.

31. BOISSONNAS CC, JOUANNET P, JAMMES H. Epigenetic disorders and male subfertility. Fertil Steril, 2013, 99 (3): 624-631.

32. ALLRED SC, WECK KE, GASIM A. Phenotypic heterogeneity in females with X-linked Alport syndrome. Clin Nephrol, 2015, 84 (5): 296-300.

33. HAMMOUD SS, NIX DA, ZHANG H, et al. Distinctive chromatin in human sperm packages genes for embryo development. Nature, 2009, 460 (7254): 473-478.

34. WUTZ A. Gene silencing in X-chromosome inactivation: advances in understanding facultative heterochromatin formation. Nat Rev Genet, 2011, 12 (8): 542-553.

35. PETERS J. The role of genomic imprinting in biology and disease: an expanding view. Nat Rev Genet, 2014, 15 (8): 517-530.

36. FENG S, JACOBSEN SE, REIK W. Epigenetic reprogramming in plant and animal development. Science, 2010, 330 (6004): 622-627.

37. SMITH ZD, CHAN MM, HUMM KC, et al. DNA methylation dynamics of the human preimplantation embryo. Nature, 2014, 511 (7511): 611-615.

38. LIU X, WANG C, LIU W, et al. Distinct features of H3K4me3 and H3K27me3 chromatin domains in pre-implantation embryos. Nature, 2016, 537 (7621): 558-562.

39. HEARD E, MARTIENSSEN RA. Transgenerational epigenetic inheritance: Myths and mechanisms. Cell, 2014, 157 (1): 95-109.

40. WANG L, ZHANGJ, DUAN J, et al. Programming and inheritance of parental DNA methylomes in mammals. Cell, 2014, 157 (4): 979-991.

41. BOHACEK J, MANSUY IM. Molecular insights into transgenerational non-genetic inheritance of acquired behaviours. Nat Rev Genet, 2015, 16 (11): 641-652.

42. MATSUURA T, SUTCLIFFE JS, FANG P, et al. De novo truncating mutations in E6-AP ubiq-

uitin-protein ligase gene (UBE3A) in Angelman syndrome. Nat Genet, 1997, 15 (1): 74-77.

43. COX GF, BURGER J, LIP V, et al. Intra-cytoplasmic sperm injection may increase the risk of imprinting defects. Am J Hum Genet, 2002, 71 (1): 162-164.

44. SUTCLIFFE AG, PETERS CJ, BOWDIN S, et al. Assisted reproductive therapies and imprinting disorders--a preliminary British survey. Hum Reprod, 2006, 21 (4): 1009-1011.

45. DEBAUN MR, NIEMITZ EL, FEINBERG AP. Association of in vitro fertilization with Beckwith-Wiedemann syndrome and epigenetic alterations of LIT1 and H19. Am J Hum Genet, 2003, 72 (1): 156-160.

46. IGLESIAS-PLATAS I, MONK D, JEBBINK J, et al. STOX1 is not imprinted and is not likely to be involved in preeclampsia. Nat Genet, 2007, 39 (3): 279-280.

47. DABELEA D, CRUME T. Maternal environment and the transgenerational cycle of obesity and diabetes. Diabetes, 2011, 60 (7): 1849-1855.

48. SIMMONS R. Epigenetics and maternal nutrition: nature v. nurture. Proc Nutr Soc, 2011, 70 (1): 73-81.

49. SANDOVICI I, SMITH NH, NITERT MD, et al. Maternal diet and aging alter the epigenetic control of a promoter-enhancer interaction at the Hnf4a gene in rat pancreatic islets. Proc Natl Acad Sci USA, 2011, 108 (13): 5449-5454.

50. REZAPOUR S, SHIRAVAND M, MARDANI M. Epigenetic changes due to physical activity. Biotechnol Appl Biochem, 2018.

51. HAMIDI T, SINGH AK, CHEN T. Genetic alterations of DNA methylation machinery in human diseases. Epigenomics, 2015, 7 (2): 247-265.

52. YANG Q, DIAMOND MP, HENDY A. Early Life Adverse Environmental Exposures Increase the Risk of Uterine Fibroid Development: Role of Epigenetic Regulation. Front Pharmacol, 2016, 7: 40.

53. DING GL, LIU Y, LIU ME, et al. The effects of diabetes on male fertility and epigenetic regulation during spermatogenesis. Asian J Androl, 2015, 17 (6): 948-953.

54. SHEN E, SHULHA H, WENG Z, et al. Regulation of histone H3K4 methylation in brain development and disease. Philos Trans R Soc Land B Biol Sci, 2014, 369 (1652): 20130514.

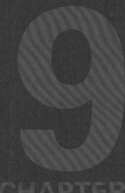

# 第九章
# 环境与发育源性疾病

随着经济的快速发展、生活节奏的加快和生活方式的日益便捷,人们的生活环境和疾病谱都有了明显变化。感染性疾病、传染性疾病、营养不良和寄生虫病等不再是影响儿童或成人健康的主要威胁,另一方面,肥胖、哮喘、出生缺陷、精神心理疾病的发生率却明显上升。越来越多的研究显示,这些新型疾病的发生与环境暴露,特别是发育期的不良环境污染关系密切。

本章将围绕不同的环境暴露,包括化学因素、物理因素、生物因素、大气污染、医源性因素等,阐述它们如何影响子代的健康。

# 第一节　化学因素与发育源性疾病

在诸多致病的各种环境污染物中,无机化学污染物中的重金属暴露被研究和认识的时间更长(特别是铅和汞元素),而有机化学污染物中的各种内分泌干扰物或持久性有机化学污染物的有害效应则在最近 40 年才逐渐被人们所认识。这些污染物可以通过影响配子、卵母细胞的减数分裂、发育中的器官组织,从而影响胚胎编程,影响胚胎、胎儿和儿童的发育。

## 一、发育期无机化学污染物暴露

环境无机化学污染物通常由地球本身活动过程如火山喷发的释放,但自欧洲工业革命以来,更主要的是来自人类活动造成的污染。这些化学物质包括:重金属如铅、汞、砷、镉、锰等,常规污染物如二氧化硫、一氧化碳、二氧化碳等,可以通过影响环境、生态、气候,间接影响母体和儿童健康,其中重金属铅、汞和锰是具有较强发育毒性的无机污染物。

### (一) 铅

铅是具有较强发育毒性的重金属。按照美国疾病控制中心目前的指南,孕妇和 5 岁以下儿童的静脉血血铅水平须低于 $50\mu g/L$。我国目前没有专门针对孕妇制定血铅水平的相对安全范围,而 0~6 岁儿童的静脉血血铅水平还沿用 2005 年中国国家卫生部规定的标准($100\mu g/L$)。即使是低水平铅暴露(血铅水平在 $100\mu g/L$ 左右),对 0~6 岁儿童这一易感人群来说,也会产生神经发育损害,造成神经行为方面的异常。在环境铅污染越严重的地方,儿童智力低下的发病率越高。研究发现,即使儿童最高血铅只有 $75\mu g/L$ 时,该组儿童的血铅与他们的智力发育水平仍然呈显著的负相关,当儿童血铅从 $2.4\mu g/L$ 上升至 $100\mu g/L$,至 $100~200\mu g/L$,以及至 $200~300\mu g/L$,儿童的智商预期下降幅度分别约为 3.9 分、1.9 分和 1.1 分。另外,研究还发现,儿童血铅过高还和小儿多动症、注意力不集中、学习困难、攻击性行为,以及成年后的犯罪行为有密切关系。

### (二) 元素汞和甲基汞

历史上高水平的甲基汞暴露主要见于日本水俣湾和伊拉克的甲基汞污染事件。根据水俣湾甲基汞中毒流行病学调查,儿童大剂量的甲基汞中毒经过数周或数月的潜伏期呈现出迟发性神经毒性,表现为运动失调、麻痹、异常步态、视听嗅味觉的损伤和记忆丧失、进行性精神障碍,甚至死亡。胎儿最易受到毒性影响,出生时表现为低体重、小头畸形、多种发育缓慢、脑瘫、耳聋、失明和癫痫。伊拉克的调查表明儿童的行为发育延迟,神经系统检查有明显的损伤,主要表现在肌张力、深腱反射和足底伸肌反射的增加。长期低水平甲基汞暴露也可以引起儿童的神经行为发育障碍,包括注意力、记忆力、语言、精细运动、听力和视觉、味觉等方面的异常。被汞污染的鱼类是食物中汞的主要来源,但同时鱼类食物也是胎儿及儿童多不饱和脂肪酸的主要来源,孕期吃鱼对胎儿的发育也是十分重要的。美国的一项前瞻性队列研究发现,母亲孕期吃鱼多但发汞水平低的孩子的视觉认知记忆能力较那些母亲孕期发汞水平高的孩子要显著高,提示孕期吃鱼可能要选择没有汞污染或汞含量低的鱼类食用,对子代更为有益,但也有研究认为出生前汞暴露与学龄期儿童的智能发育水平没有显著相关性。

### (三) 锰

锰是人体必需的微量元素,但过量锰暴露则对人体健康有害。锰暴露的途径主要包括消化道摄入和呼吸道吸入,如摄入含锰量高的食物(如重度饮茶)、暴露于焊接或钢铁制造工作场所的空气、含锰地下水或饮用水、主动或被动吸烟等。锰暴露可作用于神经系统、呼吸系统、心血管系统和生殖系统。神经系统是锰暴露的主要靶作用系统。新生儿期间锰的潴留率较高。婴儿锰的药代动力学与成人不同。研究表明,人乳中锰含量较低(4~10μg/L),但牛奶配方奶粉和大豆配方奶粉中锰含量约是人乳中锰含量的数十至数百倍。

探讨出生前和生后早期锰暴露诱发的发育毒性效应的研究较少。但现有研究依然表明,生命早期过量锰暴露可能与出生缺陷、高死亡率、发育落后有关,且不良效应可能会在暴露结束后持续存在。一项较早的研究发现,

生活在富含锰矿床的岛屿上的居民患有神经系统疾病和出生缺陷的发生率增加。有研究发现孟加拉国1岁以下婴儿的死亡率与当地水井供应的饮用水含有高水平的锰相关。在校正多种混杂因素后,美国北卡罗来纳州婴儿的死亡率与当地地下水中的锰浓度仍有一定相关性。然而,无法确定过量锰暴露是否是导致结局的唯一原因,可能还有其他因素的作用。还有研究发现高锰暴露诱发不良神经发育在婴儿12个月龄就可以发生。2010年一项前瞻性研究报道了486名婴儿在12个月龄时血锰水平与精神发育指数得分之间的倒U形关系,血锰水平过低或过高都与12月龄时发育水平下降相关。另有动物研究表明,新生大鼠口服高锰制剂直至断奶,会造成脑组织锰含量明显升高,而高锰诱发的神经行为受损和纹状体多巴胺浓度升高效应会在高锰暴露结束后持续较长时间。

## 二、发育期有机化学污染物暴露

### (一) 持久性有机污染物

持久性有机污染物(persistent organic pollutants,POPs)是指通过各种环境介质(大气、水和生物体)长距离迁移并长期存在于环境中,对人类健康和环境具有严重危害的天然或人工合成的有机物质(图 9-1)。2001年5月,91个国家政府签署《关于持久性有机污染物的斯德哥尔摩公约》,开始全球协作解决 POPs 问题。公约中规定首批控制的12种 POPs 是艾氏剂、狄氏剂、异狄氏剂、滴滴涕、氯丹、六氯苯、灭蚁灵、毒杀芬、七氯、多氯联苯(polychlorinated biphenyl,PCB)、多氯二苯并二噁英和多氯二苯并呋喃。大部分这些物质在20世纪70~80年代已经停止生产,但由于它们具有持久性、亲脂性、生物累积性、半挥发

性和高毒性,在环境中仍有残留,而且可以远距离漂移进行全球分布。它们主要通过食物链进入人体,也可以通过胎盘和乳汁到达胎儿或婴儿体内。孕期POPs暴露对胎儿及儿童神经行为发育、认知水平等产生不良影响。胎儿期PCBs暴露还与儿童的社会适应能力不良及注意力缺陷障碍发生有关。POPs可通过胎盘和乳汁进入胎儿或婴儿体内。乳汁中PCBs水平与儿童日后的发育水平呈负相关,随着年龄增长这种趋势也更明显。多氯联苯曾被作为绝缘体和冷却液广泛应用于诸如变压器、电容器和电动机等电器设备中。日本和中国台湾地区都发生过数千人因食用PCBs污染的米糠油导致的PCBs中毒事件,中毒新生儿追踪研究发现生长发育持续性迟缓、肌张力过低、痉挛、行动笨拙、智力降低。尿道下裂是泌尿生殖系统最常见的先天畸形。研究发现PCBs、二噁英等环境激素类物质会干扰内分泌功能,而内分泌功能在泌尿生殖系统发育中起重要作用。在有关母亲暴露于PCB的水平是否会导致尿道下裂和隐睾症方面,诸多研究得出的结论不一致。美国一项研究没有发现孕晚期血清PCB浓度与子代隐睾症、尿道下裂的发病率有明显关联。法国一项研究则发现母乳中PCB水平增加了隐睾症的发病率。

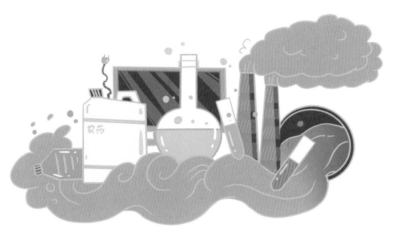

**图9-1 POPs 来源**
包括农业(农药)、工业污染等

**(二)多溴二苯醚、全氟辛烷磺酸盐、全氟辛酸和邻苯二甲酸酯**

多溴二苯醚(polybrominated diphenyl ether,PBDE)是一种阻燃剂,广泛应用于塑料制品、电脑和录像机中等消费品中,由于其半衰期很长,PBDEs在环境和食物中污染非常普遍。它与PCBs具有一些共同的理化特性,主要有亲脂性和生物蓄积能力。此外,它们可影响甲状腺激素代谢。两者不同的是,PCBs在30年前就已被禁止生产,暴露正逐步降低,而PBDEs仍在使用,暴露更为普遍。

全氟辛烷磺酸盐(perfluorooctane sulphonate,PFOS)和全氟辛酸(perfluorooctanoic acid,PFOA)作为添加剂应用于多种工业及消费品。在野生动物和人类普遍发现PFOS暴露的程度相对PFOA较轻。食用海鲜是普通人群的主要暴露途径。邻苯二甲酸酯(diethylhexyl-phthalate,DEHP)又称塑料增塑剂,可将硬塑胶变得有弹性,应用于玩具、食品包装袋、医用血袋和胶管、乙烯地板和壁纸、个人护理用品（如指甲油、香皂和洗发液）等数百种产品中。

有研究将恒河猴的胚胎干细胞暴露于低水平的 DEHP 或 PFOA 达 28 天，发现 DEHP 具有一定的抗雄激素和抑制类固醇生成的作用，并可能增加 DNA 甲基转移酶基因的表达，导致 DNA 高甲基化。PFOA 是一种过氧化物酶体增殖剂激活受体激活剂，可修饰在类固醇生成中起作用的基因，影响内分泌，抑制甲状腺功能，并导致氧化应激反应和炎症反应。发育期 DEHP 暴露还可能与肥胖的发生有关。有研究发现发育期暴露于 DEHP 可增加内脏脂肪组织和脂肪细胞数量。DEHP 低剂量暴露后动物的体重增加相对较小，但是它们的腹部充满了较多的脂肪。

### （三）双酚 A

双酚 A（bisphenol A，BPA）被广泛用于聚碳酸酯塑料制品和环氧树脂，被用于制造塑料（奶）瓶、食品和饮料（奶粉）罐内侧涂层、医疗器械及食品包装袋等。BPA 具有雌激素活性，在体内或体外可结合 α- 雌激素受体和 β- 雌激素受体（与后者结合能力稍弱）。BPA 也可影响其他相关内分泌功能，如刺激催乳素的释放。最近一些研究发现 BPA 与胎儿生长发育不良有关。Chou 等人研究表明，与低 BPA 暴露的孕妇相比，高 BPA 暴露的孕妇所生男婴的低出生体重和小于胎龄儿的风险都将升高。孕期暴露于 BPA 可增加子代 4 岁时的身体质量指数（body mass index，BMI）。分析诸多内分泌干扰物的暴露（包括 BPA）时发现，孕期暴露于内分泌干扰物会降低男性子代 7 岁时的智力水平。孕期尿液 BPA 的水平

还与子代大脑白质结构的改变有关，可能会影响到学龄前儿童的行为。另有研究显示，BPA 暴露会导致机体脂肪百分比增加和脂肪外体重的百分比降低，动物大脑中促进食欲的神经元数量增加，产生饱腹感的神经元数量减少，这表明促食欲和饱腹感的神经元数量的变化可能是 BPA 影响机体脂肪比例的机制之一。动物实验还发现孕期暴露于 BPA，子代成年期无论雌性还是雄性都出现了胰岛素抵抗。

### （四）甲醛

甲醛是一种重要的化学制品，广泛用于生产建筑材料和多种家居产品。同时，燃烧和某些自然过程中也会产生甲醛。所以，无论在室内还是室外，甲醛的浓度都可能很高。在家中，甲醛最主要的来源可能是压木制品，这些产品的生产过程中会使用含有脲醛树脂的黏合剂。由于甲醛具有毒性、易挥发，且应用广泛，甲醛暴露成为影响人类健康的一个重要因素。最近一项荟萃分析显示甲醛暴露使自然流产和不良妊娠结局的风险提高。动物实验发现孕期暴露于甲醛可导致低出生体重和肺部免疫系统出现改变。

总之，科学证据表明环境污染物暴露是围产健康的重要危险因素。然而，与人们日常接触的化学物数量相比，文献中已鉴定或指出的都只是冰山一角。此外，每年有大量新化学物合成、生产并投放市场，而这些物质的发育毒性很多仍属未知，因此需要进行更多的研究。另外，同样的暴露在不同的区域导致结果可能不同。可见，发育期环境暴露的结局还可能受到基因多态性、生命阶段和生活方式的影响。

# 第二节　物理因素与发育源性疾病

环境中有诸多物理因素也可能影响到人类的健康。孕期或孕前暴露于环境中的种种物理因素，可能也与发育源性疾病有关。本节将围绕环境中的物理因素，阐明其与发育源性疾病之间的关联，主要包括电磁场、环境温度、噪声（图 9-2）。

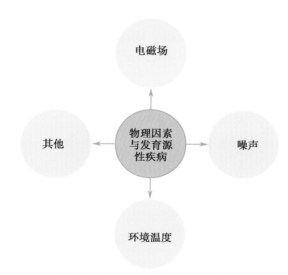

图 9-2　物理因素与发育源性疾病

## 一、电磁场与发育源性疾病

### （一）概述

胎儿在宫内发育时，除母亲自身的情况可能影响胎儿健康外，外界的环境也会影响到胎儿的生长。宫内发育阶段，胎儿各个器官尚未完全成熟，十分脆弱，周围环境可能对胎儿的器官形成、生长发育等各个方面带来负面的影响。随着电磁场在生活中越来越普遍的存在，其带来的辐射可能给人类健康带来的影响也受到了关注。

当电流产生时，电场和磁场会同时产生。电场强度由电压决定；磁场强度由电流的速度决定（安培）。电场强度的单位为每米产生的电压，磁场则为每米产生的安培或者用磁感应强度，单位为特斯拉（Tesla，T）。由于电压决定了电场强度，无论是工作环境还是居住环境，高压输电线和配电线都是电场暴露的主要来源。相反，电流越大，磁场越大。因此，职业暴露中，电焊、感应加热系统可能暴露于较强的磁场。实际情况下，计算电磁场的强度较为困难，因为两者可能来源不同，且多种来源可能同时存在。电场很容易被周围物品阻挡，但磁场可轻松穿过各种物质，包括人体组织。因此，考虑健康效应的时候，常常考虑磁场的作用。

电磁辐射按照频率可分为高频（radio frequency，RF），频率为 100kHz < f ≤ 300GHz；中频（intermediate frequency，IF），频率为 300Hz < f ≤ 100kHz；极低频（extremely low frequency，ELF），频率为 0 < f ≤ 300Hz；静态，频率为 0。ELF 中最常见的范围是 50~60Hz，也被称为工业频率（power frequency）。在居住环境和工作环境两种情况下，人们可能会暴露于电磁场（electromagnetic field，EMF）。居住暴露中，主要的来源包括家用电器、附近的高压电线，以及生活用电设施。居住暴露中常见的是高压输电线，电压在 110~400kV 之间，频率为 50Hz 或 60Hz。还有中等电压输电线、配电线。地埋缆线的电磁辐射可以忽略。路人经过时，接受的暴露剂量为 2~5kV/m。磁场暴露剂量取决于电线实际的电流，约为 40μT。职业暴露中，电力行业、电焊工、电感应加热器、电气化运输系统等为主要来源。最高的电场强度和高压输电线相近。大约为 5kV/m；

最高的磁场密度则来源于电感应加热器和电焊设备,强度可达数个 mT(图 9-3)。在计算

个人暴露量的时候,平均暴露剂量和最大暴露剂量可能相距甚远。

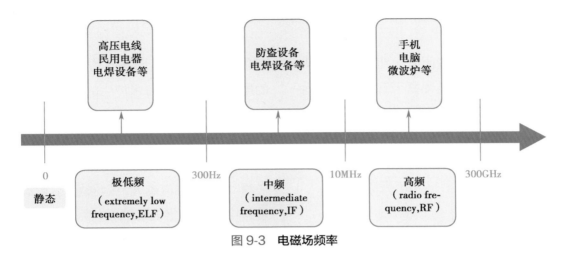

图 9-3 电磁场频率

### (二)极低频磁场

1. 流产、不孕不育 早年有研究试图了解极低频磁场(extremely low frequency magnetic field,ELF-MF)和不孕不育之间的关联,但没有得出统一的结论,且样本量较少。美国一项前瞻性队列研究发现流产与孕期平均 ELF-MF 暴露无关,但是和最大磁场强度暴露有关,该阈值为 16mG。当最大磁场暴露强度高于 16mG 时,流产率逐渐增加,早期流产中,风险更高。如果该孕妇先前有过流产或不孕,风险也更高。另一项研究也证明了类似的现象,但危险剂量值为平均磁场强度大于 2mG。

2. 子代肿瘤 国际癌症研究机构(International Agency for Research on Cancer,IARC)将极低频磁场列为"怀疑对人类致癌"类物质(2B)。极低频电场则被列为"3",即不认为在人类中可以致癌。早年,研究人员荟萃分析了数个关于暴露于 ELF-MF 与儿童白血病之间的关联。研究发现,居住场所暴露于 ≥ 0.4µT 的 ELF-MF(诊断前 1 年的时间段里),可增加儿童白血病风险两倍。然而,这些

文献并没有单独讨论在孕期、孕前遭到 ELF-MF 的辐射会对子代产生什么影响。

(1)职业暴露:近期,一项荟萃分析纳入了过去的 11 项病例对照研究和 1 项队列研究。尽管这些研究的结论不一致,但荟萃分析的结果显示,父母在孕前职业暴露于 ELF-MF,不会增加子代患有白血病的风险。分别研究父亲和母亲与子代白血病之间的关联,结论不变。仅在一些病例数较少的研究中,发现父亲职业暴露于 ELF-MF 会增加子代白血病的风险。

目前关于研究 ELF-MF 与子代白血病关联的研究存在着一些普遍的缺陷。评估暴露剂量时,大多仅参考了职业的名称,容易在估算暴露值时带来一定的误差。另外,不同研究中,纳入的子代年龄范围不一致,缺乏统一的标准。

神经系统肿瘤方面,2018 年发表的一项荟萃分析发现,父母职业暴露于 ELF-MF,子代中枢神经系统(central nervous system,CNS)肿瘤风险增加,神经母细胞瘤风险没有增加。分别研究父亲和母亲的职业暴露,结果

发现母亲职业暴露于 ELF-MF 可增加子代神经系统肿瘤风险,而父亲职业暴露与子代神经系统肿瘤风险无关。但是由于这些研究都没有详细地给 CNS 肿瘤进行亚型的分类,因此无法分析 ELF-MF 和某一个具体 CNS 肿瘤的关系。

单独讨论父亲或者母亲的影响,血液系统肿瘤方面,在瑞典进行的一项队列研究发现父亲在孩子出现前 2~26 个月职业暴露于超过 $0.3\mu T$ 的 ELF-MF,可使儿童患白血病的风险翻倍。英格兰北部的病例对照研究发现,如果父亲是电工,则子代患急性淋巴细胞白血病的风险是对照组的 1.6 倍。基于母亲暴露于 ELF-MF 的研究得出的结论也不一致。来自英国的一项研究并未发现孕期可能暴露于高电磁辐射的女性,子代白血病和神经系统肿瘤的风险增高。而加拿大的一项病例对照研究发现职业暴露于高剂量 ELF-MF 的女性,子代白血病风险增加。同一团队汇集分析了两项病例对照研究,发现母亲如果是缝纫机操作员,子代神经系统肿瘤风险增加。暴露于超过 $0.3\mu T$ 的 ELF-MF 会增加子代患有星形胶质瘤的风险。

和先前研究 ELF-MF 与子代白血病之间关联存在的一些缺陷一样,许多研究只询问了职业名称和简短的职业介绍,而不知道具体的工作内容、使用设备的情况、与暴露场所的距离、暴露时间等。仅通过职业名称来分类暴露的剂量可能带来误差。荟萃分析中,研究结果的差异可能由这些误差造成。由于缺乏相关暴露的详细信息,研究人员无法准确计算职业暴露于电磁场可能带来的潜在健康风险。改善评估暴露剂量的方法对于职业暴露于电磁场的流行病学研究而言,尤为重要。

同时,电子行业的从业人员也经常暴露于各种各样的化学品、焊接产生的烟尘,以及金属制品等。如果想要研究电磁辐射这一单一因素,则需要排除其他混杂因素。另外,许多研究的样本量较小,可产生较多偏倚。大规模的病例对照研究更具有参考价值。

可以发现,尽管有许多的流行病学调查都试图了解孕前、孕期暴露于各种来源的 ELF-MF 与子代健康或是妊娠结局之间的关联,但都无法得出可靠、统一的结论。实验设计、计算暴露量的方法等都可能造成结论的不一致性。且计算的暴露量也应尽量与实际暴露量相近,提高准确性。未来还需要更多的大型前瞻性研究去证明 ELF-MF 是否真的会威胁到母婴的健康。

(2)居住场所:由于发电厂的普遍使用,居住区暴露于发电厂产生的电磁场的风险逐渐增多。发电厂产生的电磁场频率为 50~60Hz,属于极低频辐射。早年,有研究人员发现孕期在居住场所暴露于 ELF-MF 与子代急性淋巴细胞白血病无关。高于 $0.3\mu T$ 虽然显示会增加风险,但是暴露于该剂量的样本数过少。

之后,有不少流行病学调查分别研究了父亲和母亲在子代出生前居住场所暴露于 ELF-MF 可能对子代带来的健康影响。通过短期计算居住场所暴露剂量和问卷调查(调查家用电器的使用形式,包括微波炉、电磁炉、缝纫机等职业暴露于相关设备的情况),发现暴露于低剂量 ELF-MF(该研究中,大多受访者受暴露剂量 $<0.4\mu T$)与受孕所需的时间、低出生体重、小于胎龄儿无关。先前有类似的研究也没有发现 ELF-MF 和低出生体重或小于胎龄儿有关。

(3)机制:试图探究 ELF-MF 在孕期影响子代健康具体机制的研究较少。体外实验发现,暴露于 ELF-MF 可以增加细胞通路中经典分子 ERK1/2 的磷酸化,但不足以引起细胞的增殖或癌变。ELF-MF 可以诱发细胞的应激反应,增加热休克蛋白的生成。将小鼠于受孕后第 12 天,24 小时暴露于 50Hz,强度为 65μT 的磁场下 30 天,没有产生制畸作用,也没有影响子代的生长发育。红细胞的微核试验发现 ELF-MF 诱发了微弱的基因毒性损伤,但仅在暴露达到最大时长时出现,且数月后消失。尽管也有动物实验发现了 ELF-MF 对胚胎的不良影响,但大部分都未发现 ELF-MF 对胚胎的负面影响。体外,将小鼠的窦前卵泡暴露于 ELF-MF,第 3 天没有影响卵泡发育,但暴露至第 5 天时,卵泡的生长出现异常。这种效应在暴露频率为 33Hz 时出现,而非 50Hz。两种暴露频率都影响了窦卵泡的形成,且减数分裂的能力降低,但没有引起颗粒细胞的凋亡。在男性精子发育中,如果睾丸暴露于 ELF-MF,会增加生精细胞的凋亡,减少成熟期精子的产生。这些研究表明,配子在早期暴露于 ELF-MF 可能就会受到一定影响。关于 ELF-MF 对人体,尤其是孕期妇女产生的影响究竟是如何形成的,还需要许多的研究去探明。

### (三)射频辐射

射频辐射(radiofrequency radiation,RFR)是电磁场的一种,频率范围在 300Hz 至 300GHz 之间。主要用于通讯设备,包括 AM\FM 广播、电视、手机、微波炉、雷达、卫星等。然而,关于 RFR 对人类健康的影响,不同的研究得出了不同的结论。职业暴露和居住场所的暴露都有可能接触到 RFR。

1. 职业暴露　一项基于挪威出生队列的大型回顾性研究试图了解父亲职业暴露于 RFR 与子代健康之间的关联。总出生队列中,约 5% 的子代,父亲有较大可能性曾经职业暴露于 RFR。他们的子代未发现出生缺陷可能性增加。但早产率(该研究定义为 37 周前)略有增高。但结合多个研究,分职业个别观察子代的健康结果时,结论又出现了差异。父亲从事海事职业早产风险增加,电焊工早产风险减少。电话维修/安装工则不变。船舰相关的职业暴露中,父亲暴露于微波和射频辐射与子代马蹄足有关。电子行业中,父亲暴露于电子设备和子代上肢短小有关。基于出生结局和理疗师职业暴露的研究,结论并不一致。丹麦的一项研究发现,理疗师子代男性比例降低,而另一项研究发现性别比例没有改变。来自澳大利亚的研究发现理疗师子代出生畸形和流产的概率反而更低。2014 年发表的一篇综述则发现,理疗师职业暴露于短波透热理疗仪与受孕时间延长(>6 个月)、死胎、性别比例改变、先天畸形、出生低体重(<2 500g)有关。暴露于微波透热理疗仪则和自发性流产有关。但是,纳入的所有研究得出的结论也不一致。因此,未来还需要更多的研究去了解理疗师的职业暴露与子代健康、妊娠结局之间的关系。

2. 日常生活暴露　有许多研究都试图了解孕期使用手机的频率和儿童认知、行为问题之间的关联。不良反应似乎会在较晚期出现。不同的研究结论不同,有的认为是 7 岁,有的认为是 11 岁。但也有研究发现不良的影响会出现在更早的阶段,如 6 个月、18 个月、3 岁、5 岁。一项多中心前瞻性的队列研究对 1 198 名妊娠期妇女进行了研究。试图了解孕期暴露于 RFR 会给子代的神经系统带来的影响。参考的评估方法是评价电话频率、电话时间。重度手机使用定义为每天打电话次数 ≥ 6 次;或者每天使用手机 ≥ 30 分钟。结果发现孕期使用手机的频率没有负面影响子代6、12、24、36个月时的精神运动发育指数（psychomotor development index，PDI）。相反，12个月和24个月的PDI及母亲孕期每天打电话频率呈正相关。重度手机使用的当前，其子代PDI明显更高。另一统计模型得出的结论相似。该研究发现孕期血铅浓度和高频暴露之间存在协同作用。在孕期血铅浓度较高（≥75th百分位）的一组中，孕期使用手机会降低子代的智力发育指数（mental development index，MDI）和PDI；但是如果孕期血铅浓度正常（<75th百分位），则不会产生不良影响。

3. 机制　关于高频电磁场RFR对胎儿造成影响的机制，目前仍在研究之中。RFR可以和基因共同总用，对子代产生影响。Brusick等人认为RFR并不直接导致畸形，但可能影响基因的复制和转录。Foster提出了三种机制，即热机制、膜兴奋和膜破裂，以及直接作用于细胞或细胞组分的电力。有动物研究发现，用RFR加热全身超过40℃和产前死亡和出生缺陷有关。当RFR可以造成组织发热时，可造成哺乳动物和非哺乳动物的出生缺陷。但是非热效应相关的致畸作用仍然不明确。有关于RFR和人类生殖健康之间的关系，有关的机制研究仍然很少。RFR产生的能量可能增加血脑屏障的通透性，使得大分子更易通过。因此，母血内的血清传递到胎儿体内时，更易进入大脑。RFR暴露也可能影响垂体释放褪黑素，这可能影响孕妇分泌的性激素。还有研究人员认为RFR可能影响胎儿的干细胞，从而影响神经细胞的发育。部分动物实验未发现出生之前暴露于RFR会对子代带来影响，还有一些动物实验发现会对子代的行为产生一定影响。动物研究发现，只有当RF-EMF可以使身体体温升高时，

才可能给子代带来不良影响。而根据美国电气和电子工程师协会（IEEE）的指南，规定剂量远不足以在人体中引起体温升高。在影响内分泌系统方面，研究人员将孕期大鼠暴露于手机频率（900~1 800MHz）及WI-FI频率（2 450Mhz）的电磁场，结果发现孕鼠及其子代血液雌激素、孕激素、泌乳素降低，氧化应激反应增加。动物激素变化与电磁场暴露的研究不止这一项，但基于人体的研究少之又少，未来还需要更多的研究去了解RF-EMF对人体的影响。

在跨代遗传中，现存的研究较少。在一项基于原虫的研究中发现，暴露于RF-EMF可以连续数代影响到原虫的活动能力。

## 二、环境温度与发育源性疾病

### （一）概述

随着人们越发关注环境问题对健康的影响，气候变化对全球人类健康的影响也受到了更多的重视。尽管极端气候对所有人都会产生一定作用，但女性面临的风险更大。因为在怀孕这一特殊的时期，母亲除了自身健康外，还要保证胎儿的营养供应。因此在气候变化发生时，如极端高温天气等，女性面临的健康问题更为严峻。孕妇更容易受到周围环境温度变化及热浪的影响。因为在孕期，孕妇体温调节的能力减弱。

孕早期因发热或桑拿、使用电热毯导致核心体温过高可能会增加子代神经管缺陷（neural tube defect，NTD）的概率。这些研究部分证明，除去环境因素中的温度以外的其他方面，核心体温与胎儿的发育有着密不可分的关系。

### （二）不良出生结局

早产儿是全球面临的严重母婴健康问题，

尤其在部分发达国家。全球新生儿死亡率中，35%为早产儿。因此，降低早产儿的发生率可以直接影响新生儿的健康。来自多个国家的研究尽管采用不一样的研究方法，但都倾向于认为环境温度过高可以增加早产的风险。数个研究也发现，寒冷也能增加早产风险，虽然探究寒冷相关的文章没有高温多。然而，也有研究认为高温对于早产起保护作用，或者与早产无关。低出生体重方面尽管也有几个研究未发现高温与低出生体重的关联，多数研究认为高温与出生体重呈负相关。环境温度过高也可以增加死胎的风险。但是，并不清楚究竟在孕期的哪个阶段，胎儿更容易受到影响。且研究中包含的混杂因素很多，包括母亲年龄、吸烟和饮酒的情况、产次、孕期本身存在的并发症、家庭经济状况、受教育程度等。周围气温本身属于环境的一部分，则其他环境因素也是混杂因素，如空气质量、湿度等。尤其是空气质量。未来还需要更多的研究，去了解空气污染会不会在气温和子代健康的关系中产生一定影响。

除讨论环境温度引起的人体体温改变外，不得不提及其他的情况，以便更加全面认识温度对子代健康的影响。早期有研究证明，孕期体温过高会对胎儿造成不良影响，如胎儿畸形、孕期出现并发症等。根据多个研究的结果，目前认为39℃为孕期体温的阈值。高于这个温度，可能导致胎儿畸形。孕期发热、体育锻炼，以及洗热水浴都会使体温升高。各国的妇产科协会包括美国妇产科协会等都不建议孕期使用热水浴或蒸桑拿，以防高温诱发热应激。荟萃分析表明，参加陆地高强度(达到最大心率的90%)有氧运动不超过35分钟，周围环境温度不超过25℃，相对湿度不超过45%，身体核心温度不会超过39℃，在孕期不

会制畸。但孕期体育锻炼和环境高温带来的影响有本质的差别。孕期锻炼值得提倡，不同于环境高温带来的不良影响，孕期锻炼本身可降低早期风险，改善胎儿的营养供应，减少胎儿身长降低的风险。

引发早产和低出生体重的机制有一些假设，但是仍然不明确。热应激可能引起子宫收缩，炎热早产的脱水可能减少子宫的血流。炎症反应也会引起低出生体重或者早产。另外，社会经济原因也会影响出生结局，因为这和孕妇的精神状况、家庭的居住环境等息息相关。

### (三) 发育畸形

有研究发现先天性心脏病(congenital heart disease, CHD)和母亲孕早期发热有关，包括房间隔缺损和左心发育不良。但是热水浴或桑拿和CHD相关的证据不足。基于极端的气候与先天性心脏病之间关联的研究结论不一。

在先天性心脏病方面，以色列一项基于出生队列进行的回顾性研究发现，孕3~8周时的气温和大部分CHD无关。但是平均气温>24.4℃的季节里，日最高气温升高可略微增加多发性CHD(同时存在1种以上的CHD)的风险。加拿大一项大型回顾性研究则发现在孕早期(约第3周起)，周围气温过高(超过30℃的天数)与包括房间隔缺损的CHD相关，但是一些较严重的CHD(法洛四联症、大动脉转位、动脉干永存、左心发育不全、主动脉狭窄、单心室、肺静脉回流异常、三尖瓣下移畸形、三尖瓣和肺动脉狭窄)与高温天气没有显著相关性。这项研究中，胎儿暴露于高温天的时间和前一项研究相比更长，也许可以解释两者结果的差异。近期另一项病例对照研究也证明了极端炎热气候与部分CHD之间的关联。

神经系统的畸形中,加拿大一项回顾性研究发现,受孕后第 4 周的第 5~6 天,气温 30℃与 20℃相比,可增加 NTD 的概率,包括脊柱裂与无脑畸形。第 3 周的气温与 NTD 无关。受孕后第 4 周为神经管闭合的关键时期。高温可能影响胎盘的血供,使得胎儿无法正常发育。高温也会影响细胞的活性、细胞的正常迁移和增殖。另外,高温还可能引起热休克反应,影响正常蛋白的形成,增加热休克蛋白的生成。如果热休克反应发生于神经管形成的关键时期,而此时细胞的正常活动又受到影响,很可能影响神经管的正常发育。

早年,科学家就在动物中进行研究,发现包括果蝇、豚鼠、大鼠、非人类哺乳动物等,如果孕期暴露于高温的环境,核心体温上升 3~5℃,将导致子代畸形。胚胎发育早期阶段,高温引起的热休克易引发神经发育的异常。但关于更高的温度如何影响妊娠期妇女机体反应的改变,尚没有统一的结论。温度的高低、暴露的时长、胚胎发育的不同阶段是决定之后畸形发生情况的重要因素。在动物中进行的体外实验发现,将 E9.5 天的胚胎于体外培养于 40℃,可导致胚胎发育迟缓。41℃则会导致更多异常,不仅发育迟缓,还会引起神经管、心脏、体结发育异常。E9~E10 的胚胎似乎更容易受到影响。42℃需要引发畸形所需的时间小于 41℃。早期的体外细胞实验发现,高温引起的细胞损伤可能会增加自由基的产生,从而诱发生成抗氧化酶,影响细胞的正常功能,热休克蛋白在这个过程中发挥了一定作用。基因敲除的小鼠模型证实 p53 在热应激情况下诱发的胚胎发育异常中,起到了保护性作用。高温会引起热休克反应,这种细胞自身存在的保护机制会阻止蛋白质的正常形成。如果这一过程发生在胚胎发育的关键阶段,可能产生严重的影响。尽管气温较难引发孕妇严重的热休克反应,但热浪可能引发轻微的热休克反应,危害胚胎的健康。

## 三、噪声与发育源性疾病

来自多个国家的流行病学调查都发现暴露于噪声可增加早产、低出生体重、小于胎龄儿的发生风险。噪声的职业暴露与环境暴露都会增加风险。但是,胎龄、先天畸形与噪声污染的关系证据不足。

## 第三节　生物因素与发育源性疾病

围产期微生物感染可发生于多个时期,包括宫内感染、产时感染和产后感染。新生儿发生围产期感染时,不同病原体的感染机制不尽相同。母体感染是胎儿、新生儿发生围产期感染的起源,在母体感染后可能发生:①病原体感染胎盘,伴或不伴胎儿感染;②病原体直接感染胎儿或新生儿;③原发性母体感染和继发围产期后遗症,不伴有胎盘或胎儿感染。一些病原体可能通过多种机制发生感染。

胎儿感染最常见的机制是在母体感染和血流侵入后经胎盘途径转移至胎儿,伴或不伴有胎盘感染。经胎盘途径感染胎儿最常见于巨细胞病毒、肠道病毒、风疹病毒和弓形虫病的先天性感染,单纯疱疹病毒和水痘带状疱疹病毒的经胎盘感染很少见。产时感染最常见于人类免疫缺陷病毒、单纯疱疹病毒、人乳头瘤病毒和水痘带状疱疹病毒。产后感染最常见于巨细胞病毒感染和乙型肝炎。一些病原体引起的胎儿或新生儿疾病继发于母体感染，母体感染这些病原体引起严重的全身性症状，可能导致流产、死产或早产。

生物因素在生命发育过程中具有重要作用，围产期病原微生物感染与母儿的妊娠结局有密切关联，且对子代生长发育的远期结局具有深远影响。

## 一、宫内细菌感染

### （一）李斯特菌

李斯特菌是一种厌氧性杆菌。目前国际上公认的李斯特菌有 7 个菌株，其中单核细胞增生性李斯特菌（李斯特杆菌）是唯一一种可引起人类疾病的菌株。普通人群发病率为 0.7/10 万，妊娠期为 12/10 万。单核细胞增生性李斯特菌感染与摄食生肉、未经洗涤的果蔬和未经高温消毒的奶酪有关。感染单核细胞增生性李斯特菌的胎儿后遗症严重，约 10%~20% 发生自然流产，11% 发生胎儿宫内死亡，50% 发生早产。单核细胞增生性李斯特菌可通过上行感染或血行途径扩散到子宫。绒毛外滋养细胞将细菌限制在溶酶体液泡区域内，能有效控制单核细胞增生性李斯特菌在母胎界面的扩散，然而，胎盘持续地感染单核细胞增生性李斯特菌，直到分娩后胎盘被排出。母体 Foxp3$^+$T 调节细胞具有抑制母体 T 细胞对胎儿抗原攻击性的作用，单核细胞增生性李斯特菌感染后导致胎儿死亡的机制可能是由于这一抑制作用的减弱。

### （二）细菌性阴道病

细菌性阴道病（bacterial vaginosis，BV）是与正常阴道菌群改变相关的阴道综合征，而不是指任何一种特定微生物的感染。临床上以 Amsel 标准诊断 BV，其中包括：①线索细胞的存在；②阴道 pH 值高于 4.5；③大量白色分泌物；④分泌物呈鱼腥味。在科学研究中，细菌性阴道病通常由 Nugent 标准来定义，其中风干阴道涂片经革兰氏染色，并根据乳酸杆菌的数量进行评分，如果存在弯曲杆菌和拟杆菌等，则评分较高。一般用 Nugent 评分 7~10 分来诊断 BV。

许多研究表明，Nugent 评分 7~10 分诊断的 BV 与早产发生风险升高 1.5~3 倍有关。阴道中含有大量细菌的女性更容易在子宫内及绒毛膜羊膜炎组织中发现相同的细菌。

炎症级联反应是细菌感染引发早产和胎儿损伤的中心机制。羊膜腔内感染和炎症与胎儿肺损伤、肺部发育，以及由此产生的新生儿和成人慢性肺部疾病相关。胎儿肺损伤的程度可能受感染的类型、时期和持续时间的影响。宫内感染与支气管肺发育不良（bronchopulmonary dysplasia，BPD）发生率增加和呼吸窘迫综合征（respiratory distress syndrome，RDS）减少有关。在一些研究中，暴露于绒毛膜羊膜炎的婴儿的 RDS 发病率较低，可能是由于子宫内的炎症会刺激白细胞介素 -1α 的产生，急剧增加胎儿肺中表面活性物质和脂质蛋白的合成，从而降低 RDS 的发生。炎症可以通过改变肺形态发生和血管发生的生物学进程来损害胎儿肺发育，这与 BPD 中所见的组织学非常相似。BPD 是早产儿的一种多因素慢性肺病，在出生体重低于 1 500g 的新生儿中的发病率约为 35%。过敏性肺泡发育是 BPD 的标志，可能对最终的肺部发育产生长期的不利影响。许多早产儿会发展为严重的肺部疾病，可表现为慢性阻塞性肺疾病或哮喘。

## 二、宫内病毒感染

### (一)风疹病毒

孕早期和孕中期的早期是母体感染风疹病毒引起先天性风疹综合征(congenital rubella syndrome,CRS)的易感期。孕 8 周之前感染风疹病毒的胎儿几乎全部出现 CRS,而在孕 17 周之后母体感染风疹病毒则几乎不会发生 CRS。CRS 的临床表现多样,白内障、心脏发育异常、耳聋为典型的三联症,其他表现如血小板减少性紫癜、肝脾肿大、小头畸形、泌尿生殖道畸形、生长发育迟缓、精神发育迟滞等,远期可能发生糖尿病、甲状腺功能异常、全脑炎及精神性疾病(如自闭)等。感染风疹的流产胎儿组织的病理学分析显示,有眼睛(晶状体、虹膜、视网膜)、心脏(心肌、心脏血管中的内皮细胞)、脑(脑血管中的血管坏死病变)和耳朵(耳蜗管的上皮)的广泛非炎性坏死性损伤。

当妊娠前 8 周内发生风疹病毒感染时,胎盘组织和胎儿发生感染几乎是不可避免的,67%~85% 妊娠早期感染会导致胎儿损伤。病毒几乎进入胎儿的所有组织中,并且在整个妊娠期间持续存在。风疹如何导致胎儿异常,目前有两个主要的假说。第一个假设,病毒复制在胎儿发育的关键阶段,损害细胞克隆的增殖和生长。患有该综合征婴儿的器官很小且细胞数量减少。病毒感染会引起全身性生长迟缓,伴有特定组织的损害。第二个假设是由于细胞坏死引起直接组织损伤。这导致免疫介导的变化,如在肺和脑等组织中单核细胞浸润。因此,与该综合征相关的病变可能由生长延迟和炎症共同引起。

先天性风疹感染后患 1 型糖尿病风险增加。CRS 患者在此后生活中易患糖尿病。据

报道,CRS 的儿童出生时大部分体重不足,且大多数在 5 岁发生 1 型糖尿病。这些儿童在诊断 1 型糖尿病时常伴有糖尿病酮症酸中毒。有研究认为 1 型糖尿病是病毒病原体和胰岛 β 细胞蛋白分子模拟机制的结果。根据该理论,与新生儿 T 细胞对病毒肽和胰岛 β 细胞中的抗原存在交叉反应,导致胰岛细胞的自身免疫紊乱及 1 型糖尿病。

### (二)巨细胞病毒

人巨细胞病毒(human cytomegalovirus,HCMV)可能是先天性感染的最常见原因,并且是感觉神经性听力损伤、脑损伤和脑瘫的主要原因。妊娠早、中期是胎儿器官发育的重要时期,此时感染 HCMV 易引起先天性 HCMV 疾病。然而,妊娠期间最容易发生 HCMV 宫内传播的时期为妊娠晚期,而此时感染的胎儿在出生时大多是正常的。大多数先天性感染是无症状的,因此流行病学难以量化。HCMV 诱导的胎盘促炎细胞因子及直接的细胞病变效应可能对发育中的胎盘和胎儿的重要功能造成以下损害:①合体细胞可以更容易凋亡;②胎盘血管生成受阻;③细胞因子扩散到胎儿可以直接损害胎儿大脑的发育。这些作用可能直接导致胎儿生长受限、先兆子痫、自然流产、死产或早产等,这些都是先天性 HCMV 疾病的特征。

### (三)单纯疱疹病毒

单纯疱疹病毒(herpes simplex virus,HSV)在人群中暴露率较高(90%),约 0.5%~2% 的妊娠妇女会出现初发 HSV 感染。HSV 可通过胎盘和分娩过程传递给胎儿,经胎盘感染会造成先天性疱疹,而经产道传播的感染多表现为新生儿疱疹。先天性疱疹包括皮肤水疱、视力损害(视网膜脉络膜炎、白内障)及神经源性损害(痉挛、颅内钙化、脑软化等)。

### （四）人乳头瘤病毒

人乳头瘤病毒（human papillomavirus，HPV）可引起尖锐湿疣。感染 HPV 的母亲所生的子代可能很少发生青少年喉乳头状瘤病，但可能发生肛门生殖器疣。婴儿的感染可能是通过在分娩时接触病毒而发生的，然而在通过剖宫产分娩的婴儿中仍有发生乳头状瘤病的病例。尽管生殖器 HPV 感染率很高，但青少年喉乳头状瘤病仍然是一种罕见的疾病。在儿童中，复发性呼吸道乳头状瘤病的发病率约为 3.96/10 万人，而每 1 000 名患有阴道湿疣母亲所生的孩子中约有 7 人发病。肛门生殖器疣难以治愈，鬼臼树脂或 podofilox 通常用于年龄较大的儿童和成人，但这两种药物都没有在儿童中进行安全性或有效性测试，且都禁止在孕期使用。

### （五）人类免疫缺陷病毒

围产期人类免疫缺陷病毒（human immunodeficiency virus，HIV）感染导致超过 50 万的新生儿感染，每年有超过 30 万儿童死亡。如果不进行预防性抗逆转录病毒治疗，大约 15%~30% 的 HIV 感染妇女所生的婴儿会被感染，另有 5%~20% 的婴儿通过母乳喂养被感染。研究表明了 HIV 血清阳性使自然流产、死胎、胎儿宫内发育迟缓、低出生体重、早产和神经发育迟缓的风险增加。HIV 也与绒毛膜羊膜炎和蜕膜炎的增加有关，这可能解释了早产风险升高的部分原因。

## 三、支原体、衣原体感染

支原体、衣原体可上行感染，引起蜕膜、绒毛膜炎症反应。感染部位的炎性细胞渗出、白细胞浸润、组织水肿、纤维组织增生、弹性减退或消失，致使脆性增加，坚韧度下降而引起胎膜早破。感染后引发的免疫应答反应可直接阻碍孕卵着床，危及胚胎发育，引起宫缩导致流产，阻碍母胎之间营养物质输送，加重胎儿脏器损伤，导致胎儿生长受限（fetal growth restriction，FGR），甚至死胎。支原体、衣原体还可通过宫内感染、产道感染、产褥感染等造成垂直传播，常见感染部位是眼结膜、鼻咽部，造成新生儿结膜炎和衣原体肺炎。

## 四、梅毒螺旋体感染

梅毒螺旋体易透过胎盘感染发育中的胎儿组织，妇女在妊娠期间或妊娠前 4 周以内感染梅毒都是造成胎儿先天性梅毒的高危因素。先天性梅毒可涉及胎儿的任一器官，常见的是骨骼、脑、肝脏、肾脏、胰、脾脏、肺及心脏等。全世界近 100 万妊娠妇女感染梅毒，其中近半数感染者的妊娠结局为流产或死胎，其余有 1/4 早产，存活下来的胎儿中有 1/4 患有先天性梅毒。

## 五、其他生物因素

### （一）弓形虫

弓形虫病是一种由刚地弓形虫所引起的人畜共患传染性疾病，孕妇因高水平孕激素和细胞免疫下调对弓形虫的易感性增高，孕妇感染弓形虫后，能通过胎盘或产道引起宫内感染，导致流产、死胎或胎儿生长迟缓、畸形，甚至新生儿期感染或青春期出现发育障碍，是围产医学中一个重要的传染病。

孕期初次感染弓形虫不同孕龄对胎儿的影响也不同，早期感染弓形虫难以通过胎盘，垂直传播率低，然而一旦胎盘感染，则易发生胎儿流产、死胎、胎儿畸形等。中晚期感染弓形虫通过胎盘的概率大，垂直传播率高，但对胎儿的危害相对较轻，易发生隐性感染，是造成先天性弓形虫病的主要原因。弓形虫被认为是孕妇宫内感染导致胚胎畸形的五大病原体(弓形虫、风疹病毒、巨细胞病毒、单纯疱疹病毒、其他)之首,受感染的胎儿常表现为无脑儿、脑积水、脊柱裂、脑脊膜膨出、小头畸形、瘫痪、精神和智力障碍、小眼畸形、先天性白内障等。脑积水、大脑钙化灶、视网膜脉络膜炎和精神运动障碍为先天性弓形虫病的典型症候,称为先天性弓形虫病四联症,其中三联是中枢神经系统病变,可见中枢神经系统是最常受累部位。弓形虫感染损伤组织细胞,尤其是神经细胞,成为导致患儿后天生长发育不良、智力迟滞、癫痫及其他精神异常的主要诱因。

### (二) 疟疾

恶性疟原虫是妊娠期疟原虫物种中毒力最强的。每年有超过 1.25 亿孕妇有疟疾感染的风险,每年至少有 100 000 名婴儿死于疟疾。恶性疟原虫感染红细胞,然后在血液中循环约 18 小时。随后,寄生虫将黏附分子插入红细胞膜中,使受感染的红细胞附着于宿主内皮并隐匿在器官内;通过表达编码疟原虫黏附分子的基因表达,受感染的红细胞可以选择性地结合于胎盘表达的 ICAM-1、VCAM-1、CD36 或硫酸软骨素 A 等。恶性疟原虫感染与妊娠时大量受感染的红细胞沉积在合体滋养层细胞表面有关,然而,目前尚不清楚红细胞沉积的主要作用是使胎儿血流受损还是异常的滋养层细胞侵袭引起胎盘血管生成受损。

除了恶性疟原虫外,间日疟原虫是唯一与妊娠期疟疾有关的疟原虫物种。与恶性疟原虫相似,间日疟原虫感染在初产妇中比经产妇中更常见。间日疟原虫感染的妊娠期疟疾可导致孕产妇贫血、胎儿生长受限和流产。受感染的胎儿有低出生体重(不依赖于贫血症)和先天性疟疾的风险。母体在分娩前 1 周感染与婴儿在出生后 1~3 个月内死亡风险增加

相关。

有证据提示妊娠期疟疾导致胎儿生长受限的多种机制,包括胎盘血管生成受损、生长激素产生不足、胎盘氨基酸转运体损害和免疫环境改变。

## 六、生物因素与发育源性疾病

### (一) 脑瘫

在新生儿中,脑瘫的发病率约为 0.2%,但在早产儿中更为常见。脑瘫是一种慢性残疾,其特征是生命早期出现的运动或姿势的控制异常,脑瘫只是神经肌肉疾病,并不意味着认知功能的改变。虽然患有脑瘫的儿童在统计学上可能具有较低的智商、精神发育迟滞或各种类型的癫痫症,但许多患有脑瘫患儿的智力正常并且没有其他类型的神经功能障碍。

胎儿、婴儿及幼儿的许多细菌和病毒感染都可能与脑瘫有关。在开始风疹疫苗接种计划之前,美国报道了相当多的与先天性风疹综合征相关的脑瘫病例,但这种关系在今天则很少发生。先天性弓形虫和 CMV 感染也可引起脑瘫。麻疹、腮腺炎、水痘和风疹的婴儿感染曾被报道为导致脑瘫患儿中枢神经系统损伤的常见原因。然而,自从许多常见的儿童疾病疫苗开发以来,产后获得性脑瘫的病毒病因似乎很少见。此外,新生儿的疱疹病毒感染及脑膜炎球菌、肺炎球菌和 B 组链球菌感染也可能在生命后期表现为脑瘫样综合征。

### (二) 精神发育迟滞

通常将智力小于 70 或 75 定义为精神发育迟滞,是另一个非常重要的结果指标,但是人口中的普遍性很难确定。流行率无疑受定义、测试时间和许多其他因素的影响,但在大多数人群中,约有 3% 的婴儿和儿童接受了这种诊断。过早出生的婴儿和胎儿宫内发育

迟缓后出生的婴儿，无论其定义如何，都有发生精神发育迟滞的风险；但大多数诊断为精神发育迟滞婴儿的智商会在正常范围内。宫内感染被认为在智商降低中发挥作用，然而，父母的社会经济地位和教育背景极大地影响了人群中精神发育迟滞的程度。围产期感染，如 B 族链球菌、单纯疱疹病毒、CMV、梅毒和弓形虫病都被证明是精神发育迟滞的原因。

### （三）精神疾病 / 精神分裂症

多种精神疾病和发育障碍，尤其是精神分裂症，与多种母体感染有关。有趣的是，最近的几项研究表明，妊娠中期羊水中的细胞因子水平升高可能会导致子代患精神分裂症的风险增加，这两者之间具有较强的关联性，但因果关系仍有待证实。有研究表明，产前及围产期感染可能与儿童自闭症有关，但仍需更有力的支持证据。目前，仍需要进一步研究以确认或驳斥感染性因素与精神性疾病的关系。

### （四）先天异常

在所有分娩中，胎儿结构异常的发生率约为 3%，其中最严重的结构异常是神经管缺陷、泌尿道异常和心脏缺陷。总体而言，大约 20% 的死产和新生儿死亡及部分精神发育迟滞是由先天异常引起的。虽然母体病毒感染可以导致结构异常，但只有少数的先天异常可能与病毒感染有关。例如，风疹病毒感染（特别是发生在妊娠早期）及水痘感染与多种异常有关。然而，由于常规接种疫苗以预防风疹和其他病毒感染，现在这些异常在发达国家很少见。柯萨奇病毒 B3、B4 与先天性心脏病有关。母体细小病毒感染（尤其是在妊娠中期）与胎儿非免疫性水肿相关，有时可导致胎儿死亡。

妊娠期感染各类致病微生物可引起不良的围产期结局，对子代的远期健康也具有深远影响。预防病原微生物感染和感染后及时治疗对母儿健康具有重要意义。

## 第四节　大气污染与发育源性疾病

### 一、前言

大气颗粒物（particulate matter，PM）是指液体或固体微粒均匀分散在大气环境中形成的相对稳定的悬浮体系。根据其空气动力学直径划分，空气动力学直径 ≤10μm 的 PM 称作可吸入颗粒物，即 $PM_{10}$（inhalable particle of 10μm or less）；空气动力学直径 ≤2.5μm 的 PM 称作细颗粒物，即 $PM_{2.5}$（图 9-4）。我国 2014 年修订的《环境空气质量标准》增设了 $PM_{2.5}$ 浓度限值，规定居民区 $PM_{2.5}$ 年平均浓度不超过 35μg/m。目前尚未对粒径更小的 $PM_{1.0}$ 进行常规监测。截至 2012 年底，京津冀、长三角、珠三角等重点区域，以及直辖市、省会城市和计划单列市共 113 个环境保护重点城市中，83 个城市 $PM_{10}$ 年平均浓度超标，超标率为 73.4%。2013 年全球疾病负担（Global Burden of Disease，GBD）报告中对 79 项疾病危险因素分析显示，"室外大气颗粒物污染"居我国疾病负担危险因素排位的第五位，大气颗粒物污染已成为威胁公众健康的一项重大公共卫生问题。

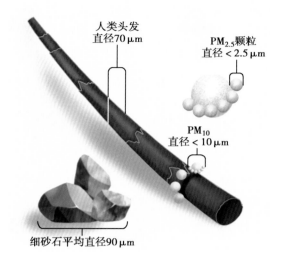

**图 9-4　大气颗粒物 PM$_{2.5}$、PM$_{10}$ 粒径大小示例**

健康与疾病的发展起源（DOHaD）理论认为个体一生的健康与生命发育早期的健康密切相关。受精及胚胎期（受精 6 周内）处于表观遗传重编程和细胞快速分化及器官形成期，是环境干扰致病最敏感的阶段，配子／胚胎阶段对不利因素做出的适应性反应更易诱发机体器官功能和结构的永久损害，从而出现程序性的与生长发育相关的成人糖尿病和心血管疾病等重大疾病，即组织发育和功能可以被环境压力因素（营养不良、压力、环境化学品）改变，这可以导致在整个生命过程中对不良健康结果的易感性增加。近年来，人们越来越认识到环境因素，尤其是大气环境污染对发育过程中的重要影响，以及生命早期营养不良如何影响生命后期的疾病。

伴随着人类社会的进步，大气环境中各种有害因素的种类和数量不断增长，从而导致不孕不育、流产、早产、胎儿生长发育受限、子代先天畸形及性别比例失调等生殖安全问题。关注大气环境暴露的研究最早始于动物模型，随后是环境雌激素对野生动物和人类的不良健康效应研究。环境空气污染暴露与人群心血管疾病发病率升高的相关性已有大量

的数据证实，特别是在易感人群中确定早期暴露于空气污染是否会导致成年期持续的心血管后果。在怀孕和哺乳期间，将怀孕的 FVB 小鼠暴露于过滤的空气（FA）或浓缩的环境颗粒物质（PM$_{2.5}$），每天 6 小时，在子宫内每周 7 天，直至 3 周龄断奶。与 FA 相比，PM$_{2.5}$ 暴露幼仔的出生体重减少。在成年期，与 FA 暴露的小鼠相比，暴露于围产期 PM$_{2.5}$ 的小鼠左心室缩短分数减少，左心室末端较大收缩直径。压力 - 体积环显示射血分数降低，收缩末期容积增加。来自 PM$_{2.5}$ 暴露小鼠心脏的离体心肌细胞减少了峰值缩短。我们的结论是，这些数据证明了早期生活暴露于环境微粒空气污染对成人心血管疾病编程的潜在影响，以及 PM$_{2.5}$ 在成年期诱发持续性心功能不全的可能性。

## 二、流行病学调查研究

根据健康与疾病发展起源（DOHaD）的概念，流行病学研究，包括生态学、病例对照、横断面和前瞻性队列研究，均支持生命早期不良暴露与心血管疾病（cardiovascular disease，CVD）的关联。建立在芬兰的一项出生队列（MATEX 队列）由 175 万对母子组成，研究对象的最长随访时间为 29 年，该研究调查各种（产前）暴露及其在整个生命过程中的影响，首要分析关注母亲吸烟和空气污染，对孕产妇吸烟和空气污染以及一系列健康终点进行流行病学分析。该队列样本量足够大，可以达到足够的统计能力来研究罕见的结果，例如出生异常、儿童癌症和婴儿猝死综合征（sudden infant death syndrome，SIDS）。

通过整理 DOHaD 流行病学研究的不良健康效应研究，较多的研究关注人群的神经／认知功能（$n=211$），其次是癌症（$n=59$）、呼吸系统（$n=50$）、代谢结果包括肥胖（$n=35$）、生

殖健康（n=31）、免疫功能紊乱（n=29）、内分泌（n=22）和心血管功能障碍（n=12）。早期DOHaD理论的研究集中在神经/认知功能，其次是癌症、呼吸系统和生殖系统健康。最近，较多的DOHaD研究开始关注肥胖、免疫、心血管、甲状腺功能。在50例与呼吸系统相关的研究中，其中包括喘息/咳嗽（n=25）、哮喘（n=19）、呼吸道感染（n=16）和肺功能（n=6）。在围绕哮喘的研究中，8/25研究了研究对象咳嗽的发生，以及其中8例患者的喘息情况（数据未显示）。其中，关注大气环境与呼吸系统健康的研究数量最多，研究了空气污染（n=29），包括颗粒物质（n=16）、多环芳烃（n=7）、氮氧化物/二氧化碳或一氧化碳/二氧化碳/硫氧化物/硫酸盐（n=12）。

在荷兰PIAMA出生队列研究中，Finke等学者通过中断抗性技术（R-int）测量了8岁时的气道阻力，将R-int与估计的年平均空气污染浓度［氮氧化物（$NO_2$，$NO_x$），$PM_{2.5}$］和研究对象的出生地址和当前家庭住址进行关联，通过多元线性回归调整来评估空气污染暴露与中断抗性（R-int）之间的关联。研究发现较高水平的$NO_2$与较高的R-int相关，$NO_2$每增加一个四分位数水平，中断抗性增加0.018（0.001，0.035）kPa.s.L。除$PM_{10}$外，其他污染物也有类似的趋势，即空气污染暴露与学龄儿童的肺功能降低有关。

## 三、动物模型研究

近年来，空气污染问题严重，$PM_{2.5}$是研究较多的空气颗粒污染物。研究表明，$PM_{2.5}$是男性精液质量恶化的一项危险因素。研究通过气管内滴注，将Sprague Dawley（SD）大鼠暴露于$PM_{2.5}$（0、1.8、5.4和16.2mg/kg）。每3天进行一次暴露并持续30天。在体外，使用0、50μg/ml、100μg/ml、200μg/ml $PM_{2.5}$处理GC-2spd细胞24小时。数据显示精子相对运动率和密度显著降低，而接触$PM_{2.5}$时精子畸形率显著增加。暴露于$PM_{2.5}$后，Fas/FasL/RIPK1/FADD/Caspase-8/Caspase-3的表达和睾丸中8-羟基脱氧鸟苷的表达水平显著增加。此外，在体外，结果显示$PM_{2.5}$抑制细胞活力，通过增加活性氧（reactive oxygen species，ROS）水平增加乳酸脱氢酶的释放。并且ROS诱导的DNA损伤导致$G_0/G_1$期的细胞周期停滞和增殖抑制。与体内研究相似，在暴露于$PM_{2.5}$ 24小时后，GC-2spd细胞中Fas/FasL/RIPK1/FADD/Caspase-8/Caspase-3的表达显著增加。此外，$PM_{2.5}$通过损害线粒体结构降低ATP水平，导致能量代谢阻塞以致精子活力降低。以上三个方面共同导致精子数量和质量下降。

心血管疾病是发达国家人口死亡的主要病因之一，年龄是心脏功能的重要决定因素。该研究的目的是确定$PM_{2.5}$诱导的心功能不全是否依赖于年龄，以及$PM_{2.5}$暴露停止后是否可以恢复不良反应。我国学者将不同年龄（4周龄、4月龄和10月龄）的雌性C57BL/6小鼠接受口服吸入3mg/kg，每隔1天进行$PM_{2.5}$暴露染毒，持续4周。然后，将10个月大和4周龄的小鼠暴露于$PM_{2.5}$，持续4周，并在1周或2周内停止$PM_{2.5}$暴露。通过qPCR和/或Western印迹检测心脏纤维化标志物（Col1a1、Col3a1）和可能的信号转导分子（包括NADPH氧化酶4（NOX-4）、转化生长因子β1（transforming growth factor β1，TGF-β1）和Smad3的表达。结果显示，幼年和老年小鼠对$PM_{2.5}$的敏感性高于成年小鼠，并且患有心功能不全为易感因素。$PM_{2.5}$暴露可逆地提高心率和血压，诱导老年小鼠的心脏收缩功能障碍,并在幼年和老年小鼠中可逆地诱导纤维化。$PM_{2.5}$暴露导致心脏病变的机制可能涉及氧化应激、NADPH 氧化酶、TGF-β1 和 Smad 依赖性途径。

研究显示,大鼠孕期 $PM_{2.5}$ 暴露与成年后代的心血管不良后果密切相关。然而,在新生儿期间明显的影响尚不清楚。研究通过将怀孕的 FVB 雌性小鼠暴露于过滤空气(FA)或 $PM_{2.5}$,平均浓度为 $91.78\mu g/m^3$,持续每天 6 小时,每周 5 天(类似于在大型工业中暴露区域)在整个妊娠期(21 天)。出生后,在生命的第 14 天分析动物。结果发现与 FA 暴露的小鼠相比,来自 $PM_{2.5}$ 暴露小鼠的离体心肌细胞的收缩动力学受到影响。免疫印迹研究表明,与 FA 暴露的心脏相比,在子宫 $PM_{2.5}$ 暴露的小鼠中 14 天龄的心脏中 $Ca^{2+}$ 处理蛋白 SERCA2A、pPLN、NCX 和 Cav1.2 的表达发生改变。在子宫内关键期间 $PM_{2.5}$ 暴露对发育中的小鼠胎儿产生不利影响,导致功能性心脏变化,且在青春期的早期(14 天)阶段效应明显。这些数据表明,在妊娠期暴露于 $PM_{2.5}$ 会显著影响生命早期的心血管结局。

## 四、机制研究

目前研究认为大气颗粒物暴露存在以下三种潜在作用机制:

1. 大气颗粒物作为外来异物直接刺激呼吸道及肺泡上皮细胞,引发呼吸道和肺泡局部炎症反应。

2. 大气颗粒物中可溶性成分可以通过肺血屏障进入机体血液循环,引起血管内皮细胞发生级联免疫反应,已有动物实验证实大气颗粒物暴露致血管内皮细胞释放大量的细胞因子,其中趋化因子介导的单核细胞聚集可以诱发斑块产生。

3. 大气颗粒物有可能间接刺激肺部受体,导致自主神经功能紊乱,如引起心率变异率的异常改变。前两项机制均涉及局部或者系统炎症反应,在研究大气颗粒物暴露对代谢综合征不良健康影响时,应关注大气颗粒物暴露对机体局部及炎性指标水平的影响。

## 五、展望

目前,流行病学调查和实验研究均为不良环境暴露与健康和疾病的发育起源假说提供了较为充足的证据。但还需要进一步研究,以明确污染物对发育源性疾病产生不利影响的机制。如评估单个和多种污染物的暴露,以确定污染物的重要有毒成分,并扩大目前对混合物的添加剂或协同效应的了解。备孕期、孕期母体的空气污染都可以影响子代的心血管等组织器官发育,影响机体多项功能,导致子代成年后发生 2 型糖尿病、心血管疾病等慢性非传染性疾病的风险增加。此外,还需要进行研究以评估暴露和响应之间的关系,特别是在低浓度和极低浓度的污染物时,以确定是否存在"安全"暴露于环境因素的阈值。大气环境暴露与表观基因组、蛋白质组和代谢组之间相互作用的研究,将有助于确定个体和人群水平的易感因素。这些结果对人群的暴露易感性和影响暴露的因素尤为重要,有助于同时对已出生的不良宫内暴露的子代进行早期筛查,进行出生后生活方式干预,以减少成年期疾病的发生,为慢性非传染性疾病的源头防控,生命早期干预提供理论依据,最终实现优生优育的目的。

## 第五节 医源性因素与发育源性疾病

### 一、药物与发育源性疾病

1953 年,欧洲制药企业开发一种新型抗菌药物,沙利度胺,但是药理试验显示,沙利度胺没有任何抑菌活性,便放弃了对它的进一步研究。与此同时,另一家制药企业研究沙利度胺对中枢神经系统的作用,并且发现具有一定的镇静催眠作用,还能够显著抑制孕妇的妊娠反应。1957 年 10 月沙利度胺正式投放欧洲市场,不久进入市场,在此后的不到 1 年内,沙利度胺风靡欧洲、非洲、澳大利亚和拉丁美洲,作为一种"没有任何副作用的抗妊娠反应药物",成为"孕妇的理想选择"。然而,沙利度胺在美国上市遇到了极大阻力,与此同时,澳大利亚产科医生威廉·麦克布里德在英国《柳叶刀》杂志上报道沙利度胺能导致婴儿畸形。在麦克布里德接生的产妇中,有许多人产下的婴儿患有一种以前很罕见的畸形症状——海豹肢症,四肢发育不全,短得就像海豹的鳍足。这些产妇都曾经服用过沙利度胺。实际上,这时候在欧洲和加拿大已经发现了 8 000 余名海豹肢症婴儿,麦克布里德第一个把他们和沙利度胺联系起来,之后的毒理学研究显示,沙利度胺对灵长类动物有很强的致畸性,大鼠和人不一样,体内缺少一种把沙利度胺转化成有害异构体的酶,不会引起畸胎。沙利度胺的副作用则发生于怀孕初期(怀孕前 3 个月),即婴儿四肢形成的时期。这就是著名的"反应停"事件。

自此以后,对于药物上市前的安全性评估引起了制药企业、各国药监机构的重视,尤其是药物对生殖细胞、胚胎、孕产妇及新生儿的安全性,通常会列于药物说明书中,为临床医师、药师、药物使用者提供指导。本章后文将以化学药物为例,介绍化学药物治疗对生殖细胞、胚胎、孕产妇及新生儿产生发育源性疾病的影响。

### 二、放疗与发育源性疾病

放射治疗是利用放射线进行肿瘤等恶性疾病局部治疗的一种方法,包括电磁波和加速原子粒子产生的各种形式的射线与粒子束。大约 70% 的恶性肿瘤患者在治疗的过程中需要用放射治疗。不同于普通 X 线检查的短时间放射线暴露,放疗属于慢性长期性暴露。在放疗过程中,除会诱导肿瘤细胞坏死外,也对正常细胞,包括生殖细胞与胚胎的基因、染色体产生可逆与不可逆损伤。此外,肿瘤患者在孕期接受放疗,也会对胎儿造成不同程度影响。

#### (一) 放疗对精子、卵子的影响

随着不孕不育症发病率的增长,电离辐射对人类生殖功能的影响也成为近年研究的热点之一。大多数的研究结果显示,电离辐射会导致男性生殖系统的损伤,主要表现在睾丸组织结构与功能、精子浓度、精子活力、精子形态、精子运动特征、精子染色体畸变及 DNA 损伤等多个方面,这些结果大多基于对放疗患者或是实验动物的大剂量电离辐射研究。精子对于放射具有相对抗拒性,但精原细胞则对放射暴露高度敏感。高剂量的辐射可能通过杀死所有的精原干细胞导致永久性的无精子症。

例如,单剂量 10Gy 后,只有 15% 的患者可以恢复精子数量或生育能力。而放疗是通过低剂量长期暴露以起到治疗肿瘤的效果,通常情况下,放射剂量在 0.2~4Gy,而单次辐射剂量 0.2~4Gy 后 A 型精原细胞数量并不会迅速减少,而当暴露时间超过 21 周时才会出现精原细胞数量变少。此外,也有研究注意到在此期间精原细胞向精母细胞的分化减少。

此外,放射治疗过程中的电离辐射对女性生殖器官、生殖细胞存在影响。卵细胞发育过程中,将经历两个减数分裂期,在这两个重要的阶段内接受了电离辐射,且当吸收剂量达到一定剂量当量的辐射时,卵巢中卵泡数只会有所减少,颗粒细胞也会发生一定程度的凋亡,对卵泡发育的调控功能及卵巢的分泌功能造成影响。

人的始基卵泡数量在胚胎发育到 5 个月的时候达到高峰,随后逐渐减少直至出生时约有 50 万个,由此也就决定了女性今后的生育能力及卵巢功能,如在减数分裂双线期受大剂量电离辐射,则有可能就停留在这个阶段,而不再进一步发育,如卵泡发生部分损伤则导致生育功能下降,如发生全部损伤,则引起卵巢早衰。盆腔放疗被认为是导致卵巢早衰的主要原因,暴露于 5~10Gy 对卵母细胞有毒。实际上,人类卵母细胞对辐射非常敏感,估计小于 2Gy 的剂量足以摧毁 50% 的原始卵泡。

目前关于电离辐射对卵细胞的影响的实验研究对象大多数为动物,而对人类卵巢所进行的研究还甚少。有研究对小鼠进行 6Gy 的全身体外照射后,发现始基卵泡减少了 86.6%,初级卵泡减少了 72.5%,窦前卵泡减少了 61.8%,根据此研究结果提示,始基卵泡对电离辐射最敏感。电离辐射不仅能造成始基卵泡数目减少,还可引起卵细胞染色体畸变,而染色体畸变率是反映细胞遗传学变化最敏感的指标。然而,在人类研究中,许多流行病学研究调查了暴露于医疗、职业或意外辐射照射人的临床或亚临床妊娠结局。有趣的是,这些研究几乎没有提供暴露后不良妊娠结局的证据。这可能表明在辐射暴露后,卵母细胞中发生了足够的 DNA 修复以防止遗传错误的遗传,或者通过细胞凋亡有效地从卵巢中消除了受损的卵母细胞。尽管如此,放疗过程中引起的电离辐射对女性生殖细胞的影响仍不容忽视。

如何避免女性肿瘤患者由于接受放、化疗治疗而影响其生殖健康已成为当前的医学热点之一,因此如何保持生育期女性肿瘤患者的生育力已逐渐进入人们的视野。

**(二)放疗对胚胎的影响**

胚胎植入前受电离辐射,最易发生死亡,而植入后在器官发生期间亦会导致畸形和其他形式的发育障碍。放射治疗引起电离辐射诱发胚胎病的可能机制:其一,细胞死亡或有丝分裂延迟超出胚胎或胎儿的恢复能力;其二,抑制细胞迁移、分化和细胞间交流;其三,通过细胞坏死或瘢痕形成等过程干扰组织发生。

然而也有观点认为,在胚胎发育的植入前和前期阶段,不会由于电离辐射而对胚胎产生畸形等影响,这主要是早期胚胎的许多细胞都是全能干细胞,其可取代受损的相邻细胞。一些辐射效应对胚胎的影响可能不会立即显现出来,如神经行为影响、痉挛性疾病、不孕症、组织发育不全、肿瘤或寿命缩短,这些现象只有在成人阶段才会被发现。持这一观点的学者认为,放射治疗过程中的电离辐射暴露对出生胎儿的影响主要在于妊娠期间,而非胚胎植入前阶段。

### （三）放疗对妊娠及新生儿的影响

怀孕期间的放射治疗可能会对发育中的胎儿造成伤害。在早期器官发生（受孕后第3~6周）期间，胚胎非常容易受高剂量辐射的生长迟缓、致畸和致死效应的影响。在胎儿早期发育阶段（妊娠第8~15周），胎儿对中、外胚层器官畸形发生的易感性降低，但在此阶段，高剂量电离辐射仍可能严重影响中枢神经系统发育及其生长潜能。在妊娠晚期阶段，胎儿不会因辐射而严重变形，但如果剂量足够高，则可能表现出各种器官和组织的永久性细胞耗竭。

一般来说，医务人员会建议患有恶性疾病的孕妇在分娩后延迟放疗。然而，这一决策并非一概而论。在怀孕的患者中，大多数远离骨盆的癌症可以用放射治疗，但是，必须仔细规划。对胎儿的剂量主要来自三方面：①内部散射；②线性加速器的漏辐射；③瞄准器的散射。内部散射在很大程度上取决于照射源和治疗区域的大小，以及它们与胎儿的接近程度。而通过适当的屏蔽，可以很容易地降低线性加速器与瞄准器对胎儿的辐射剂量。在怀孕期间，女性盆腔癌症无法进行充分的放射治疗，因为充分治疗会对胎儿产生严重或致命的后果。

因此，放射治疗对妊娠期胎儿的影响，主要取决于放射治疗的部位，以及对胎儿的防护措施。目前已有报道存在妊娠期间成功接受放射乳腺癌孕妇，最后分娩出健康儿童的案例。这些案例表明怀孕期间接受放射治疗的孕妇，由于接受了适当的防护措施，避免胎儿过度暴露于辐射下而产生出生胎儿的缺陷。此外，对于头、颈部等远离女性盆腔及胎儿的肿瘤，在接受放疗过程中，即使接受总剂量大于50Gy以上的放疗，只需做好适当的防护措施，胎儿暴露于电离辐射的剂量不超过0.1Gy。而当妊娠期间盆腔部位肿瘤需接受放射治疗时，医务人员通常会评估病情严重程度，从而决定是终止妊娠接受治疗还是延迟治疗至分娩结束。

## 三、化疗与发育源性疾病

通常来说，化学治疗剂可大致分为五类，包括烷化剂、抗肿瘤抗生素、铂基药物、抗代谢物和紫杉烷。根据其细胞周期或非细胞周期特异性的能力可以进行进一步分类。已经有研究证明不同类别的化疗药物对生殖细胞、胚胎及妊娠期女性存在不同程度的损伤。

### （一）化疗对精子、卵子的影响

用于肿瘤治疗的化学疗法可导致男性患者的暂时性、长期性或永久性性腺毒性。这些细胞毒性治疗对患者的生育能力有显著影响，在许多情况下，实现自然生育的能力可能会暂时减少，进而迫使患者延迟生育。在某些情况下，这一影响可能是永久性的。

用于治疗癌症的许多组合化学疗法也会随化疗时间降低精子数量，并且由于化疗药物对后期生殖细胞有一定的毒性，精子数量可在1~2个月内下降10%~100%，但无精子症通常直到2个月后才出现。虽然细胞毒性治疗结束后几个月就会产生精子，但在此期间应避免怀孕，因为精子遗传损伤的风险较高。在这种情况下，对生殖安全的担忧主要源于化学药物治疗导致的DNA损伤。化学药物，特别是经常使用的烷化剂，可通过交联DNA和引入单链DNA断裂诱导遗传损伤。遗传安全性的确定主要取决于生精阶段是否通过化学药物引起精母细胞DNA发生突变。由于在精子发生晚期发生的DNA修复机制的下调，在进一步分化途径中生精细胞通常不能修复化学药物引起的 DNA 损伤,它们通常也不能完全凋亡,因此受损伤的精子将保留在附睾内,随着正常精子在射精过程一起排出,理论上可以在受精时传递给所得的胚胎。

发生精子 DNA 突变的风险是多方面的。尽管 DNA 损伤的精子仍然可以保留受精能力,但有研究表明受精成功与精子 DNA 损伤的程度呈负相关。使用卵细胞质内单精子注射后,这种风险变得更加明显,后者绕过了几个天然屏障,包括获能、顶体反应和透明带渗透,可能会阻止功能不全的精子实现受精。在成功受精的情况下,与受损的父本基因组结合,使得胚胎发育和子宫植入受到严重威胁。如果实现妊娠,接下来会引入妊娠丢失的风险,高达 70% 的自发性流产可归因于非整倍性,并且研究表明精子染色体非整倍性与原因不明的复发性妊娠丢失有关。最后,遗传受损精子实现可行妊娠的后果可见于突变传播给潜在后代的风险,这可能对儿童的发育和健康产生有害影响。动物研究已经确定,父亲接触化学治疗剂所破坏的精子可以产生具有遗传易位、突变和先天性畸形的后代,包括脑积水和小颌畸形。

此外,化学药物对女性生殖细胞同样存在影响。细胞周期特异性化学治疗剂仅在细胞周期的特定阶段发挥作用。例如,植物生物碱,长春碱显示与小鼠次级卵母细胞中的微管蛋白结合,导致微管结晶和 1 期停滞。相比之下,非细胞周期特异性化疗药物,包括铂类药物如顺铂,以及烷化剂如环磷酰胺,可以在细胞周期的任何阶段靶向细胞,包括 $G_0$ 期,因此可以破坏静止和增殖细胞。这些化合物具有破坏卵母细胞 DNA 的能力。此外,据报道,这些药物在临床上和生物学研究对卵巢发挥最大的直接损害导致卵巢储备、不育和过早绝

经的消耗。最近的一项研究强调了在通过包括阿霉素、博来霉素、长春碱和达卡巴嗪在内的常用化疗方案治疗的女性霍奇金淋巴瘤患者,通过人卵巢活组织检查发现,原始卵泡密度维持在正常水平。虽然在这项研究中没有研究 DNA 损伤或修复因子,但这一发现也表明 DNA 修复发生在人类原始卵泡中,以响应这种化疗方案。

一般而言,化学药物治疗对生育能力的影响取决于患者的卵巢储备和治疗类型。卵巢储备与患者年龄有关,并通过窦卵泡计数、卵泡刺激素、雌二醇和抗米勒管激素(anti-Müllerian hormone,AMH)进行评估。AMH 可以在生育咨询中发挥关键作用,从而确定可能从生育保护策略中受益的患者。AMH 也是化疗后剩余生育能力的强预测因子。另一方面,对卵巢的损害取决于化疗的类型和剂量。由于缺乏对幸存者卵巢功能的长期随访,往往排除了能够区分解决的急性卵巢功能衰竭和卵巢早衰的风险,因此难以确定化学药物治疗后卵巢功能衰竭的风险。但卵巢早衰与不孕症有直接关系是显而易见的。

### (二)化疗对胚胎的影响

化学治疗剂对于出生胎儿存在高度致畸的影响。在开发化学药物时,会首先使用动物模型研究其对胚胎及胎儿的影响。然而,因为暴露于致畸药物存在剂量等方面的差异,且妊娠期和胚胎发生属于不同的发育阶段,存在一定的时间特异性,因此动物研究的结果并不能直接外推到人类。

### (三)化疗对妊娠及新生儿的影响

在妊娠早期使用单一药剂进行化疗时,估计的胎儿畸形风险约为 7.5%~17%,当使用联合化疗时估计致畸风险将逐步增加。对于使

用化学药物治疗的肿瘤患者,其妊娠结局大多取决于所使用的特定药物或药物组合以及孕龄。在妊娠的前 4 周内,暴露于细胞毒性剂可能导致自然流产的风险显著增加。而如果化学药物暴露发生在妊娠期 5~12 周间,也就是胎儿器官发生的主要阶段,则出生缺陷的风险会增加。在此期间毒性最大的药物是氨基蝶呤(不再使用)和甲氨蝶呤,对于胎儿存在明显致死性。甲氨蝶呤还是 5~12 周异位妊娠患者用于进行保守治疗的首选药物,主要就是利用其对胚胎的细胞毒性作用。到妊娠第 12 周,除了大脑和性腺,其余器官发生完成。在妊娠中期和妊娠晚期暴露于这些药物与致畸作用无关,但可能进一步导致胎儿宫内发育迟缓、早产和死产。由于化疗可能会对肿瘤患者产生短暂的骨髓抑制,因此应对患者的分娩计划进行详细的制订。

由于中枢神经系统在整个怀孕期及出生后处于发育的重要阶段,一些研究集中在子宫内接受化疗儿童的神经发育和认知能力。这些报道基于单个病例和病例对照研究,并评估了超过 180 名在妊娠不同阶段接受化疗的婴儿。婴儿评估年龄从 1 个月到 22 岁不等。通过各种常规测试对儿童进行测试,包括丹佛发育筛查测试、韦氏智力与认知测试,以及来自父母、学校工作人员和儿科医生的报告。综合这些测试结果,表明化疗对后期神经发育和认知能力没有重大影响。此外,现有数据表明,在子宫内接受化疗的儿童发生恶性肿瘤或不孕症的风险并未增加。

## 四、医学影像技术与发育源性疾病

目前,除了核污染,人类受到大剂量电离辐射的机会较少,但常规检查剂量的电离辐射对健康危害也不容忽视。如前所述,大剂量电离辐射会导致男性生殖系统的损伤,主要表现在睾丸组织结构与功能、精子浓度、精子活力、精子形态、精子运动特征、精子染色体畸变及 DNA 损伤等多个方面。然而,对于以 X 线为代表的低剂量电离辐射,尤其是 0.1Gy 以下的辐射剂量,对人类胚胎与新生儿并无显著影响。X 线对于孕产妇的影响多取决于在何阶段接受辐射、放射剂量及放射部位。

随着超声医学、磁共振技术的飞速发展,这些技术也组建成为日常医疗中的常规检查手段。除电离辐射之外,这些技术对于生殖细胞、胚胎及孕产妇的影响,也是医患关心的重要主题之一。磁共振是一种非侵入性成像技术,在过去 15 年中越来越多地用于胎儿成像,部分原因在于其出色的安全性、良好的软组织对比度和穿透力,以及能够为产科超声提供额外的信息。有研究表明,妊娠中期的小鼠暴露于 0.35T 磁共振下,并未发现磁场对胚胎产生任何胚胎毒性作用。且长期暴露于高强度磁场下(4T MRI),对小鼠的胎儿生长和出生后发育也未发现明显统计学差异。值得注意的是,这类极端情况在常规医疗情况下并不会出现,在人类研究中,多项研究均证实不同磁场强度、不同扫描序列对于不同阶段的胚胎与胎儿在宫内生长发育及出生结局方面,并不存在显著影响。但对于成年后远期的安全性并无研究报道。

此外,在一些人类研究与动物研究中指出,在妊娠期间适当使用超声诊断,并不会对胎儿畸孕产妇产生不良影响及任何热效应。另一个需要关注的问题是,在辅助生殖过程中,卵母细胞暴露于超声下是否会对最终减数分裂的关键时期产生影响。研究结果表明,无论是在卵母细胞减数分裂期还是减数分裂完成以后,超声波均不会影响卵母细胞发育潜能。然而,尽管超声对于卵母细胞没有不良影响,也是妊娠期间产科检查的常规项目,但有动物实验表明其对于早期胚胎植入阶段存在胎儿吸收、死胎等不良反应。

(吴琰婷　徐　健)

## 参考文献

1. FRIEDMAN JM. Using genomics for birth defects epidemiology: can epigenetics cut the GxE Gordian Knot? Birth Defects Res A Clin Mol Teratol, 2011, 91: 986-989.

2. BETTS KS. CDC updates guidelines for children's lead exposure. Environ Health Perspect, 2012, 120: a268.

3. LANPHEAR BP, HORNUNG R, KHOURY J, et al. Low-level environmental lead exposure and children's intellectual function: an international pooled analysis. Environ Health Perspect, 2005, 113: 894-899.

4. ORENSTEIN ST, THURSTON SW, BELLINGER DC, et al. Prenatal organochlorine and methylmercury exposure and memory and learning in school-age children in communities near the New Bedford Harbor Superfund site, Massachusetts. Environ Health Perspect, 2014, 122: 1253-1259.

5. DEROMA L, PARPINEL M, TOGNIN V, et al. Neuropsychological assessment at school-age and prenatal low-level exposure to mercury through fish consumption in an Italian birth cohort living near a contaminated site. Int J Hyg Environ Health, 2013, 216: 486-493.

6. MYERS GJ, DAVIDSON PW, COX C, et al. Prenatal methylmercury exposure from ocean fish consumption in the Seychelles child development study. Lancet, 2003, 361: 1686-1692.

7. HAFEMAN D, FACTOR-LITVAK P, CHENG Z, et al. Association between manganese exposure through drinking water and infant mortality in Bangladesh. Environ Health Perspect, 2007, 115: 1107-1112.

8. SPANGLER AH, SPANGLER JG. Groundwater manganese and infant mortality rate by county in North Carolina: an ecological analysis. Ecohealth, 2009, 6: 596-600.

9. CLAUS HENN B, ETTINGER AS, SCHWARTZ J, et al. Early postnatal blood manganese levels and children's neurodevelopment. Epidemiology, 2010, 21: 433-439.

10. TRAN TT, CHOWANADISAI W, CRINELLA FM, et al. Effect of high dietary manganese intake of neonatal rats on tissue mineral accumulation, striatal dopamine levels, and neurodevelopmental status. Neurotoxicology, 2002, 23: 635-643.

11. RIBAS-FITO N, TORRENT M, CARRIZO D, et al. Exposure to hexachlorobenzene during pregnancy and children's social behavior at 4 years of age. Environ Health Perspect, 2007, 115: 447-450.

12. HAN D, CURRELL MJ. Persistent organic pollutants in China's surface water systems. Sci Total Environ, 2017, 15 (580): 602-625.

13. WALKOWIAK J, WIENER JA, FASTABEND A, et al. Environmental exposure to polychlorinated biphenyls and quality of the home environment: effects on psychodevelopment in early childhood. Lancet, 2001, 358: 1602-1607.

14. HAN G, DING G, LOU X, et al. Correlations of PCBs, DIOXIN, and PBDE with TSH in children's blood in areas of computer E-waste

recycling. Biomed Environ Sci, 2011, 24: 112-116.

15. CARMICHAEL SL, HERRING AH, SJÖDIN A, et al. Hypospadias and halogenated organic pollutant levels in maternal mid-pregnancy serum samples. Chemosphere, 2010, 80: 641-646.

16. BUCK GM, MENDOLA P, VENA JE, et al. Paternal Lake Ontario fish consumption and risk of conception delay, New York State Angler Cohort. Environ Res, 1999, 80: 13-18.

17. MIDIC U, VINCENT KA, VANDEVOORT CA, et al. Effects of long-term endocrine disrupting compound exposure on Macaca mulatta embryonic stem cells. Reprod Toxicol, 2016, 65: 382-393.

18. ROUNDTABLE ON ENVIRONMENTAL HEALTH SCIENCES, RESEARCH, AND MEDICINE, BOARD ON POPULATION HEALTH AND PUBLIC HEALTH PRAC-TICE, HEALTH AND MEDICINE DIVI-SION, et al. The Interplay Between Environmental Chemical Exposures and Obesity: Proceedings of a Workshop. Washington (DC): National Academies Press (US), 2016.

19. FEI C, MCLAUGHLIN JK, LIPWORTH L, et al. Maternal levels of perfluorinated chemicals and subfecundity. Hum Reprod, 2009, 24: 1200-1205.

20. MIAO M, YUAN W, ZHU G, et al. In utero exposure to bisphenol-A and its effect on birth weight of offspring. Reprod Toxicol, 2011, 32: 64-68.

21. VALVI D, CASAS M, MENDEZ MA, et al. Prenatal bisphenol a urine concentrations and early rapid growth and overweight risk in the offspring. Epidemiology, 2013, 24 (6): 791-799.

22. CHOU WC, CHEN JL, LIN CF, et al. Biomonitoring of bisphenol A concentrations in maternal and umbilical cord blood in regard to birth outcomes and adipokine expression: a birth cohort study in Taiwan. Environ Health, 2011,
10: 94.

23. ALONSO-MAGDALENA P, VIEIRA E, SORIANO S, et al. Bisphenol A exposure during pregnancy disrupts glucose homeostasis in mothers and adult male offspring. Environ Health Perspect, 2010, 118 (9): 1243-1250.

24. DUONG A, STEINMAUS C, MCHALE CM, et al. Reproductive and developmental toxicity of formaldehyde: a systematic review. Mutat Res, 2011, 728: 118-138.

25. SUGIURA-OGASAWARA M, OZAKI Y, SONTA S, et al. Exposure to bisphenol A is associated with recurrent miscarriage. Hum Reprod, 2005, 20: 2325-2329.

26. PADMANABHAN V, SIEFERT K, RANSOM S, et al. Maternal bisphenol-A levels at delivery: a looming problem? J Perinatol, 2008, 28: 258-263.

27. GERHARD I, DANIEL V, LINK S, et al. Chlorinated hydrocarbons in women with repeated miscarriages. Environ Health Perspect, 1998, 106: 675-681.

28. MAIELLARO M, CORREA-COSTA M, VITORETTI LB, et al. Exposure to low doses of formaldehyde during pregnancy suppresses the development of allergic lung inflammation in offspring. Toxicol Appl Pharmacol, 2014, 278 (3): 266-274.

29. AHLBOM A, BRIDGES J, DE SEZE R, et al. Possible effects of Electromagnetic Fields (EMF) on Human Health-Opinion of the Scientific Committee on Emerging and Newly Identified Health Risks (SCENIHR). Toxicology, 2008, 246 (2): 248-250.

30. LI DK, ODOULI R, WI S, et al. A Population-Based Prospective Cohort Study of Personal Exposure to Magnetic Fields during Pregnancy and the Risk of Miscarriage. Epidemiology, 2002, 13 (1): 9-20.

31. LEE GM, NEUTRA RR, HRISTOVA L, et al. A nested case-control study of residential and

personal magnetic field measures and miscarriages. Epidemiology, 2002, 13 (1): 21-31.

32. FEYCHTING M, FLODERUS B, AHLBOM A. Parental occupational exposure to magnetic fields and childhood cancer (Sweden). Cancer Causes Control 11 (2): 151-156. Cancer Causes Control, 2000, 11: 151-156.

33. PEARCE MS, HAMMAL DM, DORAK MT, et al. Paternal occupational exposure to electromagnetic fields as a risk factor for cancer in children and young adults: A case-control study from the North of England. Pediatr Blood Cancer. 49 (3): 280-286.

34. SORAHAN T, HAMILTON L, GARDINER K, et al. Maternal occupational exposure to electromagnetic fields before, during, and after pregnancy in relation to risks of childhood cancers: Findings from the Oxford survey of childhood cancers, 1953-1981 deaths. Am J Ind Med, 1999, 35: 348-357.

35. DEADMAN JE, INFANTE-RIVARD C. Individual Estimation of Exposures to Extremely Low Frequency Magnetic Fields in Jobs Commonly Held by Women. Am J Epidemiol, 2002, 155: 368-378.

36. INFANTE-RIVARD C, DEADMAN JE. Maternal occupational exposure to extremely low frequency magnetic fields during pregnancy and childhood leukemia. Epidemiology, 2003, 14 (4): 437-441.

37. SU L, ZHAO C, JIN Y, et al. Association between parental occupational exposure to extremely low frequency magnetic fields and childhood nervous system tumors risk: A meta-analysis. Sci Total Environ, 2018, 642: 1406-1414.

38. HUG K, GRIZE L, SEIDLER A, et al. Parental occupational exposure to extremely low frequency magnetic fields and childhood cancer: A German case-control study. Am J Epidemiol, 2010, 171 (1): 27-35.

39. HEATH CW. Electromagnetic field exposure and cancer: a review of epidemiologic evidence. CA Cancer J Clin, 1975, 46 (1): 29-44.

40. LINET MS, HATCH EE, KLEINERMAN RA, et al. Residential Exposure to Magnetic Fields and Acute Lymphoblastic Leukemia in Children. N Engl J Med, 1997, 337: 1-7.

41. ESKELINEN T, ROIVAINEN P, MÄKELÄ P, et al. Maternal exposure to extremely low frequency magnetic fields: Association with time to pregnancy and foetal growth. Environ Int, 2016, 94: 620-625.

42. KAPRI-PARDES E, HANOCH T, MAIK-RACHLINE G, et al. Activation of Signaling Cascades by Weak Extremely Low Frequency Electromagnetic Fields. Cell Physiol Biochem, 2017, 43 (4): 1533-1546.

43. UDROIU I, ANTOCCIA A, TANZARELLA C, et al. Genotoxicity induced by foetal and infant exposure to magnetic fields and modulation of ionising radiation effects. PLoS One, 2015, 10 (11): 1-14.

44. JUUTILAINEN J. Developmental effects of extremely low frequency electric and magnetic fields. Radiat Prot Dosimetry, 2003, 106: 385-390.

45. CECCONI S. Evaluation of the effects of extremely low frequency electromagnetic fields on mammalian follicle development. Hum Reprod, 2000, 15: 2319-2325.

46. LEE SK, PARK S, GIMM YM, et al. Extremely Low Frequency Magnetic Fields Induce Spermatogenic Germ Cell Apoptosis: Possible Mechanism. Biomed Res Int, 2014, 2014: 1-8.

47. MJØEN G, SÆTRE DO, LIE RT, et al. Paternal occupational exposure to radiofrequency electromagnetic fields and risk of adverse pregnancy outcome. Eur J Epidemiol, 2006, 21 (7): 529-535.

48. SHAH SGS, FARROW A. Systematic Literature Review of Adverse Reproductive

Outcomes Associated with Physiotherapists's Occupational Exposures to Non-ionising Radiation. J Occup Health, 2014, 56 (5): 323-331.

49. CHOI KH, HA M, HA EH, et al. Neurodevelopment for the first three years following prenatal mobile phone use, radio frequency radiation and lead exposure. Environ Res, 2017, 156: 810-817.

50. YÜKSEL M, NAZIROĞLU M, ÖZKAYA MO. Long-term exposure to electromagnetic radiation from mobile phones and Wi-Fi devices decreases plasma prolactin, progesterone, and estrogen levels but increases uterine oxidative stress in pregnant rats and their offspring. Endocrine, 2016, 52 (2): 352-362.

51. SARAPULTSEVA EI, IGOLKINA JV, TIKHONOV VN, et al. The in vivo effects of low-intensity radiofrequency fields on the motor activity of protozoa. Int J Radiat Biol, 2014, 90 (3): 262-267.

52. SORENSEN C, MURRAY V, LEMERY J, et al. Climate change and women's health: Impacts and policy directions. PLoS Med, 2018, 15 (7): 1-10.

53. KUEHN L, MCCORMICK S. Heat exposure and maternal health in the face of climate change. Int J Environ Res Public Health, 2017, 14 (8): 853.

54. MORETTI ME, BAROZ B, FRIED S, et al. Maternal hyperthermia and the risk for neural tube defects in offspring: Systematic review and meta-analysis. Epidemiology, 2005, 16 (2): 216-219.

55. SUAREZ L, FELKNER M, HENDRICKS K. The effect of fever, febrile illnesses, and heat exposures on the risk of neural tube defects in a Texas-Mexico border population. Birth Defects Res Part A-Clin Mol Teratol, 2004, 70 (10): 815-819.

56. RAVANELLI N, CASASOLA W, ENGLISH T, et al. Heat stress and fetal risk. Environmental limits for exercise and passive heat stress during pregnancy: A systematic review with best evidence synthesis. Br J Sports Med, 2018,(2016): 1-8.

57. AGAY-SHAY K, FRIGER M, LINN S, et al. Ambient temperature and congenital heart defects. Hum Reprod, 2013, 28 (8): 2289-2297.

58. AUGER N, FRASER WD, SAUVE R, et al. Risk of Congenital Heart Defects after Ambient Heat Exposure Early in Pregnancy. Environ Health Perspect, 2017, 125 (1): 8-14.

59. LIN S, LIN Z, OU Y, et al. Maternal ambient heat exposure during early pregnancy in summer and spring and congenital heart defects-A large US population-based, case-control study. Environ Int, 2018, 118: 211-221.

60. AUGER N, FRASER WD, ARBOUR L, et al. Elevated ambient temperatures and risk of neural tube defects. Occup Environ Med, 2017, 74 (5): 315-320.

61. BENNETT GD. Hyperthermia: Malformations to chaperones. Birth Defects Res Part B-Dev Reprod Toxicol, 2010, 89 (4): 279-288.

62. OMAR RA, YANO S, KIKKAWA Y. Antioxidant Enzymes and Survival of Normal and Simian Virus 40-transformed Mouse Embryo Cells after Hyperthermia. Cancer Res, 1987, 47 (13): 3473-3476.

63. HOSAKO H, FRANCISCO LE, MARTIN GS, et al. The roles of p53 and p21 in normal development and hyperthermia-induced malformations. Birth Defects Res Part B-Dev Reprod Toxicol, 2009, 86 (1): 40-47.

64. RISTOVSKA G, LASZLO HE, HANSELL AL. Reproductive outcomes associated with noise exposure-A systematic review of the literature. Int J Environ Res Public Health, 2014, 11 (8): 7931-7952.

65. ADAMS WALDORF KM, MCADAMS RM. Influence of infection during pregnancy on fetal development. Reproduction, 2013, 146 (5):

R151-162.

66. BUKA SL, TSUANG MT, TORREY EF, et al. Maternal cytokine levels during pregnancy and adult psychosis. Brain Behav Immun, 2001, 15 (4): 411-420.

67. DE COCK KM, FOWLER MG, MERCIER E, et al. Prevention of mother-to-child HIV transmission in resource-poor countries: translating research into policy and practice. JAMA, 2000, 283 (9): 1175-1182.

68. FOWLER KB, STAGNO S, PASS RF. The outcome of congenital cytomegalovirus infection in relation to maternal antibody status. N Engl J Med, 1992, 326 (10): 663-667.

69. GALE EA. Congenital rubella: citation virus or viral cause of type 1 diabetes？ Diabetologia, 2008, 51 (9), 1559-1566.

70. GETAHUN D, STRICKLAND D, ZEIGER RS, et al. Effect of chorioamnionitis on early childhood asthma. Arch Pediatr Adolesc Med, 2010, 164 (2): 187-192.

71. GOLDENBERG RL, CULHANE JF, JOHNSON DC. Maternal infection and adverse fetal and neonatal outcomes. Clin Perinatol, 2005, 32 (3): 523-559.

72. KLEIN RM, JIANG H, DU M, et al. Detection of enteroviral RNA (poliovirus types 1 and 3) in endomyocardial biopsies from patients with ventricular tachycardia and survivors of sudden cardiac death. Scand J Infect Dis, 2002, 34 (10): 746-752.

73. MALDONADO YA. Impact of fetal and neonatal viral (and parasitic) infections on later development and disease outcome. Nestle Nutr Workshop Ser Pediatr Program, 2008, 61: 225-242.

74. MCGREADY R, LEE SJ, WILAD-PHAINGERN J, et al. Adverse effects of falciparum and vivax malaria and the safety of antimalarial treatment in early pregnancy: a population-based study. Lancet Infect Dis, 2012, 12 (5): 388-396.

75. NUNES MC, SCHERF A. Plasmodium falciparum during pregnancy: a puzzling parasite tissue adhesion tropism. Parasitology, 2007, 134 (Pt 13): 1863-1869.

76. RIJKEN MJ, MCGREADY R, BOEL ME, et al. Malaria in pregnancy in the Asia-Pacific region. Lancet Infect Dis, 2012, 12 (1): 75-88.

77. RIJKEN MJ, PAPAGEORGHIOU AT, THIP-THARAKUN S, et al. Ultrasound evidence of early fetal growth restriction after maternal malaria infection. PLoS One, 2012, 7 (2): e31411.

78. Tondury G, Smith DW. Fetal rubella pathology. J Pediatr, 1966, 68 (6): 867-879.

79. YOON BH, ROMERO R, JUN JK, et al. Amniotic fluid cytokines (interleukin-6, tumor necrosis factor-alpha, interleukin-1 beta, and interleukin-8) and the risk for the development of bronchopulmonary dysplasia. Am J Obstet Gynecol, 1997, 177 (4): 825-830.

80. FINKE I, DE JONGSTE JC, SMIT HA, et al. Air pollution and airway resistance at age 8 years-the PIAMA birth cohort study. Environmental Health, 2018, 17 (61).

81. PEDERSEN M, GIORGIS-ALLEMAND L, BERNARD C, et al. Ambient air pollution and low birthweight: a European cohort study (ESCAPE). Lancet Respiratory Medicine, 2013, 1 (9): 695-704.

82. BARKER D J, WINTER PD, OSMOND C, et al. Weight in infancy and death from ischaemic heart disease. Lancet, 1989, 2 (8663): 577-580.

83. BARKER DJ, OSMOND C, LAW CM. The intrauterine and early postnatal origins of cardiovascular disease and chronic bronchitis. J Epidemiol Community Health, 1989, 43 (3): 237-240.

84. BARKER DJP. The origins of the developmental origins theory. J Intern Med, 2007, 261 (5): 412-417.

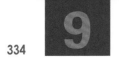
85. HEINDEL JJ, SKALLA LA, JOUBERT BR, et al. Review of developmental origins of health and disease publications in environmental epidemiology. Reprod Toxicol, 2017, 68 (SI): 34-48.

86. HAY SI, JAYARAMAN SP, MANZANO AGC, et al. GBD 2015 Risk Factors Collaborators. Global, regional, and national comparative risk assessment of 79 behavioural, environmental and occupational, and metabolic risks or clusters of risks, 1990-2015: a systematic analysis for the Global Burden of Disease Study 2015 (vol 388, pg 1659, 2016). Lancet, 2017, 389 (10064): E1.

87. RAZ R, ROBERTS AL, LYALL K, et al. Autism Spectrum Disorder and Particulate Matter Air Pollution before, during, and after Pregnancy: A Nested Case-Control Analysis within the Nurses′ Health Study Ⅱ Cohort. Environ Health Perspect, 2015, 123 (3): 264-270.

88. LOOMIS D, HUANG W, CHEN G. The International Agency for Research on Cancer (IARC) evaluation of the carcinogenicity of outdoor air pollution: focus on China. Chinese J Cancer, 2014, 33 (4): 189-196.

89. LAVIGNE E, BELAIR M, DO MT, et al. Maternal exposure to ambient air pollution and risk of early childhood cancers: A population-based study in Ontario, Canada. Environ Int, 2017, 100: 139-147.

90. RUMRICH IK, VAHAKANGAS K, VILUKSELA M, et al. The MATEX cohort-a Finnish population register birth cohort to study health effects of prenatal exposures. BMC Public Health, 2017, 17 (871).

91. CLARK NA, DEMERS PA, KARR CJ, et al. Effect of Early Life Exposure to Air Pollution on Development of Childhood Asthma. Environ Health Perspect, 2010, 118 (2): 284-290.

92. RITZ B, YU F, CHAPA G, et al. Effect of air pollution on preterm birth among children born in Southern California between 1989 and 1993. Epidemiology, 2000, 11 (5): 502-511.

93. GORR MW, VELTEN M, NELIN TD, et al. Early life exposure to air pollution induces adult cardiac dysfunction. Am J Physiol Heart Clic Physiol, 2014, 307 (9): 1353-1360.

94. KULAS JA, HETTWER JV, SOHRABI M, et al. In utero exposure to fine particulate matter results in an altered neuroimmune phenotype in adult mice. Environ Pollut, 2018, 241: 279-288.

95. FIORDELISI A, PISCITELLI P, TRIMARCO B, et al. The mechanisms of air pollution and particulate matter in cardiovascular diseases. Heart Fail Rev, 2017, 22 (3): 337-347.

96. RAJAGOPALAN S, BROOK RD. Air Pollution and Type 2 Diabetes: Mechanistic Insights. Diabetes, 2012, 61 (12): 3037-3045.

97. BAROUKI R, MELEN E, HERCEG Z, et al. Epigenetics as a mechanism linking developmental exposures to long-term toxicity. Environ Int, 2018, 114: 77-86.

98. WALLACE WH, THOMSON AB, KELSEY TW. The radiosensitivity of the human oocyte. Hum Reprod, 2003, 18 (1): 117-121.

99. WINSHIP AL, STRINGER JM, LIEW SH, et al. The importance of DNA repair for maintaining oocyte quality in response to anti-cancer treatments, environmental toxins and maternal ageing. Hum Reprod Update, 2018.

100. DONNEZ J, DOLMANS MM. Fertility Preservation in Women. N Engl J Med, 2017, 377 (17): 1657-1665.

101. BRENT RL. Protection of the gametes embryo/fetus from prenatal radiation exposure. Health Phys, 2015, 108 (2): 242-274.

102. SCHULL WJ, OTAKE M. Cognitive function and prenatal exposure to ionizing radiation. Teratology, 1999, 59 (4): 222-226.

103. WOO SY, FULLER LM, CUNDIFF JH, et al. Radiotherapy during pregnancy for clinical stages IA-IIA Hodgkin's disease. Int J Radiat Oncol Biol Phys, 1992, 23 (2): 407-412.

104. MAZONAKIS M, DAMILAKIS J, THEO-

HAROPOULOS N, et al. Brain radiotherapy during pregnancy: an analysis of conceptus dose using anthropomorphic phantoms. Br J Radiol., 1999, 72 (855): 274-278.

105. NUYTTENS JJ, PRADO KL, JENRETTE JM, et al. Fetal dose during radiotherapy: clinical implementation and review of the literature. Cancer Radiother, 2002, 6 (6): 352-357.

106. MORGAN S, ANDERSON RA, GOURLEY C, et al. How do chemotherapeutic agents damage the ovary? Hum Reprod Update, 2012, 18 (5): 525-535.

107. BEDOSCHI G, NAVARRO PA, OKTAY K. Chemotherapy-induced damage to ovary: mechanisms and clinical impact. Future Oncol, 2016, 12 (20): 2333-2344.

108. CHOY JT, BRANNIGAN RE. The determination of reproductive safety in men during and after cancer treatment. Fertil Steril, 2013, 100 (5): 1187-1191.

109. CARRELL DT, WILCOX AL, LOWY L, et al. Elevated sperm chromosome aneuploidy and apoptosis in patients with unexplained recurrent pregnancy loss. Obstet Gynecol, 2003, 101 (6): 1229-1235.

110. ANDERSON RA, CAMERON DA. Pretreatment serum anti-mullerian hormone predicts long-term ovarian function and bone mass after chemotherapy for early breast cancer. J Clin Endocrinol Metab, 2011, 96 (5): 1336-1343.

111. WEISZ B, SCHIFF E, LISHNER M. Cancer in pregnancy: maternal and fetal implications. Hum Reprod Update, 2001, 7 (4): 384-393.

112. VADEYAR SH, MOORE RJ, STRACHAN BK, et al. Effect of fetal magnetic resonance imaging on fetal heart rate patterns. Am J Obstet Gynecol, 2000, 182 (3): 666-669.

113. MICHEL SC, RAKE A, KELLER TM, et al. Original report. Fetal cardiographic monitoring during 1. 5-T MR imaging. Am J Roentgenol, 2003, 180 (4): 1159-1164.

**10**

CHAPTER

# 第十章
# 营养与发育源性疾病

早在 20 世纪 80 年代,人们便意识到孕期的营养物质和子代远期的疾病可能存在关联。许多研究都试图了解胎儿营养过剩、营养不足是否会影响成年后的健康。历史上的荷兰大饥荒、今天的流行病学研究和动物实验都印证了这些事实。本章将围绕亲代的营养状况,如营养过剩、营养不足,以及维生素、矿物质摄入情况等展开,详细介绍营养与发育源性疾病的关系。

# 第一节　能量和宏观营养素

## 一、能量

能量是维持生命活动所必需的。孕期的营养需要,在非孕基础上均应有所增加,用于供给受孕妇女发生变化的体内正常代谢过程和胎儿生长发育。由于胎儿生长发育的速度不同,不同孕期需要的营养也不相同。妊娠 10~12 周前胎儿生长发育所需要的能量主要通过卵细胞内微量卵黄、输卵管液中的营养成分,以及母体子宫内膜腺体分泌的营养物质提供。受精卵着床 12 周后,胎盘屏障内绒毛间隙逐渐形成扩大,胎儿所需能量开始逐渐由母胎间血液循环物质交换而提供,最终完全由其取代。出生后,能量主要来源于外界摄入的食物。碳水化合物、脂肪和蛋白质经人体吸收氧化后可释放能量,因此三者被称为"产能营养素",它们也是宏观营养素(macronutrients)。除此之外,人体还需要常量元素(钙)、微量元素(铁、铜、锌、叶酸等)、维生素提供生命所需的营养。

评价膳食营养素参考摄入量(dietary reference intakes,DRIs)能否满足人体需要、是否存在过量摄入风险,以及有利于预防某些慢性非传染性疾病的一组参考值,包括平均需要量、推荐摄入量、适宜摄入量、可耐受最高摄入量、建议摄入量、宏量营养素可接受范围。

平均需要量(estimated average requirement,EAR),即群体中个体营养素需要量的平均值;推荐摄入量(recommended nutrient intake,RNI),即可以满足某一特定性别、年龄及生理状况群体中绝大多数个体需要的营养素摄入水平;适宜摄入量(adequate intake,AI),即营养素的一个安全摄入水平,是通过观察或实验获得的健康人群某种营养素的摄入量;宏量营养素可接受范围(acceptable macronutrient distribution range,AMDR),即为预防产能营养素缺乏,同时又降低慢性病风险而提出的每日摄入量的下限和上限;膳食能量(dietary energy),即膳食中的蛋白质、脂肪和碳水化合物等营养素在人体代谢中产生的能量,单位以千焦耳(kJ)或焦耳(J)表示。

能量需要量(energy requirement)/估计能量需要量(estimated energy requirement,EER),满足机体总能量消耗所需的能量,即满足基础代谢、身体活动、食物热效应等所消耗的能量,以及儿童期的生长发育、妊娠期的营养储备、哺乳期泌乳等所需要的能量。

总能量消耗(total energy expenditure,TEE),即 24 小时消耗的总能量,包括基础代谢、身体活动、食物热效应、生长发育、妊娠营养储备、孕妇泌乳等所消耗的能量。

基础能量消耗(basal energy expenditure,BEE),即基础代谢消耗的能量,指无任何身体活动和紧张的思维活动,全身肌肉放松时所需的能量消耗。此时能量消耗仅用于维持体温、心搏、呼吸、各器官组织和细胞功能等最基本的生命活动状态。身体活动水平(physical activity level,PAL)为 TEE 与 BEE 的比值,用以表示身体活动强度。

表 10-1 为 2017 版中国孕妇膳食能量需要量;表 10-2 为 2009 年美国医学研究所(Institute of Medicine,IOM)推荐的妊娠期体重增长范围。

表 10-1    2017 版中国孕妇膳食能量需要量(EER)

| 孕周 | 轻体力活动值 | | 中体力活动值 | | 重体力活动值 | |
| --- | --- | --- | --- | --- | --- | --- |
| | MJ/d | kcal/d | MJ/d | kcal/d | MJ/d | kcal/d |
| 1~12w | 7.53 | 1 800 | 8.79 | 2 100 | 10.04 | 2 400 |
| 13~27w | 8.79 | 2 100 | 10.04 | 2 400 | 11.29 | 2 700 |
| ≥28w | 9.41 | 2 250 | 10.67 | 2 550 | 11.92 | 2 850 |
| 乳母 | 9.62 | 2 300 | 10.88 | 2 600 | 12.13 | 2 900 |

表 10-2    2009 年 IOM 推荐的妊娠期体重增长范围

| 孕前 BMI (kg/m²) | 孕中晚期体重增长速率(kg/w) | 孕期总增重(kg) |
| --- | --- | --- |
| <18.5 | 0.45 | 12.5~18 |
| 18.5~24.9 | 0.45 | 11.5~16 |
| 25~29.9 | 0.26 | 7.0~11.5 |
| ≥30 | 0.22 | 5.0~9.0 |

注:孕早期总增重控制在 0.5~2kg

## 二、营养过剩

我国营养学会推荐妊娠中、晚期孕妇每日热量约增加 836~1 672J,即每日摄入的碳水化合物约 200~250g 以上。糖和脂肪是热量的主要来源。孕期糖的供给量占热量的 55%~60%,比正常稍低,以提高蛋白质的供给量和其他营养的补给。若孕妇摄入热量过多导致体重增加,即可称为营养过剩。

孕妇孕期营养与孕妇年龄、孕产次、文化程度、职业、生活地区、收入、对孕期营养方面的认知、营养知识获取途径的可接近性、配偶的文化程度、职业、是否参加过孕期营养知识讲座、营养知识来源有关。

按照时间分类,营养过剩可分为孕前营养过剩、孕前期营养过剩、孕中期营养过剩、孕后期营养过剩、新生儿营养过剩。按照来源分类可分为父系营养过剩、母系营养过剩。按照原因分类可分为蛋白质营养过剩、脂肪营养过剩、碳水化合物营养过剩等。孕妇的肥胖、妊娠糖尿病、孕期体重增长过多、饮食不均衡等都可能导致孕期胎儿的营养过度。这都可能负面影响到子代的远期健康。

流行病学数据表示,孕前母亲肥胖属于子代超重和腹型肥胖的独立因素,联合妊娠糖尿病会加重子代的肥胖。母系孕前肥胖较父系肥胖对子代体重的影响更大。但母系孕前肥胖对子代代谢的影响应同时考虑基因组遗传学变化。

动物实验还发现备孕期及妊娠期、哺乳期母系能量过剩及肥胖,可导致母亲和胎儿心肌细胞内 AMPK 信号通路磷酸化水平下降,p38 MAPK 信号通路磷酸化水平升高,AMPK 信号通路作为心脏保护通路,p38 MAPK 信号通路则提示心肌细胞内应激压力。胎儿体内高葡萄糖水平及高胰岛素水平刺激心肌细胞氧化应激 c-JNK 信号通路激活,c-JNK 磷酸化后,磷酸化 IRS-1 ser307,IRS-1 ser307 位点可以抑制 IRS-1 酪氨酸磷酸化,从而抑制胰岛素信号通路下游位点,IRβ、IRS-1、PI3K、mTOR、Akt 的磷酸化水平,并且在表型上表现为左心室心肌重构、体积增大、舒张和收缩功能受限。

### (一)孕期蛋白质摄入过量

蛋白质是生命的物质基础,是构成细胞的基本有机物,是生命活动的主要承担者。氨基酸是蛋白质的基本组成单位。蛋白质占人体体重的 16%~20%,人体内的蛋白质种类有很多,性质、功能各异,但都是由 20 多种必需氨基酸按不同比例组合而成的,并在体内不断进行代谢与更新。

食物中的蛋白质经过胃肠道的分解之后以氨基酸的形式被人体吸收,营养学上将氨基酸分为必需氨基酸和非必需氨基酸,这两者的差异在于必需氨基酸只能通过食物补给获得,人体自身不能合成或合成速度不能满足人体需要,而非必需氨基酸可以在人体内经过反应得到。对成人而言,必需氨基酸有 8 种,包括赖氨酸、蛋氨酸、亮氨酸、异亮氨酸、苏氨酸、缬氨酸、色氨酸和苯丙氨酸。对婴儿来说,还包括第 9 种氨基酸——组氨酸。表 10-3 为 2017 版中国孕妇膳食蛋白质适宜摄入量(AI)。

表 10-3 2017 版中国孕妇膳食蛋白质
适宜摄入量(AI)

| 孕周 | EAR(g/d) | RNI(g/d) |
|---|---|---|
| 1~12w | 50 | 55 |
| 13~27w | 60 | 70 |
| ≥28w | 75 | 85 |
| 乳母 | 70 | 80 |

孕期摄入过量蛋白与子代的超重及肥胖

等健康问题密切相关。

1976 年的 Harlem 试验发现,怀孕期间食用高蛋白(40g 蛋白)补充剂与较高的早产率、较低的出生体重和较高的新生儿死亡人数相关。苏格兰一项研究发现,给予孕妇高蛋白饮食,即蛋白质供能占总能量 24.5%(苏格兰普通饮食中则为 13.6%)与胎儿生长受限、27~30 岁时血压升高和 36 岁时出现心理压力时皮质醇分泌增加有关。这支持了另一项来自苏格兰 Aberdeen 地区的研究。该研究发现,母亲在孕晚期食用较多动物蛋白,同时低碳水化合物饮食,子代血压将升高。因此,不建议在怀孕期间补充高蛋白补剂或高蛋白饮食。

丹麦的一项前瞻性队列研究发现孕期动物来源蛋白质摄入增多,可增加子代 19~21 岁时身体质量指数(BMI)≥ 25kg/m² 的风险,且女性子代的风险更大。

孕期蛋白质摄入量与子代生长发育的关系可能和胰岛素样生长因子(insulin-like growth factor,IGF)轴有关。IGF 轴在胎儿、婴儿的早期发育中发挥了重要的作用。IGF-1 与 IGF-2 在孕期都存在于胎儿血液和组织中,用于调控营养吸收和生长发育。美国一项研究发现,孕中期蛋白质摄入量与脐血中 IGF-1 的含量及胰岛素含量成反比。在女性婴儿和多胎妊娠中,与 IGF-2 成反比。

动物高蛋白饮食模型发现了能量消耗调节方面的缺陷和子代肥胖相关。高蛋白孕鼠的小鼠胚胎中的活性氧和 ADP 浓度升高,表明存在代谢应激和氧化磷酸化的解偶联,而低蛋白饮食的小鼠胚胎核周围的线粒体聚集性较低,表明代谢率较低。

### (二)肥胖、孕期体重增长与发育源性疾病

1. 脂类概论及其导致发育源性疾病的机制 脂类是油、脂肪、类脂的总称。食物中的

油脂主要是油、脂肪,一般把常温下是液体的称为油,而把常温下是固体的称为脂肪。脂肪是由甘油和脂肪酸组成的甘油三酯,甘油分子比较简单,而脂肪酸按其碳链上是否存在双键可分为饱和脂肪酸、单不饱和脂肪酸 (monounsaturated fatty acid, MUFA)、多不饱和脂肪酸 (polyunsaturated fatty acid, PUFA)。 多不饱和脂肪酸按照第一个双键的位置可分为 n-6 多不饱和脂肪酸和 n-3 多不饱和脂肪酸。n-6 多不饱和脂肪酸指第一个双键位于从甲基端开始的第 6、7 位碳原子之间的多不饱和脂肪酸,包括亚油酸和花生四烯酸。n-3 多不饱和脂肪酸则指的是第一个双键位于从甲基端开始的第 3、4 位碳之间的多不饱和脂肪酸,包括 α- 亚麻酸、二十碳五烯酸、二十二碳五烯酸和二十二碳六烯酸。

动物脂肪中不饱和脂肪酸很少,植物油中则比较多。膳食中饱和脂肪太多会引起动脉粥样硬化,因为脂肪和胆固醇均会在血管壁上沉积而形成斑块,导致心血管疾病。

类脂包括磷脂、糖脂、胆固醇及胆固醇酯。在动物的脑和卵、大豆的种子中磷脂含量较多。胆固醇及其甾体类化合物等物质主要包括胆固醇、胆酸、性激素,以及维生素 A、D、E、K 等。这些物质对于生物体维持正常的新陈代谢和生殖过程起着重要的调节作用。表 10-4 为孕妇和乳母脂肪、脂肪酸参考摄入量和可接受范围。

表 10-4 孕妇、乳母脂肪、脂肪酸参考摄入量和可接受范围 单位为能量百分比(%E)

| 生理状况 | 脂肪 | 饱和脂肪酸 | n-6 多不饱和脂肪酸 [a] | | n-3 多不饱和脂肪酸 [b] | |
|---|---|---|---|---|---|---|
| | AMDR | U-AMDR | AI | AMDR | AI | AMDR |
| 孕妇和乳母 | 20~30 | <10 | 4.0 | 2.5~9.0 | 0.60 | 0.5~2.0 |

[a]: 亚油酸的数值; [b]: α- 亚麻酸的数值

怀孕前和孕期肥胖不仅可以短期内影响到妊娠并发症的发生率,增加妊娠糖尿病、子痫前期、巨大儿等发生率,还可以对子代的长期健康产生不良影响。

母亲的肥胖与子代成年期超重及肥胖、脂质代谢异常、胰岛素抵抗及 2 型糖尿病密切相关;还可导致免疫系统紊乱:肥胖母亲的 3~4 个月的婴儿特应性皮炎发生率偏向于升高;另外,母亲肥胖还可导致子代心血管系统疾病、高血压发生率升高。

母亲高胆固醇血症诱发炎症和氧化反应,一方面加速了血管硬化的过程,另一方面免疫反应和脂肪酸代谢相关基因的表观遗传学发生调整,刺激胎儿动脉发生硬化前反应,这些变化被认为将会维持到成人,更易受传统危险因素的刺激,导致心血管疾病发生率升高。

动物实验证明,给予孕鼠高脂喂养后发现其子代肝脏中有 23 种微小 RNA (microRNA, miRNA) 表达模式发生变化,PPARα、CPT-1α 的 mRNA 水平显著升高,导致子代肥胖代谢基因 Igf2 的表达异常。*PPARα* 基因是调控肝脏内脂肪酸氧化的关键转录因子,可以促进肝脏再生。*Igf2* 基因是早期表达于小鼠二细胞胚胎期的生长因子,Igf2 缺失小鼠出生体重低于正常小鼠,过表达 Igf2 则会导致出生体重升高。子代肝脏中组蛋白去乙酰化酶 (histone deacetylase, HDAC) 表达量下降,肝脏组织中 H3K14(组蛋白 H3 第 14 号位赖氨酸)、H3K9(组蛋白 H3 第 9 号位赖氨酸)、H3K18(组蛋白 H3 第 18 号位赖氨酸)组蛋白乙酰化水平特异性升高。

2. 身体成分变化及心血管、代谢性疾病　许多研究发现,母亲孕前肥胖及孕期体重增长过多可以增加子代成年期肥胖的风险。孕期体重增长过多可以增加儿童时期 BMI 及脂肪含量。尽管有研究发现孕前肥胖和体重增长过多和子代血压升高、脂代谢异常、胰岛素抵抗有关,但这很大一部分也是由子代自身儿童时期的 BMI 导致的。除童年时期外,青春期和成年时期的 BMI 也会增加。澳洲一项研究发现,孕期体重增加与子代 21 岁时 BMI 变高有关,且不受母亲孕前 BMI 的影响。但这些研究的结论也可能受基因、生活环境的影响。瑞典一项大型的在兄弟姐妹间进行的研究发现,孕早期 BMI 和子代 BMI 成正比,但观察兄弟姐妹时,这种现象并不存在。提示其他研究得出的结论可能受母亲本身、社会经济状况、饮食和运动习惯的影响。

关于母亲 BMI 是否会影响儿童时期、青春期及成年期心血管疾病的风险,研究的结论并不完全相同。赫尔辛基一项回顾性队列研究发现,母亲孕期肥胖与子代心血管疾病发生率和死亡率密切相关。英国一项研究发现,母亲 BMI 和子代因心血管疾病住院的风险升高有关。这和赫尔辛基另一项队列研究的结论相似,后者发现了母亲肥胖与子代心血管疾病、冠心病、2 型糖尿病和中风的关联。但冠心病的风险仅在男性子代中升高,中风的风险仅在女性中升高。耶路撒冷一项研究则发现孕前 BMI 虽然可以增加子代成年时期心血管病风险,但子代成年时期的 BMI 可以完全解释这一风险。

一些研究试图了解孕期哪个时间段的体重增长与子代关系最密切。英国和丹麦的研究发现,孕早期的体重增加分别和子代 9 岁时脂肪含量以及心血管代谢相关指标异常有关,

且与孕前和孕晚期的体重增加无关。这些研究提示,孕早期体重增加(此时脂肪的增加是孕期体重增加的主要来源)是影响子代心血管疾病发生风险的关键阶段。

3. 过敏性疾病　一项纳入 14 个研究的荟萃分析发现,孕期超重或肥胖与儿童时期哮喘、喘鸣的风险及当前哮喘、喘鸣发生率增加有关,且与子代 BMI 无关。孕期体重增加也与目前哮喘或喘鸣发生风险有关,但与既往哮喘或喘鸣的发生没有关联。丹麦的一项队列研究发现,母亲肥胖仅增加了子代哮喘和喘鸣的风险,但是和湿疹、过敏反应或甘草热无关,提示这种影响存在组织特异性。

母亲肥胖之所以会增加子代过敏或特应性反应的风险,背后的机制可能与微生物多样性减少有关,尤其是肠道微生物失调。越来越多的研究提示,宫内起源的微生物失调可能对多个系统产生作用,其可能介导了母亲肥胖与发育中胎儿免疫和代谢功能的影响。孕期给母亲补充纤维对子代的免疫功能和代谢有益。动物实验则发现微生物分解纤维产生的短链脂肪酸(short-chain fatty acid,SCFA)可以预防子代过敏性哮喘的风险。基于人类的研究则发现孕期高浓度与子代因咳嗽或喘鸣而就医的次数减少有关。一系统性综述也发现,和地中海饮食相比(富含水果、坚果、鱼类和蔬菜),西式快餐可增加子代儿童时期哮喘和喘鸣的风险,而前者可以起到保护作用。

4. 免疫系统影响　除哮喘等过敏性疾病外,母亲肥胖也可能影响子代的免疫系统和与感染相关的结局,但相关的研究很少。啮齿类动物的实验,肥胖孕鼠的子代在面临细菌感染及实验诱导的自身免疫反应时,反应更差。在人类中,母亲肥胖可以影响脐血中固有免疫和适应性免疫中关键细胞的功能和含量。肥胖

的母亲本身就对一些病毒更易感,流感、弓形虫、风疹等感染风险增加,而这些感染本身也会对子代的健康产生长远影响。

5. 认知功能等　关于孕前体重与子代认知功能的发育的影响,诸多研究的结论并不一致,且缺乏队列研究。大多数研究认为孕前肥胖程度负面影响了子代的早期和远期的认知功能标准化评价,以及阅读和数学成绩。2015年的一项研究发现,子代6个月时标准化评价的表现可能出现暂时的提高。

母亲肥胖也和子代的行为学和情感问题有关。一个荟萃分析和纵向研究发现,孕前或孕期肥胖,以及孕期体重增长过多,会增加子代自闭症的风险。在三个大型队列研究中,对孕前肥胖和注意缺陷多动障碍(attention deficit hyperactivity disorder,ADHD)关联的结论不一致。且在比较兄弟姐妹之间的差异时,本来存在的统计学差异也消失了。情感性精神障碍方面,过去十年内没有研究关注母亲肥胖与子代焦虑、神经症或进食障碍之间的联系。只有一个综述中提到孕前肥胖和子代精神分裂症之间的联系,且分析时没有考虑母亲的精神分裂症情况。脑瘫方面,过去的研究得到的结论有所不同,最近一项研究在校正多个因素后发现母亲肥胖和子代脑瘫之间存在关联。

有关母亲肥胖与子代精神认知及行为学方面关联的研究,存在着一个主要缺陷,即存在残余误差。许多因素既和肥胖有关,也和子代神经发育有关,如母亲的智力、社会经济水平、精神状况、饮食习惯等。这也给探究机制带来了一定困难。动物研究认为母亲肥胖可能通过三个途径影响子代,即营养物质浓度过高(脂肪酸、葡萄糖等)、激素水平过高(瘦素、胰岛素)、炎症因子(白介素、肿瘤坏死因子

等)。这些物质可能穿过胎盘影响胎儿的脑部发育、神经内分泌发育和神经元增殖。孕期肥胖可能通过表观遗传的机制影响子代的大脑稳态和行为,这在5-羟色胺和多巴胺通路、脂质过氧化和皮质素受体的表达中有所体现。

**(三)孕期碳水化合物摄入过量**

碳水化合物是由碳、氢和氧三种元素组成。它可以分为两种:人体能够吸收利用的有效碳水化合物,如单糖、双糖、多糖等;人体不能消化的无效碳水化合物,如膳食纤维,膳食纤维属于多糖,它既不能被胃肠道消化吸收,也不能产生能量,曾一度被认为是"无营养物质"而长期得不到足够的重视。随着营养学和相关科学的发展,膳食纤维被营养学补充认定为第七类营养素,和传统的六类营养素——蛋白质、脂肪、碳水化合物、维生素、矿物质及水并列。

食物中不同有效碳水化合物摄入后血糖浓度的变化程度不同。血糖指数(glycemic index,GI)表示含有50g的碳水化合物的食物与相当质量的葡萄糖相比,在一定时间内(一般为餐后2小时)引起血糖应答水平的百分比值。

GI=(含有50g碳水化合物某食物的2小时血糖应答/50g葡萄糖的2小时血糖应答)×100%。

GI值是衡量食物引起餐后血糖反应的一项生理学参数,能准确反映食物摄入后人体的生理状态。含有等量的碳水化合物的食物,其消化吸收率和引起血糖的反应是不同的:高GI食物进入胃肠道后消化快、吸收率高,低GI食物则相反。食物中的血糖指数受多方面因素影响,包括食物中糖的类型、糖的构成、食物的物理性状和烹调加工、食物的化学成分和含量。其中食物淀粉的物理状态和烹调加工

是影响 GI 的最最重要因素。一般食物中果糖含量高时，GI 值偏低，直链淀粉含量高时，GI 值偏低。

GI 高的食物，如果碳水化合物含量很少，尽管其易转化为血糖，但对血糖总体影响并不大。因此 GI 值仅仅反映了碳水化合物的质量，并未反映其实际摄入含量。为了将"质"和"量"结合起，需使用一个新的概念，即血糖负荷（glycemic load，GL）。其计算方法为：GL=GI × 碳水化合物含量（克）/100。

表 10-5 为孕妇和乳母碳水化合物参考摄入量和可接受范围。

表 10-5　孕妇和乳母碳水化合物参考
摄入量和可接受范围

| 生理状况 | 碳水化合物 | | 添加糖 |
|---|---|---|---|
| | EAR(g/d) | AMDR(%E) | AMDR(%E) |
| 孕妇 | 130 | 50~65 | <10 |
| 乳母 | 160 | 50~65 | <10 |

1. 妊娠糖尿病与发育源性疾病　孕期高碳水化合物摄入主要会引起妊娠糖尿病（gestational diabetes mellitus，GDM）或糖尿病合并妊娠。

妊娠糖尿病是指妊娠期间首次发现或发生的不同程度的糖耐量异常，其发病率不仅在世界范围内不断上升，在中国也呈快速上升趋势。2006 年在全国 18 个城市 16 286 名孕妇中进行的一项调查表明，GDM 是中国孕妇常见的并发症，总体发病率为 4.3%。

孕妇高血糖是因葡萄糖可以自由穿过胎盘，故胎儿也会出在高血糖环境中，使胚胎细胞的糖代谢增多，通过氨基己糖合成途径及糖酵解途径增加氧化应激，抑制 *Pax3* 基因的表达，*Pax3* 基因是神经管发育过程中必需的转录因子，因此导致先天性的神经管缺损。另有研究显示一些少见的畸形，如拇指多指畸形、

肛门直肠闭锁，以及胸腺发育不良、肥厚型心肌病和多囊肾均与 GDM 有关。

胎儿在宫内受母体高血糖刺激，导致胎儿高胰岛素血症，出生后高胰岛素血症导致胰岛素抵抗和瘦素耐受，脂肪细胞生长过快，引起儿童时期肥胖。另外动物实验表明妊娠糖尿病可以影响子代的胰岛 β 细胞生长发育和功能，以及效应器官对胰岛素的反应性。

母亲孕期高糖及肥胖的代谢状态影响胎儿宫内生长规划，成年发展为 2 型糖尿病的易感性增高，而且胎儿宫内营养代谢异常造成线粒体功能受损及 ATP 生成减少，从而造成葡萄糖刺激的胰岛素分泌减少，导致 2 型糖尿病的发生。

母亲糖尿病导致的营养过剩生出的女儿，无论是巨大儿还是低出生体重儿，其发生糖尿病或妊娠糖尿病的可能性都大于常人，也就是说她所生的孩子也有胰岛素抵抗的可能性。

妊娠糖尿病还可增加先天畸形的概率，如神经管缺损、多指畸形、肛门直肠闭锁、胸腺发育不良、多囊肾、肥厚型心肌病等。

GDM 母亲血糖控制不佳或反复发生严重低血糖者的子代于儿童期更易发生精神运动障碍，也会影响到语言功能、社交能力及眼球运动功能，但这些障碍可以随着年龄的增长逐渐消失。

2. 碳水化合物质量与发育源性疾病　孕期碳水化合物的"质量"也与子代的健康有关，尽管相关研究并不多。

爱尔兰一项随机对照试验（randomized controlled trial，RCT）试图了解孕期低 GI 饮食控制能否减少巨大儿的发生率。结果发现虽然母亲的糖耐量在低 GI 组有改善，但是并没有影响巨大儿的发生。该研究还发现孕期以低 GI 饮食干预的子代，与对照组子代相

比,6 个月时的脂肪含量无显著差异。孕晚期的 GI 与子代脂肪含量成正比。

然而另一项爱尔兰的队列研究中,调整混杂因素后,未观察到孕妇 GI、GL 与出生结局之间存在相关性,包括出生体重、巨大儿、胎龄和早产。同样,在子代 5 年后的随访中,未观察到与 BMI、腰围 Z 评分、儿童肥胖症(整体和中枢性肥胖)的相关性。

小鼠研究发现孕期给予高 GI 饮食,对照组给予正常饮食,子代出生后均给予正常饮食。低 GI 孕鼠的子代 4 周时内脏脂肪 Leptin 基因表达水平是对照组的 4.4 倍,但子代糖耐量、出生体重无差异。这表明孕期碳水化合物的质量可能会影响子代食欲相关的基因。

英国一项队列研究发现,在控制了潜在的混杂因素之后,孕早期饮食 GI 和 GL 与子代 4 岁和 6 岁时的脂肪量呈正相关。相反,在这些年龄段,孕晚期孕妇的饮食 GI 或 GL 与后代脂肪量之间没有关联。在所研究的任何年龄段,孕妇的饮食 GI 和 GL 均与出生时的脂肪量或后代的去脂体重无关。

### (四)营养过剩对子代影响的机制

1. "胎儿营养过剩假说"和激素编程 已有动物实验证明,妊娠后期孕妇能量过剩可以引起子一代下丘脑弓状核细胞中的瘦素受体表达量下调,且出生后仍低于对照组,下丘脑弓状核被认为是胃口的摄食中枢,这种改变可能会导致子代出生后中枢神经系统对摄食调控的紊乱,导致出生后及成年期肥胖。宫内营养过剩导致胎儿体内炎症因子及相关细胞因子的微环境发生改变,导致新生儿血管生成受损、微血管密度下降。激素编程的概念指出,宫内不良环境会导致胎儿代谢和内分泌向节能的方向编程,这些适应性编程在成年后适得其反,身体很难适应营养过剩,从而导致脂肪堆积。

2. 神经内分泌调节系统编程障碍 人体脑内神经通路的形成和成熟发生于妊娠晚期直至出生后断奶。妊娠期高脂饮食以及出生后继续能量过剩喂养使胎儿体内胰岛素和瘦素水平升高,瘦素作为脂肪来源的激素,可以和血清中的胰岛素直接刺激中枢神经细胞,导致下丘脑激素分泌细胞发育障碍,特别是调节代谢和体重的下丘脑腹正中核,导致腹正中核永久性对外周血中胰岛素和瘦素产生抵抗效果,使得下丘脑神经元分泌激素如神经肽 Y、POMC 等水平发生紊乱,从而导致食欲增加、高脂血症、碳水化合物代谢障碍。据报道,母亲糖尿病所致的营养过剩所生出来的巨大新生儿颈动脉内膜僵硬度升高,这可能是和高 IGF-1 水平、胎儿血脂异常、细胞内黏附分子 ICAM1 和白介素 6(interleukin-6,IL-6)水平导致的慢性炎症加重有关。

3. 表观遗传学理论 胚胎发育早期受相关环境和基因相互作用之间的影响,导致胎儿表观遗传学发生变化,这种变化存在于 DNA 序列本身变化之外,如 DNA 甲基化、组蛋白转录后修饰、微小 RNA 的干涉等,控制了不同细胞的分化和发展,导致出生后胎儿表型发生稳定性变化,这种变化维持至成人期,从而产生成人慢性非传染性疾病。如孕期能量摄入过多会导致子代脂肪细胞分化和脂肪合成相关基因的表达上调,出生时皮下脂肪增多,导致远期肥胖和胰岛素抵抗。

### (五)孕期营养过剩的预防和营养建议

应办好孕妇学校,采取有针对性的措施。孕妇学校是孕妇获取知识的重要场所,医务人员应通过孕妇学校给孕妇提供正确的实用的孕期指导。不同文化程度、职业、居住地区都是影响孕期营养知识掌握的因素,所以医务人员应根据不同人群的特点和接受能力,制订不同措施,提高人群对知识的接受程度。运用多种宣传手段扩大宣传面。大量调查显示孕妇营养行为受其长辈、丈夫的影响,因此教育对象不应只限于孕妇本人。加强孕期生活方式干预,包括合理孕期营养能量摄入、运动和精神心理支持。

中国推荐的一般孕妇每日膳食中蛋白质的供给量:妊娠中期为80g,妊娠晚期为90g。肥胖孕妇每日蛋白质摄入量应占总热量的15%~20%,在妊娠中晚期,蛋白质的摄入量应增加10~14g/d,达到60g/d左右,其中至少应有1/3来源于动物蛋白质,脂肪摄入量要严格限制于总热量的20%~25%,其中饱和脂肪酸的摄入量不超过总脂肪摄入量的10%~15%,胆固醇摄入量不超过300mg/d。记录孕期体重,描记体重增长曲线,根据体重增长情况给出个体化饮食指导方案。

2015年澳大利亚昆士兰妊娠肥胖指南推荐孕早期每日进行30分钟有氧运动,包括散步、骑车、游泳等。孕晚期由于孕妇重心的改变,应改变运动方式。运动禁忌证:严重心肺功能不全、孕晚期持续阴道流血、前置胎盘、胎膜早破、多胎妊娠和先兆早产、宫颈环扎术后、子痫前期、胎儿生长受限。

精神心理支持要求医患双方之间充分沟通,了解妊娠期肥胖可能导致的不良妊娠结局,树立妊娠期体重控制的观念和信心。

在预防肥胖方面,还应孕前适当减重减脂,维持正常的BMI和体脂率。生活习惯积极干预,包括健康饮食和适当锻炼使得孕期体重增长不过大。必要时可药物干预。加强孕期营养管理;健康宣教;个性化营养指导;规范的产科检查;对超重妇女在怀孕前就进行干预以防止肥胖,孕期进行教育和营养管理,产后继续提供饮食、营养咨询服务,规避母亲和胎儿的风险,提高孕妇和新生儿的健康水平。

## 三、营养不足

### (一)营养不良与发育源性疾病概论

营养不良按照时间分类可分为孕前营养不良、孕期营养不良、新生儿营养不良。按照来源分为父系营养不良与母系营养不良。

按照原因分类可分为蛋白质摄入不足、脂肪摄入不足、碳水化合物摄入不足、铁摄入不足等。

孕期营养不良会导致胎儿宫内发育受阻,低出生体重儿,高血压、2型糖尿病、心血管疾病等成年期疾病的发病率及患病率升高。

我国不同地区对孕期能量问题所进行的调查结果不尽相同,福建一项流行病学显示孕早期能量供给量中度不足,中、晚期较为适宜,但也偏少。广州调查报告显示孕妇在中晚期热量均不能满足要求,中期孕妇尤为突出,其主要原因是中期孕妇体力消耗多和摄入量少,以及缺乏相应的营养知识和营养指导,还有部分孕妇害怕摄入过多的热量会造成巨大体重儿而难产。农村地区特别是偏远地区蛋白质尤其是优质蛋白的摄入量是明显不足的,这主要与家庭经济收入水平有关。

根据WHO估计,全球每年有350万母亲和5岁以下儿童的死亡与营养不良有关,如果将出生后发育迟缓、严重消瘦和宫内生长受限合并计算,估计将会产生2 200万个伤残调整生命年,约占5岁以下儿童的21%。虽然我国城乡居民的营养不良和营养缺乏的患病率一直在下降,但我国仍面临着营养缺乏与营养失衡的双重挑战。发达国家的研究结果显示,低出生体重与2型糖尿病和胰岛素抵抗有关,是成年肥胖的高风险人群。目前在发达国家已有足够证据说明,低出生体重、低婴儿体重、矮小身材、儿童期 BMI 快速增长是成人心血管疾病的危险因素,但缺乏中低收入国家的资料。

宫内营养不良导致低出生体重儿胰岛结构功能变化、靶器官对胰岛素的敏感性下降可持续至成年期,HPA 轴持续激活,肾上腺中合成甾体类激素的关键酶活性增加,且对促肾上腺皮质激素的敏感性增加、功能亢进,导致脱氢表雄酮及硫酸脱氢表雄酮升高。有研究发现,低出生体重儿血清中抗米勒管激素和雌二醇浓度升高,提示低出生体重儿卵泡发育的改变。

孕期营养不良还会影响子代的免疫系统,主要体现在免疫细胞反应减弱,易发生炎症和免疫性疾病。生长发育方面,营养不良的女性子代到成年可能身材矮小,下一代的出生体重低。另外,在精神神经系统方面,有数据表明妊娠前中期经历饥饿,患情感性精神疾病的危险性显著增加,从性别上来看,男性子代比女性子代情感性精神病更易受孕期营养的影响。

### (二) 蛋白质摄入不足

印度一项前瞻性研究发现,母亲是素食者且蛋白摄入量低(平均为 9.5%)的子代所有身体测量值均较小,但与英国南安普敦母亲(蛋白质摄入量:14.7%)的婴儿相比肩胛下皮下厚度相似。这种胖 - 瘦表型的儿童易出现胰岛素抵抗。在南安普敦大学队列中进行的其他研究发现,孕早期孕妇的碳水化合物摄入量较高,而孕晚期乳制品蛋白摄入量较低,则与胎盘体积较小和出生体重较低有关。一项纳入 156 对母 - 子的研究发现孕 36 周时,母体蛋白质摄入与胎儿腹部皮下脂肪含量呈反比关系。当母亲饮食蛋白质含量最

低(16%)时,脂肪含量最多。而蛋白质摄入水平中等(18%~21%),脂肪含量较高(40%)和碳水化合物摄入量较低(40%)时,胎儿大腿中部皮下脂肪面积比例最大。然而,英国一大型队列研究($n$=5 725)发现,在 9 岁和 11 岁时,通过双能 X 线吸收仪(dual energy X-ray absorptiometry,DXA)测量的儿童肥胖程度或去脂体重与孕妇妊娠期宏量营养素的摄入之间没有关联。

苏格兰一项前瞻性队列研究发现,妊娠期动物蛋白摄入量低(50g/d)同时碳水化合物摄入量较高(P∶C 比例低)与中年男子血压升高有关。碳水化合物每增加 100g,收缩压就会增加 3mmHg。有趣的是,当母体动物蛋白质摄入量增加到 50g/d 以上时,较低的碳水化合物摄入量也与血压升高有关。碳水化合物每减少 100g,收缩压就会增加 11mmHg。荷兰的冬季饥荒研究也得出了类似的结果。在 1944 年至 1945 年的荷兰饥荒中生育的子代中,成年早期的血压与妊娠中期平均 P∶C 比例成反比,但与两者的绝对摄入量均无关。这表明长期健康可能与妊娠后期母体饮食中的宏量营养素比例有关。因此,暴露于不同 P∶C 比例的时间点和持续时间的相对重要性值得进一步研究。

许多动物研究都发现孕期低蛋白饮食可对子代多个器官产生影响。在啮齿类动物模型中发现的短期影响,包括从断奶到成年期持续出现的新生儿心脏发育受损、血压升高和肾脏发育受损。

在猪的模型中,暴露于低蛋白饮食(蛋白质含量为 6.5%)的后代比喂养高蛋白饮食(蛋白质含量为 30%)的后代生长更慢、脂肪含量增多。在啮齿类动物中,远期影响包括寿命缩短、葡萄糖稳态失调、胰腺增殖和分化失调、肝

脂肪变性、血管功能障碍、对氧化损伤的敏感性增加、免疫力受损、进食行为改变、中央脂肪堆积增加、高甘油三酸酯血症和高胆固醇血症，以及大脑皮层毛细血管密度降低。

另外，孕期低蛋白饮食可以通过改变肝脏内 *Igf2* 和 *H19* 基因 DNA 甲基化水平从而改变他们的表达水平，营养不良会导致肝脏糖吸收减少，糖异生增多；肌肉除了对胰岛素反应性下降之外，还会出现脂肪氧化增多；脂肪组织中受胰岛素抑制的脂肪分解得以减轻。动物实验证明，宫内蛋白质营养不良会导致胰岛细胞中线粒体呼吸链相关、抗氧化反应相关以及糖原代谢相关基因产物表达量下降，肾脏肌肉及白细胞中线粒体数量减少。

蛋白质摄入不足，还会造成牙齿排列不齐、牙齿萌出时间延迟、釉质发育不全、牙本质钙化不良及牙周组织病变等现象，而且很容易导致龋齿的发生。

实际上，饮食中宏量元素的平衡是最重要的。怀孕期间低蛋白和高蛋白饮食都对子代的健康有害。日本一项研究发现当来自蛋白质的供能占比为 12% 时，出生体重最高，而小于胎龄儿（small for gestational age，SGA）的风险最低，无论等能量替代是用脂肪还是碳水化合物。此外，如果孕妇饮食中的蛋白质含量保持恒定，那么在孕早期能量摄入的 25% 来自脂肪，而 61% 来自碳水化合物时，出生体重最高。结果提示母亲蛋白质摄入与胎儿生长呈反 U 形曲线关系，对出生体重的影响是非线性的。满足所有微量元素最低要求的均衡饮食是避免胎儿生长受限的理想选择。

综上，应重视孕期营养、体重管理，普及孕期营养、体重管理知识。对孕妇进行个体化营养指导，包括均衡合理的膳食营养、良好的生活方式、适当的运动。对孕前出现营养不良的备孕妈妈可以准备蛋白能量平衡的营养补充。定期检查，规范产检。

**（三）脂肪摄入不足**

脂肪缺乏会导致脂溶性维生素 A、E 的缺乏，搅乱骨吸收和骨形成的方式，破坏造釉器的完整。维生素 A 的缺乏能使上皮结构变形，使骨异常变厚。孕期维生素 A 不足还会导致子代产前获得性维生素 A 缺乏，减少树突状细胞的数量，这不仅影响了胸腺对免疫细胞的阴性选择，间接地影响了免疫细胞的发育，而且可以直接抑制免疫系统的免疫调节作用。维生素 D 缺乏可使牙釉质与牙本质发育不良，成釉细胞萎缩，基质凹陷。另外如果孕妇不能及时补充钙、磷、铁、氟，胎儿牙胚矿化质量下降，出生后婴儿容易出现龋齿、骨骼发育不良，严重者会出现佝偻症。

n-3 脂肪酸可以改善胎盘血运，n-3 脂肪酸不足会导致宫内生长受限。近期有研究表明 n-3 脂肪酸不足会影响神经元的功能，尤其是影响渗透压感受器中神经末梢的反应性。反式脂肪酸在体内会干扰 n-3 脂肪酸的代谢，临床数据表明孕妇在 18 周以后过多摄入饱和脂肪酸、反式脂肪酸、n-6 脂肪酸等总脂肪，通过超声波检查反映出胎儿宫内生长受限，孕妇产前摄入适量的长链 n-3 脂肪酸可以一定程度上缓解新生儿远期胰岛素抵抗和高血压的发生。

不少研究还关注了孕期补充不饱和脂肪酸对子代健康的影响。

二十二碳六烯酸（docosahexaenoic acid，DHA）是一种长链 n-3 PUFA，在妊娠的最后 3 个月和出生的最初 2 年期间积极参与脑和视网膜细胞膜的发育，在其功能和结构发育中都有一定作用。因此，大脑的发育在孕晚期至出生前两年至关重要。一项荟萃分析纳入了母亲、早产儿、足月儿补充 n-3 PUFA 的 RCT 研究。发现在早产儿和足月儿中补充 n-3 PUFA 与母亲补充相比,可以提高子代 Bayley 智力发育指数(mental developmental index, MDI)。在孕期补充 n-3 PUFA 对子代 3~12 岁时的智商(intelligence quotient,IQ)没有影响。2~64 个月的视敏度没有改善,出生后补充有作用。视网膜和视皮质神经发育大多在出生后发育,这也许可以解释研究的结果。

一项荟萃分析纳入了 15 个 RCT,发现孕期补充长链 n-3 PUFA(通过鱼油或食物),可以略微增加出生体重,对出生身长和头围没有影响。

墨西哥一项研究发现,妊娠中期较高的十二碳五烯酸(eicosapentaenoic acid,EPA)和 DHA,即 n-3 PUFA 和长链 n-6 PUFA 花生四烯酸(arachidonic acid,AA)摄入量与较低的后代围青春期(8~14 岁)BMI Z 评分和身高 Z 评分相关,这可能与线性生长减慢有关。另外,摄入量与子代代谢指标(空腹血糖、C 肽、瘦素、脂代谢指标)无关。

值得注意的是,最近在荷兰的 208 名健康女性中进行了 n-3 PUFA 补充剂的随机对照试验("INFAT 研究"),发现孕晚期孕妇红细胞中较高的 n-3 和 n-6 PUFA 与较高的出生体重及出生时长相关。结果的差异可能与 PUFA 的摄入量计算方法有关。

西班牙一队列研究还发现,脐带血浆中较高的 n-6:n-3 长链 PUFA 比率与 7 岁时较高的 ADHD 发生率有关。在 4 岁时未观察到关联。

我国一项动物实验证明,孕期利用 n-3 PUFA 和三羟基异黄酮进行营养干预可以通过下调雌性子代大鼠乳腺癌组织中增殖细胞核抗原(proliferating cell nuclear antigen,

PCNA)的表达、抑制雌激素受体(estrogen receptor,ER)α 的表达、促进 *BRCA1* 基因的表达抑制乳腺癌的增殖。其中 PCNA 是评价细胞增殖状态的指标,它的表达随着组织分级增高而增强,与原发性乳腺癌的发病及预后有关。ERα 作为雌激素的受体与之结合后,通过雌激素反应元件途径,激活基因转录。*BRCA1* 基因是一个传统的对维持基因稳定起重要作用的抑癌基因,以常染色体显性遗传的方式传递,如果在 BRCA1 的功能降低的基础上又发生 *p53* 等抑癌基因的突变失活,就会引起细胞癌化。

以上研究表明,保证孕期 n-3 脂肪酸和 n-6 脂肪酸(如亚麻酸、α- 亚麻酸)的平衡对子代健康尤为重要。

**(四)营养不良导致发育源性疾病机制**

"饥渴表型假说"(thrifty phenotype hypothesis)认为妊娠早期暴露于营养不良的环境,胎儿为了防止无法适应出生后的营养不良环境做出代谢方面的调整,导致低出生体重儿出生后很难适应营养丰富的环境和营养过剩,将会导致糖耐量受损和 2 型糖尿病,以及心血管疾病发生率增高。临床上孕期营养不良导致的新生儿常表现为瘦长体型,基础代谢率较低,这一现象恰恰佐证了饥渴表型假说。

"追赶生长":宫内营养不良导致低出生体重儿,这些新生儿大部分在刚出生的几年呈现"追赶生长",有些增长缓慢,仍处于不足状态,而有些过度增长,这一现象与体内生长激素胰岛素样生长因子等有关。研究发现,"追赶生长"往往可导致过度补偿,即有机体超过正常体质量,经常有过度脂肪沉积,这种过快和过度增长增加了成人肥胖、心血管病、胰岛素抵抗等慢性疾病的发生风险。

动物实验表明宫内营养不良会导致新生

儿胰腺中胰岛体积缩小，β细胞数量减少，胰岛素分泌量下降，且这种变化将一直保持下去。出生后通过追赶性生长，增加食物摄入量导致血糖升高和高胰岛素水平。成年后小鼠对胰岛素分泌量的需求增加，但减少的胰岛β细胞没有办法满足这种需求，从而发生糖耐量受损的情况。糖耐量受损和胰岛素分泌不足都是糖尿病的重要原因之一。

胰岛素作为胎儿时期关键的生长因子，其分泌量下降会导致相应器官如肌肉、胰腺、肾脏的发育受限，同时促进了营养物质的再分布，先保证大脑的发育。

胎儿时期所致胰岛素抵抗和碳水化合物代谢紊乱是成年期肥胖的发病原因之一。另外，研究认为代谢综合征的发展与下丘脑-垂体-肾上腺（hypothalamus-pituitary-adrenal，HPA）轴的反应过度有关。HPA轴的最终效应物糖皮质激素分泌过多，皮质醇释放过多不仅可导致脂肪呈中心性分布，还会使胎儿细胞免疫受到抑制，骨髓中粒细胞分泌增加，同时抑制巨噬细胞功能和淋巴细胞增生，CD4$^+$/CD8$^+$T细胞在血液循环中的比例升高，减少了T细胞在脾脏中的数量，因此减弱了胎儿的免疫功能，导致出生后易患炎症和免疫性疾病。另外正常情况下，HPA轴通过各类生长激素本身即可对免疫细胞的活性和成长造成一定的影响。

肾脏发育不良一方面导致肾单位数量减少，肾素-血管紧张素-醛固酮系统活性升高。另一方面部分研究者认为活化氢化可的松在远端肾小管失活成为可的松的转化减少，氢化可的松部分激活盐皮质激素受体。同时

由于一氧化氮活性下降，血管异常发育，交感神经系统活性升高，内皮细胞功能受损，以及代谢综合征的发生发展都有可能促使高血压及心血管疾病的发生。已有实验证明子代低出生体重会导致压力感受器活性改变。

实验证明及临床数据表明，宫内营养不良导致低出生体重儿的脐动脉，相对于正常体重新生儿管壁更薄、管径更小、更加僵硬。宫内生长受限的新生儿8岁时腹主动脉僵硬度高于同龄人，50岁时动脉顺应性低于同龄人。另有实验观察到，宫内生长受限的新生儿视网膜小动脉口径更窄。视网膜小动脉口径大小常被视为动脉功能受损的临床症状出现前的病理表现。同时，低出生体重儿体内持续存在慢性低度炎症反应和氧化反应。实验证明宫内生长受限的新生儿体内抗氧化物减少和抗氧化酶活性下降，脂质过氧化反应增强，这些情况都将会导致动脉硬化。

孕期营养不良也可以影响子代的免疫系统。妊娠晚期母体营养不良调控胸腺阳性选择过程，导致双阳性胸腺细胞数量减少，导致宫内发育受限胎儿的胸腺发育迟缓。宫内胎儿胸腺发育不良往往会影响到出生后胸腺功能不全，主要表现在外周胸腺细胞减少，从而影响了机体的细胞免疫系统，导致子代对炎症以及免疫疾病的易感性升高。

孕期营养缺乏将导致胎儿营养不良，影响其体格和智力的发育，也使口腔组织发生改变，特别是在牙胚的发育阶段，营养缺乏可导致不可逆的改变，如牙钙化不全、釉质发育不良、错𬌗畸形、唇裂或腭裂、出生后易患龋齿等。

# 第二节　维生素、矿物质与发育源性疾病

## 一、脂溶性维生素

### （一）维生素 D 及其来源和代谢简介

维生素 D 是一组脂溶性开环甾类化合物，能够增加肠道对钙、镁和磷酸盐的吸收，并具有其他多种生物学效应。这组化合物中最重要的是维生素 $D_3$ 又称胆骨化醇（cholecalciferol），和维生素 $D_2$ 又称麦角钙化醇（ergocalciferol）。两者可以由食物摄取，或来自补充。仅少数几种食物含有维生素 D，大部分天然来源的维生素 D 则来自胆固醇经过阳光暴露（紫外线照射）下发生化学反应合成胆骨化醇。饮食来源或皮肤合成的维生素 D 尚不具有生物学活性，需要经过肝脏或肾脏的酶促转化（羟化）。

在人类，紫外线照射表皮和真皮导致 7- 脱氢 - 胆固醇分子构型改变，称为前维生素 $D_3$（pre-vitamin $D_3$）。此后，前维生素 $D_3$ 进入循环，与维生素 D 结合蛋白（vitamin D-binding protein，VDBP）转运到肝脏，在实质细胞进行 25- 羟化，成为 25（OH）D。在肾小管细胞进行最后修饰生成活性形式 1,25（OH）$_2$D，也就是维生素 D 的激素形式。这一变形过程在肾小管细胞线粒体酶促作用下完成，涉及 CYP27A1、CYP27B1 和 CYP24A1。作为补充，在肾脏以外的其他多种细胞，如巨噬细胞，也具有将 25（OH）D 转化为活性形式的能力［肾外产生的 1,25（OH）$_2$D］。

食物也能提供生物源性维生素 D，通常是 $D_2$，但也有来自鱼类的 $D_3$。$D_3$ 为动物源性，$D_2$ 来自植物或真菌；在循环中，前者循环半衰期是后者的两倍。尽管在健康的 25（OH）D 水平时，维生素 $D_3$ 和 $D_2$ 均能支持生理需要，但 $D_2$ 的作用不及 $D_3$。另外，每日规律剂量的供给 $D_2$ 或 $D_3$，对于维持 25（OH）D 水平来说比间断供给更有效。对于非洲裔美国人来说，妊娠期每日供给维生素 D 4 000IU 安全有效。$D_2$ 和 $D_3$ 都是经过代谢转化为活性形式，分别是 1,25（OH）$_2D_2$ 和 1,25（OH）$_2D_3$，两种活性型与维生素 D 受体（vitamin D receptor，VDR）的亲和力相似，但由于半衰期不同，生物学活性持续时间不同。$D_2$ 在血中 1 周清除。活性维生素 D 代谢物骨化三醇通过结合 VDR 介导其生物学效应，包括基因组和非基因组效应。VDR 主要位于靶细胞的胞核。骨化三醇与 VDR 结合使得 VDR 发挥转录因子作用，调节转运蛋白的基因表达，参与肠道钙的吸收。VDR 属于类固醇 / 甲状腺激素受体核受体超家族，大多数器官的细胞都能表达 VDR，包括脑、心脏、皮肤、性腺、前列腺和乳腺。由于 VDR 分布的广泛性，维生素 D 在机体中具有多样化效应。维生素 D 的基因组效应由 1,25（OH）$_2$D 通过核受体所介导，启动和调节基因表达，也是胎儿发育的驱动力，维生素 D 缺乏导致胎儿发育处于危难中。非基因组效应可以快速起效；例如蛋白激酶活化、细胞电位调节和离子通道活化。除了调节骨骼发育和钙磷稳态之外，维生素 D 还具有其他功能，包括抗炎、调节天然和获得性免疫、预防心血管病。

### （二）维生素 D 缺乏的原因和诊断

维生素 D 缺乏是全球普遍存在的现象，

其主要原因是日照不足。导致皮肤合成维生素 D 减少的原因包括：深肤色（皮肤黑色素过多）、年龄增长、使用防晒霜、冬天等。造成维生素 D 缺乏的疾病包括肾衰、肝衰竭、肠道吸收不良、慢性炎症、某些药物的使用。维生素 D 缺乏造成的相应后果有骨密度减少、易发生骨折。儿童患佝偻病、成人患骨质疏松，以及其他共患病如 1 型糖尿病、肿瘤、心血管病等。

在美国，据估计黑人维生素 D 缺乏者是白人的 6 倍以上。普遍认为，深色肤色增加发生维生素 D 缺乏的风险；因为黑人真皮中黑色素含量高，具有阻断部分紫外线的效应。依据肤色深浅不同，较深肤色的个体可能需要 5~10 倍，甚至更长的紫外线暴露时间才能合成相同数量的维生素 D。

2011 年内分泌学会推荐维生素 D 缺乏的诊断标准为低于 20ng/ml，维生素 D 不足的诊断标准为 20~30ng/ml。尽管内分泌学会的制定标准代表了一定的进步，但不能反映特定人群，包括妊娠女性的生理性维生素 D 水平。维生素 D 激素系统的效率几乎全部依赖于底物的可获得性，任何形式的维生素 D 底物都能够被转化为活性 $1,25(OH)_2D$ 形式。几无例外，维生素 D 受体（VDR）仅与 $1,25(OH)_2D$ 特异性结合和反应。

### （三）妊娠期维生素 D 代谢特点

胎盘是人体除肾脏以外能够合成 $1,25(OH)_2D$ 的重要器官。妊娠期，尽管母体肾脏脱氢酶仍发挥主要功能，在泌乳素和胎盘生乳素作用下，胎盘和胎儿肾脏均表达 $1\alpha$-脱氢酶。胎儿血清钙水平高于母体，需要特异性跨胎盘转运子实现逆浓度梯度的转运。胎盘表达的钙结合蛋白可以介导这一作用，包括钙结合蛋白（calbindin）D-9k 和 D-28k。妊娠期维生素 D 的最重要贡献是增加钙吸收和胎盘的钙转运。另外，维生素 D 也调节免疫系统，通过抑制炎症细胞因子如肿瘤坏死因子-α（tumor necrosis factor-α，TNF-α）、IL-6 和干扰素 γ（interferon γ，IFN-γ）的释放来限制炎症进展，同时促进胎盘释放抗微生物的肽——抗菌肽 hCTD（human Cathelicidin）的释放。骨化三醇在胎盘生理中发挥重要作用，刺激子宫内膜蜕膜化，合成雌激素、孕酮，调节胎盘人绒毛膜促性腺激素和胎盘生乳素的表达。

大多数学者认为，如果妊娠期维生素 D 达不到 40ng/ml 的话，30ng/ml 以上也能够保证妇女和胎儿的最大受益。当发生季节性维生素 D 水平下降时，这一水平能够减少维生素 D 缺乏或不足的发生。因此，较高水平维生素 D 能够更好地满足妊娠女性和发育胎儿的需要。

### （四）维生素 D 与生殖健康

充足的维生素 D 对母亲和胎儿的健康至关重要。在妊娠建立之前，维生素 D 参与介导受精和着床。维生素 D 缺乏和低钙与不育男性精液质量下降和性激素水平低下相关，维生素 D 对维持精子 DNA 完整性和提高精子活动力均为必需的。受精是 $1,25(OH)_2D$-VDR 驱动的非基因组活动。活性维生素 D 通过提高细胞内钙浓度，促进精卵结合，提高顶体活性。女性维生素 D 缺乏导致生育力下降、不育、生殖道组织的严重病理改变，如子宫内膜病变。母亲孕期持续严重缺乏维生素 D，女孩婴儿期佝偻病可能发展为狭窄骨盆，造成日后分娩障碍，被认为是导致孕妇死亡的原因之一。从孕前到早孕期，母体 $1,25(OH)_2D$ 占比由 50% 上升到 100%，反映出妊娠生理阶段对维生素 D 的大量需求。为满足需求，整个孕期和哺乳期，女性需要增加每日摄入和安全的日光暴露。$1,25(OH)_2D$ 不容易通过胎盘,而其前体 25(OH)D 能够通过胎盘,使得胎儿能够产生自身的活性维生素 D。相应地,母亲的维生素 1,25(OH)$_2$D 水平不反映胎儿的底物可及性;母亲的 25(OH)D 水平可以准确反映胎儿的维生素 D 可利用度。一般来说,胎儿血维生素 D 水平大约是母亲的 70%。

### (五) 妊娠期维生素 D 缺乏的影响

妊娠女性中维生素 D 缺乏者比例超过 40%,导致母亲和胎儿不良结局。母亲维生素 D 缺乏可增加子痫前期、细菌性阴道病、妊娠糖尿病、自发性流产、早产、剖宫产和产后抑郁症的风险。维生素 D 缺乏母亲的胎儿面临小于胎龄儿、呼吸道感染、哮喘、免疫力低下和自闭症的高风险。

VDR 异常和 1,25(OH)$_2$D 不足可以导致维生素 D 缺乏的症候群。对于妊娠来说,维生素 D 缺乏相关症状通常难以被孕妇本人察觉,而是可能表现为流产或其他妊娠并发症,如子痫前期、妊娠糖尿病或早产。除日照和饮食摄入之外,几种母体疾病影响母胎维生素 D 水平。例如,妊娠期及哺乳期抑郁症女性血清 25(OH)D 水平比非抑郁症女性低,并容易分娩低出生体重儿,尤其是在冬季。调查表明,妊娠 18 周以上孕妇维生素 D 缺乏占 36%(323/901)。其中重度缺乏(25 羟维生素 D$_3$ < 25nmol/L)占 3%(29/901),仅有 18%(162/901)的孕妇维生素 D > 75mmol/L。即使轻度的维生素 D 缺乏也对妇女和胎儿不利。孕期理想水平的 25(OH)D〔例如,40ng/ml(100nmol/L)〕可使 1,25(OH)D 产生增加,后者明显减少子痫前期和胎儿不良结局。血清维生素 D 水平不受其结合蛋白分子多态性的影响。

人类紫外线暴露不足是维生素 D 缺乏的首要原因;生活方式是造成日照不足的主要原因。相对于身体所需维生素 D 来说,通常饮食中仅能供给不足 10%,因而安全的紫外线暴露或补充是必需的。

(1)流产:维生素 D 缺乏时难以合成足够量的 1,25(OH)$_2$D 促进生物学活性。例如,维生素 D 缺乏限制了抗微生物肽 cathelicidin 的产生,导致妊娠女性包括生殖道在内的器官抗御细菌感染能力下降。随后,细菌过度生长会威胁妊娠,甚至导致流产;cathelicidin 能够抵御这种威胁。除生殖道产生的 cathelicidin 之外,滋养细胞合成这种抗微生物肽保护受精卵免受细菌侵害。

(2)子代肺发育:妊娠 18 周是胎儿肺发育的关键期,此期维生素 D 缺乏与儿童 6 岁时肺功能下降有关。呼吸道疾病的发生与维生素 D 缺乏影响肺发育有关。维生素 D 调节多种事件中巨噬细胞和树突状细胞的作用,调节中性粒细胞上 Toll 样受体的活化;维生素 D 限制树突状细胞的成熟、呈递抗原和产生细胞因子,发挥类似 IL-12、IL-23 的作用。维生素 D 诱导表达两种抗微生物肽 cathelicidin 和 β-defensin,通过趋化作用和中和毒素,在天然免疫中起到关键作用;维生素 D 促进细胞因子的分泌由 1 型向 2 型转化,有利于维持自体免疫耐受。因此,维生素 D 具有免疫调节作用。母体维生素 D 缺乏增加婴儿呼吸道感染的风险。维生素 D 缺乏增加儿童呼吸道感染的风险。

维生素 D 通过影响 T、B 细胞功能发挥免疫调节作用。在 T 细胞中,维生素 D 促进辅助性 T 细胞 2(T helper 2,Th2)介导的抗炎症反应;在 B 细胞,促进产生免疫球蛋白,抑制记忆性 B 细胞并生成浆细胞。妊娠期或婴儿期补充维生素 D 能够抑制超敏相关炎症因子的产生,降低呼吸道过敏反应发生率。中国台湾一项研究对 164 对母亲和其子代随访至出生后 4 年,发现维生素 D 补充能够降低孩子过敏、湿疹和哮喘发生率。综合上述,母亲的微量营养素摄入与子代呼吸道上皮细胞功能有关,并持续影响随后孩子哮喘和过敏性疾病的发展。孕期母体摄入过多维生素 D 还会增加婴幼儿期间皮炎的发生率。

(3)子代骨骼肌肉系统发育:维生素 D 缺乏与子代生长、骨骼肌肉系统发育不良有关。妊娠 18 周维生素 D 缺乏与子代 20 岁峰值骨密度较低相关。荷兰一项前瞻性队列研究纳入了 7 098 例母子,测量孕中期 25(OH)D 水平及胎儿人体测量学指标出生结局。与孕中期 25(OH)D 含量最高的母亲相比,孕中期 25(OH)D 较低的母亲在孕晚期胎儿生长受限,导致出生头围长较小,身长较短,出生时体重较轻(所有 $P < 0.05$)。25(OH)D 浓度在最低四分位数的母亲发生早产的风险增加($OR$=1.72;95% $CI$ 1.14-2.60),小于胎龄儿的风险增加($OR$=2.07;95% $CI$ 1.33-3.22)。25(OH)D 浓度<50nmol/L 对于早产或小于胎龄儿的人群归因风险分别为 17.3% 和 22.6%。

2015 年印度对 120 例妊娠女性的病例对照研究表明,补充维生素 D 的母亲胎儿出生体重、头顶-足跟长度明显高于未补充母亲的子代。同样的,2013 年 Hashemipour 对 130 例维生素 D 不足的母亲进行对照研究,给予维生素 D 补充的母亲胎儿身长、头围均高于未补充组。一项随机对照双盲临床试验发现,从孕中期至产后 1 周起补充高剂量维生素 D(2 400IU/d),和仅补充标准剂量(400IU/d)相比,子代 6 岁时发生牙釉质发育缺陷的风险更低,乳牙期结果相似。然而,在孟加拉国(该国维生素 D 缺乏很普遍)进行的一项随机对照

的双盲临床试验,试图了解子代出生前及产后补充维生素 D 对子代 1 年时的身长年龄 z 评分有什么影响。结果发现,从中孕期起补充和产后补充维生素 D 均对子代 1 岁时的身长年龄 z 评分及其他人体测量学指标无影响。

(4)子代神经发育及自闭症:妊娠 18 周维生素 D 缺乏与子代神经发育有关,影响 5~10 岁的语言功能、青少年发生进食障碍(eating disorder)的风险增加,成年早期发生自闭症样行为的概率增加。孕期维生素 D ≤ 25 百分位数(≤46nmol/L)的儿童,发生临床明显语言障碍的概率是维生素 D ≥ 75 百分位数者(>70nmol/L)的两倍。维生素 D 影响儿童早期脑的发育。维生素 D 影响神经元发育、神经传导、突触功能。维生素 D 参与免疫稳态的调节,而自闭症被认为与自身免疫异常有关。维生素 D 缺乏改变 T 细胞活化特征,影响获得性免疫,造成自闭症倾向或自闭症。氧化压力与遗传易感性基因发生致命性作用增加自闭症易感性。

(5)子代糖尿病:孕期维生素 D 缺乏与子代 1 型糖尿病风险增加有关,可能是维生素 D 的免疫抑制作用不足导致胰岛细胞自身免疫性破环有关。综合以上,证据表明母体维生素 D 水平与胎儿发育存在阳性相关。怀孕期间及儿童早期充足的维生素 D 有助于降低出生不良结局,以及随后疾病的发生率。低水平血清维生素 D 增加肥胖相关的 2 型糖尿病风险。

用于指导临床目的,维生素 D 不足可以按照维生素 D 缺乏来处理,尤其在妊娠期。目前的证据支持满足生理需要量,妊娠期 25(OH)D 应在 40~60ng/ml(100~150nmol/L)范围,为达到这一循环浓度,需要每天摄入 4 000IU 维生素 $D_3$。

### （六）影响母儿维生素 D 状态的遗传学和表观遗传机制

（1）维生素 D 中毒及高钙血症的遗传学背景：维生素 D 过量存在潜在毒性效应。即便在推荐剂量范围内补充维生素 D，也存在特殊病例引起健康问题的可能。补充维生素 D 的婴儿服用强化配方奶制品有发生高钙血症的情况。也有接受同样补充的儿童没有受到不良影响，从而推测发生症状的儿童可能存在基础缺陷。直到 60 年之后，Schlingmann 等证明，携带有不同的 *CYP24A1* 突变的儿童会发生婴儿期特发性高钙血症（idiopathic infantile hypercalcemia，IIH），推测基因突变是该病发生的原因。由于维生素 D 中毒症状仅见于以高剂量维生素 D 给予携带有基因突变的平素"健康"儿童，提示维生素 D 的补充可能是婴儿期特发性高钙血症的重要环境诱因。另外，已证明 *SLC34A1* 基因突变是导致 IIH 的另一种重要突变，该基因编码钠 - 磷共转运复合物 NaPi-IIa；这一基因突变常伴发循环 FGF23 低水平，导致肾脏磷酸盐消耗、低磷血症、高维生素 D 水平及典型的高钙血症。*CYP24A1* 突变与成人肾结石和儿童肾钙质沉着症有关。

妊娠期母体维生素 D 代谢存在适应性，尽管 $1,25(OH)_2D$ 水平增加，正常环境下不会发展为有症状的高钙血症。近来报道了 *CYP24A1* 突变孕妇发生复发性高钙血症、肾钙质沉着症和肾结石。这些发现提示孕期补充维生素 D 对于存在维生素 D 代谢或密切相关的矿物质代谢基因突变的女性有诱发高钙血症、肾结石的风险。这种情况下，如果摄入过多维生素 D，不仅母亲将发生高钙血症和其他不良结局，其子代也会发生继发性高钙血症等问题。理想的办法是将 *CYP24A1* 突变和其他遗传性疾病纳入产前照顾体系，如果不对孕妇进行普遍筛查，至少对具有高钙血症和高钙尿症的患者进行筛查。对这些患者的早期遗传学诊断对于选择恰当的饮食、治疗和避免母儿并发症具有重要价值。

（2）表观遗传：关联母亲维生素 D 状态和子代长期健康的表观遗传机制，例如组蛋白修饰、非编码 RNA，DNA 甲基化改变基因表达，而不改变 DNA 碱基对序列。迄今，公认表观遗传修饰是胚胎发育中的基本机制。表观遗传改变基因表达模式能够进一步影响胎儿发育和成年后的健康。维生素 D 代谢的复杂系统包含很多靶点，包括 VDR，相应基因经过表观遗传修饰后发生功能明显改变的酶分子。另一方面，维生素 D 本身的状态可能诱导不同基因的表遗传改变，包括维生素 D 代谢基因。有报道补充维生素 D 改变了编码 CYP 酶基因的甲基化水平。不过，迄今为止，对维生素 D 和表观遗传机制的相关性还知之甚少。

对母亲维生素 D 状态与表观遗传改变的证据来自动物实验。通过对 15 000 个基因的阵列分析，发现维生素 D 缺乏大鼠的子代存在血压调节相关基因的过度甲基化；母亲维生素 D 缺乏小鼠的模型中也发现子一代和子二代 DNA 甲基化改变，提示维生素 D 状态存在长期的跨代遗传效应。在小规模人类研究中发现，母体维生素 D 高水平和母体维生素 D 低水平的新生儿脐血中 DNA 甲基化存在明显差异。但另外一项孕中期维生素 D 水平和脐血 DNA 甲基化的研究未发现相关性。母体维生素 D 状态与子代基因甲基化的关系还需要更多研究。

表观遗传修饰也能影响参与维生素 D 合成和降解的基因表达，而直接影响维生素 D 状态。DNA 甲基化能够影响基因表达。通常,启动子区域高度甲基化与基因沉默或表达降低相关。相反,启动子去甲基化常导致表达增加。编码关键的25-羟化酶的基因 *CYP2R1* 低甲基化造成该酶高表达,1,25(OH)$_2$D 水平升高。相反地,*CYP24A1* 基因过度甲基化导致其低表达,后者是重要的维生素 D 代谢酶,导致 1,25(OH)$_2$D 水平升高。有趣的是,妊娠期胎盘 *CYP24A1* 基因呈特异性高度甲基化,CYP24A1 表达降低导致局部 1,25(OH)$_2$D 降解减少,因此母胎界面能够为胎儿提供充足的 1,25(OH)$_2$D。

### (七)小结

维生素 D 具有多方面作用,最为熟知的是维生素 D 和钙缺乏导致佝偻病及骨质疏松症。近年来,发现更多疾病与胚胎源性维生素 D 缺乏有关,如多发性硬化、糖尿病、癌症。维生素 D 补充是否能预防上述疾病还需要大规模的干预性实验来验证。世界各地的流行病学研究均发现妊娠期普遍存在维生素 D 缺乏和不足,不仅对孕母造成不良影响,还损害子代的近期和长期健康。其潜在机制涉及维生素 D 的代谢性、免疫调节和抗炎症效应,以及维生素 D 关键基因的表遗传修饰。

维生素 D 在防治严重妊娠并发症领域具有应用前景。但是迄今为止,研究结果仍存在不确定性,难以有力支持补充维生素 D 预防妊娠并发症的安全性。对于携带维生素 D 代谢和相关通路基因突变的妇女和子代,补充维生素 D 可能导致活性代谢物的堆积,造成症状性高钙血症风险。

现有有关维生素 D 的健康影响方面的资料需要更多观察性、干预性的随机对照研究来验证。期望获得不同人群,包括孕妇的维生素 D 参考值共识。期望未来发现新的询证医学标志分子来指导维生素 D 的补充,最终预防妊娠并发症和子代疾病的发生。

## 二、钙元素

### (一)孕期钙代谢

孕期母体钙吸收显著增加,尤其在孕中晚期,并与母体钙摄入量直接相关。Ritchie 等报道,妊娠期间每日平均钙摄入量为 1 171mg 的女性在妊娠中期钙吸收率为 57%,孕晚期吸收率为 72%。而对于妊娠期间低钙摄入(每天 438~514mg)的女性,妊娠早期钙吸收率可达 69%,妊娠晚期增加至 87%。在钙吸收率增加的同时,妊娠期女性也出现生理性高钙尿症。钙排泄增加与吸收增加有关。对于低钙摄入量(每天 < 500mg)的女性,尿钙排泄受到更为严格的调节,相较于妊娠晚期,妊娠早期尿钙排泄明显增高。虽然在妊娠期间尿钙排泄增加,但肠道钙吸收的增加没有明显改善。因此,长期低钙摄入(每天 < 500mg)的女性钙含量可能无法满足自身以及胎儿的钙需求。孕期母体低钙摄入不仅会增加其妊娠并发症的风险,如妊娠期高血压、先兆子痫、早产等,以及其他疾病患病风险,如骨质流失过多等,还会增加后代近期或远期疾病风险。

### (二)孕期钙摄入与后代骨骼发育

已有研究发现,孕妇膳食钙摄入量与后代骨骼发育结局相关。2003 年,Chang 等人通过评估 350 名非洲裔美国青少年孕妇的乳制品摄入量,以及测量妊娠 20 周和 34 周时的胎儿股骨长度,发现乳制品摄入对胎儿股骨生长有显著的积极作用,并且与最高乳品摄入组相比,最低乳品摄入组的胎儿股骨长度显著降低。

Heppe 等人(荷兰)和 Tobias 等人(英国)在欧洲进行的两项大型观察性研究,通过 DXA 分别评估了大约 3 000 名儿童在 6 岁和 9 岁时的头部骨矿物质含量（bone mineral content，BMC）及骨密度（bone mineral density，BMD）。两项研究均显示，较高的母体钙摄入量与较高的全身 BMC 相关，但 Tobias 等未发现母体钙摄入量与全身或脊柱亚区 BMD 有关。在 Heppe 等人的研究中，在妊娠 13 周时测定钙摄入量，而在 Tobias 等人的研究中妊娠 32 周时测定钙摄入量，这可能可以解释两者结果的差异。然而，在多变量分析中，两项研究中母体钙摄入量与后代骨骼结局之间没有显著关联。钙和其他饮食因素之间的高共线性可能使每种饮食成分的贡献评估变得复杂。

然而，冈比亚的一项研究中，研究人员采用单光子吸收测定法测量的婴儿骨密度，结果表明长期低钙摄入（每天约 350mg）的女性里，怀孕期间（妊娠 20 周至分娩）添加钙补充剂（每天 1 500mg）对婴儿骨密度（出生后 2 周、13 周和 52 周）没有影响。在研究的后期部分，DXA 显示出钙补充母亲所生婴儿的 BMC 略有下降趋势（总钙摄入量约为每天 1 850mg）。研究人员认为在这个适应低钙摄入量的人群中，补充钙可能会导致钙代谢紊乱，从引起有害而不是有益的作用。

### （三）孕期钙摄入与后代心血管疾病

Belizan 等人将妊娠早期的 1 194 名女性随机分配至 2g（4 片碳酸钙 500mg）口服补钙组或安慰剂组。随访仅包括来自私立医院的 614 名参与者（约占原始样本的 50%）。高收缩压患儿的比例在口服补钙组（11.4%）低于安慰剂组（19.3%）。口服补钙组舒张压高的儿童比例也较低（10.2% *vs.* 12.7%）。此外，口服补钙组 7 岁儿童的高血压发病率大幅下降。孕期补钙对 7 岁儿童收缩压的影响微弱，无统计学意义，但对高收缩压的发生率有临床和统

计学意义。这些影响在超重儿童上更为明显。

对于 12 个月以下的儿童，目前的研究结果不太一致。McGarvey 等人的研究探讨了婴儿血压与母亲膳食摄入的钙、钾和镁之间的关系。作者分别测量了 2~4 天，以及 1 个月、6 个月和 12 个月出生子代的血压。结果表明母亲怀孕摄入这些微量元素与新生儿血压之间没有显著关联。而在子代 1 个月大时，产妇产前钙摄入量与收缩压呈显著负相关。在 6 个月大时，所有三种微量元素的产妇产前摄入量与舒张压显著负相关。Hiller 等人的研究（南澳大利亚）结果表明，妊娠期补钙对患有先兆子痫、妊娠高血压或严重妊高征随访者的收缩压或舒张压没有影响，不过他们的子代往往血压较低。其中，患有更为严重的妊高征和先兆子痫的母亲孕期钙补充和其出生儿童血压之间的这种关系最强。然而，Hawkesworth 等人对来自冈比亚农村地区的 389 名儿童进行了一项研究，他们的母亲在西非分别接受钙补充剂（从妊娠 20 周到分娩时每天 1 500mg 钙）或安慰剂。在这项随访研究时，幸存的后代年龄在 5~10 岁之间，该研究未发现母亲在怀孕后半期补钙与 5~10 岁的后代血压之间存在相关性。

根据以上研究，我们可以得出，妊娠期膳食钙摄入与后代血压相关。孕期补钙组 7 岁儿童的高血压发病率明显降低。但对于小于 1 岁的婴儿，由于研究结果不一致而难以总结。这可能是因为不同研究之间，婴儿年龄相差很大，而血压的决定因素随年龄的变化而变化，并且胎儿宫内环境因素对后代的影响在青春期后更为显著。另外，早期血压测量准确性差也是一部分原因。

动物研究发现，产前限制钙的摄入可能会影响细胞离子转运系统，从而作用于可影响血

压的钙调节激素的代谢通路,例如 1,25- 二羟基维生素 D、甲状旁腺激素和甲状旁腺高血压因子。

## 三、铁元素

铁是人体必需的微量元素之一,具有重要的生理功能,广泛参与血氧运输、电子转运、氧化还原反应、DNA 合成、细胞增殖与分化、基因表达调控等生命过程,体内的铁平衡取决于铁的摄入和吸收、铁损和体内铁储存。铁缺乏症(iron deficiency,ID)是全球最主要的单一营养素缺乏症,威胁着约 10 亿 ~20 亿人的健康,其中,以育龄妇女、婴幼儿为主。据估计全世界 40% 以上孕妇贫血,其中至少半数是由于缺铁所致。美国 2005 年调查数据估计,约有 50% 的孕妇在妊娠期没有足够的铁储备,ID 和缺铁性贫血(iron deficiency anemia,IDA)现象在那些贫困地区和文化程度较低的未成年孕妇中更加严重。1999—2006 年期间美国国家健康与营养检查的调查显示,美国孕妇在孕早、中、晚期 ID 患病率分别为(6.9±2.2)%、(14.3±2.1)% 和(29.7±2.7)%。我国在 2004 年全国流行病学调查中,孕妇在妊娠早、中、晚三个阶段的 ID 患病率分别为 39.9%、38.8% 和 51.6%。2010 年 Barooti 在伊朗对 110 037 名孕妇进行调查,整体评估伊朗怀孕妇女 IDA 的患病率在 13.6%。中国儿童、孕妇、育龄妇女铁缺乏症流行病学调查协作组 2004 年报道我国孕妇 IDA 患病率为 19.1%,妊娠早、中、晚期 IDA 患病率分别为 9.6%、19.8% 和 33.8%。2015 年埃塞俄比亚北部的一项横断面调查显示,孕妇贫血患病率为 36.1%,其中轻度贫血为 58.5%、中度贫血为 35.7%、重度贫血为 5.8%。

近年来,国内外相关动物实验与流行病学研究显示了妊娠期 ID 和 IDA 对子代的影响。而且越来越多的证据表明,ID 和 IDA 对子代心血管系统及听力发育、海马发育等可产生潜在和长期的不良影响。

### (一)心血管系统

胎儿期生长发育迅速。在此期间,母亲营养不足或营养不平衡会改变胎儿生理结构和功能,增加远期慢性病患病风险。孕早期母体营养状态对胎儿生长发育最为关键。1986 年 Barker 等首次提出胎儿源性的成人疾病,阐述胎儿宫内情况及产后早期环境对成人疾病有重要影响。1989 年 Barker 等基于大量流行病学研究,提出低出生体质量能够显著增加成人心血管疾病的发病风险。随后大量回顾性及前瞻性研究均证实这一结论。

大量动物研究表明,孕期母体 ID 可导致后代肥胖、高血压和其他不良心血管疾病等。即使在出生后铁含量一直维持在正常水平,也会出现这些不良结局。在孕前和孕期缺铁饮食喂养的大鼠模型其后代死亡率增高,出生体型减小,并且心脏增大,肾和脾减小。虽然后代铁含量正常,但干预组所生雄性后代的血压升高。另一项研究结果也证实铁缺乏母鼠的雄性和雌性后代 3 个月龄时收缩压升高。并且,出生后收缩压上升与胎盘重量 / 出生体重的比值无关。孕早期,而非孕晚期,补铁可逆转 ID 对后代出生大小和铁代谢基因表达的影响。

Godfrey 等人发现,怀孕期间母体 ID 与胎盘重量 / 出生体重的比值增高有关,而后者是成人高血压的预测因子。英国 ALSPAC(Avon Longitudinal Study of Parents and Children)研究显示,仅在孕期未服用铁补充剂的女性中,孕妇贫血与后代 7 岁龄时收缩压降低相关,这与动物研究结果相反。而最近一项

ALSPAC 研究显示，孕早期血红蛋白含量与后代（12 岁时）血压、动脉僵硬度和内皮功能无关。同时，这项研究结果显示，在怀孕期间服用铁补充剂和较低的后代收缩压之间存在关联。与此同时，在一项纳入 1 167 名美国怀孕女性的研究中，孕妇孕早期、孕中期血红蛋白含量和贫血与后代（3 岁时）的血压无关。与动物研究结果相反，后代血压与孕早期铁摄入量呈正相关。在阿根廷一项妊娠期钙补充试验的随访中，Bergel 等发现妊娠期母体 Hb 与其子代（5~9 岁）收缩期血压呈正相关。Law 等人对英国 405 名儿童及其父母的前瞻性队列研究得出相反的结果，妊娠期母亲贫血症（＜10g/dl）与后代 4 岁时收缩压升高有关。Godfrey 等的前瞻性研究纳入 77 名牙买加儿童，也发现儿童（平均年龄为 11 岁）收缩压与母亲怀孕期间最低血红蛋白含量之间存在负相关。Whincup 等对 662 名儿童的历史性研究中未发现孕妇血红蛋白最低值、孕期平均红细胞容积变化与儿童（在 9~11 岁时）血压升高之间存在关联。

综上，虽然流行病学研究支持 ID 与后代出生结果（例如出生体型大小）存在强烈关联，但其与远期结果的相关性却不如前者。因此，ID 可能会对后代疾病与健康造成影响，但出生后的饮食和环境暴露也会相应改变这种影响。通过现有数据，很难得出确切的结论。为此，需要更多的研究针对出生队列进行长期随访观察，包括详细的饮食、孕期（最好在孕前）生物标志物以评估身体铁的状态，以及从出生到生命后期的后代心血管标志物。或者，怀孕期间铁补充剂随机对照试验的长期随访研究。

大鼠中进行的研究还发现孕期缺铁导致的缺氧会增加子代心脏体积，并减少心肌细胞和毛细血管的数量。胚胎期缺铁可导致胚胎生长减少、心脏体积增加及血管发育延迟，但是发现在对照血清中培养胚胎可以逆转血管形成的变化。胚胎性高血压中，由于血管生成减少而导致血管阻力增加，这可能部分解释了心脏大小的增加。

**（二）神经行为学**

铁是大脑内最丰富的过渡金属，在中枢神经系统发育过程中，铁不仅参与了神经递质的合成、释放和降解，以及树突和突触的形成等神经递质信号传递的多个过程，还参与了大脑的物质能量代谢，可以影响大脑内单胺类化合物及其转运体、受体的浓度。铁在髓鞘化的启动与维持中也发挥着十分重要的作用，不仅可以影响髓鞘脂类成分及髓鞘蛋白的形成，还可以从多个方面影响髓鞘形成细胞的发育。髓鞘化缺失则会导致神经元传导速度变慢、反应迟缓，造成大脑发育异常，从而引起认知、行为、感觉的障碍。

孕 34 周至 2 岁是突触发生和脑发育的关键时期。众所周知，生命早期 IDA 可导致神经发育不良结局。大量人类和动物模型研究证明早期 ID 损害大脑过程引起神经行为异常。在啮齿动物模型中，妊娠 ID 对神经元发育具有区域特异性影响，主要表现在树突结构、单胺递质代谢和髓鞘形成方面，以及改变基因表达。

1. 对子代听力发育的影响　Jean-Luc 等对怀孕的豚鼠进行研究，通过听觉脑干反应临界值（听力丧失）的提高，发现孕期和哺乳期轻度贫血对幼儿听力灵敏度有消极作用，研究中对所有短音频率的回应试验中也发现了这种有害影响，说明孕产期轻度缺铁性贫血会影响子代耳蜗的发育。Fei Yu 等对豚鼠进行研究，因为豚鼠不像小的啮齿动物，它和人类大脑在怀孕期间都有发育的关键时期,他们的研究结果也证实了在孕期和哺乳期轻度缺铁会导致幼豚鼠听力损伤,毛细胞数目下降,蛋白酶 3 和蛋白酶 9 活化,以及细胞凋亡数目上升。

2. 对子代海马发育的影响　海马是大脑中最具有形态和突触可塑性区域之一,对空间学习、情境学习和记忆等认知功能具有重要的作用。Barbara 等将 60 只老鼠在孕期和哺乳期随机分配到铁充足及低铁饮食两组,给它们的子代喂养同样铁充足饮食,从断奶到成年期,对它们的血液和行为进行评估。行为评估包括感觉运动功能、一般行为、对新奇事物的反应、空间交替等方面。他们的研究显示,尽管大脑铁和大多数神经递质功能得到恢复,但由于多巴胺和海马系统的改变影响的行为改变仍然存在。他们还发现两组在感觉运动能力、对新奇事物的反应能力、空间学习任务等方面存在差异。感觉、社会和认知经验等会影响个体的发展,如果长期围产期缺铁使得这些发展变得缓慢,这种影响会造成老鼠在成年后功能性行为的缺陷。Marc T 等对两种啮齿动物的实验也显示了铁对海马发育的重要性,他们的研究显示,生命早期的缺铁被认为对快速成长的海马和多巴胺系统有独立的、有害的影响,它会导致认知障碍,这种认知障碍在补铁后仍然不能得到改善;在老鼠试验中,由于缺铁海马显示出异常的突触功能,这个结果对理解在精神分裂症中海马所起的作用可能有些价值;他们的研究还发现,减弱的冲前脉冲抑制和改变了的海马突触功能,这进一步证实了缺铁对海马功能的有害影响。

在人群中,一项研究采用贝利婴儿发育运动量表(Bayley of Infant Development Motor Scales,BSID-M)评估越南 418 名孕妇的 6 月龄婴儿运动发育情况,该研究发现妊娠晚期贫血孕妇后代评分不良。低铁状态与早产儿较差的神经行为状态有关,这些早产儿的反射评分增加,即异常反射的百分比更高。铁缺乏还与后代其他疾病有关,包括哮喘、精神分裂症谱系障碍、肾功能障碍和代谢特征改变。

## 四、碘元素

碘是人体必需的微量元素,是合成甲状腺激素的基本成分,同时参与调节甲状腺的生长与分泌功能。碘缺乏症是全世界主要公共卫生问题,其中,孕妇和婴幼儿是碘缺乏症的易感人群。

### (一)妊娠期及哺乳期妇女碘营养状况的流行病学

英国 ALSPAC(Avon Longitudinal Study of Parents and Children)研究显示,1 040 例孕妇尿碘中位数水平(median urinary iodine concentration,MUIC)为 91.1μg/L,尿碘水平(urinary iodine concentration,UIC)与肌酐比值为 110μg/g,意味着仍有很多孕妇处于轻中度碘缺乏状态。有综述报道,印度、新西兰、澳大利亚等国哺乳期妇女的 MUIC＜100μg/L。我国孕妇的碘营养状况也不容乐观,在一项多中心研究中,研究人群为 7 190 例妊娠早期的孕妇,其中有 1 491 例(20.7%)UIC＜100μg/L,1 971 例(27.4%)UIC 为 100~149μg/L,表明仍有 48.2% 的孕妇碘营养缺乏。

### (二)碘缺乏对子代的影响

碘通过合成甲状腺素在胎儿发育中发挥作用。碘是合成甲状腺激素所必需的微量元素,而甲状腺激素是正常神经元的迁移、髓鞘化及突触的传导及可塑性所必需的。胎儿甲状腺组织在妊娠 12 周开始形成,18~20 周时开始分泌甲状腺素,故孕早期胎儿甲状腺激素完全由母体提供,虽然随着胎儿自身甲状腺功能逐渐完善,母体提供的甲状腺激素逐渐减少,但研究表明孕中晚期脐带血甲状腺素(thyroxine,$T_4$)仍有15%~30%为母体来源,以及胎儿合成甲状腺激素所需的碘元素仍由母体供给。

1. 妊娠期缺碘对子代神经系统的影响 孕期严重缺碘,尿碘中位数(median ioduria)≤ 20μg/d,可引起母体和胎儿的低甲状腺素血症,导致自然流产、早产、低出生体重、免疫受损,以及中枢神经系统发育障碍导致的一系列疾病,包括地方性克汀病伴精神运动迟缓、行走困难伴有痉挛性截瘫和锥体束损伤、锥体外系综合征、耳蜗损伤引起的耳聋、斜视和明显的精神发育迟滞。

在孕早期,由于胎儿甲状腺尚未完全成熟,甲状腺激素完全由母体提供,而此时又是胎儿大脑皮质、海马、内耳等重要器官发育的关键时期,此期碘缺乏将造成不可逆的神经系统发育异常,且与低甲状腺素血症发生的时间及严重程度有关,严重者可致克汀病。一项荟萃分析报道,严重缺碘地区的儿童 IQ 较碘充足地区儿童低 12.45 分,且 IQ 的降低程度取决于碘缺乏持续的时间及甲减的严重程度。

随着普遍食盐加碘的推广,重度碘缺乏逐渐减少。然而,许多国家地区仍广泛存在轻至中度碘缺乏,妊娠期妇女碘需求量高,极易出现轻至中度碘缺乏,尿碘中位数为 50~100μg/d。轻中度碘缺乏孕妇甲状腺的功能评估主要表现为甲状腺功能减退症,最常见的是亚临床甲减和低甲状腺素血症。甲状腺功能减退症可能导致儿童的精神运动和智力发育异常,如视力、神经功能缺损和感知障碍,包括儿童的智力下降。婴儿智力的下降与母亲甲状腺功能减退症的严重程度之间存在显著相关性,这表明儿童智力发育异常的发生与

其母亲妊娠孕早期甲状腺功能减退症有直接关系。有报道称,母亲孕期中度碘缺乏继发低甲状腺素血症,其出生小孩(8~10 岁)出现以总体智力明显下降、多动和注意力缺陷障碍为特征的一种神经系统综合征。此外,孕早期单纯低甲状腺素血症[游离甲状腺素(free thyroxine,$FT_4$)低于参考值下限,促甲状腺激素(thyroid stimulating hormone,TSH)正常]可能导致婴儿和 2 岁以下儿童的神经认知障碍。孕早期中度碘缺乏继发低甲状腺素血症与神经认知障碍的程度之间存在相关性。然而研究发现,对于 20 周前诊断为亚临床甲减的患者以及低甲状腺素血症的患者分别随机分组,一组服用左旋甲状腺素(L-thyroxine,$LT_4$),另一组服用安慰剂。随访子代至 5 岁,发现治疗与否对认知功能没有改变。最近,一些研究报道了妊娠期中度碘缺乏对 4~9 岁儿童神经认知结果的影响:① 英国的一项回顾性研究中,Bath 等报道,母亲妊娠早期(妊娠 13 周前)出现轻中度碘缺乏症(91.1μg/l),其出生子代(8 岁)的智商下降和阅读能力下降,母亲碘缺乏越明显,子代症状越严重。尽管存在方法学限制(观察性研究,未考虑婴儿碘摄入量,未评估母体甲状腺功能),本研究证实,妊娠早期中度或轻度碘缺乏与儿童神经认知发育障碍相关,并且持续至 8 岁。② Hynes 等的研究中,UIC < 150μg/L 的孕妇所生儿童在拼写、语法、英语读写能力的得分低于 UIC ≥ 150μg/L 的孕妇所生的儿童,提示孕妇即使轻度碘缺乏也会对胎儿的神经系统发育有长期的影响。③ van Mil 等报道,在荷兰,无论母体甲状腺激素浓度如何,母亲在怀孕早期出现尿碘减少,所生子代 4 岁时出现执行功能障碍(行为抑制量表、短期记忆)。以上这些观察性研究表明,孕期轻中度

碘缺乏对子代神经认知发育存在不良影响。

2. 哺乳期碘缺乏对子代神经系统的影响　怀孕到出生后的 2 周是脑发育的关键期，出生后的脑发育和生长发育所需要的甲状腺激素只能由婴幼儿自己合成和分泌。对于纯母乳喂养的婴幼儿来说，其合成甲状腺激素所需的碘原料只能由母体通过母乳提供。当哺乳期妇女碘缺乏时，通过母乳供给婴幼儿的碘减少，从而造成婴幼儿自身甲状腺激素合成不足，影响神经系统发育。近期有研究报道，哺乳期母亲应通过补碘母乳喂养确保婴儿至少 6 个月碘充足，并指出 WHO 建议的碘补充剂量可能不够，仍需调整；该研究中入组产妇为轻度碘缺乏（MUIC 35μg/L）者，通过间接补碘和直接补碘后其子代在生后 12 个月的智力、运动发育评分与标准人群相比无明显差异，提示生后给予婴儿补碘可改善由缺碘引起的潜在脑发育的损伤。由此可见，哺乳期妇女充足的碘营养对于维持婴幼儿的正常神经系统发育非常重要。

### （三）母体碘补充对子代的影响

最近，已有研究描述了母亲碘补充对中度或轻度碘缺乏症母亲所生孩子的神经认知结果的影响。在一项非随机对照研究中，Velasco 等证实，从妊娠早期每天补充 300μg 碘化物后，出生子代（2 岁）的精神运动发育评分增加（$P < 0.02$）。Berbel 等的研究中，低甲状腺素血症女性在妊娠早期补充约 200μg 碘化物，根据 Bayley 量表对其 2 岁出生子代的评估表明，及早（孕 6 周前）补充碘，可减少子代神经智能迟缓。然而，另一项研究中，母亲碘补充量超过 150μg/d，并且妊娠结束时出现 TSH 增加，其子代（1 岁）贝利婴儿发育量表（Bayley Scales of Infant Development，BSID）精神运动发育指数下降。因此，母体碘补充对

婴儿神经认知发育的影响需要进一步通过随机干预试验去证实。怀孕期间补充碘不会对母亲或胎儿造成任何不良影响。事实上，碘化钾补充剂，最高剂量为 300μg/d，不会增加抗甲状腺抗体水平，或产后甲状腺炎的频率、持续时间或严重程度，即使在患者具有高抗甲状腺抗体滴度的情况下。最后，怀孕期间补充碘量约每天 200μg，加上正常饮食所提供的碘摄入量，仍然低于 WHO 最近建议的量（每天少于 500μg）。

因此，在怀孕和哺乳期间碘摄入量为 200~300μg/d（平均为 250μg/d）可防止母体和胎儿甲状腺功能紊乱，并且对母亲或其胎儿没有任何有害影响。

## 五、其他维生素、矿物质

其他矿物质的不足或过量也可能危害后代的健康。例如，有研究表明镁缺乏会损害胎儿生长并改变后代肾功能，导致排尿增加。在动物实验中，小鼠怀孕期间的镁缺乏可导致后代在成年期出现焦虑样行为学表现。人群出生队列研究也发现，母体缺锌与胎儿生长受限相关。此外，在胎儿期、哺乳期及断乳后，大鼠的锌缺乏导致后代的性别特异性血管功能障碍。铬参与葡萄糖和脂肪代谢，在妊娠期间，慢性母体铬缺乏导致后代大鼠体脂增加。这一结果同样发生于妊娠期慢性镁缺乏大鼠后代，以及慢性多种矿物质缺乏（铁、锌、镁和钙）大鼠子代。Jou 等人还发现，在大鼠中，与对照组的后代相比，妊娠期间母体锌缺乏的后代体重较大，尽管两组的出生体重没有差异。此外，这些后代也表现出血糖水平升高，胰岛素抵抗和葡萄糖耐量异常。Jou 等人在另一项研究中发现，产后饮食影响后代代谢紊乱的严重程度，他们观察到体重增加和胰岛素抵抗仅发生在孕期锌缺乏和产后营养充足或过量大

鼠的后代中。此外,与对照组的后代相比,出生后营养不良,甚至会降低后代的体重。

此外,微量营养素还可作为抗氧化剂或抗氧化酶的必需辅助因子,因此人们认为微量营养素的作用与抗氧化系统有关。怀孕期间抗氧化剂的缺乏可能由于活性氧水平的增加而诱导器官损伤并损害胚胎发育。Franco Mdo 等人研究得出,产前补充混合抗氧化维生素和矿物质(硒、叶酸、维生素 C 和维生素 E)可以保护大鼠后代免受远期心血管损伤,但不能保护宫内宏量营养素缺乏引起的长期肾损伤。此外,宫内抗氧化剂暴露也可以保护 3 日龄仔猪的结肠免受铁诱导的氧化性 DNA 损伤。

### (一)婴儿及胎儿死亡率

一项综述比较了母亲服用铁补剂及叶酸补给,与仅服用铁补剂相比,新生儿 7 天及 28 天死亡率没有差异。尼泊尔的一项研究发现,母亲单独服用维生素 A 和服用维生素 A 及铁和叶酸(iron and folic acid,IFA)的子代相比,早期婴儿死亡率没有差异。但随访至 6~7 岁时,服用维生素 A 加上 IFA 母亲的子代死亡率更低。低收入国家中,发现母亲补充维生素 A、β- 类胡萝卜素、维生素 C、叶酸或锌对新生儿死亡率没有影响。但印度尼西亚一项研究发现,母亲每天服用维生素 A、$B_2$、$B_3$、$B_6$、$B_9$、$B_{12}$、C、D 和 E,以及铁、锌、铜、硒和碘对新生儿死亡率没有影响,但可以大幅降低 3 月时的死亡率。提示补充微量营养素可能在远期产生较好的效果。孟加拉国的一项研究中使用了与印度尼西亚的配方相同的产前多种微量营养素。和 IFA 补充相比,补充微量元素对男孩的全因婴儿死亡率没有影响,但将女孩的死亡率降低了 16%。在这项研究中,研究人员认为,男孩的较大出生年龄可能会增加出生后头几天窒息死亡的风险,而女孩没有这种现象。

因此,产前补充微量营养素可能会提高后代的生存率,但这种作用可能会受当地营养、疾病和医疗条件的影响。目前,尚不知道孕前微量营养素干预会如何影响妊娠期间和产后的子代存活率,尚需要足够规模的 RCT 研究并需要延长产后随访时间。

### (二)出生体重与生长发育

出生体重:孕产妇微量营养素不足可能会影响出生体重。许多产前有关营养补剂的研究评估了单一营养素(最常见的是铁和叶酸)对出生体重的影响。美国一项前瞻性队列研究中,在母亲分娩后 2~3 天内检测了血液叶酸浓度,母亲叶酸水平在第一四分位数与在第二 ~ 第四四分位数相比,则子代 2~9 岁时超重或肥胖的风险最高,整体呈 L 形趋势,孕前肥胖会进一步加重低叶酸浓度对子代肥胖的影响。且子代胰岛素和瘦素水平增加,脂联素 / 瘦素比例减少。在 2013 年发表的一项荟萃分析中,比较了产前补充铁(有或没有叶酸)与无铁安慰剂,出生体重增加了 41g,低出生体重(low birth weight,LBW)风险降低了 19%。尽管 2015 年一项纳入更多研究的论文发现单独补充铁对出生体重(24g;95% *CI* 3-51g)和 LBW 风险的影响较小,且无统计学意义(*RR*=0.84;95% *CI* 0.69-1.03)。由于证据等级较低(由于潜在的选择偏倚和盲法相关的问题),四项对产前叶酸对出生体重有积极影响的试验被认为其结果是不确定的。在政策层面上,WHO 推荐于产前服用 IFA,以降低产妇缺铁并继发贫血的风险,以及 LBW 的风险。WHO 建议服用叶酸以帮助维持母亲的血红蛋白水平并减少出生缺陷(如果是在围孕期服用),但不用于增加出生体重。

在其他试验中,维生素 A 和锌对出生体重、SGA 或 LBW 均无影响。随机试验的结果一致显示，产前补充多种微量营养素可适当增加出生体重，超过单独服用 IFA 带来的益处，平均使 LBW 降低 12%，但不知道组合物中究竟是什么成分造成了这一现象。

尽管荟萃分析的结果表明，这种作用与 SGA 降低有关（降低 10%；95% *CI* 3%-17%），这意味着子宫内生长加快，但在孟加拉国农村地区的一项大型研究中发现，LBW 的下降与妊娠时长的增加有关，而不是与胎儿加速生长有关。

孕中期摄入蔬菜、水果的量与低双顶径和低出生体重的风险呈反比。维生素 C 的摄取量也可降低 LBW、低出生身长，以及从出生至 6 个月大时低体重的风险。

英格兰的一项纵向研究发现，母体叶酸妊娠 18 周或 32 周时的摄入量与 9 岁儿童的身体成分没有任何关系。在尼泊尔，孕妇在孕期补充铁 + 叶酸 + 锌，但不单独或与铁一起补充叶酸，发现 6~8 岁儿童身高略有增加，而肥胖程度减轻，即皮褶厚度降低。同时，来自秘鲁的一项研究发现，母亲在孕期每天补充锌 + 铁 + 叶酸，与补充铁 + 叶酸相比，婴儿的去脂体重增加了。

动物研究已发现母亲饮食限制维生素或矿物质会导致子代体内脂肪和甘油三酯的比例升高。母体饮食中铁、锌、钙和镁缺乏（单独或同时）会导致子代体内脂肪比例增加，并对胰岛素抵抗产生不同影响。例如，缺镁的 WNIN 大鼠后代在 3 岁、6 岁和 18 个月时具有较高的体脂率，较低的去脂体重，尽管其体重和 BMI 低于对照组。在 3 个月大时，甘油三酯水平也升高，到 6 个月时出现胰岛素抵抗。另外，发现铁或锌缺乏动物的子代尽管总体重较低，但内脏脂肪组织或体脂率更高。这在一定程度上是由于铁缺乏模型中子代的运动能力降低。

## （三）子代心血管功能、血压

多种动物的妊娠期微量营养素耗竭表现出对子代的心血管功能有影响。但是，关于心脏代谢风险指标的变化如血压、肾脏功能和胰岛素抵抗，儿童研究的证据仍然有限，尚无定论。在尼泊尔，多种微量营养素缺乏症并存。一项研究发现，母亲孕期接受多种微量营养素补充，与接受 IFA 补充剂母亲的子代相比，两岁儿童的收缩压下降了 2.5mmHg（95% *CI* 0.5-4.6）。然而，在尼泊尔和孟加拉国进行的另外两项研究中，到 4~8 岁时，未发现血压差异。母体补充多种营养素对 4 岁儿童肾小球滤过率均无影响。

心脏和血管形态发生是由早期妊娠中一系列复杂的事件指导的。心血管疾病的危险因素包括内皮功能障碍、内膜中层厚度、微血管密度、动脉直径和动脉顺应性，许多研究都试图了解它们与出生时体重的关系，但很少有人研究微量营养素如何影响这些危险因素。不过，针对维生素 A 和 D，以及叶酸、钙、铁和锌的一些研究已经存在。有力的证据表明，母亲在胚胎和胎儿时期的维生素 A 状态对于心脏的正常发育很重要。视黄酸（retinoic acid，RA）是维生素 A 的生物活性形式，是胎儿心血管发育过程中的重要信号分子，在人类和动物研究中，维生素 A 缺乏和过量的状态都与先天性畸形有关。

孕妇叶酸状态可能减弱蛋白质限制的一些不利影响。在使用 Wistar 大鼠进行蛋白质限制的模型中，后代的血管扩张作用减弱，血管内皮生长因子（vascular endothelial growth factor，VEGF）、收缩压（systolic blood pressure，SBP）升高，内皮一氧化氮（nitric oxide，NO）合酶 mRNA 降低。叶酸的补充恢复了对血管舒张反应并降低了收缩压,但不影响 NO 合酶 mRNA 水平。然而,在非蛋白质限制组中,叶酸补充没有这种作用。在新生儿中的研究发现,怀孕时的叶酸水平可能与新生儿的内皮功能有关。

除了维生素 A 和叶酸外,其他维生素的数据很少。在雌性 Sprague-Dawley 大鼠哺乳期间缺乏维生素 D 的模型中,后代的肌原纤维蛋白降低了 15%,这表明母体缺乏可能降低了心脏的代谢和收缩功能。

严重的锌缺乏会导致心脏等器官发育障碍。秘鲁的一项研究表明,产前锌的营养状况可能影响胎儿的心血管自主功能,但机制尚不清楚。中度锌缺乏的妇女在怀孕期间补充锌元素,并对胎儿进行了监测。补充锌的妇女在妊娠 20 周时平均心率较低,在妊娠 28 周时心率变异性和加速度较大,这些现象提示对心脏的副交感神经控制功能更强。

尼泊尔两个地区的 RCT 提供了有关微量营养素干预对子代血压影响的数据。一项研究发现为孕妇每日提供多种微量营养素补充,其子代在 2.5 岁时平均收缩压和舒张压更低。相反,另一项研究中母体同样补充微量营养素,在 6~8 岁大的子代中未观察到对血压的影响。在尼泊尔农村地区进行的一项 RCT 中,母亲补充维生素 A 或 β- 胡萝卜素,两种补充剂均未影响 11~13 岁以下儿童的血压。

许多在鼠类中进行的研究发现孕期缺铁与子代血压升高有关。孕妇缺铁导致的缺氧会增加心脏体积,并减少心肌细胞和毛细血管的数量。胚胎期缺铁可导致胚胎生长减少、心脏体积增加及血管发育延迟,但是发现在对照血清中培养胚胎可以逆转血管形成的变化。胚胎性高血压中,由于血管生成减少而导致血管阻力增加,这可能部分解释了心脏大小的增加。

## (四)子代肺功能与免疫系统

在某些营养素缺乏的高风险人群中,怀孕期间将某一营养素作为唯一营养素提供时,已经发现某些营养素可能存在长期作用。例如,在尼泊尔农村,营养不良的现象较为普遍。一项研究中,母亲在怀孕前、怀孕期间和怀孕后被随机分配接受每周补充维生素 A(相当于 RDA)。与安慰剂组比较,母亲接受维生素 A 补充的儿童 9~13 岁时的肺总量增加,表现为 1 秒钟用力呼气量和肺活量增加。在早产儿中补充维生素 A 可减少支气管 - 肺发育不良的发生率,减少氧气和机械通气的需要,并减少气道感染的风险,这表明维生素 A 在预防 / 恢复新生儿肺部损伤中起到一定作用。

成年期的许多呼吸道疾病似乎起源于子宫内肺的生长和成熟受损。动物研究发现视黄酯的摄取和储存在肺部。肺部对孕妇的维生素 A 缺乏症敏感。缺乏维生素 A 会导致肺部发育不成熟,支气管分支减少,弹性蛋白减少(这对于肺泡的数量和大小而言都很重要,这会影响新生儿的肺活量)。这种影响可能会持续到围产期,例如在缺乏维生素 A 胎儿的肺部,弹性蛋白及生长停滞特定基因 6 的表达降低。呼吸衰竭是维生素 A 缺乏大鼠的幼崽在围产期死亡的常见原因,它们肺活量较低,肺泡囊腔较小,弹性纤维较少。在美利奴羊中进行的动物实验发现,产前给予补充维生素 A 并不能改善子代肺泡形成或肺功能,尽管早产或足月子代出生时肝脏的维生素 A 含量增加。

出生后早期补充维生素 A 可以在很大程度上逆转维生素 A 缺乏导致的产前肺发育不良。在中度产前维生素 A 缺乏的 Wistar 大鼠模型中,出生后给予子代维生素 A 逆转了许多与缺乏维生素 A 有关的肺部异常。

缺乏维生素 A 的子代表现出肺泡数量和表面积减少,肺泡间隔增厚,弹性蛋白纤维减少及胶原蛋白沉积增加。补充维生素 A 可在 8 周龄时改善所有这些肺部缺陷,使某些指标恢复到与对照组相同的水平。在培养的上皮细胞中发现视黄酸负责生成 3 种表面活性蛋白(surfactant protein,SP)——SPA、SPB 和 SPC,以及合成它们脂质成分的酶。胎儿的肺分支和气道生长过程中某些 RA 受体蛋白的特异性定位表明,核 RA 受体参与了肺的发育。

挪威一项大型研究发现,怀孕期间维生素 A 摄入过量( ≥ 建议摄入量的 2.5 倍)与学龄期儿童哮喘风险增加有关,而维生素 D 摄入接近建议水平则与学龄儿童哮喘风险降低有关。

早孕期孕妇摄入高叶酸和维生素 $B_{12}$ 可增加子代特应性皮炎的发生率。

### (五)子代认知功能

长期以来,铁元素参与神经元增殖、髓鞘形成和代谢的机制支持了妊娠期铁暴露与认知功能之间的关联。但是,在没有贫血和主要生活在高收入国家的母亲中,尽管在精神运动测验中发现了一些改善,但产前补铁对后代的认知或智力发育测验分数没有带来显著影响。在中国,产前补铁对 BSID 或 4 岁时的智商没有影响。在尼泊尔,铁缺乏症很普遍,在怀孕期间被随机分配接受 IFA 治疗的母亲所生的 7~9 岁儿童与接受安慰剂母亲的孩子相比,智力、执行力和运动测验得分得到改善。在母亲也接受了产前锌补给的孩子中,这种影响有所减弱。虽然存在许多可能的机制来解释锌与神经元发育和功能的关联,在秘鲁、尼泊尔和孟加拉国进行的产前补锌试验都没有发现效果,或者到 13 个月大时发现可能对认知发育产生潜在的负面影响,这可能是由于锌与其他营养素如铁或铜的竞争性相互作用所致。

已经进行了许多随机的产前多种微量营养素补充试验,以评估婴儿期或儿童期的发育结局。例如,在孟加拉国进行的一项研究中,对 7 个月大的儿童没有发现总体的认知或心理运动发育改善。尽管在 BMI 较低的母亲所生的孩子中,观察到对运动评分和活动评分有积极影响。

在我国,有研究发现补充微量营养素对 1 岁儿童的精神发育方面有益处,但对精神运动发育没有作用(通过 BSID 测量),而对 7~10 岁的孩子进行评估时,两组之间没有明显差异。

同样,在印度尼西亚,在 3 岁儿童中,未发现产前多种微量营养素补充剂对发育带来益处;但是,与铁-叶酸补充剂相比,对于瘦弱(臂围<23.5cm)或贫血(血红蛋白<110g/L)母亲的儿童,运动或视觉注意/空间能力得到了改善。相反,尼泊尔一项研究发现,母亲在怀孕期间接受了多种微量营养素补充剂的子代与安慰剂的相比,7~9 岁的儿童其工作记忆、执行功能和运动能力测试的表现未见改善。仅在产妇补充 IFA 后,在相同测试中出现了改善。在坦桑尼亚,在怀孕期间接受多种微量营养素的人类免疫缺陷病毒(human immunodeficiency virus,HIV)-1 感染母亲的 6~18 个月大的婴儿精神运动发育指数得分较高($\beta$=2.6;95% $CI$ 0.1-5.1),运动发育迟缓下降 60%。

总体来说,仅有少量证据支持铁、锌或多种微量营养素补充对运动或认知发育存在益处,尽管似乎在高风险人群中观察到了某些益处,例如营养不良或感染 HIV-1 母亲的孩子。但是，对某一人群的影响值得谨慎对待，未来还需要进一步的试验来验证或推翻这些结论。

### （六）子代胰岛功能

妊娠叶酸或维生素 $B_{12}$ 的营养状况可能通过表观遗传机制影响子代的胰岛素抵抗。在印度进行的一项观察性研究发现，通过评估 HOMA 指数（homeostasis model assessment index，HOMA index），在孕周 28 周时孕妇红细胞叶酸浓度较高和孕 18 周时维生素 $B_{12}$ 水平较低与子代 6 岁肥胖和胰岛素抵抗增加有关。在尼泊尔的一项 RCT 中，怀孕期间补充叶酸不会影响子代 6~8 岁时的空腹血糖、糖化血红蛋白或 HOMA 指数。在尼泊尔，与对照组相比，其母亲接受产前 IFA 的 6~8 岁儿童的空腹胰岛素、葡萄糖或 HOMA 指数没有差异。此外，在这些儿童中，补充锌（当添加铁和叶酸时）也对胰岛素抵抗没有影响。

动物实验中，怀孕大鼠饮食中限制铁摄入的 3 个月大子代对葡萄糖的耐受性得到了改善，但 14 个月大的子代中葡萄糖耐受性却没有改善。相反，另一项研究发现 10 周龄的后代中母体铁缺乏对其葡萄糖耐量没有影响。母亲缺锌会导致后代空腹胰岛素水平发生不可逆变化，并降低了对口服葡萄糖激发的胰岛素反应。然而，对葡萄糖耐量没有影响，反映出胰岛素敏感性可能更高。

（徐　键）

## 参考文献

1. VANHEES K, VONHÖGEN IGC, VAN SCHOOTEN FJ, et al. You are what you eat, and so are your children: The impact of micronutrients on the epigenetic programming of offspring. Cell Mol Life Sci, 2014, 71 (2): 271-285.

2. 程义勇.《中国居民膳食营养素参考摄入量》2013 修订版简介. 营养学报, 2014, 36 (04): 313-317.

3. 陈亚军, 王香生. 血糖负荷及其在健康和运动科学中的应用. 中国运动医学杂志, 2007, 4: 517-520.

4. GILMORE LA, REDMAN LM. Weight gain in pregnancy and application of the 2009 IOM guidelines: toward a uniform approach. Obesity (Silver Spring), 2015, 23 (3): 507-511.

5. BLUMFIELD ML, COLLINS CE. High-protein diets during pregnancy: healthful or harmful for offspring? Am J Clin Nutr, 2014, 100 (4): 993-995.

6. MASLOVA E, RYTTER D, BECH BH, et al. Maternal protein intake during pregnancy and offspring overweight 20 y later. Am J Clin Nutr, 2014, 100 (4): 1139-1148.

7. SWITKOWSKI KM, JACQUES PF, MUST A, et al. Higher Maternal Protein Intake during Pregnancy Is Associated with Lower Cord Blood Concentrations of Insulin-like Growth Factor (IGF)-II, IGF Binding Protein 3, and Insulin, but Not IGF-I, in a Cohort of Women with High Protein Intake. J Nur, 2017, 147 (7): 1392-1400.

8. MORISAKI N, NAGATA C, YASUO S, et al. Optimal protein intake during pregnancy for reducing the risk of fetal growth restriction: the Japan Environment and Children's Study. Br J Nutr, 2018, 120 (12): 1432-1440.

9. LAWLOR DA, RELTON C, SATTAR N, et

al. Maternal adiposity—a determinant of peri-natal and offspring outcomes? Nat Rev Endo-crinol, 2012, 8 (11): 679-688.

10. GODFREY KM, REYNOLDS RM, PRESCOTT SL, et al. Influence of maternal obesity on the long-term health of offspring. Lancet Diabetes Endocrinol, 2017, 5 (1): 53-64.

11. JANG W, KIM H, LEE BE, et al. Maternal fruit and vegetable or vitamin C consumption during pregnancy is associated with fetal growth and infant growth up to 6 months: results from the Korean Mothers and Children's Environ-mental Health (MOCEH) cohort study. Nutr J, 2018, 17 (1): 105.

12. MASLOVA E, HANSEN S, GRUNNET LG, et al. Maternal glycemic index and glycemic load in pregnancy and offspring metabolic health in childhood and adolescence-a cohort study of 68, 471 mother-offspring dyads from the Danish National Birth Cohort. Eur J Clin Nutr, 2019, 73 (7): 1049-1062.

13. WALSH JM, MCGOWAN CA, MAHONY R, et al. Low glycaemic index diet in pregnancy to prevent macrosomia (ROLO study): randomised control trial. BMJ, 2012, 345: 5605.

14. HORAN MK, MCGOWAN CA, GIBNEY ER, et al. Maternal Nutrition and Glycaemic Index during Pregnancy Impacts on Offspring Adiposity at 6 Months of Age--Analysis from the ROLO Randomised Controlled Trial. Nutri-ents, 2016, 8 (1).

15. CHEN LW, NAVARRO P, MURRIN CM, et al. Maternal Dietary Glycemic and Insulinemic Indexes Are Not Associated with Birth Outcomes or Childhood Adiposity at 5 Years of Age in an Irish Cohort Study. J Nutr, 2019, 149 (6): 1037-1046.

16. STEIN AD, OBRUTU OE, BEHERE RV, et al. Developmental undernutrition, offspring obesity and type 2 diabetes. Diabetologia, 2019, 62 (10): 1773-1778.

17. DO CARMO PINHO FRANCO M, NIGRO D, FORTES ZB, et al. Intrauterine undernu-trition--renal and vascular origin of hyperten-sion. Cardiovasc Res, 2003, 60 (2): 228-234.

18. VELAZQUEZ MA, FLEMING TP, WATKINS AJ. Periconceptional environment and the developmental origins of disease. J Endocrinol, 2019, 242 (1): 33-49.

19. VICTORA CG, ADAIR L, FALL C, et al. Maternal and child undernutrition: consequences for adult health and human capital. Lancet, 2008, 371 (9609): 340-357.

20. SHULKIN M, PIMPIN L, BELLINGER D, et al. N-3 fatty acid supplementation in mothers, preterm infants, and term infants and childhood psychomotor and visual development: A system-atic review and meta-analysis. J Nutr, 2018, 148 (3): 409-418.

21. IMHOFF-KUNSCH B, BRIGGS V, GOLD-ENBERG T, et al. Effect of n-3 long-chain polyunsaturated fatty acid intake during preg-nancy on maternal, infant, and child health outcomes: A systematic review. Paediatr Perinat Epidemiol, 2012, 26 (1): 91-107.

22. HINAI M, BAYLIN A, TELLEZ-ROJO MM, et al. Maternal intake of omega-3 and omega-6 polyunsaturated fatty acids during mid-pregnancy is inversely associated with linear growth. J Dev Orig Health Dis, 2018, 9 (4): 432-441.

23. LÓPEZ-VICENTE M, RIBAS FITÓ N, VILOR-TEJEDOR N, et al. Prenatal Omega-6: Omega-3 Ratio and Attention Deficit and Hyperactivity Disorder Symptoms. J Pediatr, 2019, 209: 204-211.

24. HOLLIS BW. Vitamin D supplementation during pregnancy: double-blind, randomized clinical trial of safety and effectiveness. J Bone Miner Res, 2011, 26 (10): 2341-2357.

25. MILIKU K, VINKHUYZEN A, BLANKEN LME, et al. Maternal Vitamin D concentrations

during pregnancy, fetal growth patterns, and risks of adverse birth outcomes. Am J Clin Nutr, 2016, 103 (6): 1514-1522.

26. NØRRISGAARD PE, HAUBEK D, KÜHNISCH J, et al. Association of High-Dose Vitamin D Supplementation during Pregnancy with the Risk of Enamel Defects in Offspring: A 6-Year Follow-up of a Randomized Clinical Trial. JAMA Pediatr, 2019, 173 (10): 924-930.

27. ROTH DE, MORRIS SK, ZLOTKIN S, et al. Vitamin D supplementation in pregnancy and lactation and infant growth. N Engl J Med, 2018, 379 (6): 535-546.

28. CHRISTAKOS S. Vitamin D: Metabolism, Molecular Mechanism of Action, and Pleiotropic Effects. Physiol Rev, 2016, 96 (1): 365-408.

29. TAMBLYN JA. Immunological role of vitamin D at the maternal-fetal interface. J Endocrinol, 2015, 224 (3): 107-121.

30. BLOMBERG JENSEN M. Vitamin D deficiency and low ionized calcium are linked with semen quality and sex steroid levels in infertile men. Hum Reprod, 2016, 31 (8): 1875-1885.

31. HEYDEN EL. WIMALAWANSA SJ. Vitamin D: Effects on human reproduction, pregnancy, and fetal well-being. J Steroid Biochem Mol Biol, 2018, 180: 41-50.

32. SHIN JS. Vitamin D effects on pregnancy and the placenta. Placenta, 2010, 31 (12): 1027-1034.

33. LIU N. Vitamin D induces innate antibacterial responses in human trophoblasts via an intracrine pathway. Biol Reprod, 2009, 80 (3): 398-406.

34. ACHKAR M. Vitamin D status in early pregnancy and risk of preeclampsia. Am J Obstet Gynecol, 2015, 212 (4): 511-517.

35. CHIU CY. Maternal vitamin D levels are inversely related to allergic sensitization and atopic diseases in early childhood. Pediatr Allergy Immunol, 2015, 26 (4): 337-343.

36. MASLOVA E. Predicted vitamin D status in mid-pregnancy and child allergic disease. Pediatr Allergy Immunol, 2014, 25 (7): 706-713.

37. Boucher BJ. Vitamin D insufficiency and diabetes risks. Curr Drug Targets, 2011. 12 (1): 61-87.

38. PILZ S, GAKSCH M, TOMASCHITZ A. Vitamin D and prevention of diabetes: is lifelong endogenous vitamin D needed? Lancet Diabetes Endocrinol, 2014, 2 (4): 267-268.

39. BOUCHER B. Vitamin D, obesity, and risk of diabetes. Lancet Diabetes Endocrinol, 2014, 2 (5): 361-362.

40. VON WEBSKY K. Impact of vitamin D on pregnancy-related disorders and on offspring outcome. J Steroid Biochem Mol Biol, 2018, 180: 51-64.

41. DE-REGIL LM. Vitamin D supplementation for women during pregnancy. Sao Paulo Med J, 2016, 134 (3): 274-275.

42. SCHLINGMANN KP. Mutations in CYP24A1 and idiopathic infantile hypercalcemia. N Engl J Med, 2011, 365 (5): 410-421.

43. SCHLINGMANN KP. Autosomal-Recessive Mutations in SLC34A1 Encoding Sodium-Phosphate Cotransporter 2A Cause Idiopathic Infantile Hypercalcemia. J Am Soc Nephrol, 2016, 27 (2): 604-614.

44. REYNOLDS A, O'CONNELL SM, KENNY LC, et al. Transient neonatal hypercalcaemia secondary to excess maternal vitamin D intake: too much of a good thing. BMJ Case Rep, 2017, 2017: bcr2016219043

45. FETAHU IS, HOBAUS J, KALLAY E. Vitamin D and the epigenome. Front Physiol, 2014, 5: 164.

46. ZHOU Y. DNA methylation levels of CYP2R1 and CYP24A1 predict vitamin D response variation. J Steroid Biochem Mol Biol, 2014, 144: 207-214.

47. MEEMS LM. Parental vitamin D deficiency during pregnancy is associated with increased blood pressure in offspring via Panx1 hyper-

methylation. Am J Physiol Heart Circ Physiol, 2016, 311 (6): 1459-1469.

48. XUE J. Maternal vitamin D depletion alters DNA methylation at imprinted loci in multiple generations. Clin Epigenetics, 2016, 8: 107.

49. JUNGE KM. Increased vitamin D levels at birth and in early infancy increase offspring allergy risk-evidence for involvement of epigenetic mechanisms. J Allergy Clin Immunol, 2016, 137 (2): 610-613.

50. NOVAKOVIC B. Placenta-specific methylation of the vitamin D 24-hydroxylase gene: implications for feedback autoregulation of active vitamin D levels at the fetomaternal interface. J Biol Chem, 2009, 284 (22): 14838-14848.

51. CROSS NA, HILLMAN LS, ALLEN SH, et al. Calcium homeostasis and bone metabolism during pregnancy, lactation, and post-weaning: a longitudinal study. Am J Clin Nutr, 1995, 61 (3): 514-523.

52. RITCHIE LD, FUNG EB, HALLORAN BP, et al. A longitudinal study of calcium homeostasis during human pregnancy and lactation and after resumption of menses. Am J Clin Nutr, 1998, 67 (4): 693-701.

53. KOVACS CS, KRONENBERG HM. Maternal-fetal calcium and bone metabolism during pregnancy, puerperium, and lactation. Endoc Rev, 1997, 18 (6): 832-872.

54. BEZERRA F, MENDONCA LMC, LOBATO EC, et al. Bone mass is recovered from lactation to postweaning in adolescent mothers with low calcium intakes (1-3). Am J Clin Nutr, 2004, 80 (5): 1322-1326.

55. O'BRIEN KO, DONANGELO CM, ZAPATA CLV, et al. Bone calcium turnover during pregnancy and lactation in women with low calcium diets is associated with calcium intake and circulating insulin-like growth factor 1 concentrations. Am J Clin Nutr, 2006, 83 (2): 317-323.

56. HEANEY RP, SKILLMAN TG. Calcium metabolism in normal human pregnancy. J Clin Endocrinol Metab, 1971, 33 (4): 661-670.

57. IMDAD A, JABEEN A, BHUTTA ZA. Role of calcium supplementation during pregnancy in reducing risk of developing gestational hypertensive disorders: a meta-analysis of studies from developing countries. BMC Public Health, 2011, 11 (Suppl 3): S18.

58. HOFMEYR GJ, DULEY L, ATALLAH A. Dietary calcium supplementation for prevention of pre-eclampsia and related problems: a systematic review and commentary. Bjog-Int J Obstet Gy, 2007, 114 (8): 933-943.

59. HOFMEYR GJ, LAWRIE TA, ATALLAH AN, et al. Calcium supplementation during pregnancy for preventing hypertensive disorders and related problems. Cochrane Db Syst Rev, 2014 (6): CD001059.

60. WISSER J, FLORIO I, NEFF M, et al. Changes in bone density and metabolism in pregnancy. Acta Obstet Gyn Scan, 2005, 84 (4): 349-354.

61. CHANG SC, O'BRIEN KO, NATHANSON MS, et al. Fetal femur length is influenced by maternal dairy intake in pregnant African American adolescents. Am J Clin Nutr, 2003, 77 (5): 1248-1254.

62. GANPULE A, YAJNIK CS, FALL CHD, et al. Bone mass in Indian children-Relationships to maternal nutritional status and diet during pregnancy: The Pune Maternal Nutrition Study. J Clin Endocr Metab, 2006, 91 (8): 2994-3001.

63. HEPPE DH, MEDINA-GOMEZ C, HOFMAN A, et al. Maternal first-trimester diet and childhood bone mass: the Generation R Study. Am J Clin Nutr, 2013, 98 (1): 224-232.

64. Tobias JH, Steer CD, Emmett PM, et al. Bone mass in childhood is related to maternal diet in pregnancy. Osteoporosis Int, 2005, 16 (12): 1731-1741.

65. JARJOU LM, PRENTICE A, SAWO Y, et al. Randomized, placebo-controlled, calcium

supplementation study in pregnant Gambian women: effects on breast-milk calcium concentrations and infant birth weight, growth, and bone mineral accretion in the first year of life. Am J Clin Nutr, 2006, 83 (3): 657-666.

66. BELIZAN JM, VILLAR J, BERGEL E, et al. Long term effect of calcium supplementation during pregnancy on the blood pressure of offspring: follow up of a randomised controlled trial. Brit Med J, 1997, 315 (7103): 281-285.

67. MCGARVEY ST, ZINNER SH, WILLETT WC, et al. Maternal Prenatal Dietary Potassium, Calcium, Magnesium, and Infant Blood-Pressure. Hypertension, 1991, 17 (2): 218-224.

68. HILLER JE, CROWTHER CA, MOORE VA, et al. Calcium supplementation in pregnancy and its impact on blood pressure in children and women: Follow up of a randomised controlled trial. Aust Nz J Obstet Gyn, 2007, 47 (2): 115-121.

69. HAWKESWORTH S, SAWO Y, FULFORD AJC, et al. Effect of maternal calcium supplementation on offspring blood pressure in 5-to 10-y-old rural Gambian children. Am J Clin Nutr, 2010, 92 (4): 741-747.

70. HUXLEY RR, SHIELL AW, LAW CM. The role of size at birth and postnatal catch-up growth in determining systolic blood pressure: a systematic review of the literature. J Hypertens, 2000, 18 (7): 815-831.

71. O'BRIEN E, BEEVERS G, LIP GYH. ABC of hypertension-Blood pressure measurement-Part Ⅲ-Automated sphygmomanometry: ambulatory blood pressure measurement. Brit Med J, 2001, 322 (7294): 1110-1114.

72. PIETRANGELO A. Hepcidin in human iron disorders: therapeutic implications. J Hepatol, 2011, 54 (1): 173-181.

73. WHO GUIDELINES APPROVED BY THE GUIDELINES REVIEW COMMITTEE. Guideline: Intermittent Iron and Folic Acid Supplementation in Non-Anaemic Pregnant Women. Geneva: World Health Organization Copyright (c) World Health Organization, 2012.

74. PERRY GS, YIP R, ZYRKOWSKI C. Nutritional risk factors among low-income pregnant US women: the Centers for Disease Control and Prevention (CDC) Pregnancy Nutrition Surveillance System, 1979 through 1993. Semin Perinatol, 1995, 19 (3): 211-221.

75. MEI Z, COGSWELL ME, LOOKER AC, et al. Assessment of iron status in US pregnant women from the National Health and Nutrition Examination Survey (NHANES), 1999-2006. Am J Clin Nutr, 2011, 93 (6): 1312-1320.

76. ESMAT B, MOHAMMAD R, BEHNAM S, et al. Prevalence of Iron Deficiency Anemia among Iranian Pregnant Women; a Systematic Review and Meta-analysis. J Reprod Infertil, 2010, 11 (1): 17-24.

77. GEBRE A, MULUGETA A. Prevalence of Anemia and Associated Factors among Pregnant Women in North Western Zone of Tigray, Northern Ethiopia: A Cross-Sectional Study. J Nutr Metab, 2015, 2015: 165430.

78. BARKER DJ, OSMOND C. Infant mortality, childhood nutrition, and ischaemic heart disease in England and Wales. Lancet, 1986, 1 (8489): 1077-1081.

79. BARKER DJ, WINTER PD, OSMOND C, et al. Weight in infancy and death from ischaemic heart disease. Lancet, 1989, 2 (8663): 577-580.

80. GAMBLING L, DUNFORD S, WALLACE DI, et al. Iron deficiency during pregnancy affects postnatal blood pressure in the rat. J Physiol, 2003, 552 (Pt 2): 603-610.

81. GAMBLING L, DANZEISEN R, FOSSET C, et al. Iron and copper interactions in development and the effect on pregnancy outcome. J Nutr, 2003, 133 (5 Suppl 1): 1554-1556.

82. CROWE C, DANDEKAR P, FOX M, et al. The effects of anaemia on heart, placenta

and body weight, and blood pressure in fetal and neonatal rats. J Physiol, 1995, 488 (Pt 2): 515-519.

83. GAMBLING L, DUNFORD S, MCARDLE HJ. Iron deficiency in the pregnant rat has differential effects on maternal and fetal copper levels. J Nutr Biochem, 2004, 15 (6): 366-372.

84. LISLE SJ, LEWIS RM, PETRY CJ, et al. Effect of maternal iron restriction during pregnancy on renal morphology in the adult rat offspring. Br J Nutr, 2003, 90 (1): 33-39.

85. ZHANG J, LEWIS RM, WANG C, et al. Maternal dietary iron restriction modulates hepatic lipid metabolism in the fetuses. Am J Physiol Regul Integr Comp Physiol, 2005, 288 (1): 104-111.

86. LEWIS RM, PETRY CJ, OZANNE SE, et al. Effects of maternal iron restriction in the rat on blood pressure, glucose tolerance, and serum lipids in the 3-month-old offspring. Metabolism, 2001, 50 (5): 562-567.

87. GAMBLING L, ANDERSEN HS, CZOPEK A, et al. Effect of timing of iron supplementation on maternal and neonatal growth and iron status of iron-deficient pregnant rats. J Physiol, 2004, 561 (Pt 1): 195-203.

88. GODFREY KM, REDMAN CW, BARKER DJ, et al. The effect of maternal anaemia and iron deficiency on the ratio of fetal weight to placental weight. BJOG, 1991, 98 (9): 886-891.

89. BRION MJ, LEARY SD, SMITH GD, et al. Maternal anemia, iron intake in pregnancy, and offspring blood pressure in the Avon Longitudinal Study of Parents and Children. Am J Clin Nutr, 2008, 88 (4): 1126-1133.

90. ALWAN NA, CADE JE, GREENWOOD DC, et al. Associations of maternal iron intake and hemoglobin in pregnancy with offspring vascular phenotypes and adiposity at age 10: findings from the Avon Longitudinal Study of Parents and Children. PLoS One, 2014, 9 (1): e84684.

91. BELFORT MB, RIFAS-SHIMAN SL, RICH-EDWARDS JW, et al. Maternal iron intake and iron status during pregnancy and child blood pressure at age 3 years. Int J Epidemiol, 2008, 37 (2): 301-308.

92. BERGEL E, HAELTERMAN E, BELIZAN J, et al. Perinatal factors associated with blood pressure during childhood. Am J epidemiol, 2000, 151 (6): 594-601.

93. LAW CM, BARKER DJ, BULL AR, et al. Maternal and fetal influences on blood pressure. Arch Dis Child, 1991, 66 (11): 1291-1295.

94. GODFREY KM, FORRESTER T, BARKER DJ, et al. Maternal nutritional status in pregnancy and blood pressure in childhood. BJOG, 1994, 101 (5): 398-403.

95. WHINCUP P, COOK D, PAPACOSTA O, et al. Maternal factors and development of cardiovascular risk: evidence from a study of blood pressure in children. J Human Hypertens, 1994, 8 (5): 337-343.

96. KIM J, WESSLING-RESNICK M. Iron and mechanisms of emotional behavior. J Nutr Biochem, 2014, 25 (11): 1101-1107.

97. BADARACCO ME, SIRI MV, PASQUINI JM. Oligodendrogenesis: the role of iron. BioFactors (Oxford, England), 2010, 36 (2): 98-102.

98. FLEMING RE. Cord serum ferritin levels, fetal iron status, and neurodevelopmental outcomes: correlations and confounding variables. J Pediatrics, 2002, 140 (2): 145-148.

99. GREMINGER AR, LEE DL, SHRAGER P, et al. Gestational iron deficiency differentially alters the structure and function of white and gray matter brain regions of developing rats. J Nutr, 2014, 144 (7): 1058-1066.

100. LOZOFF B, BEARD J, CONNOR J, et al. Long-lasting neural and behavioral effects of iron deficiency in infancy. Nutr Rev, 2006, 64 (5 Pt 2): 34-43.

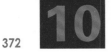
101. LOZOFF B, GEORGIEFF MK. Iron deficiency and brain development. Semin Pediatr Neurol, 2006, 13 (3): 158-165.

102. Tran PV, Kennedy BC, Lien YC, et al. Fetal iron deficiency induces chromatin remodeling at the Bdnf locus in adult rat hippocampus. Am J Physiol Regul Integr Comp Physiol, 2015, 308 (4): 276-282.

103. JOUGLEUX JL, RIOUX FM, CHURCH MW, et al. Mild maternal iron deficiency anemia during pregnancy and lactation in guinea pigs causes abnormal auditory function in the offspring. J Nutr, 2011, 141 (7): 1390-1395.

104. YU F, HAO S, ZHAO Y, et al. Mild maternal iron deficiency anemia induces DPOAE suppression and cochlear hair cell apoptosis by caspase activation in young guinea pigs. Environ Toxicol Pharmacol, 2014, 37 (1): 291-299.

105. BURWELL RD, SADDORIS MP, BUCCI DJ, et al. Corticohippocampal contributions to spatial and contextual learning. J Neurosci, 2004, 24 (15): 3826-3836.

106. FELT BT, BEARD JL, SCHALLERT T, et al. Persistent neurochemical and behavioral abnormalities in adulthood despite early iron supplementation for perinatal iron deficiency anemia in rats. Behav Brain Res, 2006, 171 (2): 261-270.

107. PISANSKY MT, WICKHAM RJ, SU J, et al. Iron deficiency with or without anemia impairs prepulse inhibition of the startle reflex. Hippocampus, 2013, 23 (10): 952-962.

108. TRAN TD, TRAN T, SIMPSON JA, et al. Infant motor development in rural Vietnam and intrauterine exposures to anaemia, iron deficiency and common mental disorders: a prospective community-based study. BMC Pregnancy a Childbirth, 2014, 14: 8.

109. ARMONY-SIVAN R, EIDELMAN AI, LANIR A, et al. Iron status and neurobehavioral development of premature infants. J Perinatol, 2004, 24 (12): 757-762.

110. HARJU M, PEKKANEN J, HEINONEN S, et al. Maternal anemia during pregnancy and slightly higher risk of asthma in male offspring. J Obstet Gynaecol Res, 2018, 44 (4): 614-622.

111. INSEL BJ, SCHAEFER CA, MCKEAGUE IW, et al. Maternal iron deficiency and the risk of schizophrenia in offspring. Arch Gen Psychiatry, 2008, 65 (10): 1136-1144.

112. SUN MY, WOOLLEY JC, BLOHOWIAK SE, et al. Dietary-induced gestational iron deficiency inhibits postnatal tissue iron delivery and postpones the cessation of active nephrogenesis in rats. Reprod Fertil Dev, 2016.

113. BATH SC, STEER CD, GOLDING J, et al. Effect of inadequate iodine status in UK pregnant women on cognitive outcomes in their children: results from the Avon Longitudinal Study of Parents and Children (ALSPAC). Lancet, 2013, 382 (9889): 331-337.

114. NAZERI P, MIRMIRAN P, SHIVA N, et al. Iodine nutrition status in lactating mothers residing in countries with mandatory and voluntary iodine fortification programs: an updated systematic review. Thyroid, 2015, 25 (6): 611-620.

115. SHI X, HAN C, LI C, et al. Optimal and safe upper limits of iodine intake for early pregnancy in iodine-sufficient regions: a cross-sectional study of 7190 pregnant women in China. J Clin Endocrinol Metab, 2015, 100 (4): 1630-1638.

116. ZIMMERMANN MB. Iodine deficiency. Endo Rev, 2009, 30 (4): 376-408.

117. CHENG SY, LEONARD JL, DAVIS PJ. Molecular aspects of thyroid hormone actions. Endo Rev, 2010, 31 (2): 139-170.

118. CHEN C, ZHOU Z, ZHONG M, et al. Thyroid hormone promotes neuronal differentiation of embryonic neural stem cells by inhibiting STAT3 signaling through TRalpha1. Stem

Cells Dev, 2012, 21 (14): 2667-2681.

119. VULSMA T, GONS MH, DE VIJLDER JJ. Maternal-fetal transfer of thyroxine in congenital hypothyroidism due to a total organification defect or thyroid agenesis. N Engl J Med, 1989, 321 (1): 13-16.

120. MORREALE DE ESCOBAR G, OBREGON MJ, et al. Role of thyroid hormone during early brain development. Eur J Endocrinol, 2004, 151 (Suppl 3): 25-37.

121. CAO XY, JIANG XM, DOU ZH, et al. Timing of vulnerability of the brain to iodine deficiency in endemic cretinism. N Engl J Med, 1994, 331 (26): 1739-1744.

122. CARRETO-MOLINA N, GARCIA-SOLIS P, SOLIS SJ, et al. Importance of iodine in pregnancy. Archivos latinoamericanos de nutricion, 2012, 62 (3): 213-219.

123. CALACIURA F, MENDORLA G, DISTEFANO M, et al. Childhood IQ measurements in infants with transient congenital hypothyroidism. Clin Endocrinol (Oxf), 1995, 43 (4): 473-477.

124. HADDOW JE, PALOMAKI GE, ALLAN WC, et al. Maternal thyroid deficiency during pregnancy and subsequent neuropsychological development of the child. N Engl J Med, 1999, 341 (8): 549-555.

125. KLEIN RZ, SARGENT JD, LARSEN PR, et al. Relation of severity of maternal hypothyroidism to cognitive development of offspring. J Med Screen, 2001, 8 (1): 18-20.

126. VERMIGLIO F, LO PRESTI VP, MOLETI M, et al. Attention deficit and hyperactivity disorders in the offspring of mothers exposed to mild-moderate iodine deficiency: a possible novel iodine deficiency disorder in developed countries. J Clin Endocrinol Metab, 2004, 89 (12): 6054-6060.

127. GLINOER D. Pregnancy and iodine. Thyroid, 2001, 11 (5): 471-481.

128. MORREALE DE ESCOBAR G, OBREGON MJ, ESCOBAR DEL REY F. Is neuropsychological development related to maternal hypothyroidism or to maternal hypothyroxinemia? J Clin Endocrinol Metab, 2000, 85 (11): 3975-3987.

129. POP VJ, KUIJPENS JL, VAN BAAR AL, et al. Low maternal free thyroxine concentrations during early pregnancy are associated with impaired psychomotor development in infancy. Clin Endocrinol (Oxf), 1999, 50 (2): 149-155.

130. POP VJ, BROUWERS EP, VADER HL, et al. Maternal hypothyroxinaemia during early pregnancy and subsequent child development: a 3-year follow-up study. Clin Endocrinol (Oxf), 2003, 59 (3): 282-288.

131. HYNES KL, OTAHAL P, HAY I, et al. Mild iodine deficiency during pregnancy is associated with reduced educational outcomes in the offspring: 9-year follow-up of the gestational iodine cohort. J Clin Endocrinol Metab, 2013, 98 (5): 1954-1962.

132. VAN MIL NH, TIEMEIER H, BONGERS-SCHOKKING JJ, et al. Low Urinary Iodine Excretion during Early Pregnancy Is Associated with Alterations in Executive Functioning in Children. J Nutr, 2012, 142 (12): 2167-2174.

133. BOUHOUCH RR, BOUHOUCH S, CHERKAOUI M, et al. Direct iodine supplementation of infants versus supplementation of their breastfeeding mothers: a double-blind, randomised, placebo-controlled trial. The lancet Diabetes & endocrinology, 2014, 2 (3): 197-209.

134. VELASCO I, CARREIRA M, SANTIAGO P, et al. Effect of Iodine Prophylaxis during Pregnancy on Neurocognitive Development of Children during the First Two Years of Life. J Clin Endocrinol Metab, 2009, 94 (9): 3234-3241.

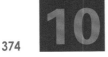
135. BERBEL P, MESTRE JL, SANTAMARIA A, et al. Delayed Neurobehavioral Development in Children Born to Pregnant Women with Mild Hypothyroxinemia During the First Month of Gestation: The Importance of Early Iodine Supplementation. Thyroid, 2009, 19 (5): 511-519.

136. MURCIA M, REBAGLIATO M, INIGUEZ C, et al. Effect of Iodine Supplementation During Pregnancy on Infant Neurodevelopment at 1 Year of Age. Am J Epidemiol, 2011, 173 (7): 804-812.

137. CASEY BM, THOM EA, PEACEMAN AM, et al. Treatment of Subclinical Hypothyroidism or Hypothyroxinemia in Pregnancy. N Engl J Med, 2017, 376 (9): 815-825.

138. PEDERSEN KM, LAURBERG P, IVERSEN E, et al. Amelioration of Some Pregnancy-Associated Variations in Thyroid-Function by Iodine Supplementation. J Clin Endocrinol Metab, 1993, 77 (4): 1078-1083.

139. ROMANO R, JANNINI EA, PEPE M, et al. The Effects of Iodoprophylaxis on Thyroid Size during Pregnancy. Am J Obstet Gynecol, 1991, 164 (2): 482-485.

140. LIESENKOTTER KP, GOPEL W, BOGNER U, et al. Earliest prevention of endemic goiter by iodine supplementation during pregnancy. Eur J Endocrinol, 1996, 134 (4): 443-448.

141. ANTONANGELI L, MACCHERINI D, CAVALIERE R, et al. Comparison of two different doses of iodide in the prevention of gestational goiter in marginal iodine deficiency: a longitudinal study. Eur J Endocrinol, 2002, 147 (1): 29-34.

142. BOURNAUD C, ORGIAZZI JJ. Iodine excess and thyroid autoimmunity. J Endocrinol Invest, 2003, 26 (2 Suppl): 49-56.

143. NOHR SB, JORGENSEN A, PEDERSEN KM, et al Postpartum thyroid dysfunction in pregnant thyroid peroxidase antibody-positive women living in an area with mild to moderate iodine deficiency: is iodine supplementation safe? J Clin Endocrinol Metab, 2000, 85 (9): 3191-3198.

144. ANDERSSON M, DE BENOIST B, DELANGE F, et al. Prevention and control of iodine deficiency in pregnant and lactating women and in children less than 2-years-old: conclusions and recommendations of the Technical Consultation. Public Health Nutr, 2007, 10 (12a): 1606-1611.

145. SCHLEGEL RN, MORITZ KM, PARAVICINI TM. Maternal hypomagnesemia alters renal function but does not program changes in the cardiovascular physiology of adult offspring. J Dev Orig Hlth Dis, 2016, 7 (5): 473-480.

146. ScHLEGEL RN, SPIERS JG, MORITZ KM, et al. Maternal hypomagnesemia alters hippocampal NMDAR subunit expression and programs anxiety-like behaviour in adult offspring. Behav Brain Res, 2017, 328: 39-47.

147. WANG H, HU YF, HAO JH, et al. Maternal zinc deficiency during pregnancy elevates the risks of fetal growth restriction: a population-based birth cohort study. Sci Rep, 2015, 5: 11262.

148. ABREGU FMG, GOBETTO MN, JURIOL LV, et al. Developmental programming of vascular dysfunction by prenatal and postnatal zinc deficiency in male and female rats. J Nutr Biochem, 2018, 56: 89-98.

149. Padmavathi IJN, Rao KR, Venu L, et al. Chronic Maternal Dietary Chromium Restriction Modulates Visceral Adiposity Probable Underlying Mechanisms. Diabetes, 2010, 59 (1): 98-104.

150. VENU L, PADMAVATHI IJN, KISHORE YD, et al. Long-term effects of maternal magnesium restriction on adiposity and insulin resistance in rat pups. Obesity, 2008, 16 (6): 1270-1276.

151. VENU L, HARISHANKAR N, KRISHNA TP, et al. Does maternal dietary mineral restriction per se predispose the offspring to insulin resistance? Eur J Endocrinol, 2004, 151 (2): 287-294.

152. JOU MY, PHILIPPS AF, LONNERDAL B. Maternal Zinc Deficiency in Rats Affects Growth and Glucose Metabolism in the Offspring by Inducing Insulin Resistance Postnatally. J Nutr, 2010, 140 (9): 1621-1627.

153. JOU MY, LONNERDAL B, PHILIPPS AF. Maternal zinc restriction affects postnatal growth and glucose homeostasis in rat offspring differently depending upon adequacy of their nutrient intake. Pediatr Res, 2012, 71 (3): 228-234.

154. MISTRY HD, WILLIAMS PJ. The Importance of Antioxidant Micronutrients in Pregnancy. Oxid Med Cell Longev, 2011.

155. FRANCO MD, PONZIO BF, GOMES GN, et al. Micronutrient prenatal supplementation prevents the development of hypertension and vascular endothelial damage induced by intrauterine malnutrition. Life Sci, 2009, 85 (7-8): 327-333.

156. LANGIE SAS, KOWALCZYK P, TUDEK B, et al. The effect of oxidative stress on nucleotide-excision repair in colon tissue of newborn piglets. Mutat Res-Gen Tox En, 2010, 695 (1-2): 75-80.

157. GERNAND AD, SCHULZE KJ, STEWART CP, et al. Micronutrient deficiencies in pregnancy worldwide: Health effects and prevention. Nat Rev Endocrinol, 2016, 12 (5): 274-289.

158. CHENG JY, ZHANG T, RUANGWAT-TANAPAISARN N. Association of Maternal Prepregnancy BMI and Plasma Folate concentrations with Child Metabolic Health, 2016, 42 (2): 407-420.

159. CHRISTIAN P, STEWART CP. Maternal Micronutrient Deficiency, Fetal Development, and the Risk of Chronic Disease. J Nutr, 2010, 140 (3): 437-445.

160. PARR CL, MAGNUS MC, KARLSTAD Ø, et al. Vitamin A and D intake in pregnancy, infant supplementation, and asthma development: the Norwegian Mother and Child Cohort. Am J Clin Nutr, 2018, 107 (5): 789-798.

# 第十一章
# 内分泌与发育源性疾病

生命早期,配子发生、胚胎/胎儿发育等关键阶段,母体内分泌激素如雌激素、雄激素和甲状腺激素等均对胎儿宫内发育起重要的调节作用。母体内分泌激素水平异常,包括激素水平病理性改变(多囊卵巢综合征合并高雄激素血症、甲状腺宫内减退等)及辅助生殖技术助孕导致医源性高雌激素血症等,将影响胚胎/胎儿神经系统、心血管系统、内分泌代谢等多系统发育异常,并可能是子代最终发生发育源性成人疾病的主要机制之一。

# 第一节　雌激素与发育源性疾病

雌激素(estrogen)是一类主要的女性性激素,在女性生殖系统与第二性征的发育和调控中发挥重要作用。自然形式的内源性雌激素有雌酮(estrone)、雌二醇(estradiol)、雌三醇(estriol)和雌四醇(estetrol),其中雌酮是绝经期女性最主要的循环雌激素,雌二醇是育龄期女性最具活性以及研究最广泛的一种雌激素,雌三醇和雌四醇则主要存在于妊娠期女性体内。雌激素在男性体内的水平显著低于女性,虽然如此,它们在男性生理活动中同样发挥重要的作用。

雌激素参与调控的生理功能十分广泛,除外两性生殖系统,雌激素在骨骼肌肉、心血管、免疫、内分泌代谢、神经精神等系统和功能的发育与调节中也发挥不可缺失的作用。机体的生长发育处于各种内外环境的协同调控下,异常水平的雌激素可能会影响机体正常生理功能的建立,甚至导致病理性改变。本节阐述个体早期生命发育编程的关键时期异常雌激素暴露可能引发的出生后不良健康状态。生命早期关键阶段包括配子发生、胚胎/胎儿发育、出生后到青春期,临床上这些阶段可能出现异常雌激素暴露的情况,包括辅助生殖技术中母体的促排卵引发的母体高水平雌二醇、出生后罹患肿瘤、甲亢、肝脏功能不全及雌激素替代治疗等。目前已被报道的研究集中在人、小鼠、大鼠、羊等动物中,异常雌激素暴露可引起个体的出生体重和生长曲线异常、内分泌和代谢功能异常、生殖功能异常、心血管功能异常、大脑发育异常,并可以促发肿瘤形成。这些研究从不同角度对异常雌激素暴露的临床干预和疾病预防提出了理论依据及启示,成为发育源性疾病研究中重要的环节。

## 一、异常雌激素暴露与发育源性疾病的流行病学证据

1. 子代出生体重异常　在辅助生殖技术中,促排卵是获取多个卵细胞的有效手段,与此同时母体的雌二醇水平将成倍升高,部分患者可能会因此产生卵巢过度刺激综合征(ovarian hyperstimulation syndrome,OHSS)而不得不放弃新鲜胚胎移植。即使是没有产生 OHSS 的患者,其雌二醇水平也显著高于同期自然妊娠的孕妇。促排卵结束时患者接受人绒毛膜促性腺激素(human chorionic gonadotropin,hCG)注射使卵泡最终成熟,该日(hCG 日)的血雌二醇水平具有重要意义。已有证据表明,新鲜胚胎移植孕妇的血雌二醇显著高于冷冻胚胎移植和自然妊娠,并持续整个孕早期。

Pereira 等以 3 069.2pg/ml 作为 hCG 日母亲血雌二醇的分界值,比较了新鲜胚胎移植

单胎活产新生儿的出生体重,研究纳入 147 例母血雌二醇 > 3 069.2pg/ml 的单胎活产儿和 2 792 例母血雌二醇 ≤ 3 069.2pg/ml 的单胎活产儿,发现母血高雌二醇的孕妇出生低体重儿的风险显著高于母血低雌二醇的孕妇。因此,研究者提出,在新鲜胚胎移植中采取保守的促排卵方案使 hCG 日母血雌二醇控制在 3 000pg/ml 以内将有益于胎儿的生长。之后该研究团队再次报道关于 4 071 例新鲜胚胎移植后的单胎活产新生儿的研究,发现 hCG 日母血雌二醇水平 > 2 500pg/ml 的新生儿发生低出生体重的风险是 hCG 日母血雌二醇水平 ≤ 2 500pg/ml 的 6.1~7.9 倍,研究者还通过多变量逻辑回归分析提出 hCG 日母血雌二醇是新生儿低出生体重的独立预测指标。Hu 等研究者比较了 2 610 例新鲜胚胎移植、1 039 例冷冻胚胎移植和 5 220 例自然妊娠出生的单胎新生儿的出生体重,并分析了新鲜胚胎移植中新生儿出生体重与母亲 hCG 日血雌二醇的关联。他们发现新鲜胚胎移植的新生儿出生体重显著低于冷冻胚胎移植和自然妊娠,其发生低出生体重和小于胎龄儿的概率也显著升高;并且新鲜胚胎移植组中,hCG 日母血雌二醇 ≥ 10 460pmol/L 的新生儿相比母血低雌二醇的新生儿发生低出生体重和小于胎龄儿的概率显著升高,hCG 日母血雌二醇水平与新生儿出生体重呈负相关。

这些数据提示在辅助生殖技术操作中,临床医师有必要关注新鲜胚胎移植前的母血雌二醇水平,以避免超生理浓度的雌二醇对子代的宫内生长产生不良影响。

2. 发育源性内分泌和代谢功能异常 胚胎和胎儿发育期暴露于高浓度雌二醇还会对出生后的内分泌和代谢功能产生影响,已有的临床数据分别报道了母体高雌二醇对子代甲状腺功能、肝脏脂质代谢功能和胰岛素敏感性的改变。

Lv 等研究者对新鲜胚胎移植、冷冻胚胎移植和自然妊娠出生的单胎新生儿和儿童的血甲状腺激素进行了分析比较,结果显示在新鲜胚胎移植出生的新生儿和 3~10 岁的儿童中,甲状腺素(thyroxine,$T_4$)、游离甲状腺素(free thyroxine,$FT_4$)和促甲状腺激素(thyroid stimulating hormone,TSH)的水平较自然妊娠组显著升高,而冷冻胚胎移植组的 $T_4$ 和 TSH 则与自然妊娠组接近($T_4$、$FT_4$ 与 TSH 的同向变化可能是由于下丘脑 - 垂体 - 甲状腺轴尚未完全建立)。此外,新鲜胚胎移植组新生儿中 $T_4$ 和 $FT_4$ 水平与 hCG 日母血雌二醇水平成正相关。这项研究表明母体高雌二醇与子代的甲状腺功能障碍风险相关,冷冻胚胎移植可以减少辅助生殖技术子代的甲状腺功能紊乱。

Meng 等研究者比较了 44 例促排卵母亲生产的新生儿和 44 例自然妊娠母亲生产的新生儿脐血的脂质水平,发现促排卵组新生儿脐血总胆固醇和低密度脂蛋白的含量显著高于自然妊娠组的新生儿,并且这两项指标与促排卵组新生儿脐血雌二醇水平显著正相关。因此对于促排卵出生的子代有必要进行脂质水平的监测,以能尽早干预防止成人代谢性疾病的发生。

Wang 等报道了新鲜胚胎移植的子代新生儿与儿童糖代谢功能指标的改变。他们的研究按照性别比较了新鲜胚胎移植、冷冻胚胎移植和自然妊娠孕妇的子代新生儿与儿童的空腹血糖和血胰岛素水平,并计算了胰岛素抵抗指数(homeostasis model assessment-insulin resistance,HOMA-IR)。结果发现新鲜胚胎移植的男性新生儿和儿童空腹血胰岛素及

HOMA-IR 指数显著高于冷冻胚胎移植和自然妊娠，后两组之间没有显著差别。而在女性子代中各组指标均未出现显著差别。这一发现指出发育早期高雌二醇暴露的个体出现性别特异性胰岛素抵抗表型，对新鲜胚胎移植的子代出生后应进行糖代谢功能的评估，及时干预可能出现的严重糖代谢功能障碍。

3. 发育源性心血管功能异常　心血管系统是另一个容易受到早期发育环境影响的靶点。Xu 等的研究以辅助生殖技术中发生了 OHSS 孕妇的子代作为研究对象，为 OHSS 组、非 OHSS 的辅助生殖组，以及自然妊娠组母亲的子代儿童进行了心脏多普勒超声检查。检查结果显示，与非 OHSS 的辅助生殖子代和自然妊娠子代儿童相比，OHSS 子代儿童早期至晚期二尖瓣峰值速度减慢、颈总动脉收缩和舒张直径减少、血流介导的血管扩张功能受损。此外，他们还对 OHSS 新生儿和自然妊娠新生儿的脐动脉进行了蛋白质组学检测，在 1 640 种被检出的蛋白中发现了 40 种差异表达蛋白，通过上游分析指出这些蛋白的上游调控因子为雌二醇和孕激素，进一步证实了雌二醇在 OHSS 子代心血管功能障碍风险增高中的潜在作用。

4. 发育源性智力损伤　儿童智力往往是父母关注的重点，辅助生殖科医生同样在寻找辅助生殖子代智力发育的证据。Xu 等的研究关注 OHSS 是否会对辅助生殖的子代智力发育产生影响，他们收集了 86 名 OHSS 的子代儿童和 172 例非 OHSS 辅助生殖的子代儿童，对其智力进行了韦氏智力量表评估。评估发现，OHSS 子代儿童的言语智商、操作智商及总智商的评分均低于非 OHSS 组儿童，且在 OHSS 组儿童中低智商的发生概率是非 OHSS 组儿童的 4.7 倍。母亲 hCG 日血雌二醇浓度与子代总智商成负相关。由此作者提出发育早期高浓度雌激素可能是导致智力发育损伤的潜在因素。

## 二、异常雌激素暴露与发育源性疾病的动物研究和分子机制

1. 子代生长异常　Cruze 等研究了雌二醇对美洲短吻鳄孵化和体重的影响，他们在短吻鳄胚胎发育第 19 阶段给予卵 17β- 雌二醇暴露处理，发现处理后的短吻鳄孵化时间比对照组提前 1.4 天，且它们在孵出后的体重在短时间内轻于对照组，但之后出现追赶生长并且体重超过对照组。Jin 等报道了见栓第 5~11 天接受戊酸雌二醇口服的孕鼠产生的子代小鼠在出生前和出生后 1~5 周体重均低于对照组，出生 5 周后体重差异消失，并且他们在高雌二醇暴露组的胎盘和子代肝脏中发现胰岛素样生长因子结合蛋白 -1（insulin-like growth factor binding protein-1，IGFBP-1）的表达量显著升高，由此推测母体高雌二醇对子代体重的影响可能与 IGFBP-1 有关。Wang 等的研究发现，见栓第 5~11 天接受 100μg/（kg·d）戊酸雌二醇灌胃的孕鼠产生的子代雌雄性小鼠在出生后 1~2 周体重均显著低于对照组，之后均出现追赶生长，其中雄性子代小鼠体重在出生后 20 周超过对照组，而雌性子代小鼠体重与对照组保持在同一水平。这些在动物模型中的研究均说明宫内高雌二醇暴露对子代的出生体重和之后的生长产生了影响，与临床数据中的发现相一致，但具体的机制仍需更多的研究来阐明。

2. 发育源性内分泌和代谢功能异常　前文提到在临床研究中，有数据报道新鲜胚胎移植出生的新生儿和儿童甲状腺激素 $T_4$、$FT_4$ 和 TSH 的水平较自然妊娠组显著升高，Lv 等根

据这一临床结果建立了妊娠期母体高雌二醇的小鼠模型,发现高雌暴露组子代小鼠甲状腺素 $T_4$ 和 $FT_4$ 水平显著升高,在雌性子代中尤为明显。接着他们发现在出生后 3 周和 8 周的高雌暴露组子代甲状腺中,Pax8 这种与甲状腺素合成代谢相关的基因表达量显著升高,其启动子区 CpG 岛甲基化水平发生了改变。此外,与 DNA 甲基化相关的基因 *DNMT3a* 和 *Mbd1* 在高雌暴露组子代的甲状腺中表达量显著下调。作者推测,母体高雌二醇可能通过改变子代甲状腺 Pax8 启动子甲基化状态影响了甲状腺功能的正常建立。

Meng 等的研究提示,促排卵使子代新生儿脐血总胆固醇和低密度脂蛋白的含量显著升高,基于这一发现他们建立了促排卵妊娠小鼠模型,在促排卵的子代胎鼠肝脏中检测到了升高的胆固醇合成限速酶 HMGCR,体外细胞实验也证实雌二醇刺激上调原代胎鼠肝脏细胞和肝癌细胞系 HepG2 细胞的 HMGCR。由于 HMGCR 的启动子包含雌激素反应元件(estrogen response element,ERE),研究者推测母体高雌二醇是通过上调胎鼠肝脏细胞 HMGCR 的表达导致血胆固醇与低密度脂蛋白升高。

Wang 等发表的研究中指出,新鲜胚胎移植的男性子代新生儿和儿童被检测出胰岛素抵抗表型,他们因此建立了妊娠期母体高雌二醇的小鼠模型,发现高雌暴露组雄性子代小鼠在生命后期出现了体重增加与胰岛素抵抗,并且其摄食量和下丘脑促食欲神经肽 NPY 表达量增加。高雌暴露组雄性子代小鼠下丘脑胰岛素受体 INSR 表达量降低,其启动子 DNA 甲基化程度升高。对这些胰岛素抵抗的子代小鼠进行了长期食物限制后,其胰岛素抵抗和降低的下丘脑 INSR 得到纠正,且 INSR 启动子甲基化状态也发生逆转。该研究揭示,胚胎发育早期高水平雌二醇暴露可通过对下丘脑 INSR 启动子的表观遗传编程导致性别特异性的胰岛素抵抗,而饮食干预则可通过重塑 INSR 启动子甲基化模式逆转胰岛素抵抗。

3. 发育源性生殖功能异常　发育早期雌激素水平异常对个体生殖功能的影响受到了较广泛的关注。Pepe 等研究了母体低雌激素对狒狒雌性子代生殖系统发育的影响。他们在狒狒妊娠第 100~175 天给予其芳香化酶抑制剂来曲唑 115μg/(kg·d)注射,使孕母的雌激素合成受到抑制。对雌性子代的观察发现,实验组青春期开始的时间发生推迟;在月经来潮后的最初两年,实验组月经周期长度显著高于对照组;此外实验组血雌二醇水平降低,而卵泡刺激素的水平升高。作者由此得出,雌性狒狒生殖系统的正常发育依赖于母亲妊娠时正常水平的雌激素。

Marcondes 报道了出生后雌激素暴露对雌性大鼠卵巢发育的影响。他们在大鼠出生后第二天给予 0.5mg 苯甲酸雌二醇单次皮下注射,在出生后 90 天进行组织学和基因表达检测。研究发现,雌激素处理组大鼠的卵巢卵泡膜细胞区域面积增大,次级卵泡数量增多,且 Lhr 和 Cyp17a1 两种与甾体类激素合成有关的基因的表达水平升高。此外,雌激素处理组的雌性大鼠出现阴道闭合。与这一研究相类似,Shridharan 等研究者对新生雌性大鼠在出生第二天和第三天分别皮下注射一次 100μg 的 17β-雌二醇,在出生后 120 天对大鼠卵巢进行检测。他们发现雌二醇注射后的大鼠卵巢重量和体积显著减小,卵巢中含有大量窦卵泡和退化的卵细胞,卵巢失去了卵细胞发生和排卵的征象。卵巢的基因表达检测显示雌二醇暴露组大鼠 ERα、ERβ 和 COX-2 表达量上调,肿瘤坏死因子 α(tumor necrosis factor-α,TNF-α)表达量下调。这些研究均提示,出生后异常雌激素暴露将影响雌性生殖系统的发育。

Kradolfer 等研究了妊娠期猪高雌二醇对雄性子代生殖系统发育的影响。他们在母猪妊娠全程给予口服 17β- 雌二醇,发现雌二醇对雄性子代的睾丸重量、睾丸形态和精子质量没有产生影响,RNA 测序显示母体高雌二醇对子代前列腺基因 ADH1C、CCDC80、BGN 和 SPARC 的表达产生了一定的改变,其中 BGN 基因体甲基化程度升高,这说明母体高雌二醇可通过表观遗传调控影响雄性子代的生殖系统基因表达。

4. 大脑发育异常 生命早期异常雌激素也会通过改变大脑的正常发育影响神经系统基因的表达,甚至影响动物的行为。

Berretti 等研究者在雌性大鼠出生第一天对其进行 10μg 的 3- 苯甲酸 β 雌二醇单次注射,在出生第 21 天和第 60 天检测出下丘脑四氢孕酮水平下降。通过对大鼠行为的观察发现,实验组雌性大鼠格斗行为增加、嗅探肛门生殖器的行为增加,而雌性的性行为却减弱;但药物对大鼠的情感行为和社交学习行为没有产生影响。介于四氢孕酮是一种潜在的突触外 GABA_A 受体正向调节剂,该研究团队在后续研究中报道了新生雌性大鼠雌二醇暴露可以上调含 α4/δ 亚基的突触外 GABA_A 受体的表达、下调突触内含 α1/α4/γ2 亚基受体的表达,以及减弱相位电流。但在此研究中,作者通过水迷宫实验却发现出生时雌二醇暴露增强了大鼠的空间学习和记忆提取能力,由于四氢孕酮已被报道有减弱学习记忆能力的作用,作者提出这一现象可能是由于四氢孕酮水平下降所引起,但此推测有待证明。

Radhika 等研究了早期雌二醇暴露对具有性别二型性的脑区发育的影响。他们在新生雌性大鼠出生第二天和第三天分别对其进行 100μg 的 17β- 雌二醇皮下注射,在 120 天后检测各脑区参与突触发生的基因表达。结果发现雌二醇暴露组雌性大鼠大脑视前区 NMDA-2B、NETRIN-1、BDNF、MT-5、MMP 和 TNF-α 表达下调,但在下丘脑和垂体中的表达没有显著改变。

机体的昼夜和生理节律活动是受大脑调控的一项重要功能,与机体激素信号通路有着重要联系。Royston 等使用芳香化酶基因敲除(aromatase gene knockout,ArKO)小鼠和野生型(wild type,WT)小鼠研究早期雌二醇暴露对成年后的昼夜和生理节律功能的影响。他们对出生第 1~5 天的新生小鼠每日皮下注射 20μg 的 17β- 雌二醇,小鼠性成熟后分别予以雌雄性去势手术,去势 10 天后给予所有小鼠皮下埋置 50μg 雌二醇缓释片,5 天后观察小鼠的行为活动。结果显示,在雌雄性 ArKO 和雌性 WT 小鼠中,雌二醇暴露减弱了跑轮活动,而对雄性 WT 的跑轮活动没有影响;雌二醇暴露组 WT 和 ArKO 雌性小鼠跑轮活动峰值时间提前,雄性小鼠的峰值时间没有受到影响;雌二醇暴露缩短了雄性 WT 小鼠活跃相长度,对雄性 ArKO 小鼠和两种表型的雌性小鼠活跃相时间长度均无影响。这些结果表明发育早期雌激素暴露可以改变成年后节律功能。

5. 肿瘤 肿瘤是慢性疾病的一大重要组成部分,越来越多的证据显示,肿瘤的发生与生命早期的印迹有着潜在关联。在雌激素暴露相关的成年肿瘤研究中,前列腺癌的研究报道最为多见。从 20 世纪 90 年代既开始有文章报道在啮齿类动物模型中,发育早期过量雌激素暴露对前列腺组织发育有着长期的影响，可导致前列腺的炎症、增生，甚至上皮内瘤样病变等疾病状态。然而关于人类前列腺组织的研究信息甚少。Saffarini 等于近年发表了关于人类胚胎前列腺异种移植模型的研究，他们将中孕期自然流产男性胎儿的前列腺组织移植于裸胸腺鼠肾脏包膜下，移植后立即给予裸鼠皮下注射 250μg/kg 的 3- 苯甲酸 β 雌二醇，之后每隔 1 天注射一次，共注射三次（"一次打击"）。移植后 90 天一部分裸鼠被给予 2.5mg 的 3- 苯甲酸 β 雌二醇缓释剂（"二次打击"）和 25mg 防止前列腺退化的睾酮缓释剂，持续至移植后 200 天收集移植物进行检测。结果发现两次雌激素暴露的打击使前列腺出现了显著的腺体增生，PCR 芯片显示差异表达基因与前列腺癌通路中的细胞活动有关，PI3K-Akt 通路发生了改变，最终导致了细胞凋亡抑制和细胞周期增进。DNA 甲基化检测显示前列腺间质细胞 CpG 位点甲基化状态改变。这一研究从新的角度揭示了生命早期雌激素暴露导致的前列腺癌发生相关基因表达和表观遗传改变。

## 三、雌激素异常暴露的临床干预措施和疾病防控

综上所述，发育早期雌激素异常暴露与生命后期多种疾病状态相关，这一暴露因素已成为发育源性疾病研究中重要的切入点（图 11-1）。发育源性疾病正受到越来越多的关注，同时也是多学科交叉研究的热点所在。作为一门年轻的学科，已有的研究为临床提供的可参考数据尚且有限，而且尚无相关成文的临床指南，这就要求临床工作者从已有的研究中总结思考，将发育源性疾病的概念融入临床实践中，从三级预防的角度最大程度减少发育早期不良因素造成的疾病和危害。针对雌激素暴露因素，结合已有的研究，我们可以从以下几点着手临床干预和疾病防控：①控制辅

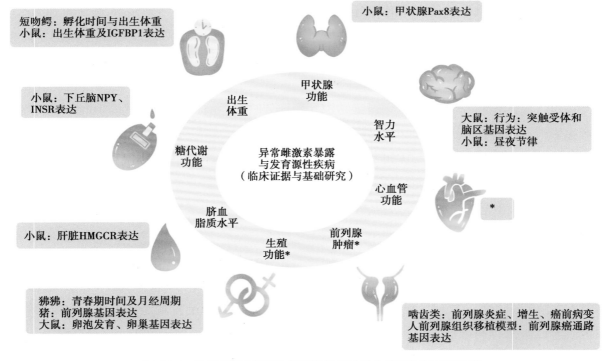

**图 11-1　异常雌激素暴露与发育源性疾病的临床证据和基础研究**
\* 尚无临床证据或基础研究报道

助生殖促排卵患者的血雌二醇，注意促排卵方案的个体化，对于血雌二醇浓度过高的患者应尽量避免新鲜胚胎移植，降低配子和胚胎暴露于过高母体雌激素的风险；②对于新鲜胚胎移植出生的子代加强随访和宣教，注意对其进行代谢指标、心血管功能和智力发育情况监测，及早进行干预，防止疾病状态发生和进展；③对出生后至青春期这一关键发育窗口的人群进行社区保健宣教，强调避免接触具有雌激素活性的环境内分泌干扰物，同时对其生长发育进行评估，尽早发现异常，给予健康指导；④对于因特定疾病需要接受雌激素替代治疗，或者罹患可引起内源性雌激素水平升高疾病的发育期人群，在治疗原发性疾病的同时注意监测和控制其激素水平，减少高雌激素对发育造成的损害（图 11-2）。

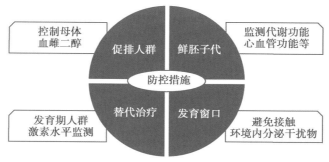

**图 11-2　雌激素相关发育源性疾病防控措施**

## 第二节　雄激素与发育源性疾病

　　女性雄激素主要来自肾上腺，卵巢也能分泌部分雄激素，包括睾酮、雄烯二酮和脱氢表雄酮。卵巢内泡膜层是合成分泌雄烯二酮的主要部位，卵巢间质细胞和门细胞主要合成与分泌睾酮。排卵前循环中雄激素升高，一方面可促进非优势卵泡闭锁，另一方面可提高性欲。

　　高雄激素症（hyperandrogenism）是生育年龄妇女最常见的生殖内分泌障碍之一，临床上以高雄激素为典型病理生理学特征的疾病多囊卵巢综合征（polycystic ovary syndrome，PCOS）在育龄妇女中的发病率可以高达 10%~15%。雄激素症患者卵巢间质及卵泡膜细胞分泌过多雄激素，阻碍优势卵泡发育，干扰正常排卵，更为重要的是，高雄激素可降低卵母细胞发育潜能，影响受精及胚胎发育，提示女性高雄激素对生殖的不良影响。流行病学调查和动物实验均表明，母亲妊娠前／妊娠期高雄激素暴露可能导致子代的生长发育、内分泌和代谢功能、生殖系统、心血管功能、神经系统等发生改变。最近的研究发现，某些关键基因的表观遗传修饰由亲代向子代的传递可能是其分子机制之一。这些研究对高雄激素暴露致子代代谢性疾病的发表机制提出了理论依据，是配子／胚胎源性疾病研究中的重要内容。

### 一、高雄激素暴露与子代发育源性疾病的流行病学研究

　　1. 子代生长发育　针对 PCOS 患者的大规模随访显示，其子代发生早产、大于胎龄儿

的概率均显著增加,且这种风险并不能仅归因于辅助生殖技术,提示 PCOS 妇女自身不良生殖内环境可能对子代健康产生负面影响。Daan 等收集了 PCOS 患者和对照组妊娠妇女分娩时的脐带血,检测结果显示 PCOS 患者子代无论男女,其脐带血中雄烯二酮的水平均有升高,表明 PCOS 患者母体孕期高雄环境将使其子代暴露于胎儿期高雄环境中。通过对 PCOS 患者和对照人群的研究,统计结果显示患有 PCOS 的妊娠妇女出现早产的概率翻倍,且这种风险的增加仅在高雄 PCOS 患者发生,而正常雄激素水平的 PCOS 患者未见这种表现。一篇发表于 2016 年的综述概括了此前针对 PCOS 患者与对照组间妊娠相关情况的研究。其中,一项荟萃分析报道 PCOS 妊娠妇女早产的风险加倍,而另一项荟萃分析表明 PCOS 对早产无影响。而多篇队列研究表明,PCOS 患者,尤其是高雄激素 PCOS 患者,发生早产的概率是正常妇女的两倍。此外,据报道,PCOS 患者剖宫产的风险亦有增加。这些研究提示,对于存在高雄激素血症的

PCOS 患者来说,辅助生殖助孕前的降雄激素治疗十分必要。

2. 子代代谢性疾病和心血管系统疾病　Huang 等人最新的研究显示,母亲晚孕期的高雄激素血症增加成年子代(39~50 岁)代谢综合征的风险。尤其是在女性子代当中,其代谢综合征的发病率为非高雄子代的 4 倍多($aOR$=4.06;95% $CI$ 1.10-14.93),同时,那些孕期雄激素最高的妇女其子代发生高血压的风险为非高雄子代的近 5 倍($aOR$=4.84;95% $CI$ 1.12-20.85)。

Tian 等人前期开展了一项前瞻性流行病学调查,作者对 1 216 名子代进行了随访(156 名为高雄激素子代,1 060 为正常雄激素子代),随访时的年龄分别为(59.85±13.05)及(60.42±12.40)月龄。结果显示,妊娠前患高雄激素症的妇女,其子代在学龄前即表现出了显著升高的空腹血糖水平及 HOMA-IR 指数。更加令人吃惊的是,这些儿童中有 2.56% 出现了糖尿病前期(prediabetes),其发病率是对照组儿童的近 4 倍(表 11-1)。

表 11-1　高雄与非高雄子代糖尿病前期发生率比较

| 糖尿病前期 | 非高雄状态（人数,%) | 高雄状态（人数,%) | 矫正前 RR（95% $CI$) | 矫正 RR*（95% $CI$) |
|---|---|---|---|---|
| 是 | 7(0.66%) | 4(2.56%) | 3.88(1.15-13.20) | 3.98(1.16-13.58) |
| 否 | 1 053(99.34%) | 152(97.44%) | 1 | 1 |

*已矫正子代年龄、BMI、母亲子痫前期及妊娠糖尿病

这些流行病学调查提示,对于高雄激素症妇女出生子代进行长期随访,尤其是心血管系统和代谢系统的健康随访十分必要(图 11-3)。

3. 子代精神神经系统　一项针对瑞典全部人口的配对病例对照研究,通过将自闭症患者和对照组进行出生年月、性别、出生地等方面的配对,并经过干扰因子的矫正后,表明母亲患 PCOS,子代自闭症患病率增加 59%,而

同时患有 PCOS 和肥胖症的母亲,子代自闭症患病率将进一步升高。另一方面,Baron 等收集了诊断为自闭症、阿斯伯格综合征和待分类的广泛性发展障碍(pervasive developmental disorder not otherwise specified,PDD-NOS)的男性患者和与其配对的对照组病例在出生时的羊水,并对其 Δ4 途径性激素(孕激素、17α-羟孕酮、雄烯二酮和睾酮)和皮质醇水平进行

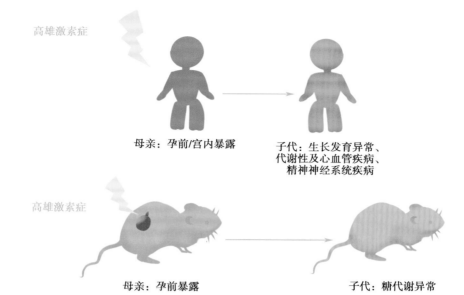

图 11-3　流行病学调查及动物实验均提示母亲高雄激素暴露可能导致子代表型改变示意图

测定。自闭症组病例的羊水中上述所有激素水平均高于对照组。Kosidou 等的研究表明，母亲 PCOS 增加子代注意缺陷多动障碍疾病的风险。

Bell 等对 PCOS 及对对照组子代进行了年龄和发展阶段问卷调查。调查表明，PCOS 诊断与子代精细运动领域欠佳的风险增加相关，PCOS 患者的双胞胎子代其交流和个人社交能力欠佳的风险较对照组增高。其中，未经过治疗的 PCOS 患者子代在年龄和发展阶段问卷中表现不佳的风险较经过治疗的 PCOS 患者子代高。由此作者提出发育早期高雄激素暴露可能是子代精神系统疾病的潜在因素。

## 二、高雄激素暴露与子代发育源性疾病的动物研究和分子机制

1. **子代生长发育异常**　通过对妊娠大鼠进行睾酮预处理，Sun 等发现与对照组相比，实验组子代大鼠出现宫内生长受限，而 6 周龄时两组间子代大鼠的体重无差异。同时，Amalfi 等对胎儿期睾酮暴露的大鼠在 21 天龄

和 60 天龄时分别进行体重测定，发现胎儿期 2mg 和 5mg 睾酮暴露的子代大鼠在 21 天龄时的体重均小于对照组，且 5mg 组的体重减小更为显著，到 60 天龄时，各组间体重无统计学差异，表明体重的改变已得到补偿。

2. **子代内分泌和代谢功能异常**　为评估胎儿期高雄环境对子代肝脂代谢和脂肪肝形成的影响，Abruzzese 等对孕鼠进行了高雄处理，子代出现正常排卵和无排卵两种表型。两种表型子代均出现肝脏改变、脂代谢失衡和代谢综合征发生率增高的现象。且其中无排卵表型的子代在肝脏脂肪生成上的变化、胰岛素和葡萄糖代谢失衡，以及脂肪变性易感性增高等方面的特征尤为明显。同样通过对妊娠大鼠进行睾酮预处理，Sun 等发现实验组子代雌鼠的循环甘油三酯水平较对照组增高，且其成年后可能发展为非酒精性脂肪肝。

在胎儿期高雄环境对子代糖代谢的影响方面，Amalfi 等发现胎儿期高雄处理会导致子代大鼠的 PCOS 疾病，且低浓度睾酮处理（2mg）的子代表现为高雄激素血症、卵巢囊性表现和正常排卵，而高浓度睾酮处理（5mg）的子代表现为高雄

激素血症、卵巢囊性表现和无排卵。两者均在腹膜内糖耐量测试中出现循环葡萄糖水平升高。More 等发现胎儿期的睾酮暴露会引起子代空腹状态下高胰岛素血症和 HOMA-IR 指数升高，以及糖耐量试验中的葡萄糖不耐受和胰岛素过度反应。胎儿期遭受雄激素暴露的雄性子代大鼠成年期循环睾酮水平增加，而性腺切除术能防止高雄激素血症，扭转高胰岛素血症并减弱葡萄糖引起的胰岛素分泌反应，但并不能改变葡萄糖不耐受的现象。该研究发现，胎儿期雄激素暴露的雄性子代胰岛数目、体积及 β- 细胞区域均缩小，且能被性腺切除术纠正。以上结果表明胎儿期睾酮暴露会导致雄性子代胰腺功能受损，其成年期的高胰岛素血症为性腺依赖性的，但葡萄糖不耐受可能与出生后睾酮水平无关。此外，针对羊的研究表明，产前睾酮过量可导致外周胰岛素抵抗、脂肪细胞体积缩小及组织特异性的改变，如肝脏及肌肉的胰岛素抵抗。

Tian 等人建立了妊娠前高雄激素大鼠模型，发现母亲高雄子代在幼年期即表现出严重的空腹血糖升高和糖耐量受损，部分子代出现糖尿病，发育至成年期后，其糖耐量仍然异常，并且糖尿病的发生概率增加。进一步结果显示高雄子代 Igf2 甲基化差异区域（differentially methylated region，DMR）区甲基化水平显著降低且表达显著升高。同时高雄亲代的卵母细胞中也发现 *Igf2* 基因低甲基化高表达，且 Igf2 DMR 区有三个甲基化位点出现了与子代胰岛同样的低甲基化印迹。介于 *Igf2* 基因与胰腺发育及胰岛功能密切相关，这一提示高雄激素致 Igf2 印迹改变的代间传递可能是高雄子代发生糖代谢改变的分子机制（图 11-4）。

3. 子代生殖功能异常　Wang 等通过对妊娠大鼠进行孕早期和孕晚期脱氢表雄酮硫酸盐（dehydroepiandrosterone sulfate，DHEAS）处理，发现孕早期过量雄激素暴露会产生强生殖毒性，导致雌性子代卵巢形态和功

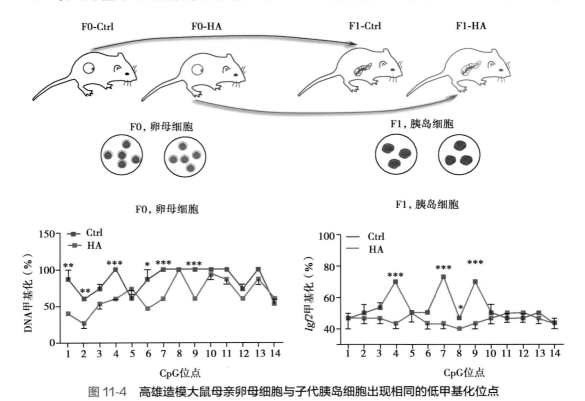

图 11-4　高雄造模大鼠母亲卵母细胞与子代胰岛细胞出现相同的低甲基化位点

能异常。此外,实验研究发现,妊娠期高雄处理的雌性子代,其青春期延迟,第一次发情期处于出生后41天,晚于正常雄激素水平对照组的37.5天,且实验组表现为动情后期/间情期延长和动情前期/发情期缩短。同时,高雄处理组雌性子代的卵泡刺激素水平是对照组的4倍,提示卵巢储备功能减弱,且在进行促排卵时,高雄处理组获卵数少于对照组,虽然两者在受精率和卵裂率上无明显差异。

4. 子代心血管功能异常　以雄激素水平升高为主要特征的PCOS患者其心血管功能出现异常,那么孕期的雄激素暴露对子代心血管功能有什么影响呢? Chinnathambi 等发现胎儿期的睾酮暴露可显著增加雄性和子代成年期动脉血压,其中雄性尤甚。遭遇胎儿期雄激素暴露的子代大鼠,其成年期循环睾酮水平增加而雌二醇水平无变化。性腺切除术可防止这些大鼠高雄激素血症的发生并扭转高血压。对实行睾丸切除术的雄鼠进行睾酮替代可重新导致高血压,而对实行卵巢切除术的雌鼠进行雌二醇替代无此效果。Sherman 等的研究显示,妊娠期高雄激素暴露影响出生后子代的心血管功能,增加收缩压及舒张压,同时改变短链脂肪酸的生成。

在机制方面,Blesson 等的研究也发现胎儿期睾酮暴露的大鼠,其血睾酮水平和血压显著高于对照组。同时,实验组肠系膜动脉蛋白激酶C(protein kinase C,PKC)δ 的 mRNA和蛋白水平亦有所升高。通过对 *PKCδ* 基因的分析发现,经历睾酮刺激时,雄激素受体结合至 PKCδ 启动子上游区域。因此,可能存在雄激素介导的 PKCδ 转录调控机制,能控制血管收缩和血压。Jonker 等发现妊娠期高雄导致心肌成熟障碍,*IGF-1* 基因的低表达可能是其机制之一。Xie 等人报道出生前高雄激素暴露可致子代血管内皮细胞的雌激素受体 ERβ 表达抑制,从而造成其血管功能异常。

5. 子代神经精神系统发育异常　Xu 等的研究结果显示,胎儿期高雄宫内环境暴露的子代大鼠,表现出自闭症样的行为。其中,子代雌鼠在青春期社交时间减少,成年期表现出异性交往障碍,且社交和与异性交往的时间与母体孕期血睾酮水平呈负相关。因此,母体孕期高雄可能是自闭症的潜在危险因素之一。此外,Manti 和 Hu 等的研究均发现排除饮食因素,遭遇母体雄激素暴露的雌性子代更容易发生焦虑。

通过以上动物实验,可以看到母亲孕前/孕期高雄激素暴露可能导致子代生长发育、内分泌和代谢功能、生殖功能、心血管功能及神经精神系统的异常,这其中关键基因的表观遗传学改变可能是其分子机制之一。

## 第三节　甲状腺激素与发育源性疾病

甲状腺激素(thyroid hormone,TH)是酪氨酸的碘化物,主要包括甲状腺素(thyroxine,$T_4$)和三碘甲状腺原氨酸(triiodothyronine,$T_3$)。甲状腺激素主要以碘和甲状腺球蛋白(thyroglobulin,TG)为原料在甲状腺滤泡上皮细胞中合成,并以胶质形式贮存在腺泡腔内,在 TSH 作用下释放入血。$T_3$ 和 $T_4$ 释放入血后,99%以上与血浆中甲状腺素结合球蛋白(thyroxine-binding globulin,TBG)结合,约 0.04% 的 $T_4$ 和 0.4% 的 $T_3$ 以游离形式存在,只有游离型甲状腺素（$FT_3$、$FT_4$）才能进入靶组织细胞发挥生物学作用。甲状腺激素的生理作用十分广泛,在促进机体正常生长发育、调节新陈代谢和影响器官功能活动等方面发挥着重要作用。

甲状腺功能异常是育龄期人群的常见疾病,女性发病率明显高于男性。在妊娠期间,甲状腺会发生一系列复杂的生理变化,由于胎盘产生 hCG 使甲状腺活性增加,以及雌激素的增加促进肝脏 TBG 增多且降解缓慢,使得甲状腺激素分泌增多,以维持血中甲状腺激素浓度并在妊娠期间达到新的平衡,并在不同的妊娠阶段发挥不同的作用。可见,妊娠状态相关的主要甲状腺功能的变化是甲状腺激素需求上升,而妊娠本身也可能加重原有甲状腺疾病的表现和病程。

越来越多的证据表明,妊娠期女性甲状腺功能异常会对子代健康造成不良影响。本节主要概述妊娠期甲状腺功能异常对妊娠结局,以及子代神经系统、心血管系统、甲状腺功能及糖代谢影响的流行病学和动物学研究报道,以及相关机制的探讨,从而对早期临床干预和疾病预防提供理论依据和启示。

## 一、甲状腺激素异常与发育源性疾病的流行病学依据

1. 对妊娠结局的影响　任何甲状腺功能紊乱都可能损害母体对妊娠的承受力,增加不良妊娠结局的发生。妊娠期临床甲状腺功能减退和亚临床甲状腺功能减退的发病率分别为 0.3%~0.5% 和 2%~2.5%,而妊娠期甲状腺功能亢进和亚临床甲状腺功能亢进的发病率相对较低,分别为 0.2% 和 1.7%。大量临床研究结果表明,妊娠期临床甲状腺功能减退或甲状腺功能亢进与自然流产、早产、胎儿宫内生长受限、胎儿宫内窘迫、低出生体重儿,以及死胎、死产等不良妊娠结局相关。例如,2013 年美国一项纳入了 223 512 例单胎妊娠的大型回顾性队列研究结果显示,妊娠期甲状腺功能减退和亢进的女性早产率明显升高。然而,妊娠期亚临床甲状腺功能减退症对妊娠结局的影响尚存在争议。大部分研究结果显示,妊娠期亚临床甲状腺功能减退症患者较正常女性流产率、早产率及围产儿死亡率等均明显升高。但也有一些大样本临床研究数据提示妊娠期亚临床甲状腺功能减退与不良妊娠结局风险无关。例如,2008 年美国的一项研究,纳入了 10 990 例孕早期和孕中期妇女,结果显示亚临床甲减发病率分别为孕早期 2.2%（240 例）,孕中期 2.2%（243 例）,而亚临床甲减与流产、早产、低出生体重儿等不良妊娠结局均无关。因此,有待更多的高质量临床研究证实亚临床甲减与不良妊娠结局之间的关系。此外,有研究发现甲状腺功能减退的不孕症患者行辅助生殖治疗的胚胎种植率、临床妊娠率、活产率较正常对照组均降低,提示甲状腺功能减退会影响辅助生殖治疗结局。

2. 对子代神经系统的影响　甲状腺激素对哺乳动物中枢神经系统的发育极为重要。妊娠期间,母体的甲状腺激素通过胎盘进入胎儿血液循环从而在脑发育过程中对突触、髓鞘的形成及神经细胞的分化过程的正常进行起重要作用。妊娠 12 周以前胎儿自身不能分泌甲状腺激素,全部依赖母体供给。12 孕周起胎儿分泌甲状腺激素,和母体甲状腺激素一同参与神经系统的形成。妊娠第 16~24 周,母体的甲状腺激素与胎儿大脑的核受体结合,使大部分的脑神经在此阶段内完成神经元的倍增、移行。这个阶段若甲状腺激素缺乏将造成不可逆性的脑损伤,影响胎儿的智力。妊娠 20

周以后,胎儿自身甲状腺对脑发育起主要作用,而母体甲状腺激素只是作为补充。研究认为,若孕 20 周前,尤其是孕 12 周以前,孕妇甲状腺激素不足给予甲状腺替代治疗后胎儿脑发育可正常,一旦错过了这个"窗口期",即使补充甲状腺激素也可能造成后代神经缺陷,影响其智力水平。

在一项以人群为基础的大型前瞻性队列研究中,Korevaar 等调查了母亲甲状腺功能与儿童的智商和脑磁共振成像扫描,以妇女孕早期(≤18 周)的血清样本测定孕妇 TSH、游离甲状腺素(FT₄)、甲状腺过氧化物酶抗体,在儿童平均年龄 6 岁时评估智商、平均 8 岁时做磁共振成像脑部扫描,分析调整潜在混杂因素后显示孕妇游离甲状腺素浓度和孩子智商、脑灰质体积、皮质厚度呈倒 U 形关系。母亲血清 FT₄ 浓度和孩子智商(intelligence quotient,IQ)发育有联系,孕妇游离甲状腺素浓度过低和过高都可减少儿童脑灰质体积和皮层厚度,影响孩子 IQ 发育,后代平均智商降低 1.4~3.8 分。

Willoughby 等研究了 54 个 9~12 岁的孩子,包括 30 个对照组和 24 个孕前或孕期被诊断为甲状腺功能减退并接受甲状腺素治疗孕妇的后代,所有孩子接受记忆功能测试和磁共振成像扫描,进行左侧和右侧的海马测量跟踪,结果显示,甲减孕妇后代的右侧和左侧海马体积较对照组明显缩小,尤其在右后侧和左前侧区段,海马回体积与孕妇孕期 TSH 水平呈负相关,与 FT₄ 浓度呈正相关;甲减儿童在记忆指数方面得分明显低于对照组,这些都与海马体积相关,可见甲状腺素早期缺乏会影响后代海马回发育和记忆。

Murphy 等在一项研究中对 1 000 名女性匿名进行妊娠期亚临床甲减的筛查,选择 23 名筛查阳性的孕妇为实验组,47 名正常孕妇为对照组,对所有出生的孩子在 7~8 岁时进行神经发育评估,对照组孩子在语言理解能力、知觉推理能力、工作记忆能力、处置速度和全面智能的平均 IQ 得分要高于实验组。除了智力水平,母亲妊娠期甲状腺功能异常还会导致子代出现一些神经精神行为障碍。

丹麦学者 Andersen 等利用全国性的人群队列研究,纳入了 1 699 693 例活产单胎儿童,对其进行新生儿癫痫、儿童期热性惊厥及成年后癫痫的追踪随访,结果显示,母亲患甲状腺功能减退症的子代新生儿癫痫(aHR=1.78;95% CI 1.30-2.44),热性惊厥(aHR=1.21;95% CI 1.10-1.32),成年后癫痫(aHR=1.22;95% CI 1.06-1.40)的风险均增加;而母亲甲状腺亢进的子代成年后癫痫的风险也增加(aHR=1.20;95% CI 1.09-1.32)。随后,他们又对子代的自闭症及多动症风险进行了人群调查研究,结果显示,患甲状腺功能减退症母亲所生的孩子患自闭症(autism spectrum disorder,ASD)的风险增加(aHR=1.30;95% CI 1.11-1.53),而患甲状腺功能亢进症的母亲所生的孩子患注意缺陷多动障碍(attention deficit hyperactivity disorder,ADHD)的风险增加(aHR=1.18;95% CI 1.03-1.36)。

3. 对子代甲状腺功能的影响　Graves病在妊娠期孕妇中的发病率约为 0.1%~0.4%,而这些孕妇的孩子有 1%~10% 的概率出现甲状腺功能亢进。患 Graves 病的孕母体内存在多种抗甲状腺自身抗体,如 TSH 受体抗体(thyroid stimulating hormone-receptor antibody,TRAb)、甲状腺刺激抗体(thyroid-stimulating antibody,TSAb)、甲状腺球蛋白抗体(thyroglobulin antibody,TGAb)、甲状腺过氧化物酶抗体(thyroid peroxidase antibody,TPOAb)等,这些抗体可通过胎盘影响胎儿及新生儿的甲状腺功能。

Fu 等的研究结果发现,出生后 28~35 天的婴儿,体内抗甲状腺抗体 TRAb、TSAb、TGAb、TPOAb 与患 Graves 病母亲体内的 TRAb、TSAb、TGAb、TPOAb 存在正相关,甲状腺功能异常组母亲及婴儿 TRAb 分别为(10.11±2.25)IU/L 和(5.53±1.20)IU/L,明显高于甲状腺功能正常组母亲及婴儿(5.85±1.70)IU/L 和(4.12±1.41)IU/L;经独立样本 $t$ 检验,差异有统计学意义($t$ 母 = 3.491,$P < 0.01$;$t$ 婴 =2.339,$P < 0.05$),提示婴儿甲状腺功能异常与孕母体内的 TRAb 有关。

Banige 等纳入了 417 名患 Graves 病的孕妇进行多中心回顾性研究,多因素回归分析表明母亲和新生儿的 TRAb 水平分别是预测胎儿及新生儿甲状腺功能异常的两个独立因素。与 Graves 病孕母一样,桥本甲状腺炎孕母体内高水平 TRAb 同样会通过胎盘进入胎儿体内,造成新生儿甲亢、甲低或高 TSH 血症。若孕期母亲甲状腺功能不正常,婴儿甲状腺功能异常的概率增加。因此,在原本有桥本甲状腺炎的妊娠妇女中,TRAb 和 TSH 的监测可能有助于预测新生儿甲状腺功能异常的发生和及时对孕母进行治疗。此外,妊娠期甲状腺功能减退也可引起新生儿先天性甲减和高 TSH 血症。约 80% 甲减妇女甲状腺自身抗体(TPOAb、TSBAb)阳性,这些抗体通过胎盘或乳汁可引起新生儿甲低或暂时性高 TSH 血症。然而,对于甲状腺功能正常的妇女孕早期也可能出现轻度甲减,特别对于经外源性促性腺激素治疗后的妇女,孕期应严密监测甲状腺功能,及时调整治疗,降低对子代的影响。

4. 对子代心血管系统的影响　多项流行病学研究数据显示,母亲甲状腺功能异常是子代患先天性心脏病的危险因素。例如,加拿大的一项大样本($n$=2 278 838)人群调查研究显示,母亲甲状腺功能异常是小孩患先天性心脏病的危险因素($aOR$=1.45;95% $CI$ 1.26-1.67)。Grattan 等对 998 例母婴配对病例进行横断面病例对照研究,结果显示,有产前甲减病史的母亲所生的小孩比对照组小孩患先天性心脏病的风险显著升高($OR$=1.68;95% $CI$ 1.02-2.78)。

妊娠期甲状腺功能异常还会影响子代远期的血压水平。荷兰一项纳入了 5 646 例妊娠妇女的前瞻性队列研究结果显示,孕妇妊娠早期低 TSH 水平与子代 6 岁时舒张压偏低有关。然而,此项研究并未追踪子代远期的血压水平。丹麦的一项纳入了 965 例 1988—1989 年的出生队列随访研究,留取了母亲在妊娠第 30 周的血液样本,并在 2008—2009 年子代 20 周岁的时间点对子代进行血压的检测,结果显示母亲妊娠晚期患亚临床甲状腺功能减退症的子代在 20 岁时表现为收缩压和舒张压均高于甲功正常母亲的子代,提示母亲妊娠晚期甲状腺功能异常会影响子代远期的血压水平。

## 二、甲状腺激素异常与发育源性疾病的动物研究和分子机制

1. 对妊娠结局的影响　子宫内膜容受性是指子宫接受和容纳早期胚胎,最终成功妊娠的能力。早期动物实验表明,甲状腺功能减退影响子宫内膜细胞对雌激素的反应,导致内膜厚度降低。近期有研究表明,甲状腺激素在内皮细胞和血管平滑肌细胞中与细胞表面的整合素受体结合发挥促血管生成作用。血管生

成是公认的种植成功、蜕膜化和胎盘形成的关键事件，提示 TH 分泌不足可能直接损害子宫内膜容受性。此外，有研究报道在甲状腺功能减退猴中检测到子宫内膜基质细胞中的白血病抑制因子（leukemia inhibitory factor，LIF）和白血病抑制因子受体（leukemia inhibitory factor receptor，LIFR）mRNA 表达显著增加，且 LIF 水平与 TSH 水平相关。在原发性甲状腺功能减退时血液循环中瘦素与 TSH 平行升高，而甲状腺功能亢进时瘦素与 TSH 水平平行降低。研究表明，不明原因反复种植失败的女性子宫内膜瘦素表达显著降低而瘦素受体表达显著升高，提示瘦素也是影响子宫内膜容受性的因子之一。可见，虽然甲状腺功能异常对于女性子宫内膜容受性的损害尚缺乏直接证据，但其可能通过影响内膜厚度、内膜血管生成、LIF、瘦素等多种途径影响子宫内膜的增生和容受性，继而影响胚泡的着床和发育，导致不良妊娠结局的发生。

2. 对子代神经系统发育的影响　多项动物学研究为阐明妊娠期甲状腺功能异常对子代大脑发育和神经精神行为学影响的机制研究提供了证据。孕早期母鼠低甲状腺素血症可导致子代胎鼠大脑神经元的增殖、移行能力受损，细胞结构改变。Ahmed 等研究发现，妊娠期甲亢大鼠的子代脑神经递质乙酰胆碱酯酶，γ - 氨基丁酸等发生紊乱，从而影响子鼠大脑发育。Gong 等通过碘缺乏饮食或丙硫氧嘧啶（propylthiouracil，PTU）诱导大鼠孕期甲状腺功能减退，发现子代在出生后 28 天和 42 天出现了海马神经纤维损害，并且从出生后 14 天就开始出现 doublecortin 表达下调及 NCAM-180 表达上调。Zhang 等通过对大鼠进行甲状腺切除术后补充 LT₄ 建立大鼠母亲亚临床甲状腺功能减退症，其子代

在 Morris 水迷宫学习过程中相对于对照组显示学习时间延长，可能与 CREB 信号通路的激活下降有关。Kawahori 等利用甲巯咪唑（2-mercapto-1-1 methyli miadazole，MMI）诱导母鼠孕期轻度低甲状腺素血症，子代小鼠成年后对其进行行为学测试发现，孕期低甲状腺素血症导致了子代的学习记忆能力受损，且海马 Bdnf 基因启动子甲基化升高，表达下降。

3. 对子代心血管系统的影响　动物学实验研究表明，甲状腺激素对胎鼠的心肌细胞发育以及控制心血管功能的特定下丘脑中枢的发育至关重要，提示母亲妊娠期甲状腺功能异常可能会对子代的心血管功能造成长期的不良影响。Lino 等利用甲状腺素诱导大鼠孕期甲状腺功能亢进后发现，出生后 90 天的子代收缩压较正常组子代升高，并且在缺血再灌注损伤后表现为左心室舒张压（left ventricular diastolic pressure，LVDP）及左心室压力正负变化的峰值速率（± dp/dt）降低，心梗面积增加；而且血管紧张素及其受体在甲亢组子代心脏中表达升高，提示肾素 - 血管紧张素系统（renin-angiotensin system，RAS）在其中参与了重要作用。Ghanbari 等的研究利用 PTU 诱导大鼠孕期甲状腺功能减退后发现，母亲甲减的子代表现为离体心脏的心率（heart rate，HR）、LVDP，以及左心室压力正负变化的峰值速率（± dp/dt）的基线水平均较对照组明显降低，并且在缺血再灌注损伤后雄性子代的血流动力学指标恢复较对照组下降，提示母亲甲减的子代心肌的缺血再灌注损伤耐受性变差。

4. 对子代糖代谢的影响　目前尚无针对孕期甲减女性所生子代糖代谢情况的直接流行病学调查数据。然而，孕期甲减可导致胎儿宫内发育迟缓及低出生体重，而低出生体重与成年后糖代谢的关系已被不少研究证实，

间接提示孕期甲减至少可通过影响胎儿体重而导致子代成年后的糖代谢异常。伊朗学者Karbalaei和他的团队率先建立了孕期药物性甲减大鼠模型,评估其子代成年时糖代谢和胰岛素分泌情况,发现甲减孕鼠子代的存活率显著低于孕期甲状腺功能正常大鼠的子代,且成年后静脉葡萄糖耐量试验提示,其血糖明显高于孕期甲状腺功能正常母鼠的子代。而在离体胰岛的胰岛素释放试验中,其胰岛素水平显著低于孕期甲状腺功能正常母鼠的子代。Farahani等的动物实验也得到了类似的结果。此外,Farahani团队亦观察了哺乳期甲减母鼠子代成年后糖代谢和胰岛素分泌情况,发现哺乳期甲减母鼠的子代在哺乳期结束时,$T_3$和$T_4$均显著低于哺乳期甲状腺功能正常母鼠的子代,而到了成年期,两组子代的$T_3$和$T_4$没有显著差异。但哺乳期甲减母鼠的子代成年后静脉葡萄糖耐量试验提示,其血浆葡萄糖显著高于对照组,稳态模型评估所得胰岛素抵抗水平显著高于对照组,胰腺形态学研究显示,胰岛面积和直径也显著小于对照组,提示哺乳期甲减也会导致子代成年后的胰岛功能下降。

## 三、甲状腺激素异常的临床干预措施和疾病防控

综上所述,由于甲状腺疾病是妊娠期最常见的内分泌问题,考虑到妊娠期甲状腺功能异常带来的一系列不良妊娠结局,在这一易受影响时期,对甲状腺功能及时准确地评估具有重要意义。

因为经济、地域、人种、实验室试剂等多种因素,美国妇产科协会(American College of Obstetricians and Gynecologists,ACOG)只推荐对具有甲状腺疾病高危因素的妊娠妇女进行筛查。这些高危因素包括具有甲状腺疾病个人史和家族史、产后甲状腺炎史、甲状腺外科手术史、甲状腺肿、TPOAb阳性、有临床症状或体征(贫血、高胆固醇血症、低钠血症)、1型糖尿病、其他自身免疫疾病、不育、头颈部放射治疗史、流产和早产史。然而,以上筛查策略存在的关键问题是仅对高危孕妇进行筛查,会有部分患者被漏诊。

针对这一问题,Vaidya等对1 560名首次进行产前检查的妊娠期妇女进行了甲状腺功能和抗体的检测,把具有甲状腺疾病家族史和个人史,或其他自身免疫疾病家族史和个人史的妇女归为高危组,研究结果显示,仅对高危孕妇进行检测会漏掉1/3临床或亚临床甲减的妇女。Negro等研究发现,左旋甲状腺素替代治疗能够降低甲状腺功能正常但TPOAb阳性的孕妇流产和早产的发生。在早期脑发育过程中,TH对甲状腺疾病的治疗是非常重要的。Berbel等对妊娠早期低$T_4$血症的妇女进行补碘,后代智力水平明显高于妊娠中后期才进行补碘的低$T_4$血症孕妇的后代,提示纠正低$T_4$血症应当在6周以前。Haddow等研究显示,实验组孕期TSH升高的64名孕妇中,48例未采用左旋甲状腺素治疗,这48名妇女后代的智商低于对照组的后代。Smit等研究显示,母亲不规范治疗甲状腺功能减退症的孩子,其智商比那些母亲充分治疗或正常对照组明显降低。Negro等研究得出结论,亚临床甲状腺功能减退症在检测治疗后,妊娠相关不良事件的发生率降低了近40%,而治疗的前提是及时筛查甲状腺功能。

这些研究结果为我们对妊娠早期孕妇进行甲状腺功能筛查、诊断及治疗提供了有利的证据,同样提示如果只对高危孕妇实施筛查仍会导致部分不良妊娠结局的发生。因此,根据我国国情制订的免费孕前妇女甲状

腺疾病筛查指南,支持国内有条件的医院和妇幼保健部门对妊娠早期妇女开展甲状腺疾病筛查,筛查指标选择血清 TSH、FT$_4$、

TPOAb,筛查时机选择在妊娠 8 周以前,最好是在怀孕前筛查。

(金　敏)

## 参考文献

1. LOMBARDI G, ZARRILLI S, COLAO A, et al. Estrogens and health in males. Mol Cell Endocrinol, 2001, 178 (1-2): 51-55.

2. HU XL, FENG C, LIN XH, et al. High maternal serum estradiol environment in the first trimester is associated with the increased risk of small-for-gestational-age birth. J Clin Endocrinol Metab, 2014, 99 (6): 2217-2224.

3. PEREIRA N, REICHMAN DE, GOLDSCHLAG DE, et al. Impact of elevated peak serum estradiol levels during controlled ovarian hyperstimulation on the birth weight of term singletons from fresh IVF-ET cycles. J Assist Reprod Genet, 2015, 32 (4): 527-532.

4. PEREIRA N, ELIAS RT, CHRISTOS PJ, et al. Supraphysiologic estradiol is an independent predictor of low birth weight in full-term singletons born after fresh embryo transfer. Hum Reprod, 2017, 32 (7): 1410-1417.

5. LV PP, MENG Y, LV M, et al. Altered thyroid hormone profile in offspring after exposure to high estradiol environment during the first trimester of pregnancy: a cross-sectional study. BMC Med, 2014, 12: 240.

6. MENG Y, LV PP, DING GL, et al. High Maternal Serum Estradiol Levels Induce Dyslipidemia in Human Newborns via a Hepatic HMGCR Estrogen Response Element. Sci Rep, 2015, 5: 10086.

7. WANG HH, ZHOU CL, LV M, et al. Prenatal High Estradiol Exposure Induces Sex-Specific and Dietarily Reversible Insulin Resistance Through Decreased Hypothalamic INSR. Endocrinology, 2018, 159 (1): 465-476.

8. XU GF, ZHANG JY, PAN HT, et al. Cardiovascular dysfunction in offspring of ovarian-hyperstimulated women and effects of estradiol and progesterone: a retrospective cohort study and proteomics analysis. J Clin Endocrinol Metab, 2014, 99 (12): 2494-2503.

9. XU GF, ZHOU CL, XIONG YM, et al. Reduced Intellectual Ability in Offspring of Ovarian Hyperstimulation Syndrome: A Cohort Study. EBioMedicine, 2017, 20: 263-267.

10. CRUZE L, ROARK AM, ROLLAND G, et al. Endogenous and exogenous estrogens during embryonic development affect timing of hatch and growth in the American alligator (Alligator mississippiensis). Comp Biochem Physiol B Biochem Mol Biol, 2015, 184: 10-18.

11. JIN M, LV PP, YU TT, et al. IGFBP1 Involved in the Decreased Birth Weight Due to Fetal High Estrogen Exposure in Mice. Biol Reprod, 2016, 95 (5): 96.

12. LV PP, TIAN S, FENG C, et al. Maternal High Estradiol Exposure is Associated with Elevated Thyroxine and Pax8 in Mouse Offspring. Sci Rep, 2016, 6: 36805.

13. PEPE GJ, LYNCH TJ, ALBRECHT ED. Regulation of baboon fetal ovarian development by placental estrogen: onset of puberty is delayed in offspring deprived of estrogen in utero. Biol

Reprod, 2013, 89 (6): 132.

14. MARCONDES RR, CARVALHO KC, DUARTE DC, et al. Differences in neonatal exposure to estradiol or testosterone on ovarian function and hormonal levels. Gen Comp Endocrinol, 2015, 212: 28-33.

15. SHRIDHARAN RN, KRISHNAGIRI H, GOVINDARAJ V, et al. Neonatal exposure to estradiol-17beta modulates tumour necrosis factor alpha and cyclooxygenase-2 expression in brain and also in ovaries of adult female rats. Horm Mol Biol Clin Investig, 2016, 25 (2): 149-156.

16. KRADOLFER D, FLOTER VL, BICK JT, et al. Epigenetic effects of prenatal estradiol-17beta exposure on the reproductive system of pigs. Mol Cell Endocrinol, 2016, 430: 125-137.

17. BERRETTI R, SANTORU F, LOCCI A, et al. Neonatal exposure to estradiol decreases hypothalamic allopregnanolone concentrations and alters agonistic and sexual but not affective behavior in adult female rats. Horm Behav, 2014, 65 (2): 142-153.

18. LOCCI A, PORCU P, TALANI G, et al. Neonatal estradiol exposure to female rats changes GABAA receptor expression and function, and spatial learning during adulthood. Horm Behav, 2017, 87: 35-46.

19. RADHIKA NS, GOVINDARAJ V, SARANGI SK, et al. Neonatal exposure to 17beta-estradiol down-regulates the expression of synaptogenesis related genes in selected brain regions of adult female rats. Life Sci, 2015, 141: 1-7.

20. ROYSTON SE, BUNICK D, AND MAHONEY MM. Oestradiol Exposure Early in Life Programs Daily and Circadian Activity Rhythms in Adult Mice. J Neuroendocrinol, 2016, 28 (1).

21. PRINS GS. Neonatal estrogen exposure induces lobe-specific alterations in adult rat prostate androgen receptor expression. Endocrinology, 1992, 130 (4): 2401-2412.

22. HO SM, TANG WY, BELMONTE DE FRAUSTO J, et al. Developmental exposure to estradiol and bisphenol A increases susceptibility to prostate carcinogenesis and epigenetically regulates phosphodiesterase type 4 variant 4. Cancer Res, 2006, 66 (11): 5624-5632.

23. PRINS GS, BIRCH L, TANG WY, et al. Developmental estrogen exposures predispose to prostate carcinogenesis with aging. Reprod Toxicol, 2007, 23 (3): 374-382.

24. NELLES JL, HU WY, AND PRINS GS. Estrogen action and prostate cancer. Expert Rev Endocrinol Metab, 2011, 6 (3): 437-451.

25. RISBRIDGER GP, ALMAHBOBI GA, AND TAYLOR RA. Early prostate development and its association with late-life prostate disease. Cell Tissue Res, 2005, 322 (1): 173-181.

26. SAFFARINI CM, MCDONNELL-CLARK EV, AMIN A, et al. Developmental exposure to estrogen alters differentiation and epigenetic programming in a human fetal prostate xenograft model. PLoS One, 2015, 10 (3): e0122290.

27. 丰有吉, 沈铿. 妇产科学. 2 版. 北京: 人民卫生出版社, 2012.

28. YILDIZ BO, BOZDAG G, YAPICI Z, et al. Prevalence, phenotype and cardiometabolic risk of polycystic ovary syndrome under different diagnostic criteria. Hum Reprod, 2012, 27 (10): 3067-3073.

29. QIAO J, FENG HL. Extra-and intra-ovarian factors in polycystic ovary syndrome: impact on oocyte maturation and embryo developmental competence. Hum Reprod Update, 2011, 17 (1): 17-33.

30. ROOS N, KIELER H, SAHLIN L, et al. Risk of adverse pregnancy outcomes in women with polycystic ovary syndrome: population based cohort study. BMJ, 2011, 343: d6309.

31. DAAN NM, KOSTER MP, STEEGERS-THEUNISSEN RP, et al. Endocrine and cardiometabolic cord blood characteristics of offspring

born to mothers with and without polycystic ovary syndrome. Fertil Steril, 2017, 107 (1): 261-268.

32. PALOMBA S, DE WILDE MA, FALBO A, et al. Pregnancy complications in women with polycystic ovary syndrome. Hum Reprod Update, 2015, 21 (5): 575-592.

33. NAVER KV, GRINSTED J, LARSEN SO, et al. Increased risk of preterm delivery and pre-eclampsia in women with polycystic ovary syndrome and hyperandrogenaemia. BJOG, 2014, 121 (5): 575-581.

34. JOHAM AE, PALOMBA S, AND HART R. Polycystic Ovary Syndrome, Obesity, and Pregnancy. Semin Reprod Med, 2016, 34 (2): 93-101.

35. HUANG G, CHERKERZIAN S, LOUCKS EB, et al. Sex Differences in the Prenatal Programming of Adult Metabolic Syndrome by Maternal Androgens. J Clin Endocrinol Metab, 2018, 103 (11): 3945-3953.

36. TIAN S, LIN XH, XIONG YM, et al. Prevalence of Prediabetes Risk in Offspring Born to Mothers with Hyperandrogenism. EBioMedicine, 2017, 16: 275-283.

37. KOSIDOU K, DALMAN C, WIDMAN L, et al. Maternal polycystic ovary syndrome and the risk of autism spectrum disorders in the offspring: a population-based nationwide study in Sweden. Mol Psychiatry, 2016, 21 (10): 1441-1448.

38. BARON-COHEN S, AUYEUNG B, NORGAARD-PEDERSEN B, et al. Elevated fetal steroidogenic activity in autism. Mol Psychiatry, 2015, 20 (3): 369-376.

39. KOSIDOU K, DALMAN C, WIDMAN L, et al. Maternal Polycystic Ovary Syndrome and Risk for Attention-Deficit/Hyperactivity Disorder in the Offspring. Biol Psychiatry, 2017, 82 (9): 651-659.

40. BELL GA, SUNDARAM R, MUMFORD SL, et al. Maternal polycystic ovarian syndrome and early offspring development. Hum Reprod, 2018, 33 (7): 1307-1315.

41. SUN M, MALIQUEO M, BENRICK A, et al. Maternal androgen excess reduces placental and fetal weights, increases placental steroido-genesis, and leads to long-term health effects in their female offspring. Am J Physiol Endocrinol Metab, 2012, 303 (11): E1373-1385.

42. AMALFI S, VELEZ LM, HEBER MF, et al. Prenatal hyperandrogenization induces meta-bolic and endocrine alterations which depend on the levels of testosterone exposure. PLoS One, 2012, 7 (5): 37658.

43. ABRUZZESE GA, HEBER MF, FERREIRA SR, et al. Prenatal hyperandrogenism induces alterations that affect liver lipid metabolism. J Endocrinol, 2016, 230 (1): 67-79.

44. MORE AS, MISHRA JS, GOPAL-AKRISHNAN K, et al. Prenatal Testosterone Exposure Leads to Gonadal Hormone-Dependent Hyperinsulinemia and Gonadal Hormone-Independent Glucose Intolerance in Adult Male Rat Offspring. Biol Reprod, 2016, 94 (1): 5.

45. PUTTABYATAPPA M, ANDRIESSEN V, MESQUITTA M, et al. Developmental Programming: Impact of Gestational Steroid and Metabolic Milieus on Mediators of Insulin Sensi-tivity in Prenatal Testosterone-Treated Female Sheep. Endocrinology, 2017, 158 (9): 2783-2798.

46. WANG F, YU B, YANG W, et al. Polycystic ovary syndrome resembling histopathological alterations in ovaries from prenatal androgenized female rats. J Ovarian Res, 2012, 5 (1): 15.

47. WANG Z, SHEN M, XUE P, et al. Female Offspring From Chronic Hyperandrogenemic Dams Exhibit Delayed Puberty and Impaired Ovarian Reserve. Endocrinology, 2018, 159 (2): 1242-1252.

48. Scicchitano P, Dentamaro I, Carbonara R, et al. Cardiovascular Risk in Women With

PCOS. Int J Endocrinol Metab, 2012, 10 (4): 611-618.

49. CHINNATHAMBI V, BALAKRISHNAN M, YALLAMPALLI C, et al. Prenatal testosterone exposure leads to hypertension that is gonadal hormone-dependent in adult rat male and female offspring. Biol Reprod, 2012, 86 (5): 137, 1-7.

50. SHERMAN SB, SARSOUR N, SALEHI M, et al. Prenatal androgen exposure causes hypertension and gut microbiota dysbiosis. Gut Microbes, 2018, 9 (5): 400-421.

51. BLESSON CS, CHINNATHAMBI V, HANKINS GD, et al. Prenatal testosterone exposure induces hypertension in adult females via androgen receptor-dependent protein kinase Cdelta-mediated mechanism. Hypertension, 2015, 65 (3): 683-690.

52. JONKER SS, LOUEY S,ROSELLI CE. Cardiac myocyte proliferation and maturation near term is inhibited by early gestation maternal testosterone exposure. Am J Physiol Heart Circ Physiol, 2018, 315 (5): 1393-1401.

53. XIE W, REN M, LI L, et al. Perinatal testosterone exposure potentiates vascular dysfunction by ERbeta suppression in endothelial progenitor cells. PLoS One, 2017, 12 (8): e0182945.

54. XU XJ, ZHANG HF, SHOU XJ, et al. Prenatal hyperandrogenic environment induced autistic-like behavior in rat offspring. Physiol Behav, 2015, 138: 13-20.

55. MANTI M, FORNES R, QI X, et al. Maternal androgen excess and obesity induce sexually dimorphic anxiety-like behavior in the offspring. FASEB J, 2018, 32 (8): 4158-4171.

56. HU M, RICHARD JE, MALIQUEO M, et al. Maternal testosterone exposure increases anxiety-like behavior and impacts the limbic system in the offspring. Proc Natl Acad Sci U S A, 2015, 112 (46): 14348-14353.

57. DELSHAD H, AZIZI F. Thyroid and pregnancy. J Med Council Iran, 2008, 26: 392-408.

58. NEGRO R, MESTMAN JH. Thyroid disease in pregnancy. Best Pract Res Clin Endocrinol Metab, 2011, 25 (6): 927-943.

59. BANERJEE S. Thyroid disorders in pregnancy. J Assoc Physicians India, 2011, 59 (Suppl): 32-34.

60. KRASSAS GE, POPPE K, GLINOER D. Thyroid function and human reproductive health. Endocr Rev, 2010, 31 (5): 702-755.

61. STAGNARO-GREEN A. Overt hyperthyroidism and hypothyroidism during pregnancy. Clin Obstet Gynecol, 2011, 54 (3): 478-487.

62. MANNISTO T, MENDOLA P, GREWAL J, et al. Thyroid diseases and adverse pregnancy outcomes in a contemporary US cohort. J Clin Endocrinol Metab, 2013, 98 (7): 2725-2733.

63. BENHADI N, WIERSINGA WM, REITSMA JB, et al. Higher maternal TSH levels in pregnancy are associated with increased risk for miscarriage, fetal or neonatal death. Eur J Endocrinol, 2009, 160 (6): 985-991.

64. NEGRO R, SCHWARTZ A, GISMONDI R, et al. Increased pregnancy loss rate in thyroid antibody negative women with TSH levels between 2. 5 and 5. 0 in the first trimester of pregnancy. J Clin Endocrinol Metab, 2010, 95 (9): 44-48.

65. VAN DEN BOOGAARD E, VISSENBERG R, LAND JA, et al. Significance of (sub) clinical thyroid dysfunction and thyroid autoimmunity before conception and in early pregnancy: a systematic review. Hum Reprod Update, 2011, 17 (5): 605-619.

66. CLEARY-GOLDMAN J, MALONE FD, LAMBERT-MESSERLIAN G, et al. Maternal thyroid hypofunction and pregnancy outcome. Obstet Gynecol, 2008, 112 (1): 85-92.

67. SCOCCIA B, DEMIR H, KANG Y, et al. In vitro fertilization pregnancy rates in levothyroxine-treated women with hypothyroidism compared to women without thyroid dysfunction disorders. Thyroid, 2012, 22 (6): 631-636.

68. CHAN SY, VASILOPOULOU E, KILBY MD. The role of the placenta in thyroid hormone delivery to the fetus. Nat Clin Pract Endocrinol Metab, 2009, 5 (1): 45-54.

69. KOREVAAR TI, MUETZEL R, MEDICI M, et al. Association of maternal thyroid function during early pregnancy with offspring IQ and brain morphology in childhood: a population-based prospective cohort study. Lancet Diabetes Endocrinol, 2016, 4 (1): 35-43.

70. WILLOUGHBY KA, MCANDREWS MP, ROVET JF. Effects of maternal hypothyroidism on offspring hippocampus and memory. Thyroid, 2014, 24 (3): 576-584.

71. MURPHY NC, DIVINEY MM, DONNELLY JC, et al. The effect of maternal subclinical hypothyroidism on IQ in 7-to 8-year-old children: A case-control review. Aust N Z J Obstet Gynaecol, 2015, 55 (5): 459-463.

72. ANDERSEN SL, LAURBERG P, WU CS, et al. Maternal thyroid dysfunction and risk of seizure in the child: a Danish nationwide cohort study. J Pregnancy, 2013, 2013: 636-705.

73. ANDERSEN SL, LAURBERG P, WU CS, et al. Attention deficit hyperactivity disorder and autism spectrum disorder in children born to mothers with thyroid dysfunction: a Danish nationwide cohort study. BJOG, 2014, 121 (11): 1365-1374.

74. LAO TT. Thyroid disorders in pregnancy. Curr Opin Obstet Gynecol, 2005, 17 (2): 123-127.

75. LAURBERG P, NYGAARD B, GLINOER D, et al. Guidelines for TSH-receptor antibody measurements in pregnancy: results of an evidence-based symposium organized by the European Thyroid Association. Eur J Endocrinol, 1998, 139 (6): 584-586.

76. FU J, JIANG Y, LIANG L, et al. Risk factors of primary thyroid dysfunction in early infants born to mothers with autoimmune thyroid disease. Acta Paediatr, 2005, 94 (8): 1043-1048.

77. BANIGE M, ESTELLAT C, BIRAN V, et al. Study of the Factors Leading to Fetal and Neonatal Dysthyroidism in Children of Patients With Graves Disease. J Endocr Soc, 2017, 1 (6): 751-761.

78. LIU S, JOSEPH KS, LISONKOVA S, et al. Association between maternal chronic conditions and congenital heart defects: a population-based cohort study. Circulation, 2013, 128 (6): 583-589.

79. GRATTAN MJ, THOMAS DS, HORNBERGER LK, et al. Maternal hypothyroidism may be associated with CHD in offspring. Cardiol Young, 2015, 25 (7): 1247-1253.

80. GODOY GA, KOREVAAR TI, PEETERS RP, et al. Maternal thyroid hormones during pregnancy, childhood adiposity and cardiovascular risk factors: the Generation R Study. Clin Endocrinol (Oxf), 2014, 81 (1): 117-125.

81. RYTTER D, ANDERSEN SL, BECH BH, et al. Maternal thyroid function in pregnancy may program offspring blood pressure, but not adiposity at 20 y of age. Pediatr Res, 2016, 80 (1): 7-13.

82. INUWA I, WILLIAMS MA. Morphometric study on the uterine horn and thyroid gland in hypothyroid, and thyroxine treated hypothyroid rats. J Anat, 1996, 188 (Pt 2): 383-393.

83. YALCIN M, DYSKIN E, LANSING L, et al. Tetraiodothyroacetic acid (tetrac) and nanoparticulate tetrac arrest growth of medullary carcinoma of the thyroid. J Clin Endocrinol Metab, 2010, 95 (4): 1972-1980.

84. COLICCHIA M, CAMPAGNOLO L, BALDINI E, et al. Molecular basis of thyrotropin and thyroid hormone action during implantation and early development. Hum Reprod Update, 2014, 20 (6): 884-904.

85. DOS SANTOS E, SERAZIN V, MORVAN C, et al. Adiponectin and leptin systems in human endometrium during window of implantation. Fertil Steril, 2012, 97 (3): 771-778 e1.

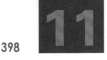

86. AUSO E, LAVADO-AUTRIC R, CUEVAS E, et al. A moderate and transient deficiency of maternal thyroid function at the beginning of fetal neocorticogenesis alters neuronal migration. Endocrinology, 2004, 145 (9): 4037-4047.

87. LAVADO-AUTRIC R, AUSO E, GARCIA-VELASCO JV, et al. Early maternal hypothyroxinemia alters histogenesis and cerebral cortex cytoarchitecture of the progeny. J Clin Invest, 2003, 111 (7): 1073-1082.

88. AHMED OM, ABD EL-TAWAB SM, AND AHMED RG. Effects of experimentally induced maternal hypothyroidism and hyperthyroidism on the development of rat offspring: I. The development of the thyroid hormones-neurotransmitters and adenosinergic system interactions. Int J Dev Neurosci, 2010, 28 (6): 437-454.

89. GONG J, LIU W, DONG J, et al. Developmental iodine deficiency and hypothyroidism impair neural development in rat hippocampus: involvement of doublecortin and NCAM-180. BMC Neurosci, 2010, 11: 50.

90. ZHANG Y, FAN Y, YU X, et al. Maternal Subclinical Hypothyroidism Impairs Neurodevelopment in Rat Offspring by Inhibiting the CREB Signaling Pathway. Mol Neurobiol, 2015, 52 (1): 432-441.

91. KAWAHORI K, HASHIMOTO K, YUAN X, et al. Mild Maternal Hypothyroxinemia During Pregnancy Induces Persistent DNA Hypermethylation in the Hippocampal Brain-Derived Neurotrophic Factor Gene in Mouse Offspring. Thyroid, 2018, 28 (3): 395-406.

92. VAN TUYL M, BLOMMAART PE, DE BOER PA, et al. Prenatal exposure to thyroid hormone is necessary for normal postnatal development of murine heart and lungs. Dev Biol, 2004, 272 (1): 104-117.

93. MITTAG J, LYONS DJ, SALLSTROM J, et al. Thyroid hormone is required for hypothalamic neurons regulating cardiovascular func-
tions. J Clin Invest, 2013, 123 (1): 509-516.

94. LINO CA, DA SILVA IB, SHIBATA CE, et al. Maternal hyperthyroidism increases the susceptibility of rat adult offspring to cardiovascular disorders. Mol Cell Endocrinol, 2015, 416: 1-8.

95. GHANBARI M, JEDDI S, BAGHERIPUOR F, et al. The effect of maternal hypothyroidism on cardiac function and tolerance to ischemia-reperfusion injury in offspring male and female rats. J Endocrinol Invest, 2015, 38 (8): 915-922.

96. HALES CN, BARKER DJ, CLARK PM, et al. Fetal and infant growth and impaired glucose tolerance at age 64. BMJ, 1991, 303 (6809): 1019-1022.

97. PHIPPS K, BARKER DJ, HALES CN, et al. Fetal growth and impaired glucose tolerance in men and women. Diabetologia, 1993, 36 (3): 225-228.

98. KARBALAEI N, GHASEMI A, FARAJI F, et al. Comparison of the effect of maternal hypothyroidism on carbohydrate metabolism in young and aged male offspring in rats. Scand J Clin Lab Invest, 2013, 73 (1): 87-94.

99. FARAHANI H, GHASEMI A, ROGHANI M, et al. The effect of maternal hypothyroidism on the carbohydrate metabolism and insulin secretion of isolated islets in adult male offspring of rats. Horm Metab Res, 2010, 42 (11): 792-797.

100. FARAHANI H, GHASEMI A, ROGHANI M, et al. Effect of neonatal hypothyroidism on carbohydrate metabolism, insulin secretion, and pancreatic islets morphology of adult male offspring in rats. J Endocrinol Invest, 2013, 36 (1): 44-49.

101. VAIDYA B, ANTHONY S, BILOUS M, et al. Detection of thyroid dysfunction in early pregnancy: Universal screening or targeted high-risk case finding? J Clin Endocrinol Metab, 2007, 92 (1): 203-207.

102. NEGRO R, FORMOSO G, MANGIERI T, et al. Levothyroxine treatment in euthyroid pregnant women with autoimmune thyroid

disease: effects on obstetrical complications. J Clin Endocrinol Metab, 2006, 91 (7): 2587-2591.

103. BERBEL P, MESTRE JL, SANTAMARIA A, et al. Delayed neurobehavioral development in children born to pregnant women with mild hypothyroxinemia during the first month of gestation: the importance of early iodine supplementation. Thyroid, 2009, 19 (5): 511-519.

104. HADDOW JE, PALOMAKI GE, ALLAN WC, et al. Maternal thyroid deficiency during pregnancy and subsequent neuropsycho-logical development of the child. N Engl J Med, 1999, 341 (8): 549-555.

105. SMIT BJ, KOK JH, VULSMA T, et al. Neuro-logic development of the newborn and young child in relation to maternal thyroid func-tion. Acta Paediatr, 2000, 89 (3): 291-295.

106. NEGRO R, SCHWARTZ A, GISMONDI R, et al. Universal screening versus case finding for detection and treatment of thyroid hormonal dysfunction during pregnancy. J Clin Endocrinol Metab, 2010, 95 (4): 1699-1707.

**12**

CHAPTER

# 第十二章
# 生活方式与发育源性疾病

当今社会飞速发展,现代人在享受发展带来的便利的同时也承受日益繁重的身心压力。为适应社会发展的节奏,缓解工作、生活压力,人们逐渐形成了一些当代特有的生活方式,如吸烟、饮酒、饮咖啡／浓茶、高糖、高脂、高盐饮食、昼夜节律紊乱等。这些生活方式不仅会给自己带来一系列健康风险,还可能通过干扰配子发生发育、宫内环境、母乳成分、家庭生活环境等方式影响子代生长发育,增加成年期疾病的易感性,甚至发生隔代遗传效应。从而对后代健康产生长期而深远的影响。本章将围绕不同生活方式与子代发育源性疾病的相关性,着重阐述其作用时机、作用机制并探讨相应的干预措施。

# 第一节　吸烟与发育源性疾病

虽然公众对吸烟的危害有了相当的认识,人群吸烟率逐年下降,但是女性孕前或孕期吸烟情况仍需引起高度重视。根据美国妊娠风险评估及监测系统数据显示,孕妇吸烟率仍在 10.7% 左右,2000 年至 2010 年十年间,孕妇吸烟率仅下降了 1%。烟草燃烧可形成 4 000 多种化合物,其中大多是小分子的水溶性物质,可顺利通过胎盘屏障,烟草燃烧产生的主要有害成分尼古丁在羊水、胎儿血清及胎盘中的浓度远高于母血。这些有害成分不仅可直接干扰胚胎、胎儿的组织器官发育,还可以通过影响胎盘功能干扰胎儿宫内生长,从而产生一系列近远期并发症。流行病学调查显示,父母吸烟不仅影响子代生长发育,导致早产及子代低出生体重风险增加,还可增加子代出生后甚至成年期疾病发生风险。这些疾病主要有呼吸道疾病、心血管疾病、糖代谢异常、肾脏疾病和神经行为异常等。

## 一、吸烟对子代生长发育的影响及其机制

### (一)吸烟与子代低出生体重

母亲孕期吸烟可导致子代出生体重显著下降,小于胎龄儿比例增加。孕期吸烟对出生体重的影响呈现剂量依赖性,每天吸烟超过 10 支者,子代出生体重显著低于其他吸烟剂量者。孕期持续吸烟者子代的出生体重显著低于妊娠后戒烟者。

母亲孕期吸烟导致子代低出生体重与吸烟导致的胎儿宫内慢性缺氧有关。烟草燃烧产生的一氧化氮与胎儿血红蛋白结合形成碳氧血红蛋白,携氧能力减弱,影响组织器官代谢。吸烟产生的尼古丁可收缩胎盘血管,并加速合体滋养层凋亡,从而干扰母胎间的营养物质运输。

然而,并非所有母亲孕期吸烟的子代均发生生长受限,研究认为这可能与基因多态性及表观遗传修饰有关。机体内存在一些能代谢外源致癌、致畸物质的基因,它们的多态性决定了机体对肿瘤的易感性。烟草燃烧所产生的多环芳烃(polycyclic aromatic hydrocarbon,PAH)在体内的代谢分为两步,首先由相应的酶,如 CYP1A1 将其转化为有活性的中间产物,再由酶 GSTT1 将其降解后排出体外。*CYP1A1* 基因在其 3′ 非编码区具有多态性,产生一 Mspl 限制区,该多态性与母亲吸烟是否导致子代低出生体重有关。若吸烟母亲基因组中的 Mspl 区为隐性纯合子,则其子代的出生体重减少较野生型显性纯合子更为明显。还有多项研究指出,

吸烟母亲基因组中 *CYP1A1* 及 *GSTT1* 基因多态性均可影响子代的出生体重。不仅母亲基因多态性影响出生体重，子代基因组中相关基因的多态性也参与吸烟所致低出生体重的调节。例如同样暴露于母亲吸烟所致的不良宫内环境，子代 *GSTT1* 基因同源缺失者的出生体重较非缺失者降低 262g。

除了基因多态性，母亲吸烟还可以通过干扰 DNA 甲基化影响子代出生体重。多项研究表明，母亲吸烟可影响胎盘、脐血、外周血等组织器官的 DNA 甲基化。例如吸烟者子代胎盘中 *CYP1A1* 基因启动子区甲基化水平显著降低；脐血中 *IGF-2* 基因的 DNA 甲基化差异区域（differentially methylated region，DMR）甲基化水平上调。CYP1A1 表达异常可影响子代出生体重，IGF-2 表达也与个体生长发育密切相关。

### （二）吸烟与子代肥胖

母亲吸烟可导致胎儿生长受限及出生低体重，但其亦是儿童期超重/肥胖的危险因素。Blake 等研究了 1 708 对母子，发现吸烟母亲的子代 6 岁时的身体质量指数（BMI）显著高于非吸烟者。Fried 等的研究也发现，孕期吸烟妇女的子代出生时各项生长指标较低，但随后会出现追赶生长，6 岁时的体重显著高于非吸烟者子代。Von Kries 等研究了 9 357 例 5 岁儿童，发现超重及肥胖儿童的母亲孕期吸烟的比例较高。Widerøe M 等随访了 482 例吸烟孕妇子代出生后 5 年的生长发育情况。发现吸烟孕妇的子代出生体重、头围及脂肪含量均低于非吸烟者，其子代 5 岁时超重的风险为非吸烟者 2 倍左右。超重的发生风险及子代的体重指数和脂肪含量随孕期吸烟量增加而上升，但如果母亲在孕 17 周前戒烟，则子代 5 岁时的体重指数和脂肪含量则与非吸烟者相当。

吸烟对子代出生后体重的影响与饮食及喂养方式有关。Widerøe M 等的研究发现，吸烟孕妇孕 17 周时的总热量摄入高于非吸烟者，孕 33 周时饮食中的脂肪占比较高，而碳水化合物比例较低。母乳喂养时间也较非吸烟者短。父母亲可以影响子代的饮食习惯。吸烟妇女及其配偶的社会经济层次相对较低，接受的教育较少，饮食相对不健康，能量摄入高，脂肪、饱和脂肪酸、胆固醇、酒精等的摄入比例高；母乳喂养时间也较短。这些因素都可能导致子代肥胖。

吸烟导致子代肥胖还与其对子代摄食及能量代谢的调节有关。吸烟者吸烟时往往较为消瘦，但戒烟后体重可明显上升。同理，胎儿在宫内暴露于吸烟环境时可出现生长受限，出生后脱离了吸烟环境，即可通过类似戒烟的模式增长体重。孕期吸烟所导致的宫内生长受限可通过干扰下丘脑摄食中枢影响进食及能量消耗。吸烟产生的尼古丁也可通过干扰下丘脑神经递质如食欲肽、神经肽等的表达，及瘦素等体重相关激素的合成与分泌，对食物摄入及能量消耗产生长远的影响。尼古丁还可干扰细胞增生分化，影响中枢及周围神经系统的神经突触活性。

综上所述，母亲吸烟可导致宫内环境不良，影响胎儿宫内生长，发生表观遗传修饰异常，导致低出生体重；还可以通过改变饮食习惯及干扰摄食及能量代谢相关的神经调节影响子代出生后的生长发育，增加超重或肥胖的风险。

## 二、吸烟与子代呼吸道疾病发生的相关性及其机制

### （一）吸烟对子代呼吸道疾病发生的直接影响及机制

肺部发育起源于胚胎前肠，始于受精后

22天,持续于婴儿期早期,直至青春期后完成。分为假腺管期(pseudoglandular phase)、小管期(canalicular phase)、囊状期(saccular phase)和肺泡期(alveolar phase)。人类的肺泡发育始于妊娠晚期,之后,肺泡数量迅速增长,直至出生后2~3年接近成年期水平。此过程需经历复杂的基因调控过程,容易受到环境因素的影响,发生表观遗传等改变。胚胎期的肺部发育是细胞分化和分支形成的关键时期,肺部的大体结构在此阶段形成。在胎儿晚期及出生早期肺部继续生长并逐渐发育成熟。作为气体交换单位的肺泡发育发生在胎儿晚期及出生后早期。在此发育过程中,由于呼吸道上皮迅速增殖,且上皮中参与细胞代谢及抵御外界毒性物质损伤的酶尚未发育成熟,使得上皮细胞对外界环境污染等不利的干扰因素极为敏感,作用于整个胎儿期及出生后早期的环境不利因素均可能会对肺部的发育造成微妙的变化,从而对其结构、气体交换功能及呼吸系统健康产生终生的严重影响。目前,公认的通过干扰宫内环境影响胎肺发育的因素,包括营养、氧气供应、胎儿胸腔容积、宫内感染或炎症、母亲吸烟及某些药物使用。出生后早期的干扰因素,如机械通气、营养不良、吸入二手烟及呼吸系统感染等。环境干扰物对肺部发育的影响取决于其作用的发育阶段。在囊状期之后的发育阶段,对环境干扰物如吸烟产生的烟雾的敏感性增加,在此阶段接触到的有害物质将对肺功能产生长远的影响,包括气道高敏、肺功能下降、儿童期及成年后发生哮喘、慢性阻塞性肺疾病(chronic obstructive pulmonary disease,COPD)、肺囊性纤维化等疾病的风险增加。

流行病学调查显示,母亲吸烟是影响肺容积的独立危险因素。母亲每天吸烟10支,子代患COPD的风险增加1.7倍。母亲吸烟可与子代吸烟协同加重COPD的气流受限,对气流受限的影响相当于子代自身吸烟10年;还可增加子代吸烟强度,降低戒烟的比例。

2012年,一项4 574例学龄前儿童的前瞻性队列研究发现,母亲孕期持续吸烟增加子代学龄前期(1~4岁)哮喘发生的风险,与父亲吸烟及出生后的烟雾暴露并无明显相关性。若母亲能在孕前或孕早期戒烟,可降低子代学龄前期哮喘发生的风险。对死于婴儿猝死综合征的患儿进行尸检,发现母亲孕期吸烟者的气道内壁厚度显著高于未吸烟者,提示孕期吸烟可导致胎儿气道重构。

虽然吸烟能产生许多化学物质,但目前证实的对胎儿及新生儿有害的物质主要是尼古丁。通过构建不同时期尼古丁暴露的动物模型,能更好地证明母亲吸烟可直接影响胎儿肺部发育。胎儿期及哺乳期尼古丁暴露可导致大鼠肺泡数量减少,体积增大,肺泡重构。宫内尼古丁暴露可使猴的大气道胶原沉积增加。羔羊的尼古丁暴露可导致气道狭窄、肺部实变,从而使通气功能减弱。母亲孕期吸烟还可诱导成年期小鼠发生:①气道平滑肌增厚,气道周围胶原沉积;②促进尘螨诱导的杯状细胞增生;③增加尘螨诱导的中性粒细胞和肥大细胞数量;④增加对乙酰胆碱的反应性。从而导致气道狭窄,气道阻力增加,呼吸道敏感性增加,增加幼儿期哮喘发生风险。

除了通过气道重构、增加气道敏感性,宫内尼古丁暴露还可损害肺实质。包括减少肺内弹性蛋白含量,影响肺泡形成;诱导肺气肿样改变,使肺泡壁增厚,加速肺功能老化。肺泡壁增厚及周围胶原沉积可使肺的顺应性减弱。宫内尼古丁暴露可减少肺泡表面积及毛细血管密度,使气体交换面积减少;还可导致肺血管密度永久性性减少,肺部通气功能减弱,使子代运动能力下降,呼吸道感染风险增加,成年期患 COPD 风险增加。

尼古丁可通过胎盘与胎儿呼吸道上皮中的乙酰胆碱受体结合,其损伤呼吸系统的分子机制包括:①直接导致 DNA 损伤;②诱导活性氧产生诱导 DNA 损伤;③通过干扰 DNA 编程或表观遗传修饰,对肺的碳水化合物代谢产生不可逆的不利影响。

根据发育源性成年期疾病理论,胚胎、胎儿及出生后早期是对环境因素最敏感的发育阶段,期间发生的外界因素干扰可能影响基因组的表观遗传重编程。研究发现,不仅母亲孕期吸烟可导致子代肺功能减弱,儿童期及成年期哮喘的发生风险增加。甚至祖母孕期吸烟都可增加孙子儿童期哮喘的发生风险,这就提示吸烟不仅可直接导致 DNA 损伤,还可以通过影响表观遗传修饰改变子代表型,甚至可以干扰生殖细胞的表观遗传修饰而传递给子二代,增加成年期疾病的易感性。

Breton 等学者研究 5 341 例学龄前儿童的全基因组 DNA 甲基化状况,发现母亲孕期吸烟可导致子代全基因组 DNA 甲基化下降。可能与吸烟导致的氧化应激损伤胎儿 DNA,影响其与 DNA 甲基转移酶的结合,从而导致甲基化水平下降。全基因组 DNA 甲基化水平下降可导致染色体不稳定,增加基因突变的风险。吸烟还可通过影响胚胎表观遗传重编程过程中的印迹擦除,干扰基因启动子区的新发甲基化,从而改变相关基因表达。

将呼吸道上皮细胞与吸烟产生的冷凝物共培养,可导致呼吸道上皮组蛋白表观遗传修饰改变,如与肿瘤发生的相关的组蛋白修饰组蛋白 H4 上第 16 号赖氨酸的乙酰化(histone H4 acetylation at lysine 16,H4K16ac)及组蛋白 H4 第 20 号位赖氨酸的三甲基化(trimethylation of histone H4 at lysine 20,H4K20me3)水平下降、组蛋白 H3 第 27 号位赖氨酸的三甲基化(trimethylation of histone H3 at lysine 27,H3K27me3)水平上升,且修饰改变程度呈浓度及时间依赖性。除了影响组蛋白修饰,吸烟还能影响 DNA 甲基转移酶(DNA methyltransferase,DNMT)的表达,如导致 DNMT1 表达下调及 DNMT3b 表达上调,从而影响全基因组甲基化。

Joubert BR 等对 13 个研究母亲吸烟与子代 DNA 甲基化改变的队列研究进行荟萃分析后指出,母亲吸烟可导致子代超过 6 000 个 CpG 位点发生显著的差异甲基化。涉及包括解剖发育、磷酸复合物代谢、神经系统发育、细胞信号传递在内的多个生物过程。相关基因表达异常显著影响肿瘤黏附、神经元发育、结缔组织分化等生物功能,参与了包括哮喘在内的多个成年期疾病的发生。

**（二）吸烟对子代呼吸道疾病发生的间接影响及机制**

除了吸烟产生的有害成分对肺部及气道发育产生的直接危害,母亲吸烟还能通过干扰孕期营养状况及子代出生体重增加呼吸道疾病的发生风险。

有研究表明,母亲孕期微量元素缺乏可影响胎儿肺及呼吸道发育,导致儿童期及成年期哮喘发生的风险增加。流行病学调查发现,吸烟妇女及其配偶的社会经济层次相对较低,饮食结构相对不合理。与饮食相关的微量元素,如叶酸和维生素 $B_{12}$ 都是体内重要的甲基供体,缺乏可导致 DNA 甲基化修饰异常,从而影响与呼吸系统发育相关基因的表达。维生素 E 缺乏也被认为可以通过表观遗传修饰途径影响基因表达,干扰呼吸道上皮细胞信号通路。

母亲孕期吸烟增加子代低出生体重的风险，低出生体重与成年期哮喘、慢性阻塞性气道疾病发生相关，并可导致肺功能减弱。低出生体重子代在婴儿期可出现追赶生长，导致体重增长更快，而学龄期哮喘发生风险与婴儿期体重增长过快更相关。低出生体重本身并不直接导致成年期呼吸道疾病，它可能是胎儿期不良宫内环境的反应。宫内不良环境可导致胎儿发生表观遗传重编程，影响肺部发育，导致气道狭窄、气道阻力增加，导致哮喘及COPD发生。

对大鼠的研究表明，子宫内生长受限（intrauterine growth restriction，IUGR）可影响肺部过氧化物酶体增殖物激活受体γ（peroxisome proliferator activated receptorγ，PPARγ）基因的表观遗传修饰。*PPARγ* 基因是转录因子的核受体家族成员，参与肺发育过程中至关重要的上皮 - 间叶转化。PPARγ有多个受表观遗传转录调控的组织特异性mRNA变异体。IUGR可下调所有PPARγ变异体的mRNA转录水平，进而以性别特异的方式影响其相关组蛋白H3、H4甲基化，即降低雄性子代组蛋白H3第9号位赖氨酸的三甲基化（trimethylation of histone H3 at lysine 9，H3K9me3）水平，上调雌性子代的H3K9me3水平。IUGR主要通过甲基CpG结合蛋白2（methyl CpG binding protein 2，MeCP2）调节H3K9甲基化。MeCP2可与PPARγ启动子结合，上调H3K9me3，从而抑制基因转录。IUGR同样可以性别特异的方式干扰胎儿肺部的MeCP2表达及其与PPARγ启动子结合。IUGR的雌性大鼠子代，肺部的MeCP2表达上调，其与PPARγ启动子结合水平也同样上调。IUGR的雄性子

代则未见上述变化。

许多染色质修饰酶的启动子均具有PPAR反应原件——PPRE，因此，PPARγ还可以通过直接调控表观遗传修饰相关酶的转录参与肺部发育调节。例如IUGR可降低组蛋白甲基转移酶Setd8表达，从而下调组蛋白H4甲基化。IUGR子代肺部PPARγ、MeCP2及Setd8表达改变可影响肺部发育相关基因如弹性蛋白基因的mRNA转录，使弹性蛋白表达减少，从而干扰肺泡形成。

除了影响基因表达，低出生体重还可以通过诱导Th2细胞免疫失调，增加呼吸道对过敏原的敏感性，增加炎症反应及支气管高敏反应。

综上所述，胎儿及出生后早期暴露于吸烟所产生的有害物质可以通过损伤DNA或干扰相关基因表观遗传修饰直接或间接影响胎儿及幼年期的肺部及呼吸道发育，对肺功能造成永久性的损伤，导致成年期呼吸道疾病的发生，并传递给下一代。

## 三、吸烟与子代神经行为异常发生的相关性及其机制

### （一）母亲吸烟与子代神经行为异常

流行病学调查显示，母亲孕期吸烟或在儿童期吸入二手烟可能导致子代神经发育异常，发生神经行为异常相关疾病，如注意缺陷多动障碍（attention deficit hyperactivity disorder，ADHD）、对立违抗性障碍（oppositional defiant disorder，ODD）、内化行为、图雷特综合征（Tourette syndrome）、精神分裂症及智力障碍。

有82个流行病学调查研究均提示母亲孕期吸烟与子代ADHD、ODD等神经行为异常的发生有关。其中有多个荟萃分析均提示，出

生前烟草暴露者,儿童期及青春期 ADHD 发生风险增加,其相关症状与母亲孕期吸烟量呈正相关。

胎儿期烟草暴露是否诱发儿童期及青春期焦虑、抑郁等内化行为异常,现有的流行病学调查仍未有定论。有部分研究表明,母亲孕期吸烟与子代学龄期及青春期发生内化行为异常有关,但也有同等数量研究未发现两者的相关性,提示母亲孕期吸烟与子代内化行为异常并非特异相关。

关于图雷特综合征、精神分裂症及智力障碍,虽有报道认为其发生与母亲吸烟有关,但由于研究较少、样本量较小或混杂因素较多,目前尚无足够的证据证实其与母亲孕期吸烟的相关性。

多数研究认为,子代神经行为异常的发生与吸烟产生的化合物影响胎盘功能或尼古丁对脑组织的直接损伤有关。母亲孕期吸烟可在细胞及分子水平干扰胎盘绒毛发育,导致母胎间代谢产物、氧气及营养物质交换受阻,胎儿慢性缺氧。宫内尼古丁暴露可影响子代神经发育,包括促进神经细胞增殖,启动神经细胞由增殖向分化转化,干扰神经元轴突形成或突触发生,干扰凋亡相关调节。

### (二)父亲吸烟与子代神经行为异常

男性吸烟者多于女性,但其吸烟对子代影响的关注程度却远不及女性。最近,美国佛罗里达州立大学的 Bhide 团队通过动物实验研究发现,亲代雄鼠尼古丁暴露可影响子一代,甚至子二代的认知及学习能力。亲代雄鼠持续尼古丁暴露 12 周后与未接触尼古丁的雌鼠交配,出生的子一代小鼠自发性活动显著增加,注意力下降,逆向学习能力明显削弱。未接触尼古丁的子一代雌鼠与同样未接触尼古丁的雄鼠交配出生的子二代雄鼠,逆向学习能

力也显著减退。这些表现类似于人类的多动症及自闭症。

子代认知功能障碍可能源于尼古丁对脑中参与运动及认知调节的单胺类信号通路的影响。研究发现,尼古丁暴露可导致亲代雄鼠精子中的 DNA 甲基化水平总体上升,多巴胺受体 D2 基因启动子区的 DNA 甲基化水平显著下降。子一代雄鼠大脑中的单胺类含量显著减少,多巴胺受体的 mRNA 表达显著改变(D1、D2、D4 显著下调,D5 显著上调)。因此推断,尼古丁暴露可通过改变精子中相关基因的 DNA 甲基化产生隔代遗传效应,影响子代的行为及认知功能。

## 四、吸烟与子代代谢性疾病发生的相关性及其机制

### (一)吸烟与子代心血管疾病

母亲吸烟可直接或间接增加子代心血管疾病发生风险。母亲孕期吸烟可导致胎儿宫内生长受限及低出生体重。已有大量研究证实,低出生体重增加成年期心血管疾病的发生风险。此外,与母亲吸烟相关的社会阶层低、母乳喂养时间短均与子代血压升高及脂代谢异常有关。

孕期吸烟所导致的宫内营养缺乏可直接影响心血管系统发育及功能,还可通过干扰 DNA 甲基化、组蛋白乙酰化等表观遗传修饰影响相关基因表达,从而改变胎儿心脏形态,降低心搏出量,提高心率,减少心脏收缩期二尖瓣及三尖瓣环的位移,增加主动脉内膜中层厚度(intima-media thickness,IMT)。这些改变在儿童期往往处于亚临床状态,到成年期逐渐表现出相应的功能障碍,导致心血管疾病发生。

除了通过影响出生体重间接增加子代心

血管疾病的发生风险,也有学者发现,母亲孕期吸烟可直接导致子代颈动脉及主动脉内中膜厚度增加,动脉粥样硬化及高血压的风险增加,且该风险可独立于出生体重存在。动脉粥样硬化的发生与宫内烟草暴露导致子代线粒体数量减少、线粒体 DNA 缺失有关。出生后被动吸烟同样增加子代成年期心血管疾病的发生风险,而父母亲吸烟是子代幼年期被动吸烟的主要来源。由于母亲在生活中与子代接触更多,因此母亲吸烟对子代的影响更重。双亲之一吸烟者,其在所处的生活环境中接触到二手烟的概率也较高。

### (二)吸烟与子代糖代谢异常

近年来,随着人们对空气污染的关注,越来越多的流行病学调查关注空气污染与代谢性疾病发生的相关性。研究发现,空气中的微粒状物(particulate matter,PM)及氮氧化合物(nitrogen oxides,NOx)与糖尿病的发生有关。多个流行病学调查及荟萃分析均提示长期 $PM_{2.5}$ 暴露与 2 型糖尿病发生密切相关。$PM_{2.5}$ 每上升 $10\mu g/m^3$,糖尿病发生风险增加 11%。除了直接暴露于空气污染物会增加代谢性疾病的风险,孕期 $PM_{2.5}$ 暴露也可间接增加子代代谢性疾病的发生风险。2017 年比利时的一项队列研究显示,空气污染可通过影响脐血中的胰岛素水平干扰子代儿童期的糖耐量。孕期暴露的 $PM_{2.5}$ 每上升 $2.4\mu g/m^3$,脐血中的胰岛素即增加 15.8%,其中孕中期的 $PM_{2.5}$ 暴露对脐血胰岛素水平影响最大。而幼年期胰岛素水平与成年期 2 型糖尿病发生风险相关。有研究指出,幼年期胰岛素水平每升高一个标准差,成年期 2 型糖尿病发生风险增加一倍。众所周知,烟草燃烧产生的 $PM_{2.5}$ 浓度远高于日常空气污染,一支烟燃烧所产生的 $PM_{2.5}$ 可高达 $300\sim400\mu g/m^3$。因此,母亲孕期吸烟或子代幼年期二手烟暴露均可能增加成年期糖代谢异常的风险。

空气污染增加代谢性疾病的发生风险与其诱导系统性炎症反应及促进氧化进程有关。$PM_{2.5}$ 暴露可通过增强交感神经活性诱导全身胰岛素抵抗,上调炎症反应标志物肿瘤坏死因子 α(tumor necrosis factor-α,TNF-α)及白介素 6(interleukin-6,IL-6)的表达。PM 可以通过激活 toll 样受体诱导糖代谢异常。宫内 PM 暴露增加子代代谢性疾病发生风险相关机制还有待进一步研究,有学者认为其可能与瘦素代谢异常相关。长期 PM 暴露还可通过干扰瘦素基因启动子区的 DNA 甲基化上调循环中的瘦素水平,而脐血中瘦素水平升高可增加胎儿脂质沉积,导致幼年期肥胖及成年期糖代谢异常风险增加。

## 五、吸烟与子代肾脏疾病发生的相关性及其机制

一项包含 1 072 名儿童的回顾性研究发现,母亲每天吸烟超过 10 支,子代胎儿期及出生后的肾脏体积显著缩小。动物实验表明,母亲孕期及哺乳期吸烟可改变子代肾脏发育相关蛋白的表达;妊娠期吸烟可延缓子代肾脏发育,减少肾单位数量,并诱发成年期蛋白尿。孕鼠皮下注射尼古丁可导致子代肾脏纤维化。

肾脏是代谢活跃,富含线粒体的脏器,线粒体功能异常与肾脏疾病的相关性日益受到学者们的关注。高通量芯片检测发现慢性肾病(chronic kidney disease,CKD)患者血液中的差异表达基因约有 25% 编码线粒体氧化磷酸化系统(oxidative phosphorylation system,OXPHOS)。CKD 患者 OXPHOS 复合物 Ⅳ 的酶活性显著降低。线粒体功能异常可导致醛固酮诱导的足突细胞损伤,足突状细胞组成

肾小球滤过屏障,其损伤可导致蛋白尿,促进 CKD 进展。线粒体功能障碍还可促进上皮向间质转化,导致小管间质纤维化,促进 CKD 进展。

孕期吸烟可影响胎儿线粒体的结构与功能。线粒体是氧自由基产生的主要器官,也是其作用的靶器官。宫内尼古丁暴露可增加胎儿氧化应激损伤,同时也导致线粒体功能障碍。母亲吸烟可导致胎儿线粒体变长、肿胀、线粒体嵴数量减少,线粒体 DNA 拷贝数减少,氧化磷酸化相关的酶活性减弱。这些改变可处于亚临床状态,一旦遭遇感染、肾毒性物质及缺血再灌注损伤,即可发生急性肾损伤,甚至产生不可逆损伤,导致 CKD 发生。

吸烟可导致子代全基因组表观遗传修饰异常,包括 DNA 甲基化及组蛋白修饰异常,这些修饰异常均已证实与某些肾脏疾病发生相关。例如抗纤维化基因 *RASAL-1* 高甲基化可导致肾脏纤维化。线粒体生物合成的关键调节分子——PPARγ 辅助激活因子 -1α（PPARγ coactivator-1α,PGC-1α）启动子区 DNA 高甲基化可导致线粒体功能异常,与糖尿病肾病发生相关。表观遗传修饰异常还可与线粒体功能异常可互为因果,协同影响肾脏发生,减少肾单位数量,增加肾小球滤过,导致肾脏病理性肥大,最终发生肾小球硬化,进展为 CKD。

## 六、吸烟与子代类固醇激素代谢异常的相关性及其机制

孕期吸烟可干扰下丘脑 - 垂体 - 肾上腺（hypothalamus-pituitary-adrenal,HPA）轴及下丘脑 - 垂体 - 性腺轴,影响胎儿类固醇激素分泌,甚至影响子代生育能力。

### (一) 吸烟对子代下丘脑 - 垂体 - 肾上腺轴分泌激素的影响

母亲吸烟可以通过调节下丘脑 - 垂体 - 性腺轴功能影响子代皮质激素的合成与分泌。母亲吸烟干扰子代下丘脑 - 垂体 - 肾上腺轴的建立及表观遗传重编程,从而使肾上腺对促肾上腺皮质激素（adrenocorticotropic hormone,ACTH）敏感度下降,垂体分泌 ACTH 相对增加,但子代皮质醇分泌却不受影响,最终可导致子代成年后吸烟概率升高。研究还发现,虽然基础皮质醇与母亲未吸烟者相当,但孕期吸烟者子代在应激条件下分泌的皮质醇却显著增加。

### (二) 吸烟对子代下丘脑 - 垂体 - 性腺轴分泌激素的影响

1. 吸烟对子代性激素分泌的影响　母亲吸烟不影响子代脐血中促性腺激素水平,却可显著下调其中雌激素水平。这与烟草燃烧成分可抑制胎盘中芳香化酶（CYP19A1）及胎儿肝脏中 16α- 羟化酶（CYP3A7）表达有关。

吸烟可上调女性体内的雄激素水平。流行病学调查发现,由于母亲吸烟所导致的子代高雄激素血暴露可增加女性子代日后吸烟的风险,导致子代游离雄激素 / 游离雌激素比例升高。动物实验发现,孕期烟草暴露会增加子代雄激素水平。胎儿肾上腺的胎儿带是产生雄激素、雌激素及孕激素前体物质的主要场所,出生后转变为网状带,为女性子代雄激素的主要来源。胎儿胎盘单位中的类固醇激素产生与许多类固醇合成酶相关,但目前的研究尚未发现母亲吸烟对胎儿胎盘单位中除芳香化酶（CYP19A1）外的其他类固醇激素合成酶的影响。

2. 吸烟对子代生育能力的影响　已有研究发现,母亲吸烟可影响子代下丘脑 - 垂

体 - 性腺轴的功能,增加隐睾发生风险,对男性子代的生育能力产生不良影响。其相关机制包括:①改变男性胎儿促黄体生成素(luteinizing hormone,LH)受体失活 / 活性亚型的比例;②干扰睾丸 17β- 羟类固醇脱氢酶 3(17β-hydroxysteroid dehydrogenase 3,17β-HSD3)的表达,从而影响睾丸中脱氢表雄酮及雄烯二醇通过 $\Delta^5$ 途径 / 雄烯二酮通过 $\Delta^4$ 途径向睾酮转化。

动物实验发现,胎儿期尼古丁暴露可导致成年期卵巢功能不全。虽然人类尚未发现类似联系,但却也发现母亲孕期吸烟的女性子代子宫体积减小。

## 七、小结

吸烟可对子代生长发育产生不利影响,增加幼年及成年期肺部疾病、神经行为异常、心血管系统、内分泌系统、泌尿系统疾病的发生风险。其中,母亲孕期吸烟可直接导致宫内环境不良,影响胎盘物质运输,干扰胎儿组织器官发生发育,对子代出生后的健康风险影响最大。吸烟者,特别是女性吸烟者的社会经济层次相对较低,接触不良饮食习惯及生活方式的可能性较大,其子代出生后往往直接或间接受到这些不良生活方式的长期影响,极易导致超重 / 肥胖或代谢性疾病的发生。孕期吸烟还可干扰内分泌激素合成与代谢,影响子代应激及生育能力,且与某些神经行为异常有关。因此,母亲不仅需要在孕期停止吸烟,还需注重二手烟环境对子代的长远影响。戒烟不仅能降低自身健康风险,还是减少子代成年期疾病的良策。

## 第二节　饮酒与发育源性疾病

饮酒,特别是长期嗜酒,对人类造成的不良后果极其广泛,其中饮酒引起的子代发育源性疾病已得到广泛重视。已有大量研究,包括动物模型和临床队列研究,用于阐明饮酒与子代发育源性疾病的关系,涉及父本或母本饮酒、饮酒量、饮酒时期、发育源性疾病的类型、发病机制及治疗措施等。但考虑到饮酒是一个不可控和较难定量的因素,加上个体体质的差异,目前针对饮酒导致子代发育源性疾病的诸多方面仍没有统一定论。

### 一、孕前母亲 / 父亲饮酒与子代发育源性疾病

#### (一)孕前父亲饮酒对精子的影响

在过去几十年,世界男性的精子数量都在大量减少。1938—1990 年的 61 项研究的荟萃分析,共计评估了来自 23 个国家的 14 947 名准备生育的男性的精液,结果显示精子数量下降。但大部分研究均无法明确解释这种下降情况,其中经常饮酒可能是导致精子浓度下降的原因之一。目前,饮酒已被认为是死亡的第 8 全球风险因素。

尽管研究父亲饮酒对配子影响的动物实验可追溯到 20 世纪,且研究内容、模型及方法众多,但针对饮酒是否对配子有影响仍没有统一的定论。早在 20 世纪 80 年代,研究发现雄性小鼠酒精喂食 42 天后,异常精子百分比增加,并且酒精暴露对植入部位有显著影响,但本研究并没有发现饮酒与配子损伤存在浓度关系。过量长期饮酒还会对雄性的性欲和生

育能力产生严重的不利影响。并且这种不利影响在糖尿病模型小鼠身上的效果更为显著。在青春期大鼠模型上，乙醇暴露增加了肥大细胞数量并且损害了精子参数，对精子发育产生不利影响。另一项研究进一步证实了雄性大鼠自青春期起在持续乙醇暴露下，只有 22% 的大鼠能够射精，说明青春期开始慢性消耗乙醇会损害成年雄性大鼠的生殖功能。此外，研究发现雄性饮酒还会对神经内分泌功能产生不利影响，研究已证实酒精具有抑制垂体 - 肾上腺素 - 性腺的功能。大鼠饮酒会使下丘脑内 β- 腺脑内啡增加、促性腺激素释放激素（gonadotropin-releasing hormone，GnRH）减少，从而导致睾丸受损。尽管各个研究结果存在一定的矛盾，但大部分的动物模型研究都证明了雄性饮酒会降低睾丸、精囊和前列腺质量，减少精子数目，能动精子数，增加畸形精子数，损伤 Leydig 细胞，增加干细胞蜕皮频率，增加精原细胞凋亡，降低性欲等。

除了动物模型，大量临床实验也用于研究父亲饮酒对配子的影响。但考虑到人类相比于动物更难控制变量，临床实验的研究结果相比于动物模型更加具有争议性。一方面，大量的研究证明了父亲饮酒会诱发炎症（前列腺炎症、尿道炎症、白细胞增多），改变精子参数（精液体积减少、精子数减少、少弱畸精子增加等），改变血清激素水平，对基因水平的影响如削弱 GSTM1 对精子的保护作用，影响下丘脑 - 垂体 - 睾丸轴（干扰 GnRH 受体，影响 LH 的释放）及内源性大麻系统。另一方面，少部分研究发现父亲饮酒对精子质量没有影响，不会导致激素水平改变，也没有发现酒精和精子 DNA 加合物之间的任何相关性，即父亲饮酒和生育力没有太大的关联。在剂量关系上，一些研究发现虽然酒精会损伤精子特

征，但没有发现两者之间存在剂量关系，这与另一些研究得到的结果相反。此外，不可生育的男性若每天饮酒，其精子质量将会更差，这也提示本身存在生殖缺陷的男性应该减少酒精的摄入量。

酒精相关的生殖问题一直在被研究中，但这种现象的完整机制目前尚不清楚。

过去的研究表明，酒精摄入引起精子功能障碍的可能原因是氧化应激。与精子相关的氧化应激有多种类型，包括 NO、$O_2$ 和 $H_2O_2$。低水平的氧化应激在调节获能、活化精子、精子与透明带的结合方面起着生理作用。但当氧化应激超过有限的精子抗氧化防御时，将导致精子质膜和 DNA 损伤。研究发现，不育男性的精子中，氧化应激水平更高，可诱导质膜蛋白质损伤，导致质膜功能丧失、精子活力功能改变、精子与透明带结合的能力降低。酒精已被证明是氧化应激的有效刺激物，这意味着父亲饮酒导致精液氧化应激，造成精子质量下降。

此外，酒精暴露会诱导精子的表观基因组发生变化，并且这些表观变化会在后代中遗传。表观遗传学受三种机制调节，这三种机制以复杂的方式相互作用，包括 DNA 甲基化、组蛋白修饰和非编码 RNA。

首先，酒精暴露会影响精子内的 DNA 甲基化。研究发现，在重度饮酒的男性人群的精子中，印迹基因 *H19* 和 *IG-DMR* 的甲基化降低。印迹基因 *H19* 在进化上具有高度的保守性，在抑制肿瘤发生方面具有一定作用，过度饮酒将会导致印迹基因 *H19* 低甲基化从而导致精子质量降低。在一项动物研究中，公猪因酒精暴露而降低了精子中 *H19* 和 *Peg3* 印迹基因的甲基化，并且在 F1 后代的大脑皮质中也发现了 *Peg3* 甲基化的类似降低。这些研

究说明了印迹基因 *H19* 可能在父系酒精暴露对后代的表观遗传传递中起重要作用。除印迹基因 *H19* 甲基化降低外,酒精暴露还会使精子中胞嘧啶甲基转移酶 mRNA 水平降低。甲基转移酶 mRNA 是翻译成 DNA 甲基转移酶所必需的,而 DNA 甲基转移酶是 DNA 甲基化所必需的,所以由慢性乙醇暴露引起的 mRNA 水平降低可能导致胞嘧啶甲基转移酶水平降低,并因此导致 DNA 的低甲基化。此外,酒精暴露还会导致精子的多巴胺转运蛋白(dopamine transport protein,DAT)基因的甲基化增加,精子中脑源性神经营养因子(brain-derived neurotrophic factor,BDNF)启动子的甲基化水平降低等。这些因素都可能与酒精暴露后引起的精子质量降低有关。

其次,精子介导的组蛋白修饰也参与酒精引起精子质量下降的机制中。酒精会改变精子介导的组蛋白修饰并可能在表观遗传,比如脑源性神经营养因子。已有大量研究在各种模型中证明了组蛋白修饰的表观遗传。

最后,非编码 RNA(non-coding RNA,ncRNA)的表观遗传也是酒精引起精子质量下降的机制之一。通过影响 DNA 甲基化和组蛋白修饰,ncRNA 可以改变基因转录活性,导致与疾病表型相关的 mRNA 转录组改变。而已有研究证明过量的酒精暴露可能会影响这一途径。

### (二)孕前父亲饮酒导致子代发育源性疾病及其机制

越来越多的研究揭示出生缺陷与父亲饮酒有关,这些因素可能通过改变表观遗传等方式,从而影响后代健康,甚至可能导致后代出生缺陷。有关临床数据统计,父亲饮酒使新生儿体重下降、子代心室瓣缺损、子代先天性上眼睑下垂、子代神经管缺损、血管瘤、肺动脉狭、输尿管发育不良的危险性升高。其中,父亲重度饮酒导致子代发育源性疾病的发生率最高,明显高于不饮酒组。在神经系统方面,许多调查均发现父亲饮酒可导致子代脑总体积减小和认知功能受损,这一点在动物模型上得到了验证。

近期的一项回顾性研究表明:75% 的胎儿酒精综合征患儿的父亲是嗜酒者。这验证了父亲嗜酒对后代有负面影响,影响着后代的基因功能表达。不仅影响直系后代的健康,还对孙辈及更远的后代有影响。

目前认为父亲饮酒导致的子代发育源性疾病的主要原因是饮酒引起的父亲精子质量下降,机制包括上述提到的氧化应激、DNA 甲基化、组蛋白修饰和非编码 RNA 等。但由于酒精本身的影响机制尚不明确及临床不可控因素的干扰,针对父亲饮酒导致子代发育源性疾病的机制仍需深入研究。

那么,针对处于生育期的男性,尤其是经常饮酒者,如何才能保证精子的质量,最大程度降低其子代发育源性疾病的发生风险。根据小鼠在给予酒精处理后休息 8 天,精子的一些指标可以得到改善,建议男性群体在生育期前 3 个月尽量减少酒精摄取量。根据糖尿病患者饮酒可能进一步损伤精子,建议糖尿病等群体在生育期前减少酒精的摄入量。但是,也有研究提示减少酒精摄入对提高精子质量的作用不大。

然而,考虑到啤酒等酒精饮料中叶酸含量高,啤酒摄入量与血液叶酸含量呈正相关。而精浆中低叶酸浓度与精子 DNA 损伤增加有关。单从这一角度,少量饮酒可能对生育无不利影响。但结合其他研究已揭示的酒精对生育的不利影响,目前并没有研究和指南明确提倡孕前男性饮酒。

### (三)孕前母亲饮酒对卵子的影响

若酒精在妊娠前就已经被消耗,那么这种

效应可能对母亲的生殖细胞产生诱变作用,从而引起生育问题。一项针对 2 545 对夫妇的大型研究表明,在调整年龄、体重指数和吸烟量等因素后,每周饮用四种或更多酒精饮料的女性($n$=237)与饮用酒精饮料较少的女性($n$=994)相比,受精率减少了 48%,活产率降低了 16%。大多数研究都表明母亲饮酒与生殖结局之间存在负面关系。

目前已有大量动物研究证明孕前母亲饮酒会影响卵子质量,从而影响妊娠结局,并导致子代发育源性疾病。用不同浓度的酒精分别处理 30 天、40 天和成年雌性小鼠,比较卵泡质量和体外受精率。结果发现雌性小鼠暴露于酒精环境后会影响卵巢正常发育,降低体外受精率;并且青春期小鼠对酒精更为敏感。产前乙醇暴露还可诱导下丘脑-垂体-肾上腺轴相关神经内分泌代谢改变,导致子宫内生长迟缓和高胆固醇血症的易感性。大部分的动物实验都证明了孕前母亲饮酒会降低卵子质量、影响妊娠结局,从而引起更多的子代发育源性疾病。

在临床研究方面,关于孕前母亲饮酒与子代发育源性疾病的正向关系也已经有大量数据支持。一项长达 6 个周期的随访试验发现,每周饮酒量不超过 5 杯的女性的受孕率(64%)要高于摄入量较高的女性(55%)。另一项研究对 2 908 对夫妇进行了妊娠结局分析,发现妇女在 1 周前和 1 个月前饮酒量增加 12μgr/d 后,体外受精(in vitro fertilization,IVF)失败的风险分别增加了 4.14 倍和 2.86 倍。然而,一些研究发现女性饮酒与生育参数之间并不存在显著关系,如卵母细胞生成、受精率、β-hCG(人绒毛膜促性腺激素 β 亚基)妊娠率等,这与前面的结果相矛盾。总之,大部分的试验都证明孕前母亲饮酒会减少受孕机会、降低 IVF 成功率、增加流产风险及降低女性的生育能力。

目前,关于孕前母亲饮酒与子代发育源性疾病的机制研究还不明确,涉及的机制可能包括氧化应激、表观遗传机制、干扰有丝分裂或减数分裂等。

研究发现每天超过 3 次饮酒的母亲体内会产生显著的氧化应激,对人卵母细胞的发育及胚胎的发育具有有害作用。氧化应激可增加细胞凋亡,改变细胞结构、损伤线粒体,减弱细胞的抗氧化防御能力并促进自由基的形成。另外,乙醇诱导的氧化应激可增加晚期糖基化终产物(advanced glycation end-product,AGE)的产生,且毒性 AGE 的积累与抗氧化活性的显著上调有关,也与诱导 NF-κB 上调活化产生炎症状态有关。

非编码 RNA 是表观遗传修饰的主要来源之一,尤其是微小 RNA(microRNA,miRNA)。孕前母亲饮酒可能导致卵细胞的表观遗传机制改变如 miRNA 改变,从而使卵细胞的质量降低,影响妊娠结局,引起子代发育源性疾病。

许多报道表明酒精或其分解产物乙醛具有致突变性,在配子发生期间会干扰有丝分裂或减数分裂纺锤体装置的功能,诱导染色体畸变、姐妹染色单体交换和 DNA 链之间的交联。此外,乙醇或乙醛还会干扰微管完整性和微管蛋白聚合,这种对微管蛋白的影响可能是导致染色体分离错误的诱发因素。即使在相对较低的剂量下,酒精作为纺锤体毒物,也能干扰正常的细胞分裂和染色体分离。

### (四)孕前母亲饮酒导致子代发育源性疾病及其机制

多项临床大样本回顾性分析显示,孕前母亲饮酒可能导致子代出现发育源性疾病,包括新生儿体重异常、生长迟缓、智力发育受限、子代出生缺陷、生殖缺陷、异常性疼痛和复杂性先天性心脏病等。

已有动物研究证实，孕前母亲饮酒会导致子代出现发育源性疾病。构建孕前 3 个月酒精暴露大鼠和对照大鼠，比较 F1 雄性大鼠出生后 15 天、30 天、45 天的精子的发育、组织和形态学。研究发现在慢性酒精中毒的雌性大鼠的后代中，精子发生过程受到抑制，主要反映在复杂的曲细精管面积减少、生精层的生精细胞数量减少、曲细精管中的脱落上皮和巨大生精细胞比例增加，以及生精指数降低。该研究说明雌性大鼠在妊娠前长期暴露于酒精会导致后代雄鼠的精子质量下降、生育能力出现障碍。此外，已在大鼠模型上证明产前酒精暴露会导致后代出现增强的轻度触觉敏感性，临床上称为异常性疼痛。

针对母亲孕前饮酒导致的子代发育源性疾病的机制，目前普遍认为酒精主要通过氧化应激及表观遗传学改变影响卵子及胚胎的正常发育。但具体机制仍需要进一步研究。

在干预措施方面，考虑到与健康对照组相比，慢性酗酒者的 AGE 显著增加，而已由实验证明维生素 B 衍生物及维生素 A、C 和 E 可以预防或减少 AGE 的产生。因此建议慢性酗酒者增加维生素 A、B、C 和 E 的摄取，以减少体内 AGE 的产生、减轻体内氧化应激过程，从而起到保护生殖细胞的作用。研究发现女性在 IVF 手术前 1 个月和 1 周饮酒都会增加未怀孕和流产的风险。因此建议考虑进行 IVF 的酗酒女性在手术前 1 个月，尤其是前 1 周，减少酒精的摄入，以保证更好的妊娠结局。此外，做好孕前检查也是防治子代发育源性疾病的重要措施之一。

## 二、孕期母亲饮酒与子代发育源性疾病

普遍认为，怀孕期间母体饮酒会导致胎儿发育异常，特别是在胎儿大脑发育期间。多项临床研究已发现，孕期母亲饮酒会导致子代生长缺陷、器官病理、颅面畸形、头部变窄及皮质萎缩、中枢神经系统功能障碍、智力迟钝、认知异常、癫痫和免疫功能低下等。另外，产妇饮酒可能还会导致隐睾症和睾丸发育不全综合征，包括尿道下裂、睾丸癌和精液质量下降。在严重的情况下，怀孕期间母体饮酒可导致死胎或婴儿死亡。

一项统计发现，若孕妇摄入无水酒精量 > 30g/d，后代将会承受发育源性疾病疾病风险；若摄入量 > 59g/d，后代将承受更多的后遗症风险。尽管如此，仍有大量女性在怀孕期间饮酒。就美国而言，约有 10% 的孕妇在孕期饮酒，美国胎儿酒精综合征的发病率约为 (0.5~3)/1 000 活产。

关于孕期母亲饮酒与子代发育源性疾病的动物研究已被大量报道。研究发现用酒精处理孕期雌性大鼠后，雄性和雌性子代的体重增加均减少并持续到成年，性欲均降低。这些结果提供了产前酒精暴露对成年期发育的破坏性影响的证据。动物实验也已经证明在怀孕期间摄入酒精还会破坏子代的免疫系统，导致感染和疾病的风险增加，引起子代发育源性疾病（图 12-1）。孕期母亲饮酒引起子代发育源性疾病中最具危险和关注的是脑功能障碍。最近的一项研究中，让怀孕的大鼠在胚胎发育第 18 天口服适量的乙醇，发现子代大鼠对 N- 甲基 -D- 天冬氨酸（N-methyl-D-aspartate，NMDA）诱导的全身强直 - 阵挛性癫痫发作的易感性增加。该研究提示子代大鼠若在产

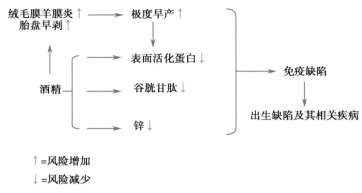

↑=风险增加
↓=风险减少

**图 12-1 子宫内酒精暴露对婴儿免疫功能的影响**

前暴露于酒精,神经元将会过度兴奋,可能因此患神经性疾病。若将怀孕的小鼠暴露于乙醇或乙醇的初级分解产物乙醛后,也会有类似的致畸作用。此外,小鼠在原肠胚形成或神经系统期间暴露于低或中等水平乙醇,将会导致子代小鼠的空间学习和记忆缺陷。在非人类灵长类动物如猕猴中,在怀孕期间定期接触酒精,也会导致子代小脑浦肯野细胞数量和神经生成因子均降低。

胎盘具有代谢功能,特别是在妊娠早期肝脏发育的时候,而细胞色素 P4502E1(CYP2E1)是其主要的代谢酶。由于酒精在羊膜积聚,在整个孕期 CYP2E1 水平保持相对较低,在分娩后 1 年逐渐增加至成人肝脏水平的 30%~40%。一方面由于酒精在羊水中累积、CYP2E1 水平低,另一方面由于胎儿的酒精脱氢酶活性远低于成人的活性,乙醇及其代谢产物从胎儿循环中消除的速度不到母亲体内的一半,这会导致胎儿对乙醇更为敏感,更容易出现子代发育源性疾病。

目前已提出许多不同的酒精致畸机制,包括氧化应激、胎盘血管收缩增长、细胞黏附破坏、关键辅因子的转运抑制及表观遗传学改变等。

1. 氧化应激 当 CYP2E1 氧化乙醇时,会产生氧自由基,作用于脑组织膜中的多不饱和脂肪酸侧链,导致胎儿脑组织受损,表现为分娩后中枢神经系统功能障碍(图 12-2)。此外,自由基和活性氧还可诱导脑部细胞凋亡,动物试验已证明乙醇可以增加内在细胞凋亡途径的组分。

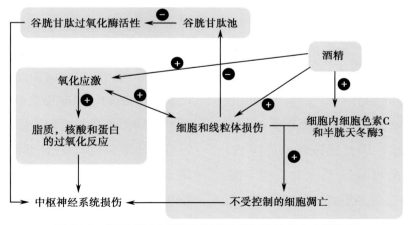

**图 12-2 乙醇诱导中枢神经系统功能障碍的氧化应激机制**

2. 胎盘血管收缩增长　乙醇可以通过氧化应激降低一氧化氮,或通过调节血栓素 - 前列环素平衡,引起胎盘血管收缩,氧和营养供给减少,导致胎儿生长迟缓。

3. 细胞黏附破坏　乙醇通过增加 α 和 β 胞层粘连蛋白、β 整合素,以及分泌的磷蛋白 -1 和肌糖聚糖表达来破坏神经元细胞 - 细胞黏附。这些分子在正常大脑发育中的重要作用一旦紊乱将会引起神经发育障碍,如小头畸形和精神发育迟滞。

4. 关键辅因子的转运抑制　早在 1987 年就提出关于必需营养素胎盘转移受损理论。此后的研究也进一步证实了该理论,例如生物素和维生素 $B_6$ 的作用。

5. 表观遗传学改变　最近的一项研究发现,产前和产后酒精暴露会导致 DNA 甲基转移酶活性显著增加。有研究评估了怀孕小鼠中酒精给药对雄性后代的体细胞和精子细胞 DNA 中 5 个印迹基因(*H19*、*Gtl2*、*Peg1*、*Snrpn* 和 *Peg3*)甲基化模式的可能影响。观察到 F1 后代精子中 *H19* 的甲基化 CpGs 数量下降 3%($P < 0.005$);F2 后代小鼠大脑中 *H19* 的甲基化 CpG 数量下降 4%($P < 0.005$),平均精子浓度下降 26%($P < 0.05$)。该研究提示孕期酒精暴露可能通过降低精子 *H19* 甲基化影响后代雄性的生殖功能。在小鼠模型上也已经验证了在整个胚胎培养中酒精暴露诱导 DNA 异常甲基化,尤其是染色体 7、10 和 X 上的基因。

此外,产前乙醇暴露还会导致成瘾风险增加。产前乙醇暴露可能通过下调内源性大麻受体,导致腹侧被盖区的多巴胺神经元中内源性大麻素介导的长期抑郁途径受损。这种效应有助于增强维持侧被盖区多巴胺神经元中的兴奋性突触强度,并增加产前乙醇暴露后的成瘾风险。

鉴于大量研究都证实孕期母亲饮酒会导致子代发育源性疾病,因此防治该疾病的最好措施就是确保孕妇在孕期不饮酒。早在 2008 年,英国皇家妇产科学院和英国国家临床卓越研究所均建议不要在妊娠期饮酒。

大量研究探索逆转酒精致畸的方法,其中抗氧化剂用于改善酒精暴露胎儿的方法最为热门。维生素 C、维生素 E、白藜芦醇、虾青素和姜黄素已经施用于细胞或动物模型,并被证实具有对抗酒精诱导的氧化应激的功效。但并非所有的研究结果都是积极的,比如妊娠期间给予的高剂量维生素 C 和维生素 E 具有潜在的不良反应,例如低出生体重。

除抗氧化剂外,叶酸、L- 谷氨酰胺、硼酸和胆碱也可以降低酒精诱导毒性的严重程度。比如叶酸,可以恢复正常胚胎发生,减轻酒精诱导的宫内生长受限和氧化应激的影响。再如胆碱,可降低某些神经行为事件的严重程度并增加动物模型中的脑重。但也有研究发现在妊娠早期暴食酒精的绵羊模型中补充母体胆碱不能防止青春期前羔羊的脑容量减少。

此外,神经保护肽和干细胞也有可能用于逆转或预防酒精致畸,但仍需做进一步研究。

## 三、出生后早期母亲饮酒与子代发育源性疾病

在西方国家,大约一半的哺乳期妇女在母乳喂养时饮酒。据有关报道,在加拿大的 261 名参与妇女中,38% 的人在母乳喂养期间饮酒,45% 的人认为中等量的酒可以接受,43% 的人认为酒精是有益的。在澳大利亚,超过 35% 的母乳喂养女性在哺乳期饮用 1~2 种酒精饮料,超过 40% 的女性在哺乳期间饮用超

过 5 种酒精饮料。1990—2011 年发表的 8 项关于哺乳期饮酒的研究报告中,哺乳期妇女饮酒率从 36%~83% 不等(表 12-1)。可见哺乳期饮酒是非常普遍的。

表 12-1　1990—2011 年发表的 8 项关于哺乳期饮酒的研究报告

| 作者 | 国家 | 出版年份 | 方法 | 调查女性数 | 哺乳期饮酒率(%) |
| --- | --- | --- | --- | --- | --- |
| Matheson 等 | 挪威 | 1990 | 问卷 | 885 | 83 |
| Little 等 | 美国 | 1990 | 采访 | 220 | 66 |
| Alvi 等 | 挪威 | 2006 | 问卷 | 1 303 | 79.9 |
| Parackal 等 | 新西兰 | 2007 | 问卷 | 79 | 66 |
| Breslow 等 | 美国 | 2007 | 问卷 | 772 | 35.9 |
| Giglia 和 Binns | 澳大利亚 | 2007 | 采访 | 287 | 46.7 |
| Giglia 和 Binns | 澳大利亚 | 2008 | 采访 | 1 248 | 47.8 |
| Maloney 等 | 澳大利亚 | 2011 | 问卷和采访 | 807 | 43 |

近年来,越来越多的研究发现哺乳期间饮酒不利于婴儿的身心健康。哺乳期间饮酒可导致诸多问题,包括抑制乳汁排出反射、提早断乳、婴儿乳汁摄入量下降、婴儿睡眠变得浅短、出现哮喘过敏或下呼吸道感染、精神运动发育减少及库欣综合征等。至于酒精在母乳中可能产生的长期影响尚不清楚。但也有一些研究出现了矛盾的结论。有研究发现摄入含酒精的牛奶后,孩子的睡眠平均缩短了 25%,但是孩子睡觉的次数没有变化。还有研究发现哺乳期间饮酒并不会影响儿童的生长速度和智力发展。

怀孕期间酒精的有害影响已得到充分证明,但是母乳喂养期间酒精的影响尚未得到广泛研究。关于母乳喂养期间饮酒消费的文献很少,动物模型研究也极为有限。

母乳喂养由催乳素和催产素控制。催乳素刺激母乳的产生,催产素导致乳腺组织周围的平滑肌细胞收缩,从而引起乳汁中储存的乳汁的排出。已经证明酒精剂量依赖性地抑制催产素活性,从而抑制乳汁排出反射,导致奶量下降。然而,酒精对催产素的抑制作用也有相当大的个体差异。由于母乳中的酒精浓度与母体血液中的浓度非常相似,且通过母乳提供给哺乳婴儿的酒精量约为体重调整母体剂量的 5%~6%。因此理论上即使在暴饮的情况下,儿童也不会受到临床相关量酒精的影响,这在一定程度上可以解释为何哺乳期饮酒可能对婴儿的影响不大,甚至在某些方面如生长发育和智力发育没有影响,远不如孕期饮酒带来的危害。但在另一方面,新生儿对酒精的代谢量只有成人的一半,即使乳汁中的酒精含量不高,也会给其带来一定的影响,但具体机制尚不清楚。

酒精和母乳喂养的问题已经受到各种医疗保健组织及医疗保健机构的关注。虽然偶尔使用酒精(如每天喝一杯葡萄酒或啤酒)不太可能导致哺乳期婴儿出现短期或长期问题,但是大部分组织不鼓励哺乳期间饮酒。考虑到母乳中的酒精含量与母体血液中的酒精含量非常接近,且母乳中出现酒精含量最高峰是在饮酒后的 30~60 分钟,美国儿科学会建议女性在酒精摄入后的 1 个小时内不进行母乳喂养或在哺乳期间完全戒酒。

## 四、小结

综上,大部分研究已证实孕前父亲饮酒、

孕前母亲饮酒及孕期母亲饮酒均会导致子代发育源性疾病，包括生长发育、心血管系统、神经系统、生殖系统等。但也有部分研究认为两者之间没有太大的关联，一些研究还认为饮酒对子代发育有一定的益处。针对哺乳期母亲饮酒，普遍认为母亲在哺乳期适量饮酒不会引起子代发育源性疾病，但即使如此，大部分机构及协会不建议母亲在哺乳期饮酒。目前针对饮酒导致子代发育源性疾病的诸多方面仍需要做进一步研究。

## 第三节　咖啡因与发育源性疾病

当今世界，越来越多的人每天饮用含咖啡因（caffeine）的饮料，咖啡和茶已成为非常重要的商品。从人类使用咖啡和茶开始，关于其是有益还是有害一直没有定论。咖啡豆、茶叶、可可中均含有一种化合物——甲基黄嘌呤（methylxanthine）。咖啡因的化学名为1，3，7-三甲基黄嘌呤，是一种甲基黄嘌呤生物碱。本节主要关注于咖啡因与发育源性疾病的相关性。

### 一、孕前母亲/父亲摄入含咖啡因食物对配子发生的影响

#### （一）甲基黄嘌呤和精子发生

40多年前，人们就已开始研究咖啡因对精子发生（spermatogenesis）的影响，研究发现甲基黄嘌呤具有致精子畸形或精子损伤的可能。动物研究表明，根据甲基黄嘌呤给药方法和物种，发育无观察效应水平约为每天30mg/kg，致畸水平为每天100mg/kg，生殖受损约为每天80~120mg/kg。饲喂0.1%咖啡因14天的公鸡与饲喂标准日粮公鸡相比生育率显著下降。在处理17~21天后，精液产量和精子浓度显著降低，并且在30天处理后无法从公鸡收集到精液。睾丸组织学研究显示精母细胞分裂中断和精子形成异常，但去除饮食中的咖啡因可以使得精液生成恢复并使生育能力恢复到对照水平。除标准日粮外，饲喂0.5%（体重）咖啡因、可可碱（theobromine）或茶碱（theophylline）14~75周的大鼠，结果显示85%~100%的大鼠出现严重的双侧睾丸萎缩伴有精子发生或低精子发生。据报道，咖啡因中的甲基黄嘌呤的相对睾丸毒性最强，可可碱的效力稍差，而茶碱的效力则显著降低。咖啡因组性器官（附睾、前列腺和精囊）有丝分裂细胞的数量显著减少。可可碱组血浆睾酮浓度显著升高，咖啡因治疗组血浆睾酮浓度升高；这在形态上与这些组中睾丸间质细胞显著增生相关。咖啡因和可可碱组中血浆胆固醇浓度显著增加。可可碱和可可提取物对雄性大鼠生殖道毒性的研究表明，可可碱和高剂量可可提取物导致Sertoli细胞内形成空泡，精子细胞形态异常，无法释放晚期精子细胞。

可可碱喂养的大鼠表现出严重的睾丸萎缩伴广泛的精子细胞变性和坏死，喂食咖啡因的大鼠的睾丸表现出生精细胞的散在空泡变性。长期摄入咖啡因主要通过抑制卵泡刺激素（follicle stimulating hormone，FSH）的释放来抑制精子发生。每天向成熟雄兔施用咖啡因（30或60mg/kg）连续4周导致血浆FSH水平增加和黄体生成素（luteinizing hormone，LH）水平降低。光学显微镜研究显示，生精小管的大小减少，精子发生抑制，肝脏

脂肪变性和肝脏病变发生,而肾上腺表现出刺激类固醇生成的迹象。

最近,茶碱被证明通过在睾丸生精上皮细胞中引起生殖细胞凋亡而诱导不育。茶碱暴露改变泛素 - 蛋白酶体途径(ubiquitin-proteasome pathway,UPP)内基因的表达,影响精子发生和附睾精子质量。生殖毒性暴露改变了睾丸和附睾中 *UPP* 基因的组织特异性表达,这可能导致异常精子发生。此外,茶碱通过使培养的支持细胞失去能力而诱导不育,从而导致晚期分化的生精细胞、圆形精子细胞的过早释放,导致精子细胞和成熟精子消失,最终导致睾丸萎缩。但也有其他学者提出咖啡因在调节雄性配子成熟中的有益作用,因为它作为兰尼碱受体的激动剂,诱导精原细胞、粗线期精细胞和圆形精子细胞中细胞内储存释放 $Ca^{2+}$,咖啡因调节钙动员,并在精子成熟过程中发挥重要作用。研究结果的冲突也从另一个侧面似表明成年男性生活中咖啡因摄入与精液质量之间的关联。

### (二)甲基黄嘌呤和卵子形成

若干研究发现在培养物中加入膜透性环磷酸腺苷(3′,5′-cyclic adenosine monophosphate,cAMP)类似物或 cAMP 磷酸二酯酶(phosphodiesterase,PDE)抑制剂,如次黄嘌呤和 3- 异丁基 -1- 甲基黄嘌呤(3-isobutyl-1-methylxanthine,IBMX),可以预防从卵泡分离的卵母细胞的自发成熟。Barretto 等人进行了关于 IBMX 对卵母细胞减数分裂阻滞的影响的研究,发现 IBMX 能够通过维持卵母细胞中 cAMP 浓度的升高来防止减数分裂的恢复。Ozawa 等人用 IBMX 或 FSH 处理猪卵丘 - 卵母细胞并检测复合物中的 cAMP 含量、间隙连接通讯状态和 LH 受体表达,他们发现猪卵丘 - 卵母细胞复合物中 PDE 的抑制使卵母细胞从减数分裂停滞中释放,而维持 cAMP 中等含量可延长间隙连接通讯并刺激 LHR 表达。

咖啡因的半数致死量(median lethal dose,$LD_{50}$)在物种间相当一致。由 1.1mg/kg 咖啡因产生的血浆浓度范围为 0.5~1.5mg/L。在许多物种中发现了类似的剂量 - 浓度关系,包括啮齿动物和灵长类动物。通常假设大鼠中 10mg/kg 代表体重 70kg(3.5mg/kg)的人中约 250mg 咖啡因,并且这相当于约 2~3 杯咖啡。Nawrot 等人回顾了咖啡因对人类健康的影响,认为对于健康成年人群,每日适量摄入咖啡因的量高达 400~450mg/d [70kg 时为 5.7~6.4mg/(kg·d),相当于每天 4~5 杯]与一般毒性、对骨骼状态和钙平衡的影响、心血管效应、行为改变、癌症发病率等一般不良反应无关,但对儿童和育龄妇女是有风险的,可能需要饮食控制减少咖啡因摄入量。高水平的咖啡因摄入可能会延迟生育妇女的受孕。咖啡因摄入对延迟受孕的影响在一项欧洲多中心研究中进行了评估,该研究探究了 3 187 名年龄在 25~44 岁的女性的随机选择样本中的不孕症危险因素。对于每天饮用超过 500mg 咖啡因(超过 6 杯)的女性,在第一次怀孕中观察到低生育力的比值显著增加,这种影响在吸烟者中比在非吸烟者中相对更强。摄入水平最高的女性第一次怀孕的时间增加。此外,与不服用咖啡因的女性相比,咖啡因摄入量高的女性月经 8 天或更长时间的风险占三分之一。咖啡因摄入量高的人月经短周期(24 天或更短)也有双倍的风险;这种关联在咖啡因摄入量高但不吸烟的人群中也很明显。然而,摄入咖啡因与黄体期短(10 天或更短),长卵泡期(24 天或更长时间),长周期(36 天或更长时间)的风险并不密切相关。

最近,在一项咖啡因是否与卵巢年龄的四个指标有关(即窦卵泡计数、FSH、抑制素 B 及雌二醇)的研究中,没有发现咖啡因与任何卵巢年龄指标有关,这表明咖啡因的剂量为 156mg/d(1.9 杯)时不会影响卵巢年龄指标。根据大型回顾性流行病学研究和人群大型回顾性病例对照研究的数据,似乎使用咖啡因不会影响排卵或降低生育能力。

## 二、孕期母亲摄入含咖啡因食物与子代发育源性疾病

最近的研究证实了对怀孕期间或出生后早期咖啡因摄入的担忧,因为咖啡因在生命早期暴露后可能会出现长期的行为变化。实际上,怀孕的野生型小鼠,给予适量剂量的咖啡因(饮用水中 0.3g/L),产生的后代成年后在旷场实验中表现出增加的自发活动。与没有在围产期接触咖啡因的小鼠相比,围产期接触咖啡因的小鼠后代对可卡因的刺激表现出更大的运动活性。对腺苷 A1 受体基因杂合的小鼠进行相同的行为实验,其中通过腺苷 A1 受体的信号转导降低至与适度摄入咖啡因后相同的程度,显示出与围产期暴露于咖啡因的野生型小鼠相似的行为特征。似乎母亲的基因型对成年后代的行为改变至关重要,这表明围产期咖啡因通过作用于母亲的腺苷 A1 受体,导致后代的长期行为改变,甚至在第二代中表现出来。也就是说,由于咖啡因及其代谢产物可以通过胎盘屏障,因此,在整个妊娠期间,母体咖啡因的摄入可能会影响胎儿。

当在怀孕期间给予大鼠 30mg/(kg·d)咖啡因时,咖啡因影响胎儿性腺的正常性分化的某些方面。在男性胎儿中,咖啡因显著抑制间质组织和 Leydig 细胞的分化,胎儿睾丸中睾酮生物合成显著降低。咖啡因也对生精索早期组织形态发生产生影响。在女性胎儿中,咖啡因不会改变卵巢分化,也不会改变卵巢的形态、组织排列和整体外观。这些结果表明,当在怀孕期间给予咖啡因时,显著抑制了生精细胞的分化和随后的间质中的 Leydig 细胞发育。

目前,一些研究引起了人们对在怀孕期间胎儿接触咖啡因的担忧,但其他人未能发现母亲摄入咖啡因与不良围产期结局之间存在任何关联。动物研究中有一些证据表明,高剂量的咖啡因可能导致胎儿畸形,包括腭裂和心血管畸形。然而,流行病学研究未能发现咖啡因暴露于人体的致畸作用风险。一些研究表明,母体过量摄入咖啡因(超过 300mg/d)可能与降低生育能力有关,并且与自发性流产率增加有关。对于这些效应,理论上可能的解释是咖啡因增加了母亲和胎儿中儿茶酚胺的水平,这可能诱导子宫胎盘血管收缩。

此外,一些前瞻性流行病学研究表明,咖啡因对排卵、胎儿宫内生长受限、低出生体重或早产没有重大影响。

需要指出的是,该领域流行病学研究的主要局限在于其为回顾性研究,因此咖啡因暴露的数据可能存在很多偏倚,并且一些研究缺乏关于混淆变量(如吸烟)的信息。由于怀孕症状引起的混淆是另一个重要的问题,使咖啡因摄入和自然流产之间的关系复杂化,例如恶心可能影响孕早期摄入的咖啡因量,而这也是胎儿活力的标志。

只有一项随机对照研究调查了咖啡因与限制咖啡因摄入量对妊娠结局的影响。在孕中期和孕晚期,将含咖啡因的速溶咖啡与不含咖啡因的咖啡进行比较,发现中度咖啡因减少(182mg/d)不影响出生体重或妊娠时间。因此,目前没有足够的证据建议母亲在怀孕的最

后三分之二期间避免摄入咖啡因。

少数研究检测了妊娠期茶碱与围产期结局的相关性,结果发现,茶碱与低出生体重或小于胎龄儿之间没有关联。

## 三、出生后早期咖啡因摄入与子代发育源性疾病

### (一)甲基黄嘌呤的代谢

甲基黄嘌呤,从母乳中摄取或给婴儿治疗呼吸暂停时口服给药,从新生儿的胃肠道迅速完全吸收,具有最小的首过效应。一旦被吸收,它们就会自由进入所有身体组织,包括大脑和性腺。药代动力学研究表明,新生儿的咖啡因半衰期延长约 100 小时,随着周龄的增加而降低,反映出不成熟的肝 CYP1A2 酶系统,然后酶容量逐渐改善并在出生后约 3 个月达到成人功能水平。即使咖啡因和茶碱在尿液中排泄,咖啡因导致的甲基化(methylation)显著发生,后者可能发挥额外的药理作用。

### (二)甲基黄嘌呤和母乳喂养

如前所述,尽管咖啡因在母乳中有限地排泄,但甲基黄嘌呤在新生儿,特别是早产儿中的不成熟代谢使它们有积聚甲基黄嘌呤的风险。母乳中也可存在茶碱(例如母亲因哮喘用药而摄入)和可可碱(例如母亲因食用巧克力而摄入),并在新生儿中累积。

虽然一些研究表明甲基黄嘌呤在妊娠期可能存在风险影响,但在母乳喂养的大鼠幼仔中已经证明了其有促进乳汁量增加的作用。然而,有一些动物研究显示茶碱和咖啡因增加代谢率,这将推断出其对生长的负面影响。类似地,在过量的母体咖啡因饮用(超过 600mg/d,约 6 杯咖啡)后,观察到人类胎儿生长速度的降低。

令人惊讶的是,当大鼠和母猪在怀孕和哺乳期间饮用水中含有咖啡因时(其剂量等同于人类摄入 300~400mg/d 咖啡因后的血浆浓度),子代缺血缺氧性脑损伤减少约 30%。没有发现对腺苷受体或 GABAA 受体的主要影响。类似的,围产期接触咖啡因可以通过增强髓鞘形成来预防缺氧期间小鼠的脑室周围白质损伤。对腺苷 A1 受体敲除小鼠的进一步研究表明,该受体的阻断可能有助于咖啡因在未成熟大脑中的保护作用。咖啡因的抗炎作用也可能部分地导致咖啡因在大脑发育中的有益作用。

### (三)甲基黄嘌呤在婴儿中的短期影响

甲基黄嘌呤通过对脑桥和延髓中腺苷 A1 受体的拮抗作用对新生儿的呼吸驱动产生深远的刺激作用,其改善化学感受器对 $CO_2$ 的敏感性主要是通过阻断腺苷 A2A 受体,氧气消耗增加,并增加心输出量。如上所述,实验数据显示腺苷 A1 受体是 G 蛋白偶联的,并且能够在出生时对心脏起作用。因此,甲基黄嘌呤的常见临床效果 / 副作用是心动过速。茶碱和咖啡因的副作用相似,但较咖啡因的发生频率低且较温和。茶碱的一个特定副作用是脑血流动力学受到短暂影响,可能是通过阻断脑血管腺苷 A2A 受体。

如果在怀孕期间长期服用甲基黄嘌呤且突然停止,即如果在出生后早期没有建立母乳喂养,则新生儿也可能出现不利症状。

文献中有关于母体摄入过量咖啡或可乐饮料(450~1 800mg/d)后,接触高浓度咖啡因的足月新生儿短暂戒断症状的病例报道。这些症状包括抖动、高音啼哭、四肢张力过高、肌腱反射快、呕吐,1~2 天内自发消退。在这些情况下,戒断症状之前是缺乏母乳喂养的。

在怀孕期间暴露于咖啡因但未接受母乳的新生儿中也可能发生一些呼吸暂停事件,这

可能是由于咖啡因在髓外水平的中枢退缩效应。这种推测得到了新生大鼠幼崽实验数据的支持,若在母鼠孕期饮水中添加咖啡因,而出生时停止添加,可诱导大鼠幼崽发生呼吸暂停,若在随后的母乳喂养期间继续咖啡因暴露,则可预防幼崽的呼吸暂停。

### (四)甲基黄嘌呤对生物发育的长期影响

尽管咖啡因在相关剂量下的短期影响似乎在很大程度上是有益的,但人们对甲基黄嘌呤对发育中的大脑和其他器官的长期影响存在相当大的担忧。

1. 中枢神经系统功能 在大脑发育期间暴露于精神兴奋药物可能会导致药物暴露后的长期影响。一些实验证据表明,高剂量的甲基黄嘌呤会诱导后代的长期行为变化。此外,当在整个怀孕和哺乳期间在小鼠的饮用水中给予适量剂量的咖啡因(类似于母亲饮用适度咖啡时达到的血浆水平)时,成年后代在旷场实验中表现出增加的自发活动。在腺苷 A1 受体基因杂合的小鼠中发现了类似的行为特征,其中通过腺苷 A1 受体的信号转导降低至与适度摄入咖啡因后相同的程度。此外,母亲的基因型而不是后代基因型似乎对成年后代的行为改变至关重要,因此表明围产期咖啡因作用于母体中的腺苷 A1 受体对后代造成长期影响。有趣的是,这些影响甚至表现在第二代。

然而,人群研究显示围产期暴露于咖啡本身与患注意缺陷多动障碍的风险无关。同样,在对 500 名孕妇及其后代进行的后续研究中,发现围产期咖啡因暴露与 7 岁时的智商和注意力测试之间没有关联。此外,在一项大型随机对照试验中,咖啡因(产后高剂量给药)可治疗早产儿呼吸暂停,18 个月时脑瘫和认知延迟的发生率降低。

尽管迄今为止人类已经证实了围产期甲基黄嘌呤暴露的有害长期影响,但对中枢神经系统功能发展的研究需要很长的随访期和复杂的神经心理学测试。因此,可能存在作用但难以检测。

2. 呼吸和心血管功能 有试验证据表明新生儿咖啡因治疗的血浆水平与治疗早产儿呼吸暂停治疗的效果相当。青春期和成年期对高碳酸血症及缺氧的通气反应研究发现腺苷 A1 受体参与这些可塑性变化,由此推测咖啡因可能对呼吸控制功能障碍相关疾病有影响,如婴儿猝死综合征和睡眠呼吸暂停。

此外,围产期暴露于咖啡因可能对心血管功能具有持久影响,因为腺苷是其重要的调节剂。腺苷受体的效应系统实际上在心血管系统中比在中枢神经系统中更早成熟,至少在大鼠中是这样,并且有证据表明早期咖啡因暴露可以改变腺苷和多巴胺受体,以及酪氨酸羟化酶的基因表达。另一项研究显示,咖啡因摄入对胚胎动脉的血流量瞬时下降有不良影响。这些作用是腺苷 A2A 依赖性的。因此,早期接触咖啡因可能会产生持久的心血管效应,但目前缺乏心肺功能和人群的长期随访数据。

如上所述,围产期咖啡因对肺功能的重要积极影响见于早产性呼吸暂停的随机对照研究,其中咖啡因减少了 18 个月时患有慢性呼吸系统疾病(支气管肺发育不良)儿童的数量。在这种情况下,咖啡因的主要保护作用是在很大程度上避免了呼吸机引起的肺损伤,因为咖啡因治疗的婴儿比对照更早地解除呼吸机。另一个可能有效的影响是咖啡因和其他甲基黄嘌呤具有固有的免疫调节机制,可能减轻肺和脑损伤。

## 四、小结

由于母亲饮用咖啡，许多胎儿和新生儿暴露于低水平的甲基黄嘌呤。更高剂量的咖啡因和茶碱用于早产儿呼吸暂停的长期药物治疗。孕妇、胎儿和新生儿无法完全代谢甲基黄嘌呤，导致发育中的生物体积累甲基黄嘌呤，这意味着存在副作用的风险。对大脑发育的影响尤其令人担忧。

然而，动物研究表明甲基黄嘌呤腺苷受体的主要效应系统在出生时的大脑中尚未完全发育。此外，人群研究显示甲基黄嘌呤在新生儿缺氧/缺血情况下具有保护性积极作用。同样，在接受治疗的人类早产儿中发现了对肺功能和中枢神经系统发展的积极长期影响。高剂量的咖啡因用于呼吸暂停的治疗。有证据表明甲基黄嘌呤治疗对早产儿呼吸暂停的总体益处超过了短期内的潜在风险。然而，实验研究表明，低剂量咖啡因在怀孕和哺乳期间的长期影响可能包括改变后代的行为，但目前没有人群数据支持这一点。流行病学研究报告了咖啡因对妊娠和围产期结局的负面影响，但结果尚无定论。孕早期咖啡因不良反应的证据基础强于孕晚期。尽管孕早期妇女限制摄入咖啡因（少于 300mg/d）可能是谨慎的，但目前没有足够的科学证据建议母亲避免在孕晚期使用咖啡因。

## 第四节　饮食方式与发育源性疾病

除了怀孕前夫妻双方的饮酒、咖啡因摄取等会影响子代健康外，每日三餐的饮食习惯（eating habits）对后代的健康也极其重要。我们每日需要摄入各种不同的营养才能得以维持一个健康状态。"吃"是生命活动中最重要的一部分。随着人们物质生活水平的提高，膳食宝塔反而变得扭曲。近年来，青年人越来越追求高糖、高脂、高盐食物带来的口感，却忽略了不恰当的饮食所带来的隐患。男性和育龄期女性会因为在饮食上的差异而影响精子和卵子的数量或质量。而且，孕期母体是胚胎营养的唯一来源，因此孕妇的营养状态直接关乎胎儿的生长发育，并影响了子代出生后的健康。此外，不能忽视的是胎儿出生后早期及家庭饮食对子代生长发育的影响。简言之，孕前、妊娠期、哺乳期及断奶后至学步期，父亲或母亲每一阶段的饮食方式都会对后代的长期健康有着深远而持久的影响，增加了成年后非传染性疾病的风险，包括心血管疾病、代谢共病（如高血压、肥胖和 2 型糖尿病）、特应性疾病、癌症和神经退行性疾病。这一观点在流行病学、临床医学和基础医学领域都得到了一定的证据支持。

### 一、孕前双亲饮食方式与子代发育源性疾病

#### （一）父亲饮食习惯与子代发育源性疾病

近年来人们渐渐意识到，父母的饮食方式及健康状况会对后代出生后早期和成年期的健康产生重要影响。其中，较为突出的便是儿童肥胖问题。2014 年世界卫生组织（WHO）公布小于 5 岁的超重或肥胖的中国儿童约占 10%。2016 年 1 月终止儿童肥胖委员会向世卫组织总干事提交的报告中指出，1990—2014

年间,5 岁以下儿童的超重率从 4.8% 上升到 6.1%,受影响儿童的数量由 3 100 万人升至 4 100 万人。肥胖的儿童存在长期的健康隐患,并会增加家庭或社会的经济负担。从疾病发育源性角度出发,肥胖的男性会影响其精子数量和质量,并增加后代发生慢性病的风险。

目前,多项研究表明男性能通过多种途径对自己的后代产生影响,比如,精子 DNA 甲基化、组蛋白的甲基化或乙酰化、RNA 数量的改变及染色质结构的变化都是影响子代健康的潜在机制。而且,上述方式对后代健康的影响机制主要包括精子质量、基因组表观遗传状态、DNA 完整性及精液成分,这些机制已经在啮齿类实验动物模型(小鼠 / 大鼠)中被证明会影响后代及多代之间的发育和健康。

在人类和啮齿类动物中,BMI 的升高与精子活力的降低、精子畸形的增加、精子活性氧的增加、血清睾酮的降低和雌二醇浓度的增加有关。西式饮食方式(高糖、高脂、高盐及加工食品)会降低精子活动度、精子畸形及破坏 DNA 完整性,其主要见于肥胖和糖尿病患者。在高脂饮食喂养的啮齿类动物中发现,肥胖的父代会导致精子 DNA 受损,影响囊胚的发育及受精卵着床率,甚至影响后两代雄性或雌性的生育力。实验研究发现,在交配前,用高脂饮食喂养大鼠 10 周,会导致雌性后代的胰岛 β 细胞受损、体重增加、糖耐量异常及胰岛分泌异常。父系的高脂饮食会导致子代出现糖耐量异常和胰岛素抵抗,其主要通过影响精子中的小 tRNA 片段(tRNA 衍生的小 RNA,30~34nt),实现获得性代谢紊乱的跨代遗传。且高脂饮食会调节精子中组蛋白在调节基因上的分布,从而影响其雄性小鼠子代肝脏中相关基因的表达,引起代谢异常。在大鼠的高脂饮食模型中,高脂饮食会对精子基因组进行表观遗传的修饰,通过改变 miRNA let-7c 的表达,进而影响脂肪组织中靶基因的表达。予以雄性大鼠 8% 高盐饮食,对照组予以 0.3% 含盐食物,6 周后,该研究发现异常的精子数量显著增加。此外,在小鼠中,父系低蛋白饮食会诱导子代中肝脏脂肪和胆固醇生物合成相关的基因表达增加,基因组发生甲基化改变,主要在于脂质调节因子 PPAR 的变化。也有研究发现低蛋白饮食会影响囊胚 AMPK 表达、胎盘大小、胎儿生长及胎儿骨骼生长等。多项研究表明,父代的低蛋白饮食会增加子代体重,而且在子代成年后会导致血压出现降低的现象。西式饮食的父代,其精子中与发育相关的基因的启动子区域有大量的组蛋白修饰(如 H3K9me3),并转移至卵细胞中,参与构成受精卵的染色质部分。尚且,精浆中存在累积的细胞因子(如粒细胞 - 集落刺激因子)会影响胚胎、胎盘的发育及子代出生后的健康。

**(二)孕前母亲饮食习惯与子代发育源性疾病**

母体是胚胎发育唯一的营养来源,其饮食方式与子代发育源性疾病密切相关。因膳食的多样化,全球范围内对于该问题的探索都是从饮食模式的角度出发开展研究。荷兰一项对 203 名唇腭裂患儿和 178 名正常儿母亲的病例对照研究显示,"西式"饮食模式(以油炸食品、高盐食品和肉食为主)会增加唇腭裂发生的风险,而富含水果和蔬菜饮食模型与唇腭裂没有关联。英国南安普顿对 198 名 17~43 岁的孕妇饮食模式与儿童 9 岁时骨密度关联的队列研究指出,在调整了性别、社会经济状况、身高、上臂围、母亲吸烟和维生素 D 水平后,母亲饮食模式得分高的儿童躯体和腰椎骨密度均较高。另外一项来自丹麦的队列研究发现，"西式"饮食模式组的新生儿体重较低，小于胎龄儿的风险增加。在我国，一项以人群为基础的出生队列研究对合肥市和马鞍山市6 905名孕妇的饮食频率表及妊娠结局分析后发现，"传统"型饮食（因子负荷所占比重比较大的是米及其制品、蔬菜和水果）的孕妇会增加小于胎龄儿发生的风险。以上结果表明，孕前及妊娠期间的母亲的饮食方式会对子代的健康产生深远影响。而孕前及孕期饮食和营养主要通过BMI的改变或其他营养因子的改变而对卵细胞的质量产生影响，长远来看，或为子代成年后疾病的风险因素。

对于孕前女性饮食和卵细胞的关系，已有较多动物模型及其机制研究。肥胖的女性其卵泡液中聚集了大量炎症因子、激素和代谢物，影响了卵细胞的成熟和功能。在小鼠中，母体肥胖引起卵母细胞线粒体表型缺陷，包括形态和嵴结构异常、膜电位和分布改变、线粒体DNA含量增加；这些表型是线粒体功能紊乱和能量平衡紊乱的标志物。卵母细胞线粒体缺陷可能是由于母亲高脂肪导致的脂质含量升高和胰岛素抵抗所致。反过来，卵母细胞高脂血症会导致小鼠代谢调节功能受损和内质网应激。内质网应激是导致蛋白质在生物合成过程中错误折叠的一种情况，会导致代谢和心血管疾病。高脂饮食喂养的肥胖小鼠的卵母细胞也表现出更高的氧化应激和纺锤体异常，表明非整倍体的风险增加。同时，也可见卵巢中凋亡的细胞增多和受精率下降。而小鼠体外卵母细胞成熟模型表明，脂肪酸浓度升高干扰了卵泡生理，降低了卵母细胞发育能力（包括转录组和表观基因组）。在孕期给予雌性小鼠低蛋白饮食，可发现囊胚数量明显减少、子代出生后发育欠佳，并导致子代成年后

高血压的形成（收缩压升高）、血管功能降低。低蛋白饮食会改变卵细胞中线粒体分布及膜电位，同时，母体血液或子宫中发现氨基酸改变、胰岛素和糖的水平改变。

结合相关研究，怀孕前期父母的体重、代谢和饮食结构都很关键，都会影响孩子将来患慢性疾病的风险。例如父母双方或者任意一方的肥胖都会增加子代成年后患心脏病、中风、免疫疾病和糖尿病的概率，其可能的机制在于母亲的肥胖会改变体内的激素水平，直接影响卵子和胚胎的发育；男性的肥胖会导致精子缺陷概率增加，这些都会增加子代慢性病的发生率。不仅仅是肥胖，母亲营养不良也会导致孩子的发育问题，并且该影响可以跨越几代人传递下去。

因此，在准备怀孕前（不仅是备孕前3个月，至少提前2~3年），改变饮食习惯，按照膳食宝塔合理饮食，避免高糖、高脂、高盐等不均衡营养的摄入及营养不良，可降低对子代成年后的健康产生的不利影响。在啮齿类动物实验中已证明，通过饮食干预和增加运动量，可以改善甚至逆转上述对精子的不利影响，促进子代的健康发育。育龄妇女在孕前和妊娠时进行锻炼，避免超重或肥胖，可以降低后代患骨性疾病或其他长期慢性疾病的风险。

## 二、孕期饮食方式与子代发育源性疾病

### （一）孕期高糖饮食与子代发育源性疾病

目前，国内外多项临床研究表明，妊娠糖尿病患者宫内高糖环境会导致胎儿出生后，其患内分泌疾病、心血管疾病的风险增加。同时，提出若出生后予以足够的母乳喂养（母乳喂养6个月以上者），BMI增长较慢，特别是在

4~6 岁、6~9 岁之间，与母乳喂养不足的后代比较，BMI 显著较低。该研究招募了 94 例糖尿病患者的后代和 399 例非糖尿病患者的后代，年龄均在 13 岁以下。研究提出母乳喂养对儿童 BMI 有长期影响，而不仅仅局限于婴儿期或儿童期。因此，对于暴露于宫内高糖环境的子代，出生后早期母乳喂养可能是一个降低儿童肥胖风险的关键时期。此外，孕前大鼠高糖饮食导致宫内高糖环境，产后予以高糖、高脂饮食，更容易导致雄性子代肥胖、生殖细胞凋亡增加致精子数量减少，子代不育。其病理机制可能是对基因组 DNA 的甲基化修饰作用。

### （二）孕期高脂饮食与子代发育源性疾病

妊娠期和哺乳期进食高脂肪的食物，会导致后代的表观遗传学改变。这些变化影响着受胃肠激素葡萄糖依赖性促胰岛素激素（glucose dependent insulinotropic polypeptide，GIP）调节的代谢途径，后代成年后更容易发生肥胖和胰岛素抵抗——2 型糖尿病的前兆。研究结果表明，GIP 间接地通过降低下丘脑的胰岛素敏感性，也在能量消耗中起了一定的作用，这是由大脑控制的。此外，孕期大鼠高脂饮食会对子代下丘脑中控制能量平衡的 Pomc 基因的启动子区域产生表观遗传改变，导致子代成年期代谢性疾病的发生。

### （三）孕期高盐饮食与子代发育源性疾病

据报道约 35% 的孕妇在妊娠期间摄盐量会增加，这种妊娠期摄盐增加可能与怀孕时的口味改变及妊娠母体的生理或病理变化有关，还与孕妇本身偏咸的饮食习惯有关。高盐饮食习惯是导致发生或加重妊娠期高血压等相关疾病的重要病因。以大鼠为动物模型的研究发现，妊娠期母体高盐饮食会引起胎儿肾素 - 血管紧张素靶器官，如心脏、肾脏和脑的

结构及功能的改变，并可导致成年子代肾脏结构和功能的改变。此外，妊娠期高盐饮食会增加子代饮水嗜盐的行为，并可明显改变成年子代血浆中血管紧张素 Ⅱ 浓度、中枢 RAS 关键分子及 c-Fos 的表达水平，由此产生对其成年子代的体液平衡调控的"印迹"效应。

### （四）孕期饮食干预措施

对于妊娠期饮食管理，孕期碳水化合物的每日推荐摄入量（dietary reference intake，DRI）为 175g/d。因为碳水化合物是身体和大脑的主要能量来源。孕妇需要碳水化合物来源的葡萄糖为宫内胎儿生长提供能量。孕妇应该选择高质量的碳水化合物，其具有低血糖指数（glycemic index，GI），天然存在于全谷类食品、非淀粉类蔬菜、水果、豆类、豌豆、扁豆和低脂乳制品中。碳水化合物也可以采取添加糖的形式，如食糖、蜂蜜、糖浆、蔗糖、龙舌兰糖、高果糖玉米糖浆和浓缩果汁。需要注意的是，妊娠期间应该限制糖果和甜点的摄入，以及含有大量添加糖的食物，如加糖饮料（苏打水、果汁、柠檬水、加糖茶和其他水果味饮料）。此外，增加水果和蔬菜的摄入与胎儿的出生体重、出生长度和头围的增加有关，但与任何具体的微量营养素摄入无关。

脂肪是怀孕期间健康饮食的一部分。脂肪主要用作身体的能量来源，也用于运输脂溶性维生素 A、D、E 和 K，并提供人体无法合成的必需脂肪酸。虽然没有针对孕期特定脂肪的 DRI，但有指南建议将总膳食脂肪摄入量控制在总热量摄入的 25%~35%。在观察总体脂肪摄入量时，脂肪的质量也是一个重要的考虑因素。最近的科学研究使人们对特定脂肪酸的功能有了更深入的了解，并有助于阐明哪些脂肪酸最有益于健康。根据最近的研究和共识，应强调增加（n-3）

多不饱和脂肪酸(polyunsaturated fatty acid, PUFA)的摄入量,而饱和脂肪酸的摄入量应限制在总热量摄入的 7%~10% 以内,且应尽可能避免摄入反式脂肪酸。

在怀孕期间,蛋白质的摄入量不能过低或过高。怀孕期间蛋白质的 DRI 为每天 1.1g/kg 或在怀孕后期开始大约每天 71g 蛋白质,这比非孕妇的女性推荐摄入量多了大约 25g。肉类、家禽、海鲜、鸡蛋、牛奶和乳制品、豆类、扁豆、坚果和种子都富含蛋白质,蔬菜和谷物中也存在少量的蛋白质。

每日合理膳食,评估营养摄入量,适当限制盐的摄入量,同时保证各营养素均衡才能保障妊娠期间孕妇的健康,为胎儿创造一个良好的生长环境。

## 三、出生后早期家庭饮食方式与子代发育源性疾病

### (一)哺乳期母亲饮食与子代发育源性疾病

系统性研究表明,哺乳期间母亲的饮食方式与婴儿早期特应性反应没有广泛或一致的联系,但是,哺乳期间摄入大量蔬菜、水果、鱼、维生素 D 等食物有利于婴儿生长发育。哺乳期母亲饮食摄入不均衡,会影响婴儿早期对食物的选择,更容易摄取高脂、高糖的食物。哺乳期是对子代健康影响的又一关键时期,在哺乳期予以高脂饮食饲养的大鼠会诱导胎儿增加弓状核中 Kiss1 的表达,导致雌性后代的青春期提前。高脂饮食喂养的大鼠在应激状态时会促进内脏脂肪积累和脂肪细胞肥大,通过两者的共同作用加速了肥胖的发展。其机制可能包括脂肪酸合成的增强和脂质从血液进入脂肪组织。这些结果表明,哺乳期高脂饮食可能增加后代应激性肥胖症的易感性。因此,对于哺乳期女性,控制饮食,均衡营养尤为重要。

### (二)断奶后家庭饮食与子代发育源性疾病

断奶后婴儿过度营养,会导致糖耐量异常、高脂血症及胰岛素抵抗,表现出与父母一致的代谢紊乱。多项研究表明,父母的饮食习惯会影响学龄前儿童的营养摄入,会影响儿童对蔬菜、水果、微量营养素及脂肪摄入的选择。断奶后予以啮齿类动物高脂肪、高糖饮食易导致子代日后肥胖、葡萄糖耐受不良和胰岛素抵抗。母亲增加蔬菜水果的摄入会改善儿童蔬菜水果的摄入水平,蔬菜水果的摄入比例增加可以帮助管理儿童的体重。因此,母亲的饮食习惯直接影响孩子的行为方式,通过喂养训练可以帮助改善儿童的饮食行为。而父母的模范作用,对于学龄前儿童(0~6 岁)摄入蔬菜的影响是直接相关的,在正餐的时候看电视、吃零食均会显著减少儿童蔬菜的摄入量,破坏饮食结构。针对断奶后家庭饮食对子代的影响,一项 California 的横断面研究表明,在儿童早期建立规律的家庭饮食,会有更好的饮食质量,并降低儿童肥胖的风险。特别是对于初为人父人母的家庭,营养师应该多进行宣传、教育和指导,避免因饮食不当而对儿童健康产生不利影响。

因此,女性在哺乳期也应该保证健康饮食,才能保证宝宝出生后长期的健康。而对于儿童早期的饮食习惯培养也是不容忽视的一课。

## 四、小结

一个成人的健康不仅仅来自于其父母的遗传基因、自身的生长环境、生活习惯,更应该重视其父亲饮食、母亲孕前、妊娠期、哺乳期的饮食习惯,婴儿断奶后至学步期,家庭饮食的饮食方式对其健康深远而持久的影响,选择健康的饮食方式,避免高盐、高糖、高脂等不健康饮食习惯,才能为胎儿的成长打好基础,降低成人后一系列慢性代谢病的发生率。

生命早期暴露于不良环境中，容易引起一系列成人期疾病，如心血管疾病（高血压、冠脉问题）、代谢相关疾病（糖尿病、高血脂）、神经精神性疾病等。昼夜节律作为地球上普遍存在的现象和规律，是生物进行生命活动的重要信号。研究表明破坏生物的昼夜节律，能引起哺乳动物各种生理状态异常，进而对子代的发育产生不良影响、对成年期疾病的形成起促进作用。随着灯光的发明和社会节奏的加快，普遍存在的昼夜节律紊乱现象可能对人类生殖繁衍的各个阶段（包括配子形成、胚胎发育以及出生后早期昼夜节律/生活作息紊乱）对子代成年期疾病造成影响。

## 一、昼夜节律

### （一）昼夜节律

为了适应环境，生物以一定周期规律改变生理功能或行为的现象，称为生物钟（biological clock）。大部分地球生物将光照作为一个重要的节律信号，经过数百万年的进化，形成了以 24 小时左右为周期生物钟，称为昼夜节律（circadian rhythm）。在哺乳动物中，光信号通过视网膜传递到视觉交叉上核（suprachiasmatic nucleus，SCN）转化为昼夜节律的中央信号，通过激素和神经突触作用于特定脑区或神经内分泌细胞，进而调控各项生理功能，如体温、血压、学习、记忆、情绪、代谢、生殖等。

核心时钟基因（core clock gene）编码蛋白互相作用，引起反馈环路的变化，从而形成时钟蛋白表达的波动，成为昼夜节律变化的

分子基础。主要时钟基因包括 *BMAL1*、*PER*、*CLOCK*、*CRY*、*REV-ERB*、*ROR* 等。BMAL1与 CLOCK 编码蛋白，互相结合，促进 *PER* 和 *CRY* 基因的表达，PER 和 CRY 在胞质中修饰形成二聚体，转入核内，抑制 CLOCK 和 BMAL1 二聚体的转录激活作用，继而 PER-CRY 二聚体降解，重新启动一个新的周期，如此形成一个环路，成为昼夜节律变化的基础。另外，核受体 REV-ERB 与 ROR 分别起抑制和促进 BMAL1 表达的作用，该反馈环增强了时钟反馈环的稳健性。时钟基因表达产物对钟控基因远处的增强子以直接、间接结合的方式进行调控，引起生物体内多种生命活动的周期性变化。时钟基因的转录调控不仅通过蛋白与蛋白互相作用，还通过共刺激、共抑制、染色质相关的因子对组蛋白的标记、识别、改变来激活或抑制转录。时钟基因转录调控具有细胞特异性，可以感知细胞的代谢和中央信号变化，并对转录作出预测性改变，通过代谢产物、温度、激素等信号影响外周与中央信号的同步（图 12-3）。

### （二）褪黑素

褪黑素（melatonin）是一种由松果体分泌的内源性激素类物质，其分泌与光照、昼夜节律高度相关，黑暗刺激其分泌，光照抑制其分泌，并且抑制效果与光照强度有关，一般认为500Lux 持续光照可以达到松果体生理性切除效果。Melatonin 是 L- 色氨酸经过一系列羟化、脱羧、乙酰化、甲基化的产物（图 12-4）。褪黑素作为一种强抗氧化性物质对肿瘤、氧化应激、炎症反应、能量代谢等起反馈或调节作用。

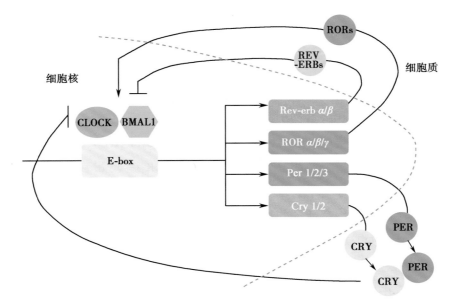

图 12-3　昼夜节律分子机制

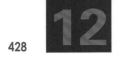

图 12-4　褪黑素分子结构

### （三）昼夜节律紊乱的普遍性

19 世纪后期电灯的发明，人工照明普遍应用，既给人类的生存和发展提供了方便，人工光源也成为一个重要的昼夜节律干扰源。日出日落的昼夜节律信号地位受到挑战。节律紊乱一般可以分为：①光照时间：现代人类受光照的时间普遍延长，白天在室内受弱光照；夜间受路灯、景观照明的影响，以及临睡前普遍使用的电子设备光。②光照强度：阳光的光照强度在 100 000Lux，普通日灯光的光照强度在 100Lux 左右。现在社会人类从事室内工作的时间明显延长，受弱光照时间延长。③非正常的光周期：由于发展需要，倒班工作、跨时区旅行普遍存在，根据 2004 年的相关统计，将近 1 500 万美国人长期存在夜班工作、换班工作或者出差等不规律的上班工作现象。2010 年有数据表明 19% 的成人每周工作时间超过 48 小时，甚至有 7% 的人每周工作时间超过 60 小时。

## 二、昼夜节律对子代发育源性疾病的影响

### （一）昼夜节律紊影响出生体重

1. 流行病学调查研究　因现代社会高速发展的社会需求，大约有 15%~20% 的人经历过倒班工作，尤其是医疗、交通、警察、电站、水站等单位的工作人员。长期处于昼夜节律紊乱的倒班工作中，各系统会受不同程度的损害。在人群健康研究中发现，节律紊乱的女性罹患乳腺癌的风险升高，月经周期不规则、内异症、不孕的发生率更高。血清中的皮质醇、褪黑素等激素释放的节律性被打乱。孕期夜间光照暴露，以及频繁的倒班工作干扰昼夜节律，容易引发流产、早产、低出生体重、宫内生长受限等不良妊娠结局。而低出生体重及宫内生长受限的胎儿较正常出生体重的胎儿成年期疾病的发生率明显升高。

2. 动物模型研究及机制研究　对大鼠进

行孕期持续性光照发现，与对照组相比，持续光照组子代的体重、顶臀长、股骨、双顶径长度明显下降，说明孕期持续光照能造成胎鼠宫内发育受限、出生体重下降。而持续性光照+褪黑素补充组的子代并未出现子代生长受限的状况。提示褪黑素对宫内子代发育有重要作用，补充褪黑素能一定程度上逆转光照对子代功能生长受限作用。

胎儿时期的生长受限及低出生体重可在出生后的快速发育中得到纠正，但是这种生长赶超可能会引起成年后的健康问题。低出生体重可导致肺发育不良、气道减小及肺容量降低，从而增加哮喘或慢性阻塞性肺疾病的发病率。子代低出生体重是成年期心血管疾病的独立危险因素。

*CLOCK* 是个重要的主节律基因，对胚胎发育非常重要。在 *Clock∆19* 基因突变小鼠实验中，同窝出生的 *Clock∆19* 基因突变纯合子小鼠的体重要大于同窝杂合子和野生型。而补充褪黑素母鼠的子代出生体重、出生大小、怀孕时长与野生型相比没有统计学差异。可能是由于 Clock∆19 纯合子节律基因表达更加紊乱，细胞分裂不受节律调控，分裂时间窗增加导致细胞分裂增多。胎盘是一种胚胎来源的组织，可能由于节律基因表达异常，胚胎从胎盘中摄取的物质的质和量发生改变，导致子代心脏、脾脏的重量更大，躯体发育更快，体重更大。

对自然怀孕大鼠进行孕1~18天的慢性时相变换干预，怀孕第18天对孕鼠进行检测，孕鼠的心率、体温、内分泌激素（褪黑素、皮质醇、醛固酮）肾脏功能标记物节律性表达谱紊乱，夜间活动增加。除此之外，与对照组相比，孕期增加了0.5天，其出生子代体重增加。成年子代SCN中节律基因表达谱、血压、心率、肾功能标记物、皮质醇的节律性紊乱，褪黑素表达受到明显抑制，糖耐量异常，对 ACTH 反应异常。

自然怀孕大鼠孕期和哺乳期持续光照6周，其成年雄性子代出现了高血压的表型。并且，PCR 结果显示，高血压可能与肾素-血管紧张素系统（renin-angiotensin system，RAS）和钠离子转运蛋白、AMPK 通路有关。光照同时补充褪黑素或者使用褪黑素受体激动剂可以起保护性作用。

**（二）昼夜节律紊乱影响子代神经系统**

1. 流行病学调查研究　现代社会中精神疾病发病率高，在世界各地，抑郁症和其他精神疾患负担不断加剧。2017年 WHO 的报告显示，全球有超过3亿名抑郁症患者，约占人口的 4.3%，发病风险最高的三个群体为年轻人、孕妇/产后妇女及老年人。中国抑郁障碍患病率为 4.2%，相关伤残损失健康生命年（years lived with disability，YLD）为 8 981 401 人年，占总 YLD 的 7.3%；焦虑障碍患病率为 3.1%，相关 YLD 为 3 804 591 人年，占总 YLD 的 3.1%。遗传、环境因素、生活方式都能影响到昼夜节律，可能与情绪障碍的病例基础有关。孕期的焦虑与不良环境刺激与子代的神经精神发育，及其将来的精神、情绪发展有关。有研究表明，母亲的焦虑水平在人群中的前 15%，其子代发生焦虑、抑郁、行为学异常、学习能力降低的危险性将增加 5%~10%。

2. 动物实验与机制研究　生命早期发育对成年期脑功能和行为有重要的影响，脑功能的发展包括出生前的发育和出生后早期成熟、重建时期，这段时间不断经历许多适应过程。在小鼠中尤其是妊娠末期到出生后2周，而人类是孕期一直持续到出生后数年。这些关键的脑发育时间窗，对外界毒物、理化因素和环境因素尤其敏感。在胎儿发育过程中 HPA 轴对孕期的压力比较敏感,容易被重编程,HPA 轴的发育和功能的改变,可能引起子代出生后和成年期精神行为学异常。

对自然怀孕大鼠孕中后期持续光照,子代出生后 60 天(成年期),进行强迫游泳和悬尾实验,实验结果显示,与非时相干预组子代相比时相干预组子代雄鼠出现抑郁样表现。

对自然怀孕 C57BL/6J 小鼠进行孕期(0~18 天)时相变化干预,即每两天,光照 - 黑暗周期延迟 8 小时。孕鼠在蔗糖偏好实验和强迫游泳实验中,出现了抑郁和快感缺乏表型。其子一代(F1)4 周、8 周(成年早期)的行为学实验中也出现了类似亲代的抑郁和快感缺乏表型。F1 代 SCN 中的主要节律基因节律表达谱紊乱,蛋白质组学揭示了时相变换干预导致蛋白表达水平差异,这些差异蛋白主要集中在神经源性疾病、发育异常、代谢、细胞活动方面。黑皮素受体 4 表达差异在 F1 代中具有性别差异,主要机制有血清总代皮质酮水平、昼夜节律,下丘脑蛋白质表达。F2 行为学实验结果也有差异。孕期时相变换干预导致的昼夜节律紊乱,能引起子代成年期情绪和行为学变化,具有性别差异性,并且在小鼠中具有传代效应。

### (三)昼夜节律紊影响子代免疫

在西伯利亚仓鼠实验中,对其进行 9 周的 dLAN(5Lux)暴露后,用不同的组合方式进行交配并得到子代。组合方式:①雌性 dLAN-雄性 dLAN;②雌性 dLAN- 雄性 Control;③雌性 Control- 雄性 dLAN;④雌性 Control-雄性 Control。dLAN 暴露造成雌、雄母代体重增加,但是各组子代出生体重无统计学差异。与非光照组相比,dLAN 子代获得性免疫水平呈现显著差异,表现为雌、雄性子代的 T

细胞介导迟发性超敏反应水平出现了不同程度的下降。母源性 dLAN 干预的成年雌性子代对外来抗原表现出了更高的体液免疫水平。该实验说明在孕前的夜间光照暴露造成的节律紊乱可能对子代免疫系统造成影响,并且这种影响具有父源或母源性差异。

### (四)昼夜节律紊乱与子代代谢性疾病

1. 流行病学调查研究　倒班工作的护士由于职业的特殊性,是研究昼夜节律的目标人群。在孕期和孕前暴露于昼夜节律紊乱的环境中,她们子代的出生体重、5 岁时的体重与对照没有明显差异,但是在青春期和成年早期出现超重风险增加的情况。但是需要长期的随访,以观察随着年龄增加,中年、老年时期罹患肥胖与代谢性疾病的风险是否急剧增加。

2. 动物模型研究及机制研究　大鼠松果体切除造成的昼夜节律紊乱实验中,成年期子代出现了产糖量增加,糖耐量异常的表型,可能是由于肝脏中胰岛素通路表达量异常造成的。肝脏中胰岛素诱导的 AKT 磷酸化并且依赖 PEPCK 是抑制葡萄糖产生的关键步骤,松果体切除子代的肝脏中 AKT 磷酸化减少,PEPCK 表达增多,减轻了这种阻遏过程,导致产糖量增多。肌肉中的葡萄糖摄取是通过胰岛素刺激 IRS 和 AKT 磷酸化实现的。没有出糖代谢紊乱的表型,可能是由于褪黑素能通过 PI3K/AKT 和 MERK/ERK 通路调控胰岛 β- 细胞的凋亡和增殖,因此褪黑素表达的下降导致了循环中胰岛素表达量的下调。

松果体和肾上腺与 SCN 信号不同步导致了下游器官如肾脏、肝功能节律表达的异常,从而影响了血压、糖耐量,长此以往对子代成年时期慢性疾病的形成发展,如高血压、糖尿病、肾功能不全等可能有重要作用。

褪黑素通过肾上腺 MT1/2 受体的激活,

来抑制 ACTH 诱导的皮质醇表达。并且褪黑素可以通过抑制糖皮质激素合成关键酶（StAR steroidogenic acute regulatory protein）来减少糖皮质激素合成。早期暴露于糖皮质激素刺激下的胎儿，出现 PEPCK 表达量增加，以及成年期子代糖耐量异常，也提示昼夜节律紊乱可能引起子代代谢异常。

自然怀孕的 wistar 大鼠从怀孕后到出生后 1 星期，进行慢行时相变换干预。每 3 天光照和黑暗颠倒 / 交替。与对照组相比，时相干预组的孕期时长、存活率、出生体重无变化，干预组子代的胰岛素和瘦素水平明显上升，并且雄性子代体重增长明显高于对照组，性腺周围脂肪垫、腹膜后的脂肪明显高于对照组。提示时相变换干预组的子代更容易肥胖，并且有性别差异性。12 个月时相干预组雌性子代、胰岛素耐量（insulin tolerance test，ITT）曲线下面积明显增大，雌性子代糖耐量（glucose tolerance test，GTT）、空腹血糖、曲线下面积增大。并且在行为学实验中时相干预雄性子代也与对照组有明显差异。因此动物实验表明，松果体切除或者时相变换引起的昼夜节律紊乱，均能造成子代成年期的糖代谢紊乱、肥胖风险增加的现象。

## 三、昼夜节律的研究方向

未来，在人群研究中，可建立大规模、长时间持续随访的前瞻性随机对照试验（randomized controlled trial，RCT）队列，明确亲代昼夜节律紊乱对子代成年期疾病的影响；在动物研究中，通过改变光照 - 黑暗周期和喂食方式、构建各种节律基因转基因模式动物，在孕前、孕期、哺乳期各个阶段进行干预，能更好地探索昼夜节律形成的影响条件和分子机制；以及对节律紊乱和生殖功能的准确测量和定义，对个体基因多态性分析能够更加准确反映昼夜节律的个体差异，以及昼夜节律对子代成年期疾病的作用。探索昼夜节律作用的通路和机制，以便能够在各个关键靶点上着手，让人类在不改变目前生活方式的情况下，降低子代成年期疾病的发病，让人类更加适应环境。

但是目前没有明确治疗方案的情况下，建议人们遵守昼夜节律进行健康的生活方式。规律生活，尽可能不熬夜。尤其是在胎儿发育的关键时期（孕期）及出生后早期（哺乳期）尽量做到不倒班工作，以及规律的进食及产后哺乳。

## 第六节　其他生活方式与发育源性疾病

### 一、应激

应激反应包括了机体一系列的激素与神经化学系统变化，其中 HPA 系统及交感神经系统（sympathetic nervous system，SNS）起了至关重要的作用。应激的定义十分广泛，包括社会应激、自然灾害应激、心理应激等，不同阶段不同程度的应激都可以影响子代，其与发育源性疾病密切相关。

#### （一）孕前应激

气候效应（the weathering effect）理论通过应激对女性身体的影响，将应激与生殖结局相关联。母体的这种气候（weathering）可以不断累积身体和心理的负能量，加剧女性衰老的程度。孕前应激（pre-pregnancy stress）（如孕期紧张、压力大等）与妊娠结局是密切相关的，已知的是早孕期的自然流产。妊娠早期最容易受到免疫失调的影响而导致妊娠丢失，某种程度上来说母体在孕前经历了应激可能会影响免疫调控。孕前应激也可以导致神经内分泌免疫通路改变，造成女性月经周期、内分泌等波动，且可延续至下一代，其主要是由于HPA轴对于应激十分敏感，子代HPA轴在发育过程中受应激影响而受损。表观遗传修饰存在于正常胚胎或胎儿发育过程中，外源性的应激可能导致表观遗传异常，从而诱发疾病。已有动物实验表明IVF着床前的应激（受精的环境、培养基的温度、移植的操作等）可以导致代谢通路改变和表观遗传变化，故试管婴儿子代的长期随访尤其重要。还有研究表明孕前应激与子代神经系统发育存在密切关联，但需要更多强有力的研究来证实。

### （二）孕期应激

产前应激（prenatal stress）在发育源性疾病中备受关注。孕期女性在遭受一些重大事件类似亲人过世、巨大自然灾难等，或无法合理平衡个人、家庭、事业之间的关系，妊娠期就变成了应激易感期，特别是在有焦虑或抑郁倾向的女性中。已有大量强证据表明孕期应激对胎儿发育有害，且会持续贯穿整个儿童时期的发育。孕期女性经历应激的概率每项研究报道不一，有一项利用临床心理标准来判断孕期女性是否合并情绪障碍的研究表明8%~12%的孕妇符合诊断；而2013年一项大规模的社会研究采用标准化自我评定量表发现30%的孕妇在日常生活中承受着不同种类的应激，包括工作负担、焦虑及抑郁状态等。2014年Brock、King等研究者将孕期女性经历应激的严重程度客观标准化，弱化不同程度

应激对母体的影响，更好地聚焦于不同孕期的应激对子代发育的影响。

1. 孕期精神应激对子代神经发育、认知能力等的影响　多项研究发现母亲孕期抑郁的新生儿可出现状态调节、睡眠问题、自主稳定和神经行为成熟度上的障碍。Gerardin等人的研究发现上述障碍在男性子代中更加严重，同时还包括了运动行为障碍。Plant等人通过监测外周血C反应蛋白，发现母亲孕期抑郁显著增加了子代炎症的发生概率。2014年一篇纳入5 000余名子代的荟萃分析表明母体抑郁和焦虑状态可以影响子代的认知功能，Evans的研究发现母亲孕期抑郁的孩子在8岁时表现出较低的智商（intelligence quotient，IQ）值，同时Pearson的研究也提示母亲孕期抑郁的孩子在记忆力及数学能力上的受损。

2. 孕期自然灾难暴露对子代神经发育、认知功能等的影响　大量的动物实验及人群研究表明，产前母体高度应激状态（增加的产前母体血清葡萄糖水平）是各种外在困境的应对机制，而增加的产前母体葡萄糖水平在子代表型上起了不同程度的作用。Andreas Berghanel等人对Assamese猕猴（长期野外生存）的恶劣条件测试发现产前母体遭受食物限制的应激，会导致子代生长加速追赶，伴随着运功能力、技能获得能力及免疫能力的降低。

2017年一项研究发现孕期应激（如创伤后应激综合征），尤其是在孕26周以后，可以导致16个月龄婴儿出现行为能力受损。Entringer等学者认为孕期合并创伤或经历极端应激，可以作为子代出现胰岛素抵抗及高BMI值的预测因素。类似的研究也报道了孕18周之后的母体应激使得子代在10岁、14岁、17岁的行为能力评分均大大降低。Moss

等人发现母亲遭受客观自然灾害的暴露,子代在16个月龄时表现出于同龄人较低的认知功能评分;King等人评估了母亲经历自然灾害暴露后的子代在2岁、5岁、8岁、11岁时的IQ值及语言能力,发现存在密切的相关性,且存在不同年龄的性别差异。

### (三)出生后应激

并不是所有的应激都是有害的。在孩子时期,应激反应在社会心理支持的情况下可以使机体的生理效应达到平衡并趋于稳态。当孩子遭受的应激强度过度,超过了个体对应激的适应能力或缺乏稳定监护人的缓冲保护时,则变成了有害。

出生后应激(early life stress,ELS)如不良的童年暴露将增加心理疾病以及健康风险行为,如吸烟、暴饮暴食、吸毒的发生率。近年来大量流行病学数据表明,ELS是预测慢性疾病,如缺血性心脏病、心血管疾病、卒中、呼吸系统疾病、糖尿病、肿瘤等发生的独立风险因子,然而ELS作用的分子生物学机制尚不明确。ELS与HPA轴失调、焦虑行为增加,以及认知功能下降密切相关,具体可能出现HPA轴基础活性的上升、对应激反应敏感,以及反应的持续时间增加,焦虑行为表现为不愿探索新事物、不愿敞开心扉,认知受损则为空间学习能力以及事物认知能力下降。

已有证据表明,父母或监护人所传递的应激状态可以影响子代大脑结构发育和化学物质分泌,使得子代更易发生应激相关障碍,上述结果也在动物模型中得到验证。Evans等人发现经历过ELS的患者,血压的创伤后应激恢复能力十分迟钝。Lehmann等人构建了母婴分离(maternal separation)动物模型(MatSep),模拟出生后经历长期慢性母婴分离的应激状态,发现其心血管疾病如高血压的发

生率显著增加。

当孩子经历有害应激时,体内皮质醇水平将长时间保持较高的水平。已有动物和人类的研究表明长期高皮质醇水平会改变神经系统功能,抑制免疫反应,甚至改变关键区域如学习和记忆部位的大脑结构。Branchi等人研究发现BDNF作为一种神经功能与可塑性调节因子,可能参与了ELS诱导的大脑结构功能改变,其在MatSep模型中表现为海马及纹状体区域的表达降低。另外近期影像学研究发现ELS患者的大脑额叶皮质、海马杏仁核、蓝斑、胼胝体、HPA轴和小脑区域出现了显著的损伤。血管活性多肽如血管紧张素等可以通过行为刺激继发释放,急性或慢性的行为应激可以增加血管活性物质的分泌,从而造成心血管疾病的发生率增加。

### (四)家庭暴力

家庭暴力(intimate partner violence,IPV)对于孕妇来说是一个不可预知的危险应激,属于特殊类型的应激。孕期的家庭暴力与新生儿结局(低出生体重)、子代应激反应变化、喜怒无常的性格、儿童时期的行为学改变有密切关联。Cecilia Martinez-Torteya等人通过对182名孕期经历家庭暴力的母亲进行问卷调研及婴儿行为表现的反馈,发现胎儿时期经历家庭暴力与出生后婴儿内向行为的关系密切相关。检测婴儿唾液样本表明,经历IPV的婴儿出现了高皮质醇水平和低唾液淀粉酶水平,故而猜测异常的激素水平引起了HPA及SNS紊乱造成了婴儿行为学改变,上述结果独立于潜在混杂因子如性别、药物、饮酒、吸烟等其他暴露。

## 二、运动

低营养状态可以导致胎儿罹患慢性疾病的风险增加,然而过多的喂养及母体肥胖也

可以引起子代代谢疾病。有研究发现营养所致的表观遗传基因及通路的改变可以被运动所调节,故而研究者猜想运动可以通过表观遗传修饰来影响子代健康。众所周知,孕期母体代谢异常可以导致子代心血管疾病风险增加。大量的研究聚焦于母体代谢异常对于子代的影响,而对于运动是否可以降低子代心血管疾病风险的研究少之又少。2018 年一篇荟萃分析认为孕期母体运动在降低子代心血管疾病发生及代谢健康上的作用是有限的,需要长期的子代随访,以及相关临床指标的监测来佐证孕期运动对于子代的影响。

## 三、父源暴露

已证实早期生活暴露包括母亲的饮食、生活方式及其他的环境因素对子代健康发育至关重要。但很少有研究来评估父亲的生活方式及其相关因素对子代的影响,故父源暴露对子代的影响尚不可知。比如出生队列等一些纵向研究中父亲的影响是被忽略的,且父源暴露和母源暴露通常十分接近难以区别,故而对研究设计来说非常困难。

(张 丹 陈希婧)

## 参考文献

1. SUTER MA, ANDERS AM, AAGAARD KM. Maternal smoking as a model for environmental epigenetic changes affecting birthweight and fetal programming. Mol Hum Reprod, 2013, 19: 1-6.

2. WIDERØE M, VIK T, JACOBSEN G, et al. Does maternal smoking during pregnancy cause childhood overweight?Paediatr Perinat Epidemiol, 2003, 17: 171-179.

3. HARDING R, MARITZ G. Maternal and fetal origins of lung disease in adulthood. Semin Fetal Neonatal Med, 2012, 17: 67-72.

4. JOUBERT BR, FELIX JF, YOUSEFI P, et al. DNA Methylation in Newborns and Maternal Smoking in Pregnancy: Genome-wide Consortium Meta-analysis. Am J Hum Genet, 2016, 98: 680-696.

5. BRETON CV, BYUN HM, WENTEN M, et al. Prenatal Tobacco Smoke Exposure Affects Global and Gene-specific DNA Methylation. Am J Respir Crit Care Med, 2009, 180: 462-467.

6. DUIJTS L. Fetal and infant origins of asthma. Eur J Epidemiol, 2012, 27: 5-14.

7. JOSS-MOORE LA, ALBERTINE KH, LANE RH. Epigenetics and the developmental origins of lung disease. Mol genet Metab, 2011, 104: 61-66.

8. US DEPARTMENT OF HEALTH AND HUMAN SERVICES. The health consequences of smoking—50 years of progress: A report of the surgeon genera. Atlanta, GA: US Department of Health and Human Services, Centers for Disease Control and Prevention, National Center for Chronic Disease Prevention and Health Promotion, Office on Smoking and Healt, 2014.

9. SZOSTAK-WEGIEREK D, SZAMOTULSKA K. Fetal development and risk of cardiovascular diseases and diabetes type 2 in adult life. Med Wieku Rozwoj, 2011, 15: 203-215.

10. MADHLOUM N, JANSSEN BG, MARTENS DS, et al. Cord plasma insulin and in utero exposure to ambient air pollution. Environ In, 2017, 105: 126-132.

11. STANGENBERG S, CHEN H, WONG MG, et al. Fetal programming of chronic kidney disease: the role of maternal smoking, mitochondrial dysfunction, and epigenetic modiffication. Am J Physiol Renal Physiol, 2015, 308: F1189-1196.

12. DUŠKOVÁ M, HRUŠKOVIČOVÁ H, ŠIMŮNKOVÁ K, et al. The effects of smoking on steroid metabolism and fetal programming. J Steroid Biochem Mol Biol, 2014, 139: 138-143.

13. HART, R. J, DOHERTY, D. A, MCLACHLAN, et al. Testicular function in a birth cohort of young men. Hum Reprod, 2015, 30 (12): 2713-2724.

14. ASHE A, SAPETSCHNIG A, WEICK, EM, et al. piRNAs can trigger a multigenerational epigenetic memory in the germline of C. elegans. Cell, 2012, 150: 88-99.

15. SANCHEZ JJ, NOOR S, DAVIES S, et al. Prenatal alcohol exposure is a risk factor for adult neuropathic pain via aberrant neuroimmune function. J Neuroinflammation, 2017, 14 (1): 254.

16. QI Y, LUO H, HU S, et al. Effects and Interactions of Prenatal Ethanol Exposure, a postweaning high-fat diet and gender on adult hypercholesterolemia occurrence in offspring rats. Cell Physiol Biochem, 2017, 44 (2): 657-670.

17. BASTA G, LAZZERINI G, MASSARO M, et al. Advanced glycation end products activate endothelium through signal-transduction receptor RAGE: a mechanism for amplification of inflammatory responses. Circulation, 2002, 105: 816-822.

18. JONES KL, SMITH DW. Recognition ofthe fetal alcohol syndrome in early infancy. Lancet, 1973, 302: 999-1001.

19. HAVLICEK V, CHILDAEVA R. EEG component of fetal alcohol syndrome. Lancet, 1976: 477.

20. GEMMA S, VICHI S, TESTAI E. Metabolic and genetic factors contributing to alcohol induced effects and fetal alcohol syndrome. Neurosci Biobehav Rev, 2007, 31: 221-229.

21. HAUSKNECHT K, SHEN YL, WANG RX, et al. Prenatal Ethanol Exposure Persistently Alters Endocannabinoid Signaling and Endocannabinoid-Mediated Excitatory Synaptic Plasticity in Ventral Tegmental Area Dopamine Neurons. J Neurosci, 2017, 14; 37 (24): 5798-5808.

22. HAN M, NEVES AL, SERRANO M, et al. Effects of alcohol, lithium, and homocysteine on nonmuscle myosin-II in the mouse placenta and human trophoblasts. Am J Obstet Gynecol, 2012, 207: 140. e7-e19.

23. ROBERSON R, KUDDO T, BENASSOU I, et al. Neuroprotective peptides influence cytokine and chemokine alterations in a model of fetal alcohol syndrome. Am J Obstet Gynecol, 2012, 207: 499. e1-. e5.

24. MENNELLA JA, BEAUCHAMP GK. The transfer of alcohol to human milk Effects on flavor and the infante infant-Obstet. N Engl J Med, 1991, 325: 981-985.

25. LITTLE RE, ANDERSON KW, ERVIN CH, et al. Maternal alcohol use during breast-feeding and infant mental and motor development at one year. N Engl J Med, 1989, 321: 425-430.

26. FREDHOLM B, BATTIG K, HOLMEN J, et al. Action of caffeine in the brain with special reference to factors that contribute to its wide spread use. Pharmacol Rev, 1999, 51: 83-133.

27. FRIEDMAN L, WEINBERGER MA, FARBER TM, et al. Testicular atrophy and impaired spermatogenesis in rats fed high levels of the methylxanthines caffeine, theobromine, or theophylline. J Environ Pathol Toxicol, 1979, 2: 687-706.

28. RAMLAU-HANSEN CH, THULSTRUP AM, BONDE JP, et al. Semen quality according to prenatal coffee and present caffeine exposure: two decades of follow-up of a pregnancy cohort. Hum Reprod, 2008, 23: 2799-2805.

29. BOLU'MAR F, OLSEN J, REBAGLIATO M, et al. Caffeine intake and delayed concep-

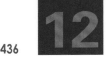
tion: a European multicenter study on infertility and subfecundity. European study group on infertility subfecundity. Am J Epidemiol, 1997, 145: 324-334.

30. CARE STUDY GROUP. Maternal caffeine intake during pregnancy and risk of fetal growth restriction: a large prospective observational study. BMJ, 2008, 337: a2332.

31. BJÖRKLUND O, KAHLSTRÖM J, SALMI P, et al. Perinatal caffeine, acting on maternal adenosine A (1) receptors, causes long-lasting behavioral changes in mouse offspring. PLoS ONE, 2008, 3: e3977.

32. SCHMIDT B, ROBERTS RS, DAVIS P, et al. Long-term effects of caffeine therapy for apnea of prematurity. N Engl J Med, 2007, 357: 1893-1902.

33. MCGOWAN JD, ALTMAN RE, KANTO WP. Neonatal withdrawal symptoms after chronic maternal ingestion of caffeine. South Med J, 1988, 81: 1092-1094.

34. LINNET KM, WISBORG K, SECHER NJ, et al. Coffee consumption during pregnancy and the risk of hyperkinetic disorder and ADHD: a prospective cohort study. Acta Paediatr, 2009, 98: 173-179.

35. JUDITH STEPHENSON, NICOLA HESLEHURST, JENNIFER HAL, et al. Before the beginning: nutrition and lifestyle in the preconception period and its importance for future health. Lancet, 2018, 391: 1830-1841.

36. FLEMING TP, WATKINS AJ, VELAZQUEZ MA, et al. Origins of lifetime health around the time of conception: causes and consequences. Lancet, 2018, 391: 1842-1852.

37. VUJKOVIC M, OCKE MC, VAN DER SPEK PJ, et al. Maternal Western dietary patterns and the risk of developing a cleft lip with or without a cleft palate. Obstet Gynecol, 2007, 110: 378-384.

38. COLE ZA, GALE CR, JAVAID MK, et al. Maternal dietary patterns during pregnancy and childhood bone mass: a longitudinal study. J Bone Miner Res, 2009, 24 (4): 663-668.

39. KNUDSEN VK, OROZOVA-BEKKEVOLD IM, MIKKELSEN TB, et al. Major dietary patterns in pregnancy and fetal growth. Eur J Clin Nutr, 2008, 62 (4): 463-470.

40. CHEN Q, YAN MH, CAO ZH, et al. Sperm tsRNAs contribute to intergenerational inheritance of an acquired metabolic disorder. Science. 2016, 351: 397-400.

41. TERASHIMA M, BARBOUR S, REN J, et al. Effect of high fat diet on paternal sperm histone distribution and male offspring liver gene expression. Epigenetics, 2015, 10 (9): 861-871.

42. DE CASTRO BARBOSA T, INGERSLEV LR, ALM PS, et al. High-fat diet reprograms the epigenome of rat spermatozoa and transgenerationally affects metabolism of the offspring. Mol Metab, 2016, 5 (3): 184-197.

43. KELEHER MR, ZAIDI R, SHAH S, et al. Maternal high-fat diet associated with altered gene expression, DNA methylation, and obesity risk in mouse offspring PLoS One, 2018, 13 (2): e0192606.

44. REYNOLDS KA, BOUDOURES AL, CHI MM, et al. Adverse effects of obesity and/or high-fat diet on oocyte quality and metabolism are not reversible with resumption of regular diet in mice. Reprod Fertil Dev, 2015, 27 (4): 716-724.

45. WU Y, ZHANG Z, LIAO X, et al. High fat diet triggers cell cycle arrest and excessive apoptosis of granulosa cells during the follicular development. Biochem Biophys Res Commun, 2015, 466 (3): 599-605.

46. MAO J, PENNINGTON KA, TALTON OO, et al. In Utero and Postnatal Exposure to High Fat, High Sucrose Diet Suppressed Testis Apoptosis and Reduced Sperm Count. Sci Rep, 2018, 8 (1): 7622.

47. GAEINI A, BAGHABAN ESLAMINEJAD M, CHOOBINEH S, et al. Effects of exer-

cise prior or during pregnancy in high fat diet fed mice alter bone gene expression of female offspring: An experimental study. Int J Reprod Biomed (Yazd), 2017, 15 (2): 93-100.

48. FINK SK, RACINE EF, MUEFFELMANN RE, et al. Family Meals and Diet Quality Among Children and Adolescents in North Carolina Author links open overlay panel. J Nutr Educ Behav, 2014, 46: 418-422.

49. MILLER P, MOORE RH, KRAL TV. Children's daily fruit and vegetable intake: associations with maternal intake and child weight status. J Nutr Educ Behav, 2011, 43 (5): 396-400.

50. BAKOS HW, MITCHELL M, SETCHELL BP, et al. The effect of paternal diet-induced obesity on sperm function and fertilization in a mouse model. Int J Androl, 2011, 34: 402-410.

51. FULLSTON T, OHLSSON TEAGUE EM, PALMER NO, et al. Paternal obesity initiates metabolic disturbances in two generations of mice with incomplete penetrance to the F2 generation and alters the transcriptional profile of testis and sperm microRNA content. FASEB J, 2013, 27: 4226-4243.

52. SINCLAIR KD, WATKINS AJ. Parental diet, pregnancy outcomes and offspring health: metabolic determinants in developing oocytes and embryos. Reprod Fertil Dev, 2013, 26: 99.

53. LOWENSOHN RI, STADLER DD, NAZE C. Current Concepts of Maternal Nutrition. Obstet Gynecol Surv, 2016, 71 (7): 413-426.

54. NETTING MJ, MIDDLETON PF, MAKRIDES M. Does maternal diet during pregnancy and lactation affect outcomes in offspring? A systematic review of food-based approaches. Nutrition, 2014, 30: 1225-1241.

55. BODEN MJ, VARCOE TJ, KENNAWAY DJ. Circadian Regulation of Reproduction: From Gamete to Offspring. Prog Biophys Mol Biol, 2013, 113 (3): 387-397.

56. CANAPLE L, GRÉCHEZ-CASSIAU A, DELAUNAY F, et al. Maternal eating behavior is a major synchronizer of fetal and postnatal peripheral clocks in mice. Cell Mol Life Sci, 2018, 75 (21): 3991-4005.

57. CISSÉ YM, RUSSART KL, NELSON RJ. Parental Exposure to Dim Light at Night Prior to Mating Alters Offspring Adaptive Immunity. Sci Rep, 2017, 7: 45497.

58. FERNANDEZ RC, MARINO JL, VARCOE TJ, et al. Fixed or Rotating Night Shift Work Undertaken by Women: Implications for Fertility and Miscarriage. Semin Reprod Med, 2016, 34 (02): 074-082.

59. DOMINIC L, ACHTEN C, DALLMANN F, et al. Embryonic Development and Maternal Regulation of Murine Circadian Clock Function. Chronobiol Int, 2014, 32 (3): 416-427.

60. MENDEZ N, ABARZUA-CATALAN L, VILCHES N, et al. Timed maternal melatonin treatment reverses circadian disruption of the fetal adrenal clock imposed by exposure to constant light. PLoS ONE, 2012, 7 (8): e42713.

61. MENDEZ N, HALABI D, SPICHIGER C, et al. Gestational Chronodisruption Impairs Circadian Physiology in Rat Male Offspring Increasing the Risk of Chronic Disease. Endocrinology, 2016, 157 (12): 4654-4668.

62. SELLIX MT, YOSHIKAWA T, MENAKER M. A Circadian Egg Timer Gates Ovulation. Curr Biol, 2010, 20 (6): 266-267.

63. VARCOE TJ, VOULTSIOS A, GATFORD KL, et al. The Impact of Prenatal Circadian Rhythm Disruption on Pregnancy Outcomes and Long-Term Metabolic Health of Mice Progeny. Chronobiol Int, 2016, 33 (9): 1171-1181.

64. VOICULESCU SE, DUC DL, ROȘCA AE, et al. Behavioral and Molecular Effects of Prenatal Continuous Light Exposure in the Adult Rat. Brain Res, 2016, 1650 (C): 51-59.

65. ZHANG P, LI G, LI H, et al. Environmental

Perturbation of the Circadian Clock During Pregnancy Leads to Transgenerational Mood Disorder-Like Behaviors in Mice. Sci Rep, 2017, 7 (1): 12641.

66. FRAZIER T, HOGUE CJR, BONNEY EA, et al. Weathering the storm: a review of pre-pregnancy stress and risk of spontaneous abortion. Psychoneuroendocrinology, 2018, 92: 142-154.

67. VAN DEN BERGH BRH, VAN DEN HEUVEL MI, LAHTI M, et al. Prenatal developmental origins of behavior and mental health: The influence of maternal stress in pregnancy. Neurosci Biobehav Rev, 2017, S0149-7634 (16) 30734-5.

68. PRESTON JD, REYNOLDS LJ, PEARSON KJ. Developmental Origins of Health Span and Life Span: A Mini-Review. Gerontology, 2018, 64: 237-245.

69. BRUNTON PJ. Programming the Brain and Behaviour by Early-Life Stress: A Focus on Neuroactive Steroids. J Neuroendocrinol, 2015, 27: 468-480.

70. MURPHY MO1, COHN DM1, LORIA AS. Developmental origins of cardiovascular disease: impact of early life stress in humans and rodents. Neurosci Biobehav Rev, 2017, 74: 453-465.

71. MARTINEZ-TORTEYA C, BOGAT GA, LONSTEIN JS, et al. Exposure to intimate partner violence in utero and infant internalizing behaviors: Moderation by salivary cortisol-alpha amylase asymmetry. Early Hum Dev, 2017, 113: 40-48.

72. BOSCHEN KE, KELLER SM, ROTH TL, et al. Epigenetic mechanisms in alcohol-and adversity-induced developmental origins of neurobehavioral functioning. Neurotoxico Teratol, 2018, 66: 63-79.

73. GUILLEMETTE L, HAY JL, KEHLER DS, et al. Exercise in Pregnancy and Children's Cardiometabolic Risk Factors: a Systematic Review and Meta-Analysis. Med Open, 2018, 4: 35.

74. SOUBRY A. Epigenetics as a Driver of Developmental Origins of Health and Disease: Did We Forget the Fathers?Bioessays, 2018, 40 (1).

75. KEENAN K, HIPWELL AE, CLASS QA, et al. Extending the developmental origins of disease model: Impact of preconception stress exposure on offspring neurodevelopment. Dev Psychobiol, 2018, 60 (7): 753-764.

# 13

# 第十三章
# 辅助生殖技术与发育源性疾病

　　辅助生殖技术利用超生理剂量激素促排卵、体外受精,甚至体外成熟、体外培养及显微操作等技术,实现精子和卵母细胞体外受精及早期胚胎的体外发育,但却干扰了配子的自然淘汰、筛选的生理过程。尽管大多数试管婴儿目前看来都是健康的,但是,辅助生殖技术涉及受精期和着床前胚胎发育的关键时期,出生子代安全性的问题值得关注,尤其是印迹疾病和配子/胚胎/胎儿源性成人疾病风险,需要进一步的研究来明确。

# 第一节　概述

　　1978 年,人类应用辅助生殖技术(assisted reproductive technology,ART)成功诞生了全球首例"试管婴儿",40 年过去,常规体外受精(in vitro fertilization,IVF)、卵细胞质内单精子注射(intracytoplasmic sperm injection,ICSI)、胚胎着床前遗传学检测等技术逐渐成熟,ART 技术已经使全世界 600 多万不孕不育家庭获得了自己的子代,在欧美国家约占出生人口的 1%~4.5%。2016 年 12 月我国国家卫生健康委员会公布的资料显示,经批准开展人类辅助生殖技术的医疗机构共有 451 家,经批准设置人类精子库的医疗机构共有 23 家,为我国占育龄夫妇约 5%~10% 的不孕不育家庭提供各种方式的 ART 医疗服务,子代出生约占总出生人口的 2%。然而,ART 技术是一种违背自然规律的非生理性的生育过程,外源性促排卵药物的刺激、配子和胚胎的体外操作、培养等涉及配子发生和胚胎发育阶段。胚胎和胎儿早期发育阶段是生命形成最关键的阶段,也是对外界环境影响最敏感和最易触发表遗传变化的时期。卵子受高剂量的外源性药物刺激、后续的体外操作,以及医源性多胎妊娠不良的宫内环境,可能导致配子和胚胎表观遗传改变,并且有可能在配子和胚胎发育和细胞增殖过程中稳定传递,从而引发人类相关疾病,外加生殖障碍亲代本身的疾病等影响人类健康。

　　ART 子代健康状况近年来已引起生殖医学界的高度关注。20 世纪 90 年代 David Barker 首先提出的多哈学说,即"健康与疾病的发育起源(Developmental Origins of Health and Disease,DOHaD)"学说,更是将生殖学界和医学界的关注点从解决生育问题引向 ART 出生子代的胎源性成人期健康问题。

　　DOHaD 学说主要内容就是人类成年期一些疾病的发生,如高血压、2 型糖尿病、心血管疾病和神经精神疾患等,与胎儿时期营养及发育不良有关。这是根据 1996 年英国的 David Barker 教授对在 1944—1945 年荷兰饥荒时期的 24 114 名孕妇的营养状况进行研究时所得出的结论。随后,欧洲、北美和亚洲等地区的 80 余项超过 50 万不同性别、不同种族人口的调查,证实了低出生体重与成年后冠心病、高血压等心血管疾病,以及糖耐量异常、肥胖和 2 型糖尿病的发生显著相关,研究还指出宫内营养不良引起的低出生体重是导致心血管疾病和糖尿病的独立高风险因素。在此基础上,2010 年 Motrenko 进一步提出了"胚胎源性疾病(embryo-fetal origins of diseases)"的概念,他认为配子和胚胎发育异常有可能会引发出生后不良健康状态,既可表现为发育迟缓和出生缺陷,也可表现为儿童和成人期糖尿病、心血管病等慢性疾病,甚至可能影响生育及出现隔代不良遗传风险。

ART 各种体内外操作及不孕症患者本身的亲代不良遗传背景和生殖障碍疾病相关不良内环境,共同作用于配子、胚胎发生发育的关键时期,常规 IVF 子代的出生缺陷的发生率早在 1980 年初就已被关注,1992 年 ICSI 技术出现后则更受重视。ART 子代在排除不孕因素影响后,出生缺陷发生率仍较自然受孕(naturally conceived,NC)子代增加,而大多数无明显生理畸形特征的 ART 出生子代可能面临罹患胚胎源性疾病的潜在风险,原因在于:① ART 具有非生理生殖特性,干扰自然受精过程,涉及药物超促排卵、体外受精、胚胎体外培养和胚胎冻融等。药物卵巢刺激的多卵泡发育违反了单一优势卵泡发育的自然规律,导致促排卵周期妊娠后胎儿处于超生理的高促性腺激素和高性激素环境,使用异常精子的 ICSI 技术规避了精卵结合的自然选择。② ART 作用于配子发生 / 成熟、胚胎早期发育等敏感时期,特别是排卵前的卵子成熟阶段、受精、围着床期、胚胎发育早期(受精 6 周内)及胎儿生殖细胞发生(生殖嵴发育)阶段。这些时期胚胎经历广泛重编程阶段,任何不良干扰都可能引起表观遗传修饰改变,从而导致基因印迹异常和非印迹基因表达异常,引发健康问题。③ ART 违背人类生殖优胜劣汰规律,使得带有严重不良遗传背景及生殖内环境的生殖力低下患者,如父源性严重少弱畸精症和母源性严重排卵障碍疾病,如多囊卵巢综合征(polycystic ovary syndrome,PCOS)、子宫内膜异位症等患者得以生育,而这些疾病造成的不良生殖环境可能影响配子发生、胚胎发育,而加大出生子代患成人期疾病的易感性。

近年来的文献报道 ART 子代(试管婴儿)不良健康风险,如多胎、子代早产、低出生体重等与成年期相关疾病密切相关。我们对 ART 子代的随访同样发现高血压病,以及以糖尿病为代表的代谢相关的风险性显著高于自然出生子代。我国人口基数大,不孕症发生率不断攀升,伴随 ART 规模化开展,技术本身安全性的不确定,以及可能存在诱发胚胎源性疾病的高风险,给出生人口质量带来了极大的隐患。因此,应严格控制各类 ART 的适应证,加强对 ART 技术出生的无明显生理畸形的约占出生人口接近 3% 的子代建立胎源性疾病风险筛查的方法和预警体系,以进一步改进 ART 技术,消减 ART 子代的胎源性疾病发生,提高出生人口素质。

## 第二节　IVF 与发育源性疾病

辅助生殖技术子代产科和围产期结局风险增加,包括低出生体重、早产、小于胎龄儿、死产、妊娠期高血压病、妊娠糖尿病、胎膜早破、引产、剖宫产、产后出血和新生儿重症监护室入住率。需要注意的是,即使是 IVF 单胎妊娠,相关围产期风险仍然增加。同时,低出生体重是导致胎儿生长发育及成人期慢性疾病发生风险增加的关键因素。然而,是由 IVF 本身还是由潜在的亲源性或遗传性特征引起,目前还不是很清楚。

## 一、IVF 出生体重的影响因素

### (一)父母亲自身因素

Romundstad 等对 1 209 151 例妊娠结局的研究表明:同一夫妇通过辅助生殖技术(ART)妊娠出生子代与其自然妊娠出生子代相比,ART 子代与自然妊娠子代在低出生体重(low birth weight,LBW)和小于胎龄儿(small for gestational age,SGA)等围产期结局方面无显著差异。荟萃分析表明:与正常生育力女性相比,不孕夫妇自然妊娠出生子代 LBW 和 SGA 发生风险增加。自然周期 IVF 与常规的促排卵周期 IVF 相比,子代低出生体重发生风险降低。但是,在排除各种混杂因素的影响后,促排卵 IVF 周期、改良自然周期 IVF 与自然妊娠子代相比,各组间子代出生体重没有显著差异性。母亲自身特征,如不孕和母亲年龄与 IVF 子代出生体重有关,而与促排卵和 IVF 实验技术过程不存在相关性。但也有研究表明,IVF 单胎与非 IVF 兄弟姐妹相比,不良围产结局发生风险增加。

不孕夫妇年龄相对来说更大,同时,受到各种不孕因素的影响,ART 子代不良妊娠结局是由父母亲自身原因引起还是由于 ART 技术产生还有待进一步研究证实。

### (二)卵巢刺激

在正常月经周期,每周期只有一个卵泡发育。促排卵药物的使用是 IVF 妊娠率提高的关键因素之一。在 IVF 过程中,为了获得更多的卵,需要使用外源性的药物进行促排卵。多个卵泡的发育,使 IVF 过程处于一种超生理的激素水平状态,从而可能对子代的生长发育产生影响。

有研究表明,IVF 过程中卵巢高反应患者比卵巢正常反应患者发生 LBW 和早产的风险增加,然而,正常反应患者和低反应患者的围产结局却没有显著差异。在新鲜胚胎移植周期,高雌激素组与低雌激素组相比,子代 LBW 和 SGA 发生风险分别增加 1.9 倍和 1.6 倍。荟萃分析表明,与改良自然周期 IVF 相比,促排卵周期 IVF 子代发生 LBW 的危险性增加 1.99 倍。然而,也有大样本研究表明,在排除母亲年龄、治疗时间、不孕原因、IVF 治疗周期数和生育史等因素的影响后,刺激周期和非刺激周期组早产及 LBW 的发生率等围产期结局无显著差异。此外,研究表明:冰冻胚胎移植周期子代出生体重比新鲜胚胎移植周期子代出生体重更重,围产期结局更好。英国一项对 112 432 个 IVF/ICSI 个周期的研究表明,冰冻胚胎周期子代 LBW 发生风险减低,$RR=0.73$(99.5% $CI$ 0.66-0.80)。与冰冻胚胎移植相比,自体卵新鲜胚胎移植子代出生体重降低,并且不同的国家相关的研究得出了一致的结论:两组间体重的差异,丹麦为 167~250g,芬兰为 134g,北欧为 133g,美国为 156g,日本为 91~100g,澳大利亚和新爱尔兰为 145g,拉丁美洲为 80g。为排除胚胎冻融过程对子代出生体重的影响,Vidal 等同时对自身卵和赠卵情况下的新鲜及冰冻胚胎移植进行了分析,结果表明:自身卵组、新鲜胚胎移植组子代出生体重显著低于冰冻胚胎移植组,但在赠卵情况下,新鲜胚胎移植组与冰冻胚胎移植组间的出生体重没有显著差异。

超促排卵过程中高水平的雌激素环境可能是影响 IVF 子代出生体重的重要因素之一。超促排卵情况下超生理水平的雌激素可能通过改变卵母细胞的基因组印迹状态,降低子宫内膜的容受性,干扰胚胎种植和胎盘形成过程中血管的生成,从而对子代出生体重产生影响。

### （三）胚胎的体外培养

胚胎在体外培养的过程中,培养基是胚胎发育的关键,通过模拟体内的生长环境促进胚胎的生长发育,但是,目前没有培养基能够做到和体内的生长条件完全一致。

动物实验表明哺乳动物植入前阶段胚胎的体外培养会导致胎儿的异常生长和发育。与对照组相比,IVF 胚胎发育至囊胚的时间要滞后数小时,啮齿类动物胚胎在种植期内细胞团更少并且持续整个孕周。培养基对 IVF 子代出生体重的影响目前尚无一致结论。Eskild 等将 Medicult Universal 培养基更换为 Medicult ISM1 培养基后,IVF 子代出生体重与自然妊娠出生体重相比显著下降了 62.9g。在 Medicult ISM1 培养基更换为 Vitrolife G1.5 PLUS 培养基后,IVF 子代出生体重与自然妊娠相比增加了 93g,存在显著差异。与 HTF 培养基相比,G5 培养基组活产率、胚胎种植率和临床妊娠率均显著增加,分别为 44.1% 和 37.9%、20.2% 和 15.3%,以及 47.7% 和 40.1%,然而出生体重却显著降低(158g)。将 Cook 培养基与 Vitrolife G1.3 PLUS 培养基相比,Cook 培养基子代出生体重更低。并且,这种差异性生长在妊娠中期即已存在,并将持续到 2 岁。然而,也有研究发现,Vitrolife G1.3、G1.5 和 Global 培养基各组间子代出生体重无显著差异。并且,无论是新鲜胚胎移植出生子代还是冰冻胚胎移植出生子代,Vitrolife 和 SAGE 培养基组单胎妊娠子代出生体重均无显著差异。进一步随访研究发现,Vitrolife G1.3 和 Cook 胚胎培养基组子代在 9 岁时两组间体重、BMI、躯干肥胖、腰围、腰 / 臀比、心血管发育方面不存在显著差异。

培养基的不同主要在于氨基酸的组成不同。不同的培养基可能对代谢途径、细胞周期和氧化磷酸化产生不同的影响,改变配子和胚胎的表观遗传学状态,从而影响子代的发育显型。但是,目前由于多数研究使用的是不同的培养基,很难对结果进行统一分析。培养基对 IVF 子代显型和远期健康的影响还不是很明确,还有待进一步研究证实。

## 二、IVF 与子代生长发育及慢性疾病

### （一）生长和青春期发育

有关 ART 子代生长发育的相关研究结果不一致。大多数研究发现 ART 子代与自然妊娠子代相比,不存在生长发育的异常。美国一项包含 969 例单胎 ART 子代和 2 471 例诱导排卵妊娠子代(人工授精或未进行人工授精)的对比研究表明,两组子代在出生后 3 年内的生长和发育不存在显著差异。英国一项对 IVF 子代、ICSI 子代和自然妊娠子代的对比研究表明,在出生时、5 岁、7~9 岁和 10~12 岁时各组间子代头围、身高和体重均无显著差异。欧洲国家对 13 岁 ART 子代和总人群的比较研究也得出了相似的结论。然而,也有研究表明 IVF 子代在 3 岁之前生长发育落后于自然妊娠子代。IVF 子代在 3 月龄时血清胰岛素样生长因子结合蛋白 3(insulin-like growth factor-binding protein-3,IGFBP-3)水平显著低于自然妊娠子代,在 5 岁时这种差异性消失。IVF 子代与不孕患者自然妊娠子代相比,IVF 子代在婴儿后期阶段(3~12 个月)存在生长发育的追赶,从而在体重、身高和 BMI 间不存在显著差异。这种快速的生长发育为成人疾病的发生风险提供了证据。关于青春期发育,有研究表明 ART 子代有发生性早熟的风险。IVF 子代女性血清促黄体生成素(luteinizing hormone,LH)和脱氢表雄酮硫酸盐(dehydroepiandrosterone sulfate,DHEAS)浓

度相对较高,IVF 女孩的骨龄较对照组大。并且,SGA 的 IVF 子代性早熟发生风险增加,但是,IVF 男孩和女孩并未出现阴毛发育差异及青春期提前。

目前的证据表明,虽然 IVF 子代未表现青春期异常,但存在潜在的肾上腺功能过早激活风险。但是,目前相关 IVF 子代生长及青春发育的研究较少,已有相关研究存在样本量小、随访时间短等局限性,IVF 技术对子代生长及青春发育的影响还有待进一步研究证实。

### (二)子代的认知发育

自闭症和智力发育滞后是严重的慢性大脑发育性疾病,发达国家的发生率为 1%~3%。欧洲、英国和美国的大的队列研究表明,ART 子代与对照子代在 3 岁或 5 岁时的认知和运动发育不存在显著差异。芬兰一项大的队列研究表明,无论男孩、女孩、单胎、多胎,IVF 技术与子代自闭症的发生不存在相关性。瑞典相关研究发现,IVF 子代自闭症和智力减退的发生风险与自然妊娠子代相比并没有显著增加。同样,一项包括 35 项研究的系统性分析表明,ART 子代与自然妊娠子代相比,不存在严重认知障碍的风险,但是,也有研究表明 IVF 子代自闭症的发生风险增加。丹麦一项对 588 967 例新生儿进行的 4~13 年随访研究发现,IVF 子代自闭症的发生风险增加 1.44倍。与非 ART 子代相比,男性、多胎、早产和低出生体重子代更容易发生自闭症。而围产期高雌激素的暴露可能是子代低智商发生风险增加的重要危险因素之一。

总的来说,关于 ART 子代生长和发育的资料是令人安心的,但是,由于认知功能的复杂性,还需要更多青少年和成人期的子代相关研究。

### (三)IVF 与子代慢性疾病

ART 子代慢性疾病的发生风险越来越受

到关注。研究表明,ART 子代代谢综合征、心血管疾病和 2 型糖尿病等疾病的发生风险增加。但是由于受随访时间、研究时间、研究对象、样本数量、对照组的选择、饮食的摄入和/或父母特征,以及 ART 技术的不同等因素的限制,尚未得出明确的结论。

Ceelen 等的研究表明在相同 BMI 范围内,IVF 子代皮下脂肪的厚度增加。双能 X 线吸收仪(dual energy X-ray absorptiometry, DXA)检测发现 IVF 子代青春期后体脂增加。相反,一项对 4~10 岁 IVF 子代的随访研究没有发现通过 DXA 方法检测的脂肪百分比存在差异。Sakka 等的研究表明,IVF 子代血甘油三酯水平更高,血总胆固醇、高密度脂蛋白、低密度脂蛋白、脂蛋白 -A1、脂蛋白 -B 或脂蛋白值不存在显著差异。相反,一项在新西兰的研究表明,与对照组相比,IVF 子代在青春期前有更理想的血脂结构、更高的高密度脂蛋白和更低的甘油三酯水平。有研究表明 ART 技术使子代糖代谢受损。促排卵和 ART 子代在 5~6 岁时的快速血糖水平与自然妊娠相比显著升高。IVF 子代成人期空腹血糖水平也存在显著差异。另外也有研究表明:IVF 子代与对照组相比,在体重、血糖水平、胰岛素和瘦素等方面不存在显著差异。IVF 子代成年期外周血胰岛素敏感性虽然降低,但是空腹血糖或胰岛素水平不存在显著差异。ART 治疗对 ART 子代血脂、血糖的影响还有待更多的研究证实。

与此同时,有一系列研究表明 ART 子代心血管疾病发生风险增加。不孕夫妇 IVF 子代与非不孕夫妇子代相比,不孕夫妇子代血压显著增加。最近一项包含 19 项研究的荟萃分析表明:与自然妊娠子代相比,ART 血压显著高于自然妊娠子代,心脏的舒张功能更差,血管厚度更厚。在排除早期生活方式和父母亲相关影响因素后,这种差异性仍然存在。IVF 子代不是都有血压升高。

与改良自然周期 IVF 子代相比,促排卵周期 IVF 子代比不孕夫妇自然妊娠子代在 4 岁时血压升高风险性增加。促排卵过程可能与子代血压增加存在相关性。但是,由于研究结果的不一致性,还需要更多的临床前研究,尽可能更好地控制一些可能的混杂因素。

ART 治疗也有可能改变甲状腺功能。Sakka 等对 4~14 岁 IVF 子代和自然妊娠子代进行了对比研究发现,IVF 子代促甲状腺激素(thyroid stimulating hormone,TSH)水平显著升高。我国的一项横断面研究法表明,与 3~10 岁自然妊娠子代相比,3~10 岁 IVF 子代甲状腺素(thyroxine,$T_4$)、游离甲状腺素(free thyroxine,$FT_4$)和 TSH 水平显著增加。这种异常升高可能与 IVF 促排卵导致的高雌激素环境存在相关性。

在人类,很难是由于 ART 技术本身或是由于潜在的不孕因素、父母亲特征或出生后环境的暴露导致了子代不良结局的发生。如果是 ART 技术导致了不良结局的发生,那么是哪一个环节导致的? 动物实验表明,ART 过程可能改变胎儿和胎盘的生长发育。胚胎源性疾病理论认为围妊娠期和围产期的环境可能会影响胎儿及出生后子代的生长发育,出生后子代的追赶生长将会增加子代患高血压、肥胖、2 型糖尿病和冠心病的风险。表观遗传学的改变可能是可能机制之一,但是转录改变、氧化应激和线粒体功能障碍、内质网应激也有报道。ART 技术对子代生长发育及成人后慢性疾病发生的影响还有待长时间、多中心、大样本的研究证实。

## 第三节　ICSI 与发育源性疾病

卵细胞质内单精子注射(ICSI)是借助显微操作系统将单个精子注射入卵子内使其受精的技术,是治疗男性因素不孕症的重要手段。首次 ICSI 于 1992 年在布鲁塞尔自由大学生殖医学中心开展,是辅助生殖技术发展过程中的里程碑式的进展。

然而,ICSI 跨过了自然受精的过程,将整个精子(包括顶体及其消化酶)直接注入卵母细胞,可能会破坏卵母细胞的细胞骨架,引入外源性物质而破坏其他细胞内结构。近年来,ICSI 的表观遗传效应备受关注,在许多研究中已经报道了 ICSI 妊娠的儿童表观遗传异常相关疾病风险增加,包括天使综合征(Angelman syndrome,AS)、Bechwith-Wiedemann 综 合 征(Bechwith-Wiedemann syndrome,BWS)、Silver-Russell 综合征(Silver-Russell syndrome,SRS)等,而且 ICSI 技术产生的印迹缺陷可能具有跨代效应。人们担心 ICSI 操作可能导致迟发的成人疾病,即发育源性疾病,这方面问题是目前关注的热点。

### 一、不支持 ICSI 增加发育源性疾病风险的研究证据

目前为止,大部分研究未发现 ICSI 子代存在明显的表观遗传异常,ICSI 子代中发育源性疾病风险不增加。Sutcliffe 等比较了 12~24 个月的 ICSI 妊娠儿童与自然妊娠儿童,发现两组神经发育评分及围产期结局无

显著差异。Bowdin 等对 ART 妊娠的儿童进行了一项队列研究,对 2 492 个 IVF/ICSI 儿童家庭进行问卷调查和临床评估,仅发现 1 例 BWS,无 AS 病例,该研究提示 ART 妊娠子代印迹异常的绝对风险 < 1%。

Fulka 等比较了自然受精、IVF 或 ICSI 受精的小鼠受精卵中 DNA 甲基化模式及组蛋白甲基化模式,发现三者之间甲基化状况均无显著差异。Santos 等比较了 IVF 和 ICSI 受精的人类胚胎的全基因组 DNA 甲基化情况和染色质结构,发现两组中异常比例相似,且染色质结构异常与 DNA 甲基化异常显著正相关。与 IVF 受精相比,ICSI 受精不增加表观遗传异常风险。Tierling 等研究了 ART 对 10 个 DNA 甲基化差异区域(differentially methylated region,DMR)中 DNA 甲基化印迹稳定性的影响,包括 *H19*、KvDMR1、*MEST*、*SNRPN*、*GRB10*、*GNAS NESP55*、*DLK1/MEG3* IG-DMR、*GNAS XL-alpha-s*、*GNAS NESPas* 和 *GNAS Exon1A*,发现 9 个 DMR 区的甲基化程度在自然妊娠、IVF 和 ICSI 组之间均无差别,仅 *MEST* 在 IVF 组的脐带血、羊膜、绒毛组织中甲基化指数高于 ICSI 和自然妊娠组,提示 ICSI 并不显著影响子代甲基化状态。

Feng 等通过微阵列和 RT-PCR 研究了 IVF、ICSI 和自然受孕儿童中印迹基因的表达谱,发现不同组之间印迹基因表达总体无明显差异。但是,有 1 例 ICSI 子代印迹丢失,出现 L3MBTL 双等位基因表达,所有 CpG 位点完全非甲基化。对 5 名 IVF 和 2 名 ICSI 受孕的视网膜母细胞瘤患儿的肿瘤标本进行 *RB1* 基因突变检测及 RB1 启动子区甲基化检测,未发现 RB1 启动子区高甲基化,提示这些患者并非 ICSI 影响表观遗传机制导致发病。

Wu 等对 60 例 ICSI、73 例 IVF 和 52 例自然妊娠女性子代的 X 染色体失活(X chromosome inactivation,XCI)倾向性进行研究,通过雄激素受体 *AR*、脆性 X 基因 *FMR1* 和 DXS6673E 位点的甲基化等位基因比值来测定 XCI 值,发现与 IVF 相比,ICSI 并不影响 XCI 倾向性。

以上研究提示 ICSI 没有严重干扰子代的表观遗传修饰,表观遗传相关疾病的风险无显著增加。

## 二、支持 ICSI 增加发育源性疾病风险的研究证据

也有相当多的研究提出了不同的意见,提示在 ICSI 子代中低出生体重、出生缺陷风险增加,印迹基因异常等表观遗传修饰异常的风险增高。由于在 ICSI 期间跳过了膜融合和信号转导事件,因此时空信号可能缺失或异常,对表观遗传修饰产生影响,不仅诱导了胚胎发育的改变,还诱导了幼儿和成人的疾病。

一系列研究提示 ICSI 子代低出生体重的发生率增加。在 SGA 的 ICSI 儿童和体重正常的自然受孕儿童脸颊涂片中,采用亚硫酸氢盐测序和基于序列的定量甲基化分析(SeQMA)检测参与胎儿生长控制的印迹基因的甲基化模式,发现 1 例 ICSI 孩子中 *KCNQ1OT1* 显著高甲基化和 *PEG1* 临界高甲基化,父本 *KCNQ1OT1* 和 *PEG1* 等位基因的甲基化可能是以前未被认识到的 SGA 原因。该病例的父亲存在少精子症,可能是由于父系种系中的父源性生殖细胞印迹擦除缺陷所致。Bonduelle 等比较 ICSI、IVF 和自然妊娠子代 5 岁时的一般健康状况,发现与自然妊娠相比 ICSI 子代先天性畸形风险增加,最常见的是男性泌尿生殖系统,*OR*=2.77(95% *CI* 1.41-5.46)。

ICSI 妊娠的儿童存在心理和认知发育迟缓风险。Bowen 等比较 ICSI、IVF 和自然妊娠儿童的体格及心理发育状况,发现 ICSI 组的心理发育指数(mental development index,MDI)显著低于 IVF 和自然妊娠组。许多研究报道 ICSI 对神经发育/认知无显著影响,或者仅有轻微的延迟。不孕时间与不育夫妇出生儿童的认知/语言发育延迟有关,而 ICSI 妊娠儿童延迟风险最大。2013 年瑞典的一项涉及 250 万儿童的研究发现,IVF 治疗总体上与精神发育迟滞的风险增加有关,男方因素 ICSI 与自闭症和智力低下的风险增加相关。先后有 2 个大样本研究提示,ICSI 妊娠子代自闭症发生率高于 IVF 妊娠子代。与自然妊娠相比,ICSI 男性子代平均精子浓度降低,精子总量减少,活动精子数减少。

研究显示,ICSI 妊娠的儿童表观遗传综合征的绝对风险增高。2002 年病例报道发现 ICSI 治疗导致印迹缺陷引起 AS 风险。Ludwig 等进行队列研究发现,在卵巢刺激或 ICSI 的子代携带导致 AS 的印迹缺陷的风险显著增加。2007 年报道了一例 ICSI 妊娠的 BWS 病例,并在胚胎和胚胎外组织中检测到 KvDMR 的不同甲基化模式,其父母没有 BWS 表型特征,他们在来自不同组织的 DNA 样品中观察到 KvDMR 的不同母源性甲基化模式(羊水和脐带血中的低甲基化和胎盘中的正常甲基化)。Lim 等比较了 25 例 ART(12 例 IVF 和 13 例 ICSI)妊娠的 BWS 患儿以及 87 名自然受孕出生的 BWS 患儿,发现 ART 的 BWS 病例中 DMR 的母源性等位基因甲基化的丢失发生率显著高于非 ART BWS 病例(37.5% *vs.* 6.4% 的),提示 ART 可能干扰后代的正常基因组印迹。Vermeiden 等的综述结果指出 IVF/ICSI 治疗与 BWS 之间存在显著

正相关,*RR*=5.2(95% *CI* 1.6-7.4)。

进一步研究发现 ICSI 与表观遗传突变相关。Castillo-Fernandez 等联合基因组 DNA 甲基化免疫共沉淀和深度测序技术研究了 IVF 和 DNA 甲基化模式的相关性,找到了与 IVF 最相关的 46 个信号(46 FDR 25% WBC IVF-DMR)。以 ICSI 进行校正后,几个 FDR 25% IVF-DMR 的相关性减弱,提示 ICSI 或父系不育可能在这些甲基化变化中起作用。在 MZ 双胞胎中,ICSI 子代在 *TNP1* 附近的目标区域的第一个 CpG 位点和在 *C9orf3* 的第一个 CpG 位点甲基化水平显著增高。Loke 等报道新生儿脸颊部上皮组织中 *H19* CTCF6 DMR 低甲基化是由于 ICSI 妊娠亚组导致的,ICSI 与 *Igf2/H19* 调控区 DNA 甲基化相关,但是很难区分是 ICSI 技术本身还是男性不育所导致。de Waal 等发现 ICSI 可以诱导成年小鼠的体细胞组织出现表观突变及表观突变表型,在自然妊娠、ICSI 和体细胞核移植小鼠中,ICSI 妊娠小鼠的体细胞组织中表观突变发生率最高,且 ICSI 来源雄性小鼠的精原细胞中印迹基因 *H19* 的母体等位基因的重编程延迟。

在 ICSI 妊娠的胎儿和胎盘中,调控心脏代谢的脂质和胆固醇代谢相关基因发生甲基化改变,如胰岛素诱导基因 1(*INSIG1*)和人固醇调节因子结合蛋白 1(*SREBF1*),研究发现 ICSI 妊娠胎儿及胎盘中 INSIG1、SREBF1 表达增加,*INSIG1* 甲基化水平降低。子代 *SNRPN* 的甲基化水平与父母不孕治疗方式相关,使用 ICSI 助孕的子代 *SNRPN* 甲基化水平显著增高,但研究无法区分 ICSI 操作和不孕背景所起作用,可能是其中之一起作用或两者协同作用。Oliver 等发现,在检测的印迹基因中,子代 *SNRPN* 甲基化对 IVF 培养基的类型特别敏感,因此 ICSI 子代中观察到的超甲基

化可能是 ICSI 过程中体外操作所致。但在不育男性的精子中存在 *SNRPN* 高甲基化等印迹异常又提示可能与遗传背景相关。

研究显示,出现明显表观遗传缺陷的 ART 妊娠的动物并未将这些表观变化传递给自然繁殖的后代。De Waal 等分析了通过 ICSI 妊娠的成年小鼠的体细胞中三种印迹基因 *H19*、*Snrpn* 和 *Peg3* 的等位基因特异性 DNA 甲基化和表达,结果证实 ICSI 可以导致表观遗传缺陷的发生,虽然这些表观突变在 ICSI 妊娠个体的体细胞中持续存在,但是在生殖细胞系中通常通过表观遗传重编程纠正,而不是传递给后代。

## 三、ICSI 子代发育源性疾病风险增加的可能机制

首先,在 ICSI 过程中选择显微镜下形态正常的精子进行胞质内注射,缺少自然选择的过程,使用活动力和形态受损的精子可能导致后代异常的发生率增加。患有少精子症或无精子症的不育男性染色体异常的发生率增加,包括 Y 染色体缺失和可能传染给其子女的异常核型。ICSI 还避免了卵母细胞膜的自然选择,这种选择在自然受孕和常规 IVF 期间发生,并允许遗传和结构异常的精子使卵子受精并将异常的遗传物质传递给儿童。其次,ICSI 涉及卵母细胞细胞膜的物理破坏,以及与精子一起将外来物质引入卵母细胞,这比传统的 IVF 更具侵袭性。而且,可能由于体外化学和环境暴露而发生点突变。聚乙烯吡咯烷酮(polyvinyl pyrrolidone,PVP)已成功用于 ICSI,以增加精子溶液的黏度,辅助精子的处理和固定。然而,PVP 的不良反应可能会对精子膜造成严重损害,PVP 溶液可以在注射的胚胎中检测到并发挥显著的负面影响,这可能与来自 ICSI 胚胎的妊娠期染色体异常有关。因此,ICSI 子代发育源性疾病风险增加的可能机制,包括以下几个方面(图 13-1):

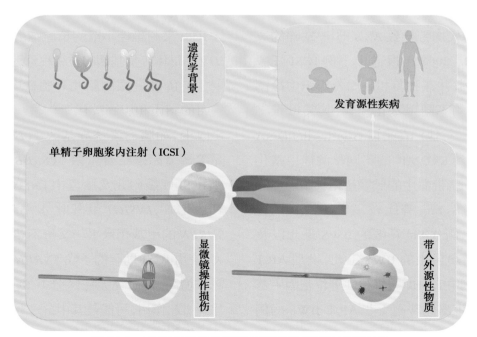

**图 13-1  ICSI 子代发育源性疾病风险增加的可能机制**

ICSI 子代发育源性疾病风险增加的可能机制包括三方面:①荟萃分析 ICSI 父亲精子细胞中可能存在遗传缺陷;② ICSI 过程中显微操作损伤;③ ICSI 过程中带入外源性物质

**（一）父本精子细胞中可能存在遗传缺陷**

在所有男性不育症病例中，近一半被认为与遗传缺陷有关。ICSI的精子通常来源于精液参数异常的男性，这些男性的精子可能含有更多的染色体异常，导致ICSI的整体风险增加。父系基因组异常可能会影响受精率和胚胎存活率，从而可能导致自然流产和出生缺陷风险增加。ICSI和圆形精子显微注射（round spermatid injection，ROSI）可能采用未成熟精子，由于这部分精子中的印迹及甲基化异常导致胚胎印迹异常的风险增加，并破坏胚胎发育。

尽管许多染色体缺陷和突变在植入前阶段或作为自发性流产被消除，但ICSI可能提高生育力而导致这些异常垂直传递。最近的调查显示，ICSI妊娠的儿童手指明显缩短，可能是由于父系基因组的不稳定所致。Kong等进行了一项全基因组突变率的研究，发现单核苷酸多态性（single nucleotide polymorphism，SNP）突变率的多样性主要取决于父亲在受孕时的年龄，并揭示了父亲年龄对精神分裂症和自闭症等疾病风险的重要性。

Klinefelter综合征（Klinefelter syndrome，KS）是性染色体最常见的异常，新生男性的预计患病率为1∶500~1∶700。非嵌合体KS（47，XXY）和嵌合体KS（46，XY/47，XXY）是在无精子症男性中观察到的最常见的染色体异常。大约90%的病例是由47，XXY核型引起的，而剩下的10%是由于46，XY/47，XXY嵌合或更高等级的X非整倍体。他们的一些配子可能是24，XX或24，XY，从具有非嵌合体KS的男性的睾丸活组织检查中回收的精子已经被用于通过ICSI技术使卵母细胞受精，随着ICSI的引入，患有XXY核型的男性有更多的机会养育自己的孩子。许多人类的后代都是由非嵌合体KS的男性所生。

微缺失发生在Y染色体的长臂上，其包含具有三个亚区的无精子因子（azoospermia factor，AZF）区域：AZFa、AZFb和AZFc。这些区域的缺失与精子发生障碍有关。由于ICSI绕过与受精相关的生理机制，Y染色体微缺失被传递给后代，通过ICSI从父亲到儿子垂直传播。我们的研究还表明，IVF和ICSI孕育的儿童Y染色体微缺失的发生率增加。尽管无统计学差异，但在ICSI妊娠的后代中发生率高于IVF妊娠的后代，表明显微注射过程可能与微缺失有关。

与可正常生育的男性相比，不育男性的精液中DNA受损的精子百分比增加。DNA受损的精子通常可以使卵母细胞正常受精，但第3天父本基因组激活提示在受精时父本基因组内的不完善，胚胎碎裂、细胞凋亡和有丝分裂纺锤体形成异常缺失风险增加。ICSI周期中DNA碎片率高降低胚胎质量和妊娠概率，使用DNA受损的精子在植入前期可能发生遗传和表观遗传变化，导致胎儿发育异常，后代易发生生长、行为、早期衰老和肿瘤等问题。在小鼠中，Ramos-Ibeas等发现有DNA碎片精子的ICSI可以降低雄性后代的繁殖力并导致表观遗传出现异常。

**（二）ICSI操作的影响**

由于在ICSI期间跳过了膜融合和信号转导事件，因此时空信号可能缺失或异常，对表观遗传修饰产生影响，不仅诱导了胚胎发育的改变，还可诱导幼儿和成人的疾病。将精子直接注入卵母细胞可能破坏卵母细胞的细胞骨架并导致表观遗传缺陷。在小鼠和人类中，ART 和 ICSI 的组蛋去甲基化过程被破坏。在大鼠中，ART 时原核时期的父代基因组的去甲基化动力受损，ICSI 小鼠胚胎中精子染色质重塑比 ART 中更加不同步。Van der Heijden 等使用组蛋白 H3 第 9 号位赖氨酸的三甲基化（trimethylation of histone H3 at lysine 9，H3K9me3）抗体将 ICSI 或 IVF 来源的单原核受精卵（monopronuclear zygote，MPZ）染色，从而明确亲本来源，发现 IVF 的单核受精通常通过精子穿透后亲本染色质的融合而产生，而 ICSI 的单原核受精卵含有大多单亲染色质，染色质在 24% 的 ICSI 和 4% 的 IVF 受精卵中是父系来源。

异常的甲基化状态导致进一步的胚胎异常，最终停止发育或退化。此外，在减数分裂期间组蛋白脱乙酰化的抑制诱导高频率的非整倍性和胚胎死亡。ICSI 等操作可能会破坏卵母细胞正确进行这些表观遗传过程，从而引起细胞核 - 细胞质相互作用导致胚胎发育异常。Qiao 等收集 ART 患者的三原核和正常受精胚胎，发现形态学外观较差的 ICSI 胚胎比 IVF 胚胎更容易出现 H3K9 去甲基化。Yoshizawa 等比较了体外产生、体内产生 / 体外培养，以及体内产生的原核期大鼠合子中，父本基因组的主动去甲基化的时间和程度，发现体外产生如 IVF 和 ICSI 会削弱大鼠原核期合子中父系基因组的去甲基化动力。Ajduk 等比较精子染色质的重塑，胚胎在体外发育的潜力，发现在 ICSI 中染色质重塑不像 IVF 那样同步，注射前精子获能增加了染色质重塑的非同步性，延迟原核形成和 DNA 合成。

de Waal 等分析了三种印迹基因 *H19*、*Snrpn* 及 *Peg3* 的等位基因特异性 DNA 甲基化和表达，在大多数 ICSI 小鼠中检测到了表观突变，但在自然交配产生后代的体细胞中没有检测到。进一步检测 ICSI 小鼠的生殖细胞，这些小鼠在其体细胞中表现出表观突变，而生殖细胞中表观遗传重编程正常。提示 ART 操作可能导致表观突变的发生，这种表观突变可能持续存在于子代体细胞中，但在生殖细胞中通过表观遗传重编程进行校正，而不是传递给后代。

### （三）ICSI 操作带入外源性物质

ICSI 受精可能引入外源物质并产生转基因后代。转基因是指其基因组已经被重组 DNA 序列稳定整合的生物，无论该整合是否影响表型。动物模型通过 ICSI 技术时精子载体将外源性遗传物质引入基因组中，从而产生转基因哺乳动物和灵长类动物。来源于培养基中的蛋白质补充物的外源基因（DNA 或 RNA）可能通过与精子表面结合而被引入卵母细胞基因组，或者在 ICSI 过程中通过针头携带的介质引入，导致转基因胚胎产生。尽管缺乏人类 IVF 转基因的验证，但这种可能性仍然令人担心，尤其是在小鼠模型中确认了这种无意的转基因之后。前列腺 DNA 转移到人类精子中的事实也加重了这种担心。

鉴于 ICSI 是侵入性的，涉及卵母细胞的细胞膜的物理破坏，并绕过在自发受孕中发生的一些生理受精步骤，因此其安全性更需要重视。需要进行大规模的纵向研究来评估 ICSI 的长期影响，以明确 ICSI 是否会增加遗传性疾病和印迹疾病的风险。此外，还需要确定 ICSI 与后代结果之间的相关性是否与夫妇的遗传背景有关。

## 第四节 卵子 IVM 与发育源性疾病

### 一、卵子体外成熟的应用

卵子体外成熟（in vitro maturation，IVM）是将窦卵泡中收集的未成熟卵母细胞在体外培养为成熟卵母细胞，然后受精形成胚胎的技术。这种窦卵泡往往来源于未受刺激的卵巢。IVM 最早是 1934 年 Pincus 和 Enzmann 在动物实验中证实的，接着 1969 年 Edwards 在人类实验中证实。未成熟卵进行 IVM 后的第一例活产是 1991 年，来自妇科手术患者捐赠的未成熟卵。最早报道患者自身卵子进行 IVM 是在 1994 年对多囊卵巢综合征患者的治疗过程中进行的。过去的 30 多年已经分娩了 1 300 例 IVM 后的婴儿。

IVM 的优点包括相对保守的治疗、小剂量促排药物的使用、避免卵巢过度刺激综合征（ovarian hyperstimulation syndrome，OHSS）和较低的费用。然而，作为一种辅助生殖技术，IVM 面临着各种各样的挑战。虽然不少临床数据显示 IVM 有良好的结局，但是 IVM 仍不是主要的不孕症治疗技术。最重要的原因如下：

1. 未受刺激卵巢的未成熟卵的获取和培养的技术难度大。虽然大于 6mm 的卵泡更容易在体外培养为成熟卵子，但是我们常收集 2~12mm 的卵泡。在未受刺激的卵巢中，卵泡很小且广泛分散在卵巢皮质中。在较大的窦卵泡中，卵母细胞复合物浸泡在卵泡液中直到排卵。卵泡液是由卵泡中的卵泡膜细胞层和颗粒细胞层分泌的。卵泡液除了包含一些已知的在血浆中也存在的蛋白、生长因子、激素和代谢产物，也包含很多未知的因子。加入血清和卵泡刺激素可以促进卵子的成熟和胚胎的发育。然而，血清中还含有一些未知成分，存在潜在的风险。在当前 IVM 的培养体系中，我们限制了激素使用的剂量和时间，同时也限制了其他因子的加入来促进和协同卵子的成熟。

2. 与传统的体外受精相比，IVM 的活产率较低。人类中，IVM 的成熟率在 30%~50% 左右，大大低于其他物种。同时，IVM 的妊娠率也较低，最近有报道显示 PCOS 患者进行 IVM 有较好的结局，大概有 30% 的活产率及 21.9% 的临床妊娠率。

3. 未成熟卵存在潜在的有丝分裂纺锤体染色体异常发生概率增加的风险，未成熟卵的体外培养并不是最佳选择。这种发现源自与体内成熟卵子相比，体外培养的成熟卵子存在较弱的生长发育竞争力。但是这些异常是体外培养过程引起的损伤还是 PCOS 患者自身的原因不得而知。卵子内在结构的改变，尤其是纺锤体和染色体，对于受精、发育形成一个正常的胚胎和最终的健康活产是非常重要的。纺锤体控制着卵子染色体的运动；卵子基础结构的特定成分包含微管。这种内在的基础结构在卵子中起到运动、构架的作用。Li 等用共聚焦显微镜和荧光免疫细胞染色分析了 PCOS 患者 IVM 卵子和 PCOS 患者体内成熟卵子中纺锤体及染色体的表现，研究发现 IVM 卵子更易发生染色体排列异常和无组织的减数分裂纺锤体微管的情况。另外，其他临床研究发现，IVM 对胚胎及新生儿生长发育和远期健康存在潜在的影响。虽然 IVM 和传统 ART 发生染色体异常、产科及新生儿结局是相似的,然而仍有一些学者研究 ART 方法的安全性,Cha 等研究了 PCOS 患者 IVM 的产科结局。他们共报道了 38 例妊娠,发现其中有 3 例患有先天性疾病,1 例胎儿水肿,1 例脐膨出,1 例腭裂,而自然流产率为 36%。目前仍没有 IVM 安全性的足够证据,所以 IVM 不能作为不孕患者的首选一线方案。由于源自 IVM 出生的小孩几乎都没有成年,IVM 的远期结局目前知之甚少。

## 二、卵子体外成熟的适用人群

对于 OHSS 高风险的 PCOS 或 PCO 患者来说,IVM 不失为一种治疗方案。另外,罹

患恶性肿瘤的生育年龄妇女在治疗肿瘤中可能会有潜在的性腺毒性,她们希望在治疗肿瘤前保留其生育功能。对于患有儿科癌症的幸存者尤为重要。冷冻卵巢组织中原始卵泡进行体外培养是女性生育力保存的另一种潜在的方法。

## 三、进一步的研究

在很多生殖中心,IVM 也有着很多的优势及不错的妊娠率。IVM 是一种安全有效的治疗方法。未来我们要着重改善体外培养条件,同时寻找胚胎质量的标志物,来提高着床率。同时,IVM 后出生儿童详细的随访评估工作对于建立 IVM 安全评估是非常有必要的。

## 第五节　PGT 与发育源性疾病

胚胎植入前遗传学检测(preimplantation genetic testing,PGT)技术是指在体外受精过程中,对具有染色体异常或者单基因病遗传风险患者的配子或者胚胎进行植入前活检和遗传学分析,从而获得正常胎儿的诊断方法,这种方法将遗传病诊断提前到胚胎植入宫腔之前,可有效地避免因选择性流产给妇女及其家庭带来的伤害,并防止患有遗传性疾病胎儿的出生。

自 1989 年 Handyside 等对性连锁疾病患者施行体外受精(in vitro fertilization,IVF)卵裂期胚胎活检、PCR 性别诊断、选择女性胚胎移植并成功妊娠开始,PGT 技术在临床上逐渐得到推广应用。近年来随着卵子极体和囊胚滋养层细胞活检技术的建立、日新月异的 PGT 诊断技术的引入和开展、不同

遗传病基因序列的阐明,PGT 的诊断范围不断扩大,周期数日益增多,其相应的安全性问题——PGT 检测方法是否会对母体及子代带来一定的副作用,也越来越受到人们的关注,在首例 PGT 子代出生后的二十余年里,关于胚胎活检给子代可能带来的不良效应一直处于争议中。

## 一、PGT 过程

在整个 PGT 周期中,除了不可避免地存在常规体外受精和 ICSI 的潜在风险外,还有它特有的胚胎活检、遗传学分析等关键步骤对妊娠结局和后代的影响。PGT 的活检过程可以在三个不同的阶段进行:卵母细胞、卵裂期胚胎和囊胚(图 13-2),分别活检的是受精前后的第一、二极体;卵裂球细胞;囊胚期的

滋养外胚层细胞。检测方法有聚合酶链反应（polymerase chain reaction，PCR）、荧光原位杂交（fluorescence in situ hybridization，FISH）技术、比较基因组杂交芯片（array comparative genomic hybridization，array CGH）技术及第二代测序（next-generation sequencing，NGS）等。

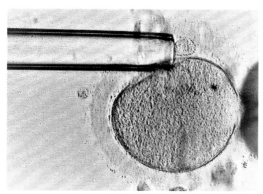

极体活检

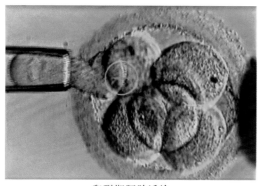

卵裂期胚胎活检

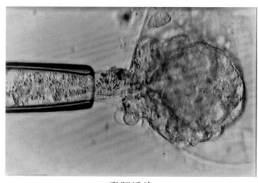

囊胚活检

**图13-2 极体活检、卵裂期胚胎活检和囊胚活检**

极体活检是利用激光或机械法对第一或二极体或两者进行取材和遗传学分析，极体活检由于取材方便，在检测与妇女年龄相关的卵细胞染色体数目异常和线粒体疾病的分析中具有一定优势。同时极体活检时间早，可行遗传学分析的时间长，不会错失胚胎植入的窗口期。但由于极体只含有母源性遗传物质，不能检测父源性基因或染色体组成，不能诊断发生在受精期间或受精以后的遗传异常，也不能用于胚胎性别确定，因此单纯极体活检的诊断范围较小，且极体容易发生退化，可能影响诊断效率。

临床上比较常用的是对卵裂期胚胎或者囊胚进行活检，卵裂期胚胎活检的缺点是细胞数较少，误诊的概率会增加，因为一般只能取1~2个卵裂球进行活检，1~2个卵裂球的移去不会影响胚胎的进一步发育；然而有研究表明在胚胎8-细胞期活检取1枚细胞可以导致其胚胎种植率下降12.5%，如果取2枚细胞则下降25%，且取2枚细胞活产率也明显下降。因而卵裂球期活检将会影响胚胎的发育和种植潜能。同时，因为检测材料少，只有1~2个卵裂球进行检测，而单个卵裂球的检测结果并不能代表整个胚胎的状态，可能导致非整倍体嵌合体的漏诊，甚至导致异常胚胎的移植。因此，目前卵裂球活检也逐渐被囊胚期滋养外胚层活检所取代。

囊胚期活检是在胚胎囊胚期使用机械法或激光法取5~10个滋养外胚层（trophectoderm，TE）细胞进行遗传学诊断操作，因此可以获得更多的遗传物质进行分析，诊断准确性高，是更适合PGT的方法，另外因为胚胎培养至囊胚期，本身已完成一次自我选择（有研究表明三体或者单体的胚胎囊胚养出率呈线性下降），但目前体外培养的胚胎仅有50%~60%能够发育到囊胚期，因此，此方法在可检测胚胎的数量上受到了一定的限制。

## 二、PGT 子代基因异常风险

有研究发现卵裂球期胚胎有高水平的镶嵌现象,胚胎镶嵌现象是指卵裂球的各个细胞之间有不同的基因型,这种现象会导致活检细胞和剩余胚胎染色体的不同,这种镶嵌现象的发生率在一些报道中甚至高达50%。同样的,在囊胚阶段,活检多少的滋养外胚层细胞以及这些滋养外胚层细胞是否可以代表剩余胚胎的基因型也仍然有争议。过多的取材滋养外胚层细胞会降低活产率,而取材多少细胞数算多尚无定论。滋养外胚层细胞主要发育成胎盘和其他的胚胎外组织,而内细胞团发育形成胎儿,大约有 3%~5% 的情况可能会发生内细胞团和滋养外胚层细胞的不平衡,因此囊胚活检也还是存在一定的误诊率。

另一个重要的现象是活检组织中突变的线粒体 DNA 是否可以精确预测剩余胚胎的突变程度,含有异常突变线粒体 DNA 的母体卵母细胞含有不同程度的突变 DNA 程度,突变线粒体 DNA 拷贝数随着母体干细胞的发育而发生改变,因此增加了母体到子代的突变线粒体疾病不可预知的传输性。考虑到它的复杂性和不确定性,只有 PGT 后携带有非常低的突变负荷的胚胎才会被移植。有研究表明,节段染色体不平衡检测的精确性在细胞 S 期和 G 期是有差异的,S 期基因组波动较强,因此还需要考虑到分析细胞的细胞周期。另外,如果 PGT 检测了 X 染色体和常染色体易位后移植女性胚胎的话,需要注意到易位常染色体片段通过 X 失活机制,会发生潜在的转录沉默。

除了固有的活检组织的特点带来的误诊,还有其他由于技术问题导致的误诊,如样本污染、等位基因丢失(allele drop-out,ADO)、杂交和扩增失败。如 PCR 诊断可以因为外源性 DNA 污染或扩增失败或者等位基因丢失而受到影响。ADO 是指亲代中仅有一个亲代的等位基因被扩增,从而导致杂合子被误读为纯合子,ADO 会导致异常突变等位基因的检测失败。

FISH 是利用碱基互补的基本原理,将用特殊分子标记的 DNA(或 RNA)探针与目标标本染色体杂交,再用与荧光素分子偶联的单克隆抗体与探针分子特异性结合来检测 DNA 序列,可以检测非整倍体和染色体易位,但是 FISH 仅用于检测 13、16、18、21、22、X 和 Y 染色体的非整倍体情况,就是说不能检测全套 23 对染色体,其检测结果的假阳性率和假阴性率较高;尤其在卵裂球期活检的基础上,无法检测嵌合体的存在,而且会受到操作者操作经验、杂交效率和探针质量的影响,因此将明显影响 PGT 检测结果的可靠性,目前已逐渐被全基因组检测技术(比较基因组杂交技术、第二代测序技术等)所取代。比较基因组杂交技术为常用的全基因组拷贝数变异检测技术,是用正常人的 DNA 作参照,用不同荧光素标记患者和参照 DNA;将标记后的 DNA 混合,然后与排列在芯片上的探针进行杂交,通过比较两者荧光强度的不同来反映整个基因组 DNA 表达状况的变化并进行定量分析。CGH 可一次检测全部的染色体,检测周期短,检测效率高,目前在临床上已得到广泛应用;但其不能检测单倍体、一些多倍体(如 69,XXX、92,XXYY 等)及平衡易位或倒位;另外,随着基因组和后基因组时代的来临,检测范围更广、准确性和灵敏度更高、成本更低的第二代测序技术随之诞生。NGS 最主要的特征是高通量测序,具有灵敏度高、大通量、自动化程度高的特点,能够检测包括点突变、基因拷贝数变化和基因重组(染色体易位)等在内的多种基因改变。但是,无论 CGH 还是 NGS,都无法检测出单亲二体(uniparental disomy,UPD),单亲二体是指两条同源染色体都来自父亲或母亲一方,没有来自父母另一方的遗传信息,单亲二体常导致印迹基因的异常表达,从而引起疾病,因此通过 CGH 或者 NGS 筛查出"正常"或者"携带者"的胚胎,可能是 UPD。

由于 PGT 技术的局限性,因此建议所有通过 PGT 技术怀孕的女性都需要进行产前诊断。

## 三、PGT 与表观遗传

与 IVF 和 ICSI 一样,近年来,人们也一直致力于对 PGT 子代进行生长发育和远期安全性的随访研究,关于 PGT 过程是否会引起子代表观遗传学改变,目前仍然存在争议。有学者对 PGT 子代的随访观察发现,和自然妊娠子代相比,他们在 2 岁前的发育无显著差异,在不考虑是鲜胚或冻胚的情况下子代的出生体重和孕龄也和自然妊娠子代相似。英国一项大样本的调查也发现,除外冻胚移植和多胎妊娠因素,鲜胚移植的 PGT 子代和 IVF/ICSI 子代相比,早产和低出生体重的风险并不增加。也有动物实验研究比较 PGT 子代和 ICSI 子代,通过 time-lapse 实时观察卵裂期活检后的胚胎,发现存在胚胎发育的滞后,表现为囊胚形成的落后和活检后胚胎种植能力的下降,并认为可能和活检后胚胎细胞数的减少有关;PGT 过程中卵裂球的活检可以影响囊胚的形成和孵出,以及囊胚的大小。胚胎活检后的出生小鼠可能出现低出生体重及类固醇代谢的异常,并进一步引起子代的发育

异常。通过活检胚胎孕育的雄性小鼠体重增加,对声刺激的适应性下降,后者容易导致迟发型的代谢和精神障碍。有研究发现,无论是囊胚活检还是卵裂期胚胎活检后的小鼠行为和认知能力都有滞后,并存在记忆力减退,提示胚胎的活检过程可能对神经系统的发育产生影响。对 PGT 小鼠大脑组织进行成分分析,发现其 5-羟甲基胞嘧啶的含量增加,而 5-羟甲基胞嘧啶含量的改变可以介导大脑表观遗传改变 $Igf2$ mRNA 表达显著降低,$H19/Igf2$ DNA 甲基化差异区域(differentially methylated region,DMR)甲基化水平降低。Sato 等研究表明,囊胚活检影响胎盘功能,使氧化应激能力降低。另有研究表明小鼠胚胎活检后会引起大脑蛋白组学的变化,使得与神经退行性疾病相关的 17 种蛋白的表达发生改变,并进一步影响记忆功能,引起异常的神经发育和功能,引起活检胚胎孕育的成年小鼠脑部的全基因组低甲基化。然而,在人类的研究上,Bay 等研究表明,人类 PGT 后的不良产科和新生儿结局与亲代的基因异常相关,而不是与 PGT 的过程相关。研究报道显示,与非活检组相比,胚胎活检后的着床率、胎儿宫内生长及婴儿出生后的头围、身高、体重、先天畸形、住院率和外科手术等无显著性改变。此外,在儿童的心理发育和精神运动发育上,PGT 后出生的婴儿与 ICSI 和自然妊娠婴儿无差异。

PGT 作为一项可以在源头预防遗传性疾病发生的技术,其在辅助生殖技术和临床优生优育学中有着重要的作用。但由于 PGT 技术的开展需要以良好的辅助生殖和分子诊断技术为基础,目前国内可以开展这项技术的生殖医学中心尚不多。除文中提到活检技术和检测技术方面的问题,PGT 还存在以下几

个问题：①PGT作为一项在人类辅助生殖技术基础上进行的遗传学诊断，它的妊娠结局还受到促（超）排卵方案、可供PGT的优质胚胎数目、胚胎宫腔内移植技术、子宫内膜容受性等诸多因素的影响；②PGT作为一项新兴技术，其安全性问题，尤其是PGT与妊娠结局及成年后疾病的相关性，尚需要更多的研究来证实。

## 第六节　配子和胚胎低温保存与发育源性疾病

自1983年澳大利亚Tmunson等取得首例人类冻融胚胎移植临床妊娠成功以来，胚胎冷冻技术被广泛应用于临床。Roque等的一项荟萃分析显示，冻融胚胎移植较鲜胚移植有更高的持续妊娠率，尽管如此，冻融胚胎所带来的遗传学和表观遗传学的风险目前仍然是未知的。

冷冻过程中的细胞损伤和细胞死亡是由于冷冻过程中冰晶的形成和渗透压的改变引起的。目前冷冻的方式主要有程序化冷冻和玻璃化冷冻两种，程序化冷冻法是应用低浓度的低温保护剂梯度脱水的过程，分为慢速冷冻-慢速解冻法和慢速冷冻-快速解冻法，无论何种方法都有冰晶形成，且在慢速冷冻时细胞外液渗透压高易引起溶液效应，在快复苏时细胞外液渗透压低易引起渗透性休克。而玻璃化冷冻法是快冻快融的方法，应用高浓度的低温保护剂置换出细胞外液的水分，并快速降温达到或低于（−110~−100）℃，使溶液黏稠度极度提高并固化为无结构的玻璃态，保持其溶液状态的分子和离子分布，无冰晶形成，更加符合胚胎冷冻的低温生物学原理，不容易产生不可逆的细胞膜损伤和细胞死亡。

目前尚无很多研究关注冷冻过程导致的胚胎基因和表基因所带来的风险，更多的是动物方面的研究，如斑马鱼、小鼠、绵羊、牛、兔子等，而且由于伦理问题，与人类卵母细胞相比，人类胚胎的研究更少。

### 一、胚胎冷冻的遗传风险

玻璃化引发了DNA碎片的短暂升高和可能的CpG甲基化的零星的改变。DNA碎裂程度是评估冷冻有效性的的指标。近几年，一些研究显示减数分裂的纺锤体是冷冻过程中的敏感目标。一项配对随机对照试验显示新鲜胚胎与冻融胚胎的非整倍体概率没有显著差异，持续妊娠率也没有显著差异。然而，有研究显示，与新鲜的囊胚相比，冻融囊胚的纺锤体异常形态发生概率较大。

Shaw等研究了19个与早期胚胎基因发育密切相关的基因显示，有些基因的表达水平在冷冻后发生了显著的变化。这些基因与细胞存活（*BAX*），压力、滋养细胞外胚层、多功能干细胞维持（*GAS5*、*SOX2*、*NANOG*和*DX2*），基因组激活、转录、翻译起始、生殖细胞、卵子功能（*EIF1AX*、*NLRP5*、*ZAR1*、*ZSCAN1*和*TSC2*）相关。

### 二、胚胎冷冻的表观遗传风险

DNA甲基化在特定基因和元素的转录调控中起到重要的作用，这个作用是通过激活DNA甲基转移酶（DNA methyltransferase，DNMT）来实现的。有一些研究显示了冷冻对人类胚胎DNA甲基化的作用，Pertrussa

等研究了 D3 的冻胚与鲜胚，D6 测量更新的 DNMT 表达水平（DNMT3a 和 3b）和整个 DNA 甲基化水平，免疫荧光强度或者蛋白表达水平的结果显示没有显著差异。有趣的是，核心 DNMT3b 在冻胚从 D5 到 D6-7 的表达水平延迟，D6 的整个 DNA 甲基化表达水平没有显著差异，提示 DNMT 表达类型在冷冻后可能受到干扰但是及时恢复了原状。

另一个文献研究了与 BWS 相关的两个基因，发现玻璃化的生发泡期卵子，在母系印迹基因 *KCNQ1OT1* 上获得了完全的 DNA 甲基化，这一点与新鲜卵子结果类似，在 IVM 后，父系印迹基因 *H19* DMR 维持未甲基化状态。

另外还有一些研究报道了其他物种的表观遗传状态，在兔囊胚中，玻璃化过程不会改变 OCT4 启动子的甲基化水平；在小鼠囊胚中，卵子冷冻过程并不会影响 *DMRs*、*Igf2r*（母系印迹区域）和 *H19* 基因的高甲基化状态；*Peg3*（父系印迹区域也没有明显的改变。

除了 DNA 甲基化以外，组蛋白修饰是另一个重要的机制。组蛋白 H3 第 4 号赖氨酸的三甲基化（trimethylation of histone H3 at lysine 4，H3K4me3）和组蛋白 H3 第 27 号赖氨酸的三甲基化（trimethylation of histone H3 at lysine 27，H3K27me3）分别与基因激活和抑制相关。Maldonado 等发现在牛的冻融囊胚中，H3K4me3 水平大概下降了 20%，H3K27me3 更高，研究者假定这一现象是由于细胞应激引起的，尤其是氧化应激。为了验证这一假设，研究者分别将囊胚置于常氧浓度（5%）和高氧浓度（20%）条件中，证实了 H3K4me3 和组蛋白 H3 第 9 号赖氨酸的二甲基化（dimethylation of histone H3 at lysine 9，H3K9me2）水平发生了改变。另有研究表明，体外培养过程而不是早期的玻璃化冻融过程

改变了小鼠胚胎的组蛋白和染色体状态。

Beckwith-Wiedemann 综合征（BWS）于 20 世纪 60 年代首先报道，是一种先天性生长障碍，由 11 号染色体上的某些印迹基因突变或外突变引起，症状包括身体多个部位增大、腹壁缺损、轻度小头、低血糖和肿瘤发展速度加快等。BWS 在普通人群中的发生率约为 1/13 700，2003 年开始陆续有报道指出 ART 子代 BWS 发生率较普通人群增加，比普通人群增加约 2~3 倍，不过目前仅有不足 50 名 BWS 患儿被报道患有 BWS。

Angelman 综合征（AS）是一种以功能性严重发育为特征的疾病，表现为发育延迟、言语障碍、运动和行为异常。AS 在正常人群中的发病率约为 1/15 000，2002 年及 2003 年分别有报道显示 ICSI 与 AS 的相关性，2005 年有研究提出 AS 可能与生殖能力低下本身有关。荷兰的一项研究指出促排卵过程及生殖能力低下本身均增加了 AS 的发生概率。

通过研究冻胚和鲜胚移植周期的结局表明，胚胎冻融并不增加对表观基因相关标记物的影响。现有的证据显示，胚胎冻存过程并不产生大的基因或者表观基因影响。然而，需要更多的研究来证实冻存过程对人类卵子和胚胎的基因印迹作用。

## 三、总结

受精期和着床前时期是胚胎发育的关键时期。因此，配子操作和体外培养程序与各种 ART 过程相关，对发育有潜在的深远影响。尽管大多数试管婴儿目前看来都是健康的，但是试管婴儿出生子代有其独特的发展轨迹，需要进一步的研究来明确。

（朱依敏）

# 参考文献

1. ROMUNDSTAD LB, ROMUNDSTAD PR, SUNDE A, et al. Effects of technology or maternal factors on perinatal outcome after assisted fertilisation: a population-based cohort study. Lancet, 2008, 372 (9640): 737-743.

2. ZANDSTRA H, VAN MONTFOORT AP, DUMOULIN JC. Does the type of culture medium used influence birthweight of children born after IVF?Hum Reprod, 2015, 30 (11): 2693.

3. PELINCK MJ, HADDERS-ALGRA M, HAADSMA ML, et al. Is the birthweight of singletons born after IVF reduced by ovarian stimulation or by IVF laboratory procedures? Reprod Biomed Online, 2010, 21 (2): 245-251.

4. SEGGERS J, PONTESILLI M, RAVELLI ACJ, et al. Effects of in vitro fertilization and maternal characteristics on perinatal outcomes: a population-based study using siblings. Fertil Steril, 2016, 105 (3): 590-598.

5. CHEN M, HEILBRONN LK. The health outcomes of human offspring conceived by assisted reproductive technologies (ART). J Dev Orig Health Dis, 2017, 8 (4): 388-402.

6. SUNKARA SK, LA MARCA A, SEED PT, et al. Increased risk of preterm birth and low birthweight with very high number of oocytes following IVF: an analysis of 65 868 singleton live birth outcomes. Hum Reprod, 2015, 30 (6): 1473-1480.

7. HU XL, FENG C, LIN XH, et al. High maternal serum estradiol environment in the first trimester is associated with the increased risk of small-for-gestational-age birth. J Clin Endocrinol Metab, 2014, 99 (6): 2217-2224.

8. KAMATH MS, KIRUBAKARAN R, MASCARENHAS M, et al. Perinatal outcomes after stimulated versus natural cycle IVF: a systematic review and meta-analysis. Reprod Biomed Online, 2018, 36 (1): 94-101.

9. MAHESHWARI A, RAJA EA, BHATTACHARYA S. Obstetric and perinatal outcomes after either fresh or thawed frozen embryo transfer: an analysis of 112, 432 singleton pregnancies recorded in the Human Fertilisation and Embryology Authority anonymized dataset. Fertil Steril, 2016, 106 (7): 1703-1708.

10. SHAPIRO BS, DANESHMAND ST, BEDIENT CE, et al. Comparison of birth weights in patients randomly assigned to fresh or frozen-thawed embryo transfer. Fertil Steril, 2016, 106 (2): 317-321.

11. VIDAL M, VELLVÉ K, GONZÁLEZ-COMADRAN M, et al. Perinatal outcomes in children born after fresh or frozen embryo transfer: a Catalan cohort study based on 14, 262 newborns. Fertil Steril, 2017, 107 (4): 940-947.

12. GIRITHARAN G, TALBI S, DONJACOUR A, et al. Effect of in vitro fertilization on gene expression and development of mouse preimplantation embryos. Reproduction, 2007, 134: 63-72.

13. BLOISE E, LIN W, LIU X, et al. Impaired placental nutrient transport in mice generated by in vitro fertilization. Endocrinology, 2012, 153: 3457-3467.

14. ESKILD A, MONKERUD L, TANBO T. Birthweight and placental weight; do changes in culture media used for IVF matter? Comparisons with spontaneous pregnancies in the corresponding time periods. Hum Reprod, 2013, 28 (12): 3207-

3214.

15. KLEIJKERS SH, MANTIKOU E, SLAPPENDEL E, et al. Influence of embryo culture medium (G5 and HTF) on pregnancy and perinatal outcome after IVF: a multicenter RCT. Hum Reprod, 2013, 31 (10): 2219-2230.

16. EATON JL, LIEBERMAN ES, STEARNS C, et al. Embryo culture media and neonatal birthweight following IVF. Hum Reprod, 2012, 27: 375-379.

17. GU F, DENG M, GAO J, et al. The effects of embryo culture media on the birthweight of singletons via fresh or frozen-thawed embryo transfer: a large-scale retrospective study. BMC Pregnancy Childbirth, 2016, 16: 270.

18. ZANDSTRA H, BRENTJENS LBPM, SPAUWEN B, et al. Association of culture medium with growth, weight and cardiovascular development of IVF children at the age of 9 years. Hum Reprod, 2018, 33 (9): 1645-1656.

19. BASATEMUR E, SHEVLIN M, SUTCLIFFE A. Growth of children conceived by IVF and ICSI up to 12years of age. Reprod Biomed Online, 2010, 20 (1): 144-149.

20. KAI CM, MAIN KM, ANDERSEN AN, et al. Serum insulin-like growth factor-I (IGF-I) and growth in children born after assisted reproduction. J Clin Endocrinol Metab, 2006, 91 (11): 4352-4360.

21. CEELEN M, VAN WEISSENBRUCH MM, PREIN J, et al. Growth during infancy and early childhood in relation to blood pressure and body fat measures at age 8-18 years of IVF children and spontaneously conceived controls born to subfertile parents. Hum Reprod, 2009, 24 (11): 2788-2795.

22. CEELEN M, VAN WEISSENBRUCH MM, VERMEIDEN JP, et al. Pubertal development in children and adolescents born after IVF and spontaneous conception. Hum Reprod, 2008, 23 (12): 2791-2798.

23. BEYDOUN HA, SICIGNANO N, BEYDOUN MA, et al. Pubertal development of the first cohort of young adults conceived by in vitro fertilization in the United States. Fertil Steril, 2011, 95 (2): 528-533.

24. RUMBOLD AR, MOORE VM, WHITROW MJ, et al. The impact of specific fertility treatments on cognitive development in childhood and adolescence: a systematic review. Hum Reprod, 2017, 32 (7): 1489-1507.

25. HVIDTJØRN D, GROVE J, SCHENDEL D, et al. Risk of autism spectrum disorders in children born after assisted conception: a population-based follow-up study. J Epidemiol Community Health, 2011, 65 (6): 497-502.

26. CEELEN M, VAN WEISSENBRUCH MM, ROOS JC, et al. Body composition in children and adolescents born after in vitro fertilization or spontaneous conception. J Clin Endocrinol Metab, 2007, 92: 3417-3423.

27. MILES HL, HOFMAN PL, PEEK J, et al. In vitro fertilization improves childhood growth and metabolism. J Clin Endocrinol Metab, 2007, 92: 3441-3445.

28. SAKKA SD, LOUTRADIS D, KANAKA-GANTENBEIN C, et al. Absence of insulin resistance and low-grade inflammation despite early metabolic syndrome manifestations in children born after in vitro fertilization. Fertil Steril, 2010, 94: 1693-1699.

29. PONTESILLI M, PAINTER RC, GROOTEN IJ, et al. Subfertility and assisted reproduction techniques are associated with poorer cardiometabolic profiles in childhood. Reprod Biomed Online, 2015, 30: 258-267.

30. CEELEN M, VAN WEISSENBRUCH MM, ROOS JC, et al. Cardiometabolic differences in children born after in vitro fertilization: follow-up study. J Clin Endocrinol Metab, 2008, 93: 168-1688.

31. BELVA F, ROELANTS M, DE SCHEPPER

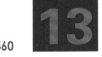
J, et al. Blood pressure in ICSI-conceived adolescents. Hum Reprod, 2012, 27, 3100-3108.

32. CEELEN M, VAN WEISSENBRUCH MM, ROOS JC, et al. Cardiometabolic differences in children born after in vitro fertilization: follow-up study. J Clin Endocrinol Metab, 2008, 93: 1682-1688.

33. LA BASTIDE-VAN GEMERT S, SEGGERS J, HAADSMA ML, et al. Is ovarian hyperstimulation associated with higher blood pressure in 4-year-old IVF offspring?Part II: an explorative causal inference approach. Hum Reprod, 2014, 29 (3): 510-517.

34. SAKKA SD, MALAMITSI-PUCHNER A, LOUTRADIS D, et al. Euthyroid hyperthyrotropinemia in children born after in vitro fertilization. J Clin Endocrinol Metab, 2009, 94 (4): 1338-1341.

35. LV PP, MENG Y, LV M, et al. Altered thyroid hormone profile in offspring after exposure to high estradiol environment during the first trimester of pregnancy: a cross-sectional study. BMC Med, 2014, 12: 240.

36. PALERMO G, JORIS H, DEVROEY P, et al. Pregnancies after intracytoplasmic injection of single spermatozoon into an oocyte. Lancet, 1992, 340 (8810): 17-18.

37. LUCIFERO D, CHAILLET JR, TRASLER JM. Potential significance of genomic imprinting defects for reproduction and assisted reproductive technology. Hum Reprod Update, 2004, 10 (1): 3-18.

38. PALERMO GD, NERI QV, TAKEUCHI T, et al. Genetic and epigenetic characteristics of ICSI children. Reprod Biomed Online, 2008, 17 (6): 820-833.

39. PRICE TM, MURPHY SK, YOUNGLAI EV. Perspectives: the possible influence of assisted reproductive technologies on transgenerational reproductive effects of environmental endocrine disruptors. Toxicol Sci, 2007, 96 (2): 218-226.

40. SUTCLIFFE AG, TAYLOR B, SAUN-DERS K, et al. Outcome in the second year of life after in-vitro fertilisation by intracytoplasmic sperm injection: a UK case-control study. Lancet, 2001, 357 (9274): 2080-2084.

41. BOWDIN S, ALLEN C, KIRBY G, et al. A survey of assisted reproductive technology births and imprinting disorders. Hum Reprod, 2007, 22 (12): 3237-3240.

42. FULKA H, FULKA J. No differences in the DNA methylation pattern in mouse zygotes produced in vivo, in vitro, or by intracytoplasmic sperm injection. Fertil Steril, 2006, 86 (5): 1534-1536.

43. SANTOS F, HYSLOP L, STOJKOVIC P, et al. Evaluation of epigenetic marks in human embryos derived from IVF and ICSI. Hum Reprod, 2010, 25 (9): 2387-2395.

44. TIERLING S, SOUREN NY, GRIES J, et al. Assisted reproductive technologies do not enhance the variability of DNA methylation imprints in human. J Med Genet, 2010, 47 (6): 371-376.

45. FENG C, TIAN S, ZHANG Y, et al. General imprinting status is stable in assisted reproduction-conceived offspring. Fertil Steril, 2011, 96 (6): 1417-1423.

46. DOMMERING CJ, VAN DER HOUT AH, MEIJERS-HEIJBOER H, et al. IVF and retinoblastoma revisited. Fertil Steril, 2012, 97 (1): 79-81.

47. WU EX, STANAR P, MA S. X-chromosome inactivation in female newborns conceived by assisted reproductive technologies. Fertil Steril, 2014, 101 (6): 1718-1723.

48. CIAPA B, ARNOULT C. Could modifications of signalling pathways activated after ICSI induce a potential risk of epigenetic defects? Int J Dev Biol, 2011, 55 (2): 143-152.

49. KANBER D, BUITING K, ZESCHNIGK M, et al. Low frequency of imprinting defects in ICSI children born small for gestational age. Eur

J Hum Genet, 2009, 17 (1): 22-29.

50. BONDUELLE M, WENNERHOLM UB, LOFT A, et al. A multi-centre cohort study of the physical health of 5-year-old children conceived after intracytoplasmic sperm injection, in vitro fertilization and natural conception. Hum Reprod, 2005, 20 (2): 413-419.

51. BOWEN JR, GIBSON FL, LESLIE GI, et al. Medical and developmental outcome at 1 year for children conceived by intracytoplasmic sperm injection. Lancet, 1998, 351 (9115): 1529-1534.

52. SANCHEZ-ALBISUA I, LIDZBA K, BORELL-KOST S, et al. Medical, psychological and intellectual development of 5-year-old children born after intracytoplasmic sperm injection. Neuropediatrics, 2011, 42 (03): 104-109.

53. KNOESTER M, HELMERHORST FM, VANDENBROUCKE JP, et al. Cognitive development of singletons born after intracytoplasmic sperm injection compared with in vitro fertilization and natural conception. Fertil Steril, 2008, 90 (2): 289-296.

54. LEUNENS L, CELESTIN-WESTREICH S, BONDUELLE M, et al. Follow-up of cognitive and motor development of 10-year-old singleton children born after ICSI compared with spontaneously conceived children. Hum Reprod, 2007, 23 (1): 105-111.

55. MIDDELBURG KJ, HEINEMAN MJ, BOS AF, et al. Neuromotor, cognitive, language and behavioural outcome in children born following IVF or ICSI-a systematic review. Hum Reprod Update, 2008, 14 (3): 219-231.

56. ZHU JL, BASSO O, OBEL C, et al. Infertility, infertility treatment and psychomotor development: the Danish National Birth Cohort. Paediatr Perinat Epidemiol, 2009, 23 (2): 98-106.

57. SANDIN S, NYGREN K-G, ILIADOU A, et al. Autism and mental retardation among offspring born after in vitro fertilization. JAMA, 2013, 310 (1): 75-84.

58. KISSIN D, ZHANG Y, BOULET S, et al. Association of assisted reproductive technology (ART) treatment and parental infertility diagnosis with autism in ART-conceived children. Hum Reprod, 2014, 30 (2): 454-465.

59. BELVA F, BONDUELLE M, ROELANTS M, et al. Semen quality of young adult ICSI offspring: the first results. Hum Reprod, 2016, 31 (12): 2811-2820.

60. ALUKAL JP, LAMB DJ. Intracytoplasmic sperm injection (ICSI)--what are the risks? Urol Clin North Am, 2008, 35 (2): 277-288.

61. ORSTAVIK KH, EIKLID K, VAN DER HAGEN CB, et al. Another case of imprinting defect in a girl with Angelman syndrome who was conceived by intracytoplasmic semen injection. Am J Med Genet, 2003, 72 (1): 218-219.

62. COX GF, BURGER J, LIP V, et al. Intracytoplasmic sperm injection may increase the risk of imprinting defects. Am J Med Genet, 2002, 71 (1): 162-164.

63. LUDWIG M, KATALINIC A, GROSS S, et al. Increased prevalence of imprinting defects in patients with Angelman syndrome born to subfertile couples. J Med Genet, 2005, 42 (4): 289-291.

64. GOMES MV, GOMES CC, PINTO W, et al. Methylation pattern at the KvDMR in a child with Beckwith-Wiedemann syndrome conceived by ICSI. Am J Med Genet A, 2007, 143A (6): 625-629.

65. LIM D, BOWDIN SC, TEE L, et al. Clinical and molecular genetic features of Beckwith-Wiedemann syndrome associated with assisted reproductive technologies. Hum Reprod, 2009, 24 (3): 741-747.

66. VERMEIDEN JP, BERNARDUS RE. Are imprinting disorders more prevalent after human in vitro fertilization or intracytoplasmic sperm injection?Fertil Steril, 2013, 99 (3): 642-651.

67. CASTILLO-FERNANDEZ JE, LOKE YJ, BASS-STRINGER S, et al. DNA meth-

ylation changes at infertility genes in newborn twins conceived by in vitro fertilisation. Genome Med, 2017, 9 (1): 28.

68. LOKE YJ, GALATI JC, SAFFERY R, et al. Association of in vitro fertilization with global and IGF2/H19 methylation variation in newborn twins. J Dev Orig Health Dis, 2015, 6 (2): 115-124.

69. DE WAAL E, YAMAZAKI Y, INGALE P, et al. Gonadotropin stimulation contributes to an increased incidence of epimutations in ICSI-derived mice. Hum Mol Genet, 2012.

70. LOU H, LE F, ZHENG Y, et al. Assisted reproductive technologies impair the expression and methylation of insulin-induced gene 1 and sterol regulatory element-binding factor 1 in the fetus and placenta. Fertil Steril, 2014, 101 (4): 974-980.

71. WHITELAW N, BHATTACHARYA S, HOAD G, et al. Epigenetic status in the offspring of spontaneous and assisted conception. Hum Reprod, 2014, 29 (7): 1452-1458.

72. OLIVER VF, MILES HL, CUTFIELD WS, et al. Defects in imprinting and genome-wide DNA methylation are not common in the in vitro fertilization population. Fertil Steril, 2012, 97 (1): 147-153.

73. HaMMOUD SS, PURWAR J, PFLUEGER C, et al. Alterations in sperm DNA methylation patterns at imprinted loci in two classes of infertility. Fertil Steril, 2010, 94 (5): 1728-1733.

74. DE WAAL E, YAMAZAKI Y, INGALE P, et al. Primary epimutations introduced during intracytoplasmic sperm injection (ICSI) are corrected by germline-specific epigenetic reprogramming. Proc Natl Acad Sci U S A, 2012, 109 (11): 4163-4168.

75. SIMPSON JL, LAMB DJ. Genetic effects of intracytoplasmic sperm injection. Semin Reprod Med, 2001, 19 (3): 239-249.

76. LU YH, WANG N, JIN F. Long-term follow-up of children conceived through assisted reproductive technology. J Zhejiang Univ Sci B, 2013, 14 (5): 359-371.

77. PARMEGIANI L, COGNIGNI GE, BERNARDI S, et al. "Physiologic ICSI": hyaluronic acid (HA) favors selection of spermatozoa without DNA fragmentation and with normal nucleus, resulting in improvement of embryo quality. Fertil Steril, 2010, 93 (2): 598-604.

78. JEAN M, MIRALLIE S, BOUDINEAU M, et al. Intracytoplasmic sperm injection with polyvinylpyrrolidone: a potential risk. Fertil Steril, 2001, 76 (2): 419-420.

79. RIVES N Y. Chromosome microdeletions and alterations of spermatogenesis, patient approach and genetic counseling. Ann Endocrinol (Paris), 2014, 75 (2): 112-114.

80. WOLDRINGH GH, BESSELINK DE, TILLEMA AH, et al. Karyotyping, congenital anomalies and follow-up of children after intracytoplasmic sperm injection with non-ejaculated sperm: a systematic review. Hum Reprod Update, 2010, 16 (1): 12-19.

81. PAOLONI-GIACOBINO A. Implications of reproductive technologies for birth and developmental outcomes: imprinting defects and beyond. Expert Rev Mol Med, 2006, 8 (12): 1-14.

82. AITKEN RJ, DE IULIIS GN. Origins and consequences of DNA damage in male germ cells. Reprod Biomed Online, 2007, 14 (6): 727-733.

83. RAJENDER S, AVERY K, AGARWAL A. Epigenetics, spermatogenesis and male infertility. Mutat Res, 2011, 727 (3): 62-71.

84. WANG J, FAN HC, BEHR B, et al. Genome-wide single-cell analysis of recombination activity and de novo mutation rates in human sperm. Cell, 2012, 150 (2): 402-412.

85. SUTCLIFFE AG, MANNING JT, KATALANIC A, et al. Perturbations in finger length and digit ratio (2D: 4D) in ICSI children. Reprod Biomed Online, 2010, 20 (1): 138-143.

86. KONG A, FRIGGE ML, MASSON G, et al. Rate of de novo mutations and the importance of father's age to disease risk. Nature, 2012, 488 (7412): 471-475.

87. CORONA G, PIZZOCARO A, LANFRANCO F, et al. Sperm recovery and ICSI outcomes in Klinefelter syndrome: a systematic review and meta-analysis. Hum Reprod Update, 2017, 23 (3): 265-275.

88. FRANIK S, HOEIJMAKERS Y, D'HAUWERS K, et al. Klinefelter syndrome and fertility: sperm preservation should not be offered to children with Klinefelter syndrome. Hum Reprod, 2016, 31 (9): 1952-1959.

89. PALERMO GD, SCHLEGEL PN, SILLS ES, et al. Births after intracytoplasmic injection of sperm obtained by testicular extraction from men with nonmosaic Klinefelter's syndrome. N Engl J Med, 1998, 338 (9): 588-590.

90. GRECO E, SCARSELLI F, MINASI MG, et al. Birth of 16 healthy children after ICSI in cases of nonmosaic Klinefelter syndrome. Hum Reprod, 2013, 28 (5): 1155-1160.

91. VICDAN K, AKARSU C, SOZEN E, et al. Outcome of intracytoplasmic sperm injection using fresh and cryopreserved-thawed testicular spermatozoa in 83 azoospermic men with Klinefelter syndrome. J Obstet Gynaecol Res, 2016, 42 (11): 1558-1566.

92. YAMAMOTO Y, SOFIKITIS N, MIO Y, et al. Morphometric and cytogenetic characteristics of testicular germ cells and Sertoli cell secretory function in men with non-mosaic Klinefelter's syndrome. Hum Reprod, 2002, 17 (4): 886-896.

93. YAMAMOTO Y, SOFIKITIS N, KAPONIS A, et al. Use of a highly sensitive quantitative telomerase assay in intracytoplasmic sperm injection programmes for the treatment of 47, XXY non-mosaic Klinefelter men. Andrologia, 2002, 34 (4): 218-226.

94. O'FLYNN O'BRIEN KL, VARGHESE AC, Agarwal A. The genetic causes of male factor infertility: a review. Fertil Steril, 2010, 93 (1): 1-12.

95. NAVARRO-COSTA P, GONCALVES J, PLANCHA CE. The AZFc region of the Y chromosome: at the crossroads between genetic diversity and male infertility. Hum Reprod Update, 2010, 16 (5): 525-542.

96. OATES RD, SILBER S, BROWN LG, et al. Clinical characterization of 42 oligospermic or azoospermic men with microdeletion of the AZFc region of the Y chromosome, and of 18 children conceived via ICSI. Hum Reprod, 2002, 17 (11): 2813-2824.

97. PAGE DC, SILBER S, BROWN LG. Men with infertility caused by AZFc deletion can produce sons by intracytoplasmic sperm injection, but are likely to transmit the deletion and infertility. Hum Reprod, 1999, 14 (7): 1722-1726.

98. FENG C, WANG LQ, DONG MY, et al. Assisted reproductive technology may increase clinical mutation detection in male offspring. Fertil Steril, 2008, 90 (1): 92-96.

99. AVENDANO C, FRANCHI A, TAYLOR S, et al. Fragmentation of DNA in morphologically normal human spermatozoa. Fertil Steril, 2009, 91 (4): 1077-1084.

100. AVENDANO C, FRANCHI A, DURAN H, et al. DNA fragmentation of normal spermatozoa negatively impacts embryo quality and intracytoplasmic sperm injection outcome. Fertil Steril, 2010, 94 (2): 549-557.

101. FATEHI AN, BEVERS MM, SCHOEVERS E, et al. DNA damage in bovine sperm does not block fertilization and early embryonic development but induces apoptosis after the first cleavages. J Androl, 2006, 27 (2): 176-188.

102. FERNANDEZ-GONZALEZ R, MOREIRA P N, PEREZ-CRESPO M, et al. Long-

term effects of mouse intracytoplasmic sperm injection with DNA-fragmented sperm on health and behavior of adult offspring. Bio Reprod, 2008, 78 (4): 761-772.

103. RAMOS-IBEAS P, CALLE A, FERNANDEZ-GONZALEZ R, et al. Intracytoplasmic sperm injection using DNA-fragmented sperm in mice negatively affects embryo-derived embryonic stem cells, reduces the fertility of male offspring and induces heritable changes in epialleles. PloS one, 2014, 9 (4): 95625.

104. VAN DER HEIJDEN GW, VAN DEN BERG IM, BAART EB, et al. Parental origin of chromatin in human monopronuclear zygotes revealed by asymmetric histone methylation patterns, differs between IVF and ICSI. Mod Reprod Dev, 2009, 76 (1): 101-108.

105. QIAO J, CHEN Y, YAN LY, et al. Changes in histone methylation during human oocyte maturation and IVF-or ICSI-derived embryo development. Fertil Steril, 2010, 93 (5): 1628-1636.

106. YOSHIZAWA Y, KATO M, HIRABAYASHI M, et al. Impaired active demethylation of the paternal genome in pronuclear-stage rat zygotes produced by in vitro fertilization or intracytoplasmic sperm injection. Mod Reprod Dev, 2010, 77 (1): 69-75.

107. AJDUK A, YAMAUCHI Y, Ward MA. Sperm chromatin remodeling after intracytoplasmic sperm injection differs from that of in vitro fertilization. Bio Reprod, 2006, 75 (3): 442-451.

108. ZHANG YL, CHEN T, JIANG Y, et al. Active demethylation of individual genes in intracytoplasmic sperm injection rabbit embryos. Mol Reprod Dev, 2005, 72 (4): 530-533.

109. PERRY AC, WAKAYAMA T, KISHIKAWA H, et al. Mammalian transgenesis by intracytoplasmic sperm injection. Science (New York, NY), 1999, 284 (5417): 1180-1183.

110. CHAN AW, LUETJENS CM, DOMINKO T, et al. Foreign DNA transmission by ICSI: injection of spermatozoa bound with exogenous DNA results in embryonic GFP expression and live rhesus monkey births. Mol Hum Reprod, 2000, 6 (1): 26-33.

111. MOREIRA PN, FERNANDEZ-GONZALEZ R, RIZOS D, et al. Inadvertent transgenesis by conventional ICSI in mice. Hum Reprod, 2005, 20 (12): 3313-3317.

112. RONQUIST GK, LARSSON A, RONQUIST G, et al. Prostasomal DNA characterization and transfer into human sperm. Mol Reprod Dev, 2011, 78 (7): 467-476.

113. GILCHRIST RB. Recent insights into oocyte-follicle cell interactions provide opportunities for the development of new approaches to in vitro maturation. Reprod Fertil Dev, 2011, 23: 23-31.

114. SON WY, TAN SL. Laboratory and embryological aspects of hCG-primed in vitro maturation cycles for patients with polycystic ovaries. Hum Reprod Update, 2010, 16: 675-689.

115. SUIKKARI AM. In-vitro maturation: its role in fertility treatment. Curr Opin Obstet Gynecol, 2008, 20: 242-248.

116. SUTTON ML, GILCHRIST RB, THOMPSON JG. Effects of in-vivo and in-vitro environments on the metabolism of the cumulus-oocyte complex and its influence on oocyte developmental capacity. Hum Reprod Update, 2003, 9: 35-48.

117. MERRIMAN JA, WHITTINGHAM DG, CARROLL J. The effect of follicle stimulating hormone and epidermal growth factor on the developmental capacity of in-vitro matured mouse oocytes. Hum Reprod, 1998, 13: 690-695.

118. VANDERHYDEN BC, Armstrong DT. Role of cumulus cells and serum on the in vitro maturation, fertilization, and subsequent development of rat oocytes. Biol Reprod, 1989, 40: 720-728.

119. SINGH J, ADAMS GP, PIERSON RA. Promise of new imaging technologies for assessing ovarian function. Anim Reprod Sci, 2003, 78: 371-399.

120. YE J, CAMPBELL KH, CRAIGON J, et al. Dynamic changes in meiotic progression and improvement of developmental competence of pig oocytes in vitro by follicle-stimulating hormone and cycloheximide. Biol Reprod, 2005, 72: 399-406.

121. LIN YH, HWANG JL. In vitro maturation of human oocytes. Taiwan J Obstet Gynecol, 2006, 45: 95-99.

122. CHA KY, CHUNG HM, LEE DR, et al. Obstetric outcome of patients with polycystic ovary syndrome treated by in vitro maturation and in vitro fertilization-embryo transfer. Fertil Steril, 2005, 83: 1461-1465.

123. HOLZER H, SCHARF E, CHIAN RC, et al. In vitro maturation of oocytes collected from unstimulated ovaries for oocyte donation. Fertil Steril, 2007, 88: 62-67.

124. LI Y, FENG HL, CAO YJ, et al. Confocal microscopic analysis of the spindle and chromosome confi gurations of human oocytes matured in vitro. Fertil Steril, 2006, 85: 827-832.

125. SHU-CHI M, JIANN-LOUNG H, YU-HUNG L, et al. Growth and development of children conceived by in-vitro maturation of human oocytes. Early Hum Dev, 2006, 82: 677-682.

126. TROUNSON A, WOOD C, KAUSCHE A. In vitro maturation and the fertilization and developmental competence of oocytes recovered from untreated polycystic ovarian patients. Fertil Steril, 1994, 62: 353-362.

127. CAO YX, CHIAN RC. Fertility preservation with immature and in vitro matured oocytes. Semin Reprod Med, 2009, 27: 456-464.

128. SERMON K. Current concepts in preimplantation genetic diagnosis (PGD): a molecular biologist's view. Hum Reprod Update, 2002, 8 (1): 11-20.

129. SENGUPTA SB, DHANJAL S, HARPER JC. Quality control standards in PGD and PGS. Reprod Biomed Online, 2016, 32 (3): 263-270.

130. ASSOU S, AIT-AHMED O, MESSAOUDI S, et al. Non-invasive pre-implantation genetic diagnosis of X-linked disorders. Med Hypotheses, 2014, 83 (4): 506-508.

131. DAHDOUH EM, BALAYLA J, AUDIBERT F, et al. Technical update: preimplantation genetic diagnosis and screening. J Obstet Gynaecol Can, 2015, 37 (5): 451-463.

132. MASTENBROEK S, TWISK M, VAN DER VEEN F, et al. Preimplantation genetic screening: a systematic review and meta-analysis of RCTs. Hum Reprod update, 2011, 17 (4): 454-466.

133. TUR-KASPA I, JEELANI R, DORAISWAMY PM. Preimplantation genetic diagnosis for inherited neurological disorders. Nat Rev Neurol, 2014, 10 (7): 417-424.

134. SACHDEV NM, MAXWELL SM, BESSER AG, et al. Diagnosis and clinical management of embryonic mosaicism. Fertil Steril, 2017, 107 (1): 6-11.

135. NEAL SA, FRANASIAK JM, FORMAN EJ, et al. High relative deoxyribonucleic acid content of trophectoderm biopsy adversely affects pregnancy outcomes. Fertil Steril, 2017, 107 (3): 731-736.

136. BREZINA PR, KUTTEH WH, BAILEY AP, et al. Preimplantation genetic screening (PGS) is an excellent tool, but not perfect: a guide to counseling patients considering PGS. Fertil Steril, 2016, 105 (1): 49-50.

137. STEFFANN J, FRYDMAN N, GIGAREL N, et al. Analysis of mtDNA variant segregation during early human embryonic development: a tool for successful NARP preimplantation diag-

nosis. J Med Genet, 2006, 43 (3): 244-247.

138. PoULTON J, CHIARATTI MR, MEIRE-LLES FV, et al. Transmission of mitochondrial DNA diseases and ways to prevent them. Plos Genet, 2010, 6 (8).

139. RICHARDSON J, IRVING L, HYSLOP LA, et al. Concise reviews: assisted reproductive technologies to prevent transmission of mitochondrial DNA disease. Stem Cells, 2015, 33 (3): 639-645.

140. SMEETS HJ, SALLEVELT SC, DREESEN JC, et al. Preventing the transmission of mitochondrial DNA disorders using prenatal or preimplantation genetic diagnosis. Ann N Y Acad Sci, 2015, 1350: 29-36.

141. DIMITRIADOU E, VAN DER AA N, CHENG J, et al. Single cell segmental aneuploidy detection is compromised by S phase. Mol Cytogenet, 2014, 7: 46.

142. FERFOURI F, BERNICOT I, SCHNEIDER A, et al. Is the resulting phenotype of an embryo with balanced X-autosome translocation, obtained by means of preimplantation genetic diagnosis, linked to the X inactivation pattern?Fertil Steril, 2016, 105 (4): 1035-1046.

143. DREESEN J, DESTOUNI A, KOURLABA G, et al. Evaluation of PCR-based preimplantation genetic diagnosis applied to monogenic diseases: a collaborative ESHRE PGD consortium study. Eur J Hum Genet, 2014, 22 (8): 1012-1018.

144. STEFFANN J, MICHOT C, BORGHESE R, et al. Parental mosaicism is a pitfall in preimplantation genetic diagnosis of dominant disorders. Eur J Hum Genet, 2014, 22 (5): 711-712.

145. HANDYSIDE AH, DELHANTY JD. Preimplantation genetic diagnosis: strategies and surprises. Trends Genet. 1997, 13 (7): 270-275.

146. SERMON K, VAN STEIRTEGHEM A, LIEBAERS I. Preimplantation genetic diagnosis. Lancet, 2004, 363 (9421): 1633-1641.

147. KANE SC, WILLATS E, BEZERRA MAIA EHMS, et al. Pre-implantation genetic screening techniques: implications for clinical prenatal diagnosis. Fetal Diagn Ther, 2016, 40 (4): 241-254.

148. SAMPINO S, ZACCHINI F, SWIERGIEL AH, et al. Effects of blastomere biopsy on post-natal growth and behavior in mice. Hum Reprod, 2014, 29 (9): 1875-1883.

149. ZHAO HC1, ZHAO Y, LI M, et al. Aberrant epigenetic modification in murine brain tissues of offspring from preimplantation genetic diagnosis blastomere biopsies. Biol Reprod, 2013, 89 (5): 117-126.

150. SATO BL, SUGAWARA A, WARD MA, et al. Single blastomere removal from murine embryos is associated with activation of matrix metalloproteinases and Janus kinase/signal transducers and activators of transcription pathways of placental inflammation. Mol Hum Reprod, 2014, 20 (12): 1247-1257.

151. YU Y, WU J, FAN Y, et al. Evaluation of blastomere biopsy using a mouse model indicates the potential high risk of neurodegenerative disorders in the offspring. Mol Cell Proteom, 2009, 8 (7): 1490-500.

152. WU Y, LV Z, YANG Y, et al. Blastomere biopsy influences epigenetic reprogramming during early embryo development, which impacts neural development and function in resulting mice. Cell Mol Life Sci, 2014, 71 (9): 1761-1774.

153. BAY B, INGERSLEV HJ, LEMMEN JG, et al. Preimplantation genetic diagnosis: a national multicenter obstetric and neonatal follow-up study. Fertil Steril, 2016, 106 (6): 1363-1369.

154. SUNKARA SK, ANTONISAMY B, SELLIAH HY, et al. Pre-term birth and low birth weight following preimplantation genetic diagnosis: analysis of 88 010 singleton live births following PGD and IVF cycles. Hum Reprod,

2017, 32 (2): 432-438.

155. SUGAWARA A, SATO B, BAL E, et al. Blastomere removal from cleavage-stage mouse embryos alters steroid metabolism during pregnancy. Biol Reprod, 2012, 87 (4): 1-9.

156. TROUNSON A, MOHR L. Human pregnancy following cryopreservation, thawing and transfer of an eight-cell embryo. Nature, 1983, 305 (5936): 707-709.

157. ROQUE M, LATTES K, SERRA S, et al. Fresh embryo transfer versus frozen embryo transfer in vitro fertilization cycles: a systematic review and meta-analysis. Fertil Steril, 2013, 99 (1): 156-162.

158. WONG KM, MASTENBROEK S, REPPING S. Cryopreservation of human embryos and its contribution to in vitro fertilization success rates. Fertil Steril, 2014, 102 (1): 19-26.

159. RIESCO MF, ROBLES V. Cryopreservation causes genetic and epigenetic changes in zebrafish genital ridges. PloS one, 2013, 8 (6): 67614.

160. BAKHTARI A, RAHMANI HR, BONAKDAR E, et al. The interfering effects of superovulation and vitrification upon some important epigenetic biomarkers in mouse blastocyst. Cryobiology, 2014, 69 (3): 419-427.

161. CHENG KR, FU XW, ZHANG RN, et al. Effect of oocyte vitrification on deoxyribonucleic acid methylation of H19, Peg3, and Snrpn differentially methylated regions in mouse blastocysts. Fertil Steril, 2014, 102 (4): 1183-1190.

162. JAHANGIRI M, SHAHHOSEINI M, MOVAGHAR B. H19 and MEST gene expression and histone modification in blastocysts cultured from vitrified and fresh two-cell mouse embryos. Reprod Biomed Online, 2014, 29 (5): 559-566.

163. SHIRAZI A, NADERI MM, HASSANPOUR H, et al. The effect of ovine oocyte vitrification on expression of subset of genes involved in epigenetic modifications during oocyte maturation and early embryo development. Theriogenology, 2016, 86 (9): 2136-2146.

164. CHEN H, ZHANG L, DENG T, et al. Effects of oocyte vitrification on epigenetic status in early bovine embryos. Theriogenology, 2016, 86 (3): 868-878.

165. MALDONADO MB, PENTEADO JC, FACCIO BM, et al. Changes in tri-methylation profile of lysines 4 and 27 of histone H3 in bovine blastocysts after cryopreservation. Cryobiology, 2015, 71 (3): 481-485.

166. SAENZ-DE-JUANO MD, PENARANDA DS, MARCO-JIMENEZ F, et al. Does vitrification alter the methylation pattern of OCT4 promoter in rabbit late blastocyst?Cryobiology, 2014, 69 (1): 178-180.

167. MARTINEZ-BURGOS M, HERRERO L, MEGIAS D, et al. Vitrification versus slow freezing of oocytes: effects on morphologic appearance, meiotic spindle configuration, and DNA damage. Fertil Steril, 2011, 95 (1): 374-377.

168. TRAPPHOFF T, EL HAJJ N, ZECHNER U, et al. DNA integrity, growth pattern, spindle formation, chromosomal constitution and imprinting patterns of mouse oocytes from vitrified pre-antral follicles. Hum Reprod, 2010, 25 (12): 3025-3042.

169. ZILLI L, SCHIAVONE R, ZONNO V, et al. Evaluation of DNA damage in Dicentrarchus labrax sperm following cryopreservation. Cryobiology, 2003, 47 (3): 227-235.

170. FORMAN EJ, LI X, FERRY KM, et al. Oocyte vitrification does not increase the risk of embryonic aneuploidy or diminish the implantation potential of blastocysts created after intracytoplasmic sperm injection: a novel, paired randomized controlled trial using DNA fingerprinting. Fertil Steril, 2012, 98 (3): 644-649.

171. CHATZIMELETIOU K, MORRISON EE, PANAGIOTIDIS Y, et al. Cytoskeletal analysis of human blastocysts by confocal laser scanning microscopy following vitrification. Hum Reprod, 2012, 27 (1): 106-113.

172. SHAW L, SNEDDON SF, BRISON DR, et al. Comparison of gene expression in fresh and frozen-thawed human preimplantation embryos. Reproduction, 2012, 144 (5): 569-582.

173. PORTELA A, ESTELLER M. Epigenetic modifications and human disease. Nat Biotechnol, 2010, 28 (10): 1057-1068.

174. UYSAL F, AKKOYUNLU G, OZTURK S. Dynamic expression of DNA methyltransferases (DNMTs) in oocytes and early embryos. Biochimie, 2015, 116: 103-113.

175. PETRUSSA L, VAN DE VELDE H, DE RYCKE M. Dynamic regulation of DNA methyltransferases in human oocytes and preimplantation embryos after assisted reproductive technologies. Mol Hum Reprod, 2014, 20 (9): 861-874.

176. KHTIB M, PERRET A, KHOUEIRY R, et al. Vitrification at the germinal vesicle stage does not affect the methylation profile of H19 and KCNQ1OT1 imprinting centers in human oocytes subsequently matured in vitro. Fertil Steril, 2011, 95 (6): 1955-1960.

177. UK A, COLLARDEAU-FRACHON S, SCANVION Q, et al. Assisted Reproductive Technologies and imprinting disorders: Results of a study from a French congenital malformations registry. Eur J Med Genet, 2018, 61 (9): 518-523.

178. FEUER SK, CAMARANO L, RINAUDO PF. ART and health: clinical outcomes and insights on molecular mechanismsfrom rodent studies. Mol Hum Reprod, 2013, 19 (4): 189-204.

# 14

**CHAPTER**

# 第十四章
# 免疫与发育源性疾病

人体免疫系统的主要功能是识别并消除外环境入侵的病原体和内环境产生的衰老细胞及突变产生的肿瘤细胞,执行免疫防卫,维护机体健康。人体对免疫刺激进行适当的免疫应答和免疫调节是一个平衡的过程。免疫应答清除抗原的过程同时也会对宿主细胞造成间接的影响,需要各种免疫调节来平衡。如果免疫应答和免疫调节失衡,将会造成过敏性疾病、炎症性疾病和自身免疫性疾病的发生。

人的早期生活是指从胚胎发育到出生后的数年时间,这一时期是人体免疫系统从发生、发育到成熟的关键时期。正如成人代谢性疾病的胚胎源性一样,早期生活的环境暴露会对胎儿免疫系统产生长远的影响,导致成人炎症性疾病和过敏性疾病的发生。

## 第一节　免疫系统发生、成熟和衰老

人类免疫系统的个体发生与生物学普遍规律相一致,基本上重复种系发生的过程。人类免疫系统由免疫器官、免疫细胞和体液因子(淋巴因子、免疫球蛋白和补体)等组成。其发生过程,随着胎儿的生长发育而发生发展,出生后随年龄增长而变化。开始先有原始的较低级免疫器官,而后发育为完善的免疫器官。先有细胞免疫,而后产生抗体。

人类免疫系统在早期生活经历发生、发育、发展,并且因宫内外环境的巨大差异而快速改变。胎儿在宫内精细微妙的发育过程需要免疫系统对母体的同种抗原免疫耐受以及免疫抑制,以免被炎症反应所干扰。出生后,新生儿固有免疫和适应性免疫需要从免疫耐受向免疫应答转换,以适应宫外巨大的生活环境抗原的暴露。因此胎儿、新生儿、儿童期间免疫系统的发育成熟经历了一个渐进的过程。

### 一、胎儿造血作用

胚胎着床后,滋养细胞侵入滋养层和母体血管内皮,外层合体滋养细胞直接沐浴在母体血液,合体滋养细胞层通过尿囊中胚叶组织形成血管化。研究发现,小鼠在胚龄12.5天,滋养细胞侵入小鼠脱膜形成血管迷路样组织。在胎盘发育同时,胚胎免疫系统进入干细胞形成期。淋巴细胞来源于造血干细胞。胎儿造血系统和心血管系统一样,是胚胎发育过程中最早出现的组织。妊娠5周胚胎主动脉-性腺-中肾(aorta gonad mesonephros, AGM)区域和卵黄囊区域出现胚胎造血干细胞(hematopoietic stem cell, HSC),这些$CD34^+CD45^+$ HSCs具有分化为各种造血多能细胞系潜能。妊娠5~6周HSCs种植于肝脏,成为血液细胞的主要来源。接下来的数周内,肝脏体积显著增大,妊娠12~24周HSCs数量达到高峰。出生后婴儿肝脏迅速停止生产HSCs。妊娠15周左右,骨髓开始出现造血功能,并且逐渐代替肝脏进行造血作用。妊娠第二阶段开始骨髓成为最主要的HSCs来源,出生后整个生命期间骨髓维持造血功能。

### 二、免疫器官的发生

胸腺是促使T淋巴细胞分化发育成熟的中枢免疫器官,大约在妊娠6周发生于第3咽囊腹侧,此时为上皮性胸腺。在妊娠8周,HSCs植入早期的胸腺雏形,14周时胸腺分化为皮质和髓质,20周胸腺器官发生完成。随后,胸腺组织逐渐生长增大,出生前后重约10~15g,1~12岁时重20~30g,青春期后逐渐萎缩,15~24岁下降最快,30岁时已缩小,到60岁左右退化为囊状结构。

胸腺组织包含胸腺的真上皮区域(true epithelial space,TES)及血管旁细胞区域(paravascular space,PVS)。PVS包含淋巴细胞、粒细胞、mast细胞和脂肪细胞。妊娠16~20周,在胸腺的TES,胸腺上皮细胞在相互紧密接触过程中,造血干细胞向T细胞分化,T细胞开始发育。随后T细胞移出胸腺,形成外周T细胞池。人类TES在1岁时体积达到最大,而PVS直径在10~25岁时达高峰。尽管在成年,人类TES的胸腺生成仍然持续发生,但是比新生期间速度减慢。儿童Di-Georges综合征(22q11.2 deletion)中,胸腺组织发生相关基因突变,导致胸腺发育不全,T细胞严重缺乏,提示支持间质细胞和淋巴祖细胞相互作用在免疫系统发育中至关重要。

另外的淋巴组织是脾脏、淋巴结及派尔集合淋巴结(Peyer's patches)。淋巴结在胚胎第10周时出现,T细胞在淋巴结出现的时间是第14周,然后淋巴结T细胞数目逐渐增加。胚胎发育期间HSCs和间质细胞互相作用对于淋巴组织形成起到重要作用。而外界刺激抗原的刺激对于淋巴组织的正常发育不是必需的。HSCs和间质细胞的相互作用,上调了黏附分子和趋化因子表达,这对于HSCs在淋巴结的停留和吸引非常重要。妊娠17周,B细胞出现在原始滤泡中,周围紧密包绕囊泡状的树突状细胞。出生后,随着儿童的发育和新抗原的暴露,淋巴结内稳定地注入了T细胞、B细胞和单核细胞。

小肠集合淋巴结在胚胎25周时约有60个,出生时增加到100个,到1岁时发育达到最大。胚胎胸腺在第8周时出现淋巴细胞,12周时淋巴细胞的E花环形成率约为90%。而此时在末梢血中也可观察到E花环形成细胞。同种淋巴细胞混合培养反应(mixed leukocyte culture,MLC)到第12周胸腺、脾脏和外周血液的淋巴细胞也均有此反应。而植物血凝素(phytohemagglutinin,PHA)激活的淋巴细胞转化反应,在胸腺于12周时、在外周血于14周时也可观察到此反应。

## 三、固有免疫的发育

固有免疫系统提供对抗病原体的第一道防线,即免疫系统不需要预先的抗原暴露而直接启动防御机制。固有免疫通过补体作用、抗体作用,以及杀伤吞噬作用快速清除病原体。固有免疫细胞具有分泌细胞因子、抗原递呈作用、辅助适应性免疫反应的启动功能。固有免疫系统包括中性粒细胞、巨噬细胞、单核细胞、树突状细胞,与适应性免疫互相作用。固有免疫病原体的识别依赖于保守的生物模式,即病源相关的分子模式(pathogen-associated molecular patterns,PAMPs),入侵者暴露的PAMPs被宿主模式识别受体(pattern recognition receptors,PRRs)识别,比如Toll样受体、NOD样受体、RIG样受体。固有免疫系统在胎儿期发育和成熟,但是在胎儿期和新生儿的各种固有免疫细胞功能及固有免疫反应功能比儿童、成年人弱。

### (一)中性粒细胞

妊娠31周前胎儿脐血中性粒细胞数量很少,31周后脐血中性粒细胞数量呈现指数倍增长,直到足月出生时中性粒细胞成为最主要的白细胞。出生后1周内中性粒细胞数量超过成人水平。产后逐渐下降,出生后3天接近正常。然而新生儿的中性粒细胞功能是不足的，表现为对炎症刺激反应弱，趋化能力不足，分泌黏附因子能力不足。新生小鼠感染时，中性粒细胞被释放，但是不能被聚集到感染位置。这些缺点早产儿更显著，血清 IgG 和补体也更低，因此，新生儿尤其是早产儿，中性粒细胞功能差，抗菌能力弱，易招致细菌感染。

### (二) 吞噬细胞

随着妊娠进展，吞噬细胞数量增长，同时出现 Fc 受体，初步具备吞噬能力和抗原递呈能力。和成人相比，新生儿固有免疫细胞分泌的细胞因子能力弱，吞噬细胞多功能性弱。胎儿吞噬细胞产生高水平的过氧化物，分泌较高的白介素 (interleukin, IL)-8，但经典炎症因子分泌较少。胎儿吞噬细胞分泌高浓度的过氧化物是一种非常原始但是有效的抵抗外来物质侵犯的反应，过氧化物具有杀菌作用，原始生物棘线虫就有这样的反应，胎儿的这种固有免疫反应显示了免疫在物种上的进化。

自然杀伤 (natural killer, NK) 细胞的绝对数量随着胎龄的增加而增加，分娩时达到高峰，然后逐渐下降，5 岁时达到成人水平。NK 细胞毒功能随着妊娠进展加强，但是在出生时仍然只有成人的一半左右。虽然 NK 细胞在儿童期其数量上很高，但是其细胞毒功能很低。可能是由于胎儿激活性细胞因子分泌减少有关，因为在体外添加细胞因子可以恢复胎儿 NK 细胞毒作用。新生儿 NK 细胞对 IL-12、IL-15 的刺激反应低下，刺激产生的干扰素 (interferon, IFN)γ 水平低，然而激活的阈值也是低的，提供一定的抗病毒保护作用。

早产儿和新生儿经典的单核细胞和巨噬细胞也未成熟，Toll 样受体 (toll-like receptor, TLR)4 表达下降，信号转导功能差，削弱了对细胞因子的反应，因此组织修复功能、病原体吞噬功能和分泌细胞生物活性分子功能减弱。但出生后几天内，肺巨噬细胞功能即可达到成人水平。

另一种吞噬细胞是胎儿髓样树突状细胞 (myeloid dendritic cell, mDC)，类似于胎儿单核细胞，胎儿的 mDC 细胞分泌很少量的 IL-12，而 IL-12 是 mDC 细胞的主要细胞因子。IL-12 被认为是联结固有免疫和适应性免疫桥梁，因此胎儿和新生儿早期生活阶段固有免疫及适应性免疫功能是被抑制的。另一种类型的树突状细胞，新生儿或胎儿的浆样树突状细胞 (plasmacytoid dendritic cell, pDC) 的功能也是被抑制的。胎儿或新生儿的 pDC 产生非常少量的 IFN-α。这两种类型的树突状细胞水平随着年龄增长而增长，5 岁时增加 1 倍。儿童树突状细胞功能成熟延迟导致儿童下呼吸道感染概率增加。

### (三) 补体

补体由肝脏产生，与免疫细胞一起被招募到感染部位。补体促进调理作用，对固有免疫细胞有趋化作用，调节细胞毒作用，影响抗体的合成，提供更有效的吞噬作用。新生儿补体达到成人水平的 10%~70%，生物活性也较成人差，出生后 3~6 个月补体达到成人的水平。

胎儿固有免疫细胞和成人固有免疫细胞在功能上存在显著差异。比如，胎儿和新生儿血浆能抑制脂多糖 (lipopolysaccharide, LPS) 刺激的成人固有免疫细胞分泌肿瘤坏死因子 α (tumor necrosis factor-α, TNF-α) 的功能，这种功能依赖于新生儿血浆高水平的腺苷，然而腺苷不影响 LPS 诱发的 IL-6 生成，IL-6 较 TNF-α 比炎症反应弱。这种早期生活阶段固有免疫细胞在炎症因子刺激下产生低水平炎症因子的特性持续多年。

固有免疫在出生后的几年逐渐发育成熟。

大多数固有免疫在学龄前成熟，十几岁才达到功能完全。3 岁儿童单核细胞产生 TNF-α 和 IL-6 的能力与成人相当，然而产生 IFN-γ 和 IL-12 能力在青少年时期才达到成人水平。

## 四、适应性免疫的发育

适应性免疫包括各种类型的 T 细胞和 B 细胞免疫反应，杀灭有害病原体，并形成免疫记忆。随着胚胎发育，淋巴细胞数目直线上升。出生后的数周，淋巴细胞数目剧增，淋巴细胞在出生后的剧增现象在早产儿同样出现，但是早产儿出生后淋巴细胞总数相对减少。

### （一）T 细胞的分化

T 细胞源自肝、脾和骨髓未分化的干细胞，这些干细胞产生原淋巴细胞和前 T 细胞，随血流到达胸腺。胸腺是机体的中枢淋巴器官，是 T 细胞分化发育的场所。人胚 8 周时，胸腺已下降到纵隔前方，此时其上皮组织已做好准备，培育干细胞成为有功能的 T 细胞。

T 细胞在出生时以及出生后的前几年数目庞大，成熟单 CD4 或 CD8 阳性细胞在妊娠 15 周胸腺首次出现。然而新生儿 T 细胞的构成、功能与成人相比有很大不同，反映了胎儿生活期间暴露的外来抗原主要是母体的非遗传的同种抗原。刚脱离母体的新生儿 T 细胞功能较低，出生后 2 ~ 3 个月 T 细胞功能达到接近成人的水平。早期生活的 T 细胞与成人不同，比如，胎儿初始（naive）CD4 细胞对同种抗原反应强烈，在转化生长因子 β（transforming growth factor β，TGF-β）影响下，有发展成为 Foxp3$^+$CD25$^+$ 调节性 T 细胞（regulatory T cell，Treg）的趋势，积极促进免疫耐受，外周 Treg 细胞出生时占 CD4$^+$ 细胞的 3%，并且长期存在，使早期生活免疫反应呈现抗炎症状态。较早期生活的胎儿 T 细胞的免疫反应以免疫耐受为特征，降低同种抗原识别，对外来抗原的反应弱。晚期胎儿或者新生儿 T 细胞在外来抗原激活下偏向辅助性 T 细胞 2（T helper 2，Th2）反应，被新生儿的树突状细胞和表观遗传特性加强。

新生儿期间，除了常规 T 细胞识别经典主要组织相容性复合物（major histocompatibility complex，MHC）分子抗原肽外，还有固有 αβ 受体 TCR$^+$T 细胞和 γδTCR$^+$T 细胞。这些 T 细胞包含：功能性补体恒定自然杀伤 T（invariant natural killer T，iNKT）细胞（迅速产生 IFN）；黏膜相关的不变 T 细胞（mucosal-associated invariant T，MAIT）；分泌趋化因子 IL-8（CXCL8）初始 T 细胞。这些 T 细胞架起固有免疫和适应性免疫桥梁。MAIT 细胞在胸腺内发育，在微生物定植以前在胎儿黏膜组织成熟。分泌 CXCL8 T 细胞在人新生儿期有重要功能，CXCL8T 细胞能激活对微生物有对抗作用的中性粒细胞和 γδT 细胞。这些细胞在早产儿和足月儿的黏膜屏障表现活跃，随着年龄增长而下降。和成人血液比较，新生儿 γδTCR 呈现各种丰富受体链。γδT 细胞受刺激后产生丰富的干扰素 γ，补偿早期生活期间不成熟的辅助性 T 细胞 1（T helper 1，Th1）对抗新生儿感染的不足。

淋巴细胞发育可能与宫外生活有关。T 细胞数量在出生时比较高，出生后 1 年继续升高，然后下降，学龄期达到成人水平。然而 T 细胞功能比较低，产生 IL-2 水平低，是儿童 T 细胞免疫反应较差的原因。新生儿的中毒性休克综合征症状轻微，提示新生儿对超级抗原的 T 细胞抗原性弱。

T 细胞分为细胞毒性 T 细胞（CD8$^+$），具有细胞杀伤功能，以及辅助性 T 细胞（CD4$^+$），具有分泌细胞因子刺激其他细胞、辅助其他细胞功能。新生儿细胞毒性 T 细胞反应差,需要更强的刺激。T 辅助细胞又分为效应细胞和调节细胞。效应细胞分为 Th1、Th2、Th9 及 Th17。以哪一种效应细胞为主导决定清除外来病原体的能力。胎儿 T 细胞分泌 IFN-γ 因子比成人少,胎儿 T 细胞免疫存在极度 Th2 极化。因此,胎儿和新生儿 T 细胞反应偏向细胞毒抑制性反应。出生后第一年逐渐获得 T 细胞毒功能,但是在整个儿童期,还是缺乏清除抗原和病原体的功能。

CD4 和 CD8 细胞都能发展成为记忆细胞。记忆淋巴细胞在感染后形成,再次遇到病原体时迅速做出反应,这些细胞记忆功能维持终生。记忆性淋巴细胞在健康婴儿数量很少,较大儿童也很少。

## (二)B 细胞的分化

B 细胞负责适应性免疫的体液免疫。胎龄 7~18 周,从卵黄囊迁至肝的造血干细胞在肝脏微环境里发育成熟为 B 细胞。18 周后 B 细胞则由骨髓产生的干细胞发育而成。在肝内时,前 B 细胞获得膜受体,使其表面膜可结合 IgG 的 Fc 段。胎龄 7~9 周时到达骨髓,继续发育,出现结合补体第三成分(C3)的活化产物的膜受体及 EB 特异性受体。胎龄 8~9 周时,带有这些受体的 B 细胞离开骨髓,迁移至发育中的淋巴组织。在淋巴结和脾内很少见到前 B 细胞。B 细胞通过分泌 Ig 而执行免疫功能,胎儿的 Ig 主要包括 5 种:① IgM:胎龄 10~12 周开始合成,出生时约为成人的 10%,以后逐渐上升,1~2 岁达成人水平。12 周胎儿血流中的 B 细胞已有 IgM 受体,发生宫内感染时,抗原与此受体结合后,B 细胞分裂形成分泌 IgM 的浆细胞,对付抗原。IgM 不能通过胎盘,因此,脐血 IgM 升高,则提示

宫内感染。② IgD:胎儿自第 9 周起至少有 85% 表达 IgM 受体的 B 细胞也表达对付同一种抗原的 IGD 受体,IgD 可能在遇抗原后触发 B 细胞的成熟过程中起重要作用。③ IgG:是含量最高的 Ig,也是唯一可通过胎盘传给胎儿的 Ig。胎龄 10~12 周可自身合成 IGg,含量甚微,但因母体 IgG 可通过胎盘传给胎儿,而且其含量也随着胎龄增长而不断增加,胎龄 8 个月时为成人的 56%,9 个月时为 88%,足月新生儿脐血 IgG 含量可超过母体,而早产儿 IgG 含量明显低于足月儿。出生后 IgG 逐步消耗,而自身合成能力尚不足。至 1~3 岁相当于成人的 60%,10~12 岁后基本达成人水平。④ IgA:胎龄 30 周时,有些带有 IgG 的 B 细胞遇到抗原后,分裂形成的子细胞受体转变为 IgA,这些子细胞迁移到黏膜的淋巴组织。带有 IgA 受体的 B 细胞与抗原接触后分化为分泌 IgA 的浆细胞。⑤ IgE:在胎儿中出现早,是继 IgM 后出现的第二种抗体,胎龄 11 周开始合成,7 岁左右达成人水平。

B 细胞分为 B1 细胞和 B2 细胞。B1 细胞在某些抗原特异性刺激下(普通抗原比如多糖)自发分泌低亲和力抗体 IgM,很少发生躯体基因突变,B1 细胞分泌 IL-10 及 TGF-β,促进 Th2 反应。B1 细胞起到第一道防线作用。出生时 B1 细胞占外周血 B 细胞的 40%,出生后数个月内维持高水平。经典的 B 细胞是 B2 细胞,起源于 CD34 多系淋巴祖细胞,能产生一系列特异性的免疫球蛋白。

新生儿 B 细胞表面共价受体分子少,限制了它们的反应能力。尽管新生儿已经能产生记忆 B 细胞,但是体液免疫反应不完全,抗体转换不完全,新生儿和小于 2 个月婴儿 B 细胞体细胞高度突变(somatic hypermutation)比成年人少,限制了抗体亲和力的成熟。早期

生活的骨髓间质细胞难以提供浆母细胞的长期存活并分化为浆细胞,因此 B 细胞在免疫应答后分泌 IgG 迅速下降,因此新生儿的早期 T 细胞依赖抗原的适应性免疫效应是比较低的。因为新生儿固有免疫、Th1 效应和抗体效应均不足,所以新生儿感染随着病原体暴露的增加死亡率也增加。

出生时 B 细胞含量丰富,和 T 细胞一样出生后数量增加,1 年后逐渐下降达成人水平。新生儿 95%B 细胞是不成熟的初始(naive)B 细胞。随着儿童的生长,初始 B 细胞逐渐下降,5~10 岁时不成熟 B 细胞降至 20%,成人的不成熟 B 细胞占 10%。

### (三)抗体的分化

在胎儿时期,缺乏抗原刺激,出生时只有少量记忆性淋巴细胞、转换 IgG⁺ 和非转换 IgG⁻ 的记忆性淋巴细胞。随着年龄增长,记忆性淋巴细胞数目增长,10~15 岁达到成人水平。

适应性免疫的激素族是免疫球蛋白分子 IgM、IgA、IgG 和 IgE。抗体与病原菌直接接触中和,抑制病原菌与细胞结合,抑制感染,促进吞噬细胞吞噬。抗原经过处理后产生的最早的抗体是 IgM,然后是 IgG、IgA。IgA 保护黏膜表面。新生儿中 IgM 是最常见的免疫球蛋白,因为正常宫内发育类别转换很少发生,仅在脐血中发现少量分泌 IgG 和 IgA 的 B 细胞。出生后,暴露于外源性的抗原增加了,不管是早产还是足月产,新生儿类别转换细胞数量增加,然而 IgG 的多样性在早产婴儿增加速度慢于足月产婴儿。1 岁时,儿童 IgG 水平达到成人 70%,IgA 水平达到成人 30%,幼儿对 LPS 的抗体反应不足,LPS 的抗体反应是非 T 细胞依赖的,只在脾脏的边缘区发生。组织学研究表明,婴儿脾脏直到 2 岁才发育完全。以

上可以解释当婴儿发生胞内菌感染时抗体合成延迟或不足。婴儿的补体受体 CD21 分泌不足,低补体活性可以解释 LPS 刺激的低抗体反应性。

尽管婴儿产生 IgG 水平低,但是婴儿仍然能从母亲那儿得到功能性抗体。胎盘通过滋养细胞表面 FcRn 受体转运母体 IgG,在妊娠末 3 个月,转运母体 IgG 功能增加,因此出生时婴儿的 IgG 浓度超过母亲血液 IgG 浓度。母亲 IgG 代表了母体免疫记忆,能保护婴儿至出生后 6 个月内的生命。如果母亲很好的接受主动免疫,儿童被保护不受破伤风感染,也能保护白喉、百日咳感染和其他感染。早产儿得到母亲 IgG 更少,母亲来源的 IgG 消退的更早。母亲在 20~30 年前发生的感染期间所产生的抗体可以被转移足够量的抗体进入她的婴儿体内,这是非常重要的,毕竟在特殊的环境下有 15% 或更多的婴儿、儿童死于感染。在有限的妊娠和新生儿期间,母亲抗体通过印迹塑造婴儿的 B 细胞整套功能,这一过程揭示母亲免疫系统对子代一生的免疫调节作用。

## 五、黏膜免疫的发育

黏膜免疫的发育与肠道细菌定植有关,早期生活定植细菌为链球菌和大肠埃希菌,细菌产物 LPS 结合于上皮细胞表面的 TLR4,抑制 TLR4 信号转导,否则产生有害的炎症反应,这是诱导肠道免疫耐受重要机制,可以解释大多数新生儿暴露于环境和饮食蛋白后没有产生不良免疫反应。早产儿下调 TLR4 信号失败与早产儿肠道感染相关。围产期肠道的微生物在免疫平衡发育起到关键作用,涉及年龄相关的 Th1 反应的成熟机制,Treg 细胞的发育,Treg 细胞抑制 Th2 型变态反应。微生物

失调在剖宫产分娩和人工喂养儿中可见,并与变态反应相关。无菌小鼠实验证实肠道微生物定植有一个关键的时间窗,避免 Th2 起源的变态反应。在人类婴儿,这个时间窗大约在出生后 100 天,出生后 100 天内如果肠道菌群失调,数量减少,成人后将有哮喘风险。

新生儿的黏膜免疫被母乳喂养所调节,乳汁中分泌型 IgA、IgG、细胞因子、抗菌肽和其他免疫细胞随着母乳进入婴儿体内。分泌型 IgA(secretory IgA,sIgA)对母亲和婴儿环境中的病原体高度反应。sIgA 的分泌反映了胃肠道和呼吸道淋巴的抗原刺激。sIgA 也直接针对食物的抗原。母乳中免疫细胞产生细胞因子,参与婴儿 sIgA 细胞的发育。因此母乳有免疫调节性质,促发婴儿临床前而不是临床感染,逐渐刺激针对潜在病原菌的 IgA 记忆,同时抑制炎症发生。

胎儿精心的发育过程不能被炎症反应所干扰,为了避免炎症反应,胎儿的巨噬细胞是低反应的,胎儿巨噬细胞分泌非常微量的可溶性的炎症介质,同样新生儿经历严重感染时自然杀伤(natural killer,NK)细胞毒反应功能不足,但幼童则 NK 细胞毒功能增强。如果宫内产生炎症介质过多,可导致胎儿宫内发育迟缓和自发流产。淋巴细胞优先 Th1 反应则导致早产,胎儿 IL-8 产生与胎膜破裂、分娩发动有关。这些炎症因子与早产儿脏器损伤疾病易感相关,比如 28 周以前绒毛膜炎可能增加出生后支气管肺部疾病风险。因此,在发育中的胎儿,免疫炎症反应对正常的宫内发育产生有害影响。但接近分娩时,新生儿的免疫系统必须发育接近成熟,以适应转换为宫外环境生活。新生儿的免疫系统对宫外环境适当反应,但又不是成人形式的反应。出生后免疫转换的失败将导致很多疾病的易感。

## 六、婴幼儿免疫系统

足月胎儿出生后,从无菌的宫内转移到体外,胎儿必须适应体外大量抗原和病原的环境。胎儿淋巴细胞的 Th2 偏移,分泌更多的 IL-6、IL-23、IL-1β 及 IL-10,而 IFN-γ、IFN-α、IL-12 分泌较少。出生后淋巴细胞反应必须转换为 Th1,如果转换延迟将增加感染机会。巨细胞病毒感染儿童直到 2 岁前仍然保留 Th2 型,可能导致将来发生过敏。目前认为初次接受抗原暴露引起的免疫效应是良好还是恶化,与抗原暴露的时间、剂量、儿童的遗传背景相关。

对于早产儿,感染是独立性的预测早产儿结局的因素。早产儿固有防御系统在各个水平被破坏:首先,中性粒细胞储备下降,导致中性粒细胞缺乏,新生儿中性粒细胞缺乏症在低体重儿(出生体重 < 1 500g)中的患病率为 1/5。新生儿中性粒细胞缺乏对于革兰氏阴性菌感染意义重大,革兰氏阴性菌感染迅速消耗中性粒细胞。其次,早产儿中性粒细胞表达 CR3 下降,中性粒细胞黏附能力下降;吞噬能力下降,易招致胞内菌感染,如 B 族链球菌。早产儿补体和抗体不能杀灭这种细菌,导致持续性感染。第三,早产儿母亲抗体输入减少,削弱新生儿的固有免疫。低水平的补体和抗体导致中性粒细胞低吞噬作用。

婴幼儿因为低水平的记忆细胞,免疫系统普遍性的不成熟,导致更易感染细菌、病毒。特异性细胞毒 T 细胞对于病毒清除很重要,婴幼儿的细胞毒性 T 细胞反应与成人不一样,表现为反应延迟,特异性的溶解感染细胞能力减弱,抗原特异性的细胞毒性 T 细胞扩增减弱,新生儿黏膜的单纯疱疹病毒感染不易控制,容易引起播散。

## 七、从儿童到成人免疫系统发育

幼儿的固有免疫和体液免疫开始成熟，还是易遭受病毒、细菌、真菌、寄生虫感染风险。在发达国家，幼儿有很好的生存机会，1900 年英国婴儿死亡率为 140/1 000，2000 年下降达到 7/1 000。预防和抗感染是婴儿死亡率下降的主要措施。在许多其他国家，婴儿死亡率还是在 50/1 000 以上，提示人类存在进化压力，必须选择有效的保护性免疫，另外，进化压力可能选择极端的 MHC 遗传多态性。

婴儿期间，免疫系统逐渐成熟。早期的防御主要来源于通过胎盘被动运输的 IgG 和母乳来源的防御反应，一旦这些来源消退，幼儿更加容易遭受感染。随着儿童的成长，适应免疫和固有免疫日益成熟，儿童计划性的疫苗注射也规避了许多感染风险。随着成长，抗原的暴露增加以及疫苗计划的实施，机体产生免疫记忆，免疫反应的保护性作用被加强，年轻的成年人更少招致感染，适应性免疫记忆的积累持续到老龄后消退。

新生儿从相对无菌的宫内来到宫外，暴露于多种微生物的环境下，最初主要暴露的细菌来源于产道，很快口腔、皮肤、呼吸道都与外界接触，机体持续暴露于微生物环境下。许多定植于消化道和其他黏膜的细菌对于健康生活是必需的，包括食物的消化和主要营养物质的获取，同时还影响免疫系统的发育。

人体内大约 20% 的淋巴细胞位于消化道，暴露于多种外来抗原，肠道免疫细胞监视潜在的感染。肠道内的细菌影响 Th17 细胞、Treg 和记忆淋巴细胞的发育。出生时几乎所有的 T 细胞携带 CD45RA 糖蛋白，是典型的初始 T 细胞，从来没有接受过外来抗原刺激。儿童期间，Treg 细胞数目下降，记忆性 Th1 细胞、Th17、Th2 细胞逐渐增加，记忆性 T 细胞数量与初始 T 细胞数量比值达到成人水平。记忆性 Th1 细胞除存在于消化道外，也存在于皮肤和呼吸道。

消化道菌丝片段对于 Th17 细胞的发育和梭状杆菌发育都是必需的，菌丝片段诱导 Treg 细胞克隆。无细菌的小鼠免疫发育缺陷，派尔集合淋巴结减少，淋巴滤泡减少，生发中心异常，当有正常肠道菌群的小鼠合拢喂养，免疫缺陷小鼠免疫可在数天内被纠正。

随着儿童长大，免疫系统被反复的感染和主动免疫所塑造，病原感染不管是显性感染还是亚临床感染，都足够刺激宿主免疫反应。许多儿童感染只发生一次，但是保护终身。

初始 B 细胞位于淋巴结生发泡中心，初始 B 细胞接受抗原信号，结合的抗原被溶酶体消化，一部分肽段被人类白细胞抗原（human leukocyte antigen，HLA)-Ⅱ 分子结合，并返回细胞表面，被具有 T 细胞受体反应的 Th 细胞结合，Th 细胞传递信号给 B 细胞，这些信号促进 B 细胞分裂、类别转换、体细胞高频突变。最后免疫应答的结果导致表达具有高度亲和力抗体的 B 细胞被选择，最终产生高频突变的细胞系，分泌高亲和力抗体，高亲和力抗体在中和外来微生物更有效。

记忆 B 细胞能长期维持，在体内 IgG 半衰期约 25 天，浆细胞可以存活很长时间。另外，在持续抗原刺激和 T 细胞接触下，记忆 B 细胞持续更新好几代。微粒抗原被滤泡树突状细胞俘获，在淋巴结可以持续存在好几年。抗原持续存在和抗原交叉反应有助于这些 B

细胞长期存活，记忆 B 细胞偶尔进行细胞分裂和分泌抗体。

免疫激发的结果是反应性 T 细胞和 B 细胞发生短暂的扩增，反应性 T 细胞达到总体循环 T 细胞的 10% 左右，但是因免疫反应同时诱发细胞凋亡，细胞消耗后数目下降，病原体感染控制后，记忆 T 和 B 细胞维持很长一段时间，在总体数量上记忆细胞远远超过未致敏淋巴细胞。

有些感染是无症状的慢性感染，大多数是病毒感染，如巨细胞病毒（cytomegalovirus，CMV）、EB 病毒（Epstein-Barr virus，EBV）及结核分枝杆菌，这些病原菌激活强烈的 $CD4^+T$ 和 $CD8^+T$ 细胞反应。CMV 特异性的 $CD8^+T$ 细胞反应导致 T 细胞单克隆扩增，达到循环中 $CD8^+T$ 细胞超过 10%。这些 T 细胞起到控制病毒和消除病毒作用，如果免疫抑制治疗可能激活这些病毒，导致灾难性的后果。

## 八、免疫系统的衰老

随着年龄的增长，免疫系统经历重塑和衰老，对健康和生存产生重大影响。免疫衰老让老年人感染病毒和细菌风险增加，老年人因感染而死亡的风险比年轻人增加 3 倍。在发达国家，老年人因感染死亡位于死因第四位。另外，异常的免疫反应可能导致其他疾病，如癌症、心血管疾病、休克、老年性痴呆。

在流感季节，65 岁以上老年人额外增加 90% 的死亡风险，免疫反应低下可以解释老年人疫苗接种效果低下，免疫衰老也可导致潜伏的病毒感染复发，如带状疱疹病毒导致神经痛。

免疫系统的衰老影响微生物和宿主的动态平衡，削弱消化道细菌的多样性，与梭状芽孢杆菌腹泻相关，是住院老年病人最常见的疾病。肠道微生物菌群与炎症性肠病关联，随着年龄的增长，炎症病理增加，免疫调节能力下降，促发炎症性疾病的发生。老年人血液淋巴细胞减少，淋巴组织增生，调节 T 细胞功能减退，巨噬细胞清除坏死细胞功能减弱，老年人免疫系统不能完全维持针对自身抗原的免疫耐受，自身免疫系统疾病发生概率增加。

癌症在工业化国家诊断的平均年龄是 70 岁。主要原因是随着年龄的增长，积累了一生的细胞和遗传的损害。老年人控制癌症细胞的免疫反应下降也是老年人癌症多发的原因，这样的免疫损伤同时导致自身免疫疾病发生，肿瘤不再被有效排斥。另外，随着年龄增加的炎症反应也促进肿瘤的出现。

因年龄增加引起免疫系统下降导致疾病发病率的增加主要是由适应性免疫功能失调引起。随着年龄的增加，胸腺输出淋巴细胞减少，初始 T 细胞 /T 细胞比值下降，结果是 T 细胞增生，对新抗原建立免疫记忆能力下降，CD4 和 CD8 生产细胞因子能力减退，关键表面分子表达谱改变，$CD4^+$/$CD8^+$ 比例倒置。CD8 细胞需要控制潜在的病毒感染，如 EB 病毒、CMV 病毒感染，挤占了控制其他致命性病毒感染的空间，这种情况被老龄人胸腺输出初始细胞减少所恶化。

固有免疫反应也随着年龄下降，固有免疫细胞数目下降，从造血系向骨髓系偏移，中性粒细胞吞噬能力减弱，过氧化物产生能力减退，部分由于 Fcγ 受体表达减少引起。同时，巨噬细胞呼吸道清道夫能力减弱，树突细胞 HLA-Ⅱ分子表达下降，吞噬能力下降，免疫清除衰老细胞和凋亡细胞的能力减弱,导致促炎症表型。事实上,如果人工移除老龄小鼠身上的衰老细胞,小鼠生活得更健康和长寿。

因此老龄免疫最关键的改变是促炎症因子 IL-6、IL-8、IL-1β 和 TNF-α 增加。低度持续炎症可引起动脉粥样硬化、癌症、痴呆等疾病。

免疫衰老的细胞和分子基础未能阐明,目前较为认可的三种衰老细胞表型包括:端粒消耗;细胞复制衰老或者细胞分裂停止;线粒体负荷增加和氧化反应原件增加。衰老相关分泌表型(senescence-associated secretory phenotype,SASP),定义为衰老细胞分泌的促炎因子、趋化因子和蛋白酶,这些特征影响有丝分裂活跃的细胞(造血干细胞 HSCs、T 细胞),造成分裂停止或分裂消除;影响有丝分裂后的免疫细胞功能失调,如中性粒细胞功能失调。

端粒磨损是癌症保护机制,由于每次细胞增生都有可能突变,只有上皮淋巴细胞和 HSCs 的干细胞表达端粒延长酶,小心地维持着抗癌平衡。记忆 T 细胞和 HSCs 都很少分裂,减少端粒消耗,但是在整个生命周期中还是维持对于感染的反应和组织的更新。终末细胞如 CD27⁻CD28⁻T 细胞端粒最短,激活后分裂能力下降,但是展示强力的效能,这些细胞在老年、自身免疫疾病和慢性感染疾病患者中数量增加。衰老细胞的第二个特征是线粒体功能失调,导致蛋白和 DNA 的氧化应激损伤,积累的氧化损伤可以导致溶酶体功能和自噬功能下降。造血系统自噬功能缺乏的小鼠表现为造血系统的早衰。记忆性 T 细胞对流感疫苗缺乏

反应的现象可以被自噬诱导化合物所恢复。第三个最新研究的衰老细胞的改变就是 SASP 的获得,导致促炎症因子增加和低度炎症状态。

## 九、免疫系统的演变

作为一个长寿命生物,人类免受持续感染,固有免疫和免疫记忆有进化机制。然而,对于个人来说,这些免疫机制是变化的,最初始的免疫反应是适应从胎儿到婴儿的生活,妊娠期间发生微妙变化,然后在个体成长过程中从成熟到扩张,最后随着衰老而降落。初始淋巴细胞的输出和形成新的免疫记忆的能力随着年龄的增长变得不再重要,因为高龄个体在一生中暴露于多种抗原下建立了记忆库。高龄个体骨髓偏移和分泌促炎症因子增加可能是必要的,衰老后免疫系统的这种改变是为了改善日益增加的因衰老细胞数目增加的吞噬能力。因为适宜的环境,增加了大量的高龄个体,长寿是人类最近的文明。因此免疫系统衰老的改变可能是在整个生命周期中不可预知的抗原暴露下演化的结果。

人类的免疫系统从胎儿发育期到婴儿出生、儿童成长、成年至衰老期是一个进化的演变的过程。在儿童早期开始发育完善完全的免疫反应,当记忆的累积免疫反应逐渐成熟,免疫系统主要是铸造年轻人对急性感染进化的有效的反应力、妊娠期适应力、婴儿期的保护力,以及对慢性感染持续数十年的适应力。免疫系统除了与病毒、细菌、真菌、寄生虫作战,免疫系统还有组织修复、创伤愈合、消除死亡和癌症细胞能力,以及建立健康肠道菌群的能力。

# 第二节　胎盘免疫

据估计，6亿年前当主要组织相容性抗原（major histocompatibility antigen，MHA）和白细胞共同抗原CD45的祖先建立先天免疫时，免疫系统就开始了进化。5亿年前，抗体重组激活基因（RAG）发生了进化，建立了适应性免疫。第一批哺乳动物的产卵时间大约在2亿年前，而胎盘哺乳动物具有体内妊娠和活产后代是从1亿年前开始的，其中人和小鼠是进化相对较新的哺乳动物。这一历史记录表明，胎盘的进化涉及了尚未被识别的免疫过程。

60多年前，随着有关移植抗原和移植排斥的概念的发展，生殖免疫学成为研究热点。1953年的一篇开创性论文《脊椎动物胎生进化引起的一些免疫学和内分泌学问题》极大地影响了这个亚学科的发展，该文由彼得·梅达瓦撰写，他因发展了免疫耐受的概念而获得1960年诺贝尔生理学或医学奖。

哺乳动物的受精卵、胚胎及胎儿均具有父亲来源的MHA。胎儿对于母体可以看作是具有由父亲来的1/2遗传因子的同种移植物。在妊娠过程中，胎儿与母体之间存在着复杂而特殊的免疫学关系，这种关系使作为异物的胎儿不被排斥，对维持胎儿在母体中的正常发育有着重要作用，而对这种耐受状态起重要作用的应首先考虑的是胎盘。

## 一、胎盘的结构

胎盘是胎儿与母体之间物质交换的重要器官，介于母儿之间，起源于胎儿侧，是妊娠期间由胚胎胚膜和母体子宫内膜联合长成的母子间组织结合器官。母胎间的物质交换均在胎盘小叶的绒毛处进行，胎儿血液是经脐动脉直至绒毛毛细血管，经与绒毛间隙中的母血进行物质交换，两者并不直接相通。胎儿在子宫中发育，依靠胎盘从母体取得营养，同时双方保持相对的独立性。胎盘的功能除了物质交换功能、对病原体及药物具有屏障和防御功能，同时合成多种激素、酶和细胞因子外，还有使母体能容受、不排斥胎儿的免疫功能。胎盘具有一套完整的组织生理学机制，可以防止母体和胎儿之间发生免疫冲突。胎盘的最外层与母体血液直接接触的是合体滋养层细胞，构成了胎儿胎盘单元与母体之间的广泛分界带。胎盘滋养层细胞与母体蜕膜相互作用的免疫现象，与母胎间免疫相容性有关，即维持母胎的免疫耐受性，只是到目前具体机制不清楚。

## 二、胎盘的免疫学作用

抗原是诱导免疫应答的始动因素，妊娠时胎儿和胎盘产生多种抗原物质，并且在母体产生相应的抗体。设想如果胎儿胎盘抗原不表达，或者母体免疫系统受到抑制，就不会把胎儿胎盘抗原作为移植物抗原。

以抗原性质来看，胚胎抗原可能是一种不成熟的抗原，胎盘抗原则由于某些机制使其抗原性不表达，滋养层细胞无HLA抗原，滋养层对母体无免疫刺激作用，从而逃避同种异体识别。从抗原的量来看，胎儿抗原在母体血液循环中的含量极微。绒毛表面合体滋养层细胞与母血接触，通过激活先天固有免疫和减轻体液免疫来维持母体温和的免疫状态。

母体循环和胎儿循环具有相对的屏障作

用。滋养层为免疫上独特的组织,滋养层抗原性可以被毛刷状边缘的"覆盖物"、胎盘本身合成的和孕妇血清中的封闭因子所抑制,掩盖了胎盘的抗原性,并对母体的效应细胞持有防御作用。胎儿抗原与母体抗体在合体细胞内以形成抗原抗体复合物的形式存在于合体细胞内,然后在合体细胞内酶的作用下,使之无毒化,让胎儿免受母体的免疫攻击,并且对胎儿无损害作用。然而,如果发生胎儿宫内出血,孕妇很容易产生针对胎儿红细胞、血小板和白细胞同种抗原形成不相容的抗体。抗体最初是低亲和力的,但如果持续胎儿细胞抗原暴露,可免疫成为功能有效的高滴度 IgG。

胎盘分泌的多种激素调节母体免疫细胞的组成和功能。母血中存在一些免疫抑制因子,如绒毛膜促性腺激素、孕酮、前列腺素和甲胎蛋白等,在微绒毛、外周细胞滋养层和细胞小岛的表面浓度最大,抑制作用在 20~30 周达高峰。绒毛膜促性腺激素可抑制植物血凝素 PHA 引起的淋巴细胞增殖,孕酮也可抑制淋巴细胞反应和引起淋巴细胞转化作用。二者都可能与前列腺素的合成和释放有关,前列腺素可抑制 NK 细胞活性。甲胎蛋白主要来自胎儿,为非细胞毒性因子,可抑制巨噬细胞的吞噬功能。蜕膜中的免疫抑制因子影响母体免疫系统的活性,抑制某些淋巴细胞群的产生,最后以特异性和非特异性免疫抑制物质封闭识别细胞或效应细胞的受体,对滋养层抗原起到封闭抗体的作用。

着床后胎盘形成期间的流产,可能与胎儿组织的抗原性质、量和变化,以及母体对它的反应性之间发生了不平衡有关。抗胎盘抗体的量与质的变化和胎盘血管的内皮细胞相互作用,引起抗原与抗体反应,促发炎症进展和形成血栓。事实证明,在流产病例能看到胎盘的血栓形成或纤维蛋白降解产物增多,在不少病例看到类似肾脏器移植出现的反应,这些变化的继续导致胎盘功能低下,包括有排斥能力的细胞免疫功能发生变化,最终将胎盘作为异物加以识别排除。

胎盘不应仅被看成是移植器官。虽然可能存在阻止母体抗父源性抗原的免疫反应的积极机制,但是滋养层和母体免疫系统已经进化并建立了协作状态,相互协调得以获得妊娠的成功。胎盘植入在怀孕的早期类似于"开放性伤口",需要强烈的炎症反应,胚泡必须突破子宫上皮衬里进行植入;损伤子宫内膜组织以侵袭;接着是滋养层替换母体血管的内皮和血管平滑肌,以确保胎盘胎儿血供。所有这些活动为入侵细胞、死亡细胞和修复细胞创造了一个真正的"战场"。为了确保子宫上皮的充分修复和细胞碎片的去除,需要一个炎症环境。怀孕的中期是胎儿生长发育迅速的时期,母亲、胎盘和胎儿是共生的,主要的免疫学特征是诱导抗炎状态。在怀孕的最后一个阶段,胎儿完成了发育,所有器官基本具备功能并准备对外部世界进行处理。此时母亲需要分娩,需要通过新的炎症来实现。分娩的特征是免疫细胞流入子宫肌层以促进炎症过程的复发。这个促炎环境促进了子宫收缩、胎儿娩出及胎盘排斥反应。

胎盘和蜕膜共同负责在植入部位建立独特的微环境:防止炎症细胞因子冲击;抑制具有溶细胞功能的 T 细胞的募集;使局部免疫系统配合促进胎儿发育;控制细菌生长;保护胎儿免受病毒感染。

## 三、母胎界面的免疫细胞

在怀孕的过程中,胎盘子宫界面的免疫细胞被认为发挥着重要的作用。这些免疫细胞的组成和功能可能受局部胎体种植周围的蜕膜所调节。这些细胞的组成和功能是高度专业化的,不仅关系着胎盘的发育和功能,还可以减少胎盘作为外来移植器官被攻击的机会。

滋养层细胞是这些外胚胎组织的主要细胞类型,在胎体的一侧形成胎盘,胎体的另一侧形成绒毛膜羊膜。子宫黏膜在胚胎植入中不是被动的,而是经历一种特殊的组织反应,称为蜕膜化,以支持胎盘的发育和功能。蜕膜化需要在子宫内膜成纤维细胞在细胞形态和基因表达方面有一个根本性的分化程序。在人类中,蜕膜变化在月经周期的分泌期,整个子宫内膜中都有一定程度的发生,在植入后的妊娠早期则完全发生变化。

流式细胞和免疫组化染色均发现,孕早期3个月的人类蜕膜白细胞大约70%是NK细胞,20%是巨噬细胞,10%~20%是T细胞,树突状细胞和B细胞非常少。在小鼠的研究中,用流式细胞术测定蜕膜白细胞潜在的复杂组成,发现部分免疫细胞主要存在于血管内而不是组织实质内。大量的单核细胞通过与表达同源黏附分子的特异性内皮细胞的稳定相互作用而出现在小鼠蜕膜的血管小室中。

如同在数量上占据优势,蜕膜NK细胞一直是母胎界面免疫学研究的重点。这些细胞首先出现在移植前分泌期的子宫内膜中,可以通过 $CD56^+CD16^-$ 的细胞表型确定,这类特征的NK细胞大概占外周血NK细胞数量的10%。然而,蜕膜NK细胞的转录谱和外周血中的 $CD56^+CD16^-$,以及 $D56^-CD16^+$ 的NK细胞完全不同。与外周血NK细胞相比,蜕膜NK细胞表达高水平的多种细胞因子、趋化因子和血管生成因子。这表明了局部诱导募集的NK细胞前体分化为具有高度妊娠特异性功能的细胞。蜕膜中表达的 TGFβ 和 IL-15,促进 $CD56^-CD16^+$ 的外周血NK细胞向蜕膜样NK细胞转化,当单独使用 IL-15 处理非孕期子宫内膜分离出的NK,可以发现上调 NKp30 和 NKp44 受体(这是两个蜕膜NK细胞高度表达的受体)。

NK细胞是滋养细胞侵入子宫的关键,在妊娠早期发生的大量子宫血管重塑中起重要作用,这一过程对于子宫血流通过胎盘的有效转移至关重要。目前的证据表明,蜕膜NK细胞的主要作用是促进子宫血管变化,使母体通过胎盘的血流量最大化。包括将蜕膜的螺旋小动脉转变成高电容、低电阻的血管,并从胎盘侵入蜕膜(这些在人类中称为绒毛外滋养细胞,以区别于构成胎盘固有绒毛树的滋养细胞亚型)。进一步的研究发现,在人类中受损的蜕膜NK细胞活化与先兆子痫有关。不完全的螺旋小动脉转化,伴随着滋养细胞不能侵入这些血管一直到子宫肌层的浅层,被认为是导致胎盘灌注不足,是子痫前期和胎儿宫内生长迟缓的发病机制。

巨噬细胞是在人类蜕膜中占第二大数量的白细胞组分(占总白细胞数量的20%)。鉴于它们在几乎所有器官系统方面的多向异性功能,其是促进母胎界面组织重塑的天然候选者。而且,它们作为病原体传感器和免疫效应细胞的突出作用,表明在蜕膜或胎盘感染的炎症反应中起中心作用。与上述的蜕膜NK细胞的遗传学研究不同,前者已经建立起明确的功能性作用。人类对蜕膜巨噬细胞的研究多数是描述性的,要么是依赖于体外系统,至今对啮齿类蜕膜巨噬细胞的研究仍相对不足。巨噬细胞具有生物学的复杂性,在组织重塑与炎症之间的作用不容易归因于一个或另一个亚群。因此蜕膜巨噬细胞的生物学是一个开放的研究领域,对子代健康有着重要的意义。

树突状细胞是蜕膜形成所必需的,并可能通过抑制血管成熟而影响血管生成反应。树突状细胞同时是适应性免疫应答的关键哨点。在接触病原体和炎性刺激后,它们通过淋巴管迁移到引流淋巴结,在那里它们向原始 T 细胞呈递抗原,并指导 T 细胞的扩张和极化。此外,树突状细胞还可以调节外周组织中的效应 T 细胞的蓄积和功能。树突状细胞在母胎界面上的第一个显著特征是它们的稀缺性。蜕膜中树突状细胞的密度较低,组织内缺乏树突状细胞限制了组织启动引流淋巴结中适应性 T 细胞反应的能力。在妊娠的情况下,从最小化免疫原性、介导 T 细胞对胎儿 / 胎盘抗原的反应的角度来看,这种限制是有益的,是最小化树突状细胞对母胎界面的免疫监视。

目前,蜕膜 T 细胞的功能在很大程度上是未知的。很多研究结果都未能建立蜕膜 T 细胞在妊娠病理学中的因果关系。T 细胞、树突状细胞,特别是 B 细胞在正常妊娠中在人和小鼠蜕膜中都非常稀少。事实上,我们在小鼠身上的研究表明,蜕膜能够抵抗甚至激活的 Th1 细胞和细胞毒 T 细胞的浸润,这些细胞杂乱地分布在整个外周组织。

我们讨论关键的几种免疫细胞(NK 细胞、巨噬细胞、树突状细胞和 T 细胞)的功能如何在子宫胎盘界面蜕膜组织中调节并参与妊娠的成功和失败(图 14-1)。虽然这些免疫程序的分子组成部分目前尚不清楚,但它们的破坏可能成为母体免疫系统导致人类妊娠并发症的许多方式的基础。这种破坏可能具有遗传、表观遗传或环境起源。加深理解母胎界面的免疫学,有望探讨许多人类妊娠并发症的发病机制,包括子痫前期、胎儿宫内生长受限、自发性流产和早产。这些并发症都有起源于子宫间质的发育成分,通过蜕膜白细胞的作用而变得明显。

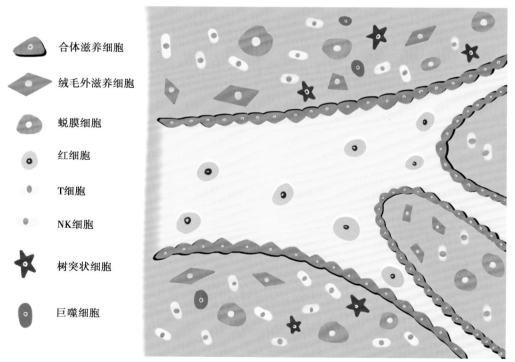

合体滋养细胞

绒毛外滋养细胞

蜕膜细胞

红细胞

T细胞

NK细胞

树突状细胞

巨噬细胞

图 14-1 **子宫胎盘界面的免疫细胞**

近年来,关于 T 细胞抑制受体即程序性死亡受体 1(programmed cell death-1,PD-1)及其配体介导的信号通路在免疫应答和免疫稳态中作用机制的研究已成为一大热点。除参与肿瘤免疫逃逸、自身免疫性疾病和移植排斥外,该通路也参与了母胎免疫调节。PD-1 主要在淋巴细胞、巨噬细胞等效应细胞中表达,在调控母胎界面各细胞相互作用和诱导母胎免疫耐受中发挥作用。母胎界面 T 细胞 PD-1 结合产生的信号通路通过促进 Treg 细胞的发育和功能,抑制效应性 T 细胞的活化,调控滋养细胞的侵袭性。对 PD-1 及其配体在母胎免疫调节机制的进一步了解和探究,将对防止母胎免疫排斥、病理性妊娠疾病如复发性流产和子痫前期的发生具有重要意义。

## 四、子痫前期和母胎界面免疫异常

多数子痫前期孕妇在终止妊娠、胎盘娩出之后病情常能很快得到缓解,据此推测子痫前期的病因可能在胎盘。胎盘在子痫前期的发展中起着至关重要的作用。先兆子痫的发病机制包括胎盘深层的缺陷、氧化和内质网应激、自身血管紧张素 Ⅱ 型受体自身抗体、血小板和凝血酶激活、血管内炎症、内皮功能障碍和抗血管增生状态的存在。其中血管生成失衡是重要因素,而这种血管生成不平衡也同样出现在宫内生长受限、胎儿死亡、自发性早产和胎盘母体面梗死中(大量绒毛周围纤维蛋白沉积)。

胎儿不被排斥的免疫耐受可能在于母胎接触面滋养细胞缺乏 HLA,并能合成免疫抑制因子及封闭抗体等。母体免疫系统和胎盘参与高度编排螺旋动脉重塑,是子宫胎盘灌注

和胎儿营养输入的需要。虽然尚不清楚免疫学改变是否发生在妊娠早期,但研究表明调节失调的免疫系统和胎盘免疫会影响血管生成的损伤及子痫前期的发生。母胎界面的免疫失衡机制可能和以下几点相关:①封闭抗体产生不足,致使该保护作用减弱;②补体活化异常,免疫激活物在肾小球基底膜和血管基底膜沉积,导致肾脏血管及胎盘血管损害、血管收缩及血液高凝状态;③细胞和体液免疫异常:Th2 免疫反应减弱,Th1 型免疫反应增强,细胞因子分泌过度,滋养细胞受损,侵入能力下降。这在胎盘母体面尤为明显,提示胎盘母体面的 Th1/Th2 细胞因子失衡可能是导致子痫前期发病的免疫因素之一。而在子痫前期的发病过程中细胞因子可能从不同途径、不同时期及不同层面上参与,而又作为一个网络相互作用,同时接受其他非免疫因素的调控,其机制非常复杂。

绒毛外滋养细胞与宫内妊娠的正常生长发育密切相关,绒毛外滋养细胞的侵袭是一个被许多细胞因子紧密控制、复杂的变化过程。子痫前期时,绒毛外滋养细胞浸润仅限于子宫蜕膜层,子宫肌层中极少,浸润能力下降,这可能是由于绒毛外滋养细胞膜上黏附分子发生改变,影响了细胞与细胞、细胞与间质的反应,限制了其浸润能力。有研究发现绒毛外滋养细胞不仅缺乏主要的 HLA 抗原,还具有特殊的 HLA-G 基因和补体调节蛋白的表达,HLA-G 可以诱发同种异体排斥反应,参与抗原提呈,在母胎耐受中发挥作用。HLA-G 在多数子痫前期患者体内表达下降或缺失,HLA-G 表达异常的绒毛外滋养细胞易受母体免疫系统的攻击,不能有效完成浸润过程。

# 第三节　妊娠期宫内微生物和免疫

长期以来人们一直认为子宫是无菌的环境，人类微生物的定植始于出生。最近几年，许多研究反复观察到新生儿胎便中微生物的存在，并指出婴儿肠道在子宫中微生物定植的存在。新生儿肠道的先驱微生物群对肠道成熟、代谢和免疫编程至关重要。最近的研究表明，早期细菌定植可能会影响晚年疾病的发生（微生物编程）。实际上微生物与宿主免疫系统的相互作用可能起源于胎儿生命时期。

胎儿免疫系统在生理上和代谢上与母体免疫系统密切相互作用，并且受到母体免疫系统的影响。胎儿通过其母亲暴露于环境抗原，尽管胎盘在母亲和胎儿之间起着物理屏障的作用，但是各种母体因素，如激素、细胞因子、母体肠道细菌及可能的代谢产物，也可以传播到子宫内环境并影响胎儿免疫系统。

## 一、胎盘微生物群落

妊娠期的子宫内环境并非为无菌环境，胎儿在出生前，即在子宫内就可能第一次接触到微生物群。科学家们证实胎盘中可能存在一个小型但多元化的微生物群落，在胎便和羊水中也发现有特定的多样性的微生物群落。这些微生物群落的组成及定植会随着妊娠期的长度而发生变化。妊娠期，孕妇的免疫力、激素分泌水平和代谢水平均会发生独特的生理改变，从而使其各个组织器官发生相应的生理改变。孕妇在妊娠怀孕 28 周前，其胎盘内寄生的细胞内微生物菌数量增加一半。这些特定环境下的微生物对胎儿免疫系统的形成及成年后健康都具有重大影响，并与疾病的出现紧密相关。早产儿胎盘内的一些细菌数量有明显变化，如伯克氏菌数量增加，而足月胎儿的胎盘中，类芽胞杆菌数量明显增加。

有研究者记录了胎盘不同区域细菌的存在情况，发现胎盘中数量最多的是肠道中常见的非致病性大肠埃希菌和两种口腔菌——坦纳普雷沃菌与奈瑟菌。统计分析认为，胎盘微生物群落的组成最类似于人类口腔微生物群落，推测胎盘菌群可能来源于孕妇的口腔，口腔微生物可能先进入孕妇血液之中，然后再迁徙到胎盘定居。这也支持了长久以来认为牙周疾病与早产存在一定的风险关系的论点。早产孕妇胎盘的微生物群落组成不同于足月产孕妇的胎盘，推测早产不仅可能与这些细菌存在与否相关，更可能与存在于胎盘基底板中的菌群之间复杂的关系以及引起的宿主反应等相关。

胎盘内的微生物菌群在胎儿的正常发育中发挥重要作用，且对婴儿的免疫和代谢系统的形成及发展有影响。人类基因组研究证实 2 型糖尿病患者增加了罹患条件致病菌的机会。2 型糖尿病患者分娩的新生儿的胎便中拟杆菌比例增加，而糖耐量正常母亲的后代则变形菌比例增加。超重母亲所分娩的新生儿体内的拟杆菌、葡萄球菌及双歧杆菌数均高于正常体质量孕妇所分娩的新生儿，而肠道中可以改善肥胖的黏液菌减少。

母胎界面的免疫调节是其所有细胞成分之间协调相互作用的结果,这其中也包括细菌。目前尽管胎盘微生物组与早产、新生儿免疫和代谢有关已被证实,但胎盘微生物组中每种菌群的具体功能和作用途径还有待于今后深入研究。

## 二、宫内感染

母胎界面的天然免疫系统处于活化状态,母体的天然免疫细胞如 NK 细胞、巨噬细胞和树突状细胞浸润蜕膜,并且聚集在入侵的滋养细胞周围。除了数量增加外,这些免疫细胞的表型也呈活化状态,这对建立妊娠过程中的微环境,消除异己成分如细菌、病毒,以及对胎盘和胎儿免疫耐受具有重要意义。

宫内感染是造成不良妊娠结局的原因之一。多种微生物,包括病毒、支原体、衣原体、立克次体和细菌等都能引起宫内感染。病原微生物感染途径主要有以下几种:①病原微生物侵入器官黏膜进行传播,如生殖道、呼吸道、消化道黏膜;②血源性感染,当胎盘屏障发生损伤,致病微生物从母血渗入胎儿血液;③垂直传播,如妊娠梅毒可通过胎盘进入宫内传播;④逆行性感染,病原微生物通过下生殖道到达宫腔;⑤医源性感染,医源性操作时无菌不严格将病原微生物带入宫腔,引起宫内感染。

巨细胞病毒是引起新生儿先天性感染最常见的病原微生物之一。在正常人群,感染 CMV 机体能很快产生抗 CMV IgM 抗体,但持续时间不长,往往为 12~16 周,同时缓慢产生抗 CMV IgG 类抗体,一般于感染后 2 个月内达高峰,以后终身持续低水平。妊娠期母体系统免疫功能抑制,CMV 易感

性增加和潜伏病毒的激活。抗体阳性母亲能将抗体通过胎盘和母乳传给其子代,但无法阻断子代的宫内感染及通过吸吮母乳的感染。

感染是早产的主要原因,占早产病例的 40%,在妊娠 30 周内发生早产的 80% 有感染的证据。绒毛膜羊膜炎是其重要的病理因素。当感染等因素导致母胎间免疫耐受异常时,即可能导致分娩启动。在微生物诱导的早产产程启动之前,母胎间的免疫耐受状态已经被打破。病原微生物的自身组分或分泌产物是其重要致病因子,称为病原相关分子模式(PAMP)。PAMP 被相应的模式识别受体所识别,并向机体提供微生物感染的信号,启动机体免疫应答,激活巨噬细胞,分泌炎性介质,介导炎性反应。体内实验模型已经证明,将感染性成分(细菌和细菌产品)输送到各种动物会引发早产。

尽管有大量文献将细菌感染与妊娠并发症联系起来,但以细菌感染为靶点的措施并未能预防妊娠并发症。越来越多的证据表明,细菌是孕妇子宫和非妊娠子宫的正常成分。在大多数情况下,细菌本身可能不足以引发导致分娩的炎症事件,母胎界面对共生细菌产物的免疫应答受到调节机制的严格控制。共生细菌在胎盘中迁移和定居的位置和方式仍然是一个谜。如果细菌在正常妊娠期间存在于母胎界面附近或母胎界面,那么它可能通过促进正常组织内稳态而发挥生理作用,因为胎盘内稳态的破坏可能不仅对胎儿还会对母亲产生不利影响。这一过程依赖于一组复杂且协调的先天免疫和适应性免疫反应,在植入部位整合局部信号,如细胞因子、趋化因子和微生物因子,以维持组织完整性及其功能。

## 三、天然免疫模式识别受体家族

Toll 样受体是以天然免疫的模式识别受体的主要家族，参与母胎界面的抗微生物的天然免疫反应，在正常妊娠的维持和自然流产的发生中发挥重要作用。TLRs 不仅在天然免疫细胞如 NK 细胞、T 细胞及巨噬细胞等中表达，还在母胎界面特有的非免疫细胞如滋养细胞和蜕膜细胞中表达，共同参与母胎界面的天然免疫。已发现 10 种 TLR 在人胎盘中表达，并且主要是在滋养细胞中表达。

TLRs 信号是炎症反应重要的信号调节分子，可以控制分娩的时机。近年来的临床和实验研究已将 TLRs 与病理妊娠联系起来，发现 TLRs 的表达和调控与早产、宫内生长受限和子痫前期等不良妊娠结局有着密切的联系。细菌释放的内毒素可与滋养细胞上的 TLRs 相结合，促进滋养细胞产生炎性细胞因子和趋化因子，从而启动分娩。TLRs 可与入侵的病原体相互作用，激活母体的天然免疫抵抗感染，同时介导母胎界面微环境改变，使炎症细胞因子表达失调，NK 细胞等天然免疫细胞异常激活，诱导滋养细胞过度凋亡，导致流产的发生。TLRs 还参与抗磷脂抗体诱发的母胎界面血栓形成的过程，诱发流产。

Nod 样受体（Nod-like receptor，NLR）是另一种重要的模式识别受体家族，包括 Nod1 和 Nod2 两种受体，主要表达于单核细胞、巨噬细胞、树突状细胞和内皮细胞等的细胞质内，识别进入细胞内的病原微生物，进而活化 NF-kB 和 MAPK 信号通路，诱发炎症反应，产生细胞因子和趋化因子。

## 四、妊娠相关微生物组学

许多妊娠相关疾病都存在不同程度的菌群失调，任何内在或外在因素导致动态平衡遭到破坏，都可能影响妊娠结局。全面探索并评价妊娠期个体微生物状态对妊娠期相关疾病的预防、诊治和预后评估具有重大意义。微生物组学可以帮助从另一个角度和高度理解机体与环境、微生物之间的相互关系，加深对母胎健康与疾病的认知。

高通量的基因组技术正在加速理解许多环境中的微生物多样性的进展。DNA 测序技术的进步为获得有关生物微生物基因组的信息提供了前所未有的机会，从而可以构建潜在的代谢和生态系统相互作用的预测模型。宏基因组学（metagenomics）就是主要研究微生物种群结构、微生物之间的相互协作关系，以及微生物与环境之间的关系。为环境微生物群落的研究提供了有效工具。这些方法能够对许多不能培养的生物体进行表型预测。分析并寻找对妊娠结局更有利的微生物构成比，为预防不良妊娠结局提供了新的策略，为降低围生儿病残率和病死率提供了新的方法。目前，研究关注的母体方面微生物群落主要包括孕妇肠道、孕妇阴道、孕妇口腔和母乳微生物组等，胎儿方面主要包括胎盘、胎粪和新生儿微生物组等，同时还关注分娩方式和喂养方式相关联的微生物组，使用基因组信息进行代谢模型建立，预测微生物相互作用，估计遗传多样性和研究微生物进化。

研究微生物在生殖中的作用尚处于初级阶段，未来当我们进一步理解母胎界面微生物和免疫系统之间的正常稳态时，将能够阐明致病条件，并设计更好的方法来治疗相关的妊娠并发症，预测子代的长期健康风险。

# 第四节　妊娠维持和分娩发动免疫机制

胎儿含有一半来自父亲的遗传物质,从免疫学角度来看,胎儿对于母体来讲可算是异种移植物,理应被排斥掉,但在妊娠过程中,由于胎儿与母体之间存在着复杂而特殊的免疫相容关系,这种关系使作为异物的胎儿不被排斥,对维持胎儿在母体中的正常发育起着重要作用。其主要原因是妊娠母体免疫系统在子宫环境细胞免疫反应的局部改变。理论上,胚胎抗原的表达导致母体免疫系统反应性增强,会造成哺乳动物的胚胎在妊娠早期死亡率相对较高。但在大多数妊娠中,胚胎不仅没有因为母体的免疫进攻而死亡,相反却能够正常生长发育,顺利着床,直至分娩。这说明妊娠母体和胚胎之间必然有特殊的免疫调节机制,协调着母体和胚胎间的免疫对抗关系,使得妊娠母体不会对胚胎产生免疫排斥反应。

人类分娩发动的机制至今仍是个谜。胎儿在足月分娩时,免疫系统尚未完全成熟。不成熟的适应免疫系统仍然必须发展特异性和记忆,需要在儿童时继续完成。因此,正常足月产新生儿严重依赖其先天免疫应答,但这也是不成熟的。母-胎界面免疫微环境由蜕膜中的免疫活性细胞及其分泌的细胞因子组成,母体的免疫调节系统包括抗原特异T细胞、调节性T细胞、巨噬细胞、NK细胞、γδT细胞、NKT细胞及细胞毒性T细胞等,它们共同参与调节Th1/Th2平衡,构成妊娠期Th2偏倚的免疫微环境,使母体对胎儿产生特异性免疫耐受以维持妊娠。最近大量的研究表明分娩是一种炎症过程。人病理组织和实验动物的研究报告发现,在分娩过程中,子宫、蜕膜、子宫颈和胎儿细胞膜上存在炎症性中性粒细胞及巨噬细胞。趋化因子和细胞黏附分子促进了这些粒细胞的传播及归巢。此外,肥大细胞在妊娠晚期的子宫和宫颈中存在,可能有助于分娩过程。子宫收缩、宫颈成熟和扩张、胎膜破裂是分娩所必需的。

已有的研究证实,NK细胞大量存在于妊娠早期蜕膜并与胎盘绒毛滋养细胞密切接触,但其主要表现为分泌细胞因子调节免疫平衡而非杀伤作用,其分子表型以$CD56^+CD16^-$为主。人体子宫内膜中积聚的NK免疫细胞在母胎界面上扮演着重要而多样的角色,包括植入、胎盘发育和免疫抗感染疾病等功能。在所有蜕膜白细胞种群中,最丰富的是表型独特的子宫自然杀伤细胞(uterine natural killer cell,uNK cell)。这些细胞在人类子宫内膜3~5天内显著增加,占植入前子宫内膜白细胞总数的25%~40%,并在第一个月内占到蜕膜白细胞总数的70%。值得的注意是,uNK细胞在表型和功能上有别于外周NK细胞表型,他们是通过表达的NK细胞标记$CD56^+$,但他们缺乏表达的CD16标记物,同时大量的研究也发现在外周血及脾脏组织的NK细胞是$CD56^-CD16^+$亚型的。在功能方面,外周$CD56^-CD16^+$ NK细胞具有高度的细胞毒性,调节自然和抗体依赖的杀伤活性,而uNK细胞只是具有微弱细胞毒性,通常不会杀死滋养细胞。$CD56^+CD16^-/CD56^-CD16^+$的比例在调节子宫内膜免疫反应性中起重要作用,在妊娠中发挥重要作用(其中70%左右为$CD56^+CD16^-$ NK细胞),而在妊娠晚期则明显减少。此外,uNK 细胞是免疫调节细胞,能分泌大量的细胞因子、金属基质蛋白酶和血管生成因子。这些因子可以介导细胞外基质重塑、滋养层侵袭和血管新生,都是妊娠的胚胎发育的关键因素。

此外,在人妊娠早期的蜕膜和外周血中存在 NKT 细胞的表达,NKT 细胞同时具有传统 T 细胞和 NK 细胞的某些表型特征,可识别糖蛋白 CD1 递呈的鞘糖酯类抗原,发挥双向免疫调节功能,参与调节 Th 免疫细胞的平衡。人蜕膜组织富集 TCRαβ$^+$CD16$^+$ 非恒定型 NKT 细胞并表现了显著的 Th2 型偏移(产生 IL-4),为机体提供一个 Th2 型的微环境,并发现该群 NKT 细胞具有免疫抑制作用。提示蜕膜组织中的非恒定型 NKT 细胞可能通过提供一个 Th2 型的微环境从而抑制胎儿排斥和维持正常的妊娠。在小鼠中应用 α-GalCer 活化 NKT 细胞后可影响细胞因子的分泌,产生 Th1 型应答并诱发小鼠流产。研究显示,人类早孕期母体外周血中 NK 细胞、NKT 细胞含量均较非孕期增加,但分泌 Th1 型细胞因子的能力受到抑制。说明 NKT 细胞对妊娠期免疫平衡的维持也有一定的作用。最近的模式动物研究发现在小鼠怀孕期间,NK1.1$^+$TCRαβ$^+$NKT 细胞在蜕膜和子宫中主要是在早期妊娠中检测到,尽管它们在妊娠后期短期内仍然存在(14~18 天)。NK1.1$^+$CD3$^+$ NK 细胞比例在妊娠晚期(16天) 高于非怀孕期。妊娠期 uNK 细胞可以分泌大量的 IL-4(Th2)和 IFN-γ(Th1)促进 TCR 的活化,进而促进 NK 细胞、B 细胞和 T 细胞的调节作用。因此 NKT 细胞在分娩期间可能扮演重要的角色。

巨噬细胞是母胎界面上的人类抗原呈递细胞,巨噬细胞约占蜕膜组织中的 CD45$^+$ 白细胞总数的 20%~25%,以及占妊娠期间的子宫蜕膜组织免疫细胞总数的 10%。在整个妊娠期,这些免疫细胞相对比例保持稳定。在蜕膜内,在植入部位浸润的滋养细胞周围有更高的巨噬细胞数量,这意味着蜕膜巨噬细胞在调节早期母胎界面对话中扮演着重要的角色。人胎盘蜕膜巨噬细胞表达独特的细胞膜表面分子标记,包括 CD14、CD68 和 MHC- Ⅱ类抗原(HLA-DR),此外,研究发现巨噬细胞参与妊娠期所几个关键过程,包括母胎界面免疫耐受、滋养层侵入、组织和血管重塑、胚胎生长和分娩启动。而且所有这些功能都是巨噬细胞可塑性和异质性的表现,即 M1 和 M2 亚型。M1 亚型指的是经典的活化型巨噬细胞,并显示出较强的抗原呈递能力,属于适应型免疫系统。细胞膜表面主要表达组织相容性复合体 - Ⅱ、CD80、CD86 和 IL-12 等,M1 型巨噬细胞在抗原清除和 Th1 型细胞免疫应答效应。与 M1 表型相比,M2 亚型是免疫调节能的巨噬细胞。高表达细胞因子 IL-10 的巨噬细胞具有典型 M2 相关的标记型细胞(如 CD163、CD206、CD209 等),具有免疫抑制能力,可促进血管组织重塑,并促进 Th2 型免疫细胞或抗体介导的免疫应答。胎盘组织的巨噬细胞在胚胎发育过程中缓慢积累,形成在胚胎 8.5 天和原肠胚后期,起源于卵黄囊体细胞。在正常的条件下,巨噬细胞具有自我更新能力,在炎症条件下,胚胎源性的巨噬细胞可部分取代骨髓源性。在哺乳动物的妊娠期间免疫系统是一个动态变化和高度受调控的过程。因此,成功的妊娠需要巨噬细胞在整个妊娠期间保持适当的活化状态。在这个过程中,细胞炎症因子扮演着关键调控作用,如粒细胞 - 巨噬细胞集落刺激因子(granulocyte-macrophage colony stimulating factor,GM-CSF)

刺激的巨噬细胞呈现出一种类似于 LPS 和 IFN-γ 激活的巨噬细胞的表型,即 M1 型巨噬细胞活化。相反在 Th2 型细胞调控因子(如 IL-4、IL-13)中,只有 IL-10 能够抵抗 CSF 在巨噬细胞极化过程中的作用。因此,在妊娠期滋养层细胞分泌的 GM-CSF 和 IL-10 能够诱导蜕膜巨噬细胞的极化反应,促进了胎儿发育成功所需的平衡和耐受性免疫环境。大量的研究发现,M1 和 M2 型巨噬细胞混合极化模式贯穿于妊娠期的第一个月和早期阶段,子宫血管经过重塑能够为胎盘、胎儿提供足够血供。胚胎着床完成后,巨噬细胞开始向 M2 型快速转移,以防止胎儿被排斥,并允许胎儿健康生长直至分娩。到了妊娠终末期分娩,被认为是一个轻微炎症反应的过程,妊娠后期缓慢积累的 M1 型巨噬细胞在子宫胎盘占据主导优势。一旦激活 M1 型巨噬细胞通过产生 NO 和促炎症细胞因子(IL-12、IL-23 和 TNF-α 等)来执行其功能。这些炎症因子会进一步促进母体的子宫收缩,进而促使婴儿的排出,以及胎盘的脱落和相应的子宫收缩。

细胞免疫是由天然杀伤性细胞、杀伤细胞及 T 细胞发挥排除异物的作用所组成。前两者的活化无须抗原激发即能发挥效应细胞的作用,是一种非特异性细胞免疫。而 T 细胞则相反,是一种特异性细胞免疫。T 细胞在免疫调节和免疫刺激中起重要作用。T 细胞主要由 CD4+ 与 CD8+ 两类不同的 T 细胞亚群组成,CD4+ 细胞包括辅助性 T 细胞与迟发型变态反应性 T 细胞。CD8+ 细胞包括抑制性 T 细胞与细胞毒性 T 细胞。参与 CD4+ 细胞介导的细胞免疫主要有巨噬细胞及 IL-2、TNF-α、IFN-γ 等具有致炎作用的细胞因子,可引起组织的慢性炎症。而在抗病毒感染、同种异型移植排斥等作用中的关键效应是由 CD8+ 免疫细胞介导的细胞免疫。CD4+ 细胞与 CD8+ 细胞介导的免疫应答分别受 MHC-Ⅱ、MHC-Ⅰ类抗原的限制。各 T 细胞亚群细胞数量及比例的正常,是动物机体免疫功能正常的重要指标。T 细胞亚群的检测是研究机体免疫机制和评价免疫功能的重要方面。

使用小鼠模型发现,母体胎盘介导抗原表达和识别的 CD4+ T 细胞与胎儿抗原之间完全是间接识别。CD4+ 细胞可分为 Th1 细胞,产生 IL-2 和 IFN-γ,并参与细胞免疫,Th2 细胞产生 IL-4、IL-5 和 IL-13,并参与体液免疫。20 世纪 80~90 年代的大量研究证明,在怀孕过程中孕妇对胎儿同种抗原的耐受性是 Th2 型细胞免疫介导的,而非 Th1 型细胞免疫。因此可以保护胎儿免受产妇 Th1 型细胞的攻击。此外,研究已经证实妊娠期 Th1/Th2 比例的下降是维持母胎免疫耐受的重要原因之一。研究均表明妊娠母体 Th2 型免疫占优势,而 Th1 型免疫被抑制。妊娠需要 Th2 型免疫优势环境,妊娠时母体的 Th1/Th2 平衡向 Th2 方向偏移。以高分泌 Th2 型细胞因子 IL-4、IL-10 和低分泌 Th1 型细胞因子 IFN-γ、TNF-α 为特征,当平衡被打破可发生母体对胚胎的免疫排斥反应,从而导致不良妊娠结局的发生。但研究发现分娩后 Th1/Th2 比例明显升高,但在分娩前两者的数量及比值并无明显变化。因此,可能与分娩发动无明显关系。此外,对早产免疫系统改变的研究同样发现:早产患者 CD8+ T 抑制性 T 淋巴细胞减少,而 CD8+ 细胞毒性 T 淋巴细胞则无改变;CD3+ T 淋巴细胞明显减少,而 CD19+ B 细胞明显增加;CD4+ 45RA 细胞增加,而 CD4+ 45RO 记忆细胞减少,这些变化引起免疫作用与抑制间的平衡失调,诱发免疫反应。因此妊娠晚期母体各类 T 淋巴细胞成分的改变可能会导致母胎间免疫耐受改变,从而诱发分娩发生。然而,在分娩之前或之后获得的胎盘蜕膜样本中,并没有 Th2 型细胞的优势。正因为如此,虽然有少量证据表明,由于这种 Th2 型细胞的优势,分娩期正常孕妇外周血的抗病毒感染性防御机制被削弱,但这一学术观点仍有争论。

# 第五节　免疫性疾病产前应激机制

产前应激(prenatal stress,PS)是妊娠期母体受到各种内外界环境因素、社会和心理因素刺激时,所表现出的全身性、特异性适应反应。应激是生命中不可避免的因素,妊娠期母体应激对胎儿早期生理和行为发育有显著影响。产前应激不但会对胎儿生理上产生影响,而且对胎儿的心理上也会产生较大的危害,致使后代生长发育迟缓及某些疾病易感性增加。此外,越来越多的研究还显示母体产前应激与成人免疫疾病密切相关,其可能导致免疫功能紊乱。

既往研究表明,母亲的社会心理压力会增加母体血清中促炎细胞因子的水平,这可能与婴儿出生后过敏性疾病风险增加有关。O'Connor 等人研究了 6 个月大婴儿细胞介导的免疫反应,发现产前母亲焦虑应激与 IFN-γ 减少和 IL4 介导的细胞应答频率增加密切相关,这些研究结果表明,产前产妇焦虑可以改变婴儿的适应性免疫力。在动物实验方面,Kay 等人实验证实 2 个月大子代大鼠的免疫功能会因为母鼠在整个怀孕期间每周 3 天噪声和轻度压力的应激而受到抑制。还有研究实验报道,产前应激可以改变雄性大鼠成年子代血液中淋巴细胞的数量和增殖活性,以及 NK 细胞的细胞毒性。目前,关于母体产前应激是如何导致后代免疫异常的机制尚未完全明了,潜在机制包括产前应激导致胸腺细胞发育受损、辅助 T 细胞 1(Th1)/ 辅助 T 细胞 2(Th2)平衡紊乱、异常表观遗传修饰、母体糖皮质激素过度暴露对胎儿下丘脑 - 垂体 - 肾上腺轴和免疫系统淋巴细胞的影响。

## 一、影响胎儿胸腺发育

胸腺是胎儿最早发育的免疫器官。在胚胎中,将近 95% 的未成熟 T 细胞发生了凋亡,只有一小部分迁移到胸腺。研究显示,产前母体应激可以通过多种途径促进胸腺细胞凋亡,最终导致后代胸腺萎缩,成年人免疫功能受损。此外,压力应激还可以引起胸腺细胞分化紊乱,从而影响免疫细胞的发育。胸腺细胞凋亡增加或分化受损后可以导致胎儿期胸腺的体积和重量的减少,从而改变胸腺细胞的表型。子宫内胸腺受损常导致出生后胸腺功能障碍,主要表现为胸腺产生免疫细胞数目减少导致外周淋巴细胞产生而减低机体的细胞免疫反应。此外,胸腺细胞表型的变化可分为两类,包括 DN/DP 比率和 $CD4^+/CD8^+$ 比值的变化。DN/DP 比值的变化表明胸腺细胞发育受阻。$CD4^+/CD8^+$ 比值的变化可能导致外周血 $CD4^+/CD8^+$ 失衡,可能扰乱机体的免疫平衡。总之,胸腺发育受损会削弱后代的免疫功能,增加其对炎症和免疫疾病的易感性。

## 二、导致辅助 T 细胞 TH1/TH2 比例失衡

辅助 Th1 和辅助 Th2 细胞都是 $CD4^+$ T

细胞,由它们产生的细胞因子分别被称为 Th1 型细胞因子(IL2,IFN-γ)和 Th2 型细胞因子(IL-4、IL-5 和 IL-13)。Th1/Th2 型细胞的平衡对于维持免疫稳态是必需的,这种平衡的打乱可导致免疫细胞向 Th1 转变或 Th2 转变,从而改变正常的细胞和体液免疫调节。许多动物研究表明过度的 Th2 细胞介导的免疫应答可能在炎症和免疫疾病的易感性中起重要作用。而产前应激可以通过抗原呈递细胞触发 Th2 细胞的克隆扩增,通过影响 Th2 型细胞因子的产生以及相应转录因子的表达,导致后代的免疫细胞向 Th2 型细胞转换,从而引起后代对炎症和免疫疾病的相对易感。

## 三、导致母体过高糖皮质激素暴露

不同剂量或浓度的糖皮质激素(glucocorticoid,GC)对成人产生不同的影响。小剂量或生理水平的 GCs 主要产生生理效应,而超过生理水平的大剂量可产生免疫抑制作用。胎盘是一种天然屏障,可在母体和胎儿之间提供同种异体移植免疫界面。在怀孕期间,由于胎盘酶 11β- 羟基类固醇脱氢酶 2 型(11β-hydroxysteroid dehydrogenase type 2,11β-HSD2)的作用,大多数 GCs 不能进入胎儿。因此,在正常情况下,胎儿将暴露于低水平的母体 GCs 环境。但由于母体 GCs 的过度增加或 11β-HSD2 活性的抑制,胎儿的 GCs 暴露水平会增加。有研究显示,母体产前应激状态使下丘脑 - 垂体 - 肾上腺轴分泌过多的 GCs,导致通过胎盘的 GCs 显著增加,胎儿中高浓度的 GCs 可以抑制淋巴细胞增殖,增加血液中 $CD4^+/CD8^+$ T 细胞的比例,降低脾脏中 T 细胞的数量,高水平的 GCs 还可以直接抑制胎儿的细胞免疫。因此,它可以减弱胎儿的免疫功能,并导致后代出生后对炎症

疾病和免疫疾病的易感性。此外,由于胎儿免疫系统处于未成熟状态,因此树突状细胞对 GCs 介导的免疫抑制更敏感。在体外,研究人员发现通过地塞米松的处理从脐带血中获得树突细胞,新生儿树突细胞似乎对地塞米松的免疫抑制作用特别敏感,表现为改变表型,胞吞功能,刺激 T 细胞的能力和有利于向 Th2 型细胞转变的细胞因子分泌。这些树突细胞功能的改变导致某些感染和特应性疾病的风险增加。此外,研究人员还发现,产前应激可以增加后代淋巴细胞中糖皮质激素受体(glucocorticoid receptor,GR)的蛋白质水平和 mRNA 表达,从而改变免疫稳态。

## 四、影响胎儿下丘脑 - 垂体 - 肾上腺轴及代谢系统

应激反应是机体受到强烈刺激或有害刺激以后产生的非特异性适应反应,其主要特征为机体下丘脑 - 垂体 - 肾上腺(hypothalamus-pituitary-adrenocortical,HPA)轴及交感肾上腺髓质系统活动增强。糖皮质激素既可以负反馈调节 HPA 轴,又能作用于大脑以改变机体的行为和学习能力。糖皮质激素的反馈作用是通过中枢 GC 和盐皮质激素受体(mineralocorticoid receptor,MR)实现的。妊娠期母体受到应激会使母体血液及胎盘内皮质醇水平升高,从而影响胎儿正常发育的激素环境,使胎儿出生后的内分泌和行为发生变化,尤其是使 HPA 轴功能和皮质醇分泌能力发生改变。产前应激对胎儿的影响还取决于应激的类型、时间、强度及后代的性别,母体应激导致应激激素分泌增加,即通过干扰 HPA 轴的负反馈增加糖皮质激素的分泌,特别是人体中的皮质醇和啮齿动物中的皮质酮。GC 由肾上腺分泌,肾上腺是 HPA 轴的末端

执行器官。除了过度暴露于母体 GC 对胎儿免疫细胞的直接影响之外,胎儿 HPA 轴的失调会对暴露于不良宫内环境胎儿的免疫系统产生间接影响。据报道,应激诱导的高水平母体 GCs 可刺激胎盘发生促肾上腺皮质激素释放激素(corticotropin releasing hormone,CRH)分泌增加,并引起胎儿 HPA 轴的激活,间接导致胎儿循环中的 GC 水平升高。此外,与 GC 一样,下丘脑促肾上腺皮质激素(adrenocorticotropic hormone,ACTH)也具有免疫抑制作用。产前应激可通过影响胎儿的 HPA 轴引发更高水平的 ACTH 分泌,然后导致成年后代对免疫疾病产生易感性。另外,胎儿 GR 的调节也可以通过影响胎儿 HPA 轴的激活来影响免疫功能。研究表明,产前应激可能会降低胎儿海马中 GR 的 mRNA 和蛋白表达,这可能会削弱 HPA 轴的负反馈抑制,并导致胎儿 HPA 轴的持续激活。其他研究也证实产前应激可能影响胎儿 HPA 轴的活化,HPA 轴和免疫系统之间存在复杂的双向关系,胎儿 HPA 轴的过度激活或减弱的负反馈可以增加胎儿循环中 GC 的水平。此外,作为 HPA 轴分泌的激素,ACTH 可以独立于 GC 而直接控制胸腺细胞稳态。总之,产前应激可能影响胎儿 HPA 轴的成熟或活化,导致 GC、CRH 和 ACTH 的分泌增加,从而影响后代的免疫功能。产前应激导致的免疫激活,尤其是妊娠后期的免疫激活,能够诱使子代(主要是雄性)的行为、结构和生物化学变化,清楚这种变化的机制对相关疾病的治疗具有重要意义。

此外,母体的应激还可以通过改变其代谢状态损害发育中的胎儿。例如,增加 GC 水平可以降低下丘脑食欲调节肽水平,如神经肽 Y(neuropeptide Y,NPY)、刺鼠相关蛋白(AGRP)和可卡因、苯丙胺调节的转录物(CART)的 mRNA 表达水平,减少食物摄入量,从而减少动物的体重。增加的血液 GC 水平也通过增加骨骼肌和脂肪组织中的脂解,减少肌肉中的葡萄糖摄取,增加肝脏中的糖异生和减少肌肉中的蛋白质合成来改变胎儿代谢,从而间接影响后代免疫系统发育。

## 第六节 母乳与免疫编程

作为数百万年进化的结果,母乳为婴儿提供了完美的营养支持。母乳内含有大量复杂的蛋白质、脂质及碳水化合物,这些物质的浓度在纯母乳喂养期乃至整个哺乳期内都有着显著的变化,从而反映了婴儿的营养需求。除提供营养支持外,母乳还含有多种微生物群和生物活性成分,对婴儿黏膜免疫系统的发育具有指导性作用。普遍认为,来自母亲肠道的细菌或许能移位进入母乳,并动态转移到婴儿身上。母亲及其婴儿之间的这种相互作用,是建立健康的婴儿肠道微生物组的关键。这些肠道细菌可以预防许多呼吸系统和腹泻疾病,但也会受到如抗生素等环境压力的影响。人乳寡糖(human milk oligosaccharide,HMO)帮助塑造了微生物群,其合成在一定程度上由母体基因型决定。研究认为,HMO 通过多种机制在预防致病性细菌的黏附中起到了作用,同时也为微生物群提供了营养。细胞外囊泡(extracellular vesicle,EV),如外泌体,可携带多种物质,包括 mRNA、微小 RNA（microRNA，miRNA）、细胞溶质和膜结合蛋白等。EVs 在人类母乳中很容易检测到。由于 EVs 与细胞之间的信号转导具有很强的关联性，因此其可能对婴儿微生物组的发育起到进一步的作用。对母乳成分以及其对婴儿免疫系统发育和功能调节的进一步了解，有助于我们明确母乳喂养的重要性，并为改善临床应用及婴儿喂养提供理论基础。

## 一、母乳营养成分

### （一）脂质

脂质是母乳中最主要的能量来源，占其总能量的 40%~55%。这些脂质以乳剂的形式存在。分泌出的绝大多数脂质为三酰基甘油酯，占总脂质的 98%。其余部分主要包括二酰基甘油酯、单酰基甘油酯、游离脂肪酸、磷脂及胆固醇。这些成分被包裹在乳汁脂肪内的脂质小球中，这些小球由磷脂形成其大部分膜，其内部核心处还发现了三酰基甘油。脂质小球的直径通常在 1~10μm，在成熟乳中其平均直径为 4μm。

母乳内含有 200 多种脂肪酸；然而，其中许多脂肪酸在母乳中的浓度非常低，其他的一些则占主导地位。例如，油酸在母乳中占 30~40g/100g 脂肪。从头合成的脂肪酸约占母乳总脂肪含量的 17%。长链多不饱和脂肪酸，即链长超过 20 个碳原子并含有 2 个及以上个双键的分子，约占母乳中总脂肪酸含量的 2%。

脂肪酸在甘油骨架上所占据的位点是高度保守的，它们通常出现在特定的位置。例如，母乳中脂肪酸含量最高；油酸、棕榈酸和亚油酸通常分别出现在 sn-1、sn-2 及 sn-3 位点。有趣的是，脂肪酸在甘油骨架上的分布情况会影响其可吸收性；在 sn-2 位点上若为棕榈酸，则更容易被吸收。值得注意的是，这种位点偏好并没有被许多人工配方所采用，研究观察表明，其会影响婴儿的血浆脂质谱，包括体内胆固醇浓度。

母乳中发现的短链脂肪酸（short-chain fatty acid，SCFA）也是一种重要的能量来源，同时也是胃肠道正常成熟所必需的物质。存在于乳汁脂肪小球膜中的鞘磷脂对于中枢神经系统髓鞘化尤其重要，并且已有研究证实，其可促进低出生体重儿的神经行为发育。

研究表明，母乳脂质在体外可灭活多种病原体，包括 B 族链球菌。这表明脂质可为黏膜表面的侵袭性感染提供额外的保护，特别是中链甘油单酯。

### （二）母乳蛋白

母乳内含有 400 多种不同的蛋白质，它们具有各种功能，如提供营养、抗菌和免疫调节活性，以及促进营养物质的吸收。乳汁中存在的蛋白质可分为三组，分别是酪蛋白、乳清蛋白和黏蛋白。乳清蛋白和酪蛋白是根据其溶解度进行分类的，可溶性乳清蛋白存在于溶液中，而酪蛋白存在于酪蛋白胶粒内，并悬浮在溶液中。黏蛋白存在于乳脂肪球被膜中。在乳清部分中大量存在的蛋白质为 α- 乳清蛋白、乳铁蛋白、IgS、血清白蛋白和溶菌酶。

人乳中存在三种酪蛋白：α- 酪蛋白、β- 酪蛋白及 κ- 酪蛋白。κ- 酪蛋白能稳定不溶性的 α- 酪蛋白和 β- 酪蛋白，并形成胶体悬浮液。酪蛋白不会形成二硫键，导致胶粒形成缠乱的网状结构。人类母乳中酪蛋白的含量约占总蛋白的 13%，是所有研究物种中浓度最低的，与人类婴儿生长较缓慢相对应。

乳细胞可产生约 80%~90% 的母乳蛋白。那些不是由乳细胞合成的母乳蛋白大多经胞吞作用从母体循环中摄取而进入内腔。

### （三）非蛋白氮

非蛋白氮由尿素、肌酐、核苷酸、游离氨基酸、多肽等分子组成，约占乳汁中总氮含量的 25%。这种仍处于研究阶段的母乳内成分含有多种生物活性分子。例如，核苷酸在早期被认为是必需的营养素，并且在各种细胞过程中发挥关键作用，如改变酶活性及充当代谢介质。此外，研究表明，核苷酸有利于胃肠道的发育、成熟和修复，并且能够促进微生物群和免疫功能的发育。

## 二、母乳细胞因子与模式识别受体

母乳内含有能够抑制炎症及促进特异性抗体产生的生物活性因子，包括化合物 PAF- 乙酰水解酶、抗氧化剂、IL-1、IL-6、IL-8、IL-10、TGF、分泌性白细胞蛋白酶抑制因子（secretory leukocyte protease inhibitor，SLPI）及防御素 -1。除此之外，母乳内还含有具有介导 B 细胞分化及生长潜能的因子，包括高浓度的细胞内黏附分子 -1 及血管黏附分子 -1，较低浓度的可溶性 S- 选择素、L- 选择素及 CD14。

另外，在母乳中还存在模式识别受体，其为识别新生儿呼吸道及肠道中微生物的关键因子。如 Toll 样受体（TLR-2 和 TLR-4）等分子提供了有效的微生物识别功能，与大量存在于母乳中的共同受体 CD14 及可溶性 CD14 发挥协同作用。可溶性 Toll 样受体 -2（soluble Toll-like receptor-2，sTLR-2）可通过细胞表面 TLR-2 来调节细胞的活化，其在母乳中可进一步发挥调节作用，但在婴儿配方食品中尚未发现。同样地，一种在母乳中发现的尚未命名的 80kD 蛋白，似乎能够抑制人类肠道上皮细胞及单核细胞中由 TLR-2 介导的转录反应，但对于 TLR-4 介导的转录反应则是激活作用。出生时降低的 TLR-2 反应性或许能够促进如双歧杆菌等有益微生物群的正常建立。

## 三、母乳内抗体

哺乳早期，免疫球蛋白在母乳中的浓度极高，研究发现，其最主要的存在形式为 sIgA，其次是 sIgG。这些免疫球蛋白为婴儿提供了免疫保护，同时促进其自身免疫系统的成熟。抗体的减少反映了婴儿免疫系统功能的提高，从而使得其对抗体的需求减少。并且，这也表明婴儿肠道吸收全部蛋白质的能力减弱，因为大肠对于大分子物质的通透性在生后最初几天有所降低。

黏膜表面保护机体免受侵入性病原体能力很大程度上依赖于母乳内抗体，因为新生儿分泌物仅含有微量的 sIgA 和 sIgM。与此相一致的是，可在生后第二天的母乳喂养婴儿的粪便中发现 IgA；相比之下，30% 的配方奶喂养婴儿（配方奶不含 IgA），产后 1 个月才在其粪便中发现含有 IgA。母乳中发现的抗体是由于母体黏膜相关淋巴组织（mucosa-associated lymphoid tissue，MALT）和支气管 - 乳腺通路受抗原刺激而产生的。因此，对于围产期内母亲所遭遇的感染因素起作用的抗体，也可针对婴儿最可能遭遇的感染因素而起作用。例如，用脑膜炎球菌疫苗诱发的母体免疫反应显示，母乳中脑膜炎奈瑟球菌特异性 IgA 抗体升高，并长达产后 6 个月。

sIgA 被视为母乳内的主要保护剂。在初乳中，sIgA 浓度约为 12mg/ml，而成熟乳中仅含约 1mg/ml 的 sIgA，由此强调了初乳的保护作用。由母乳喂养的婴儿每天摄入约 0.5~1.0g sIgA。sIgA 可通过多种机制保护机体免受黏膜上病原体的侵害，它既可以固定病原体来阻止其对上皮细胞表面的黏附,又能够中和毒素及毒力因子。在母乳中也发现了针对菌毛等细菌黏附位点的 sIgA 抗体,由于 sIgA 对蛋白水解作用具有相对抗性,因此其也能保护机体免受胃肠道病原体的侵害。

母乳内含有可特异性作用于肠道及呼吸道内许多不同病原体的 sIgA 抗体。例如,母乳内含有抗霍乱弧菌、弯曲杆菌、志贺氏菌、蓝氏贾第虫及呼吸道感染的抗体。在母乳中也发现了针对菌毛等细菌黏附位点的 sIgA 抗体。例如,母乳中的 sIgA 抗体可阻断肺炎链球菌和流感嗜血杆菌对人类咽后细胞的黏附。

母乳中存在的几类抗体似乎可以预防新生儿 B 族链球菌(group B streptococcus, GBS)感染。在动物模型中已被证实,通过母乳喂养给予 GBS 特异性 IgM 抗体可以预防 GBS 感染。母乳内的 sIgA 也具有类似预防 GBS 感染的能力;然而,除早产儿外,sIgA 似乎不被新生儿循环所摄取,这表明在足月儿体内,sIgA 的有效性仅限于胃肠道黏膜表面。

但即便 sIgA 不进入新生儿循环,这些抗体仍然可以通过其他机制为新生儿提供保护。sIgA 可能会干扰由碳水化合物介导的 GBS 与鼻咽上皮细胞的附着,减少定植的生物负荷,从而减少由 GBS 感染所引起的患病率及死亡率。

## 四、人乳寡糖与免疫调节

乳汁中存在大量不同且复杂的碳水化合物,迄今为止,乳糖是其中最丰富的一种,其为二糖,由半乳糖与葡萄糖共价结合而成。实际上,与其他任何物种相比,乳糖在人体内的浓度最高,这与人脑的高能量需求相对应。人乳寡糖 HMO 也占母乳内碳水化合物的很大一部分,但其不能被婴儿消化,它们的功能是滋养胃肠道微生物群。

HMO 是人乳碳水化合物中非常重要的组成成分,是母乳中第三大组成成分,在成熟的乳汁中的平均含量为 12.9g/L,分娩后第四天可达 20.9g/L。HMO 每个分子含有 3~20 个糖单位,由五种不同的糖类按照不同的序列和构象组成。组成寡糖的单糖是 L- 果糖、D- 葡萄糖、D- 半乳糖、N- 乙酰氨基葡萄糖和 N- 乙酰神经氨酸。人乳汁中已知的寡糖超过 200 多种,且所有的寡糖还原端都是乳糖。

人乳寡糖 HMO 可以进一步影响健康微生物组的建立,不但能结合肠腔中潜在的有害细菌,还能发挥直接抗菌作用,调节肠道上皮细胞的免疫反应,从而促进"益生菌"的生长。HMO 为可溶性复合碳水化合物,在乳腺中合成,并依赖于母体基因型,其中包括确定 Lewis 血型抗原的基因。

HMO 难以被婴儿所消化。相反,它们作为一种益生元,能够促进婴儿胃肠道内某些特定的有益菌的生长,如双歧杆菌,从而使微生物群数量超出潜在病原体的数量来预防感染。研究认为,HMO 一旦被婴儿摄入,便会通过充当病原体的诱饵受体来抑制其对肠道上皮的黏附,这阻止了病原体对宿主细胞的附着,从而阻断其黏附和侵入。除此之外,HMO 也被认为对某些病原体具有直接的抗菌作用。最后,已有研究表明,HMO 能够调节肠道上皮细胞应答,并且可以充当免疫调节剂。HMO 不仅能够通过延缓细胞生长、诱导细胞分化与凋亡来改变肠道环境,还可通过调节 T 细胞免疫应答使 Th1/Th2 细胞因子产量平衡,从而改变免疫应答。

尽管 HMO 的丰度在整个哺乳期中存在动态变化,但母乳中 HMO 谱的不同是由遗传学差异所导致的。因此,具有不同基因型的母亲拥有不同 HMO 谱,这样母乳中存在的特定的 HMO 可以或多或少地保护其婴儿免受某些特定种类的感染。同样地,产生的不同种类的 HMO 改变了婴儿体内定植的微生物群类型,同时也改变了微生物群建立的时机。由于其复杂性,尚无法人工合成与人乳相同的 HMO。可能具有相似生物活性的非人类的乳汁衍生替代品近来引起了关注。在近期的一项安慰剂对照试验中,来自印度的 4 556 名婴儿作为受试者被一并给予植物寡糖、低聚果糖及植物乳杆菌,试验证实,相较于对照组,治疗组婴儿其患败血症和死亡风险有所降低($RR$=0.6 ;95% $CI$ 0.48-0.74)。该研究结果强调,HMO 及非乳寡糖在预防新生儿感染性疾病中具有潜在性作用。

普遍认为,HMO 在预防新生儿腹泻及呼吸道感染方面发挥着重要的作用。一些 HMO 可保护新生儿免受细菌和病毒的感染,包括与 Lewis-Secretor 基因相关的岩藻糖基转移酶[α(1,3/1,4)fucosyltransferase,FUT3]及与 Secretor 基因(FUT2)相关的 2′-岩藻糖基乳酸(2′-fucosyllactose,2′-FL)。高浓度的 2′-FL 与降低的婴儿空肠弯曲杆菌及轮状病毒感染风险相关。已有学者注意到,对于不同的 HMO 而言,无论其单独还是组合性存在,其对于轮状病毒株皆具有特异性作用。与 Lewis 阴性血的婴儿相比,布基纳法索和尼加拉瓜的 Lewis 阳性血婴儿似乎对轮状病毒感染具有更高的易感性。研究发现,Lewis 抗原是影响 HMO 丰度的部分因素,这或许能解释,在非洲口服轮状病毒活疫苗的效果为何会有所降低,因为非洲的大多数女性为 Lewis 阴性血。与之相反,在美国进行的一项观察性研究发现,具有遗传多态性的儿童基本不会发生严重的轮状病毒性肠胃炎,这种遗传多态性使

肠道上皮细胞中 FUT2 的表达受到抑制,这或许表明 HMO 可对特定菌株产生适应性反应。喂养含有低浓度乳 -N- 二羟己糖牛奶的婴儿,其杯状病毒性腹泻的发病率有所增加。在赞比亚地区,母乳中其他 HMO 组合体与艾滋病毒传播风险的降低亦具有相关性。

研究表明,若将 HMO 的抗菌优势与抗生素的标准化应用相结合,HMO 可起到一定的治疗作用。迄今为止,大多数研究主要致力于探究体外 HMO 的抗黏附性,从而开发出一种新的辅助剂。HMO 的这种抗黏附性主要包括降低肺炎链球菌对口咽细胞、大肠埃希菌对胃肠道的黏附能力。某些特定的 HMO,如 FUT3,与增强的 GBS 体外杀伤力相关。动物模型表明,被给予含有 HMO 的益生元的小鼠其针对呼吸道合胞病毒的 Th1 免疫应答增加。作为抗生素疗法的潜在新型辅助手段,HMO 的应用仍存在争议,如不同个体的 HMO 功能仍存在很大的不确定性,并且已证实,在实验室合成的个体 HMO 运用于临床试验是存在问题的。

## 五、母乳微生物群

母乳中包含数百种细菌,并且数量很大,其浓度约为 1 000 个菌落形成单位(colony-forming units,CFUs)/ml。据估计,由母乳喂养的婴儿每天摄入多达 800 000 个细菌。母乳的摄入使得婴儿在出生时便被"注射"了一剂微生物,并成为婴儿肠道微生物的主要来源。诸多流行病学研究记录表明,分别由母乳喂养和配方奶喂养的婴儿,其肠道微生物群组成存在差异。人类母乳对建立婴儿肠道微生物组具有直接性的促进作用。多项研究记录表明,母乳和婴儿粪便中具有相同的双歧杆菌、乳酸杆菌、肠球菌及葡萄球菌的特定微生物菌株。在其诞生后的第一个月,主要由母乳

喂养的婴儿的粪便微生物中有 28% 与其母乳微生物相同。两者之间相同微生物的数量随着其每日母乳摄入量的比例而增加,呈剂量依赖性。这些发现强烈表明,婴儿肠道内的微生物是由母乳转移而来的。尽管人乳中不同细菌的类型和丰度存在个体间差异,但在婴儿肠道中发现的细菌与其母亲体内的细菌最为相近。

早期研究多采用依赖于细菌培养的研究方法,而近年来开发了如新一代测序等不依赖于细菌培养的科学技术,这使我们对母乳微生物群的组成及其多样性有了进一步的了解。链球菌和葡萄球菌属是人乳中最常见的细菌类别,其次是双歧杆菌、乳酸杆菌、丙酸杆菌、肠球菌及肠杆菌科的成员。与过渡乳和成熟乳相比,初乳中的细菌种类已被证实具有更高的多样性。

母乳中细菌的来源尚未确定。乳房组织本身含有多种细菌。婴儿在吸吮乳汁时,其口腔内的菌群会逆向回流,成为母体皮肤表面的共生菌群,这种母婴之间的细菌动态循环或许有助于母乳细菌群落的形成。然而,"共生污染理论"并不能完全解释人乳微生物的多样性或严格厌氧菌的存在,如双歧杆菌、梭菌属及拟杆菌属等。已证实,乳汁微生物群落的组成与周围乳晕皮肤及婴儿口腔内皆不相同。另一项理论即"肠乳途径",该理论认为,母体肠道细菌在怀孕和哺乳期间能够通过内源性细胞途径移位至乳腺。据推测,细菌首先经由树突状细胞内化从而转移至母体肠道,然后通过淋巴和血液循环到达乳腺。这种经由哺乳将微生物从母体肠道转移至婴儿的母婴传播,仍需进一步研究。

母体因素可影响母乳微生物群的组成和多样性。据报道,一些研究团队认为,与剖宫产的母亲相比,阴道分娩的母亲其乳汁微生物群更具多样性,而其他研究团队则不这样认为。就同一地域而言,尽管母亲年龄、婴儿性别及种族/民族不尽相同,但母乳菌群不存在显著差异;而就欧洲、非洲和亚洲等不同地域而言,母乳菌群则存在明显差异。足月分娩的母亲,其乳汁中双歧杆菌浓度高于早产母亲。将初乳、过渡乳及成熟乳分别使用定量 PCR 检测细菌总浓度,结果发现,初乳中细菌总浓度较过渡乳及成熟乳低,并且随着时间的推移,乳汁中双歧杆菌和肠球菌属的水平有所增加。健康母亲与患肥胖、乳糜泻和与感染了人类免疫缺陷病毒(human immunodeficiency virus,HIV)的母亲之间的对比研究证实,母体的健康状况改变了母乳中微生物群的组成及多样性。由健康女性母乳中分泌的免疫调节性细胞因子,如 TGF-β1 和 TGF-β2 等,与婴儿生后早期体内的微生物丰富度、均匀度、多样性相关,并且能够更有力地保护个体免受过敏性疾病的困扰。不出所料,母体抗生素及化疗的应用减少了母乳中的细菌多样性;目前尚不清楚其对婴儿微生物组及免疫系统的远期发育有何影响。未来有必要开展进一步的研究,以了解母亲的文化、环境、营养状况、急性或慢性疾病的炎症状态将如何影响母乳微生物群。

### (一) 母乳微生物群在婴幼儿肠道中的作用

在降低母乳喂养婴儿细菌感染的发生率和严重程度方面,母乳中的细菌可通过多种机制产生迅速和长期作用。共生菌不但可以竞争性地排斥致病菌,亦可表现出针对致病菌的抗菌特性。例如,已有研究表明,从母乳中分离出的乳酸杆菌可抑制胃肠道病原体的黏附和生长,包括大肠埃希菌、志贺氏菌属、假单胞菌属和沙门氏菌属菌株。五种母乳乳酸杆菌菌株通过增加肠道细胞合成黏蛋白的基因表达从而形成抗菌屏障。在对 6~12 月龄婴儿进行的双盲对照试验中,给予母乳乳酸杆菌菌株的组别其胃肠道、呼吸道和全部感染的发生率分别降低了 46%、27% 及 30%。相较于对照组,实验组中乳酸杆菌和双歧杆菌的计数显著增加,尽管未对致病菌进行计数,但研究认为此结果能够为临床感染发作次数的减少做出合理解释。另一项研究发现,30% 的人乳中含有能产生乳链菌肽的细菌,这些细菌可以在肠道内存活。乳链菌肽是乳制品行业常用的细菌素,能够阻止孢子萌发,并抑制肉毒杆菌和蜡状芽孢杆菌。来自母乳中的表皮葡萄球菌和唾液链球菌也具有抗菌活性,能够抵御致病性金黄色葡萄球菌。尽管已有许多关于肠道中抗菌肽及分子的研究,但仍需要更多的研究来了解母乳细菌的特异性抗菌活性。

越来越多的动物研究表明,微生物群在免疫系统的发育中具有重要作用。在缺乏肠道细菌的情况下,动物体内脾脏、胸腺及淋巴结内的淋巴组织在发育方面存在缺陷。无菌肠道中,黏膜固有层 CD4$^+$ 细胞、能产生 IgA 的细胞及发育不全的派氏淋巴结数量减少。无菌小鼠体内的免疫状态通常向 Th2 偏斜,但在引入共生菌后,Th1/Th2 细胞因子的产生达到了平衡。现已证实,人乳乳酸乳杆菌菌株可促进巨噬细胞产生 Th1 型的细胞因子,如 IL-2、IL-12 和 TNF-α。早期的一项人体研究表明,与由配方喂养的儿童相比,由母乳喂养的儿童体内 Th1 型免疫应答更完备,并且其免疫调节作用可持续至断奶后。另一项体外研究表明,发酵乳杆菌和唾液乳杆菌是 NK 细胞的强效激活剂,同时也是 CD4$^+$ 和 CD8$^+$ T 细胞及调节性 T 细胞的中效激活剂,其中 NK 细胞影响固有免疫,而 CD4$^+$ 和 CD8$^+$ T 细胞及调节性 T 细胞影响获得性免疫。与由奶瓶喂养的恒河猴婴儿相比,由母乳喂养的个体会产生独特的肠道微生物群和强大的记忆 T 细胞与 Th17 细胞。目前尚不明确这些机制是否也存在于人类中。

## (二)免疫效果的关键窗口

世界卫生组织建议,在婴儿出生后的前 6 个月内进行纯母乳喂养。这段时期也是产生微生物标记的关键窗口期。婴儿微生物组是一个动态的细菌群落,在整个婴儿期直至童年早期都发生着转变,但这些群落的组成并非是随机的,而是取决于其宿主早年的生活事件。在这段仅摄入母乳的时期内,发育关键窗口期间发生的菌群失调对个体的健康状况可能具有远期影响。无菌小鼠体内可检测到过量的 iNKT 细胞,导致其对结肠炎具有较高的易感性;然而在其生后 2 周内植入标准的微生物群,可使其具有正常的 iNKT 细胞数量,并且有效阻止结肠炎的发生。同样地,无菌成年小鼠体内可检测到血清 IgE 水平的升高,这与过度的过敏反应具有相关性;然而在其生后 4 周内植入标准的微生物群,可使其具有正常的 IgE 水平。为小鼠经口施用短双歧杆菌可诱导 Foxp3$^+$ 调节性 T 细胞的增殖,但仅在其断奶前施用有效。在小鼠生命的早期阶段,即便是用青霉素暂时扰乱微生物群,也足以诱导其体内持续性的代谢改变及免疫基因表达变化。关于人类的纵向队列研究亦表明,早期菌群失调可具有远期影响。

Arrieta 等人的研究表明,在婴儿生后 100 天内发生的短暂的肠道菌群失调,将增加其患哮喘的风险。在患哮喘风险较高的儿童中,毛螺菌属、韦荣球菌属、柔嫩梭菌属和罗斯氏菌属的相对丰度显著降低,而这些菌属在母乳中皆可发现。Fujimura 等人研究发现,一种微生物群组成与增高的过敏性疾病患病风险具有显著相关性,该组成仅在 6 个月以下儿童可检测到。研究人员用此类婴儿的粪水与成人外周 T 细胞进行体外培养,结果显示,$IL4^+$ $CD4^+$ T 细胞的诱导增强,$CD4^+$ $CD25^+$ $Foxp3^+$ 细胞的丰度降低,这表明菌群失调会导致 $CD4^+$ T 细胞的功能紊乱,且 $CD4^+$ T 细胞与过敏性疾病的发生相关。婴儿微生物群的逐步建立对于培育其免疫系统的耐受性及反应性至关重要,并得以在整个生命周期中维持其健康。Bäckhed 等人最近的一项研究表明,停止母乳喂养而非引入固态食物是成人体内微生物群发展的主要驱动力。事实上,Ding 和 Schloss 研究发现,婴儿时期的母乳喂养史决定了其成年后细菌群落的组成。

### (三)母乳病毒组

病毒可通过母乳传播,并可能对婴儿体内的肠道生态系统具有帮助作用。婴儿体内肠道病毒组噬菌体及其真核部分的装配会受到健康及营养状况的影响。近期一项对于 25 组母婴配对组的研究表明,母乳和婴儿粪便中的双歧杆菌群落及双歧杆菌噬菌体可经母乳喂养垂直传播。由于定居在婴儿和成人肠道中的大多数病毒为噬菌体,因而其具有杀死细菌的能力,抑或是通过提供潜在有益的基因功能以重塑细菌群落,改变个体的远期健康状况。为了明确母乳喂养在建立婴儿肠道病毒组及病毒 - 细菌相互作用中所承担的角色,有必要进一步行纵向研究。

## 六、细胞外囊泡及其内容物

近期发现的一种母乳成分,不仅可能改变肠道免疫反应,还能够改变随后建立的微生物群,这种成分被称为细胞外囊泡,其内含有丰富的蛋白质内容物,能够影响机体局部对细菌产生的免疫反应。10 年前的研究发现人类母乳含有丰富的 EVs,这引起了该领域内学者的广泛关注。EVs 内含有各种各样的内容物,包括 mRNA、miRNA、胞质及膜蛋白,并且已被证实与细胞间信号转导有错综复杂的关系。EVs 包括外泌体,其经内涵体途径形成,并在多泡状内涵体与细胞膜融合后从细胞中释放出来。经细胞膜直接起泡所形成的 EVs 更大(0.1~2μm)且异质性更强。应注意的是,许多母乳研究都会使用"外泌体"这个术语,但无论是从概念上还是从物质上,都不能将外泌体与其他囊泡分开。除非运用分离方法获知囊泡的大小或其浮选密度(如通过蔗糖梯度法或排阻色谱法)与外泌体相似,或其标记物与已知的外泌体标记物相同(即通过免疫磁性分离技术,如抗四跨膜蛋白珠),否则分离出的囊泡不能肯定地被描述为外泌体。目前,作为母乳研究中常用的试验方法,超速离心法和 PEG 试剂可使其他囊泡及非囊泡蛋白(包括 RNA 结合蛋白)聚集成团。运用以上方法进行的研究表明,母乳中的 EVs 在作为生物标志物或发挥其体内生物活性方面显示出了令人振奋的潜力。

母乳中的 EVs 内容物包括 RNA、miRNA 和长链非编码 RNA。一些研究指出,母乳外泌体中的 miRNA 富含多种生物学功能,包括调节肌动蛋白细胞骨架、糖酵解 / 糖异生、氨酰 -tRNA 的生物合成、戊糖磷酸途径、半乳糖代谢及脂肪酸的生物合成,除此之外,对广泛的免疫途径亦具备调节功能。并且,对人类母乳中 EVs 所进行的蛋白组学分析显示,大多数蛋白质为免疫细胞来源。有趣的是,大量免疫细胞来源的蛋白质之前尚未在人类母乳中发现,对 EV 内容物的探索为我们揭示了进一步的研究方向,即其作为新型的生物标志物与其发挥功能的途径。牛乳中的外泌体也富含参与免疫反应和生长的蛋白质。

外泌体可以介导新生功能性 miRNA 和 mRNA 向受体细胞的传递。如今尚不明确母乳外泌体中的 miRNA 在人体消化系统中是否起作用；一些研究表明，外泌体可以保护 miRNA 使其免于被消化，而另一些研究表明 miRNA 可被肠内容物所降解。当然，在体外试验中，母乳 mRNA 和 miRNA 可被细胞所摄取并激发其功能性效应，这表明它们或许能够改变新生儿黏膜表面蛋白的表达，从而影响婴儿免疫系统的发育。迄今为止，得到研究证实的功能性效应不仅包括抑制体外 T 细胞细胞因子的产生，还包括促进调节性 T 细胞，以及防止树突状细胞受 HIV-1 感染。Liao 等人最近的研究证实，乳汁来源的 EVs 可进入人类肠道隐窝样细胞，其中一些可定位于细胞核；因此，这是经母 - 婴细胞途径递送与免疫调节相关的遗传物质的潜在机制。在猪及大鼠体内，母乳外泌体的施用增加了其肠道上皮细胞的增殖，这表明母乳外泌体还具有促进新生儿肠道的正常发育及功能的潜力。EVs 除了能够在肠道中起作用，还可以潜在地在口咽和鼻咽中发挥作用。因此，母乳中的 EVs 可以改变新生儿对口服疫苗、呼吸道病原体及其定植的免疫应答。

EVs 也具有调节宿主 - 微生物相互作用的潜能。上皮细胞和免疫细胞对肠道微生物（如乳酸杆菌或双歧杆菌）的反应能够被来自血清的 EVs 调节。这些 EVs 不仅能够增强细菌的聚集及吞噬作用，还能调节 TLR 的效应。现尚不明确母乳中的 EVs 是否能产生同样效应。除人乳之外，猪、牛及鼠类的乳汁中也能检测到 EVs，使得研究人员能够运用动物模型来探索这种现象，并通过未经巴氏灭菌的奶提

高跨种族细胞通讯的可能性。针对小鼠的研究表明，EVs 的缺失会降低幼崽肠道微生物组的多样性。有关外泌体及其内容物在调节婴儿肠道微生物组中的作用的研究，在人类是受限的。但是，Kosaka 等人经研究证实，存在于母乳外泌体内与免疫调节相关的 miRNA 在 6 月龄内的新生儿体内十分丰富，此期亦为新生儿黏膜免疫系统发育的时期。近期一项针对 EVs 内 miRNA 作用的研究在 ProPACT 试验中表明，在分别给予益生元与安慰剂的母亲中，其母乳中大量 miRNA 存在差异，但其患特异免疫反应性疾病的结局没有显著差异。

迄今为止，关于母乳中 EVs 的一些研究通常为横断面研究，并且仅有一项研究是关于人体初乳中外泌体的；母乳是在早期免疫启动的关键阶段提供的。一项对于牛乳中外泌体的研究表明，其外泌体内的免疫调节蛋白在哺乳期间发生了暂时性的变化；因此，对于哺乳期内人乳中 EVs 内容物的详细探究或许能够获得相应数据，以证明其与新生儿免疫系统的发展高度相关。一些研究致力于从母乳中分离出外泌体，从而研究其内可传递至婴儿黏膜的 miRNA 及蛋白质内容物，这类研究将为某些具有肠道免疫调节因子的药物可能的传递机制提供新的见解。此外，有关 EVs 内容物在体内的稳定性及其功能的进一步了解，能够极大程度上帮助我们获知母乳是如何改善新生儿健康状况及免疫力的。

## 七、影响乳汁组成的因素

### （一）时间相关的乳汁组成的变化

1. 哺乳的时间跨度　乳汁一般分为初乳、过渡乳和成熟乳，但是它们不是截然分开的阶段，而是在哺乳期间乳汁的组分是逐渐的改变。初乳是最先产生的乳汁，同成熟乳汁相

比,组分截然不同,它含有高浓度的乳清蛋白,而酪蛋白几乎检测不到。从哺乳的第 2~7 个月,乳汁中的蛋白质平均浓度是逐渐降低的,而之后蛋白质浓度不再降低。同成熟乳汁相比,初乳中含有低浓度的乳糖和脂质。从哺乳的第 4~7 个月,乳糖含量是最高的,而之后逐渐降低,相反的是脂质的含量逐渐升高。

初乳和成熟乳汁的生物活性的特质上也是截然不同的,初乳含有高水平的分泌型的免疫球蛋白。初乳的这些特性说明其在免疫层面而不仅是营养方面的关键作用,保护婴孩从一个相对无菌的子宫环境到含有多种病原菌的外环境。同免疫球蛋白一样,HMO 的含量在初乳中也是非常高的,大约是成熟乳汁的两倍,HMO 的浓度从出生后的第 4 天 21g/L 降至第 120 天的 13g/L。

初乳除在免疫和营养方面的作用之外,还可以发挥生长促进的作用。初乳含有大量的生长因子,且含量远高于成熟乳汁,比如说表皮生长因子,TGF-β 和集落刺激因子 1 在初乳中的含量远高于成熟乳汁。

2. 上次哺乳时间　决定乳汁脂肪含量最重要的一个因素就是两次哺乳的间隔时间,间隔时间越长乳汁中的脂肪含量就越低。同样,上次哺乳结束时的脂肪含量及乳汁体积也是决定下次哺乳时乳汁脂肪含量的关键因素。

3. 日变化　乳汁中的脂肪含量每天也存在动态变化,上午的中段时间(10 点左右)脂肪含量最高可达 5g/ml,到晚上降低至 3g/ml。

**(二)母体特征改变乳汁构成**

1. 母亲年龄　20~30 岁的母亲乳汁中蛋白质的含量是最高的,但是母亲的年龄似乎不会影响脂质或乳糖的含量,不会对乳汁的构成造成太大的影响。

2. 饮食　母亲饮食对乳脂含量的影响是很复杂的。有些营养物质的摄取不会改变乳汁构成,但是有些母亲饮食中段营养物质会造成乳汁组分较大的变化。

组成脂质的特异性的脂肪酸依赖于母亲的饮食。这些脂肪酸可以是内源性乳腺合成,也可以是通过母体的膜系统获取。许多关于乳汁脂肪酸谱的研究发现,通过调控母亲饮食可以改变单不饱和 n-6 脂肪酸和 n-3 脂肪酸。饮食中的脂肪酸可以迅速地转移至乳汁中,2~3 天内,乳汁就会表现出与饮食脂肪中一致的脂肪酸。

## 第七节　胎儿起源成年免疫性疾病发病机制

炎症过程是免疫防御的重要组成部分。急性炎症是对于病原体入侵相关损伤的快速反应,预先有防御准备。急性炎症反应对于病原体控制和组织修复至关重要,全身的免疫细胞识别存在于宿主细胞中的病原体及相关结构,触发多种反应,直接或间接杀死病原体。同时这种攻击也会引起严重的附带损害,会对宿主健康的细胞造成间接损害。如果病原体不能被消除,或者免疫应答不能被适当调节,则导致大多数与感染相关症状的免疫病理学持续影响。面对慢性感染和免疫控制的失衡,炎症过程会对机体产生多种有害影响。为了减少宿主损伤,需要调控免疫应答,通过不同类型的调节(抑制)细胞提供固有免疫和适应性免疫应答来调节。

长期高水平的全身炎症标志物可能与不良的健康结局和多种成年慢性疾病相关联,甚或成为其病因。目前已证实慢性炎症参与多种成年慢性病诸如糖耐量异常、2型糖尿病、高血压、心血管疾病的发生机制,并与疾病进展、预后息息相关。从某种程度上,慢性疾病也属于免疫性疾病。动脉粥样硬化的发病机制与IFN-γ、IL-1、IL-12和IL-18作用有关,导致静脉壁通透性和氧化应激升高。炎症反应贯穿着动脉粥样硬化发生的所有阶段:从内膜脂质积聚到斑块形成和最终破裂,包括泡沫细胞形成、血管炎症、血管平滑肌细胞增殖、动脉钙化和斑块进展。此外,肥胖症患者全身炎症标记物升高,白色脂肪组织通常不仅被巨噬细胞和T细胞浸润,还被B细胞和肥大细胞浸润,是免疫细胞产生炎症因子的主要来源。在糖尿病中,炎症可由高血糖触发免疫应答而来,炎症、氧化应激都与胰岛素抵抗的产生有关。用于治疗糖代谢异常的药物二甲双胍具有抗炎活性,有报道其可抑制糖尿病患者巨噬细胞IL-1的产生。有研究显示,老年慢性患者血清中C反应蛋白、IL-6和TNF水平较高,并出现了平时表达水平非常低的或在健康年轻人血清中无法检测到的炎性因子,如IL-1β、CCL7(MCP-3)和淋巴毒素A。疾病不仅与这些炎症因子的产生和失调相关,而且它们不适当的定位也会导致有害的健康结果发生。

大量流行病学调查结果显示,在人体发育初始阶段,身体经历的事件会影响着整个生命中的健康和疾病模式,其中不良事件会与成年后慢性疾病(如肥胖症、糖尿病和心血管疾病)的风险增加之间存在关联,即健康与疾病的发育起源(DOHaD)学说。宫内环境受到许多因素的影响,包括母体因素、激素和胎盘功能

等,通过许多途径影响发育中的胎儿,从而编程了正面或负面的健康结果。例如孕期营养不良可增加子代日后患心血管疾病和2型糖尿病的风险。胎儿生长缓慢会改变肝脏的生长和代谢,而肝脏调节脂质代谢,血脂异常是冠心病的一个主要危险因素。瘦小的新生儿在儿童后期发展出相对较高的肥胖程度,这通常导致不利的身体成分,包括高体脂百分比,易导致各种不良代谢结果。

从免疫学角度解释胎儿起源成人免疫性疾病的发病机制,目前尚未有明确报道,目前可能有以下几种假说。

## 一、宫内营养不良

胸腺是营养不足的潜在免疫调节剂。研究发现在婴儿期,淋巴组织对营养不良非常敏感,严重营养不良可能导致“营养性胸腺切除术”,成熟且完全分化的T淋巴细胞数量减少,对免疫有持久的影响。蛋白热量营养不良常导致免疫应答受损,特别是与细胞介导的免疫、吞噬细胞功能、细胞因子产生、补体系统、分泌性抗体应答和抗体亲和力有关。宫内营养不良阻碍胎儿生长和免疫成熟,损害免疫调节和免疫耐受的正常机制(如Th1/Th2细胞因子平衡改变),导致对子代出生后免疫应答的长期影响。

## 二、宫内糖皮质激素异常暴露

下丘脑-垂体-肾上腺轴(HPA轴)在生命早期的规划可能是另一个潜在机制,它介导了胎儿生长迟缓和出生后的健康结果之间的联系。一些研究表明,宫内过度暴露于母体的糖皮质激素可导致出生时体型较小且与成年的非最佳HPA活性有关。HPA轴功能障碍进一步与高血压、心血管疾病和2型糖尿病的

发生有关,以及与心理和认知功能改变有关。

糖皮质激素通过抑制细胞因子如 IL-2、IFN-γ、TNF-α 的产生和诱导 T 细胞凋亡来抑制 T 细胞的功能。地塞米松可以通过增强程序性细胞死亡 1(PD-1)的表达来抑制活化 T 淋巴细胞的功能,触发抑制性途径来减弱 T 细胞应答,促进 T 细胞耐受。

## 三、发育缺陷

研究表明在胎儿营养不良的发育过程中,内分泌胰腺和胰岛素敏感组织的营养素供应减少,营养不良的子代出生时就具有胰岛 β-细胞群的缺陷,这种缺陷将永远不会完全恢复,即形成 1 型糖尿病。1 型糖尿病是一种自身免疫性疾病,由遗传因素和免疫因素共同作用引起,伴有自身抗体和对胰岛自身抗原的 T 细胞反应,淋巴细胞浸润胰岛,免疫攻击胰岛。

## 四、胃肠道微生物异常

微生物与宿主免疫系统的相互作用可能起源于胎儿时期。胎儿胃肠道中有微生物定植并与胎儿免疫系统成熟相关。产前微生物定植可能在胎儿出生后适应环境方面起重要作用。近几年对胎粪微生物的研究逐年增多,试图探索了胎儿胃肠道微生物定植和未来健康与疾病之间的关系。此外有研究在中孕期的胎儿组织中发现了黏膜相关不变 T 细胞,它们可识别微生物来源的核黄素代谢物,在胎儿的小肠、肺和肝脏中 MAIT 的含量很高。作为对微生物刺激的反应,MAIT 细胞能够产生 IFN-γ、TNF 和 IL-17。与成年 MAIT 细胞相比,在胎儿小肠中 MAIT 细胞的增殖能力已经增强。胎儿免疫组织具有能够识别微生物衍生代谢物的 MAIT 细胞,这证明了胎儿胃肠道微生物参与了胎儿免疫系统的发育。

## 五、表观遗传改变

宫内时期是独特和敏感的,在这期间发生的事件会影响到胎儿机体分子水平上的表观遗传编程,从而对个体的生长和发育产生长远影响,改变成年后的健康风险。胎儿的宫内环境塑造胎儿个体基因组的 DNA 甲基化特征模式,这种甲基化模式可能对个体健康产生终身影响。

流行病学调查表明,低出生体重与成年慢性病风险增加之间存在关联,即便出生后个体恢复正常体重也不会降低成年后的健康风险,并且出生后的"体重追赶"现象反而会增加成年疾病风险。低出生体重本身并不是慢性病发生的直接原因,其宫内时期相关联的表观遗传改变可能是导致未来疾病风险增加的一个重要机制。我们的研究将单卵双胎中出生体重相关的全基因组差异甲基化基因用网络分析方法来综合评估个体的功能改变,结果发现与出生体重相关的差异甲基化基因功能关联了一组 IFN-γ 介导的免疫反应的生物途径。并且这种 IFN-γ 生理水平的改变在低出生体重儿脐血中的 mRNA 和蛋白质水平上都得到了证实。与正常体重胎儿相比,宫内生长迟缓胎儿体内的 IFN-γ 表达处于一种敏感的易激惹状态,尽管基础水平的 IFN-γ 表达与正常体重儿没有明显差别,但当机体遇到外界的刺激(植物血凝素 PHA)时,低体重儿体内的 IFN-γ 会出现更强的高表达,同时伴随下游细胞因子 IP-10 的更高表达。这种低出生体重儿易产生炎症的免疫倾向性,可解释为宫内环境影响了胎儿基因组的甲基化模式进而改变了胎儿免疫系统的生物调节,当这种效应持续累积到成年后,就有较高概率发生糖耐量异常、2 型糖尿病、高血压、心血管疾病、哮喘和慢性肾病等一系列病理疾患。

## 第八节　表观遗传学与免疫性疾病

表观遗传学是 20 世纪 80 年代逐渐兴起的一门学科，是在研究与经典孟德尔遗传学遗传法则不相符的许多生命现象过程中逐步发展起来的。DNA 和染色质分子发生的可遗传的可逆的改变，而 DNA 序列不变，被称为表观遗传变化。表观遗传学改变包括 DNA 甲基化、干扰 RNA 及组蛋白的修饰等。

甲基化是蛋白质和核酸的一种重要的修饰，调节基因的表达和关闭，与多种免疫疾病密切相关，是表观遗传学的重要研究内容。CpG 是胞嘧啶（cytimidine）- 磷酸（phosphoric acid）- 鸟嘌呤（guanine）的缩写。CpG 岛是富含 CpG 二核苷酸的一些区域，主要位于基因的启动子（promotor）和外显子区域。CpG 岛中基因启动子的甲基化可导致基因表达沉默，去甲基化则导致基因转录活跃。近来许多的研究显示，岛旁的 CpG 密度较低区域的甲基化和基因体中的甲基化也是调控基因表达的重要因素。

国际合作联盟（ENCODE，FANTOM5和 Roadmap Epigenomics）最新数据证明，除启动子之外，增强子也是调控基因表达水平的关键区域。启动子和增强子存在许多组蛋白修饰，其中组蛋白甲基化和乙酰化最为常见。非编码 RNA 诸如 miRNA 和长链非编码 RNA（long non-coding RNA，lncRNA）由于也参与基因表达的调控，有时也被作为表观基因组的一部分。

尽管某些表观遗传学标记是可遗传的（例如印迹基因），全基因组研究也展示了 DNA 甲基化和组蛋白修饰的个体间差异中的遗传成分，但表观遗传标记也受环境的强烈影响。表观遗传过程将与疾病风险相关的环境暴露转变为对染色质的修饰，它可以通过改变基因表达，调控参与疾病病理生理过程的特定细胞的活性。DNA 甲基化和组蛋白修饰都是多变而活跃的，可以对环境、疾病和衰老的变化作出应答。其中的一些改变在生命早期即胚胎 - 胎儿时期已经发生，可以长期存在，从而在整个一生中维持基因的差异性表达，甚至跨代遗传。

### 一、表观遗传与免疫系统发育

表观遗传机制为基因与环境的相互作用提供了新的理解。与免疫系统发育相关的表观遗传学修饰受到内源性或外源性环境的调控。表观遗传学对于基因表达的调控是独立于基因组学而存在的，并且随着发育环境和随机事件的变化而改变。在免疫系统中，表观遗传调控在免疫细胞的发育、分化和功能发挥中起着重要的作用。这些环节的改变可能导致器官或全身系统免疫反应的改变，从而导致免疫疾病的发生。确定表观遗传调控与免疫疾病，尤其是慢性免疫炎症性疾病的关系，对于疾病病理生理过程的理解以及治疗靶点的寻找具有重要的意义。

首先，在免疫细胞发育方面，在哺乳动物免疫系统中，表观遗传调控在造血中的作用是至关重要的。这些发育通路的中断可以对免疫系统的正常发展产生深远的影响。例如，老鼠缺乏 DNA 甲基转移酶表现为终端分化的造血干细胞异常，可导致祖细胞池损耗或骨髓中的造血祖细胞异常。在人类中,类似的机制调节免疫细胞的发育及免疫相关基因的表达。DNA甲基化研究显示新生儿CD4$^+$细胞与成人相比,许多重要的免疫基因如*Ifng*的甲基化水平有显著差异,同时去甲基化水平也有显著差异。在先天免疫途径,由于不同的组蛋白乙酰化水平,TLR3介导的单核细胞诱导分化为树突状细胞的概率也随之改变。

表观遗传机制与免疫系统的发育息息相关。在胚胎和胎儿阶段,发育源性的表观遗传机制尤为重要,因为其导致的通路异常可能是许多免疫疾病的发育起源。复杂的免疫进化机制允许在母亲怀孕期间,胎儿和母体的免疫系统和谐共存,这种机制包括适应性体液、细胞免疫、调节性T细胞的功能发挥等。分布于在母胎界面的巨噬细胞表现为功能基因的高甲基化,而抗炎基因则相对低甲基化,从而其免疫功能受到一定程度的抑制。同时,研究者们发现胎盘*Foxp3*启动子区域与脐血中CD4$^+$细胞相比表现为低甲基化,这些机制可能是在母胎共存的特殊时期,机体免疫耐受的重要原因。母亲的营养、压力、肥胖等因素可能会改变胎盘和/或子宫内环境,从而导致胚胎表观遗传编程的改变。这个概念是疾病的胚胎发育起源的核心假设,已经被越来越多的研究证据证实。Slaats等的一项研究发现,生活在农场环境的孕妇与其他孕妇相比,胎盘中CD14$^+$细胞启动子区域DNA甲基化水平较低。CD14$^+$细胞基因启动子的甲基化与*Cd14* mRNA表达高度相关。这些表观遗传途径可能改变了脐血免疫反应水平,影响机体今后的过敏性反应水平。

有证据证明表观遗传在胎儿期开始调控人类的免疫反应。例如,先天免疫Toll样受体基因的表达受产前和产后微生物暴露的调控。产后微生物接触,特别是在胃肠道微生物,对基因表达尤为重要。宏观和微观营养暴露,可以直接或间接地通过微生物生物制品(如短链脂肪酸)导致表观遗传的变化。肠道微生物群的改变可能通过*Ifng*基因的表观遗传学改变而影响过敏性疾病的发生。这些由于不良环境而导致的生命早期表观遗传学改变,可以导致后续免疫性性疾病的患病风险增高,而这种风险将持续一生。

表观遗传调控机制对于免疫疾病的发生和发展同样有着重要的调控作用。免疫疾病种类繁多,本文将重点介绍过敏性疾病及自身免疫疾病相关的表观遗传机制。

## 二、过敏性疾病的表观基因组学

过敏性疾病在从新生儿到老年人的各个年龄阶段都可能发生,往往具有明显的遗传倾向。主要包括过敏性哮喘、过敏性皮疹等。

哮喘是一种复杂的以呼吸道高反应性、呼吸道炎症、呼吸道阻塞等为特征的炎症性过敏性疾病。作为哮喘的病因,表观遗传学机制建立在我们目前对于哮喘病因学的认知之上,即非孟德尔式遗传,受宫内暴露和免疫学调控的影响。小鼠研究显示,宫内高甲基供体暴露可以导致气道炎症反应增加(表现为嗜酸性粒细胞聚集和IL-4、IL-13浓度增高)、血浆IgE水平升高、辅助T细胞向Th2型转变,*Runx3*基因(一种调节Th2免疫的转录因子)高甲基化。表观遗传机制可以调节在T细胞分化(Th1,Th2和T$_{reg}$)过程中重要的转录因子和细胞因子的表达。一项动物实验通过5-AZA(一种可以使基因总体去甲基化的物质),抑制Th2分化、重构Th1/Th2平衡,并且在T细胞重建实验中证实使用5-AZA处理过的CD4$^+$T细胞可以降低小鼠气道过敏性疾病的发生,证明了 DNA 甲基化在气道过敏性疾病中的作用。

一项队列研究证明了在外周血、口腔、鼻腔细胞中的一些候选基因的甲基化与哮喘表型的关系,而另一项在中心城区的非裔美国儿童中展开的研究则在外周血单核细胞中鉴定出了 81 个与过敏性哮喘相关的差异性甲基化区域(differentially methylated region,DMR),并证实表观遗传的改变在哮喘的发生发展中起到了重要的作用。其中 11 个基因与血清 IgE 水平相关,16 个基因与预测用力呼吸容积相关。若干与免疫相关的基因在哮喘患者中是低甲基化的,包括 *Il13*、*Runx3* 和 *Tigit* 等。低 / 高甲基化基因与基因高 / 低表达相关($P < 0.6 \times 10^{-11}$)。Liang 等 2015 年的研究在 3 个独立的队列研究中得到了同一个结论——IgE 和 36 个位点的低甲基化的相关。这些位点的基因编码嗜酸性粒细胞产物、磷脂炎症介质、特定转录因子及线粒体蛋白等。同时研究证实在分离出的嗜酸性粒细胞当中,这些位点在无 / 有高水平 IgE 环境中,甲基化水平有显著差异。Seumois 等的研究则发现了 CD4⁺T 细胞中哮喘特异性的增强子在 Th2 发育中受组蛋白 H3 第 4 号赖氨酸的二甲基化(dimethylation of histone H3 at lysine 4,H3K4me2)修饰的调控。

目前,探索对变应原的暴露和致敏与表观遗传标记变化的关系研究较少。变应原暴露(如树、草、屋尘螨和豚草属)与老年人外周血和成人支气管上皮细胞的 DNA 甲基化水平变化有关。将季节性过敏性鼻炎患者的外周血淋巴细胞中的 CD4⁺T 细胞分离后,体外接受提取的草地花粉刺激,它们与对照组患者相比有着广泛的 DNA 甲基化和基因表达差异。

此外,一些研究已经开始了解多重暴露之间的复杂关系。柴油机尾气与变应原的双重暴露可导致小鼠 Th1 细胞因子基因 *Ifng* 的高甲基化和 Th2 细胞因子 Il4 基因的低甲基化。在人类气道上皮细胞,仅暴露于过敏原、仅暴露于柴油机尾气或同时暴露于变应原及柴油机尾气的双重暴露 48 小时后,3 种不同暴露方式在全基因组中仅导致了 7 个 CpG 位点的显著变化。然而,当先后暴露于变应原和柴油机尾气但相隔 4 周时,研究人员观察到超过 500 个 CpG 位点都发生了显著变化。这些研究表明在特定的暴露后肺将更容易在下一次暴露中发生 DNA 甲基化改变。

此外,关于过敏性皮肤炎的病例对照研究发现,产妇体内的细胞因子(IFN-γ、Il-13 及 IL17E)可通过调控胎儿脐血中调节性 T 细胞 *Foxp3* 基因甲基化水平,从而导致其调节性 T 细胞的功能改变,进而影响胎儿在 12 个月龄时过敏性皮炎的发生率。表观遗传修饰对 T 细胞表型也有着重要影响。有研究显示,食物过敏的婴儿 CD4⁺T 细胞的发育过程中,增殖蛋白激酶(MAPK)信号通路相关甲基化表达异常,可能导致 T 细胞反应异常,从而引发食物过敏。

由此可见,表观遗传学调控对于过敏性疾病的发生和发展具有重要的调控作用。

## 三、自身免疫性疾病与表观遗传学

自身免疫的发病机制与免疫系统的失调相关,它与多种慢性炎性疾病有关,涉及多个医学领域,包括内分泌、胃肠病学和风湿病等。新发现的炎性信号调控途径,例如表观遗传调控等,对自身免疫疾病的发病具有重要作用。

脂肪组织分泌的细胞因子和脂肪因子,代

表风湿性疾病的另一个重要的促炎信号网络，并且与慢性炎性疾病的发病息息相关。如脂肪因子可以调节促炎效应分子 TNF-α 和 IL-6 的表达，亦可以调节补体、生长因子、黏附因子的表达。这些因子的释放可以导致大量炎症细胞的聚集，进而导致基质金属蛋白酶及其抑制剂的失衡，从而导致组织破坏和重构。由于脂肪因子在其中的重要作用，抑制脂肪因子的合成和功能发挥可成为干预及治疗慢性炎症性疾病的重要途径。而表观遗传学修饰在细胞和脂肪因子表达的过程中起到重要调控作用。

遗传因素和环境因素相互作用导致慢性炎症性疾病的发生及发展。环境因素对于免疫系统的影响与暴露时间相关。尤其是生命早期这个特殊"时间窗"的环境因素暴露，对于免疫系统的重编程有着重要影响。近年来，研究证实多种环境因素能够影响早期免疫的调控，表观遗传调控在其中起到了重要的纽带作用。

饮食是另一个在自身免疫过程中发挥重要作用的环境因素。例如维生素 D 的补充量对自身免疫性疾病的影响。维生素 D 是树突调节性 T 细胞信号转导通路中的关键元素，对自身免疫性疾病的发生和发展具有重要的影响。除了直接通过改变基因表达作用于免疫反应，维生素 D 还可以通过影响肠道菌群从而改变肠道上皮的屏障作用，介导炎症发生。

表观遗传修饰，包括 DNA 甲基化和组蛋白乙酰化作用等，在调节不同的细胞功能方面发挥着重要的作用，包括调节炎症反应、DNA 修复、细胞增殖和分化等。这些修改可能是可逆的，可作为药物治疗的新靶点用以治疗不同的疾病。表观遗传修饰的确切机制及其与免疫反应的关系，以及在免疫系统疾病发生及发展中的作用还有待更多的研究来揭示。

## 第九节 遗传与免疫性疾病

免疫学，与其他生物医学领域一样，在基因组学和计算生物学的进步下，得到了更为深入的研究。贝纳塞拉夫发现了 MHC 中的免疫应答基因，指出许多免疫现象受此基因调控，并获得了 1980 年的诺贝尔生理学或医学奖，从此将免疫的遗传学基础研究推向了高潮。近年来，分子免疫学家利用测序转录组及全基因组关联分析（genome-wide association study, GWAS）等手段进一步揭示了免疫反应的遗传基础，为基因组序列变异与免疫相关疾病的研究提供了一个更全面的视角。过敏性疾病与免疫介导的炎症性疾病是免疫系统疾病中重要的组成部分，本文主要介绍这两种疾病的基因基础。

### 一、过敏性疾病

临床流行病学调查研究显示，若双胞胎中一人患有过敏性疾病，则其同卵双胞胎与异卵双胞胎相比，罹患过敏性疾病的风险明显增高，如哮喘、食物过敏、过敏性皮肤炎、过敏性鼻炎等。双胞胎研究证实了遗传因素在过敏性疾病发病中的重要性。据调查，哮喘的遗传因素占到其病因的 36%~75%，而花生过敏的遗传因素高达 82%。但除哮喘以外，其他研究的样本量都较小。全基因组关联和候选基因关联研究已经确定了超过 120 个基因与过敏性疾病相关,说明过敏性疾病的复杂的遗传异质性。

以哮喘为例,在同卵双胎中,哮喘的共同患病率约为 50%。GWAS 鉴定了 3 个可能的哮喘易感位点(靠近 TNEM232 的 5q22.1,靠近 C11orf30 的 11q13.5 和 HLA 区),但这些研究的范围有限。Moffatt 等报道了 ORMDL3 的基因变异体增加了儿童哮喘的风险。最近,GWAS 的荟萃分析又鉴定了 7 个增加哮喘风险的基因位点(HLA-DQ、IL33、ORMDL3/GSDMB、IL1RL1/IL18R1、IL2RB、SMAD3、TSLP)和 10 个靠近的位点,它们影响着过敏性反应。总的来说,目前相关研究已经鉴定出了约 50 个与哮喘相关的基因,并通过连锁分析和精细定位鉴定出了若干基因。

此外,研究发现,丝蛋白相关基因变异可以使个体对湿疹、食物过敏、过敏性结膜炎和哮喘等过敏性疾病易感,这表明皮肤屏障的完整性(上呼吸道/食管黏膜的完整性)在预防过敏免疫反应中的重要作用。近期研究发现,丝蛋白变异与上皮细胞钙蛋白表达的相关。上皮细胞钙黏蛋白可以与 2 型固有淋巴细胞结合,抑制 Th2 细胞因子分泌,这可能会是皮肤屏障受免疫调控的关节环节。其他的遗传因素导致的皮肤屏障受损也与过敏性疾病相关。例如,Netherton 综合征就是由 *SPINK5* 基因表达异常引起的。另外,一些自然基因变异引起过敏性疾病可通过改变免疫功能而不是通过破坏表皮屏障而导致过敏性疾病的发生。例如 *STAT3* 基因信号转导和激活通路的异常可导致 IgE 综合征等。

## 二、免疫介导的炎症性疾病

免疫介导的炎症性疾病(immune-mediated inflammatory disease,IMID) 是免疫调节失去平衡从而影响机体的免疫应答而引起的疾病。主要包括 1 型糖尿病(type 1 diabetes mellitus,T1DM)、克罗恩病(Crohn's disease,CD)、系统性红斑狼疮(systemic lupus erythematosus,SLE)、类风湿关节炎(rheumatoid arthritis,RA)、系统性硬化症(systemic sclerosis,SSc)、多发性硬化症(multiple sclerosis,MS) 等。IMID 在人群中的发病率为 3%~5%。这类慢性疾病极大地加重了个人和社会负担。

正常情况下免疫系统只对侵入机体的外来物,如细菌、病毒、寄生虫及移植物等产生反应,消灭或排斥这些异物。在某些因素影响下,机体的组织成分或免疫系统本身出现了某些异常,致使免疫系统误将自身成分当成外来物来攻击。对自体抗原发生的异常免疫反应,可以导致特征性自身抗体的产生,从而帮助鉴别和诊断疾病。同时,可以通过系统性免疫反应途径导致器官损害,表现为血清标记物的升高,如 C 反应蛋白和血沉等。

双胞胎研究以及家庭研究强烈提示了免疫性疾病研究的遗传易感性。例如,在基因完全相同的同卵双胞胎中,类风湿性关节炎的发生率比共享约 50% 基因的异卵双胞胎高 4~5 倍。事实上,早在 19 世纪 70 年代,研究者们就证实了 HLA 相关基因与许多免疫性疾病相关。

自身免疫性疾病有家族聚集性。中国台湾的一项报道指出,系统性红斑狼疮患者的一级亲属,系统性硬化症的相对危险度 *RR*

为 5.4（95% *CI* 3.37-8.65），类风湿关节炎为 2.66（95% *CI* 2.28-3.11），1 型糖尿病为 1.68（95%*CI* 1.22-2.32）。可见在自身免疫性疾病中，遗传因素的重要性。

研究证实，类风湿关节炎与 *PADI4* 和 *CCL21* 基因特异性相关。PADI4 编码蛋白质精氨酸脱亚氨酶 4，此酶是参与精氨酸翻译后瓜氨酸化酶家族成员之一。抗瓜氨酸肽抗体是 RA 的特征性抗体。最近的一项研究表明，在 RA 患者中，变异的 *PADI4* 基因可编码一种蛋白质，这种蛋白质与 p65 相互作用，可以更有效地提高验证因子 NF-kB 的作用。同时有研究指出胰岛素相关基因的变异与 1 型糖尿病特异性相关。

许多免疫性疾病与特定基因的突变有关。X 连锁的免疫失调性肠下垂（immunodysregulation polyendocrinopathy enteropathy X-linked syndrome，IPEX）被证实为 *FOXP3* 基因变异而导致的疾病。IPEX 患者经常表现为早发性胰岛素依赖型糖尿病、腹泻、皮炎。Foxp3 缺失的老鼠表现出相似的表型，这是由于调节性 T 细胞的缺失，而 Foxp3 在调节性 T 细胞的发育和功能发挥中起到重要作用。自身免疫性淋巴细胞增生综合征（autoimmune lymphoproliferative syndrome，ALPS）则大多数是由于 *FASL*、*CASP10*、*NRAS* 基因的突变引起的。特点是良性淋巴结病和脾大、溶血性贫血及血小板减少症。自身免疫多内分泌腺病综合征 1 型（autoimmune polyendocrinopathy-candidiasis-ectodermal dystrophy，APECED）被证实是与 *AIRE* 基因突变有关的常染色体遗传病，这一自身免疫调控基因缺陷患者形成包括 1 型糖尿病、多发性硬化症、红斑狼疮和类风湿关节炎在内的许多自身免疫疾病的风险显著升高。

然而，绝大多数免疫性疾病相关基因并非只与某一种疾病特异性相关，而是在多种免疫性疾病中均发挥重要作用。免疫性疾病基因研究证实，超过 100 个基因位点与 RA 相关而其中只有两个基因位点是 RA 特异性的，与其他免疫性疾病无关。一项对 7 种免疫性疾病（乳糜泻、克罗恩病、多发性硬化症、银屑病、风湿性关节炎、系统性红斑狼疮、1 型糖尿病）相关的单核苷酸多态性（single nucleotide polymorphism，SNP）进行了荟萃分析，结果显示，44% 的单核苷酸多态性至少与 2 种疾病相关，其中 *SH2B3* 基因位点与所有 7 种疾病均相关。另一项研究使用联合定位方法在 4 种免疫相关疾病中（风湿性关节炎、1 型糖尿病、多发性硬化症和乳糜泻）证实，37% 的基因区域（90 个基因位点中的 33 个）与两个或两个以上免疫性疾病相关。其中，TNFAIP3 和 ICAM1/TYK2 与所有四个疾病均相关。

近年来，GWAS 证实了免疫性疾病的重叠基因位点，包括 186 个免疫性疾病的重叠基因组区域。*MHC* 及 *PTPN22* 为其中发挥重要影响的两个基因。

MHC 基因簇编码 HLA。HLA 是具有高度多态性的同种异体抗原，其化学本质为一类糖蛋白，由一条 α 重链（被糖基化的）和一条 β 轻链非共价结合而成。参与抗原的识别和免疫应答的启动。大多数免疫性疾病与 MHC 基因位点变异有显著相关性。HLA 按其分布和功能分为 I 型抗原和 II 型抗原。II 型 HLA 主要与 CD4⁺T 细胞相互作用。例如在经典的自身免疫性疾病风湿性关节炎中，CD4⁺T 可与 HLA-DRB1 相互作用，而在 1 型糖尿病中，与 HLA-DQB1 相互作用。相比之下，

CD8⁺T 细胞被认为主要与 I 型 HLA 发生相互作用,例如在强直性脊柱炎中,CD8⁺T 细胞与 HLA-B27 相互作用,在银屑病中与 HLA-Cw*0602 相互作用。

PTPN22 突变对免疫性疾病的发生具有重要的影响。PTPN22 编码一类去磷酸化酶,它能够通过去磷酸化一些关键的信号分子从而负向调节 TCR 的信号传递,其中包括 Lck、TCR z 链中的 ITAM 结构基序、CD3、ZAP-70 等。PTPN22 的缺失突变能够引发 TCR 的过度激活。虽然单独敲除 PTPN22 的小鼠并不会产生自体免疫反应,但是与 *CD45* 基因的突变结合则能够引发明显的自身免疫病。这说明 PTPN 能够与其他基因协同调节 T 细胞的激活。一些研究表明 PTPN22 的表达物可以干扰酪氨酸磷酸酶及其底物酪氨酸之间的相互作用,导致酪氨酸的磷酸化作用降低,从而导致 T 细胞信号通路抑制。小鼠模型表明,甘露糖引发的类风湿性关节炎的原因之一是体内 T 细胞向 Th17 分化的能力提高,而 *PTPN22⁻/⁻* 的小鼠中,体内 T 细胞向 Th17 分化的能力受到抑制,IL17 产生减少,因而炎症症状得以减轻,通过抑制 PTPN22 酶活性可以恢复受损的中央 B 细胞活性。

尽管医疗在飞速进步,免疫性疾病仍具有较高的发病率和死亡率,对个人及社会造成巨大的经济负担。尽管用于药物研究的资金大幅增加,传统的药物研究方法仍然未能产生大量的新药。研究者们逐渐认识到,免疫性疾病相关遗传基因的研究,可以为治疗提供新的靶点。生物治疗则在近年来成为热点。通过阻断炎症因子基因表达通路而治疗免疫性疾病的药物已部分应用于临床实践。

IL-23 受体和 IL-17 抑制剂研究。Th17 细胞以产生促炎因子 IL-17 为特征。研究发现,IL-23 是 Th17 细胞存活、繁殖的重要因子。IL-23 与 IL-12 有着共同的 P40 亚单位,由 IL-12P40 和 IL-23P19 组成。在银屑病患者中,p19 和 p40 表达增加,导致角化细胞生长和发育异常。优特克单抗(Ustekinumab)是人 IL-12/IL-23 的 IgG1 单克隆抗体,已被证实可以有效治疗难治性的克罗恩病及银屑病。苏金单抗(Secukinumab)(AIN457)是抑制 IL-17A 活性的高亲和力完全人类单克隆人类抗体,是银屑病、强直性脊柱炎、银屑病性关节炎的有效治疗药物。

TNF-α 是一个免疫相关基因,它编码的肿瘤坏死因子是多种免疫性疾病中的重要炎症因子。1984 年 TNF-α 基因的克隆开辟了临床试验的时代,TNF-α 是第一个用于肿瘤生物疗法的细胞因子,但因其缺少靶向性,目前在疾病应用方面尚有争议。以系统性红斑狼疮为例,TNF-α 抑制剂对关节炎或肾炎为主要临床表现的红斑狼疮患者有疗效,然而,其疗效仍需大样本的临床研究证实。

阿巴西普(Abatacept,CTLA4-Ig 融合蛋白)是 T 细胞共刺激分子 B7-1 的抑制剂,用于类风湿关节炎、系统性红斑狼疮等自身免疫性疾病。鉴于 CTLA-4 也与 T1D 有关,它已被证实在 1 型糖尿病的早期阶段可以减缓胰岛 β- 细胞功能的下降。

总体而言,了解免疫系统疾病的基因风险有助于早期诊断和预防,对新型药物的研究亦有启示作用。

## 第十节　免疫反应与代谢

代谢为生物所有的活动提供能量，从细胞的发育、增殖、分化到细胞和组织的效应功能。能量代谢不是静止的，而是动态地满足特定细胞特定时间的生物能量需求。生物个体通过免疫系统抵抗病原体和维持组织的稳态。免疫系统多样的功能需要高效的能量，需要精确地控制细胞代谢途径。在生物体生命中，免疫系统持续地感知和应答环境的威胁，是一个消耗相当多能量的过程。例如，先天免疫细胞感受病原体或受到损伤，分泌细胞因子、趋化因子、炎症介质或者适应性免疫细胞的克隆扩增。由于免疫细胞不能大量的储存营养物质，只能从外界环境中大量的摄取葡萄糖、氨基酸和脂肪酸才能维持自身的免疫应答。正如百年前科学家发现的一样，先天性免疫效应很大程度上依赖于葡萄糖；丝裂原激发的适应性免疫细胞增殖依赖细胞外的谷氨酰胺。这些对营养物质的摄入增强主要有两个目的：第一，为活化的免疫细胞提供合成 ATP 的底物来维持免疫细胞的活动；第二，提供免疫细胞增殖和活化合成大分子（RNA、DNA、蛋白质和细胞膜）的原材料。因此，为了应答细胞外的刺激，免疫细胞成熟的关键步骤是对细胞的代谢重编程。

调节食欲、脂肪储备和新陈代谢的激素同时也调节免疫功能。瘦素是一种参与脂肪代谢的主要激素，与对照组相比，严重肥胖者体内的瘦素水平要高出 5 倍。在动物实验中，有明确的证据表明瘦素调节免疫和代谢适应，在食物稀缺的情况下保存能量，而相对丰富的食物则可增强免疫激活和炎症反应，这都是通过瘦素来调节实现的。作为 IL-6 家族的一员，瘦素可增强固有免疫和适应性免疫应答来诱导初始和记忆性 T 细胞的增殖和分泌细胞因子。这些变化导致炎症反应增加，体重增加过多，并且与过敏性疾病和自身免疫病中较高的瘦素水平一致。

目前正在深入研究细胞内通路将代谢和免疫联系起来，并可能决定过敏性疾病和其他疾病中固有和适应性免疫效应细胞的表型。了解清楚这些可能会在未来几年中勾勒出免疫编程的模式。例如，促炎效应细胞如 M1 巨噬细胞、中性粒细胞和 Th17 细胞通过增加糖酵解途径来增加 ATP 的产生，从而支持它们的效应功能。核受体，如维生素 D 受体、过氧化物酶体增殖物相关受体 c（peroxisome proliferators-activated receptor c，PPARc）和视黄酸受体，将脂质代谢与基因表达联系起来，并编程固有免疫和适应性免疫许多方面的活性。这包括在肠道内 FOXP3 $^{+}$ 调节性 T 细胞的视黄酸依赖性发展和通过激活 PPARc 抑制单核细胞和巨噬细胞产生促炎性细胞因子。

细胞代谢通过控制关键的代谢节点来控制免疫细胞的功能，不仅给免疫学带来新的范例，也提出通过代谢来治疗炎症性疾病和自身免疫疾病带来前景。

随着免疫学的进展，妊娠合并自身免疫性疾病（autoimmune disease，AID）越来越多地被发现。妊娠合并 AID 时，自然流产、早产、胎儿生长受限、羊水过少、胎死宫内、子痫前期-子痫、HELLP 综合征（hemolysis，elevated liver enzymes and low platelets syndrome，HELLP syndrome）等各种并发症明显增加。

产科常见的 AID 包括：1 型糖尿病、系统性红斑狼疮、类风湿关节炎、系统性硬化症、未分化结缔组织病（undifferentiated connective tissue disease，UCTD）、抗磷脂综合征（antiphospholipid syndrome，APS）、多发性肌炎 - 皮肌炎（polymyositis-dermatomyositis，PM/DM）、干燥综合征（Sjögren syndrome，SS）、特发性血小板减少性紫癜（idiopathic thrombocytopenic purpura，ITP）等。另外，桥本甲状腺炎（Hashimoto thyroiditis，HT）、甲状腺功能亢进症（Graves 病）、等为器官特异性 AID。

有多种 AID 存在着糖脂代谢指标的变化。1 型糖尿病作为一种异质性 AID，常与自身免疫性甲状腺病（autoimmune thyroid disease，AITD）相伴随。胰岛素也加强 TSH 对血脂的影响，甲状腺功能异常可与代谢综合征相互影响并促进病情发展。半数以上的 SSc 患者可能同时存在甲状腺功能减退。近年来，SLE、RA 等 AID 也被发现有类似的血脂异常，其中 SLE 的血脂特征被称为"狼疮模式"。与此同时，SSc、APS 等其他 AID 也被发现存在不同形式的血脂紊乱。

RA 是系统性自身免疫性疾病，以慢性、对称性破坏性多关节滑膜炎为特征，其发病机制尚不清楚，但与免疫、炎症等因素密切相关。目前，免疫紊乱被认为是 RA 的主要发病机制。研究表明，RA 患者更容易伴发胰岛素抵抗（insulin resistance，IR）及代谢综合征，且 RA 患者体内类风湿因子水平与 IR 呈正相关。Solomom 等对 84 480 例 RA 患者进行队列研究，发现 RA 患者发生糖尿病的风险升高。Dessein 等通过 HOMA 稳态模型（homeostasis model assessment，HOMA）对 94 例 RA 患者胰岛素敏感性进行了评估，发现

炎症程度较高（超敏 C 反应蛋白＞1.92mg/L）的患者相对于炎症程度低者（超敏 C 反应蛋白＜1.92mg/L）HOMA-IR 水平较高，说明炎症在 RA 患者发生 IR 的进展中发挥了重要的作用。细胞因子如 IL-1、IL-6、IL-8、TNF-α 等参与 RA 的发病过程，同时，这些细胞因子与糖代谢密切相关。RA 患者的全身炎症状态在 RA 并发糖代谢异常中发挥着重要的作用，它的长期存在可使机体出现 IR，最终发展为糖尿病。在 RAT 细胞的代谢编程研究中证明，与健康的 CD4$^+$T 细胞相比，类风湿性关节炎 T 细胞由于 PFKFB3 的产生不足而不能上调糖酵解活性，PFKFB3 是糖酵解途径中的关键调节酶。PFKFB3 的活性缺乏将葡萄糖分流到磷酸戊糖途径并增加细胞内 NADPH 的水平，因此导致了不平衡细胞的氧化还原状态。

SLE 是一种自身免疫炎症介导的弥漫性结缔组织病。研究表明，SLE 患者易伴发 IR、糖尿病及糖耐量异常，可能是由于 SLE 患者体内的炎症因子作用及脂肪组织功能改变促进 IR 的发生。研究表明，SLE 患者 IR 发病率高，且 SLE 患者的 IR 与身体质量指数（body mass index，BMI）及红细胞沉降率（erythrocyte sedimentation rate，ESR） 呈正相关。Parra 等研究表明，SLE 患者伴发代谢综合征比率较高，伴发代谢综合征的 SLE 患者的血液循环中脂肪酸结合蛋白 4（fatty acid-binding protein 4，FABP4）水平较高，且 FABP4 的水平与 IR 呈正相关。FABP4 是 SLE 患者发生代谢紊乱的标志之一，FABP4 参与系统性红斑狼疮患者的代谢紊乱，影响脂质代谢和胰岛素抵抗。SLE 患者体内脂肪组织功能改变、FABP4 的表达上调可能诱发 IR 而引起糖代谢紊乱。SLE 血清的代谢组学分

析显示,所有来源的能源生物合成减少。基于代谢物的分析发现糖酵解、脂肪酸 β- 氧化和氨基酸代谢都显著减弱,而游离脂肪酸的水平增加,支持了 SLE 与脂质代谢异常相关的观点。

甲状腺功能亢进症 80% 以上是毒性弥漫性甲状腺肿(Graves 病)引起的,Graves 病是甲状腺自身免疫病,T 淋巴细胞对甲状腺内的抗原发生致敏反应,刺激 B 淋巴细胞,合成针对这些抗原的抗体,T 细胞在甲亢中起重要作用。近年来,研究表明甲状腺功能亢进症患者更容易伴发胰岛素抵抗、糖耐量异常、糖尿病。甲亢患者并发糖尿病的机制:①肠道葡萄糖吸收增加;②糖原分解增加;③甲亢时存在胰岛素抵抗,糖异生增加;④甲亢时易并发低钾血症,可造成胰岛细胞变性,使胰岛素分泌不足,引起高血糖;⑤甲亢时代谢亢进,使

胰岛素降解加速,导致对胰岛素需要量相对增加,分泌增加,但增加的胰岛素不足以抑制肝脏葡萄糖产生;⑥甲亢时胰岛细胞功能损害,胰岛素前体水平升高;⑦有报道指出 $T_3$ 作用于下丘脑室旁核和交感神经系统,参与了肝脏葡萄糖产生的中枢调节通路引起葡萄糖升高;⑧ $T_3$ 可增加细胞内钙离子浓度,胞内钙水平升高可以调节胰岛素的能力,致使葡萄糖转运体 4(glucose transporter 4,GLUT4)去磷酸化,降低其内在活性,导致钙诱导的胰岛素抵抗。

综上所述,自身炎症性及自身免疫性疾病与代谢紊乱常同时出现,在很多方面有着密切联系。两者可能存在某些共同的发病机制而常伴发出现,抑或是两者的发生存在因果关系。其发病机制有待进一步探讨。

## 第十一节　免疫性疾病与宫内暴露

大量的流行病学和动物实验研究表明,在胎儿和新生儿的不利生存环境对成年人正常的生理功能和疾病发生风险带来了广泛的影响。成人疾病的胎儿起源(Fetal Origins of Adult Disease,FOAD)的概念目前已被广泛接受,几乎和所有医学领域都密切相关。该概念是指宫内不良环境和母体异常因素(如高糖、高盐、营养不良、激素等)作用于胚胎发育的早期、胎儿等人类发育的早期阶段,导致幼儿发育的早期在细胞分子水平发生了相应的改变,继而对个体器官及整体系统的结构和功能产生长期的影响,使得胎儿成年后对某些疾病(高血压、糖尿病、肿瘤、精神疾病等)有较高患病率的现象。

机体的免疫系统维持正常的免疫功能,对完成机体的免疫防御、免疫稳定和免疫监视起着重要的作用,一旦免疫功能异常就会引起疾病,甚至是恶性肿瘤。不良的宫内环境可能对胎儿发育关键时期的免疫系统的关键功能具有重要编程效应,这可以永久地改变后代的免疫功能。免疫功能障碍可能反过来导致后代在成年期易受炎症和免疫疾病的影响。这些事实表明炎症和免疫疾病可能具有发育起源。胎儿和出生早期是脊椎动物免疫系统发育的关键时期。大量的实验动物模型中发现围产期免疫紊乱会使子代免疫系统遭受极大的破坏。

胎儿的免疫系统的器官发育主要发生在

围产期。由此可以预测,围产期是对穿过胎盘或通过泌乳进入新生儿的免疫毒物具有高度敏感性的时期。在初始建立免疫器官期间,这种宫内暴露而产生的免疫毒性后果可能比暴露在相似水平的成年动物中发生的那些更严重和更持久。实际上,对于越来越多的免疫有害物,怀孕动物暴露于免疫有害物中的水平在成人中产生有限的瞬时效应会在后代中产生持久或甚至永久的免疫缺陷。此外,研究表明,这种胎儿围产期暴露于宫内感染不仅可能引起出生后免疫抑制,还可能导致异常免疫应答(例如高敏感性和自身免疫疾病)的异常增加。

大量的流行病学研究表明,产前宫内感染暴露会增加胎儿及成年人的精神分裂症风险,精神分裂症患者一般多发于冬季 / 早春出生的新生儿。研究发现,免疫系统产生的促炎细胞因子是母体宫内感染、胎儿大脑发育异常与精神分裂症和其他神经发育障碍风险增加之间的重要介质。促炎细胞因子在体外对多种发育中的神经元具有神经毒性。例如,IL-1β、IL-6 及 TNF-α 在体外抑制胎儿多巴胺能神经元和 5- 羟色胺从而能降低神经元的存活率。此外,研究发现 IL-1β 能够降低胚胎期大鼠海马区的原代神经元存活率,而 TNF-α 可增强胎儿皮质神经元培养物中的谷氨酸兴奋的毒性。

大肠埃希菌 LPS 的腹腔给药是研究啮齿动物宫内感染的经典模型,实验发现它可以刺激成年啮齿动物的中枢神经系统(central nervous system,CNS)释放促炎性细胞因子。特别是使用 LPS 处理怀孕小鼠,可以增加母体血液循环中的 IL-1α、IL-6 和 TNF-α,以及羊水中的 IL-1α 和 IL-6 表达增多。使用 LPS 处理大鼠和仓鼠孕鼠,可以导致胎儿小鼠 CNS 系统发生异常,包括心室扩大、小头畸形和神经元坏死。同时,研究发现 LPS 不进入胎儿的循环,因此对胎儿大脑发育的任何影响将是来自母体、胎盘或胎儿免疫系统对 LPS 或其他感染全身反应的结果。该动物模型用于检测胎盘、羊水和胎儿脑中促炎细胞因子对母体感染的反应,以开始确定这些细胞因子在母体感染、大脑发育异常和增加之间的关联中的作用。从而导致胎儿及成年期发生精神分裂症和其他神经发育障碍的风险。研究也发现,妊娠期 9.5 大鼠产前用脂多糖(LPS 100μg/kg,腹腔注射),会导致子代成年雄性大鼠社交行为的障碍。但子代成年雌性大鼠的行为没有改变。这些结果表明,产前 LPS 暴露会诱发雄性大鼠后代自闭症的发生。除了行为障碍,产前 LPS 暴露模型导致后代的纹状体多巴胺能损伤,包括酪氨酸羟化酶、多巴胺和代谢物水平降低。此外,在妊娠大鼠中,LPS 暴露引起的子代精神疾病行为中包括减少的野外一般性活动。

研究表明,孕期母亲精神的压力显著提高早产概率,早产会带来长期的产后精神压力。此外,早产儿免疫系统会遭受破坏及其后期会导致免疫引起的相关疾病。宫内应激状况(社会人口统计学)、产科危险因素(产前住院和营养异常)会导致早产。压力甚至可以通过促进表观遗传的易感性世代相传。早产、宫内应激、胎儿异常反应和出生后免疫之间的关联已经确立。一个大规模的纵向人类前瞻性研究发现,魁北克冰暴(ICE-STORM)期间,大约三百万人在 45 天内没有电力供应。以此探索危机期间应激压力对怀孕妇女 224 天早产儿的影响。ICE-STORM 项目发现较高的早产率与母亲压力(无电天数)相关。值得注意的是,在此期间出生的婴儿在 13 岁时发现免疫功能发生异常,即 CD4$^+$ 细胞比例减少、促炎细胞因子(TNF-α、IL-1β 和 IL-6)和 Th2 细胞因子水平增加,如 IL-4 和 IL-13 等。这些研究表明在孕期母亲处于应激压力状态会导致子代的免疫反应发生异常改变。

母亲的营养状况影响胎儿的免疫编程。免疫系统发挥正常防御功能的必要条件是全身正常营养状态。蛋白代谢障碍直接影响脾脏、淋巴结、淋巴细胞的增殖和转化功能,导致内淋巴细胞丢失增加,淋巴结直径和质量下降,降低机体正常免疫功能。胎儿期甲状腺发育障碍可以引起肺、呼吸道及肺活量小于正常胎儿,同时损伤固有免疫系统,破坏 Th1 和 Th2 细胞平衡状态,从而扰乱正常的免疫功能,增加呼吸道的高反应状态。宫内发育迟缓(intrauterine growth retardation,IUGR)和早产等不良宫内环境导致的不良分娩结局通常与子代免疫功能的变化有关。据报道,与对照组相比,IUGR 胎儿的胸腺体积相对较小。此外,IUGR 胎儿的固有免疫系统产生免疫应答的能力在出生后减弱。在用 LPS 刺激脐带血细胞培养后,在 IUGR 胎儿组 IL-6 和 IL-10 的浓度显著降低,表明 IUGR 婴儿免疫应答能力较弱。IUGR 的胎儿成年后哮喘和慢性阻塞性肺疾病(chronic obstructive pulmonary disease,COPD)的发生率较正常胎儿的发病率显著提高。综上所述,不良环境因素导致的母体机体蛋白代谢障碍,会导致子代出生后免疫系统发育障碍。

产前暴露外源性化学物质也会影响胎儿的免疫编程。研究还表明,妊娠期间母亲摄入高脂肪酸的食物与 3~4 个月婴儿中疑似过敏性湿疹的风险相关。妊娠期间过量补充叶酸或母体暴露于高浓度的交通有害颗粒可能导致儿童患哮喘和呼吸系统疾病的风险增加。其他研究表明,孕期维生素 K 摄入可能会增加 18 个月和 7 岁时儿童对哮喘的易感性。通过验证的饮食调查问卷,研究人员发现妊娠期间母亲摄入较多的维生素 D 可能会增加 23~29 个月儿童湿疹的风险。值得注意的是,维生素 D 的摄入在过敏性疾病发展中作用的证据是有限和相互矛盾的。有些数据表明怀孕期间母亲摄入较多的维生素 D 可能会增加过敏性疾病的风险,而另有报道称维生素 D 摄入量较高母亲的婴儿喘息和过敏性疾病发生的风险降低。维生素 D 对 T 细胞的作用是复杂的。它不仅可以增强固有免疫和 Th2 细胞分化,抑制 Th1 细胞应答,还可以增加调节性 T 细胞群。因此,维生素的这些效应不能表明其在过敏性疾病预防或改善中的明确作用。

# 第十二节　过敏性疾病举例

过敏性疾病可被视为免疫失调的早期表现。妊娠期间母体炎症、饮食、营养平衡、微生物定植和毒素暴露在内的环境暴露因素,可直接或间接地影响胎儿宫内和产后的免疫程序。为了维持可活产的妊娠,子宫内的微环境对于孕产妇和胎儿免疫耐受至关重要,但也易受环境条件的影响。

全世界大约 30%~40% 的人群将经历过敏,这是最常见和最早发病的非传染性疾病。近几十年来,随着过敏性疾病发病率的上升,多达 18% 的儿童在 18 岁前会出现呼吸道、食物或皮肤过敏。有证据表明，发生过敏的风险受到早期生活事件的影响，特别是在子宫内暴露。最近动物实验已经证明，胚胎时期在宫内遭受某些影响便可以改变免疫发育和功能，从而使个体出生后趋于过敏体质。尽管如此，相关产前暴露的性质，以及它们影响胎儿免疫发育和出生后患过敏疾病易感性的机制尚不清楚。

# 一、食物过敏

出生后食物过敏是过敏性疾病中常见的一种，其发病机制可能与以下几方面相关（图 14-2）。

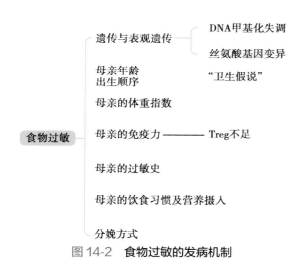

图 14-2　食物过敏的发病机制

## （一）遗传与表现遗传学

关于双胞胎的研究表明，变态反应风险中有很大一部分来自遗传、食物过敏等过敏性疾病，在同卵双胞胎中的发病率明显高于异卵双胞胎，食用花生后发生相关变态反应遗传率更高，约为 0.82。在此背景下，环境暴露在调控相关易感基因的转录和翻译中显得尤为重要。DNA 和染色质的分子改变，使基本的 DNA 序列保持不变，这些分子改变也是有丝分裂可遗传和可逆的，称为表观遗传变化。这些改变发生于多种机制，包括组蛋白的修饰（通过甲基化或乙酰化）、DNA 甲基化或干扰 RNA（miRNAs、小干扰 RNAs 和长非编码 RNAs）。具体来说，存在食物过敏的婴儿在 CD4$^+$T 细胞发育早期的过程中，有丝分裂原活化蛋白激酶（MAPK）信号相关基因存在 DNA 甲基化失调，这可能导致与食物过敏相关的异常 T 细胞反应。

此外，易发生食物过敏的人群也与基因变异相关，有研究显示存在丝氨酸基因变异体的个体不仅易患湿疹，还易引起食物过敏，这一发现表明皮肤屏障完整性（和／或上气道／食管黏膜完整性）在防止过敏性免疫反应中起着重要作用。最近发现丝氨酸突变与 E-cadherin 表达下调有关，人类 2 型天然淋巴样细胞（innate lymphoid cell，ILC）上的 E-cadherin 联合可抑制 Th2 细胞因子的分泌，这可能是皮肤屏障与免疫功能之间重要的机制联系。另一种破坏表皮屏障的遗传因素也与食物过敏相关，例如，由抗蛋白酶基因 Kazal 5（SPINK 5）和外胚层发育不良引起的 Netherton 综合征都与过敏性疾病密不可分。

## （二）母亲年龄

随着首次妊娠的产妇年龄上升，过敏发生率的同一时间内逐渐增加。10~20 年前的研究表明，母体年龄与儿童过敏之间存在着独立和积极的联系，研究着重报道了年龄在 30~35 岁的母体其后代患上吸入性过敏及食物过敏的可能性更大。

## （三）出生的顺序

一项分析出生顺序和与之相对应的过敏性疾病发展的研究揭示了拥有兄弟姐妹所带来的显著的保护性益处，这一结果得到 53 项研究的荟萃分析支持，结果表明食物过敏在拥有 ≥ 3 个兄弟姐妹的儿童中的患病概率降低了 28%~56%。"卫生假说"可以解释这种关系。处于大家庭中的儿童接触更多的感染源和寄生虫,这激活并加强了 Th1 的免疫力。一项研究报告,与年龄较大的兄弟姐妹相比,年幼兄弟姐妹的感染概率高出约 8 倍。第二次及之后的妊娠期母体免疫反应的细微差异也可能影响胎儿免疫反应的发展。

**(四)母亲的体重指数**

妊娠妇女超重和肥胖的发生率正在增加。一项关于 14 项高质量研究的荟萃分析报道称,与体重指数正常母亲的孩子相比,当母亲存在妊娠期肥胖时,食物过敏、湿疹的发生率也会相应升高。由于肥胖孕妇血液中炎性细胞因子水平升高,而胎盘磷酸化 p38-MAPK、STAT3 和 IL-β 表达随之增加,母体 BMI 升高可能会改变胎盘功能。反之,其又如何影响胎儿的免疫反应还有待确定,因为孕妇的 BMI 与脐带血细胞因子没有明显的关联。

**(五)母体的免疫力**

胎儿和胎盘表达来自父亲的异源抗原,并在母体内产生抗原特异性 T 细胞应答。为了防止免疫排斥,调节性 T 细胞参与的主动免疫耐受状态是维持妊娠所必需的。这些细胞与妊娠期组织中存在的特定群体的先天免疫细胞和激素协同工作,以防止对胎儿和胎盘产生炎症性损伤。此外,母体还需要适当的免疫适应来支持子宫动脉的充分扩张和足够的胎盘血液灌注。在大部分怀孕期间,母体免疫反应未能进行充分调节,炎症和免疫程度也不同程度地发展。Treg 不足和产生胎儿异体抗原反应更普遍的 Th1 及 Th17 细胞的异常,与妊娠障碍及胎儿多种疾病有关。这提出了一个问题,即妊娠期母体免疫力的改变是否与胎儿发生食物过敏等过敏性疾病的倾向有关。鉴于母体和胎儿免疫反应之间的活跃沟通,这种联系在生物学上似乎是可行的。大量的母体细胞穿过胎盘并位于胎儿淋巴结中,以促进胎儿 Treg 的产生,这可能会调控胎儿出生后的免疫反应。母亲的免疫状态可能会影响胎儿 T 细胞的反应,已经发现高度同种异体反应雌性小鼠的后代比免疫缺陷母亲更容易发生自身免疫,这是否也会影响婴儿的过敏性倾向尚不确定,但已证明过敏性疾病的可能性与表达特征性 Treg 转录因子 Foxp3 的胎盘细胞数成反比。

**(六)母亲的过敏史**

有文章提出,假设母体哮喘和过敏都增加了后代患哮喘及过敏的风险,即妊娠期特应性和母体特应性的母亲病史增加了儿童食物过敏等几种过敏疾病的患病风险。虽然这种高风险可能部分来源于遗传,但动物研究的证据暗示子宫内炎症环境的暴露也会增加儿童期哮喘或特应性疾病的风险。

**(七)母亲饮食习惯及营养素的摄入**

围产期营养可能在编辑免疫功能和过敏方面具有重要作用,特别是已知的免疫调节剂,包括 n-3 长链多不饱和脂肪酸(long-chain polyunsaturated fatty acid,LCPUFA)、抗氧化维生素、维生素 D 和叶酸。新生儿肠道菌群的定植也集中参与调控胎儿免疫系统的发育,以充分耐受包括常见的食物抗原所产生的良性刺激,改善出生后的食物过敏现象。但最近有研究回顾了关于过敏性食物的具体证据,表明在儿童饮食中,母体暴露和早期/延迟摄入的过敏性食物都不会影响这些食物致敏或过敏的后续发展。

**(八)分娩方式**

研究结果表明,剖宫产手术可能会增加儿童和青年人食物过敏等过敏反应的可能性,但目前的观点并不一致。

## 二、皮肤湿疹

新生儿及成人湿疹病因复杂,目前对其病因及发病机制尚无统一认识,大多数学者认为主要是由遗传因素和环境因素共同相互作用并通过免疫反应途经而发病。近年来也有越来越多研究开始关注皮肤湿疹发病的胚胎源性,其与遗传、变异、母亲妊娠期及哺乳期间的饮食习惯均有密切的关联(图 14-3)。

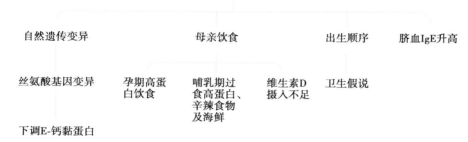

图 14-3 皮肤湿疹的发病机制

### (一)自然遗传变异和过敏性疾病

2000 年,Beyer 研究认为 5p31-33、13q12-14 为特应性皮炎易感区域,也提示婴儿湿疹的特应性皮炎类型有明显的遗传因素。另外饮食、衣着、室内环境温度、湿度及卫生条件均可引发湿疹。

丝氨酸基因变异不仅可以预示新生儿湿疹,还可以预示食物过敏、过敏性鼻炎、结膜炎和哮喘,这表明皮肤屏障完整性(和/或上呼吸道/食管黏膜完整性)在预防过敏性免疫反应建立方面具有重要作用。最近发现丝氨酸基因突变与下调 E- 钙黏蛋白表达相关,E- 钙黏蛋白结合在人类 2 型 ILC 上,抑制 Th2 细胞因子分泌,可能为解释皮肤屏障和免疫功能之间的关联提供思路。

### (二)母亲饮食

母亲孕期及哺乳期饮食与婴儿湿疹关系密切,一项对 204 名湿疹患儿进行随访调查的研究表明,母亲喜食辛辣、海鲜、高蛋白食物及哺乳期高蛋白饮食与湿疹呈显著正相关。另

一项研究对 108 名孕妇饮食观察并设对照组进行干预后得出结论,引起婴儿湿疹的主要原因与孕妇孕期过多食用大分子食物有关。此外,少数研究报道了妊娠期间母体膳食维生素 D 摄入量与后代发生湿疹的相关性。母体维生素 D 摄入量较高的后代普遍表现出对湿疹的患病风险降低,但也有研究不支持这一点。另外还有研究报道了母体鱼类摄入量与湿疹、哮喘,以及儿童对食物和尘螨的敏感性呈负相关,尽管随后的研究评估了鱼类摄入或补充 n-3 不饱和脂肪酸不完全支持这些结果。以上研究均表明在孕期和哺乳期控制饮食可以减少婴儿湿疹及其他过敏性疾病的发生,尤其是有家族过敏史的婴儿应提前预防。

### (三)出生顺序

一项分析出生顺序和与之相对应的过敏性疾病发展的研究揭示了拥有兄弟姐妹所带来的显著的保护性益处,这一结果得到 53 项研究的荟萃分析支持,结果表明湿疹、食物过敏、枯草热、哮喘或感染在拥有 ≥ 3 个兄弟

姐妹的儿童中的患病概率降低了 28%~56%。"卫生假说"可以解释这种关系。处于大家庭中的儿童接触更多的感染源和寄生虫，这激活并加强了 Th1 的免疫力。一项研究报告显示，与年龄较大的兄弟姐妹相比，年幼兄弟姐妹的感染概率高出约 8 倍。第二次及之后的妊娠期母体免疫反应的细微差异也可能影响胎儿免疫反应的发展。

### （四）脐血 IgE 水平

过敏性疾病的发生是先天遗传因素与后天生活方式、环境因素综合作用的结果，体内存在特异性 IgE 抗体是共同的发病机制。胎儿从 11 周开始具有合成 IgE 的能力，个体的 IgE 基础水平受遗传控制和环境影响。IgE 不能通过胎盘屏障，因此脐血 IgE 水平不受母体 IgE 水平的影响。多项研究证实，脐血 IgE 增加，婴儿及日后发生湿疹等过敏性疾病的概率明显增多。而母亲过敏史、父亲过敏史、妊娠期妇女过敏发作史、孕后期牛奶及鸡蛋的摄入，这五个因素是导致脐血 IgE 值上升的主要因素，所以 IgE 升高与遗传及母体孕期饮食均有很大关联。

### （五）早产

早产（即 < 37 周妊娠）在所有妊娠中的发生率大约为 10%。来自荟萃分析的证据一致表明，早产会增加哮喘和喘息等过敏性疾病的风险，但是否会增加早产儿的皮肤湿疹发生率尚存在争议。

## 三、哮喘的胚胎起源

儿童期哮喘在全世界许多国家都十分普遍。根据报道，学龄期儿童的哮喘发病率约为 5%~10%，而学龄前儿童哮喘相关症状（如喘息）的发病率更高。哮喘使儿童生活质量及运动耐力下降，学校缺勤率及相关住院天数增加。尽管现代医学能够对哮喘的症状进行有效的治疗，但其发病率仍高居不下，究其原因主要是由于哮喘的发病机制仍不明确。此外，我们很难对儿童期哮喘做出统一的定义。客观测试如肺活量测定、气道反应性测定，因在幼儿中不易进行且适用范围有限。根据流行病学研究，目前人们普遍接受的哮喘诊断是基于父母或儿童自我提供的症状。胎儿及婴儿期所接受的暴露因素与不同的哮喘相关结局具有关联性，确定这种关键及其具体潜在机制是目前研究的热点。

一些已发表于《欧洲流行病学杂志》的研究表明，哮喘与其他常见疾病一样，至少在一定程度上起源于生命早期。对不同人群的长期随访结果显示，在生命早期，呼吸系统及其功能受损与晚年哮喘与其他呼吸系统疾病的发生有关。这些研究表明，肺功能及其对各种呼吸系统疾病的易感性可追溯至生命早期。因此，儿童时期导致哮喘或气道功能低下的危险因素可能导致晚年呼吸系统疾病。儿童早期发生呼吸系统疾病或气道功能低下的主要危险因素，包括父母吸烟、空气污染、未经历母乳喂养或喂养时间过短、肥胖、家庭规模庞大、幼儿日托、儿童早期患传染病及服用对乙酰氨基酚。

### （一）哮喘起源于生命早期

Barker 等发现宫内事件可能会对胎儿的心血管系统及其他健康特征（健康状况与疾病的发展起源）产生终身的影响，因此目前生命早期事件在慢性病中起何种作用是研究的热点。一些证据表明，哮喘具有生命早期起源，如婴儿早期生理特征与哮喘发展之间具有一定的关联。尽管在出生后的头几年中，有相当大比例的喘息性疾病患儿在学前症状得到了缓解，但是那些学龄期被诊断为哮喘的儿童，常在婴儿期便开始出现喘息症状。虽然在回忆性调查中,哮喘患者并不总是能够认识到这一点;但从婴儿出生便开始进行的纵向研究表明,在患有哮喘的 7 岁龄儿童当中,约有40% 的人在出生后两年内便出现喘息症状。其他纵向出生队列的研究表明,在婴儿期进行的生理测量,如在婴儿生后不久便检测其肺功能及气道反应性,与其在儿童晚期患哮喘之间存在密切关联。从童年追溯至成年的队列研究表明,与哮喘相关的肺功能改变在儿童早期便已确立,并一直维持至成年期。这项证据表明,哮喘患儿的某些肺部发育变化在出生时或生后不久便已确立,并且这些变化在儿童早期就变得相对稳定。

在观察性流行病学研究中,研究者们试图通过各种方法探索单一环境暴露因素与受试者远期健康结局之间所存在的关联。在探索胎儿因素对个体哮喘远期发展影响的过程中,可谓困难重重,许多假定的暴露因素不仅存在于妊娠期间,很难将产前与产后所受的暴露因素区分开来,并且,影响因素之间往往高度相关、相互混淆影响。例如,在妊娠期间吸烟的女性其产后可能继续吸烟,也更倾向于找有吸烟习惯的伴侣。尽管我们可以同时针对许多混杂因素做调整分析,但很难排除未测量变量导致残余混杂的可能性。因此,不确定性往往存在,应谨慎解读所得出的因果推论。尽管存在这些局限性,在干预研究不可行或伦理不允许的情况下,观察性流行病学研究仍可揭示哮喘起源的许多潜在性影响因素。

胎儿的健康状况可受其母体内在因素、外在环境因素和胎儿胎盘因素的影响,其中一些影响因素将在下文详细讨论。

### (二)发病因素

1. 吸烟　在西方国家,母亲吸烟是胎儿时期最重要的不良暴露因素,并与胎儿发育迟缓及低出生体重密切相关。近年来的研究表明,妊娠期间母亲吸烟与儿童患哮喘风险增加有关。确定哮喘患病的关键时间窗需要评估妊娠不同时期母亲吸烟对胎儿造成的影响,但大多数流调并不能做到这一点。另外,妊娠期间母亲吸烟与儿童哮喘患病风险之间的关联应直接由宫内效应来解释,还是应考虑其他未测量的环境混杂因素,仍处于探索阶段。如果相比于妊娠期间父亲吸烟,母亲吸烟对儿童哮喘患病率的影响更加强烈,则证实了宫内直接效应的理论;而如果父亲与母亲吸烟所造成的子代哮喘发病率类似,则这种关联应由未纳入研究的社会经济或生活方式等其他相关因素来解释。近年来,已有研究者证明,除外父亲吸烟的混杂因素,母亲在孕期持续性地吸烟与学龄前儿童的哮喘症状(如喘息)具有相关性。母亲在孕期吸烟是如何影响胎儿身体及肺部发育的机制尚不完全清楚,但可能原因包括烟雾对呼吸系统的直接毒性作用和 DNA 甲基化。

已有研究证实,母亲孕期吸烟与胎儿生长受限和低出生体重密切相关,也与子代生后长期、细微的肺功能减退相关,但与儿童晚期呼吸道症状或哮喘患病率的增加并不一致。母亲吸烟也与胎儿的肺功能直接相关,孕期吸烟的母亲,其子代生后不久便有喘息症状,这可能由气道发育异常所致,并增加了儿童早期患呼吸道感染性疾病的概率。Gilliland 等经研究已确认宫内烟草、烟雾暴露与儿童晚期肺功能下降之间存在相关性,医生诊断其为哮喘的风险亦增加,且这与出生后环境中的烟草烟雾暴露无关。他们随后又证明,这种效应由儿童体内的谷胱甘肽 -S- 转移酶(glutathione S-transferase,GST)

M1 基因型所调控。最近关于母体 GST 基因型的研究表明，这些基因型可能会改变母亲吸烟对胎儿肺功能的影响结局，但对儿童晚期的肺功能或哮喘症状影响不大。目前研究结果强烈支持孕期吸烟对胎儿气道发育及日后的肺功能发育会产生影响，但宫内暴露因素对儿童过敏或哮喘患病率是否具有直接影响仍需进一步证明。

表观遗传事件用以解释某些基因与环境因素之间的相互作用。这些基因作为 DNA 表达的产物，可以跨代传播。例如，DNA CpG 基序的高甲基化，其沉默基因（已知产生这种效应的甲基供体为叶酸）或组蛋白可通过甲基化、乙酰化、磷酸化或泛素化被修饰，并通过打开染色质以辅助转录从而增强某些基因的表达。在哮喘中，其表观遗传效应的最佳实例为，祖父母若吸烟，其孙子／女患哮喘的风险也将增加。

2. 肥胖　产妇肥胖定义为 BMI $>30kg/m^2$，产妇超重定义为 BMI 介于 $25\sim29.9kg/m^2$ 之间。产妇肥胖可进一步分为 Ⅰ 类（BMI $30\sim34.9kg/m^2$）、Ⅱ类（BMI $35\sim39.9kg/m^2$）和 Ⅲ 类（BMI $40kg/m^2$）。母体妊娠期肥胖（maternal obesity in pregnancy，MOP）与不良妊娠结局相关，其中包括妊娠期高血压疾病、妊娠糖尿病和手术分娩。除此之外，产妇肥胖对胎儿期、新生儿期及儿童期发育也具有重要的影响。它与胎儿神经管缺陷（如脊柱裂和无脑畸形）发病率增加相关。此外，较高的妊娠期体重增加（gestational weight gain，GWG）会增加其胎儿生长受限和医源性早产的风险。

母体肥胖可通过以下机制来增加后代患哮喘的风险：肥胖与慢性轻度炎症状态有关。例如，它与哮喘中涉及的炎性细胞因子水平升高相关，如 TNF-α、IL-6 和 TGF-β1 等。瘦素是一种促炎脂肪因子，不仅在孕期肥胖女性的血液循环中具有较高水平，而且相比于母亲不肥胖的子代，其子代脐血中 Leptin 水平也较高。相反，脂联素具有抗炎作用，并且已有研究证实，其与哮喘症状及气道炎症在具有反向关联性。经研究，脂联素在肥胖母亲及其新生子代体内皆有所减少。除此之外，母体肥胖可将发育中的胎儿暴露于不同的营养模式，从而对胎儿患哮喘的风险产生影响。例如，母体维生素 D 不足或缺乏与儿童患哮喘风险增加具有相关性，而肥胖女性更容易出现血清维生素 D 水平降低。

3. 饮食　研究表明，母亲孕期饮食也与子代幼年呼吸系统疾病息息相关。世界卫生组织推荐受孕前及早期妊娠补充叶酸来降低神经管畸形发生的风险，而近来研究显示，在孕鼠中补充包括叶酸在内的甲基供体可通过表观遗传学机制导致基因甲基化水平升高及后代哮喘表型。流行病学调查显示，早期妊娠对叶酸的暴露与子代 18 月龄之前的气喘及下呼吸道感染风险增高相关。多项研究报道了孕期食物中摄取维生素 D 对子代幼年过敏性鼻炎及哮喘的保护性作用，该作用可能与维生素 D 对 COPD 易感性相关基因的表观遗传学变化调节相关。维生素 E 可能是宫内胎儿生长及呼吸系统发育的关键因子，其机制在于引起基因表达水平、气道上皮信号转导及表观遗传学改变，因此早期妊娠摄入维生素 E 可有效降低子代童年期呼吸系统疾病风险。孕期西方饮食模式（以植物油、含盐调味品、牛肉猪肉及鸡肉、鸡蛋为主）和地中海饮食模式（以绿色蔬菜、水果、鱼类、杂粮、豆类及橄榄油为主）可能对子代喘息及哮喘表型有保护作用，摄入苹果、鱼类、n-3 多不饱和脂肪酸同样有保护作用，而 n-6 多不饱和脂肪酸可能增加子代哮喘风险。然而,孕期营养状况的评估对流行病学家们来说是不小的挑战,对孕期饮食进行半定量问卷调查可能会导致误分类,而且胎儿的营养状况不仅取决于母亲的摄入,还与母亲对营养的吸收、胎盘功能、胎儿需求等有关。测量母亲血液中的代谢物是对饮食摄入情况的佐证,脐血、脐带组织、脱落牙釉质中的生物标记则可以更准确地预测胚胎期暴露。并且,对于诸如维生素 D 等不只可在食物中摄取的营养物质,生物标记是最好的全方位评估机体营养物质暴露的指标。

4. 环境接触　子代哮喘还与母亲孕期环境接触相关。在绝大多数城市和越来越多的郊区,交通工具的尾气排放是空气污染的重要来源。空气污染是一种包括无机和有机成分的复杂的暴露因素。颗粒物质(particle matter,PM)中既包含环境污染物如化石燃料和石油制品不完全燃烧产生的多环芳烃(polycyclic aromatic hydrocarbon,PAH), 还包含免疫刺激物质如花粉、内毒素和真菌孢子。PAH 是由于有机物不完全燃烧所造成的分布广泛的环境污染物,也是空气污染物中毒性极高的成分。体外试验中,PM 中的 PAH 诸如柴油机废气的成分可以直接增加 IgE 的产生。空气污染影响着成年人外周血的表观基因组。研究显示,对 PM 的暴露,无论时间长短,都会影响 DNA 甲基化,包括与固有免疫(*TLR4*、*TLR2*)和哮喘(*HLA-DOB*、*HLA-DPA1*、*CCL11*、*CD40LG*、*ECP*、*FCER1A*、*FCER1G*、*IL9*、*IL10*、*IL13*、*MBP*)相关的基因;PAH 暴露与 IFN-γ 及 Treg 转录因子 FOXP3 甲基化程度增加及 Treg 细胞功能受损有关。研究显示,妊娠中期对高浓度 $PM_{2.5}$ 的暴露与男性子代 6 岁前的哮喘症状相关。柴油机废气粒子(diesel exhaust particles,DEP)暴露可引起外周血及肺上皮细胞的 DNA 甲基化改变,有研究显示,孕期母亲对 DEP 的接触会增加子代的哮喘风险。

流行病学研究显示,通过床上用品或家庭灰尘接触更多样化或独特的微生物群、阴道顺产而非剖宫产、童年时期接触相对有限的抗生素都可降低儿童哮喘发病率。在卵清蛋白引发过敏性哮喘的小鼠模型中,无菌(germ-free,GF)小鼠与无特定病原体(specific-pathogen-free,SPF)小鼠相比表现为气道阻力增加、总支气管肺泡灌洗液细胞数增多、嗜酸性粒细胞增多和促炎细胞因子产生,以及更高的血清 IgE 水平。孕期暴露于农业环境的母亲将大大降低子代患哮喘的风险。微生物暴露对哮喘/免疫表型影响的机制在很大程度上尚不清楚,但微生物介导的表观基因组修饰可能提供这块缺失的拼图。对 GF 小鼠的实验提供了一些线索,例如,与普通小鼠相比,GF 小鼠大肠中的肠上皮细胞(intestinal epithelial cell,IEC)中 *TLR4* 基因的甲基化水平显著降低。体外实验结果显示,暴露于益生菌和致病菌的不成熟肠细胞显示了超过 200 个区域的差异性 DNA 甲基化,在暴露于致病革兰氏阴性菌(克雷伯杆菌)后,与细胞骨架/肌动蛋白重塑、细胞黏附功能相关基因的甲基化水平降低。并且,胎儿的上皮细胞相比于成年人的对病原体的变化更为敏感。

我们探索哮喘的胚胎起源,期望了解母亲孕期肥胖、吸烟、饮食、环境接触与子代哮喘的关系并挖掘其中的分子机制,建立哮喘相关的基本分子谱,对病因学和临床严重程度提供创新性的分子见解。哮喘仍是重大公共卫生问题,在儿童中尤甚,我们期望为哮喘一级和二级预防提供环境和生物标记。

(胡燕军　侯宁宁)

## 参考文献

1. YGBERG S, NILSSON A. The developing immune system-from foetus to toddler. Acta Paediatr, 2012, 101 (2): 120-127.

2. ZHANG X, ZHIVAKI D, LO-MAN R. Unique aspects of the perinatal immune system. Nat Rev Immunol, 2017, 17 (8): 495-507.

3. MACPHERSON AJ, DE AGÜERO MG, GANAL-VONARBURG SC. How nutrition and the maternal microbiota shape the neonatal immune system. Nat Rev Immunol, 2017, 17 (8): 508-517.

4. SIMON AK, HOLLANDER GA, MCMICHAEL A. Evolution of the immune system in humans from infancy to old age. Proc Biol Sci, 2015, 282 (1821): 20143085.

5. MEDAWAR PB. Some immunological and endocrinological problems raised by the evolution of viviparity in vertebrates. Symp Soc Exp Biol, 1953, 7: 320-338.

6. MOR G, KWON JY. Trophoblast-microbiome interaction: a new paradigm immune regulation. Am J Obstet Gynecol, 2015, 213 (4): 131-137.

7. THOMSON AJ, TELFER JF, YOUNG A, et al. Leukocytes infiltrate the myometrium during human parturition: further evidence that labour is an inflammatory process. Hum Reprod, 1999, 14: 229-236.

8. BOLLAPRAGADA S, YOUSSEF R, JORDAN F, et al. Term labor is associated with a core inflammatory response in human fetal membranes, myometrium, and cervix. Am J Obstet Gynecol, 2009, 200: 104. e101-104. 111.

9. PAYNE KJ, CLYDE LA, WELDON AJ, et al. Residency and activation of myeloid cells during remodeling of the prepartum murine cervix. Biol Reprod, 2012, 87: 106.

10. YONA S, KIM KW, WOLF Y, et al. Fate mapping reveals origins and dynamics of monocytes and tissue macrophages under homeostasis. Immunity, 2013, 38 (1): 79-91.

11. MOFFETT A, COLUCCI F. Uterine NK cells: active regulators at the maternal-fetal interface. J Clin Invest, 2014, 124: 1872-1879.

12. HAGER-THEODORIDES AL, ROSS SE, SAHNI H, et al. Direct BMP2/4 signaling through BMP receptor IA regulates fetal thymocyte progenitor omeostasis and differentiation to CD4+CD8+ double-positive cell. Cell Cycle, 2014, 13: 324-333.

13. HANSON ML, BRUNDAGE KM, SCHAFER R, et al. Prenatal cadmium exposure dysregulates sonic hedgehog and Wnt/beta-catenin signaling in the thymus resulting in altered thymocyte development. Toxicol Appl Pharmacol, 2010, 242: 136-145.

14. JENMALM MC. Childhood immune maturation and allergy development: regulation by maternal immunity and microbial exposure. Am J Reprod Immunol, 2011, 66 (Suppl 1): 75-80.

15. KUYPERS E, COLLINS JJ, KRAMER BW, et al. Intra-amniotic LPS and antenatal betamethasone: inflammation and maturation in preterm lamb lungs. Am J Physiol Lung Cell Mol Physiol, 2012, 302: 380-389.

16. LIU J, BALLANEY M, ALEM U, et al. Combined inhaled diesel exhaust particles and allergen exposure alter methylation of T helper genes and IgE production in vivo. Toxicol Sci, 2008, 102: 76-81.

17. LIU Y, HE S, ZHANG Y, et al. Effects of intrauterine growth restriction during late pregnancy

on the development of the ovine fetal thymus and the T-lymphocyte subpopulation. Am J Reprod Immunol, 2015, 74: 26-37.

18. LUCIANO AA, ARBONA-RAMIREZ IM, RUIZ R, et al. Alterations in regulatory T cell subpopulations seen in preterm infants. PLoS One, 2014, 9: e95867.

19. MA L, ZWAHLEN RA, ZHENG LW, et al. Influence of nicotine on the biological activity of rabbit osteoblasts. Clin Oral Implants Res, 2011, 22: 338-342.

20. HURLEY WL, THEIL PK. Perspectives on immunoglobulins in colostrum and milk. Nutrients, 2011, 3 (4): 442-74.

21. KUNTZ S, KUNZ C, RUDLOFF S. Oligosaccharides from human milk induce growth arrest via G2/M by influencing growth-related cell cycle genes in intestinal epithelial cells. Br J Nutr, 2009, 101 (9): 1306-1315.

22. LE DOARE K, HOLDER B, BASSETT A, et al. Mother's Milk: A Purposeful Contribution to the Development of the Infant Microbiota and Immunity. Front Immunol, 2018, 9: 361.

23. PANIGRAHI P, PARIDA S, NANDA NC, et al. A randomized synbiotic trial to prevent sepsis among infants in rural India. Nature, 2017, 548 (7668): 407-412.

24. CABRERA-RUBIO R, COLLADO MC, LAITINEN K, et al. The human milk microbiome changes over lactation and is shaped by maternal weight and mode of delivery. Am J Clin Nutr，2012, 96 (3): 544-551.

25. JEURINK PV, VAN BERGENHENE-GOUWEN J, JIMENEZ E, et al. Human milk: a source of more life than we imagine. Benef Microbes, 2013, 4 (1): 17-30.

26. GRITZ EC, BHANDARI V. The human neonatal gut microbiome: a brief review. Fron Pediatr, 2015, 3: 17.

27. PANNARAJ PS, LI F, CERINI C, et al. Association Between Breast Milk Bacterial Commu-nities and Establishment and Development of the Infant Gut Microbiome. JAMA pediatrics, 2017, 171 (7): 647-654.

28. BOIX-AMOROS A, COLLADO MC, MIRA A. Relationship between Milk Microbiota, Bacterial Load, Macronutrients, and Human Cells during Lactation. Fron Microbiol, 2016, 7: 492.

29. FITZSTEVENS JL, SMITH KC, HAGADORN JI, et al. Systematic Review of the Human Milk Microbiota. Nutr Clin Pract, 2017, 32 (3): 354-364.

30. BIAGI E, QUERCIA S, ACETI A, et al. The Bacterial Ecosystem of Mother's Milk and Infant's Mouth and Gut. Fron Microbiol, 2017, 8: 1214.

31. CABRERA-RUBIO R, MIRA-PASCUAL L, MIRA A, et al. Impact of mode of delivery on the milk microbiota composition of healthy women. J Dev Orig Health Dis, 2016, 7 (1): 54-60.

32. URBANIAK C, ANGELINI M, GLOOR GB. Human milk microbiota profiles in relation to birthing method, gestation and infant gender. Microbiome, 2016, 4: 1.

33. ARRIETA MC, STIEMSMA LT, DIMITRIU PA, et al. Early infancy microbial and metabolic alterations affect risk of childhood asthma. Sci Transl Med, 2015, 7 (307): 307152.

34. FUJIMURA KE, SITARIK AR, HAVSTAD S, et al. Neonatal gut microbiota associates with childhood multisensitized atopy and T cell differentiation. Nat Med, 2016, 22 (10): 1187-1191.

35. KOSAKA N, IZUMI H, SEKINE K, et al. microRNA as a new immune-regulatory agent in breast milk. Silence, 2010, 1 (1): 7.

36. ZEMPLENI J, AGUILAR-LOZANO A, SADRI M, et al. Biological Activities of Extracellular Vesicles and Their Cargos from Bovine and Human Milk in Humans and Implications for Infants. J Nutr, 2017, 147 (1): 3-10.

37. PAWELEC G, GOLDECK D, DERHOVA-

NESSIAN E. Inflammation, ageing and chronic disease. Curr Opin Immunol, 2014, 29: 23-28.

38. SUAREZ-ALVAREZ B, RODRIGUEZ RM, FRAGA MF, et al. DNA methylation: a promising landscape for immune system-related diseases. Trends Genet, 2012, 28 (10): 506-514.

39. CLIFFORD RL, JONES MJ, MACISAAC JL, et al. Inhalation of diesel exhaust and allergen alters human bronchial epithelium DNA methylation. J Allergy Clin Immunol, 2017, 139 (1): 112-121.

40. SEUMOIS G, CHAVEZ L, GERASIMOVA A, et al. Epigenomic analysis of primary human T cells reveals enhancers associated with TH2 memory cell differentiation and asthma susceptibility. Nat Immunol, 2014, 15 (8): 777-788.

41. MARTINO D, JOO JE, SEXTON-OATES A, et al. Epigenome-wide association study reveals longitudinally stable DNA methylation differences in CD4+ T cells from children with IgE-mediated food allergy. Epigenetics, 2014, 9 (7): 998-1006.

42. MOFFATT MF, GUT IG, DEMENAIS F, et al. A large-scale, consortium-based genome-wide association study of asthma. N Engl J Med, 2010, 363 (13): 1211-1221.

43. BONNELYKKE K, MATHESON MC, PERS TH, et al. Meta-analysis of genome-wide association studies identifies ten loci influencing allergic sensitization. Nat Genet, 2013, 45 (8): 902-906.

44. SOOD S, BROWNLIE RJ, GARCIA C, et al. Loss of the Protein Tyrosine Phosphatase PTPN22 Reduces Mannan-Induced Autoimmune Arthritis in SKG Mice. J Immunol, 2016, 197 (2): 429-440.

45. GANESHAN K, CHAWLA A. Metabolic Regulation of Immune Responses, Annu. Rev. Immunol, 2014, 32: 609-634.

46. CAMPBELL DE, BOYLE RJ, THORNTON CA, et al. Mechanisms of allergic disease-environmental and genetic determinants for the development of allergy. Clin Exp Allergy, 2015, 45 (5): 844-858.

47. 谢杰，艾菁，阚守红，等．自身炎症性及自身免疫性疾病与糖代谢．中国麻风皮肤病杂志，2017, 12: 752-755.

48. YANG Z, MATTESON EL, GORONZY JJ, et al. T-cell metabolism in autoimmune disease. Arthritis Res Ther, 2015, 17 (1): 29.

49. CHEN T, LIU H, YAN H, et al. Developmental origins of inflammatory and immune diseases. Mol Hum Repord, 2016, 22 (8): 858.

50. JADDOE VW. Fetal nutritional origins of adult diseases: challenges for epidemiological research. Eur J Epidemiol, 2008, 23: 767-771.

51. JONES PB, RANTAKALLIO P, HARTIKAINEN A, et al. Schizophrenia as a long term outcome of pregnancy, delivery, and perinatal complications: a 28-year follow-up of the 1966 North Finland general population birth cohort. Am J Psychiatry, 1998, 155: 355-364.

52. MACFABE DF, CAIN NE, BOON F, et al. Effects of the enteric bacterial metabolic product propionic acid on object-directed behavior, social behavior, cognition, and neuroinflammation in adolescent rats: Relevance to autism spectrum disorder. Behav Brain Res, 2011, 217: 47-54.

53. ROMERO E, GUAZA C, CASTELLANO B, et al. Ontogeny of sensorimotor gating and immune impairment induced by prenatal immune challenge in rats: implications for the etiopathology of schizophrenia. Mol Psychiatry, 2010, 15: 372-383.

54. VERU F, LAPLANTE DP, LUHESHI G, et al. Prenatal maternal stress exposure and immune function in the offspring. Stress, 2014, 17: 133-148.

55. HOUTEPEN LC, VINKERS CH, CARRILLO-ROA T, et al. Genome-wide DNA methylation levels and altered cortisol stress reactivity following childhood trauma in humans. Nat Commun, 2016, 7: 10967-10981.

56. CANOY D, PEKKANEN J, ELLIOTT P, et al. Early growth and adult respiratory function in men and women followed from the fetal period to adulthood. Thorax, 2007, 62: 396-402.

57. GIMENO D, DELCLOS GL, FERRIE JE, et al. Association of CRP and IL-6 with lung function in a middle-aged population initially free from self-reported respiratory problems: the Whitehall II study. Eur J Epidemiol, 2011, 26: 135-144.

58. PAWANKER R, WALTER CANONICA G, HOLGATE ST. Lockey RF (eds): Executive summary; in: WAO White Book on Allergy. World Allergy Organization, 2011.

59. JACKSON KD, HOWIE LD, AKINBAMI LJ. Trends in allergic conditions among children: United States, 1997-2011. NCHS Data Brief, 2013,(121): 1-8.

60. WATERLAND RA, MICHELS KB. Epigenetic epidemiology of the developmental origins hypothesis. Annu Rev Nutr, 2007, 27: 363-388.

61. PRESCOTT S, ALLEN KJ. Food allergy: riding the second wave of the allergy epidemic. Pediatr Allergy Immunol, 2011, 22: 155-160.

62. PRESCOTT S, SAFFERY R. The role of epigenetic dysregulation in the epidemic of allergic disease. Clin Epigenet, 2011, 2: 223-232.

63. PRESCOTT SL. Early origins of allergic disease: a review of processes and influences during early immune development. Curr Opin Allergy Clin Immunol, 2003, 3: 125-132.

64. JUST J, GOUVIS-ECHRAGHI R, ROUVE S, et al. Two novel, severe asthma phenotypes identified during childhood using a clustering approach. Eur Respir J, 2012, 40: 55-60

65. STRACHAN DP, AIT-KHALED N, FOLIAKI S, et al. Group IPTS: Siblings, asthma, rhinoconjunctivitis and eczema: a worldwide perspective from the International Study of Asthma and Allergies in Childhood. Clin Exp Allergy, 2015, 45: 126-136.

66. ZEKVELD C, BIBAKIS I, BIBAKI-LIAKOU V, et al. The effects of farming and birth order on asthma and allergies. Eur Respir J, 2006, 28: 82-88.

67. MANNERS S. A mouse model links asthma susceptibility to prenatal exposure to diesel exhaust. J Allergy Clin Immunol, 2014, 134 (1): 63-72.

68. YANG IV, LOZUPONE CA, SCHWARTZ DA. The environment, epigenome, and asthma. J Allergy Clin Immunol, 2017, 140 (1): 14-23.

**15**

**CHAPTER**

# 第十五章
# 常见疾病的发育起源

# 第一节 脂代谢紊乱的发育起源

2016年的一项流行病学调查结果显示,全球年龄标准化后的平均身体质量指数(body mass index,BMI),男性从1975年的21.7kg/m² 增加至2014年的24.2kg/m²,女性从1975年的22.1kg/m² 增加至2014年的24.4kg/m²。到2025年,全球肥胖人数在男性和女性将分别达到18%及21%。如果照此趋势发展下去,实现全球控制肥胖的目标几近为零。随着全球生活方式的改变,人们能量摄入过载、运动缺乏,以及平均寿命的延长,使得肥胖成为一个世界性的难题。

肥胖发生大多是由于能量摄入与能量消耗不平衡,即摄入大于消耗的结果,其中包括脂合成与脂分解等脂代谢过程的改变。肥胖可诱发诸如糖尿病、高血压、心脏病,甚至癌症等致命性健康问题,导致其受到广泛关注。脂代谢紊乱是肥胖的一个典型特征,诸如低密度脂蛋白升高、高密度脂蛋白降低、甘油三酯和胆固醇升高等,血脂异常是生活方式、环境因素、疾病状态及药物相互作用的结果。肥胖是影响血脂水平的主要因素之一,BMI与血脂升高程度成正比,肥胖人群中高脂血症的检出率为23%~40%。肥胖增加医疗机构的治疗费用,延长患者治疗时间以及转归和结局不佳,已成为威胁人类健康的全球性问题。

肥胖的增加很大程度上可以归因于生活方式的因素,如能量密集型食物的过度消耗和体力活动的下降。然而,从Barker提出的胎儿源性成人疾病假说开始,越来越多的研究表明,孕期宫内营养失调和母亲体重在成人性疾病如肥胖中起非常重要的作用。母亲孕期的营养缺陷导致表观遗传修饰和器官发育的异常编程,使胎儿作出了适应性改变,增加其肥胖倾向。此外,不良的母亲营养状况与宫内生长迟缓和低出生体重婴儿有关,儿童期和成年期中心性肥胖的风险增高。目前,微量营养素摄入不足与超重或母亲肥胖倾向重叠,而这种结合可能加剧后代肥胖的增加。识别有营养不良风险的孕妇并建立其改善措施作为超重和肥胖的首要预防策略非常重要。

肥胖的日益流行且日趋低龄化已然成为严峻的公共卫生危机,肥胖尤其是向心性肥胖以及其伴随的脂代谢紊乱是导致糖尿病、心血管疾病的重要危险因素。因此,关注肥胖和脂代谢紊乱的宫内起源,识别有营养不良风险的孕妇并建立其改善措施作为肥胖和脂代谢紊乱的首要预防策略至关重要。本节将主要阐述肥胖和脂代谢紊乱的发育起源相关研究,综述可能的早期源头防控措施。

## 一、配子、胚胎源性的肥胖和脂代谢紊乱

肥胖是遗传因素和环境因素共同作用的结果,父母可通过DNA或RNA携带的遗传信息传递给后代,也可以通过DNA甲基化或组蛋白乙酰化等表观遗传(epigenetics)信息传递给后代。近年来越来越多证据揭示了父母受外界环境影响与后代表型间的关系。母亲因素包括卵子、子宫及产后哺乳等多个层面,父亲则仅通过精子层面影响后代表型。Tang等对人类原始生殖细胞甲基化调控机制研究结果显示,尽管在原始生殖细胞发育过程

中发生DNA甲基化擦除过程,但参与代谢和神经系统发育基因在此过程规避了去甲基化,文献报道肥胖可改变体细胞中全基因组甲基化状态及肥胖基因瘦素和脂联素甲基化水平,因此代谢和神经系统发育位点甲基化水平的改变可能会通过配子实现跨代遗传的趋势,并可能对后代的表型产生影响。

受精及胚胎期(受精后6周内)处于重编程和细胞快速分化及器官形成期,是环境干扰致病最敏感的节段,配子/胚胎阶段对不利因素做出适应性反应更易诱发机体器官功能和结构的永久损害,从而出现与生长发育相关的成人肥胖和脂代谢紊乱等代谢相关疾病(图15-1)。

### (一)母源性肥胖及脂代谢异常

1. 流行病学调查数据　研究发现生命早期接触的营养状况及环境异常可以通过生殖细胞的传递影响子代表型,而生殖细胞也是唯一可以在亲代及子代间传递生物遗传信息的媒介。生殖细胞(卵细胞及精子)可通过表观遗传学修饰的改变影响表观遗传模式的建立、基因的转录调控,以及炎症相关信号通路等途径影响体细胞的基因表达,并最终导致子代的代谢异常等表型。目前,研究较多的是孕期环境改变对子代健康的影响。宫内环境本身对子代健康具有很大的影响,有学者认为,由于孕期子一代(F1)以及将形成子二代(F2)的原始生殖细胞与亲代(F0)一样都接触了暴露因素,那么只有子三代(F3)发生表型变化才是真正意义上的隔代遗传,可能由生殖细胞传递而来。对于出生后暴露而言,由于将形成F1的生殖细胞与F0一同接触了暴露因素,F2发生的相应表型变化属于隔代遗传,很可能由生殖细胞传递(图15-1)。环境暴露导致生殖细胞发生表观遗传学改变而致的隔代遗传属于内源性的,而与之相对应的外源性的表观隔代遗传需要的则是体细胞在每个代系均发生相同的表型及表观遗传学改变。另外,在疾病的母系遗传中,严格由母系遗传的线粒体异常也发挥重要作用。

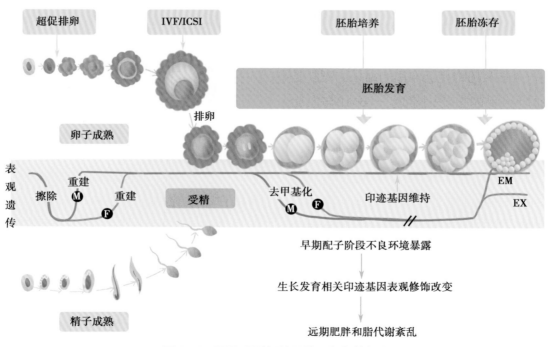

图15-1　配子、胚胎源性肥胖和脂代谢紊乱

很多证据显示,肥胖呈现一定的家族性及地理性的聚集,说明肥胖表型可在代系间传递并聚集。超重父母所育子代的 BMI 可不均衡地升高,且母亲超重较父亲超重对子代肥胖表型的产生的影响更大。而关于肥胖隔代遗传的人群研究相对有限,大部分研究不能真正追踪到 F3 代。一份瑞典全国性的大型队列研究发现,出生体重为大于胎龄儿的母亲自身超重的风险增加,且母亲 BMI 越大其生育大于胎龄儿的风险也越大,在 BMI 最高组尤甚。而这样出生的大于胎龄儿与随后发生的肥胖可在各代系间形成一种恶性循环。另一份前瞻性的观察性研究追踪观察了 669 个家庭祖孙三代的健康情况,发现母亲的 BMI 与子代的 BMI 密切相关,此相关性可连续传递两代,且仅通过母系遗传而非父系遗传。还有一份较早的研究发现,出生体重小于胎龄儿的女性生育的子一代及子二代发生宫内生长受限或早产的风险均明显增加,而宫内生长受限及早产均是子代成年发生肥胖以及相关代谢性疾病的风险因子。在上述这些研究中,母亲配子因素及宫内环境都可能对体重表型产生影响。

在发育相关的隔代遗传的回顾性研究中,比较有代表性的是关于荷兰冬季饥荒、中国三年困难时期及瑞典的 Overkalix 队列研究。其中研究较为深入的是荷兰冬季饥荒的一系列研究,此次饥荒发生于第二次世界大战快结束时(1944 年 10 月—1945 年 5 月)。这些研究队列中纳入的人群在饥荒时尚以胎儿形式存在母亲体内,这时荷兰全国人的营养摄入暴跌到每天 500kcal。这些研究中,关于体重或个体生长隔代遗传的结论不甚统一。其中一份早期的研究显示此次饥荒时期出生的子代个体小于平均水平,且这些人的 F1 及 F2 代生育小婴儿的可能性也会增加。另外,F0 孕期的饮食可影响 F2 代的出生体重,且与 F1 代的出生体重无关,但是这些结果在后续的研究中却无法重复。另一项研究则发现,在饥荒中仍为胎儿的 F1 代女性所育的 F2 代新生儿时期的脂肪堆积增加且成年后的健康状况较差。但是在最近的一项研究则发现,祖母的营养不良并没有产生这些隔代遗传效应。这几份关于荷兰饥荒的回顾性研究的异质性可能是由于不同时期及不同的研究方法所致,早期研究的数据主要依赖于追溯记录及父母对其子代出生状况的回忆。而后期的研究则可以直接测量子代的体脂分布情况及健康状况。

相对于荷兰饥荒,中国三年困难时期持续的时间更长(1959—1961 年),但此次困难时期是发生在全国大范围的慢性营养不良基础之上,因而混杂因素较多。中国三年困难时期的相关研究也发现营养不良可对子代体重产生隔代遗传效应。宫内或生命早期受营养不良影响的 F1 代母亲所生育的子代(F2)个体会较大。荷兰及中国的相关研究均提示,营养可对子代的体重或个体发育产生隔代遗传效应,并且表现为母系遗传。而子代发生的这些或过大或过小的个体发育遗传都有可能增加其长远发生肥胖及相关代谢性疾病的风险。

2. 动物模型及机制研究　大量的动物实验均提示,孕期营养不良或高脂饮食的 F1 代发生肥胖及代谢综合征的风险增加,且 F1 代可将相同表型传递给下一代(F2),甚至第三代(F3),且纵使 F1 代在孕期营养状况正常也不影响肥胖及相关表型的隔代遗传。有研究发现,大鼠孕期低蛋白饮食可以导致 F1 及 F2 代发生肥胖、血压升高及胰岛素抵抗。比较有意思的是,子代大鼠出生体重的变化通过父系遗传,而后期发生的肥胖则是通过母系遗传,这与人类流行病学中母亲肥胖对子代肥胖影响更显著的研究结果相一致。另有研究发现，孕期及哺乳期高脂饮食可以使 F1 及 F2 子代个体增大，且此表型改变可以通过父系及母系遗传，而 F3 代中只有父系遗传的雌性子代继续表现出体积大的表型。这些研究结果提示"性别特异性"效应的重要性。由于父系遗传或母系遗传遗传信息的传递途径不同可能影响了子代所显现的表型，那么不同代系间和不同性别间的表型效应在传递过程中就可能发生转变。在利用动物模型进行隔代遗传效应的研究时，要同时考虑到环境暴露、父系／母系遗传，以及性别差异之间的相互作用，那么就可能需要设立数量客观的分组。

另外，越来越多的研究也发现环境内分泌干扰物（endocrine disrupting chemical，EDC）可以导致肥胖的隔代遗传。EDC 是一类影响体内激素正常生理作用的物质。空气、塑化剂、护肤品、食物及日常生产生活用品中均可发现 EDC 的存在。有研究将孕鼠暴露于含有多环芳香烃的空气混合物，其 F1 及 F2 子代均发生肥胖表型：体重增加、脂肪重量增加、脂肪细胞体积增大。且其 F1 及 F2 子代脂肪组织中的 *PPAR-γ* 启动子位点的 DNA 甲基化水平下降且转录表达水平上升。另有研究将孕鼠暴露于双酚 A、邻苯二甲酸二乙基己基酯及邻苯二甲酸二丁酯这三种塑化剂的混合物，发现暴露组可导致 F3 子代雌鼠及雄鼠的肥胖发生率升高，但并不影响 F1 的肥胖发生。也有研究发现，孕期暴露于有机氯杀虫剂二氯二苯基三氯乙烷（dichlorodiphenyltrichloroethane，DDT）及甲氧氯所产生的 F1 表型正常，F3 代发生肥胖。其他研究团队则发现孕期甲氧氯暴露可以增加 F1 及 F3 子代肥胖、肾脏病，以及卵巢问题的发生；研究人员进一步将对照组及甲氧氯组的 F3 子代与野生型小鼠杂交，发现仅甲氧氯组雌鼠的子代发生相应表型变化，从而进一步证实甲氧氯所导致的子代健康问题系由卵细胞传递。

目前，关于卵子源性疾病发生的相关机制研究还比较少。有一个研究团队通过高脂喂养诱导产生肥胖的小鼠模型，他们检测了肥胖母鼠卵细胞以及其子代的卵细胞及肝脏数个印迹基因及代谢相关基因的 DNA 甲基化水平。此研究发现肥胖母鼠的卵细胞中瘦素（*Leptin*）启动子位点的 DNA 甲基化水平显著升高，而 *PPAR-α* 启动子位点的 DNA 甲基化水平显著下降。而且肥胖母鼠的 7~8 周龄雌性 F1 代的肝脏中的瘦素及 *PPAR-α* 启动子位点的 DNA 甲基化水平也与母亲的卵细胞发生了相同的变化，且这些子代肝脏中的瘦素 mRNA 表达下降、*PPAR-α* 的 mRNA 表达上升。最近的一项研究利用高糖溶液处理体外成熟的卵母细胞，发现卵细胞中母源性印迹基因 *Peg3* 的 DNA 甲基化水平升高且脂联素的 DNA 甲基化水平显著下降。上述研究结果均提示，发育中的卵子受环境影响可能发生脂代谢相关基因的表观遗传学改变，从而可能将脂代谢异常表型传递。

严格母系遗传的线粒体异常在肥胖的母系遗传中也发挥一定的作用。线粒体在维持细胞的正常功能中发挥重要作用，比如它可以通过呼吸链产生 ATP，而 ATP 则在调节细胞代谢、细胞凋亡及各种细胞信号通路中发挥重要作用。虽然具体机制尚不明确，但线粒体异常与肥胖、糖尿病等代谢性疾病的发生密切相关。那么我们就有理由认为异常的母体环境所致的功能异常线粒体经由卵母细胞的传递可导致子代发生相应的代谢性疾病，从而完成肥胖等代谢性疾病的母系遗传。研究人员运用小鼠模型发现高脂饮食或高蔗糖饮食所诱导的代谢综合征可以引起卵细胞中的线粒体发生形态学及功能的异常,且其子代发生代谢综合征。这些研究结果提示,卵细胞线粒体的形态、功能改变可能影响子代健康。研究人员用高脂或高蔗糖喂养母鼠后,将其与正常饮食的雄鼠交配,其产生的子代肌肉中的线粒体可发生形态及功能的改变。而且这些异常的线粒体可以传递给 F2 和 F3 代的骨骼肌及生殖细胞。这个研究告诉我们线粒体异常可以通过母系遗传,并且影响子代全身各器官的线粒体功能。关于异常线粒体的隔代遗传,其可能的机制是编码线粒体蛋白质的核 DNA 发生可遗传的表观遗传学修饰所致。90% 的线粒体蛋白质是由核 DNA 编码,诱导某些核基因发生可遗传的沉默可以产生上述这些异常线粒体的隔代遗传。另外,线粒体 DNA (mitochondrial DNA,mtDNA) 的改变也可能产生这些隔代遗传效应。在小鼠及人类的中枢神经系统的线粒体中已经发现 DNMT1 和 DNMT3a 的存在,且 mtDNA 上也发现了 5- 甲基胞嘧啶及 5- 羟甲基胞嘧啶的修饰,提示 mtDNA 上的表观遗传学修饰特别是甲基化修饰可能也是很普遍的,从而产生隔代遗传。有研究发现肥胖母鼠的卵丘 - 卵细胞复合物存在内质网应激等异常,其排出的卵细胞中的 mtRNA 含量正常,但是线粒体膜电位下降且自噬水平上升。这些卵细胞经体外受精后其发育潜能受损,且所形成的囊胚中的 mtRNA 水平下降。将这些囊胚进一步移植到体重正常的代孕母鼠体内后所产生子代的体重增加,且子代肝脏及肾脏细胞中 mtDNA 的含量也下降。而排卵前运用抗内质网应激的药物可以逆转损伤。此研究提示,孕期肥胖可以通过卵细胞的内质网应激导致子代发生线粒体丢失,但此丢失在母体卵子成熟的最终阶段是可干预的。而另一个研究则发现,抗氧化物可以通过改善卵细胞线粒体的离子传递功能部分逆转高脂饮食所导致的线粒体功能异常,但是抗氧化处理仅能部分改善卵细胞表型。此结果也提示我们线粒体功能异常可能只是隔代遗传的原因之一。线粒体遗传的具体机制尚需进一步的研究。

越来越多的人类及动物的证据均显示,表观遗传改变可能在日益严峻的肥胖流行中发挥作用。但是关于表观遗传与肥胖之间的关系还有很多问题尚需解答:如表观遗传修饰与代谢性疾病表型之间是否存在因果关系;一个组织的表观遗传状况能否反应其他器官的表观遗传状况;表观遗传学改变是否可逆。未来可进行更深入的表观遗传研究,或许可以找到可逆转的表观遗传修饰,并为肥胖的代代传递寻找可能的防治方法及药物靶点。

**(二)父源性肥胖和脂代谢紊乱**

1. 流行病学证据  在过去 40 年中,全球范围内出现了一个关于肥胖作为人口健康问题的讨论,儿童肥胖的"流行"成为一个特别紧迫的社会问题。在科学和非科学术语中,女性被描述为主要是肥胖代间传递的源头,肥胖被称为"女性未能承担足够责任的结果",这是由于性别规范强调了在早期生活和儿童事件中的母亲责任。目前关于父亲在肥胖风险传播中的作用的证据越来越多,被临床和研究界逐渐认可。通过最近对肥胖风险传递的表观遗传和相关机制的研究,发现父亲在影响儿童早期肥胖风险中的作用是不容忽视的。父系各种影响健康的行为包括不良的饮食和压力,在怀孕前和怀孕期间都会引起精子的表观遗传变化,从而影响子代发育编程导致代谢功能改变。一项对表观遗传途径的研究,在基因组学和人类行为的关系中进行,揭示了父母对肥胖代间起源的共同作用。这些发现引起了人们对专门针对母亲的早期肥胖干预措施有效性的质疑。

糖尿病的研究中，亲代对子代的影响一直是热点之一。其中，母代糖尿病及妊娠糖尿病对子代代谢的影响已有系统和深入的研究；而父亲患糖尿病对子代的影响尚不明确。目前父代患糖尿病对子代代谢影响的研究多集中于临床调查，其结果显示父代糖尿病可增加子代代谢紊乱的风险，但机制尚不明确。有研究表明，父代出生体重与子代新生儿体重存在正相关，但此结论基于小样本的统计分析，并无法完全排除环境、饮食结构、生活条件等因素的影响。

目前，国内外对于父代糖尿病对子代代谢障碍及表观遗传的影响的研究比较少。黄荷凤教授团队丁国莲博士通过动物模型研究发现，宫内高糖环境出生的子一代及子二代小鼠出生体重和成年后的糖代谢与正常对照组有着明显的差异；在亲源性的差异显示表现为子代雄鼠糖耐量异常较雌鼠更显著；并且得出子一代父源性的因素对子二代的生长及糖代谢起到了主导作用，统计学差异性结果推论是具有父源性遗传的特征，而且表观遗传机制可能在子代及隔代代谢疾病中起重要作用。研究中的小鼠无论是妊娠糖尿病（gestational diabetes mellitus，GDM）F0 代还是所生的 F1 代，都会对 F2 代产生不利影响。其机制可能是 F0 代的 GDM 诱导了胚胎期的基因发生表观遗传学的改变，使子代在出生早期及成年期发生一些糖、脂代谢的紊乱。同时，糖尿病大鼠的糖、脂代谢障碍存在父系和母系差异，也可以推论出，糖尿病合并妊娠组父系甘油三酯水平和 GDM 组父系胰岛素的代谢障碍比母系更显著。

2. 动物模型和机制研究　现有研究结果表明，除致畸剂及致癌剂等极端条件下，宫内营养环境对子代的影响并不通过改变其 DNA 核苷酸序列，而是通过影响基因表达的表观遗传机制而实现的。基因表达的两个主要调节途径是 DNA 的甲基化和染色质组蛋白的乙酰基化。近年来有大量研究证明，许多疾病的个体差异并非由于其基因结构的差异，而是由于环境因素影响基因的表达不同。有研究认为，在胎儿特定发育阶段，基因表达的表观修饰可遗传至下一代。以往认为源于父母等位基因的修饰变化在减数分裂时被擦掉。然而有证据表明无论父系还是母系的某些表观遗传改变，无论在配子发生还是胚胎发生时仍然存在，并遗传至下一代。Radford 等人（2014）发现，在对营养不良和对照小鼠精子表观基因组的比较中，营养不良小鼠中 43% 的低甲基化甲基化差异区域（differentially methylated region，DMR）在重编程事件后持续存在，这表明表观遗传变化的很大一部分可能是遗传的。Tang 等人（2015）研究了部分逃避去甲基化的遗传区域，并可能是代际表观遗传的热点。由此他们发现了可能与肥胖相关的基因。尽管发生了重新编程事件，但似乎对后代某些表观遗传改变的持续性有着越来越多的证据（Hughes，2014）。父系通过表观遗传机制对后代代谢表型的贡献最近成为焦点，在一定程度上纠正了以往遗传和流行病学研究中对妇女的性别偏见。虽然认为母亲的行为会引起表观基因组的改变，但很难将母亲对生殖细胞的影响与子宫内暴露对后代的直接影响区分开来。正如 Ferguson Smith 和 Patti 所指出的，"父代传递的美在于精子只传递遗传和表观遗传因子，允许配子表观遗传假设得到明确的检验"。越来越多的证据表明，父亲的行为可能导致精子表观基因组的改变，从而可能影响后代的健康。

　　父系高脂肪饮食可诱导啮齿类动物后代葡萄糖代谢和胰岛素调节相关途径基因表达的改变（Ng 等人，2010）。他们的研究首次在哺乳动物中报道了高脂肪饮食相关代谢状况的父亲与后代的代间传递。Chen 等人（2015）同样注意到精子中的小非编码 RNA 在饮食诱导的代谢紊乱中作为父系表观遗传因子的作用，说明了高脂肪饮食如何对后代代谢发生影响的。肝脏中乙酰辅酶 A 羧化酶 alpha（Acc-a）、脂肪酸合酶 1（Fasn-1）和固醇调节元件结合蛋白 -1（Srebp1）是脂质代谢的关键因子，其中 Srebp1 在肝细胞脂质、蛋白代谢中起重要作用，是调控脂质代谢的关键分子。Carone 等人（2010）调查了减少蛋白质饮食的影响，发现啮齿类动物后代表现出可能导致肥胖的肝脏有关脂质和胆固醇合成的基因表达增加。子代肝脏的表观基因组分析显示，这种父系饮食实现了胞嘧啶甲基化的许多变化，包括脂质代谢的主要调节器。

　　关于父代糖尿病子代患糖尿病风险增加的研究有通过 SD 大鼠的动物模型来研究的。链脲佐菌素建立糖尿病模型的原理：链脲佐菌素可靶向作用于胰岛 β- 细胞，使其产生胰岛素能力下降，进而血糖升高。这种模型可单因素地研究高血糖对机体的影响，进而明确高血糖对子代的影响。同时，有研究表明链脲佐菌素本身并不会引起精子的变化而对子代产生影响。在研究中发现，父代糖尿病子代的体重从第 5 周开始与对照组相比明显增加。体重是代谢变化的重要指标之一，体重增加可能引起糖代谢紊乱、胰岛素抵抗等代谢异常的发生。同时，糖尿病组子代的体型也明显大于对照组。有研究表明，体重增加可能与饮食调控中枢的改变有关。观察到父代糖尿病子代摄

食量增加明显。摄食量增加可能引起体重增加，这种改变是否与饮食调控中枢改变有关值得进一步研究。

　　父代患糖尿病仅能通过精子遗传物质变化影响子代健康。有研究表明，父代表观遗传的改变可引起子代生长发育及代谢的变化。父代糖尿病可引起子代代谢紊乱及患糖尿病的风险增高可能是通过表观遗传改变实现的，而基因甲基化是重要的表观遗传修饰。对糖尿病子代肝脏组织进行了全基因组甲基化 DNA 免疫共沉淀测序（methylated DNA immunoprecipitation sequencing，MeDIP-seq），即通过高通量测序在全基因组水平对 CpG 密集的高甲基化区域进行了扫描。结果发现糖尿病子代肝脏中大量基因的甲基化水平发生了变化，其中与代谢密切相关的胆汁分泌、脂肪酸链延长、胰岛素分泌、甲状腺素信号等通路中的基因甲基化水平都有变化。肝脏是体内一个重要的代谢器官，代谢疾病的发生发展与其功能有密切的关系。糖尿病子代肝脏大体形态颜色较浅，可能有脂肪变性。之后的肝重分析和苏木精 - 伊红染色也验证了这个观点：糖尿病子代肝脏重量明显增加，肝细胞中出现大量空泡。肝脏油红 O 染色及肝脏甘油三脂含量分析更进一步说明糖尿病子代肝脏内有大量脂质堆积。肝脏脂质沉积很可能是引起胰岛素抵抗的主要原因。血清生化指标检测显示，血清谷丙转氨酶和谷草转氨酶含量并未升高，但总胆固醇、甘油三脂和低密度脂蛋白的水平升高，高密度脂蛋白的含量降低，表明糖尿病子代肝脏功能并未明显受损，但是血清中的脂质含量增加，肝脏处置脂质的能力下降。超微结构显示，肝细胞内质网出现了扩张，表明肝细胞内可能存在内质网应激，这一结论还有待进一步验证。

父代糖尿病可引起子代体重增加,糖耐量受损,胰岛素敏感性降低,肝脏脂质大量堆积,但并未出现明显的高血糖症状。说明父代糖尿病可引起子代代谢紊乱,患糖尿病的风险增加;其机制可能是父代糖尿病引起生殖细胞表观遗传的变化,形成胚子过程中将这些遗传信息代入子代体内,进而引起了子代肝脏表观遗传修饰的改变,再引起了肝脏脂质堆积,机体患糖尿病风险增加。

### (三)胚胎源性肥胖和脂代谢紊乱

1. 体外培养对子代远期肥胖和脂代谢的影响　体外处理胚胎对囊胚基因的表达、细胞数量、生长速度和植入潜能均有显著影响。在囊胚期,胚胎由分化为内细胞团和滋养外胚层两种细胞类型的全能细胞构成,只有一定比例的内细胞团细胞最终发育成胎儿。在发育的最初阶段发生的环境压力可以引起出生后的表型,包括一些在成年后很久才会在生理上表现出来的类型。在小鼠实验中,将受精卵暴露于体外次优营养条件下仅 10 小时,就足以改变出生体重和产后的生长。其他模型显示,体外受精(in vitro fertilization,IVF)技术下出生的小鼠在幼龄时表现出正常生理表型,但在成年后出现糖耐量异常和脂肪量显著增加。因此,在健康与疾病发展起源领域内最关键的研究是更全面地了解重编程的机制及其在整个发育过程中的持续性。表观遗传改变很可能负责"环境危害"的分子记忆的保持和传递。

尽管总体数据令人放心,但关于体外受精对长期认知功能和代谢健康的影响,仍是悬而未决的问题。从代谢角度来看,辅助生殖技术出生的儿童在血压、循环血糖水平和脂肪沉积方面表现出微妙而显著的变化。据目前研究报道有多种表型与 IVF 相关。关于体外受精是否影响寿命,存在相互矛盾的证据:一组发现,在喂食标准饮食的小鼠中,没有差异,但另一组研究则显示,高脂肪饮食暴露后,体外受精出生的雄性小鼠相比自然出生的要缩短约 25% 的寿命。胚胎体外培养影响器官大小,促使肺炎、肝脏脂肪变性和肾脏炎性病变的发生。胚胎培养也可影响血压和脂肪沉积。IVF 出生子代常见糖代谢的异常,包括空腹血糖升高、高胰岛素血症、葡萄糖不耐受和外周胰岛素抵抗。IVF 和胚胎培养的复杂过程带来了大量的环境暴露,这些环境暴露与体内的自然受精卵不同,包括对配子和胚胎的物理操作、氧浓度的波动、pH 的潜在偏差、与更严峻的环境的接触、光照、培养基的组成或顺序培养基的使用。重要的是,培养基成分没有临床标准化。不同数量的营养素(葡萄糖、丙酮酸、谷氨酰胺、其他氨基酸等)以及体内可能缺乏的生长因子和细胞因子可能在胚胎的生长发育中起着重要的应激诱导作用。有多个研究团体发现 IVF 条件对胚胎生理和转录的特定影响,严重的植入前应激会导致更多的异常表型,并且这些效应会持续至出生后。IVF 培养的气压和氧气条件影响小鼠的生长及葡萄糖耐受性。例如,与对照组(体内来源囊胚转移至代孕母亲产生小鼠)相比,暴露在次优的体外培养条件(Whitten 培养基和 20% 的 $O_2$)出生的子代在 19 周胎龄时表现出体重升高和葡萄糖不耐受。但优化培养(加有氨基酸的 KSOM 培养基和 5% 的 $O_2$)后出生的子代则体重和糖代谢正常。

在成年 IVF 表型中也有相当多的性别特异性。例如,雌性体重和脂肪沉积增加,胰岛素抵抗(空腹血糖增加)和 β- 细胞功能障碍,而雄性的生长和代谢生理正常。由于着床前胚胎似乎并没有产生任何性腺激素,但有相当数量的基因(小鼠中有近600种转录本,牛中有多达1/3的转录本)在雄性和雌性囊胚之间差异表达。这些都表明,植入前胚胎可能已经准备好对环境作出差异反应。

鉴于体外受精过程的复杂性,多种组合因素包括物理、营养、氧化等均可能导致在体外产生的胚胎中出现最初的分子变化。这种人工环境的暴露将改变胚胎中的多种转录和代谢过程。一个直接的后果将是胚胎氧化状态的改变,这可能随后引发重新编程反应。大量证据表明,胚胎培养会导致活性氧(reactive oxygen species,ROS)增加。有学者在最近的囊胚暴露于不同培养条件和辅助受精方法后的基因表达分析中,报道了转录调节因子Hif2α、NFE2L2、CEBPs、56p53和GADD45调控基因的显著变化。这些或类似的因子能够诱导在整个发育过程中持续存在的表观遗传重塑,通过与其他转录调节剂的组合相互作用,可在成年期导致独特的和组织特异性的基因表达特征。线粒体应激的增加(并导致ROS水平的增加),作为对异常的植入前环境作出的反应,是重新编程胚胎的初始刺激因素。这个假说还可以解释代谢组学和转录学上的证据,即我们在不同出生后阶段胰岛素敏感的IVF组织中发现的氧化还原轴和氧化应激改变的证据。此外,由于受精卵和着床后阶段是表观遗传易损的时期,着床前胚胎在体外环境中经历了实质性的表观遗传重塑。胚胎很有可能在人工环境的刺激下发生基因表达变化,并被整合到发育和代谢过程中。有证据表明不同的体外条件导致囊胚表达的独特变化,且这些急性效应与体外受精的表型持久相关。尽管培养条件(包括氧张力、培养基组成)存在显著差异,体外受精囊胚中也存在普遍的转录改变。表观遗传学结合这些转录的特殊变化可以用于解释相对类似的出生后代谢表型(葡萄糖不耐受、血压改变)。

2. 超生理的性激素水平对子代肥胖和代谢的影响　　虽然子宫内环境对后代的健康至关重要,但高母血清雌二醇(estradiol,E₂)对后代脂质代谢的影响及其机制尚不清楚。我们发现,卵巢刺激(ovarian stimulation,OS)可能会导致妇女在整个妊娠期高E₂水平。值得注意的是,新生儿总胆固醇(total cholesterol,TC)和低密度脂蛋白胆固醇(low-density lipoprotein cholesterol,LDL-C)水平升高,与E₂呈正相关。有动物实验表明,高母血清E₂可通过ERE上调胎儿肝细胞中HMGCR的表达,进而诱导子代TC和LDL-C水平升高。

雄激素过量(高雄激素症)是影响育龄妇女的一种常见内分泌紊乱。女性雄激素过剩的潜在原因包括多囊卵巢综合征(polycystic ovary syndrome,PCOS)、先天性肾上腺增生症、肾上腺肿瘤和种族差异等。内源性循环母体雄激素水平被发现与后代的出生大小呈负相关。孕妇循环睾酮水平从第25百分位数增加到第75百分位数(妊娠17周),即出生体重减少160g。与子宫内生长受限(intrauterine growth retardation,IUGR)相关的妊娠期营养限制和皮质醇过量也被发现与雄激素过量有关。对人类的研究表明,在PCOS妊娠中,孕妇雄激素浓度的增加与小胎龄新生儿比例的增加之间存在联系。动物研究提供了证据,支持过多的雄激素水平对IUGR的影响。在绵羊中,对母亲的降睾酮治疗可以减轻男女新生儿的体重。对大鼠的研究还表明,经产前睾酮治疗的后代(100只)出生体重呈剂量依赖性下降。相比之下,产前睾酮过量并不会导致恒河猴宫内发育迟缓。这些在胎盘分化或功能上的差异可能与暴露的时间有关。为了支持这一点,产前睾酮过量已经被证明改变了啮齿动物模型的营养转移,影响了绵羊的胎盘分化。

胰岛素抵抗、糖尿病、糖耐量受损、内脏脂肪增多和高胰岛素血症是代谢功能障碍的例子。多种产前不良因素暴露,包括 EDC、肥胖、尼古丁和营养限制等,与过量的雄激素水平有关,与代谢紊乱有关。虽然有证据表明,患有多囊卵巢综合征妇女的女儿表现为高雄激素症,但多囊卵巢综合征妇女后代的详细纵向代谢表型很少。荟萃分析研究表明,PCOS母亲的后代因代谢紊乱而住院的风险更大。多囊卵巢综合征母亲所生子女胰岛素抵抗和高胰岛素血症的发现表明,产前雄激素过量可能是代谢缺陷的罪魁祸首。多囊卵巢综合征母亲的男性后代也有更高的低密度脂蛋白胆固醇。21-羟化酶缺乏症引起的胎儿高雄激素血症也与胰岛素敏感性降低有关。

产前睾酮处理的绵羊小脂肪细胞数量较大脂肪细胞增加,在胰岛素抵抗的发生中起作用。类似地,产前睾酮处理的大鼠(妊娠16~19天)被发现具有较小的脂肪细胞和较高的甘油三酯水平。雌性恒河猴妊娠期睾酮过量导致在繁殖后期腹部和腹部内脂肪的总积累。

在考虑这些机制时,由于过多的雄激素水平可能导致母体高胰岛素血症,如 PCOS 绵羊模型所示,类固醇和代谢途径可能协同组织最终表型。雄激素拮抗剂和胰岛素增敏剂共同治疗的研究为这一前提提供了支持。此外,由于雄激素过量会影响胎盘的生长和形态,高雄激素状态的影响也可以通过营养缺陷来实现。可以想象,代谢和营养环境可能作为一个综合机制,通过高雄激素血症可能导致成人的病理特征。表观遗传学改变,如 DNA 甲基化、组蛋白修饰、染色质包装、微 RNA 表达等,随着时间的推移而积累,改变基因表达,已成为高雄激素程序设计的关键中介。笔者课题组的研究结果提示高雄激素血症妇女的卵母细胞胰岛素样生长因子 2(insulin-like growth factor 2,IGF 2)表达增加,儿童淋巴细胞 IGF-2 表达增加,*IGF-2* 基因甲基化降低。这一表型在大鼠的孕前高雄模型中得到证实。

3. 其他环境因素的胚胎早期暴露对远期肥胖和脂代谢的影响　双酚 A(bisphenol A,BPA)是最常见的内分泌干扰物,对子代的影响广受人们的关注。越来越多的证据表明 BPA 可能对人类产生不利影响。动物实验研究已经证实 BPA 是有害的。BPA 与人类健康效应之间关系的流行病学证据不断积累,提示 BPA 暴露与不良围产期、儿童期和成年期健康结果(包括生殖和发育影响、代谢性疾病和其他健康影响)有关。这些研究包括产前和产后暴露,并包括几个研究设计和人口类型。尽管很难与流行病学研究建立因果联系,但越来越多的文献将环境 BPA 暴露与人的不利影响联系起来,以及许多物种(包括灵长类)的实验室研究,为环境 BPA 暴露的危害提供了越来越多的支持。

压力是公认的健康社会决定因素之一,对压力的表观遗传学反应再次表明了健康不平等在世代间传播的可能机制。压力的后续后生效应越来越明显。压力水平的变化与 DNA 甲基化和组蛋白修饰的变化有关,而且在产前发育过程中,对这些环境诱导效应的敏感性增强。此外,妊娠期女性所经历的慢性应激已导致 DNA 甲基化减少的长期表观遗传改变,从而导致后代更容易受到神经发育障碍的影响。值得注意的是,这些应激诱导的表观遗传标记物能够跨代持续存在并保持在种系中；小鼠创伤经验的遗传印迹已被证明至少持续两代。Entringer（2013）和 Howu 等人通过表观遗传学研究发现母体压力与后代肥胖存在明确关系。

## 二、胎儿源性肥胖和脂代谢紊乱

### （一）流行病学调查数据

1. 胎儿期母亲营养代谢对子代肥胖和脂代谢的影响 胎儿期是个体发展的第一阶段，它是指从受精卵形成到个体诞生前在母体内的发展阶段，约长 280 天，均生长于宫内，期间个体从受精卵成长为长约 50cm、重约 3 000g 的新生儿。宫内环境是胎儿期孕育的唯一场所，宫内时期母体的营养状况对子代肥胖和脂代谢的发展尤为重要。成人疾病的胎儿起源（FOAD）和健康与疾病的发育起源（DOHaD）学说均强调了母亲孕期营养对子代生长发育的重要性。

胎儿期母亲营养不良可增加子代肥胖和脂代谢异常的发生风险。有关荷兰大饥荒生存者的调查研究最早提出了肥胖的发育源性起源，孕早期暴露于饥荒中的孕妇，其子代肥胖发生率更高。随后大量的流行病学资料也支持这一学说。妊娠期低营养状态可导致宫内发育迟缓和低出生体重。而多个研究证实低出生体重与成年期的一系列代谢疾病有关，包括 2 型糖尿病、高血压和血脂代谢异常。胎儿期母亲营养过剩也可增加子代肥胖和脂代谢异常的发生风险。母体营养状态过剩包括孕期母体体重增加过多、母亲孕期高脂饮食、孕期糖尿病等，是胎儿肥胖与脂代谢紊乱发生的高危因素。在过去 20 年中，母亲肥胖率急剧上升，妊娠期高脂高营养状态可引起子代的脂质积累。随着调查研究的开展，母体营养状

态与子代肥胖和脂代谢异常的相关性也逐渐显露。妊娠期孕妇体重增加被称为妊娠期体重增加（gestational weight gain，GWG），包括胎儿、子宫、羊水、胎盘的重量、母体血容量的增加，以及母体脂肪的增加。虽然 GWG 是一种自然和必要的现象，但过量的 GWG 可被视为胎儿营养过剩的一个来源。在许多观察研究中发现了 GWG 与出生体重或婴儿肥胖之间的联系。GWG 与子代体型之间的联系持续到幼儿期、青春期和成年期。最近一项包括许多这些研究的荟萃分析估计过高的 GWG 使儿童超重／肥胖的风险增加 1.33 倍。为了消除混淆因素，三个大队列分别跟踪了多次妊娠的妇女并使用受试者个体自身对照设计，他们均得出结论——GWG 与出生体重、儿童期和成年期 BMI 相关。与瘦的母亲相比，肥胖母亲孕期增重过多的风险更高。这是令人担忧的，因为孕期增重过多对于高 BMI 母亲影响更大，而且更容易导致子代在出生时大于胎龄和远期的肥胖。

来自多个队列研究的证据支持母亲孕期体重增加和子代较高的 BMI Z 评分、超重或肥胖风险升高相关。最近的一项荟萃分析包括四项研究，有充分的孕前 BMI 和儿童期后代超重／肥胖数据提示，母亲肥胖可使儿童期超重或肥胖风险增加 3 倍。关于母体肥胖对新生儿远期影响的研究，关键点聚焦在了患儿身体的脂肪构成。同样，许多研究最终表明，孕妇孕前体重指数增加与子代中脂肪质量增加有关，测量方法包括皮褶厚度、双能 X 线吸收测量（dual energy X-ray absorptiometry，DEXA）及生物电阻抗。并且，这种关联会从幼儿期一直持续到成年期。有研究显示了母亲的 BMI 与血压、胰岛素抵抗和儿童血脂异常，以及青少年、成年期代谢综合征或 2 型糖

尿病的指数之间的关系。Hong Chang Tan 等人从贝勒医学院和匹兹堡大学两个研究中心随机招募了 68 名儿童 [ 平均年龄（12.6 ± 0.4）岁；范围 8.0~18.7 岁 ]，分为肥胖母亲的 40 个后代和正常体重母亲的 28 个后代，结果表明与来自正常体重母亲的子代相比，肥胖母亲的子代具有较高水平的甘油三酯、较低水平的高密度脂蛋白胆固醇水平，以及较高的甘油三酯／高密度脂蛋白胆固醇比率。Merzouk 等人对孕期糖尿病母亲的子代血脂水平进行了研究，他们选取了 20 例孕期糖尿病控制良好及 20 例糖尿病控制不佳的母亲，并选取 30 例孕期健康的母亲作为对照，研究表明与对照组相比，孕期糖尿病控制良好组子代血脂水平未见明显异常，但孕期糖尿病控制不佳组的子代均为巨大儿，且血清血脂、载脂蛋白和脂蛋白水平均显著升高；妊娠晚期的母体 HbA1c 和甘油三酯水平是糖尿病控制较差组中胎儿脂蛋白水平的重要血脂预测因子。

2. 胎儿期环境因素对子代肥胖和脂代谢的影响　胎儿期药物因素、激素因素、化学因素、吸烟等所致的宫内不良环境暴露可引发子代肥胖和脂代谢紊乱。宫内不良药物暴露可增加子代肥胖风险。一项纳入 727 孕妇的曼哈顿母子队列研究显示妊娠中晚期抗生素暴露的子代较未接触抗生素的子代相比，暴露组发生肥胖的风险增加了 84 %；剖宫产子代儿童期肥胖的风险增加 46 %；这些可能与新生儿肠道微生物群的改变有关。

宫内激素紊乱可增加子代脂代谢异常风险。激素和脂质代谢或体重之间的关联已被普遍接受，并且作为辅助生殖技术（assisted reproductive technology，ART）过程中的基本和特异性治疗，促性腺激素刺激可能对宫内脂质代谢具有潜在影响。促性腺激素可能加速黄体化并诱导更长时间的卵泡发育和排卵，从而导致卵巢的组织学和形态学改变，并增加胆固醇含量和类固醇生成相关基因的表达。在胚胎中，促性腺激素以剂量依赖性方式增加脂质积累，减少脂肪酸合成。此外，超排卵组也显示脂肪酸组成的变化。已有研究提供了超排卵可能影响母体和胎儿脂质代谢的证据，结果进一步提示脂质代谢的这些变化可能与 ART 婴儿的出生体重有关。笔者的研究发现超促排卵可能导致整个孕期女性的 $E_2$ 水平升高，尤其是其新生儿的 TC 和 LDL-C 水平升高，与新生儿的 $E_2$ 呈正相关。

宫内不良化学物质暴露可增加子代肥胖和脂代谢异常的风险。内分泌干扰物是一系列广泛存在于塑胶、杀虫剂、塑化剂中的物质，具有类天然激素或抑制激素的作用，越来越多的证据表明妊娠期及生命早期暴露于内分泌样干扰物会促进子代脂质积累和脂肪生成，进而增加肥胖风险。

孕期吸烟可剂量依赖性增加子代肥胖发生的可能。妊娠期并发症也可影响宫内环境。妊娠期肝内胆汁淤积症（intrahepatic cholestasis of pregnancy，ICP）是一种妊娠肝脏疾病，影响 0.5 % ~2 % 的孕妇，其特征是母体血清中胆汁酸水平升高。Papacleovoulou 等人分析了芬兰北部出生队列 1985—1986 年数据库，确定了 45 例 ICP 病例（27 例男性和 18 例女性后代），发现患有 ICP 母亲的 16 岁子代的脂质谱发生改变，这提示在没有改变母体 BMI 或糖尿病的情况下，胆汁淤积妊娠也可以编程后代的代谢疾病。

3. 胎儿期应激对子代肥胖和脂代谢的影响　孕期的生理和心理压力因素即产前应激可能诱发母体 - 胎盘 - 胎儿压力生物学变化，这与后代超重、肥胖和代谢功能障碍的风险增加有关。孕期的应激和压力取决于孕妇生活背景。例如,生活贫困、教育水平低和支持系统不足的母亲更易处于孕期应激的状态。在敏感或关键发育窗口期间,胎儿体内中的应激激素和促炎细胞因子的增加,可以影响大脑和其他与身体组成、能量平衡稳态及代谢功能相关的外周靶器官,如脂肪组织、胰腺和肝脏。

迄今为止,仅有少数研究涉及人类妊娠期母亲心理社会应激暴露与后代肥胖风险和代谢功能之间的关系。有学者对健康怀孕和正常分娩结果的母亲所生的健康年轻人样本进行了回顾性病例对照研究,年轻成人研究人群的一半出生于在妊娠中经历过重大压力性生活事件的母亲(产前应激组),而另一半是社会人口统计学匹配的人群,没有暴露于产前应激史的产妇,使用一套严格的排除标准控制已确定的产科、新生儿和儿童危险因素对成人健康的潜在影响;研究结果表明,在宫内生活中暴露于母亲心理社会压力的年轻人一直表现出关键生理参数的显著失调,从而使他们发生常见疾病的风险增加,特别是在肥胖和代谢功能编程的背景下,产前应激组中的个体表现出较高的 BMI 和体脂百分比、原发性胰岛素抵抗,以及与代谢综合征一致的脂质特征。另一项流行病学研究发现,妊娠期间有亲近的人死亡而遭遇丧亲之痛孕妇的子代超重和发生 2 型糖尿病风险增加。怀孕期间的母亲抑郁症是不同种族群体的幼儿期肥胖风险的重要预测因子。而怀孕期间或在孩子生命的前 12 个月母亲的压力与婴儿超重的风险较高有关。Flory 等人调查了大屠杀幸存者的后代,发现那些母亲暴露于大屠杀的成年人较未暴露的个人患有两种或更多代谢综合征(如高血压、血脂异常、2 型糖尿病和超重)的风险更高。除此之外,孕期应激状态会导致皮质醇升高,

Stinson 等人总结了 1 674 例来自新英格兰家庭研究(NEFS)的母亲孕期的皮质醇水平与其子代的代谢性指标的关系,回归分析显示母体皮质醇升高的趋势与女性子代较高的收缩压、舒张压、总胆固醇和吸烟,以及较低的高密度脂蛋白胆固醇相关,而与男性子代无显著性关联,提示母亲孕期应激所致的高皮质醇水平可导致女性子代高血脂水平。

**(二)动物模型的建立和相关的表型**

动物模型的建立及研究,作为流行病学调查的补充,为肥胖及脂代谢胎源性学说的论证提供了素材。

1. 母亲营养代谢异常对子代肥胖和脂代谢的影响 动物实验佐证了孕期营养摄入平衡及时机的重要性,过多、过少的摄入均可能增加子代肥胖及脂代谢紊乱发生的风险。一方面,孕期低营养状态的动物模型建立中,研究者发现,孕早期低营养干预增加子代脂肪占比,且与脂质代谢紊乱相关,PPAR-α 等脂肪细胞调节因子参与其调控。而孕晚期低营养干预,子代出现低出生体重、糖耐量受损和肥胖。研究表明,母体铬限制会通过对各种特定微小 RNA 和 MAPK 信号转导途径的长期编程影响子代脂质代谢。母鼠孕期锰限制的子代对高脂肪饮食引起的肥胖、血脂异常和促炎症状态较对照组更敏感。母体 50% 多重矿物质或镁限制可导致后代的低胆固醇水平,而母体锌限制降低了大鼠后代的胆固醇和甘油三酯水平。

另一方面,越来越多的证据表明,母亲的营养过剩可影响后代对肥胖的易感性。动物造模中,观察到孕期母亲高脂饮食可诱导母亲外周血中甘油三酯和总胆固醇水平的迅速升高,并且显著高于正常饮食的母亲;同时高脂暴露母亲的孕期增重也显著大于对照组,这与人群流行病调查发现的现象相符。母亲孕

期高脂暴露的子代雄性大鼠出生体重增加,证实孕期脂质营养过剩会引起新生儿高出生体重,与多个研究报道相符。母亲孕期高脂饮食导致循环血中脂质成分增多,其中一部分游离脂肪酸及中间能量代谢产物可以通过与胎盘上特定通道蛋白结合,例如脂肪酸转运蛋白,实现跨过胎盘屏障从母亲循环到脐血的运输。有报道孕晚期母亲外周血游离脂肪酸水平和脐血游离脂肪酸水平成正相关。脂肪酸合成底物的增多及游离脂肪水平的升高均会促使机体通过酯化作用储存能量物质,最终导致脂肪细胞增多、体积变大,个体出生体重增加。我们的孕期高脂暴露模型结果也提示子代雄性大鼠在出生后 3 周内均表现为外周血游离脂肪酸、甘油三酯、总胆固醇升高,体重增加。有学者将 SD 雌性大鼠随机分成高脂饮食组(HFD 组)和对照组,至交配怀孕产仔,哺乳期母鼠继续原饮食并喂养子鼠至其 3 周龄,结果表明 HFD 组母鼠所育的子鼠 3 周龄时肝细胞胞质内可见弥漫性空泡变性,小叶内可见点灶状坏死;母鼠孕期持续至哺乳期的高脂饮食可引起子代早期肝内脂肪酸 β- 氧化相关基因 *PPARα*、*CPT1α* 与 *Ehhadh* 表达代偿性增加,*ACSL3* 表达降低,但诱发子代肝脏脂肪变性的发生及增加其脂代谢异常的风险。在妊娠期和哺乳期,给 SD 大鼠提供食物或高脂肪 /高蔗糖饮食可下调子代肝脏参与脂质氧化的基因,增加肝脏甘油三酯的水平。

2. 孕期不良环境暴露对子代肥胖和脂代谢的影响 孕期不良环境暴露的动物模型进一步证实了胎儿期环境因素对子代肥胖和脂代谢的影响。已有学者运用 ART 动物模型发现 ART 子代小鼠肝脏和脂肪组织中的脂肪酸组成显著改变;在脂肪组织中,ART 小鼠显示成年和老年小鼠的单不饱和脂肪酸

(monounsaturated fatty acid,MUFA)减少和多不饱和脂肪酸(polyunsaturated fatty acid,PUFA)增加,而成年小鼠饱和脂肪酸(saturated fatty acid,SFA)的变化在老年后消失。在肝脏中,成年小鼠的变化非常复杂,而在 ART 老年鼠中发现增加的 MUFA 和减少的 PUFA。BPA 是一种内分泌干扰物,对怀孕的 F344 大鼠通过饮用水从妊娠第 3.5 天到出生后第 22 天暴露于 BPA,对应于 0 暴露的对照组,0.5μg/(kg·d)(BPA0.5)增加 5 周龄雄性后代脂质代谢的关键调节剂硬脂酰辅酶 A 去饱和酶 SCD-16 和 SCD-18 指数,以及腹股沟白色脂肪组织甘油三酯和血浆胆固醇酯水平。此外,BPA 0.5 改变了雄性后代的脂肪酸组成。另有研究发现,产前和哺乳期尼古丁暴露对母亲和幼崽的葡萄糖稳态、脂肪生成及脂质代谢产生有害影响。

3. 孕期应激对子代肥胖和脂代谢的影响 动物实验研究进一步提示孕期应激可影响子代脂质代谢及诱发肥胖。在足月前 7 天或 1 天对怀孕的豚鼠施加心身压力后,母亲和胎儿的血浆皮质醇和非酯化脂肪酸水平立即增加;产前应激通过抑制出生后的三酰基甘油和磷脂硬脂酸的增加,以及出生后磷脂棕榈酸、棕榈油酸、亚麻酸和花生四烯酸的减少,来改变新生儿肝脏中三酰基甘油和磷脂的组成。另一些诱导孕鼠压力的动物研究发现,孕期压力的子代体重显著增加,尤其对于暴露于高热量饮食、血糖控制受损、食物摄入量增加的子代表现出显著的肥胖。

**(三)机制研究**

1. 近期效应机制 母体肥胖和 / 或 GWG 与子代肥胖和不良代谢指标轮廓之间关联的机制尚不明确,但关键机制被认为是通过产妇高血糖和 / 或糖尿病导致的胎儿过度营养。根

据最初的 Pedersen 假说,母体高血糖会导致胎儿高血糖,导致胰岛组织增生和肥大。这反过来又会导致胎儿高胰岛素血症和胎儿脂肪、肌肉、肝脏组织的过度生长,往往导致一个体型庞大的婴儿,其特征不成比例。尽管 Pedersen 假说最初描述了糖尿病的影响,但类似的模型似乎解释了低于临界值的产妇血糖升高的影响。一项大型高血糖和不良妊娠结局(HAPO)的研究中,出生体重和新生儿肥胖与孕妇葡萄糖浓度呈线性增长。事实上,暴露在高糖宫内环境中一直被认为是胎儿面临的一种风险,而且似乎会产生长期影响。研究一直表明,糖尿病母亲的后代出生时体重过高的风险增加,出生时和童年肥胖增加,成年期 BMI 和代谢综合征风险增加。这些后果的发生独立于皮马印第安人的遗传倾向,对母亲发展糖尿病前后出生的兄弟姐妹的研究表明,接触母亲糖尿病的子代患肥胖和 2 型糖尿病的风险增加。这些结果最近在瑞典一项有 8 万对以上兄弟姐妹的研究中得到了有力的证实。

肥胖引起胰岛素抵抗,妊娠本身也与胰岛素抵抗有关,这使得肥胖和怀孕的结合成为女性身体的一种重要的代谢压力。孕期肥胖可导致母体白介素 6(interleukin-6,IL-6)、肿瘤坏死因子 α(tumor necrosis factor-α,TNF-α)、瘦素、胰岛素等增加,脂联素降低,进而增加胎盘生长和营养送达及胎盘血清素增加,降低胎儿轴突再生,增加远期心血管病的发生风险。除了胰岛素抵抗,怀孕还会引起血脂浓度和功能的显著变化,尤其是肥胖母亲。在孕晚期,肥胖妇女的甘油三酯、极低密度脂蛋白(very low density lipoprotein,VLDL)和低高密度脂蛋白(high-density lipoprotein,HDL)水平比瘦的妇女高。游离脂肪酸可以穿过胎盘并与胎儿脂类结合,研究表明母体脂质与胎儿腹围、出生体重和出生时脂肪团之间存在相关性(图 15-2)。

目前关于宫内高雌激素暴露对子代血脂代谢影响的研究机制甚少。笔者以此为出发点,通过临床随访、细胞实验及动物实验探讨孕期高雌激素暴露对子代血脂的影响及其机

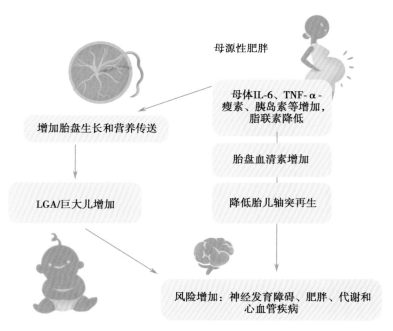

图 15-2　**母源性肥胖的近期效应机制**

制。在体外实验部分,发现雌激素可以剂量依赖性促进 HepG2 细胞上清总胆固醇和低密度脂蛋白胆固醇的生成,以及胆固醇合成限速酶 HMGCR 的表达,这种上调作用可以被雌激素受体阻断剂 ICI182780 完全阻断;在原代胎鼠肝脏细胞上,经过雌激素处理后,HMGCR 的表达也出现显著增加。在体内实验部分,我们建立了促排卵的动物模型,并且发现促排卵的孕鼠在妊娠期血清雌激素水平较对照组显著升高,同时其胎肝组织内 HMGCR 的表达也较对照组显著增加。最后,通过染色质免疫共沉淀及荧光素酶活性测定的方法在 HMGCR 启动子上找到了雌激素反应元件,表明 $E_2$ 可通过与 HMGCR 的启动子结合活化 HMGCR 的转录。以上表明,超促排卵可诱导宫内高雌激素暴露的环境,而高水平的雌激素通过作用于胎肝内胆固醇合成限速酶 HMGCR 启动子上的雌激素反应元件活化胎肝内 HMGCR 的转录,上调 HMGCR 的表达,进而导致出生子代的总胆固醇和低密度脂蛋白胆固醇水平显著升高,从而增加其发生成年期代谢性疾病的风险(图 15-3)。

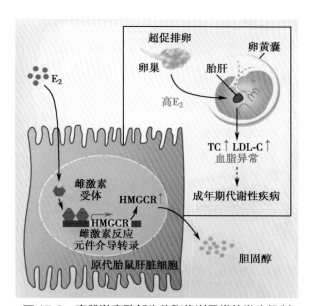

**图 15-3    高雌激素致新生儿脂代谢异常的发生机制**

2. 远期效应机制    遗传和表观遗传在子代肥胖及代谢性疾病发生中起着关键作用。基于母亲肥胖与子代代谢健康关系的大量研究已经证明,宫内环境对子代的发育发挥特定作用。尽管如此,一些人还是认为,这些关联反映的是"肥胖"基因或母亲与孩子之间共同的产后环境,而不是宫内环境。英国的一项研究表明,捐赠卵子的受赠者所生子女的 BMI 与受赠者母亲的关系比与卵子捐赠者的关系更密切,表明基因成分所起的作用较小。为同一母亲在减肥手术前后所生兄弟姐妹的研究提供了进一步的证据。这些结果表明,减肥手术和相关的体重减轻降低了出生体重及肥胖率,并改善了子代的心脏代谢状况。这些研究的优点之一是消除了遗传的混杂因素,至少在某种程度上也受到出生后环境的影响,因为兄弟姐妹是在同一个家庭中长大的。有趣的是,在一次亚组分析中,作者发现母亲手术后出生的兄弟姐妹与手术前出生的兄弟姐妹相比有不同的基因甲基化和表达,推测这是改善心脏代谢风险谱的原因,从而支持表观遗传过程作为编程因素的假设。表观遗传学在表型形成中的作用仍不确定。很少有人在人类身上进行过研究。然而,最近有一项有趣的研究报道了脐带组织基因甲基化与儿童肥胖风险之间的联系,从而提出代谢性疾病风险的一个重要组成部分具有产前发育的基础。即使不能直接转移到人类条件下,动物模型的结果表明宫内营养过剩与表观遗传变化之间存在联系。由于表观遗传变异效应的这一概念正在引起广泛的关注,未来的研究无疑将提供进一步的信息。

今天,特定事件或环境因素在产前、围产期或产后早期生命中的规划效应的概念被称为"健康和疾病的发展起源"。这些编程效应背后的机制尚不清楚,但被认为涉及食欲控制、新陈代谢及神经内分泌功能的永久性改变,可能通过表观遗传过程导致基因表达和功能的遗传性变化。这些调控功能可以使基因启动或关闭,导致表型改变,而基因型被保留。尽管表观遗传学还处于起步阶段,但新兴的数据将胚胎发生、胎儿发育和产后早期的营养环境与表观遗传改变联系在一起。

人类及动物研究的证据表明,肥胖和脂代谢异常具有发育起源性。表观遗传改变包括DNA甲基化、组蛋白修饰、染色体重塑和非编码RNA调控等是宫内环境改变调节涉及代谢平衡的重要脏器功能的主要途径。这表明表观遗传现象而不是DNA序列本身的变化最有可能介导胎源性肥胖和脂代谢异常。起初动物研究表明,一系列早期的不良暴露,特别是妊娠早期经历的营养暴露,可以诱导后代关键代谢组织的表观遗传变化,这些变异在出生后持续存在并导致基因功能的永久性改变。后续有证据支持在人类中存在相同的调节机制。因此,寻找生命早期存在的表观遗传标记尤为重要,以期预测代谢疾病的后期风险,以及明确代谢疾病的表观遗传编程是否可以在以后的生活中被预防或逆转。

(1)DNA甲基化介导的胎源性肥胖和脂代谢异常:DNA甲基化是表观遗传修饰的重要组成部分,体细胞的基因组甲基化状态是相对稳定和可遗传的。一项利用黄色刺豚鼠的动物研究有利地证明了表观遗传影响子代表型的现象。在该小鼠中,刺豚鼠基因上游反转录转座子的插入导致其组成型表达和随后的黄色毛色及成年期肥胖。然而通过DNA甲基化介导的刺豚鼠基因表达沉默可通过母体生殖细胞系传播导致后代的野生型毛色和瘦的表型。另一项研究通过全基因组基因表达

测序和DNA甲基化分析以明确表观遗传在孕期高脂肪饮食/饮食诱导的成年小鼠肥胖中的直接影响,该研究鉴定了来自对照和高脂肪喂养小鼠的脂肪细胞中的232个DMR。重要的是,这些小鼠DMR相对应的人类区域也在肥胖和瘦人群的脂肪组织中出现了差异甲基化,从而突出了这些区域的进化保守性,以及这些DMR在调节哺乳动物能量稳态中的重要性。大鼠中,妊娠期间蛋白质限制性饮食诱导肝脏中 $PPAR\alpha$ 的低甲基化而上调 $PPAR\alpha$ 的表达;而通过饮食补充5倍多的叶酸可抑制了肝脏 $PPAR\alpha$ 启动子的低甲基化。孕鼠的脑组织中,高脂饮食与阿片样受体、多巴胺重吸收转运体和前脑啡肽原等基因启动子区DNA低甲基化相关,调控多巴胺和阿片样受体介导的进食行为。在啮齿动物的一项研究对暴露于产前应激反应的子代进行了基因表达和DNA甲基化的检测,结果表明产前应激动物对肥胖的易感性增加与参与调节食欲和食物摄入的下丘脑的转录组学及表观遗传变化有关。

人类研究方面有学者利用了人类营养供给的"自然"变化来研究孕前营养或孕期营养对后代DNA甲基化的影响。一项研究使用冈比亚母子队列显示妊娠期母体甲基供体摄入量和母亲孕前BMI的季节性变化与婴儿甲基化改变有关。还有研究利用来自荷兰冬季饥饿队列的成年后代来研究产前暴露于急性期母体严重营养不良对成年期生长和代谢相关基因的DNA甲基化的影响。孕期处于荷兰大饥荒的子代,发生成人期肥胖和胰岛素抵抗的关键就是 $RXR\alpha$ 基因的DNA甲基化异常。结果强调了暴露时间对表观基因组影响的重要性,因为仅在妊娠早期暴露于饥荒的个体中发现了显著的表观遗传效应,并且表观遗

传变化与 BMI 增加同时发生。

（2）组蛋白修饰和染色质重构介导的胎源性肥胖及脂代谢异常：组蛋白周围修饰是基因表达和沉默的另一种重要机制。组蛋白尾部残基的翻译后修饰包括乙酰化、甲基化、磷酸化、泛素化和 SUMO 化，有可能改变组蛋白与 DNA 的相互作用。多项动物模型实验已经表明，组蛋白修饰可作为表观遗传机制介导母体肥胖影响后代的生长发育。一项利用日本猕猴作为动物模型的实验发现，宫内暴露于母体高热量饮食可导致胎儿组蛋白编码的位点特异性变异，进而引起参与昼夜节律调节、摄食行为、葡萄糖和脂质稳态的胎儿基因的重编程表达。这些基因表达的改变将诱发子代出生后肥胖的表型。随后又有研究显示，组蛋白修饰破坏了日本猕猴和大鼠模型中涉及维持昼夜节律和代谢稳态的肝脏基因的表达。另外有学者发现高脂肪母体饮食可显著性诱导胎儿肝脏组蛋白 H3 乙酰化的位点特异性改变，且 H3 乙酰化的修饰与基因特异性表达的改变有关，提示母亲高热量饮食可通过组蛋白共价修饰改变灵长类动物的胎儿染色质结构诱发子代肥胖。

（3）非编码 RNA 介导的胎源性肥胖和脂代谢异常：非编码 RNA 包括非编码微小 RNA（microRNA，miRNA）和长链非编码 RNA（long non-coding RNA，lncRNA）。miRNA 微阵列是检测全基因组 miRNA 表达的最常用技术，在母体肥胖的动物模型中，已显示 miRNA 在子代多个组织（包括肝脏、心脏和骨骼肌）中受到差异调节；miRNA 与胆固醇生物合成和脂肪酸代谢有关。母亲对高脂饮食的消耗通过调节肝脏 β- 氧化相关基因和 miRNA 的表达来影响后代的早期脂质代谢，肝脏 β- 氧化相关基因和 miRNA 可导致

成年后的代谢紊乱。在肥胖母羊的胎儿中可观察到参与肌内脂肪形成的骨骼肌 miRNA 的变化。在母体高脂饮食暴露的小鼠模型中，幼仔的全基因组 miRNA 分析显示，喂食高脂饮食的雌性后代的 miRNA 谱改变，其中参与发育时间 / 早期胎儿生长、脂质代谢和调节胰岛素样生长因子 2 的 miRNA 表达降低。在肥胖狒狒的子代胎儿中也发现了 miRNA 表达的改变。通过使用 lncRNA 微阵列分析高脂饮食小鼠中的 lncRNA 表达，研究发现通过 qRT-PCR 验证的差异表达的 lncRNA，即 NONMMUT033847、NONMMUT070811 和 NONMMUT015327，可能是调节炎症、细胞分化和能量代谢的重要因子。

综上所述，表观遗传在胎儿期母亲营养代谢、环境、应激致子代肥胖和脂代谢紊乱的远期效应中发挥重要作用。宫内不良暴露通过 DNA 甲基化修饰、组蛋白修饰和染色质重塑，以及非编码 RNA 的表观遗传改变调控脂代谢相关基因，致使胎儿出生后发生肥胖和脂代谢异常（图 15-4）。

## 三、出生早期环境改变与子代肥胖和脂代谢紊乱

除了由糖尿病、母亲肥胖和 / 或 GWG 引起的宫内营养过剩的影响之外，许多其他的早期生活因素与儿童超重和肥胖有关。例如，在出生后的头几个月里，快速增长会增加儿童超重和肥胖的风险。孕期吸烟也会对后代产生持久的影响。母体吸烟与胎儿生长减少有关，经常导致儿童出生时体重为小于胎龄儿（small for gestational age，SGA）。自相矛盾的是，在以后的生活中，母亲吸烟与子代体重指数增加有关。出生时体重过轻的儿童在幼儿期往往会追赶增长，在童年后期高 BMI 的风

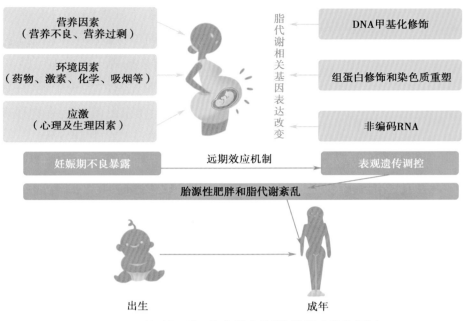

图 15-4 胎源性肥胖和脂代谢紊乱的远期效应发生机制

险也随之增加。这可能是母亲吸烟导致子代体重增长的作用机制之一。此外,戒烟会导致成年人体重增加,新生儿也可能如此。尽管已经尝试调整列表中的混杂因素,但吸烟家庭的生活条件等残余混杂也可能是一个解释。

早期生活环境可以诱导改变表观遗传调控,从而诱导表型改变,在肥胖发育诱导中改变基因表观遗传调控作用证明可通过开启营养或特定药物的干预改变长期肥胖发生风险。现有大量证据表明,胎儿和早期出生后环境强烈影响肥胖的发生风险,并且改变特定基因的表观遗传调控是这一过程的核心。国际上关于早期生活因素和早期干预对儿童超重及肥胖影响的文章发现,早期婴儿喂养方式、固体引入时间、儿童饮食习惯及娱乐方式是诱发儿童肥胖早期发生的较明显的因素。婴儿喂养方式不仅影响儿童的饮食习惯,还为成年人的饮食习惯奠定了基础。同时早期生活因素的背景包括家庭环境、父母及社会影响等都是儿童早期肥胖的有关影响因素。休斯等人对 129 名拉丁裔父母及子女的纵向研究结果发现喂养方式和饮食教育方式对孩子体重的影响,与其他喂养方式相比,放纵喂养方式显著增加儿童 BMI,与之相反的是完全没有或者短期母乳喂养也被确定为儿童肥胖的重要危险因素。暴露于致肥胖环境通常始于生命的前两年,高热量、低营养的食品和饮料,看电视时间增加等可增加年幼孩子的体重,儿童早期特别是生命的前两年是建立影响后期健康行为的关键窗口期。早年的营养过剩增加了未来肥胖的易感性,这可能是出生体重与肥胖风险或晚年胰岛素抵抗间观察到的 U 形或 J 形关系的原因。我国为数不多关于出生早期肥胖的相关影响因素的研究,主要关注喂养方式、出生体重、父母文化水平及职业、婴幼儿性别及辅食添加等方面,而父母文化水平、出生体重、喂养方式及辅食添加时间等与其肥胖生长存在相关性,这也为预防控制策略的制定指明了方向。母乳喂养之外添加辅食是促进婴幼儿发育的重要手段,添加辅食的时机非常关键,一般辅食添加适宜时间为生后 4~6 个月,过早或过晚都不利于婴幼儿的生长发育,4 个月内添加辅食的婴幼儿肥胖发生率明显增加。儿童早期睡眠方式对其以后肥胖的发生存在独立相关性,夜间睡眠的持续时间长可能是通过生长激素分泌的改变影响儿童后期肥胖的发生风险,但不排除睡眠时间长减少了儿童食物暴露的概率。排除主流影响婴幼儿肥胖的因素外,尚有文献报道称早期母子关系质量差与青春期肥胖的患病率较高有关,因此采取干预措施改善母婴相关作用质量可作为考虑评估儿童体重的影响因素之一,潜在的机制为压力反应和情绪调节。肥胖是多方面原因导致的,因此进行干预也要从多个角度实施以期达到最佳效果。

关于婴幼儿肥胖长期、短期影响的机制研究主要集中在动物实验上。文献报道大鼠哺乳期间限制母体蛋白质摄入改变了参与脂质体内平衡的特定基因的表达,哺乳期间蛋白质限制饮食的大鼠后代肝脏中乙酰辅酶 A 羧化酶和脂肪酸合酶的表达增加,哺乳期对肥胖的发育诱导至关重要。交叉培养实验中对大鼠研究表明,哺乳期高脂肪喂养导致断奶后正常饮食的成年后代发生肥胖,史密斯等人还发现哺乳期间喂养过量的大鼠会在成年后产生食欲旺盛和肥胖。出生后早期的营养过剩会改变下丘脑食欲与能量调节神经网络的发育成熟。说明饮食确实通过我们尚未完全清楚的机制影响其生长发育过程。

## 四、源头防控对策

### (一)孕期干预

母体饮食和生活方式的不良因素可影响胚胎、胎儿及儿童的发育,因此对生命早期的干预,包括孕前期、孕期或胎儿期最为有效,对子代产生极大获益。目前关于胎源性肥胖干预对子代肥胖影响的追踪报道较少,大多数文献都是集中于妊娠结局的改变。饮食及运动干预是最简单有效的干预措施,孕期每天有氧锻炼、严格控糖等干预措施可显著改善妊娠结局,早产、胎儿宫内生长受限、妊娠期高血压、难产、新生儿窒息等发生率均显著降低,且可控制 1 年内子代的肥胖发生。

关于孕期体重干预对子代生长发育影响的研究较少,一是孕妇作为特殊群体,考虑到临床风险难以实施,二是观察孕妇体重干预对子代代谢长期影响的研究随访周期长、实验难度高,所以目前关于此方面的研究少之又少。挪威一项关于二甲双胍干预孕期妇女的调研发现,1 岁和 4 岁追踪数据显示,相较于安慰剂组而言每天给予二甲双胍组 BMI 更高,说明宫内不良环境暴露对子代的影响可能较难纠正。关于二甲双胍孕期干预的实验结果大多不能给出阳性结果,说明二甲双胍作为药物干预胎源性疾病,尤其是长远影响的有效性值得商榷。2009—2014 年一项涉及 1 555 名肥胖女性行为干预的研究给出的结果不容乐观,针对孕期肥胖妇女的饮食和体育活动的行为干预并不足以预防妊娠糖尿病,或减少大于胎龄婴儿的发病率。对于孕期限制增重对子代肥胖的影响是否具临床意义,瑞典一项孕期干预的临床实验结果表明孕期综合干预并未降低 5 岁以下儿童的肥胖风险。正如作者先前报道的那样,干预组的母亲妊娠糖尿病的患病率较低,但未发现其子女在学龄前肥胖症发病率有所下降,有效的干预应该从怀孕前开始,产前干预对母亲及子代健康可发挥积极作用。肠道益生菌可改变后代生长模式从而预防早期能量稳态,影响体重及预防肥胖,怀孕期间益生菌干预可能是降低母亲和后代肥胖及代谢紊乱风险的最佳时机。芬兰一项 256 名孕期益生菌干预实验表明,益生菌组女性孕期血糖最低、糖耐量更好。动物实验结果证明，孕期益生菌添加对子代的影响则表现为可改善与糖脂代谢相关基因的表达从而改善子代肥胖风险。Clapp 等的干预实验表明，孕期运动并未改变子代出生头围及身长，但运动组孕妇的子代脂肪含量少，至子代 5 岁时，头围和身长虽无明显差异，但运动组子代明显获得较低体重和较少皮褶，并具较好的口头语言表达能力，这让我们看到了孕期运动干预降低子代肥胖发生风险的曙光。运动干预的时间和强度对后代生长发育的影响不同，Barakat 等发现妊娠中晚期的阻力运动可削弱孕妇体重增加对出生子代体重的影响，Clapp 等则认为持续定期中等强度的产前运动可降低后代出生体重和胎儿脂肪含量，主要原因为脂肪合成是在晚孕期使得此现象似乎合乎逻辑，而 Hopkins SA 等的随机对照实验则发现孕中期非负重运动的孕妇后代与不运动的孕妇后代相比较而言体重减轻 143g，在非肥胖女性孕后期进行运动干预则导致后代出生体重和 BMI 显著降低。与整个孕期维持中等强度运动的后代相比较，从孕早期低强度运动增加至孕晚期高强度运动的后代其体重明显减轻。孕期中高度有氧运动重新分配血流，因此被认为孕期有氧运动可能导致胎儿短暂缺氧，虽然评估孕期运动的安全性较难，但目前并未发现孕期运动诱发的流产、死产或新生儿死亡等现象。通过运动干预孕期女性体重从而改变后代出生体重可能会诱发长期保护效应，获得积极的健康获益，但这种长期获益可能还取决于孕期的运动形式和强度。关于运动类型，负重有氧运动曾一度被广泛用于孕期减肥干预的研究，而近年来研究者更倾向于非负重运动，后者更适宜于超重和肥胖女性。关于运动时机，孕早期运动可能更多的是完善胎盘功能，但在预防胎儿生

长方面不甚理想，孕中期运动干预则更容易达到抑制胎儿过度生长的目的。相关动物实验研究结果发现，孕前母亲运动对改善子代糖耐量毫无价值。孕前和孕期运动的子代糖耐量改善、空腹胰岛素降低、体脂率降低；只在孕期运动的孕鼠子代获得糖耐量改善只发生于 8~12 周龄之前。一项关于母亲运动对子代运动意愿影响的动物实验显示，亲代孕期及孕期运动的雌性子代 10 周龄时运动及能量消耗增加，至 43 周龄时雌性后代给予运动获得更大脂肪损耗百分比，可能原因是孕期运动增加了后代运动的能动性。近年来动物模型上众多关注母源性运动是否可纠正母源性高脂喂养子代的代谢，结果表明无论雌、雄后代均可通过母源性运动纠正母源性高脂喂养对其造成的代谢影响。母源性运动对出生后高脂暴露的子代是否依然存在代谢平衡保护作用？目前 Quiclet 等人的研究称来源于母源性运动组的子代虽然暴露于高脂饮食，但其体重低、空腹血糖和胰岛素低，肌肉对胰岛素的敏感性增高，说明孕期运动对代谢影响的持续作用。宫内环境作为后代肥胖成因至关重要的一部分，运动是抵制肥胖的重要治疗手段，但孕期母源性运动对后代代谢健康的影响还未完全明了，尤其人群研究更是稀少，在以后的研究里需要更深入探讨的问题：一是改善子代代谢收益的理想运动时机，是孕前、孕期，还是整个孕期；二是母源性运动的强度。大部分研究中的运动或者是自愿跑轮运动或者是低强度跑步机运动，一项孕期高强度有氧运动的研究结果提示虽然提高了子代肌肉胰岛素敏感性，但其糖耐量受损，具体机制不甚明了。运动强度对子代的影响不同可能的原因是运动对胎盘血流的影响不同从而诱发子代表型不同。所有在模式生物上的研究结果若可转化

到人群,则可为预防后代肥胖提供关键启示。目前关于肥胖女性妊娠期间行减肥手术的报道寥寥无几,2015 年 Guénard 等报道了 23 例来自 19 位孕期行胃肠分流术减重的后代,结果表明这些后代体重更轻、血脂状况更好、心血管疾病风险降低,与糖尿病、免疫及炎症相关路径基因的甲基化发生改变。另一课题组分析结果表明 25 例胃肠分流术后和 25 例术前后代的涉及糖代谢、免疫及血管疾病相关 5 698 个基因甲基化发生改变,而甲基化水平改变可反应基因表达,说明减肥手术可改善后代肥胖相关发生风险。关于孕期行减肥手术的风险有待进一步评估,但有人报道孕期行 RYGB 术后孕妇餐后血糖、胰岛素及 C 肽动力学均明显改善,孕前肥胖行减肥手术对后代同样产生深远影响。一项追踪母源性减重手术与否对 2.5~26 岁的后代影响的研究发现减重术后后代体重明显减轻,随时间推移发生肥胖的风险降低 3 倍,胰岛素敏感性增高,糖脂代谢更趋平衡,说明孕期减重对后代肥胖发生风险同样重要,关于孕期行减重术的安全性还有待考察。

**(二)出生早期生长结局的干预措施及效果**

肥胖预防应该多早开始? 一旦存在肥胖症,多种生理、心理等反馈循环难以治疗,因此产前期和产后第一年及早干预可有效减少女性肥胖和预防儿童肥胖。一系列动物模型结果显示,产后期和婴儿期饮食、环境等改变导致后代新陈代谢发生不可逆转的紊乱,这些变化主要是表观遗传机制改变而不是基因组本身的变化,出生后生命最初 3~6 个月内体重的迅速增加是后期肥胖和心脏代谢风险的有力预测指标,因此越早干预效果越佳。Harrington 等认为预防儿童肥胖的关键期在 2 岁以前,我国对肥胖的防治措施主要集中在成

年后,对生命早期的预防尚未引起足够重视。

鉴于肥胖的众多发育影响因素,有效预防将针对多种可改变的因素是合乎逻辑的。除了孕前及孕期的干预措施以外,出生后早期阶段干预对其肥胖发生风险的影响也至关重要。早期喂养方式对婴幼儿肥胖存在影响,母乳喂养与儿童肥胖的关系尚存争议,一些研究称母乳喂养与肥胖间不存在明显相关性,而国内研究认为出生后前 6 个月纯母乳喂养是婴幼儿肥胖的保护因素,可降低婴幼儿肥胖发生率。国际上的部分研究同样表明延长母乳喂养时间及推迟配方奶引入时间可显著降低婴幼儿体重增加和肥胖的风险。可能原因是母乳喂养培养了婴幼儿一种饮食习惯,母乳喂养的小孩更不容易挑食,而挑食的孩子倾向于吃更少的蔬菜、摄入更多的含糖食物和饮料,从而诱发营养过剩,因此延长母乳喂养的时间不失为一个好的干预措施。母乳中含有多种激素可以调节能量代谢及食物摄入,像瘦素、胰岛素和脂联素等可以激活调节饮食及能量代谢的多条信号通路,从而发挥改善肥胖的作用。一项研究表明,母乳喂养至少 12 个月且婴儿期每天至少睡 12 个小时的学龄前儿童肥胖发生率仅为 6%,未达到此水平的学龄前儿童肥胖发生率为 29%,说明避免部分风险因素可大大降低儿童肥胖发生比例的可能性。怀孕和婴儿期是行为改变的关键时期,可有效降低肥胖及并发症的发生风险,且有助于中断代际循环。

目前有效或严格评估防止幼儿过早发生肥胖的高质量的干预措施较少,主要问题为大多数研究缺乏良好的设计、长期的随访或者重量测量。目前针对儿童肥胖发生的干预研究多数干预措施集中于健康行为的改变,减少膳食脂肪含量、增加蔬菜水果摄入、减少静坐时间,以及增加体力活动等。一项关于婴幼儿肥胖干预

的研究仅仅着重于喂养而未将运动纳入，经过为期1年的干预，干预组超重和肥胖发生率均明显下降，对照组则无明显变化。说明过度喂养可能是导致儿童早期肥胖发生的重要因素，预防喂养过度不仅可以改善儿童肥胖的发生，还可帮助儿童养成良好的饮食习惯。2007—2010年澳大利亚一项平行随机对照试验结果表明，出生后干预组儿童的平均BMI显著低于对照组，干预组儿童相较于对照组饮食中蔬菜占比更大，在电视机前吃饭时间更低，说明以家庭为基础的干预措施可有效预防儿童早期肥胖。肥胖的新兴风险因素包括暴露于内分泌干扰物，婴儿期微生物数量和类型的某些改变与体重增加过多有关，至少在啮齿动物中是如此，婴儿肠道菌群通常在通过产道的过程中被定植，这可能是通过剖宫产分娩的儿童出现肥胖风险增加的一个原因。父母在预防肥胖方面起着关键作用并对儿童的肥胖产生持续影响，母体饮食诱导的DNA甲基化等表观遗传改变可通过干预或者出生后干预得到预防甚至逆转，因此需要密切关注父母的导向预防作用。

总之，儿童期超重和肥胖的早期发作需尽早实施二级预防或早期干预计划，更好地了解与儿童肥胖相关的早期生活因素有利于制订适当的干预计划，主要措施包括限制观看电视、鼓励户外游戏、鼓励母乳喂养，以及限制含糖软饮料的摄入等，以期可有效改善婴幼儿肥胖的发生，从而降低远期成年期肥胖的发生风险。

除传统饮食、运动及手术治疗肥胖外，新型治疗手段逐渐兴起，目前临床指南推荐对有严重肥胖家族史或遗传性肥胖症小于5岁儿童进行基因检测，约1%~5%严重肥胖儿童存在单基因性肥胖，常见基因缺陷为瘦素基因、瘦素受体基因、阿黑皮素原基因、黑皮素4受体基因等。另一种新型治疗肥胖的手段为脂肪组织褐色化，转化过程的典型特征为解耦联蛋白1表达上调，主要通过增加产热效应增加能量消耗、减少脂肪组织，增加胰岛素敏感性和提高脂代谢，但其应用于临床还需进一步研究其复杂的网络调控机制。肠道菌群中有一些菌群种类被认为与肥胖有关，可影响机体重和代谢功能，因此非药理学手段诸如微生物替代/补充来提高代谢治疗肥胖具潜在可能性。口服补充益生菌治疗似乎在代谢方面发挥一定作用，例如降低LDL-C水平、降低前炎症因子IL-6表达，但肠道菌群作为真正工具用于肥胖治疗还需弄清楚菌群与宿主间代谢的相互关系。近年来国家大力发展我国传统中医药文化，通过针灸、推拿、刮痧等中医药结合其他肥胖治疗方法，取得了良好减重效果。微创手术成为介于药物治疗和手术处理病态肥胖的桥梁，许多新型肠道相关设备如胃占位器、单向胃造瘘管的吸入疗法、胃电刺激疗法、Gelesis100生物工程和生物材料等虽然发挥作用机制各不相同，但设计目的均是促进体重减轻，临床效果较理想，目前这些减肥方法对后代肥胖影响的研究还未涉及，可能是以后临床研究的重点之一。

肥胖和脂质代谢紊乱被认为是一种异质性疾病，具有复杂的病理生理特征，不能通过单一途径进行长期治疗干预。生命早期起源的肥胖和脂代谢异常倾向出现后，成年后对其干预为时已晚，因此我们要积极入手从源头控制，以期最大限度改善肥胖和脂代谢所带来的社会性问题，这需要患者自身以及医疗工作者的共同努力。

## 五、结论

肥胖的发病率是发达国家和发展中国家的主要公共卫生问题。越来越多的证据明确除生活方式和环境因素外，肥胖的易感性可能起源于早年，配子、胚胎、胎儿，甚至是出生后早期阶段的异常环境暴露。许多流行病学研究已经描述了不良的产前因素与代谢性疾病和肥胖在晚年发展之间的关系。前瞻性临床研究和实验研究都清楚地表明，当胎儿发育受到不利影响时，成年期发生心血管、内分泌和代谢稳态异常的倾向增加。发病机制不是基于遗传缺陷，而是由于胎儿发育过程中对环境变化的适应而导致基因表达的改变。在动物模型中，证实了不利的产前环境与成年期肥胖症增加的流行病学观察。然而，关于产前和产后营养环境之间的相互作用根据营养匹配/失配的程度对编程表型的扩增或解析知之甚少。因此，为了进一步推进DOHaD理论，需要结合转代工作来检验预测性自适应响应假说的实验。笔者团队的研究已经调查了孕期母体营养不良与子代出生时肥胖和远期肥胖脂代谢紊乱的相关性。最近的证据也表明下丘脑和脂肪组织的重编程过程参与了远期肥胖的形成。出生后的高热量营养极大地加重了产前对子代代谢异常和肥胖的影响。

关于发育起源的分子机制研究逐渐兴起。主要聚焦于研究早期营养、表观遗传改变与增加对成年慢性病的易感性之间的联系。在胎儿发育的关键窗口期间，膳食甲基供体和辅助因子的可获得性可能影响DNA甲基化模式。因此，有人提出，早期甲基供体营养不良（即营养过剩或营养不足）可有效地导致过早的表观遗传老化，从而增强晚年对成年疾病的易感性。表观遗传研究的进展为新陈代谢紊乱、过度出血和运动行为减退的机制基础研究提供了新的方法，在人群中，这些主要由环境因素和生活方式选择引起。值得注意的是，胎儿生活中各种不同的暴露（热量、蛋白质、铁、脂肪喂养）产生与成人生活中发生的同样有害的后果，表明一种共同的机制可能是成年疾病早期发展规划的基础。这些研究为我们理解人类肥胖和代谢紊乱的关键决定因素和机制提供了潜在的方向。

母亲的肥胖症和以高脂肪和高糖食物为主的饮食是子代肥胖发展的重要危险因素，并且有可能出生的后代中偏爱"垃圾食品"，为众所周知的肥胖代间传递现象。在过去的十年中，我们对肥胖症发病的生理机制的理解有了长足的发展。现在的挑战是确定安全和有效的战略，这些战略可以在产前和产后发展的关键窗口期间加以利用，以便在人口水平上减少产前营养过剩对后代代谢健康的长期不利影响。现在，我们对母体营养对后代长期代谢健康的重要性有了更好的理解，我们有责任与临床医生和公共卫生专业人员接触，以便提高对这项研究的认识，并与这些群体合作制定对怀孕妇女的详细和有意义的营养指导方针。

（林仙华 孟晔）

## 参考文献

1. ALBERS L, SOBOTZKI C, KUβ O, et al. Maternal smoking during pregnancy and offspring overweight: is there a dose-response relationship？ An individual patient data meta-analysis. Int J Obes (Lond), 2018, 42 (7): 1249-1264.

2. ARENZ S, RÜCKERL R, KOLETZKO B, et al. Breast-feeding and childhood obesity-a systematic review. Int J Obes Relat Metab Disord, 2004,

28 (10): 1247-1256.

3. BERGMANN KE, BERGMANN R, VON KRIES, et al. Early determinants of childhood over-weight and adiposity in a birth cohort study: Role of breast-feeding. Int J Obes Relat Metab Disord, 2003, 27: 162-172.

4. BENATTI RO, MELO AM, BORGES FO, et al. Maternal high-fat diet consumption modulates hepatic lipid metabolism and microRNA-122 (miR-122) and microRNA-370 (miR-370) expression in offspring. Br J Nutr, 2014, 111 (12): 2112-2122.

5. BARRES R, ZIERATH JR. DNA methylation in metabolic disorders. Am J Clin Nutr, 2011, 93 (4): 897-900.

6. BRAY GA, BELLANGER T. Epidemi-ology, trends, and morbidities of obesity and the meta-bolic syndrome. Endocrine, 2006, 29 (1): 109-117.

7. BATESON P, BARKER D, CLUTTON-BROCK T, et al. Developmental plasticity and human health. Nature, 2004, 430 (6998): 419-421.

8. BONEY CM, VERMA A, TUCKER R, et al. Metabolic syndrome in childhood: association with birth weight, maternal obesity, and gestational diabetes mellitus. Pediatrics, 2005, 115 (3): 290-296.

9. BURDGE GC, HOILE SP, ULLER T, et al. Progressive, transgenerational changes in offspring phenotype and epigenotype following nutritional transition. PLoS One, 2011, 6 (11): e28282.

10. BARAKAT R, LUCIA A, RUIZ JR. Resistance exercise training during pregnancy and newborn's birth size: a randomised controlled trial. Int J Obes (Lond), 2009, 33 (9): 1048-1057.

11. BAUTISTA-CASTANO I, HENRIQUEZ-SANCHEZ P, ALEMAN-PEREZ N, et al. Maternal obesity in early pregnancy and risk of adverse outcomes. PLoS One, 2013, 8 (11): e80410.

12. CLAPP JR. Morphometric and neurodevelopmental outcome at age five years of the offspring of women who continued to exercise regularly throughout preg-nancy. J Pediatr, 1996, 129 (6): 856-863.

13. CASAS-AGUSTENCH P, IGLESIAS-GUTIÉRREZ E, DÁVALOS A. Mother's nutritional miRNA legacy: Nutrition during pregnancy and its possible implications to develop cardiometabolic disease in later life. Pharmacol Res, 2015, 100: 322-334.

14. CATALANO PM. Obesity and pregnancy-the propagation of a viscous cycle？ J Clin Endocrinol Metab, 2003, 88: 3505-3506.

15. DUNDER L, HALIN LEJONKLOU M, LIND L, et al. Low-dose developmental bisphenol A exposure alters fatty acid metabolism in Fischer 344 rat offspring. Environ Res, 2018, 166: 117-129.

16. DESAI M, JELLYMAN JK, ROSS MG. Epi-genomics, gestational programming and risk of meta-bolic syndrome. Int J Obes (Lond), 2015, 39 (4): 633-641.

17. DEIERLEIN AL, SIEGA-RIZ AM, CHANTALA K, et al. The association between maternal glucose concentration and child BMI at age 3 years. Diabetes Care, 2011, 34 (2): 480-484.

18. DHANA K, HAINES J, LIU G, et al. Association between maternal adherence to healthy lifestyle practices and risk of obesity in offspring: results from two prospective cohort studies of mother-child pairs in the United States. BMJ, 2018, 362: k2486.

19. ECLARINAL JD, ZHU S, BAKER MS, et al. Maternal exercise during pregnancy promotes physical activity in adult offspring. FASEBJ, 2016, 30 (7): 2541-2548.

20. ENTRINGER S. Impact of stress and stress physi-ology during pregnancy on child metabolic function and obesityrisk. Curr Opin Clin Nutr Metab Care, 2013, 16 (3): 320-327.

21. FUKUDA S, OHNO H. Gut microbiome and metabolic diseases. Semin Immunopathol, 2014, 36: 103-114.

22. FAN J, PING J, XIANG J, et al. Effects of prenatal and lactation nicotine exposure on glucose homeo-stasis, lipogenesis and lipid metabolic profiles in mothers and offspring. Toxicol Res (Camb), 2016,

5 (5): 1318-1328.

23. FU Q, MCKNIGHT RA, YU X, et al. Utero-placental insufficiency induces site-specific changes in histone H3 covalent modifications and affects DNA-histone H3 positioning in day 0 IUGR rat liver. Physiol Genomics, 2004, 20: 108-116.

24. FABRICATORE AN, WADDEN TA. Obesity. Annu Rev Clin Psychol, 2006,2:357-377.

25. GERNAND AD, SCHULZE KJ, STEWART CP, et al. Micronutrient deficiencies in pregnancy worldwide: health effects and prevention. Nat Rev Endocrinol, 2016, 12 (5):274-289.

26. GE ZJ, LUO SM, LIN F, et al. DNA methylation in oocytes and liver of female mice and their offspring: Effects of high-fat-diet-induced obesity. Environ Health Perspect, 2014, 122 (2): 159-164.

27. GARCIA-CARDONA MC, HUANG F, GARCIA-VIVAS JM, et al. DNA methylation of leptin and adiponectin promoters in children is reduced by the combined presence of obesity and insulin resistance. Int J Obes (Lond), 2014, 38 (11): 1457-1465.

28. GOLDBERG AD, ALLIS CD, BERNSTEIN E. Epigenetics: a landscape takes shape. Cell, 2007, 128 (4): 635-638.

29. GAUDET L, FERRARO ZM, WEN SW, et al. Maternal obesity and occurrence of fetal macrosomia: a systematic review and meta-analysis. Biomed Res Int, 2014, 2014: 640291.

30. GARBER CE, BLISSMER B, DESCHENES MR, et al. American College of Sports Medicine position stand. Quantity and quality of exercise for developing and maintaining cardiorespiratory, musculoskeletal, and neuromotor fitness in apparently healthy adults: guidance for prescribing exercise. Med Sci Sports Exerc, 2011, 43 (7): 1334-1359.

31. GUENARD F, LAMONTAGNE M, BOSSE Y, et al. Influences of gestational obesity on associations between genotypes and gene expression levels in offspring following maternal gastrointestinal bypass surgery for obesity. PLoS One, 2015, 10 (1): e117011.

32. GOBL CS, BOZKURT L, TURA A, et al. Assessment of glucose regulation in pregnancy after gastric bypass surgery. Diabetologia, 2017, 60 (12):2504-2513.

33. GILLMAN MW, RIFAS-SHIMAN SL, KLEINMAN K, et al. Developmental origins of childhood overweight: potential public health impact. Obesity (Silver Spring), 2008, 16: 1651-1656.

34. HUNSBERGER M, LANFER A, REESKE A, et al. Infant feeding practices and prevalence of obesity in eight European countries-the IDEFICS study. Public Health Nutr, 2013, 16 (2): 219-227.

35. HUUS K, LUDVIGSSON JF, ENSKARK, et al. Exclusive breastfeeding of Swedish children and its possible influence on the development of obesity: A prospective cohort study. BMC Pediatr,2008, 8: 42.

36. HOPKINS SA, CUTFIELD WS. Exercise in pregnancy: weighing up the long-term impact on the next generation. Exerc Sport Sci Rev, 2011, 39 (3): 120-127.

37. HILLIER TA, PEDULA KL, SCHMIDT MM, et al. Childhood obesity and metabolic imprinting: the ongoing effects of maternal hyperglycemia. Diabetes Care, 2007, 30 (9): 2287-2292.

38. HANSON MA, GLUCKMAN PD. Early developmental conditioning of later health and disease: physiology or pathophysiology？ Physiol Rev, 2014, 94 (4): 1027-1076.

39. HANEM L, ODEGARD R, VANKY E. Response to letter to the editor: Metformin Use in PCOS Pregnancies Increases the Risk of Offspring Overweight at 4 Years of Age: Follow-Up of Two RCTs. J Clin Endocrinol Metab, 2018.

40. HAKIM C, PADMANABHAN V, VYAS AK. Gestational Hyperandrogenism in Developmental Programming. Endocrinology, 2017, 158 (2): 199-212.

41. HUXLEY RR, SHIELL AW, LAW CM. The

role of size at birth and postnatal catch-up growth in determining systolic blood pressure: A systematic review of the literature. J. Hypertens, 2000, 18: 815-831.

42. INTAPAD S, OJEDA NB, DASINGER JH. et al. Sex differences in the developmental origins of cardiovascular disease. Physiology (Bethesda), 2014, 29: 122-132.

43. ISSANCHOU S, CONSORTIUM H. Determining Factors and Critical Periods in the Formation of Eating Habits: Results from the Habeat Project. Ann Nutr Metab, 2017, 70 (3): 251-256.

44. ORTEGA-GARCÍA JA, KLOOSTERMAN N, ALVAREZ L, et al. Full Breastfeeding and Obesity in Children: A Prospective Study from Birth to 6 Years. Child Obes, 2018, 14 (5): 327-336.

45. JIMENEZ-CHILLARON JC, ISGANAITIS E, CHARALAMBOUS M, et al. Intergenerational transmission of glucose intolerance and obesity by in utero undernutrition in mice. Diabetes, 2009, 58: 460-468.

46. JAEGER K, SABEN JL, MOLEY KH. Transmission of metabolic dysfunction across generations. Physiology(Bethesda), 2017, 32 (1): 51-59.

47. KRAL JG, BIRON S, SIMARD S, et al. Large maternal weight loss from obesity surgery prevents transmission of obesity to children who were followed for 2 to 18 years. Pediatrics, 2006, 118 (6): 1644-1649.

48. KJAERGAARD M, NILSSON C, ROSENDAL A, et al. Maternal chocolate and sucrose soft drink intake induces hepatic steatosis in rat offspring associated with altered lipid gene expression profile. Acta Physiol (Oxf), 2014, 210 (1): 142-153.

49. LI HT, ZHOU YB, LIU JM. The impact of cesarean section on offspring overweight and obesity: a systematic review and meta-analysis. Int J Obes (Lond), 2013, 37: 893-899.

50. VERKAUSKIENE R, CZERNICHOW P, LÉVY-MARCHAL C. Long-term metabolic consequences of being born small for gestational age. Expert Rev Endocrinol Metab, 2006, 1 (3):

439-447.

51. LAU EY, LIU J, ARCHER E, et al. Maternal weight gain in pregnancy and risk of obesity among offspring: a systematic review. J Obes, 2014, 2014: 524939.

52. LANGE UC, SCHNEIDER R. What an epigenome remembers. Bioessays, 2010, 32 (8): 659-668.

53. LAW CM, BARKER DJ, OSMOND C, et al. Early growth and abdominal fatness in adult life. J Epidemiol Community Health, 1992, 46, 184-186.

54. LUSTIG RH. Childhood obesity: behavioral aberration or biochemical drive？ Reinterpreting the First Law of Thermodynamics. Nat Clin Pract Endocrinol Metab, 2006, 2 (8): 447-458.

55. LAKER RC, LILLARD TS, OKUTSU M, et al. Exercise prevents maternal high-fat diet-induced hypermethylation of the Pgc-1alpha gene and age-dependent metabolic dysfunction in the offspring. Diabetes, 2014, 63 (5): 1605-1611.

56. LAW CM, BARKER DJ, OSMOND C, et al. Early growth and abdominal fatness in adult life. J Epidemiol Community Health, 1992, 46: 184-186.

57. MITANCHEZ D, CHAVATTE-PALMER P. Review shows that maternal obesity induces serious adverse neonatal effects and is associated with childhood obesity in their offspring. Acta Paediatr, 2018, 107 (7): 1156-1165.

58. MILLIKEN-SMITH S, POTTER CM. Paternal origins of obesity: Emerging evidence for incorporating epigenetic pathways into the social determinants of health framework. Soc Sci Med, 2021, 271: 112066.

59. MONTI M. Gamete and embryo-fetal origins of adult diseases. Eur J Histochem, 2016, 60 (3): 2696.

60. MAMUN M, MANNAN SA. Gestational weight gain in relation to offspring obesity over the life course: a systematic review and bias-adjusted meta-analysis. Obes Rev, 2014, 15: 338-347.

61. MA F, LI W, TANG R, et al. Long Non-Coding RNA Expression Profiling in Obesity Mice with Folic Acid Supplement. Cell Physiol Biochem,

2017, 42 (1): 416-426.

62. MA N, HARDY DB. The Fetal Origins of the Metabolic Syndrome: Can We Intervene？J Pregnancy, 2012, 2012: 482690.

63. MERZOUK H, MADANI S, KORSO N, et al. Maternal and fetal serum lipid and lipoprotein concentrations and compositions in type 1 diabetic pregnancy: relationship with maternal glycemic control. J Lab Clin Med, 2000, 136 (6): 441-448.

64. MUELLER NT, WHYATT R, HOEPNER L, et al. Prenatal exposure to antibiotics, cesarean section and risk of childhood obesity. Int J Obes (Lond), 2015, 39 (4): 665-670.

65. MENG Y, LV PP, DING GL, et al. High Maternal Serum Estradiol Levels Induce Dyslipidemia in Human Newborns via a Hepatic HMGCR Estrogen Response Element. Sci Rep, 2015, 5: 10086.

66. MYATT L. Placental adaptive responses and fetal programming. J Physiol, 2006, 572: 25-30.

67. MUSTILA T, RAITANEN J, KESKINEN P, et al. A pragmatic controlled trial to prevent childhood obesity within a risk group at maternity and child health-care clinics: results up to six years of age (the VACOPP study). BMC Pediatrics, 2018, 18 (1): 89.

68. MERZOUK H, MADANI S, KORSO N, et al. Maternal and fetal serum lipid and lipoprotein concentrations and compositions in type 1 diabeticpregnancy: relationship with maternal glycemic control. J Lab Clin Med, 2000, 136 (6): 441-448.

69. NILSSON EE, SADLER-RIGGLEMAN I, SKINNER MK. Environmentally induced epigenetic transgenerational inheritance of disease. Environ Epigenet, 2018, 4 (2): dvy016.

70. NILSEN TI, ROMUNDSTAD PR, TROISI R, et al. Birth size and colorectal cancer risk: a prospective population based study. Gut, 2005, 54 (12): 1728-1732.

71. NERI C, EDLOW AG. Effects of Maternal Obesity on Fetal Programming: Molecular Approaches. Cold Spring Harb Perspect Med, 2015, 6 (2): a026591.

72. OKEN E, GILLMAN MW. Fetal origins of obesity. Obes Res, 2003, 11, 496-506.

73. PAUL HA, BOMHOF MR, VOGEL HJ, et al. Diet-induced changes in maternal gut microbiota and metabolomic profiles influence programming of offspring obesity risk in rats. Sci Rep, 2016, 6: 20683.

74. PHILLIPS DI, WALKER BR, REYNOLDS RM, et al. Low birth weight predicts elevated plasma cortisol concentrations in adults from 3 populations. Hypertension, 2000, 35: 1301-1306.

75. PAPACLEOVOULOU G, ABU-HAYYEH S, NIKOLOPOULOU E, et al. Maternal cholestasis during pregnancy programs metabolic disease in offspring. J Clin Invest, 2013, 123 (7): 3172-3181.

76. PERSSON M, CNATTINGIUS S, VILLAMOR E, et al. Risk of major congenital malformations in relation to maternal overweight and obesity severity: cohort study of 1. 2 million singletons. BMJ, 2017, 357: j2563.

77. QUICLET C, DUBOUCHAUD H, BERTHON P, et al. Maternal exercise modifies body composition and energy substrates handling in male offspring fed a high-fat/high-sucrose diet. J Physiol, 2017, 595 (23): 7049-7062.

78. RAZIN A. CpG methylation, chromatin structure and gene silencing-a three-way connection. EMBO J, 1998, 17: 4905-4908.

79. RAVELLI GP, STEIN ZA, SUSSER MW. Obesity in young men after famine exposure in utero and early infancy. N Engl J Med, 1976, 295, 349-353.

80. ROMANO ME, SAVITZ DA, BRAUN JM. Challenges and future directions to evaluating the association between prenatal exposure to endocrine disrupting chemicals and childhood obesity. Curr Epidemiol Rep, 2014, 1 (2): 57-66.

81. RAO KR, PADMAVATHI IJ, RAGHUNATH M. Maternal micronutrient restriction programs the body adiposity, adipocyte function and lipid metabolism in offspring: a review. Rev Endocr Metab

Disord, 2012, 13 (2): 103-108.

82. RONNBERG AK, HANSON U, NILSSON K. Effects of an antenatal lifestyle intervention on offspring obesity-a 5-year follow-up of a randomized controlled trial. Acta Obstet Gynecol Scand, 2017, 96 (9): 1093-1099.

83. RAVELLI GP, STEIN ZA, SUSSER MW. Obesity in young men after famine exposure in utero and early infancy. N Engl J Med, 1976, 295, 349-353.

84. SMITH J, CIANFLONE K, BIRON S, et al. Effects of maternal surgical weight loss in mothers on intergenerational transmission of obesity. J Clin Endocrinol Metab, 2009, 94 (11): 4275-4283.

85. SFERRUZZI-PERRI AN, VAUGHAN OR, HARO M, et al. An obesogenic diet during mouse pregnancy modifies maternal nutrient partitioning and the fetal growth trajectory. FASEB J, 2013, 27 (10): 3928-3937.

86. STANFORD KI, LEE MY, GETCHELL KM, et al. Exercise before and during pregnancy prevents the deleterious effects of maternal high-fat feeding on metabolic health of male offspring. Diabetes, 2015, 64 (2): 427-433.

87. SKINNER MK. What is an epigenetic transgenerational phenotype？ F3 or F2. Reprod Toxicol, 2008, 25 (1): 2-6.

88. SKINNER M. Environmental epigenetic transgenerational inheritance and somatic epigenetic mitotic stability. Epigenetics, 2011, 6 (7): 838-842.

89. STINSON LJ, STROUD LR, BUKA SL, et al. Prospective evaluation of associations between prenatal cortisol and adulthood coronary heartdisease risk: the New England family study. Psychosom Med, 2015, 77 (3): 237-245.

90. SYMONDS ME, PEARCE S, BISPHAM J, et al. Timing of nutrient restriction and programming of fetal adipose tissue development. Proc Nutr Soc, 2004, 63: 397-403.

91. SIE KK, MEDLINE A, VAN WEEL J, et al. Effect of maternal and postweaning folic acid supplementation on colorectal cancer risk in the offspring. Gut, 2011, 60 (12): 1687-1694.

92. SUMITHRAN P, PRENDERGAST LA, DELBRIDGE E, et al. Long-term persistence of hormonal adaptations to weight loss. N Engl J Med, 2011, 365 (17): 1597-1604.

93. SARAH E, ANDERSON, RACHEL A, et al. Quality of Early Maternal-Child Relationship and Risk of Adolescent Obesity. Pediatrics, 2012, 129 (1): 132-140.

94. THARAKAN G, TAN T, BLOOM S. Emerging therapies in the treatment of'diabesity': beyond GLP-1. Trends Pharmacol Sci, 2011, 32 (1): 8-15.

95. TANVIG M. Offspring body size and metabolic profile-effects of lifestyle intervention in obese pregnant women. Dan Med J, 2014, 61 (7): B4893.

96. Trends In Adult Body-Mass Index In 200 Countries From 1975 To 2014: A Pooled Analysis Of 1698 Population-Based Measurement Studies With 19. 2 million participants. Lancet, 2016, 387 (10026): 1377-1396.

97. TANG WW, DIETMANN S, IRIE N, et al. A Unique Gene Regulatory Network Resets the Human Germline Epigenome for Development. Cell, 2015, 161 (6): 1453-1467.

98. VAN DIJK SJ, TELLAM RL, MORRISON JL, et al. Recent developments on the role of epigenetics in obesity and metabolic disease. Clin Epigenetics, 2015, 7: 66.

99. VAINIK U, DAGHER A, DUBE L, et al. Neurobehavioural correlates of body mass index and eating behaviours in adults: a systematic review. Neurosci Biobehav Rev, 2013, 37 (3): 279-299.

100. VERDUCI E, BANDERALI G, BARBERI S, et al. Epigenetic effects of human breast milk. Nutrients, 2014, 6: 1711-1724.

101. WANG LY, LE F, WANG N, et al. Alteration of fatty acid metabolism in the liver, adipose tissue, and testis of male mice conceived

through assisted reproductive technologies: fatty acid metabolism in ART mice. Lipids Health Dis, 2013, 12: 5.

102. WATERLAND RA, DOLINOY DC, LIN JR, et al. Maternal methyl supplements increase offspring DNA methylation at Axin Fused. Genesis, 2006, 44: 401-406.

103. WANG Q, TANG SB, SONG XB, et al. High-glucose concentrations change DNA methylation levels in human ivm oocytes. Hum Reprod, 2018, 33 (3): 474-481.

104. WEN LM, RISSEL C, HE G. The effect of early life factors and early interventions on childhood overweight and obesity. Journal of Obesity, 2015, 2015: 2.

105. XU H, WEN LM, RISSEL C. Associations of parental influences with physical activity and screen time among young children: a systematic review. Journal of Obesity, 2015, 2015: 23.

106. YANOVSKI SZ, YANOVSKI JA. Long-term drug treatment for obesity: a systematic and clinical review. JAMA, 2014, 311 (1): 74-86.

107. ZHOU L, XIAO X. The role of gut microbiota in the effects of maternal obesity during pregnancy on offspring metabolism. Biosci Rep, 2018, 38 (2): BSR20171234.

## 第二节　甲状腺疾病的发育起源

甲状腺为人体最大的内分泌腺体,位于颈部甲状软骨下方,气管两旁,分左、右两个侧叶,中间以峡部相连,形如"H"。甲状腺的基本构成单位是滤泡,有较强的碘聚集作用,其主要功能是通过碘代谢合成甲状腺激素(thyroid hormone,TH)。甲状腺激素具有促进新陈代谢、调节生长(对长骨、脑和生殖器官的生长发育至关重要)、提高中枢神经系统兴奋性、加快心率及调控其他激素等重要作用,与神经系统相互作用,从而维持机体的内环境相对稳定。在胚胎发育的关键时期,器官存在着可塑性,能够根据环境因素进行基因表达的微调。在配子发生/成熟、胚胎发生(受精6周内)及胎儿发育阶段受环境因素影响,导致成人期疾病的风险远大于出生后任何时期。流行病学调查也表明,以往被认为是成人不良生活方式导致的慢性疾病,实则早在胎儿期,甚至在配子和胚胎时期,就已经被"编程",与宫内不良环境密切相关。

有研究表明,妊娠期 TH 水平与子代下丘脑 - 垂体 - 甲状腺轴(hypothalamic-pituitary-thyroid axis,HPT axis)发育相关,在甲状腺发育的敏感时期,若胎儿暴露于不良宫内环境,其远期甲状腺功能可能受到影响。

### 一、胎儿甲状腺特征与分泌特点

通过尸体解剖得到的正常孕妇胎儿甲状腺大小可见表 15-1。胎儿甲状腺大小与性别无关,左、右两叶大小也无明显差异。胎儿甲状腺大小随着孕龄增加而增加,甲状腺重量与胎儿体重的比值恒定。胎儿甲状腺上极在颈椎 $C_{2\sim3}$ 水平,下极在 $C_{4\sim5}$ 水平,在胎儿期甲状腺上极与舌骨间距离逐渐增大。

人体胚胎发育至第 4~8 周,三胚层逐渐分化形成各种器官的原基。其中,内胚层被包入胚体形成原始消化管,进而分化为咽喉及其以下的消化道、消化腺、呼吸道、肺上皮组织,以及中耳、甲状腺、甲状旁腺、胸腺、膀胱等器官的上皮组织。甲状腺是第一个发育的内分泌腺体,在胎龄 3~5 周起发育,胎龄 4

表 15-1 甲状腺在胎儿时期的大小(均数 ± 标准差)

| 月 | N | 长度(mm) | | 宽度(mm) | | 厚(mm) | | 横向宽度 |
|---|---|---|---|---|---|---|---|---|
| | | 右[a] | 左[b] | 右[c] | 左[d] | 右[e] | 左[f] | (mm) |
| 3 | 18 | 3.47 ± 0.54 | 3.42 ± 0.56 | 1.69 ± 0.28 | 1.65 ± 0.39 | 1.300 ± 0.15 | 1.37 ± 0.26 | 5.13 ± 1.07 |
| 4 | 28 | 5.28 ± 0.63 | 5.19 ± 0.64 | 2.25 ± 0.20 | 2.29 ± 0.18 | 2.00 ± 0.23 | 2.00 ± 0.13 | 7.96 ± 1.90 |
| 5 | 41 | 7.56 ± 0.75 | 7.29 ± 0.52 | 3.26 ± 0.48 | 3.16 ± 0.33 | 2.97 ± 0.27 | 2.82 ± 029 | 10.24 ± 3.09 |
| 6 | 23 | 9.44 ± 0.44 | 8.89 ± 0.31 | 4.16 ± 0.17 | 3.93 ± 0.10 | 3.80 ± 0.22 | 3.66 ± 0.23 | 13.40 ± 3.38 |
| 7 | 32 | 11.55 ± 0.96 | 11.01 ± 1.11 | 4.88 ± 0.23 | 4.68 ± 0.29 | 4.50 ± 0.37 | 4.21 ± 0.24 | 13.98 ± 3.48 |
| 8 | 17 | 14.11 ± 0.94 | 13.89 ± 0.58 | 5.97 ± 0.32 | 5.51 ± 0.39 | 5.57 ± 0.33 | 5.01 ± 0.26 | 15.80 ± 4.14 |
| 9 | 12 | 16.18 ± 0.51 | 15.80 ± 0.67 | 6.91 ± 0.12 | 6.29 ± 0.25 | 6.30 ± 0.24 | 6.10 ± 0.32 | 18.75 ± 3.48 |
| 10 | 29 | 20.94 ± 3.07 | 20.62 ± 3.06 | 9.01 ± 1.75 | 8.10 ± 1.35 | 8.99 ± 2.33 | 8.35 ± 1.86 | 22.93 ± 5.09 |

[a,b,c,d,e,f]胎儿不同月龄时甲状腺大小的差异:$P<0.05$,存在统计学差异(不包括 [c]3-4 ;[e]3-4 ;6-9 ;[f]3-4,6-7)

周时开始合成甲状腺球蛋白(thyroglobulin,TG),胎龄 7 周后开始分泌 TH,至胎龄 8~12 周形成完整的甲状腺,具备了形态学特征,以及浓缩碘及合成碘甲状腺氨酸的能力。生命早期甲状腺发育不依赖于促甲状腺激素(thyroid stimulating hormone,TSH)的作用,胎龄 10~12 周的胎儿下丘脑内可以检测到促甲状腺激素释放激素(thyrotrophin-releasing hormone,TRH)。同期,在胎儿垂体内发现促甲状腺细胞,开始分泌 TSH。随着 HPT 轴的建立,TSH 水平在胎龄 12 周至孕中期后半期快速增高。此后,TSH 水平维持相对稳定的状态,并且胎儿体内 TSH 水平高于母体血清中 TSH 水平。TSH 高水平引起胎儿对 TRH 的反应性降低,反馈调节的阈值增高,意味着胎儿体内正常反馈调节较为薄弱。直至出生后 1~2 个月才建立完整的 HPT 轴反馈机制。

与此同时,由于妊娠期母体生理发生极大改变,TH 水平在早、中、晚孕期也发生相应改变。主要表现:首先,在孕期前半程,由于雌激素水平增高,使得孕妇甲状腺素结合球蛋白(thyroxine-binding globulin,TBG)水平显著升高,导致总甲状腺素(total thyroxine,$TT_4$)水平增加,该变化持续至妊娠结束;其次,早孕期人绒毛膜促性腺激素(human chorionic gonadotropin,hCG)水平增高,刺激甲状腺体积增大,反馈抑制垂体 - 甲状腺轴,导致血清 TSH 降低,在孕 8~12 周,随着 hCG 水平达到峰值,TSH 水平降至最低点。也有研究发现 hCG 水平与游离甲状腺素(free thyroxine,$FT_4$)浓度呈线性相关,即 hCG 每升高 10 000IU/L,平均 $FT_4$ 水平增加 0.6pmol/L,而 TSH 水平降低 0.1mU/L,最终引起 TH 水平改变。而孕早期结束时低 TSH 水平刺激垂体 - 甲状腺轴,引起甲状腺腺体分泌更多 TH,一旦达到新的平衡,将维持至妊娠期结束。妊娠期 hCG 峰值仅持续数日,因而 hCG 对甲状腺的刺激时间也较短,往往不易察觉。最后,在妊娠晚期,外周循环中的 TH 代谢主要与脱碘酶相关。人体组织中存在 3 种脱碘酶,可以催化 TH 的脱碘过程。其中 I 型脱碘酶在妊娠期变化不显著;II 型脱碘酶主要表达于胎盘,一旦母体甲状腺素(thyroxine,$T_4$)水平降低,II 型脱碘酶可通过调节自身平衡状态维持局部三碘甲状腺原氨酸(triiodothyronine,$T_3$)水平稳定。胎盘组织存在大量的 III 型脱碘酶,其主要功能是促进 $T_4$ 脱碘转变为 $T_3$,以及 $T_3$ 向二碘甲腺原氨酸(diiodothyronine,$T_2$)的转变。III 型脱碘酶在胎儿体内具有高度催化活性,导致胎儿体内较低的 $T_3$ 水平和较高的反三碘甲状腺原氨酸(reverse $T_3$,$rT_3$)水平,从而降低氧和能量的消耗。分娩时,由于宫外寒冷环境刺激,胎儿垂体 TSH 水平快速上升,其结果是刺激甲状腺摄取碘并释放 TH,生后 30 分钟 TSH 达到分泌高峰,至出生 3~4 天由于 $T_4$ 的负反馈引起 TSH 水平降低,血清 $T_4$ 和 $FT_4$ 水平在出生后 24 小时达到高峰,在生后第 1 周内缓慢下降。

## 二、妊娠期母体 TH 水平对胎儿的影响

若胎儿甲状腺在发育的最敏感时期母体内分泌长期处于异常状态,胎儿甲状腺发育及功能将受到影响。动物研究表明,妊娠期母体持续高 TH 水平,可影响子代 HPT 轴发育。Korevaar TL 等报道儿童甲状腺功能主要是由 TSH 或 $FT_4$ 水平,以及甲状腺特异性的单核苷酸多态性(single nucleotide polymorphism,SNP)决定。研究发现,妊娠期母体 TSH 水平与新生儿及儿童期的 TSH 水平呈正相关,妊娠期母体 $FT_4$ 水平与新生儿及儿童期的 $FT_4$ 水平呈正相关,妊娠期 $FT_4$ 水平与新生儿 TSH 水平呈负相关,但与儿童期 TSH 水平无关。

TH 在胎儿大脑发育过程中具有十分重要的作用,可同时调控一系列参与髓鞘形成及神经元/神经胶质细胞分化基因的表达。约 1:(2 000~4 000)的新生儿甲状腺发育异常或功能障碍,其中最常见的出生缺陷是先天性甲状腺功能减退,该病由一系列参与甲状腺或垂体发育的转录因子基因缺陷引起。先天性甲状腺功能减退症在妊娠期甲亢妇女出生子代中更为普遍。2014 年,Rolf O.Karlstrom 团队利用斑马鱼胚胎研究妊娠期 TH 过度暴露对子代健康的影响,发现胚胎受精后 48 小时,促甲状腺激素 β 亚基(TSHb)和 Ⅱ 型脱碘酶在斑马鱼甲状腺中呈现共表达,并且观察到在受精后 96 小时甲状腺轴中出现 TH 诱导的 TSHb 负反馈调节效应,即发育中甲状腺滤泡分泌高水平 TH 抑制了 TSHb 及 Ⅱ 型脱碘酶转录,并且通过对 TSHb 启动子控制下特异表达的绿色荧光蛋白(green fluorescent protein,GFP)进行延时成像,结果显示生命早期过高的 TH 导致甲状腺细胞死亡。一旦去除过量的 TH,甲状腺细胞数量可得以缓慢恢复。以上研究表明,在垂体发育的关键时期,短期的 TH 暴露即可对甲状腺储备功能产生影响,并可能对生命远期 TSH 的产生和反馈阈值产生影响。

甲状腺过氧化物酶抗体(thyroid peroxidase antibody,TPOAb)是重要的甲状腺自身免疫抗体之一。研究发现,TPOAb 阳性母亲子代的 TPOAb 阳性率更高。并且 Graves 病(Graves'disease,GD)子代的发病时间比父辈更早。在 GD 患者的一级亲属中,TPOAb、甲状腺球蛋白抗体(thyroglobulin antibody,TGAb)和促甲状腺激素受体抗体(thyrotropin receptor antibody,TRAb)阳性发生率分别是 18.6%、17.4% 及 56.9%。

## 三、甲状腺疾病与配子、胚胎及胎儿起源

近年来,妊娠期不良生活习惯及环境暴露对子代健康的影响越来越受到关注,相关临床研究及动物模型研究也日益增多。

### (一)吸烟对子代甲状腺功能的影响

2009 年,Bijay Vaidya 团队对吸烟与非吸烟孕妇的早孕期及晚孕期外周血 TSH、游离三碘甲状腺原氨酸(free triiodothyronine,$FT_3$)、$FT_4$ 水平,以及胎儿脐血中 3 种激素水

平进行了检测,发现无论早孕期还是晚孕期吸烟的孕妇较非吸烟孕妇血清中 TSH 水平显著降低,$FT_3$ 水平显著升高;同时吸烟组孕妇之新生儿脐血 TSH 水平较非吸烟组也显著降低,而 $FT_4$ 水平在两组间未见统计学差异。以上研究提示,吸烟不仅改变妊娠期甲状腺功能,还可影响胎儿甲状腺功能。

### (二)饮食习惯对子代甲状腺功能的影响

2012 年,Kjersti M.Aagaard 团队利用动物模型研究发现母亲高脂喂养可以引起子代甲状腺功能改变。研究者采用日本雌性猕猴作为研究对象,分成两组,分别在妊娠期进行高脂喂养及正常喂养。发现高脂喂养组孕晚期子代 $FT_4$ 水平显著低于对照组。而维持甲状腺功能平衡的脱碘酶和甲腺氨酸(iodothyronine,DIO)基因表达水平在胎儿肝脏、甲状腺及下丘脑中出现紊乱。下丘脑及甲状腺中参与 TH 合成的一系列基因包括 TRH、促甲状腺激素受体(TSH receptor,TSHR)、TG 等表达水平均出现下调。并且以上改变与高脂喂养子代肝脏中甲状腺激素受体启动子区的组蛋白编码异常相关,提示宫内高脂暴露可以通过组蛋白编码的表观遗传修饰影响子代甲状腺功能从而导致子代远期肥胖。2016 年,Melissa A.Suter 团队对妊娠期肥胖与新生儿 TH 水平的关系进行研究,发现母体和新生儿 $FT_3$ 水平及 $FT_3/FT_4$ 比值随着母体肥胖程度增加而增加,提示母亲肥胖不仅与母体 TH 水平改变相关,还可引起新生儿 TH 水平异常。既往研究发现母亲肥胖和 TH 水平改变与儿童肥胖相关,而本研究结果提示肥胖母亲子代 $FT_3$ 水平改变可能是儿童肥胖的潜在分子机制之一。Palou M 等研究发现,妊娠期限制母亲热量摄入,其子代棕色脂肪组织产热能力降低,与交感神经及甲状腺传导功能

受损相关。因此,当其子代暴露于低温环境时体温下降更明显,并且血浆中 $T_3$ 水平也显著降低,以上改变与子代远期脂肪堆积及代谢紊乱密切相关,强调在胎儿发育的关键时期母体营养均衡对后代远期内分泌代谢的重要性。

碘是合成 TH 的重要原料,胚胎期碘缺乏会引起呆小症。研究表明,在严重碘缺乏地区孕前和孕期补碘可以降低发生呆小症的风险。孕产妇碘补充剂改善了母乳喂养后代的碘营养。在补充碘剂后,脐带血清 TSH 值出现下降趋势,表明碘状态有所改善。但也有研究证明,妊娠期间过量的碘摄入与新生儿甲状腺功能亢进症的增加有关。所以,孕期补碘应合理、适度。

### (三)宫内高雌环境暴露对子代甲状腺功能的影响

随着辅助生殖技术(assisted reproductive technology,ART)的日益发展,在解决了不孕夫妇生育问题的同时,也可能使子代甲状腺疾病风险增加。Sakka SD 通过比较 68 例自然妊娠出生子代和 106 例体外受精(in vitro fertilization,IVF)技术出生的子代 4~10 岁时甲状腺功能指标发现,与对照组相比,IVF 子代 TSH 显著上升,且有 7 名儿童 TSH 超过正常值范围。在 ART 的各种操作中,控制性超促排卵(controlled ovarian hyperstimulation,COH)是获得多个同步发育卵母细胞,开展体外受精胚胎移植术(in vitro fertilization-embryo transfer,IVF-ET)的基础。COH 应用大剂量促性腺激素促进多个卵子成熟,使母体处于非生理性高雌激素状态,从而使得配子/胚胎暴露在高浓度的雌激素环境中,并且持续整个早孕期。大量文献表明雌激素可影响甲状腺功能,雌激素能促进碘摄取,增加甲状腺过氧化物酶(thyroperoxidase,TPO)酶活

性。Antico-Arciuch 等报道雌激素能激活磷脂酰肌醇 3- 激酶（phosphoinositide 3-kinase，PI3K）通路，使小鼠更易发生甲状腺疾病；Ho 等发现细胞经持续的雌激素刺激后，一些信号转导蛋白基因的 DNA 甲基化会发生永久性改变，意味着雌激素印迹的表观遗传基础。若胎儿长期暴露于高雌激素环境，对其日后甲状腺功能的影响值得关注。

一些研究发现，新鲜胚胎移植组的 $T_4$、$FT_4$ 及 TSH 显著高于对照组和冰冻胚胎移植组，且与对照组相比，新鲜移植组 $FT_4$ 和 TSH 超出正常值上限的比例显著增加；新鲜胚胎移植组母亲在孕早期各个时间点的雌激素水平远高于对照组和冷冻胚胎移植组。该研究还发现，新鲜胚胎移植组儿童更容易发生甲状腺功能异常，而冰冻胚胎移植组由于避开了宫内高雌环境，其子代 $T_4$ 和 TSH 水平显著低于新鲜胚胎移植组，与对照组相比无显著性差异。因此，高雌激素宫内环境可能是子代甲状腺功能改变的重要原因。依照 HPT 轴，$T_4$/$FT_4$ 的增高多伴随 TSH 降低。但研究发现，与对照组相比，新鲜移植组 $T_4$、$FT_4$ 和 TSH 可同时增高，这可能是由于在 3~10 岁的儿童 HTP 轴发育尚未成熟，反馈机制并未完全建立或成熟，故表现为部分儿童单独的 $T_4$ 或 $FT_4$ 显著增高，部分表现出 TSH 显著增高，一些儿童表现出 $FT_4$ 和 TSH 同时增高。除 HTP 轴可能发育不成熟外，早孕阶段也是胎儿神经系统发育的敏感时期，高雌激素环境可能损伤胎儿下丘脑或垂体功能，从而导致激素分泌紊乱。也有研究显示，冰冻组的儿童 $FT_4$ 与对照组相比显著增高。针对这一现象的解释：在体外受精中，除宫内高雌激素环境，配子或胚胎经历一系列非生理性过程，可能导致其子代甲状腺功能受损。

小鼠甲状腺在妊娠第 8.5 天开始发育，并表达 Pax8（paired box gene 8）、Titf1（thyroid transcription factor 1）等甲状腺转录因子。妊娠第 11~12 天开始分泌 TH，妊娠第 15 天基本发育成熟。宫内高雌小鼠模型研究发现，高雌组的子代小鼠 $T_4$ 和 $FT_4$ 分泌显著增加，雌性子代更加明显。宫内高雌环境暴露的小鼠子代甲状腺组织中 *Pax8* 启动子区胞嘧啶 - 磷酸 - 鸟嘌呤（cytosine-phosphate-guanine，CpG）岛的 DNA 甲基化水平显著下降，*Pax8* 表达上调。体外试验中，雌激素能够浓度依赖性促进甲状腺滤泡细胞系增殖，上调 *Pax8* 基因和下调 *DNMT3a* 基因。宫内高雌环境出生子代小鼠甲状腺组织中 *DNMT3a* 和 *Mbd1* 基因表达明显降低，可能是 *Pax8* 基因启动子区域 CpG 岛甲基化异常的原因之一，在高雌激素环境下的这些改变最终导致 TH 分泌异常。

孕早期宫内高雌激素环境暴露，导致配子 / 胚胎 / 胎儿的表观遗传发生改变，从而使其甲状腺功能受损，是现有解释配子 / 胚胎 / 胎儿源性甲状腺疾病的一个主流观点。新鲜胚胎移植组子代 TH 的分泌改变，可能是由于对雌激素敏感的甲状腺功能基因表观遗传改变的结果，在动物实验中也得到证实。此外，COH 同样会引起高浓度的 hCG，hCG 和 TSH 虽然有各自相应的受体，但两者结构上具有相似性，因此内源性的 hCG 具有类似 TSH 的作用，进而影响到甲状腺功能。

**（四）不良环境暴露对子代甲状腺功能的影响**

围产期有机化合物暴露可影响新生儿的 TH 水平。溴化阻燃剂（brominated flame retardants，BFRs）是生活中广泛存在的阻燃剂，可在胎盘中累积，从而干扰胎儿内分泌系统。2016 年，Heather M.Stapleton 团队检测了美国北卡罗来纳州2010—2011年间95名足月分娩孕妇的胎盘样本中多溴联苯醚（polybrominated diphenyl ethers，PBDEs）、2，4，6-三溴苯酚（2，4，6-tribromophenol，2，4，6-TBP）及TH等水平，结果发现BFRs在胎盘中积聚并可能以性别特异性方式改变甲状腺功能，为环境暴露对儿童生长发育的性别依赖性影响提供了更多证据，但机制研究不足。基于动物模型研究发现，PBDEs能够降低血清中TH水平，然而生命早期PBDEs暴露对于子代甲状腺功能影响的研究甚少。2018年，Aimin团队以162对健康出生的母婴为研究对象，检测了母亲孕（16±3）周及出生子代1~3岁时血清中的PBDEs水平，同时检测了子代3岁时血清TH水平。发现宫内PBDEs暴露与子代3岁时TSH水平降低相关。PBDEs（包括BDE-28，-47，-99，-100及-153）增高10倍可以导致TSH水平降低27.6%，以及FT$_3$水平增高0.25pg/ml；并且这种改变存在性别差异，表现为女童的TSH降低改变更为显著，而男童FT$_3$的增加改变更为显著。

邻苯二甲酸酯广泛用于各种日常生活用品中的增塑剂，在工业中用于增加聚氯乙烯衍生塑料的灵活性，其在水生环境中也广泛分布，具有内分泌干扰特性。流行病学研究表明，邻苯二甲酸酯暴露与婴儿和成人群体的生殖系统功能紊乱之间存在关联。胎儿暴露于邻苯二甲酸盐对雄性生殖系统的短期有害影响在动物模型（主要是啮齿类动物）上已经得到证实，但是有关接触该环境干扰物是否对甲状腺内分泌系统造成破坏的研究目前较少。一项基于408名男性患者的队列研究证实，邻苯二甲酸单乙基己基酯［mono（2-ethylhexyl）phthalate，MEHP］暴露与血清中FT$_4$水平呈负相关。动物研究表明，雄性Wistar大鼠连续14天暴露于10 000ppm邻苯二甲酸二异辛酯［di（2-ethylhexyl）phthalate，DHEP）］，其甲状腺形态即可发生改变，包括滤泡体积缩小及滤泡细胞形态改变。此外，使用含有20 000ppm DHEP的饮食饲养Wistar大鼠3~21天，大鼠T$_4$水平降低。有研究表明DHEP不仅直接影响甲状腺腺体发育及激素代谢，其广泛使用和存在还可通过影响胎儿发育对子代造成远期影响。Tanshi Li团队利用斑马鱼为动物模型进行了相关研究，研究人员将斑马鱼胚胎在受精后2小时暴露于不同浓度的MEHP中，检测TH的含量及HPT轴相关基因的转录水平。结果表明，MEHP能够显著降低T$_4$含量，并增加T$_3$含量，造成甲状腺内分泌功能紊乱。并且HPT轴中一系列相关基因包括参与甲状腺发育的*Nkx2.1*和*Pax8*，以及TH合成的*TSHb*、*Nis*和*TG*等的转录水平出现异常，可能是造成甲状腺内分泌功能紊乱的原因。

多氯二苯并-对-二噁英（polychlorinated dibenzo-p-dioxin，PCDD）、多氯二苯并呋喃（polychlorinated dibenzofuran，PCDF）及多氯联苯（polychlorinated biphenyl，PCB）是潜在的有害化合物，在自然界中广泛存在，其既非人为生产，又无任何用途，而是燃烧过程和各种工业生产的副产物。动物研究表明，PCDD、PCDF和PCB可以改变TH的体内平衡。研究人员共纳入105对母婴，检测了孕晚期母血和脐血中4种PCB同源物，在人乳中测量了17种PCDD和PCDF同源物，结果提示人乳中存在较高的PCDD、PCDF和PCB水平，并与母体总三碘甲状腺原氨酸（total triiodothyronine，TT$_3$）和TT$_4$低水平相关，同时出生后2周及3个月婴儿的血浆TSH水平较高。随着婴儿在宫内暴露于PCDD及PCB

的毒性越高,其出生后 2 周血浆中 $FT_4$ 和 $TT_4$ 水平越低,提示 PCDD 和 PCB 严重干扰人体甲状腺素功能。另有研究发现,在子宫内暴露于二噁英和多氯联苯,会影响 8 岁儿童的 TH 浓度。妊娠期暴露于高水平二噁英和多氯联苯,子代出生后男孩 8 岁时 TBG 浓度明显高于低水平暴露组的男孩。在子宫内暴露于高水平二噁英与儿童 8 岁时 $T_3$、$T_4$ 和 TBG 的血清浓度增加有显著的相关性。

十氯酮(chlordecone)是一种有机氯杀虫剂。研究显示,围产期暴露于十氯酮可能会影响 3 月龄婴儿的 TSH 和 TH 水平,且影响具有性别差异性。男婴脐血十氯酮水平与 TSH 水平升高有关,产后女婴十氯酮暴露与 $FT_4$ 下降相关,无论男婴、女婴,产后十氯酮暴露均与 $FT_3$ 水平降低有关。

**(五)核辐射暴露和造影剂暴露对子代甲状腺功能的影响**

2009 年,M.Tronko 团队对切尔诺贝利核泄漏事件发生期间妊娠妇女的出生子代进行随访调查,发现核泄漏引起的宫内 $^{131}I$ 暴露使子代罹患甲状腺癌的风险增高。幼年暴露于核辐射对成年后的甲状腺有重大影响。研究发现,在儿童期暴露于切尔诺贝利核事故电离辐射,成年后乳头状甲状腺癌(papillary thyroid carcinoma,PTC)的发生率急剧上升。另一项针对 3 087 名广岛和长崎原子弹爆炸幸存者的研究,发现在儿童期辐射暴露的幸存者中辐射剂量与甲状腺结节的流行程度有关,但与直径小于 10mm 的小甲状腺结节无关。该研究发现,实性结节、恶性结节、良性结节、囊肿都与甲状腺辐射剂量有显著关联,并且接触辐射的年龄越小剂量效应越明显。

1963 年,Fisher WD 研究团队发现母亲进行 $^{131}I$ 治疗可导致子代先天性甲状腺功能减

退。GREEN HG 研究团队发现妊娠期 $^{131}I$ 治疗与子代呆小症发生相关。

在儿科患者中,碘造影剂(iodinated contrast media,ICM)暴露增加了甲状腺功能减退的风险。该研究建议对接受 ICM 暴露的儿童进行监测,以了解碘化引起的甲状腺功能障碍,尤其是在接触后的第一年。

此外,研究还发现剖宫产、妊娠期饮酒、妊娠期高血压与新生儿低 TSH 有关;妊娠糖尿病与新生儿低 $FT_4$ 有关。分娩期应激可对甲状腺功能产生瞬时影响。此外,出生体重、胎儿窘迫、出生孕周和产次与新生儿的 TSH 或 $FT_4$ 相关,但这些影响并没有持续到儿童期。目前,还缺乏更多的研究证据来支持该结论。

既往研究多集中于宫内不良环境暴露和母体自身疾病状态对于胎儿及新生儿甲状腺功能的影响,对于子代远期甲状腺功能的研究,以及子代脱离不良母体环境后其甲状腺功能是否改善关注较少,并且涉及的机制研究尤其是表观遗传学在其中可能的作用,亟需研究人员的进一步探索。

## 四、甲状腺疾病动物模型及甲状腺功能调控机制

**(一)甲状腺疾病动物模型**

近年来,妊娠早期亚临床甲状腺功能减退对孕妇和胎儿的影响,特别是对胎儿神经智力发育的影响已引起内分泌及妇产科学界的广泛关注。但有关 TH 影响后代发育机制的研究多来自动物实验,其中大鼠模型是最常使用的动物模型。目前可以通过三种方法建立甲状腺功能减退动物模型:①应用抗甲状腺药物,如甲巯咪唑或丙基硫氧嘧啶处理大鼠,获得甲状腺功能减退动物;②应用碘缺乏饲料喂养大鼠,从而获得碘缺乏致甲状腺功能减

退的大鼠模型；③手术切除母鼠甲状腺，再植入左旋甲状腺素（L-thyroxine，LT₄）微渗泵，依 LT₄ 的剂量不同制作不同程度的甲状腺功能减退模型。由于抗甲状腺药物和碘缺乏在造成母鼠甲状腺功能减退模型的同时，都可能影响胚胎发育，所以通过手术切除甲状腺、再植入左旋甲状腺素微渗泵建立的亚临床甲状腺功能减退孕鼠模型，被认为是比较理想的模型。

迄今为止，对人类或大鼠妊娠期与 TH 相关重要对应时间点已基本确定。例如，在人类妊娠第 8 周，羊膜腔和体腔可以检测到 T₃、T₄；第 12 周胎儿大脑表达 T₃ 受体；第 18~20 周胎儿甲状腺功能完全建立。而大鼠的动物模型研究发现，大鼠受精后 10~14.5 天内胚层甲状腺细胞开始分化；14~16 天母鼠 TH 可以和胎鼠器官（如心、肺、肝）中的受体结合，TG 开始合成，胎鼠甲状腺细胞中表达 TSH 受体；在大鼠第 17~21 天，甲状腺细胞继续生长分化形成滤泡样结构，合成和分泌 TH，甲状腺功

能完全建立。然而在出生后 4 周内，子鼠 TH 水平和活性仍然较低并需要依赖母体的 TH。因此，大鼠是研究人类发育缺陷机制的理想动物模型（图 15-5）。

在大鼠中，肝脏的核 T₃ 受体在生后数周内成熟，T₃ 受体容量及亲和力在出生后 3~4 周内增高。与肝脏相比，脑中 T₃ 核受体的结合力发育早与成人相似，并在新生儿期的最初 3 天仍进一步增强。

无论在新生儿还是在成人体内，T₃ 核受体的结合和脑组织反应之间似乎均不一致。两者似乎都不对外源性 T₃ 发生反应，无氧、甘油磷酸脱氢酶或苹果酸酶消耗的增加。有研究发现在成人和新生小鼠脑内，TH 能增加神经生长因子的浓度，可以推测这种神经生长因子可以调整 TH 对脑发育的作用。

关于人类胎儿碘甲状腺氨酸的结合力和甲状腺激素受体的成熟尚未见报道。

**（二）甲状腺功能调控机制**

具有编码蛋白质功能的甲状腺特异表达

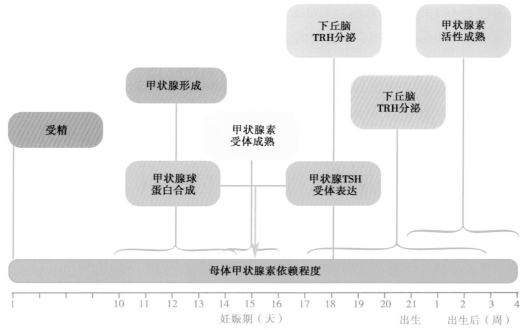

图 15-5　**大鼠模型胚胎甲状腺发育和成熟的时间节点**

基因受到一组转录因子的调节,如 Titf-1、Pax-8、Foxe-1(forkhead box E1,原为 thyroid transcription factor2)、HHhex(haematopoietically expressed homeobox)等。Titf-1 是人体中的单一多肽,具有调节甲状腺滤泡细胞中 *TG*、*TPO* 和 *Thsr* 基因转录的功能。Pax-8 在甲状腺细胞的分化过程中起到了重要作用,可协助甲状腺细胞维持分化状态,并在其增殖过程中起到一定作用。Foxe-1 能够促进甲状腺滤泡细胞的迁移,并且参与这些细胞的存活及分化。Hhex 是甲状腺细胞的早期标志物,可维持 Titf-1 和 Pax-8 在甲状腺器官发生中表达。目前的研究结果表明,特定基因表达的调控机制在甲状腺发生过程中经历着显著变化,并存在目前尚未研究清楚的其他调控机制。甲状腺转录因子的突变可能导致甲状腺发育异常,引起先天性甲状腺疾病等。

胎儿生长较大程度上取决于血管生成,其中胎盘生长因子(placental growth factor,PLGF)与血管内皮生长因子具有高度同源性。而可溶性 FMS 样酪氨酸激酶-1(soluble FMS-like tyrosine kinase-1,sFlt1)是血管内皮生长因子和 PLGF 信号转导的有效拮抗剂。由于甲状腺是高度血管化的器官,2014 年 Robin P.Peeters 团队就 sFlt1 和 PLGF 对新生儿甲状腺功能的影响进行了研究。结果发现 sFlt1 与 TSH 水平呈正相关,与 $FT_4$ 水平呈负相关,而 PLGF 与 $FT_4$ 水平呈正相关。并且升高的 sFlt1 可以导致低甲状腺激素血症的发生风险增高 2.8 倍,降低的 PLGF 水平引起低甲状腺激素血症发生风险增高 6.7 倍。另外,即使体内 sFlt1 水平处于正常范围,其与甲状腺功能障碍之间也存在剂量效应。研究人员推测 sFlt1 和 PLGF 水平异常通过影响神经发育

诱导了新生儿甲状腺功能受损。以上结果为甲状腺生成的生理学和新生儿甲状腺功能障碍的病因学研究提供了重要启示。

另外,TH 信号通路可以在多个水平被内分泌干扰物调节,从而影响胎儿甲状腺的发育。复杂的 TH 信号从碘摄取、有机化后分泌、分布、靶组织激活到 TH 的代谢降解都可受内分泌干扰物影响。内分泌干扰物也可以作用于下丘脑或垂体,在中枢水平对甲状腺素进行调节,影响反馈机制的建立和敏感性,这些反馈机制对于保持 $T_3$ 和 $T_4$ 维持在严格的生理阈值范围内至关重要(图 15-6)。

## 五、临床干预

甲状腺功能异常为妊娠期常见并发症,未及时纠正的妊娠期甲状腺功能异常可造成胎儿、新生儿及婴幼儿远期影响,甚至与成人期疾病的发生息息相关,包括生长障碍、代谢性疾病、呼吸系统疾病、神经系统疾病等。孕前甲状腺功能筛查,以及孕前和妊娠期甲状腺疾病临床干预,对子代远期健康至关重要。

现阶段临床上主要依据 2018 版《妊娠与产后甲状腺疾病诊治指南》制定相关的干预措施及临床管理方案。

### (一)妊娠期甲状腺功能减退

妊娠期临床甲状腺功能减退的诊断标准:TSH> 妊娠期特异性参考值范围的上限,$FT_4$< 妊娠期特异性参考值范围下限。若无法建立特异性参考值范围,指南推荐采用 4.0mIU/L 作为 TSH 上限值。

治疗:临床甲状腺功能减退一经确诊应立即开始治疗,使甲状腺功能尽早达标。其治疗目标为 TSH 控制在妊娠期特异性参考值范围的下 1/2。若无法获得妊娠期特异性参考值范围,则 TSH 可控制在 2.5mIU/L 以下,起

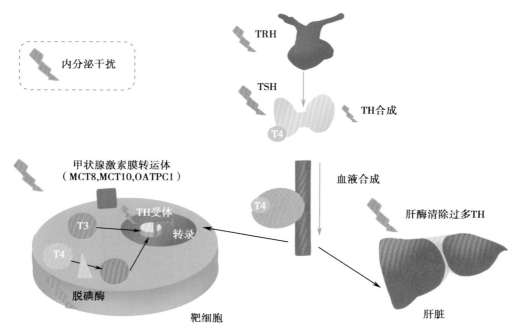

图 15-6　内分泌干扰物可在多个水平调节甲状腺激素信号通路从而影响胎儿甲状腺的发育

始剂量为 50~100μg/d。对于正在接受治疗的甲状腺功能减退妇女,妊娠期间需增加 $LT_4$ 的量。在妊娠前半期,对于正在接受治疗的甲状腺功能减退患者应每 2~4 周检测母体血清 TSH 与 $FT_4$,稳定后可每 4~6 周检测一次。

### (二)亚临床甲状腺功能减退症

亚临床甲状腺功能减退(subclinical hypothyroidism,SCH)诊断标准:TSH> 妊娠期特异性参考值上限或 >4.0mu/L,$FT_4$ 位于妊娠期特异性参考值范围内。

2018 年我国指南推荐:(a)TSH> 妊娠特异性参考值范围上限(或 4.0mIU/L),无论 TPOAb 是否阳性,均推荐 $LT_4$ 治疗;(b)TSH > 2.5mIU/L 且低于妊娠特异性参考值范围上限(或 4.0mIU/L),伴 TPOAb 阳性,考虑 LT4 治疗;(c)TSH > 2.5mIU/L 且低于妊娠特异性参考值范围上限(或 4.0mIU/L)、TPOAb 阴性,不考虑 $LT_4$ 治疗;(d)TSH<2.5mIU/L 且高于妊娠特异性参考值范围下限(或 0.1mIU/L),不推荐 $LT_4$ 治疗。

### (三)低甲状腺素血症

低 $T_4$ 血症的诊断标准:血清 $FT_4$ 水平低于妊娠期特异性参考值范围下限,而血清 TSH 水平在妊娠期特异性参考值范围内。

治疗:我国指南既不推荐也不反对在妊娠早期给予 $LT_4$ 治疗。建议查找低甲状腺素血症的原因,如铁缺乏、碘缺乏或碘过量等,对因治疗。

### (四)甲状腺功能亢进症

妊娠期甲状腺功能亢进症的诊断主要依靠病史、甲状腺功能指标、甲状腺自身免疫性抗体及超声诊断。

妊娠一过性甲状腺毒症(gestational transient thyrotoxicosis,GTT):妊娠前半期发生的暂时性甲状腺功能亢进,$FT_4$ 升高,$TT_4$ 正常或升高,血清 TSH 降低或测不到,血清甲状腺自身免疫抗体阴性。妊娠早期血清 TSH< 妊娠期特异性参考值范围下限(或 <0.1mIU/L),提示可能存在甲状腺毒症。

Graves 病甲亢的诊断标准:如果血清 TSH 低于妊娠期特异性参考值范围下限(或

<0.1mIU/L)，FT$_4$> 妊娠期特异性参考值范围上限，同时伴有弥漫性甲状腺肿、突眼征及 TRAb、TPOAb 阳性；T$_3$ 升高较 T$_4$ 更明显等情况时，需高度怀疑 Graves 病甲亢。

治疗：

1. GTT 的治疗原则取决于症状的严重程度。对有妊娠剧吐的女性，静脉补液支持治疗是常规方案。有严重呕吐的女性需要纠正脱水及电解质紊乱，必要时住院治疗，此时通常不需要抗甲状腺药物治疗。

2. 妊娠期 Graves 甲状腺功能亢进的治疗原则与方法：抗甲状腺药物（antithyroid drug，ATD）是妊娠期间最主要的治疗手段，可抑制甲状腺激素合成。但使用 ATD 的最大担忧是其致畸性。甲巯咪唑（2-mercapto-1-methylimidazole，MMI）可导致先天畸形，丙硫氧嘧啶（propylthiouracil，PTU）致畸作用较小。因此，妊娠期间抗甲状腺药物首选 PTU。抗甲状腺药物起始剂量取决于症状的严重程度及高甲状腺素血症水平，根据症状改善和甲状腺功能的监测结果调整用量。不推荐 LT$_4$ 与抗甲状腺药物联合治疗妊娠期甲状腺功能亢进，除非发生罕见的胎儿甲状腺功能亢进。为了避免对胚胎的不良影响，建议甲状腺功能亢进在药物控制好后停药 3 个月以上再怀孕；若病情未平稳而意外怀孕，应使用最小剂量的抗甲状腺药物，使 FT$_4$ 值保持在参考值正常上限或略超出正常上限为治疗目标。应在治疗起始后大约每 1~2 周检测一次 FT$_4$、TSH，达到治疗目标值后每 2~4 周检测一次。应避免过度治疗，以免造成胎儿甲状腺肿及甲状腺功能减退。患有 Graves 病的孕妇，在妊娠早期症状可能改善不明显甚至加重；在妊娠中后期，Graves 病症状会逐渐改善，这时应注意减少 ATD 的剂量。妊娠晚期有 20%~30% 的患者可以停用 ATD 治疗。但体内有高水平 TRAb 的孕妇应该继续使用 ATD 直到分娩。分娩后部分患者甲状腺功能亢进病情可能出现反跳。总之，妊娠期应用 ATD 治疗的女性，需要定期监测 FT$_4$、TSH 和 TRAb。

Graves 病甲状腺功能亢进者的计划怀孕：甲状腺功能正常是受孕的最佳时机。对所有甲状腺功能亢进或有甲状腺功能亢进病史的女性，应进行孕前指导。强烈推荐在疾病得到控制前需要采取避孕措施。

**（五）妊娠期单纯甲状腺自身抗体阳性**

甲状腺功能正常但甲状腺抗体阳性妇女妊娠期应定期监测甲状腺功能。每 4~6 周对上述人群进行监测是合理的。TSH 升高幅度超过妊娠期参考范围时应给予治疗。在妊娠 26~32 周应至少检测一次血清 TSH。

（黄荷凤　范建霞）

## 参考文献

1. FAGMAN H, NILSSON M. Morphogenetics of early thyroid development. Journal of molecular J Mol Endocrinol, 2011, 46 (1): 33-42.

2. CHASON RJ, CSOKMAY J, SEGARS JH, et al. Environmental and epigenetic effects upon preimplantation embryo metabolism and development. Trends Endocrinol Metab, 2011, 22 (10): 412-420.

3. KOREVAAR TI, CHAKER L, JADDOE VW, et al. Maternal and Birth Characteristics Are Determinants of Offspring Thyroid Function.J Clin Endocrinol , 2016, 101 (1): 206-213.

4. PALOU M, PRIEGO T, ROMERO M, et al. Moderate calorie restriction during gestation programs offspring for lower BAT thermogenic capacity driven by thyroid and sympathetic signaling. Int J obes (2005), 2015, 39 (2): 339-345.

5. CHENG H, YAN W, WU Q, et al. Parental exposure to microcystin-LR induced thyroid endocrine disruption in zebrafish offspring, a transgenerational toxicity. Environ Pollut, 2017, 230: 981-988.

6. OZGUNER G, SULAK O. Size and location of thyroid gland in the fetal period. Surg Raliol Anat, 2014, 36 (4): 359-367.

7. CARTAULT GRANDMOTTET A, CRISTINI C, TRICOIRE J, et al. TSH, FT4 and T3T evaluation in normal and preterm hospitalized newborns. Arch Pediatr, 2007, 14 (2): 138-143.

8. TRUEBA SS, AUGE J, MATTEI G, et al. PAX8, TITF1, and FOXE1 gene expression patterns during human development: new insights into human thyroid development and thyroid dysgenesis-associated malformations. J Clin Endocrinol Metab, 2005, 90 (1): 455-462.

9. GREENBERG AH, CZERNICHOW P, REBA RC, et al. Observations on the maturation of thyroid function in early fetal life. J Clin Invest, 1970, 49 (10): 1790-1803.

10. CALVO RM, JAUNIAUX E, GULBIS B, et al. Fetal tissues are exposed to biologically relevant free thyroxine concentrations during early phases of development. J Clin Endocrinol Metab, 2002, 87 (4): 1768-1777.

11. THORPE-BEESTON JG, NICOLAIDES KH, FELTON CV, et al. Maturation of the secretion of thyroid hormone and thyroid-stimulating hormone in the fetus. N Engl J Med, 1991, 324 (8): 532-536.

12. BALLABIO M, NICOLINI U, JOWETT T, et al. Maturation of thyroid function in normal human foetuses. Clin Endocrinol (Oxf), 1989, 31 (5): 565-571.

13. ROTI E, GNUDI A, BRAVERMAN LE, et al. Human cord blood concentrations of thyrotropin, thyroglobulin, and iodothyronines after maternal administration of thyrotropin-releasing hormone. J Clin Endocrinol Metab, 1981, 53 (4): 813-817.

14. GLINOER D, DE NAYER P, BOURDOUX P, et al. Regulation of maternal thyroid during pregnancy. J Clin Endocrinol Metab, 1990, 71 (2): 276-287.

15. GLINOER D, DE NAYER P, ROBYN C, et al. Serum levels of intact human chorionic gonadotropin (HCG) and its free alpha and beta subunits, in relation to maternal thyroid stimulation during normal pregnancy.J Endocrinol Invest, 1993, 16 (11): 881-888.

16. BURROW GN, FISHER DA, LARSEN PR. Maternal and fetal thyroid function. N Engl J Med, 1994, 331 (16): 1072-1078.

17. CIVITAREALE D, LONIGRO R, SINCLAIR AJ, et al. A thyroid-specific nuclear protein essential for tissue-specific expression of the thyroglobulin promoter. EMBO J, 1989, 8 (9): 2537-2542

18. PASCA DI MAGLIANO M, DI LAURO R, ZANNINI M. Pax8 has a key role in thyroid cell differentiation. Proc Natl Acad Sci U S A, 2000, 97 (24): 13144-13149.

19. DE FELICE M, DI LAURO R. Thyroid development and its disorders: genetics and molecular mechanisms. Endocr Rev, 2004, 25 (5): 722-746.

20. CHRISTOPHE D. The control of thyroid-specific gene expression: what exactly have we learned as yet ? Mol Cell Endocrinol, 2004, 223 (1-2): 1-4.

21. BERNAL J. Thyroid Hormones in Brain Development and Function. In: De Groot LJ, Chrousos G, Dungan K, Feingold KR, et al. Endotext. South Dartmouth (MA), 2000.

22. FISHER WD, VOORHESS ML, GARDNER LI. Congenital hypothyroidism in infant following maternal I-131 therapy with a review of hazards of environmental radioisotope contamination. J Pediatr, 1963, 62: 132-146.

23. HATCH M, BRENNER A, BOGDANOVA T, et al. A screening study of thyroid cancer and other thyroid diseases among individuals exposed in utero to iodine-131 from Chernobyl fallout. J Clin Endocrinol Metab, 2009, 94 (3): 899-906.

24. GREEN HG, GAREIS FJ, SHEPARD TH, et al. Cretinism associated with maternal sodium iodide I 131 therapy during pregnancy. Am J Dis Child, 1971, 122 (3): 247-249.

25. TONYUSHKINA KN, SHEN MC, ORTIZ-TORO T, et al. Embryonic exposure to excess thyroid hormone causes thyrotrope cell death. J Clin Invest, 2014, 124 (1): 321-327.

26. SHIELDS B, HILL A, BILOUS M, et al. Cigarette smoking during pregnancy is associated with alterations in maternal and fetal thyroid function. J Clin Endocrinol Metab, 2009, 94 (2): 570-574.

27. SUTER MA, SANGI-HAGHPEYKAR H, SHOWALTER L, et al. Maternal high-fat diet modulates the fetal thyroid axis and thyroid gene expression in a nonhuman primate model. Mol Endocrinol, 2012, 26 (12): 2071-2080.

28. KAHR MK, ANTONY KM, DELBECCARO M, et al. Increasing maternal obesity is associated with alterations in both maternal and neonatal thyroid hormone levels. Clin Endocrinol(Oxf ), 2016, 84 (4): 551-557.

29. LEONETTI C, BUTT CM, HOFFMAN K, et al. Brominated flame retardants in placental tissues: associations with infant sex and thyroid hormone endpoints. Environ Health, 2016, 15 (1): 113.

30. MAKEY CM, MCCLEAN MD, BRAVERMAN LE, et al. Polybrominated Diphenyl Ether Exposure and Thyroid Function Tests in North American Adults. Environ Health Perspect, 2016, 124 (4): 420-425.

31. KOREVAAR TI, STEEGERS EA, SCHALE-KAMP-TIMMERMANS S, et al. Soluble Flt1 and placental growth factor are novel determinants of newborn thyroid (dys) function: the generation R study. J Clin Endocrinol Metab, 2014, 99 (9): 1627-1634.

32. MEEKER JD, CALAFAT AM, HAUSER R. Di (2-ethylhexyl) phthalate metabolites may alter thyroid hormone levels in men. Environ Health Perspect, 2007, 115 (7): 1029-1034.

33. HOWARTH JA, PRICE SC, DOBROTA M, et al. Effects on male rats of di-(2-ethylhexyl) phthalate and di-n-hexylphthalate administered alone or in combination. Toxicol Lett, 2001, 121 (1): 35-43.

34. POON R, LECAVALIER P, MUELLER R, et al. Subchronic oral toxicity of di-n-octyl phthalate and di (2-Ethylhexyl) phthalate in the rat. Food Chem Toxicol, 1997, 35 (2): 225-239.

35. HINTON RH, MITCHELL FE, MANN A, et al. Effects of phthalic acid esters on the liver and thyroid. Environ Health Perspect, 1986, 70: 195-210.

36. ZHAI W, HUANG Z, CHEN L, et al. Thyroid endocrine disruption in zebrafish larvae after exposure to mono-(2-ethylhexyl) phthalate (MEHP). PLoS One, 2014, 9 (3): e92465.

37. KOOPMAN-ESSEBOOM C, MORSE DC, WEISGLAS-KUPERUS N, et al. Effects of dioxins and polychlorinated biphenyls on thyroid hormone status of pregnant women and their infants. Pediatr Res, 1994, 36 (4): 468-473.

38. SAKKA SD, MALAMITSI-PUCHNER A, LOUTRADIS D, et al. Euthyroid hyper-thyrotropinemia in children born after in vitro fertilization. The J Clin Endocrinol Metab, 2009, 94 (4): 1338-1341.

39. HU XL, FENG C, LIN XH, et al. High

maternal serum estradiol environment in the first trimester is associated with the increased risk of small-for-gestational-age birth. J Clin Endocrinol Metab, 2014, 99 (6): 2217-2224.

40. FURLANETTO TW, NGUYEN LQ, JAMESON JL. Estradiol increases proliferation and down-regulates the sodium/iodide symporter gene in FRTL-5 cells. Endocrinology, 1999, 140 (12): 5705-5711.

41. SANTIN AP, FURLANETTO TW. Role of estrogen in thyroid function and growth regulation. J Thyroid Res, 2011, 2011: 875125.

42. LIMA LP, BARROS IA, LISBOA PC, et al. Estrogen effects on thyroid iodide uptake and thyroperoxidase activity in normal and ovariectomized rats. Steroids, 2006, 71 (8): 653-659.

43. ANTICO-ARCIUCH VG, DIMA M, LIAO XH, et al. Cross-talk between PI3K and estrogen in the mouse thyroid predisposes to the development of follicular carcinomas with a higher incidence in females. Oncogene, 2010, 29 (42): 5678-5686.

44. HO SM, TANG WY, BELMONTE DE FRAUSTO J, et al. Developmental exposure to estradiol and bisphenol A increases susceptibility to prostate carcinogenesis and epigenetically regulates phosphodiesterase type 4 variant 4. Cancer Res, 2006, 66 (11): 5624-5632.

45. LV PP, MENG Y, LV M, et al. Altered thyroid hormone profile in offspring after exposure to high estradiol environment during the first trimester of pregnancy: a cross-sectional study. BMC medicine, 2014, 12: 240.

46. LV PP, TIAN S, FENG C, et al. Maternal High Estradiol Exposure is Associated with Elevated Thyroxine and Pax8 in Mouse Offspring. Sci Rep, 2016, 6: 36805.

47. MEDICI M, TIMMERMANS S, VISSER W, et al. Maternal thyroid hormone parameters during early pregnancy and birth weight: the

Generation R Study. J Clin Endocrinol Metab, 2013, 98 (1): 59-66.

48. KUPPENS SM, KOOISTRA L, WIJNEN HA, et al. Neonatal thyroid screening results are related to gestational maternal thyroid function. Clin Endocrinol (Oxf), 2011, 75 (3): 382-387.

49. PAKKILA F, MANNISTO T, SURCEL HM, et al. Maternal thyroid dysfunction during pregnancy and thyroid function of her child in adolescence. J Clin Endocrinol Metab, 2013, 98 (3): 965-972.

50. HERBSTMAN J, APELBERG BJ, WITTER FR, et al. Maternal, infant, and delivery factors associated with neonatal thyroid hormone status. Thyroid: official journal of the American Thyroid, 2008, 18 (1): 67-76.

51. HOU X, LI Y, LI J, et al. Development of thyroid dysfunction and autoantibodies in Graves' multiplex families: an eight-year follow-up study in Chinese Han pedigrees. Thyroid: official journal of the American Thyroid, 2011, 21 (12): 1353-1358.

52. BRIX TH, HANSEN PS, RUDBECK AB, et al. Low birth weight is not associated with thyroid autoimmunity: a population-based twin study. J Clin Endocrinol Metab, 2006, 91 (9): 3499-3502.

53. SUKKHOJAIWARATKUL D, MAHACHOKLERTWATTANA P, POOMTHAVORN P, et al. Effects of maternal iodine supplementation during pregnancy and lactation on iodine status and neonatal thyroid-stimulating hormone. J Perinatol, 2014, 34 (8): 594-598.

54. CHEN W, SANG Z, TAN L, et al. Neonatal thyroid function born to mothers living with long-term excessive iodine intake from drinking water. Clin Endocrinol (Oxf), 2015, 83 (3): 399-404.

55. CORDIER S, BOUQUET E, WAREM-

BOURG C, et al. Perinatal exposure to chlordecone, thyroid hormone status and neurodevelopment in infants: the Timoun cohort study in Guadeloupe (French West Indies). Environ Res, 2015, 138: 271-278.

56. ABDELOUAHAB N, LANGLOIS MF, LAVOIE L, et al. Maternal and cord-blood thyroid hormone levels and exposure to polybrominated diphenyl ethers and polychlorinated biphenyls during early pregnancy. Am J Epidemiol, 2013, 178 (5): 701-713.

57. SU PH, CHEN HY, CHEN SJ, et al. Thyroid and growth hormone concentrations in 8-year-old children exposed in utero to dioxins and polychlorinated biphenyls. J Toxicol Sci, 2015, 40 (3): 309-319.

58. DAMIOLA F, BYRNES G, MOISSONNIER M, et al. Contribution of ATM and FOXE1 (TTF2) to risk of papillary thyroid carcinoma in Belarusian children exposed to radiation. Int J Cancer, 2014, 134 (7): 1659-1668.

59. IMAIZUMI M, OHISHI W, NAKASHIMA E, et al. Association of radiation dose with prevalence of thyroid nodules among atomic bomb survivors exposed in childhood (2007-2011). JAMA Intern Med, 2015, 175 (2): 228-236.

60. BARR ML, CHIU HK, LI N, et al. Thyroid Dysfunction in Children Exposed to Iodinated Contrast Media. J Clin Endocrionol Metab, 2016, 101 (6): 2366-2370.

61. DE GROOT L, ABALOVICH M, ALEXANDER EK, et al. Management of thyroid dysfunction during pregnancy and postpartum: an Endocrine Society clinical practice guideline. J Clin Endocrionol Metab, 2012, 97 (8): 2543-2565.

62. 胡惠英, 边旭明. 妊娠期甲状腺功能筛查. 中华检验医学杂志, 2013, 36 (1): 36-39.

63. NEGRO R, SCHWARTZ A, GISMONDI R, et al. Universal screening versus case finding for detection and treatment of thyroid hormonal dysfunction during pregnancy. J Clin Endocrionol Metab, 2010, 95 (4): 1699-1707.

64. STAGNARO-GREEN A, ABALOVICH M, ALEXANDER E, et al. Guidelines of the American Thyroid Association for the diagnosis and management of thyroid disease during pregnancy and postpartum. Thyroid, 2011, 21 (10): 1081-1125.

65. ALEXANDER EK, PEARCE EN, BRENT GA, et al. 2017 Guidelines of the American Thyroid Association for the Diagnosis and Management of Thyroid Disease During Pregnancy and the Postpartum. Thyroid, 2017, 27 (3): 315-389.

66. PETERSON E, DE P, NUTTALL R. BMI, diet and female reproductive factors as risks for thyroid cancer: a systematic review. PloS one, 2012, 7 (1): e29177.

67. LEBOEUF R, EMERICK LE, MARTORELLA AJ, et al. Impact of pregnancy on serum thyroglobulin and detection of recurrent disease shortly after delivery in thyroid cancer survivors. Thyroid, 2007, 17 (6): 543-547.

68. 丁榕, 范建霞. 美国甲状腺学会《2017 年妊娠及产后甲状腺疾病诊治指南》解读, 中华围产医学杂志, 2017, 20 (3): 165-169.

69. SKUZA KA, SILLS IN, STENE M, RAPAPORT R. Prediction of neonatal hyperthyroidism in infants born to mothers with Graves disease. J Pediatr, 1996, 128 (2): 264-268.

70. 段娟, 陈龙, 范悦玲, 等. 妊娠期恶性肿瘤孕产妇和新生儿结局的前瞻性队列研究, 中国循证儿科杂志, 2017, 20 (3): 328-332.

71. DELSHAD H, AMOUZEGAR A, MEHRAN L, et al. Comparison of two guidelines on management of thyroid nodules and thyroid cancer during pregnancy. Arch Iran Med, 2014, 17 (10): 670-673.

72. GARSI JP, SCHLUMBERGER M, RUBINO C, et al. Therapeutic administration of 131I

for differentiated thyroid cancer: radiation dose to ovaries and outcome of pregnancies. J Nucl Med, 2008, 49 (5): 845-852.

73. COCLET J, FOUREAU F, KETELBANT P, et al. Cell population kinetics in dog and human adult thyroid. Clin Endocrinol (Oxf), 1989, 31 (6): 655-665.

74. CAPEN CC. Mechanistic data and risk assessment of selected toxic end points of the thyroid gland. Toxicol Pathol, 1997, 25 (1): 39-48.

75. CAPEN CC, MARTIN SL. The effects of xenobiotics on the structure and function of thyroid follicular and C-cells. Toxicol Pathol, 1989, 17 (2): 266-293.

76. CHEN CY, KIMURA H, LANDEK-SALGADO MA, et al. Regenerative potentials

of the murine thyroid in experimental auto-immune thyroiditis: role of CD24. Endocrinology, 2009, 150 (1): 492-499.

77. IWADATE M, TAKIZAWA Y, SHIRAI YT, et al. An in vivo model for thyroid regeneration and folliculogenesis. Lab Invest, 2018, 98 (9): 1126-1132.

78. JIANG N, HU Y, LIU X, et al.Differentiation of E14 mouse embryonic stem cells into thyrocytes in vitro.Thyroid,2010,20(1):77-84.

79. 《妊娠和产后甲状腺疾病诊治指南》(第2版)编撰委员会,中华医学会内分泌分会,中华医学会围产医学分会.妊娠和产后甲状腺疾病诊治指南(第2版).中华围产医学杂志,2019,22(8):505-539.

# 第三节　糖尿病的发育起源

生长发育的各个阶段所处的环境都会对疾病产生影响。胎儿和生命早期暴露于不良环境因素在成人期疾病发生发展中的重要性已得到了公认,与胎儿发育相比,配子的发生和成熟历时数十年,受潜在危害的作用时间更长,受精及胚胎期处于表观遗传重编程和细胞快速分化及器官形成期,是环境干扰致病的最敏感阶段。不良遗传背景、环境理化因素、宫内营养状态等都可能干扰配子发生和早期胚胎发育及胎儿,从而影响子代远期健康,辅助生殖技术中各项操作也可能对配子及早期胚胎产生不利影响。因此,从配子发生、胚胎/胎儿发育到出生后2岁婴幼儿期,在这段个体早期生命发育编程的关键时期的任何不良环境暴露,都可能引发子代出生后不良健康状态,既可表现为发育迟缓和出生缺陷,也可表现为儿童和成人期糖尿病、心血管病等慢性疾病,甚至可能影响生育及出现隔代不良遗传风险。

本节,我们将关注发育源性糖尿病,介绍糖尿病的现状及发病风险因素,从配子、胚胎、胎儿及新生儿期不同阶段探讨糖尿病的发育起源。

## 一、糖尿病现状及发病风险因素

### (一)糖尿病现状

糖尿病是一种严重的慢性病,是一项重要的公共卫生问题,糖尿病的流行产生了重大的健康和社会经济影响,尤其是在发展中国家。其特点是出现慢性高血糖,伴有碳水化合物、脂肪和蛋白质代谢紊乱。其成因是胰岛素分泌、胰岛素作用或者两者均出现缺陷。

根据世界卫生组织(WHO)2016年发布的《全球糖尿病报告》,2014年全球估计有4.22亿人患有糖尿病,相比之下,1980年时则为1.08亿人。全球糖尿病(年龄标化)患病率自 1980 年以来增加了近一倍,在成人中发病率从 4.7% 上升到 8.5%。这意味着每 11 个人里就有 1 个是糖尿病患者,而 1/7 的新生儿会被妊娠糖尿病(gestational diabetes mellitus,GDM)所影响。2012 年,糖尿病导致了 150 万人死亡。而血糖超标通过增加心血管病和其他疾病的风险导致了另外 220 万人死亡。这 370 万例死亡中 43% 发生在 70 岁之前。每 6 秒就有 1 个人死于糖尿病并发症。低收入和中等收入国家中发生在 70 岁之前的高血糖或糖尿病死亡百分比高于高收入国家。

这是世界卫生组织第一份《全球糖尿病报告》,强调了糖尿病问题的规模巨大,也强调了有逆转当前趋势的可能。采取一致行动对付糖尿病的政治基础已经存在,并已贯穿在可持续发展目标、联合国关于非传染性疾病问题政治宣言和世界卫生组织非传染性疾病全球行动计划之中。其中建议"优先注重采取行动,从出生前和婴幼儿期开始,预防人们超重和肥胖"。

糖尿病等非传染性疾病也是中国首要的健康威胁,每年导致的死亡人数占死亡总数的 80%,占中国总疾病负担的 70%。依据中华医学会糖尿病学分会公布的资料显示,我国约有 1.18 亿糖尿病患者,约占全球患者的 27%,已成为世界上糖尿病患病人数最多的国家。糖尿病和糖尿病并发症每年导致近 100 万人死亡;令人担忧的是,其中近 40% 的死亡为过早死亡(在 70 岁以下人口中)。在过去的 30 年里,随着人口的老龄化和超重,我国的 2 型糖尿病患病率呈爆炸式增长,被诊断患有糖尿病的成年人的数量显著增加,成年人糖尿病患病率从 20 世纪 80 年代的不足 1% 飙升到 10.4%。更为严重的是,我国近半数成年人处于糖尿病

前期。据 2015 年国际糖尿病联盟报道,全球糖尿病总数及经济支出逐年攀升,发展中国家尤甚,而中国上升速度则位居全球第一。2017 年发布的《儿童青少年 2 型糖尿病诊治中国专家共识》指出,儿童青少年肥胖已成为全球性的严重公共卫生问题,随之而来的是儿童青少年 2 型糖尿病发病率的急剧上升。

**(二)糖尿病发病假说**

流行病学证据表明,生命早期环境暴露对远期健康有显著影响,尤其是对于慢性代谢性疾病如 2 型糖尿病等。目前,基于理论基础和支持依据,主要有三种假说:"节俭基因"(thrifty genotype)、"节俭表型"(thrifty phenotype)和"胎儿胰岛素"(fetal insulin)假说。

早在 1962 年,NeelJ 就提出了"节俭基因"假说,最初该假说的提出是为了解释特定人群如 Pima 印第安人容易发生肥胖和糖尿病的倾向,认为印第安原住民在食物资源匮乏的时期渐渐累积了一组"节俭"基因,这些基因可以引发"快速的胰岛素启动"效应,增强机体储存脂肪的能力,对于饥荒年代的生存是有益的。在长期的进化过程中,遗传选择能量储存关联基因使人类在食物短缺的情况下生存下来。然而,人体存在的这一组节俭基因,虽然使人在食物供应紧张、营养缺乏的环境下节约能量和营养素以适应恶劣环境,保证机体得以存活,但当食物充足时,当能量储存基因型暴露于食物供给丰富放入现代生活方式时,即转化为对人体有害的影响,可能引起肥胖、胰岛素抵抗和 2 型糖尿病等风险。

代谢综合征是一组复杂的代谢紊乱症候群,是导致糖尿病心脑血管疾病的危险因素。胰岛素抵抗,在大部分代谢综合征人群中都会发生,被认为是代谢综合征最根本的"元凶"。英国学者 Heles 和 Barker 的"节俭表型"假

说,提出了胰岛素抵抗的胎儿源性。该假说认为,早期营养不良的婴幼儿往往会保持血液中较高水平的葡萄糖以供大脑所需,相对而言肌肉组织中就存储了较少的葡萄糖,也就是说为了保护大脑,只能消耗较少的能量来使肌肉生长。而这种"节俭"行为将持续存在,脂肪组织也是如此,那么在后期营养充足时就会容易导致 2 型糖尿病的发生。也就是说,在生命早期营养缺乏如宫内营养不良环境下,个体会产生调节或适应性反应,引起机体的组织结构、生理功能和代谢的持续变化,这样的个体对之后生活方式的改变将更加敏感。

Hattersley 提出的"胎儿胰岛素"假说是指遗传相关的胰岛素抵抗可导致胎儿以至于成年期的胰岛素介导的生长发育受损。强调了胎儿受母体高糖环境的影响导致胰腺胰岛素的分泌异常时关键因素。单个基因如葡萄糖激酶的突变,就可影响胎儿对血糖的反应,导致胰岛素分泌减少或者胰岛素抵抗增加。另外,导致人群胰岛素抵抗的多遗传因素异常也很可能引起低出生体重。

### (三)糖尿病发病风险因素

肥胖是 2 型糖尿病发展的主要独立风险因素,超过 90% 的 2 型糖尿病患者存在超重或肥胖。肥胖诱导的胰岛素抵抗是主要的病理生理基础。在肥胖个体中,脂肪组织释放更多的非酯化脂肪酸、甘油、激素、促炎细胞因子等,增高的脂肪酸到肝脏和肌肉后引起脂毒性和影响胰岛素作用,导致胰岛素抵抗和葡萄糖稳态恶化,胰腺代偿性分泌更多胰岛素以满足需求,一旦失代偿后就会导致糖尿病。中国的 2 型糖尿病也主要归因于超重和肥胖。因此,提倡健康的生活方式,预防过度的体重增加对于减少 2 型糖尿病的发生是非常重要的。

肠道微生物群的评估和鉴定已成为人类疾病的主要研究领域,最近的研究表明肠道微生物也是 2 型糖尿病发病的风险因素。有研究针对与 2 型糖尿病相关的肠道宏基因组的特定基因及相关的功能元件进行研究,共证实和确认了约 60 000 种 2 型糖尿病相关指标,发现 2 型糖尿病患者为中度肠道微生物菌群失调,产丁酸盐细菌丰度降低,而各种条件致病菌丰度升高,且细菌还原硫酸盐和抗氧化应激能力增强。

流行病学证据表明睡眠时间和质量不足,与肥胖、胰岛素抵抗和 2 型糖尿病的风险有关。不良的睡眠习惯和睡眠障碍在 2 型糖尿病的成年人中非常普遍。在观察性研究中,短睡眠时间、阻塞性睡眠呼吸暂停、轮班工作和失眠等都与较高的 2 型糖尿病发病风险相关。实验性研究中,限制睡眠被证明会增加饥饿、食欲和食物摄取量。关于促进饱腹感的激素减少或促进饥饿感的激素增加方面的结果尚有争议。然而,针对患有或处于 2 型糖尿病高危人群的睡眠异常的干预性研究很少。尽管常见的睡眠异常与既定糖尿病患者发生 2 型糖尿病的风险和预后较差有关,但是很少有随机试验评估以睡眠为中心的干预措施对糖尿病的改善。

环境因素,如食物摄入和运动,被公认为能量平衡的调节器。然而,在过去的几年中,化学污染物也被证明在代谢性疾病的病因学中具有潜在的重要作用。内分泌干扰化学物质(endocrine disrupting chemical,EDC)是一种特殊类型的污染物,被定义为"干扰激素作用的一种外源化学物质或化学物质的混合物"。在细胞和动物模型中,暴露于一系列 EDC 可诱导肥胖并导致 2 型糖尿病。代谢干扰化学物质(metabolism disrupting chemical,MDC)是指任何改变代谢紊乱易感性的 EDC。迄今发现的最常见的 MDC 包括己烯雌酚（diethylstilbestrol，DES）、持久性有机污染物（persistent organic pollutants，POPs），包括 2，3，7，8-四氯二苯并-对二噁英（2，3，7，8-tetrachlorodibenzo-p-dioxin，TCDD）、多氯联苯（polychlorinated biphenyl，PCB）、二氯二苯基三氯乙烷（dichlorodiphenyltrichloroethane，DDT）等，以及非持久性 MDC 如双酚 A（bisphenol A，BPA）和邻苯二甲酸酯等。

许多非胰岛素依赖型糖尿病（non-insulin dependent diabetes mellitus，NIDDM）的危险因素，如肥胖、缺乏运动和高脂饮食等，可以被改善。此外，一些可预测糖尿病的代谢异常，如胰岛素抵抗和糖耐量受损，可以通过行为改变和药物治疗来改善。因此，至少在某种程度上 NIDDM 是可以预防的。

## 二、发育源性糖尿病

### （一）精子源性糖尿病

1．流行病学及临床研究　　越来越多的证据显示，社会文化（如文化、种族、经济水平的差异等）和早期生命环境因素（在产前、妊娠期、出生后早期的干扰）是影响成年后健康及疾病发生的重要决定因素。但早先的研究认为，2 型糖尿病在代间的传递主要通过母源而非父源，因为通过追溯小儿起病的糖尿病婴儿的曾祖父母的糖尿病患病情况发现，通过曾祖母传递的母系糖尿病患病率显著高于父系。随后有流行病学家 Barker 及其团队发现胚胎时期营养不良与出生后的心血管疾病风险升高有关，从而提出了胎儿编程（fetal programming）。之后，随着许多对父亲的生活方式相关因素、环境暴露因素和子代的早期和成年后健康状况的流行病学调查研究，父源因素导致的子代健康风险才开始渐渐受到关注。

子代的出生体重与其将来的 2 型糖尿病风险密切相关。低出生体重与成年后的肥胖、糖尿病和心血管疾病高风险相关。越来越多的研究开始关注父亲糖尿病与子代低出生体重之间的关系。

在一项对 Pima 印第安人的临床观察中发现，低出生体重儿的远期糖尿病风险仅在其父亲是糖尿病患者时才会出现，而与其母亲无关。在这个对 1 608 个低出生体重儿的回顾性研究中发现，糖尿病父亲出生的子代，比非糖尿病父亲出生的子代，有更低的出生体重；对父亲而言，当其子代有低出生体重时，父亲自身有更高的远期糖尿病风险；对子代而言，仅当父亲而非母亲存在糖尿病时，其自身的低出生体重预示了自身远期糖尿病高风险。这项研究阐明了低出生体重儿的糖尿病远期风险与其父亲的糖尿病发展强烈相关，提示了低出生体重与父亲糖尿病可能存在基因关联。这是关于子代低出生体重与父亲糖尿病之间相关性的第一则代表性文献报道。

与健康父母或母源性早发 2 型糖尿病出生的非糖尿病儿童相比，父源性早发 2 型糖尿病的非糖尿病儿童有更低的出生体重，且其急性胰岛素反应水平也比其他两组更为低下。这些临床队列研究都表明，父源性糖尿病与子代的出生体重呈负相关，这与母源性糖尿病导致的子代高出生体重截然相反。

Pima 印第安人的糖尿病发病率大概在 57/1 000，美国弗雷明翰人的糖尿病发病率明显较低，大概是 Pima 印第安人的 1/10。在一项长达 42 年的弗雷明翰人群的糖尿病亲源性研究中，研究人员发现，在明显的 2 型糖尿病遗传风险上，有相近的父源和母源效应，在温和的非糖尿病性子代糖耐量异常风险上，母源性因素影响相对较大。相比糖尿病母亲的子代，糖尿病父亲的子代可能出现相对较快的糖尿病相关糖耐量异常表型；或者说，糖尿病母亲除了有明显的糖尿病遗传风险外，还可能向子代传递一种相对轻度、进展缓慢的异常糖耐量表型。

在以上不同人种、不同糖尿病发病风险的流行病学调查中，都强烈提示父亲糖尿病可导致子代的糖尿病发病高风险。

也有研究提出不同意见。在一项白人非糖尿病高发社区的回顾性研究中发现，子代的出生体重与父亲的胰岛素抵抗程度无关。该研究在矫正父亲 BMI 和其他因素后发现，父亲的胰岛素抵抗程度、高密度脂蛋白水平、甘油三酯水平均与其子代的出生体重无关，提示胎儿胰岛素假说不成立，父亲的胰岛素抵抗水平并不是子代出生体重的独立预测因素。具体机制还有待进一步研究。

仔细观察现代社会的生育率就会发现，糖尿病发病率的增加与出生率和生育能力的下降同步性很高。在生育年龄期间就检测出糖尿病的男性已越来越多。性功能障碍疾病，如勃起功能障碍或逆行射精，是已知的在糖尿病患者中通常导致性欲减退的原因，这通常被认为是与嗜睡及自身高血糖状态导致的机体疲劳有关。糖尿病患者的精子生成的内分泌调控可能出现严重异常，从而可能影响精子质量和 / 或功能。随着检验技术的进步，对父亲糖尿病和子代疾病相关性的机制研究开始关注糖尿病对精子的影响。

对进行辅助生殖激素助孕的父亲的精液标本分析检测显示，糖尿病父亲的精子质量下降可能与较差的妊娠结局有关。与非糖尿病男性相比，糖尿病患者的前向运动精子数更少，核内的 DNA 碎片数更多，更值得注意的是，糖尿病父亲来源的精子进行体外受精后，囊胚形成率、妊娠率显著降低，胚胎流产率显著升高。也有关于糖尿病男性的荟萃分析

显示，尽管男性糖尿病不影响精子总数、正常形态精子百分率、促黄体生成素（luteinizing hormone，LH）水平或睾酮水平，但可导致精液体积显著减少，运动细胞的百分率降低，卵泡刺激素（follicle stimulating hormone，FSH）水平增高，并引起核 DNA 碎片显著增加，线粒体 DNA 缺失比例增加。

2. 动物模型及相关实验　糖尿病小鼠模型实验发现，父源糖尿病可通过精子遗传至子代。高脂饮食联合小剂量链脲佐菌素（streptozotocin，STZ）注射诱导的非转基因背景雄性小鼠，发展出胰岛素抵抗、糖耐量异常、肥胖等糖尿病前期表型，与健康雌鼠交配后产生的子一代在成年后出现明显的胰岛素抵抗和糖耐量异常。

长期高脂饮食喂养的 SD 大鼠出现糖耐量异常、胰岛素敏感性下降、肥胖等糖尿病表型，这种雄性大鼠与正常雌鼠交配获得的雌性后代出现早发性胰岛 β 细胞功能受损、糖耐量异常表型。

低出生体重的亲源遗传研究中，小鼠模型研究显示，因母亲营养不良造成的子一代低出生体重表型在雌、雄个体中都有体现，且在成年后发展出糖耐量异常表型，但其子二代的低出生体重表型仅通过父源传递，而不通过母源传递，这些子二代在成年后体重较低，同时存在糖耐量受损和胰岛素分泌受损表型。

父源性糖尿病的动物模型实验验证了流行病学研究的结果，进一步强调了父源性糖尿病对子代健康的影响。由于在受精过程中，雄性只提供精子，而没有着床、宫内发育等更多妊娠期间因素影响，因此父源遗传的研究重点就集中在精子上。糖尿病对精子携带的遗传信息的影响目前主要集中在表观遗传学改变和非编码 RNA 方面。如父源糖尿病可导致

精子全基因组 DNA 甲基化水平改变,糖代谢与胰岛素信号通路关键基因表达改变,并且这些改变可遗传至子代的胰岛 β 细胞,从而引起相关功能改变和代谢异常表型出现。

随着对 DNA 甲基化调控机制的了解深入和其他表观遗传修饰途径如长链非编码 RNA(long non-coding RNA,lncRNA)、转运 RNA 衍生的小 RNA(tRNA-derived small RNA,tsRNA)的认识,相信精子源性糖尿病的机制会进一步拓展和明确。

### (二)卵子源性糖尿病

根据遗传物质在卵子中的分布,糖尿病的卵子起源主要分为两类:①细胞质中线粒体 DNA 改变导致的糖尿病;②细胞核内表观遗传修饰改变导致的糖尿病。

1. 细胞质中线粒体 DNA 改变导致的糖尿病 人类的线粒体 DNA(mitochondrial DNA,mtDNA)占所有 DNA 的 1%。在受精的过程中,只有极少量精子的线粒体 DNA 可以进入卵细胞,并会随着胚胎分裂逐渐降解。因此,子代的线粒体 DNA 是由母亲通过卵子遗传下来的,同理在子代中,也只有女儿能将其传递下去,这个现象我们称之为母系遗传(maternal inheritance)。在子代携带的线粒体 DNA 突变中,除了少于 1/4 的新发突变,绝大多数来源于母系遗传。根据突变的异质性荷载(heteroplasmy load)不同,子代会表现出从轻到重,与母亲相似或不同的症状。在线粒体 DNA 的点突变中,Maassen 等报道与糖尿病相关的点突变综述如表 15-2。

表 15-2　与糖尿病相关的线粒体 DNA 点突变综述

| 突变位点 | 同质性 | 家系报道 | 参考文献 |
| --- | --- | --- | --- |
| T3200C,16S rRNA gene | 同质 | 单一 | (Yang,Lam,and Tsang,2002) |
| A3243G,tRNA(Leu,UUR) | 异质 | 多个 | (Goto,Nonaka,and Horai,1990) |
| C3254G,tRNA(Leu,UUR) | 异质 | 单一 | (Kawarai,et al.1997) |
| C3256T,tRNA(Leu,UUR) | 异质 | 单一 | (Hirai,et al.1998;Hao and Moraes,1996) |
| T3264G,tRNA(Leu,UUR) | 异质 | 单一 | (Suzuki,et al.2003) |
| T3271C,tRNA(Leu,UUR) | 同质 | 多个 | (Marie,et al.1994;Tarnopolsky et al.1998) |
| G3316A,ND1 | 同质 | 多个 | (Ohkubo,et al.2001;Odawara,Sasaki,and Yamashita,1996) |
| T3394C,NADH dehydr | 异质 | 多个 | (Hirai,et al.1996) |
| T3398C,NADH dehydr | 异质 | 多个 | (Chen,et al.2000) |
| G4284A tRNA(Ile) | 异质 | 单一 | (Corona,et al.2002) |
| 7472insertC,tRNA(Ser,UCN) | 异质 | 多个 | (Verhoeven,et al.1999) |
| 8281 heterogeneous length variant | 异质 | 单一 | (Montoya,et al.2009) |
| A8296G tRNA(Lys) | 异质 | 多个 | (Kameoka,et al.1998) |
| A8344G tRNA(Lys) | 异质 | 多个 | (Austin,et al.1998) |
| T8356C tRNA(Lys) | 异质 | 多个 | (Sano,et al.1996) |
| A10438G tRNA(Arg) | 异质 | 多个 | (Lynn,et al.1998) |
| C12258A tRNA(Ser,AGY) | 异质 | 单一 | (Choo-Kang,et al.2002) |
| T14577C | 异质 | 单一 | (Tawata,et al.2000) |
| A14693G tRNA(Glu) | 同质 | 单一 | (Tzen,et al.2003) |
| T14709C,tRNA(Glu) | 异质 | 多个 | (Damore,et al.1999;Vialettes,et al.1997) |
| T16189C,hypervariable region | 异质 | 多个 | (Poulton,1998) |

其中最为常见的突变为 A3243G,tRNA(Leu,UUR),其所致疾病为母系遗传性糖尿病与耳聋(maternally inherited diabetes and deafness,MIDD)。该疾病是以糖尿病和耳聋为主要症状的综合征,有母系遗传的家族史,可累及脑、眼、心、肾、肌肉及消化系统等多器官,在糖尿病人群中约占 1%。在 MIDD 患者的体内,线粒体 DNA 3 243 位的腺嘌呤被鸟嘌呤所取代,即 tRNA(Leu,UUR),这个突变会导致线粒体 tRNA 的三级结构发生改变。转运 RNA 的作用是将特定的氨基酸转运至核糖体,从而推进蛋白质的合成,其结构改变异常可使牛磺酸修饰(taurine modification)和氨基酰化(aminoacetylation)等生化过程受阻,从而影响线粒体呼吸链中的复合体 1 和 4(complex 1 and 4)的正常工作。因此 MIDD 最先累及代谢活跃的器官,如胰腺内分泌系统、耳蜗等。胰岛细胞中的线粒体功能异常导致 β 细胞合成、分泌异常及数量下降,从而形成胰岛素缺乏的糖尿病症状。

另一方面,体内不良的内环境如高糖、高脂血症,以及衰老等常见不良因素,对卵子的线粒体造成不可忽视的影响,如使线粒体肿胀、内膜电势能变化、ATP 产生减少、mtDNA 拷贝数异常,这些可能会影响卵细胞的成熟与胚胎的后续发育,但目前尚无直接证据表明与子代糖尿病发病率增加直接相关。

2. 细胞核表观遗传修饰改变导致的糖尿病　根据细胞核 DNA 的碱基序列不同,糖代谢相关基因多态性的积累可以改变子代糖尿病的遗传易感性(hereditary predisposition),这些遗传信息同等地遗传自父亲或者母亲,并非单纯的卵子来源,本章将不再赘述。随着对遗传的认识逐渐深刻,科研人员进一步发现,环境可以在 DNA 序列不变的情况下,对个体

打上可遗传的印迹,这个现象称为表观遗传学(epigenetics)。表观遗传学已成为科学研究的前沿和热点,其表现形式有 DNA 甲基化、组蛋白乙酰化、染色质可接近性、非编码 RNA 等。近年来,卵子来源的表观遗传学疾病成为研究热点。Ge 等发现,高脂饮食诱导肥胖小鼠,使其卵母细胞 *Leptin* 基因启动子区域的 DNA 甲基化水平升高、PPAR-α 降低,该甲基化状态可遗传至子代肝脏调控相应基因表达,诱发子代肥胖;Han 等发现,高脂饮食诱导的小鼠模型中,卵母细胞中的 *Dppa3* 基因表达下调,导致 DNA 去甲基化酶 Tet3 诱导的去甲基化水平增高,过度的氧化去甲基化使 DNA 受损,致使胚胎碎裂、停育,胎鼠生长受限。更有研究表明,辅助生殖技术本身(卵巢刺激、胚胎培养)对子代的代谢状态亦有影响。其中,卵子来源的糖尿病也可以用表观遗传学机制来解释。

早在 1999 年,Morgan 等就发现,在存活的黄色(A$^{vy}$/a)小鼠中,其 *Agouti* 基因(A)的上游插入了一个 intra-cisternal A particle(IAP)转座元件,导致 *Agouti* 蛋白在毛囊异位表达,毛色变深,成为野鼠色(*Agouti*),并且伴随糖尿病和肥胖。进一步观察发现,子代窝鼠的毛色和糖尿病的性状多与母亲相同。其机制是 IAP 转座元件区域的 DNA 甲基化水平升高,且该片段的表观修饰可以通过卵子将其传递至子代。

Huypens 等利用体外受精胚胎移植术(in vitro fertilization-embryo transfer,IVF-ET),分别取高脂饮食组(high-fat diet,HFD)、对照组(normal standard chow,NC)小鼠的精子和卵子在体外受精获得 2-细胞胚胎,再由对照雌鼠代孕并喂养。检测子代代谢情况发现,其中由高脂饮食雌鼠的供卵与对照组精子结

合发育成的小鼠［F1（NC♂×HFD♀）］较对照组［F1（NC♂×NC♀）］糖耐量降低，体重增加，出现肥胖和胰岛素抵抗的倾向。这个实验设计巧妙地排除了众多混杂因素，如高脂饮食诱发的受精前精液及生殖道的变化、母体妊娠分娩，以及哺乳的变化，甚至双亲体表及体内微生物谱以及哺育行为造成的变化。作者提示，可能是表观遗传学修饰的改变，诸如 DNA 甲基化、组蛋白修饰，以及蛋白质及代谢谱的改变导致了糖尿病的传代现象。

高雄激素症是育龄期妇女常见的生殖内分泌疾病，其发生率在不孕人群中高达 15%。既往的研究表明，卵泡内过多的雄激素干扰卵子发育潜能，并进一步影响受精和胚胎发育。近年来，通过辅助生殖技术的应用，高雄激素症女性可以获得与正常女性相当的妊娠率，但其子代的近远期健康状态并不明确，这一问题已经引起了科学家们的广泛关注。Tian 等开展了一项针对高雄激素症出生子代的前瞻性队列研究，对 1 782 名行辅助生殖技术助孕的女性进行了长达 6 年的随访。结果表明，妊娠前患高雄激素症的妇女，其子代在学龄前即表现出了显著升高的空腹血糖水平及胰岛素抵抗指数。更令人吃惊的是，这些儿童中有 2.56%（4/156）出现了前驱糖尿病（prediabetes），而这一概率在对照组中仅为 0.66%（7/1 060）。随着研究的进一步深入，发现高雄激素在体内和体外均改变人类卵母细胞中糖代谢相关印迹基因的表达，这一改变在子代外周血细胞中也同样存在。为了验证这一临床发现，课题组通过大鼠模型得到了类似的表型。妊娠前高雄状态的雌鼠，其子代在幼年期即出现了胰岛素分泌障碍及糖尿病，并且在成年后也不能得到纠正。研究还表明，高雄

状态不仅改变了亲代卵子（生殖细胞）关键印迹基因的甲基化和表达水平，尤为重要的是，通过代间遗传（intergenerational inheritance），这一表观遗传"烙印"被传递至了子代靶细胞——胰岛细胞（体细胞）中，并一直携带至成年。

**（三）胚胎源性糖尿病**

**1. 流行病学及临床研究**　Motrenko 在 2010 年提出配子和胚胎的异常发育可能导致出生后的健康隐患。人群的流行病学研究及实验室的动物实验研究都清楚地表明，胎儿在不适宜的宫内环境中发育可以引起子代持续伴随一生的代谢改变。不仅母亲糖尿病，母体/胎儿营养不良也会引起后代糖尿病易感性增加。许多研究证明，胎儿期和出生后营养不良的人群有糖耐量受损的潜在风险。如果他们坚持低热量饮食和运动，糖耐量可能维持正常，否则，热量摄入过高和运动不足将影响他们的葡萄糖代谢，增加糖耐量受损和 2 型糖尿病的发病率。这种效应在体重增加明显的人群表现最为明显。

宫内营养不良和低出生体重仍然在低/中等收入国家中普遍发生，这在不同种族中都会增加子代日后患慢性疾病的风险，特别是如果子代在婴儿期体重增长过多。在人类相关研究中，很难精准定位对母体营养不良反应最敏感的怀孕时间窗。对 1944—1945 年荷兰冬季饥荒期间出生人口的流行病学研究发现，母亲在饥荒期间受孕后出生的子代，相较于母亲妊娠晚期才经历饥荒出生的子代，前者出现了更高的糖脂代谢异常及精神分裂症的发病风险。这种现象可能与表观遗传修饰异常失调导致的生长调控印迹基因 *Igf2* 的 DNA 甲基化改变有关，且这种改变会一直持续到成年。另一项在非洲国家冈比亚的农村女性间展开

的研究,证明了女性在受孕前与怀孕期间平衡饮食对下一代健康的重要性。研究人员对在雨季与旱季受孕的女性进行研究,发现妇女的营养摄入有着极其明显的季节差异性,而这种差异会影响子代的出生体重、成年后的健康和死亡率。另有研究证明,上述子代情况的季节性变化与母体血浆中甲基供体生物标记物的季节性变化相一致。

肥胖造成了女性生育力的下降,并且增加了子代肥胖和患2型糖尿病等代谢疾病的风险。由于肥胖母体的循环系统中有高浓度的炎性因子、激素和代谢物,它们聚集于卵泡液中对卵母细胞的成熟和潜能造成不良影响。已有研究揭示,高能量摄入可引起母体肥胖,而且摄入高脂肪、胆固醇和碳水化合物会影响早期胚胎的发育,并引发后续效应。研究表明,相较于摄入正常升糖指数饮食的母亲孕育的子代,高糖饮食母亲生育的子代有更高的出生体重和皮肤皱褶厚度。

人类胚胎源性疾病的直接证据来源于辅助生殖技术,其各项操作包括促排卵、配子及胚胎体外培养,均涉及卵子成熟、胚胎着床前发育等敏感时期,再加上实施辅助生殖技术的患者本身存在的生殖障碍问题可能导致的不良微环境,容易损伤配子及早期胚胎的遗传和表观遗传等。促性腺激素药物促排卵、体外受精和胚胎体外培养过程中的各种物理和化学因素、配子和胚胎的冻融等操作都可能对配子/胚胎,甚至胎儿产生影响。由于辅助生殖作用的时期正是配子和胚胎的表观遗传和基因组印迹进行广泛重编程的关键时期,因此目前国际上对辅助生殖技术(ART)层面的安全性研究主要集中于辅助生殖各项主流技术引起的配子/胚胎表观遗传修饰变化,而与其后发生的胚胎源性成人疾病的关系报道极少。配子

和胚胎在受精和早期胚胎发育过程中暴露于体外培养及体外操作,是否会对这些子代的远期健康产生影响,相关研究也相对较少。已有调查提示,与自然受孕的子代相比,辅助生殖出生的儿童和青少年表现出代谢异常,包括空腹血糖升高、外周胰岛素抵抗、血脂异常和肥胖等风险,具体机制仍有待进一步研究。

2. 动物模型及相关实验 许多动物实验证明了母体肥胖和子代代谢疾病之间的关系。通过牛和小鼠的体外卵母细胞成熟模型,证明升高的脂肪酸浓度干扰了卵泡的生理功能,降低了卵母细胞的发育能力(包括囊胚的可变转录组和表观遗传组),从而导致早期胚胎的代谢能力和分化潜能被降低。肥胖母体的卵母细胞和受精后的胚胎中代谢、线粒体和染色体的共同改变对子代的发育发挥着重要影响。在小鼠模型中,肥胖母鼠的胎鼠和新生小鼠均偏小,但在出生后却出现了追赶生长,变得超重、肥胖和葡萄糖耐受不良。将肥胖母鼠的囊胚移植到正常代孕母鼠体内,尽管消除了孕期母体肥胖的因素,但仍然会发生与肥胖母鼠体内相似的伴发发育畸形的胎儿生长受限现象。类似的,在绵羊模型中,肥胖母羊的胚胎移植入非肥胖母羊体内,其出生的雌性子代表现出了肥胖倾向、肝脏和肌肉中胰岛素信号通路失调、肝脏中脂肪酸氧化异常。这些变化与肝脏中表观遗传学变化有关,包括调控胰岛素信号通路的小RNA的上调。也有研究表明,来自糖尿病母鼠的胚胎被移植到正常母鼠体内后,仍然像糖尿病母鼠妊娠一样会出现宫内生长迟缓、先天发育异常的表现。

在啮齿动物Emb-LPD模型的研究中发现,对母鼠在植入前胚胎发育的3~4天时间窗内喂食低蛋白饮食,而其他时间均喂食正常营养饮食,其子代的生长曲线、心血管、代谢、神

经行为在成年期会发生功能紊乱,提示母体在胚胎发育早期的营养不良可能对胚胎形成产生不良影响。Emb-LPD 母鼠体内循环的胰岛素和氨基酸浓度均下降,包括在植入前包绕胚胎的宫腔液中支链氨基酸的浓度。支链氨基酸是胚胎营养感受器的靶标,其使得囊胚可以通过 mTORC1 生长调节信号通路感受到周围环境营养状态。相比于喂养正常蛋白饮食的小鼠,Emb-LPD 小鼠的胚胎滋养层变得增殖性更强,在植入时表现出更加侵略性的迁移表型,并且增加了对母体宫腔液体蛋白的内吞以作为营养替代,生成能够更加有效向胎儿输送营养的胎盘。相似地,原始内胚层细胞也通过表观遗传学机制启动了补偿反应,在营养受限的环境中通过激活发育可塑性生理机制来稳定孕体生长,然而这种反应的激活也可能导致出生后过度生长。在大鼠中的研究也证明了母体妊娠期的营养不良增加了子代糖尿病和生长缺陷的发生率。在绵羊模型中,受孕前后给予孕母缺乏单碳代谢底物及辅酶(维生素 $B_{12}$、叶酸、蛋氨酸)的饮食,其雄性子代中出现了胰岛素抵抗,进一步研究表明这可能与子代 DNA 甲基化改变有关。

母体受孕期间酒精的摄入对子代的糖代谢也可能产生影响。研究者建立了大鼠孕期饮酒模型,发现母鼠在怀孕前后摄入酒精(液体饮食中 12%V/V),会引起子代葡萄糖不耐受等相关代谢异常。在母鼠受孕前 4 天起给予含酒精饮食直到妊娠第 4 天,发现其子代在 6 月龄时较对照组子代空腹血糖升高 10%~25%,糖耐量降低,胰岛素敏感性下降。这与肝糖原异生和外周血 Akt 信号通路改变有关,这些改变可能与孕晚期胎鼠肝脏中 DNA 甲基转移酶表达升高有关,表明母体受孕期间酒精摄入可能引起卵子或者早期胚胎

表观遗传修饰的改变,从而引起子代代谢功能紊乱。

在一个研究孕母年龄因素与子代健康的小鼠模型中,将 34~39 周龄(年老)和 8~9 周龄(年轻)的 C57BL/6 雌鼠分别与 CBA 雄鼠(13 周龄到 15 周龄)交配,发现相比于年轻雌鼠,年老雌鼠产生的囊胚总细胞数较少,主要是由于滋养层细胞的减少。年轻雌鼠或年老雌鼠产生的囊胚均被移植到年轻的 MF1 代孕母鼠体内(8~9 周龄),在子代小鼠出生后,30 周龄时对其进行糖耐量试验(glucose tolerance test,GTT),发现年老雌鼠的胚胎出生的子代糖耐量状况不如年轻雌鼠的胚胎出生的子代。研究者指出,母体年龄因素导致的上述组间差异在囊胚阶段就已确立,说明高龄有可能引起胚胎发育异常,进而引起子代糖代谢异常。

在辅助生殖技术动物模型中,得到了与人类研究相近的结果,小鼠的体外胚胎培养和胚胎移植可能导致子代生长曲线改变、血压相对偏高、心血管功能异常、葡萄糖和胰岛素失调,说明在胚胎期受到的各种影响都可能会对子代的糖代谢产生影响。

3. 遗传及表观遗传机制

(1)胚胎表观遗传学改变:胚胎期非常容易受环境因素的影响,而这些影响引起的改变在去除了暴露因素后仍然能够持续跨代遗传,这可能由表观遗传重编程引起。表观遗传重编程可能同时通过主动及被动的机制,来干预和塑造早期胚胎印迹机制。包含主动和被动的去甲基化及组蛋白修饰重组的表观遗传标记广泛重编程,在哺乳动物中这一过程从受精后早期阶段开始发生,直到确立合子的发展全能性。基因组印迹的发现确立了可以通过沉默一个等位基因位点而不用改变基因组 DNA

序列的基因表达遗传模式。

表观遗传变化(包括 CpG 簇的异常 DNA 甲基化和组蛋白 N-tail 的转录后修饰)会影响下游基因的表达,由此建立了世代繁衍的基础。这可能导致目前糖尿病在发展中国家和发达国家中的流行。一些印迹基因已经被证实是导致糖调控代谢过程受损的潜在原因,其中一些基因还被发现与人类代谢紊乱有关。*H19/Igf2*、*Gnas*、*Dlk1*、*Grb10*、*Plagl1* 基因印迹的改变与成人中包括肥胖和糖尿病的代谢紊乱相关。导致印迹基因具有对表达变化的独特敏感性的表观遗传及调控机制,可能在胚胎发生期就确立了,并且可能持续到成年。加之考虑到印迹基因在胎儿生长和成人代谢中的作用,印迹基因可能是影响胎儿"编码"成年健康状况的有力候选因素。在宫内生长受限的大鼠模型中发现,异常的宫内环境可以诱发调控胰岛 β- 细胞发育的关键基因的表观修饰,实验证明了染色质重塑和转录抑制之间的直接联系。对怀孕大鼠的日常摄入蛋白限制,会引起子代肝脏中糖皮质受体和过氧化物酶体增生物激活受体 γ- 基因的低甲基化,这可能是导致这些基因的被检测到表达增加的原因。

辅助生殖技术对长期健康的副作用似乎与受孕前后诱发的表观遗传学改变有关。ART 诞生的儿童发生罕见的印迹基因 DNA 甲基化错误相关的印迹失调的风险增加;印迹基因 *H19* 异常甲基化在培养的人胚胎中被报道。在小鼠模型中,胚胎培养会引起印迹基因失去他们的等位基因特异性表达(特别是生长调节基因 *H19/Igf2* 位点),并伴有胚胎、胎盘、胎儿组织中异常的甲基化模块。ART 引发的表观遗传谱异常可能从人类怀孕时的胎儿、胎盘组织,一直延续到儿童期调节生长的

易感基因,例如 *H19/Igf2* 位点。培养基的成分,尤其是白蛋白或血清组分及氨基酸代谢产生的铵离子聚集,可能会导致小鼠的表观遗传学状态的改变。即使只是有限的培养时间,也足够引起表观遗传学改变。胚胎培养也会改变小鼠非印迹基因的表达和甲基化,还能够改变甲基转移酶的表达。目前尚无直接证据表明 ART 中哪些步骤或培养基成分会对子代糖尿病发生产生可能的影响。

(2)胚胎基因表达改变:Cagnone 等研究了高糖血症对胚胎发育的影响。他们在卵裂早期(至 8~16 细胞期)用不同浓度的葡萄糖进行培养(0.2mM、1mM、2mM、5mM 及 10mM),然后将所有的胚胎用对照组即葡萄糖浓度 0.2mM 的培养液培养至囊胚期。他们发现在体外培养时,1~5mM 的葡萄糖浓度没有影响胚胎发育到 8~16 细胞期的速度,而 10mM 的葡萄糖浓度则会减慢胚胎到达 8~16 细胞期的速度并且阻碍了囊胚的发育,提示高糖可能会损害胚胎发育。但在卵裂早期,即使暴露于 5mM 葡萄糖浓度,就可影响囊胚期后续基因的表达。这些差异表达基因功能与细胞的运动、抵御外界伤害、钙离子调节等相关。

(3)胚胎基因突变:2 型糖尿病中有一类独特并且稀少的婴儿糖尿病类型。在绝大多数婴儿糖尿病的病例中,他们的父母并没有类似的疾病,其可能源于新的基因突变或染色体异常。婴儿糖尿病最常见的原因是 ATP 敏感的钾离子通道(KATP)基因和胰岛 β- 细胞表达的前胰岛素原(INS)基因的基因突变。这两个基因突变揭示了半数以上小于 6 月龄的新生儿糖尿病的发生。年轻的成年发病型糖尿病(maturity onset diabetes of the young,MODY)的定义是早发的非自身免疫性糖尿病,其在童年、青少年或成年早期发生。胰腺

β- 细胞的原发功能缺陷导致其发病。然而，残余的胰岛素分泌可以在诊断发病后仍维持数年，并且在诊断发病时通常尚不需要应用外源胰岛素。MODY 可能在所有 2 型糖尿病病例中占 1%~2%。基因杂合突变或 7 个易感基因的部分 / 全部基因缺失可能是导致 MODY 的原因。*MODY* 基因编码了葡萄糖激酶（glucokinase，GCK），转录因子 HNF1A、HNF1B、HNF4A、PDX1 和 NEUROD1 或胰岛素原（INS），每种基因都在胰腺 β- 细胞的发育和功能中起到关键作用。*GCK*、*HNF1A* 和 *HNF4A* 的突变是引起 MODY 的最常见原因。

### （四）胎儿源性糖尿病

人一生中的健康状况受到遗传因素和环境因素的共同影响。从胎儿期到青春期是人体对表观遗传变化（发育可塑性）最敏感的时期。胎儿在母体子宫内发育，完全依赖母亲提供的营养，母体条件可以刺激或抑制特定组织或器官的结构和功能发育，并可能导致后期的缺陷和疾病。这一效应被称为"成人疾病的胎儿起源"，或者更广泛地称为"健康与疾病的发育起源"（Developmental Origins of Health and Disease，DOHaD）。

在生命早期起作用的因素会在几十年后影响 2 型糖尿病和心血管疾病的风险，这一概念最初是由挪威流行病学家安德斯福斯达尔在 20 世纪 70 年代提出的。异常的子宫内环境可引起胎儿代谢的改变，最典型的例子是妊娠糖尿病的宫内不良环境，可对子代的糖代谢产生持久的影响，从而将糖尿病的发病风险传递给下一代。因此，成人糖尿病的胎儿起源概念，对公众健康具有重要意义。

1. 流行病学研究    Barker 的"成人疾病的胎儿起源假说"中认为，胎儿编程可能是 2 型糖尿病、代谢综合征和心血管疾病起源中的一个重要角色。在胎儿细胞快速分裂的关键时期，不良因素的干扰会导致永久的代谢或结构改变。营养不良相关胎儿生长受限具有长期的生理和结构效应，容易导致日后的远期疾病。有关赫特福德郡的研究中，对 370 名出生于 1911—1930 年间的男性根据出生体重进行分组，当这些男性被随访到 59~70 岁之间时发现，出生体重为 2 494g 的男性，其 2 型糖尿病或糖耐量受损的患病率是出生体重 4 310g 男性的 3 倍。因此，早期生长受限与糖耐量受损和非胰岛素依赖型糖尿病密切相关。胰腺，特别是产生胰岛素的 β- 细胞在子宫内的适应中起着重要的作用，可能会在以后的生命中产生影响。而胰岛素抵抗的发展因此在 2 型糖尿病中起着重要作用。赫特福德郡的研究报告说，407 名出生体重较低的男性和女性有较高的胰岛素抵抗综合征的患病率。van Assche FA 证实出生时较小的婴儿有较少的 β- 细胞。而在印度南部进行的一项涉及子宫内生长受限和 2 型糖尿病的男性和女性的研究表明，他们既有胰岛素抵抗的迹象，又有胰岛素缺乏的迹象。在极端条件下（如严重饥荒），如果胎儿生长受限、早产，甚至自发流产，则母亲的利益可能占主导地位，以维持母亲的健康，以便母亲能够存活下来，以后再生育。

胎儿源性糖尿病最经典的证据来源于荷兰大饥荒。将荷兰饥荒期间母亲怀孕出生的成年男性和女性与出生于 1 年前或之后的成年男性和女性进行比较，发现前者的 2 小时血糖浓度、空腹胰岛素原水平及 2 小时胰岛素浓度明显高于后者。在第二次世界大战的 6 个月期间，以前饱食的人口被剥夺了粮食供应；孕妇遭受严重饥饿。妊娠期间的营养不良，尤其是在妊娠晚期缺乏粮食的情况下，会导致后代较高的糖耐量受损、NIDDM 和心血管风险。由此可见胎儿营养不良可以导致成年后胰岛素抵抗和 2 型糖尿病。

潜在的糖尿病倾向和妊娠期代谢压力的结合可能导致妊娠糖尿病，这种妊娠糖尿病本身就是下一代糖耐量受损和妊娠糖尿病的诱因，通过这一机制，妊娠糖尿病代代相传。对人类的研究表明，在怀孕期间暴露于母亲营养过剩、肥胖或糖尿病会使后代易患肥胖症和 2 型糖尿病。无论父亲是否为糖尿病，在糖尿病母亲（第一代）子代的胎儿（第三代）中发现胰岛增生和 β - 细胞脱颗粒，而在正常母亲的胎儿中，即使父亲是糖尿病母亲的后代，胰岛都是正常的。这些数据支持了这样的假设：过度刺激胎儿内分泌胰腺会对第三代胎儿产生长期后果。仔细处理妊娠糖尿病的重要性以及怀孕期间充分的母亲营养的重要性是显而易见的。在贫穷地区，母亲的暂时或慢性营养不良是很常见的，或者像在富裕地区所看到的那样，过度消费高热量／高脂肪饮食也会损害正常的胎儿发育，并导致子代糖耐量受损，怀孕时子代女儿也会患有妊娠糖尿病，由此引发了代代相传妊娠糖尿病的连锁反应。预防或治疗母亲的妊娠糖尿病，将防止妊娠糖尿病传递给其直接后代，从而防止其子女影响后代。这种胎儿糖耐量受损、2 型糖尿病、妊娠糖尿病和／或代谢综合征的程序可能会在很大程度上加重糖尿病的负担。

2. 动物实验　哺乳动物胎儿在母体子宫内发育，完全依赖母亲提供的营养，母体代谢紊乱改变了母体对胎儿的营养供应，可在胎儿发育过程中诱发结构和功能异常，对后代一生的生长和代谢产生持久的影响。不同发育时期发生的营养不良模型有所不同，其中一些与热量限制、蛋白质限制和高脂饮食等有关。

Hales 构建了一种大鼠模型，给怀孕和哺乳期的大鼠分别喂食含蛋白质 200g/kg 的食物或含 80g/kg 蛋白质的等能饲料。在怀孕期间被喂食低蛋白食物的孕鼠，虽然没有观察到对产仔数或生活能力有显著的不利影响，但幼仔出生体重减少了大约 15%，并且出现明显发育迟缓，胰腺细胞增殖减少，胰岛体积减小，血管化，胰岛细胞功能下降。而对妊娠后半期的母犬进行食物限制，发现其胎儿生长受限，幼犬胰腺和肝脏重量减低，并且这些幼犬从 3 周龄的相对低血糖状态逐渐发展为 9 月龄时的高血糖，胰岛素敏感性也增加。

在现代社会中，产妇在妊娠期间和产后的营养往往是充足甚至过量的。因此科学家也研究了孕期和／或产后的营养过剩对胎儿和新生儿的影响。对母鼠孕期进行高脂或高胆固醇喂养，其后代出现与人类代谢综合征非常相似的表型。猪油喂养的大鼠的成年后代出现高胰岛素血症和高血糖，伴随着全身胰岛素敏感性降低，胰岛 β- 细胞分泌胰岛素受损，胰腺超微结构改变。妊娠期高脂喂养可能会导致母体高胰岛素血症，干扰胎儿期的发育编程，影响后代的胰腺发育、β- 细胞功能、葡萄糖稳态和胰岛素敏感性。

妊娠糖尿病是宫内高糖环境的典型代表。大量临床流行病学研究发现，妊娠糖尿病母亲，其子代发生儿童期、青春期或成年期糖尿病的风险显著增加。由于糖尿病是一种同时具有遗传和环境因素作用的疾病，妊娠糖尿病母亲的子代发生肥胖和糖尿病风险增加，其机制可能包括遗传和环境因素两方面。但已有多项研究指出，排除遗传因素后，其子代糖尿病发病率仍增加，且受累子代通过遗传和环境作用可再传递给下一代，进而形成恶性循环，威胁全球人类健康。我们前期研究中，建立了妊娠糖尿病小鼠传代模型,子一代出生后由血糖正常的母鼠代为哺乳直至3周龄断乳。研究发现,宫内高糖环境出生的子一代小鼠出生体重显著降低,经过血糖正常的母鼠代为哺乳后,3周龄和8周龄的体重与对照组无显著差异。虽然生长早期(3周龄)糖耐量正常,但胰腺比重增加,透射电镜显示胰岛细胞中内质网明显肿胀、结构紊乱,在8周龄时出现糖耐量异常;子二代小鼠出生体重显著增加,且具有明显的亲源性遗传效应,3周龄和8周龄的体重与对照组无显著差异;但是在生长早期(3周龄)就发生糖耐量异常,胰腺比重增加;透射电镜显示3周龄时胰岛细胞中内质网明显肿胀、结构紊乱,至8周龄时胰岛细胞内质网结构有所修复,然而8周龄时的糖耐量仍然异常。进一步分析发现,宫内高糖环境出生的子一代和子二代雄鼠糖耐量异常表型均较雌鼠更加明显。进一步研究发现,宫内高糖环境出生子一代及子二代小鼠胰岛细胞表现为葡萄糖刺激后胰岛素释放功能受损,*Igf2*及*H19*基因表达均显著低于对照组。子一代和子二代雄鼠胰岛印迹基因表达异常均较雌鼠更加明显。胎鼠胰岛细胞经体外高糖培养后,*Igf2*及*H19*基因表达均显著低于对照培养组。提示宫内高糖环境出生子代小鼠胰岛的葡萄糖刺激后胰岛素释放功能受损,是导致子代糖耐量异常表型的主要原因之一,印迹基因*Igf2*、*H19*表达降低,可能为胰岛细胞功能异常的潜在机制。

胰岛素抵抗的潜在发病机制是下丘脑-垂体-肾上腺轴的过度激活及其设定点的改变,导致自发和在促肾上腺皮质激素刺激后皮质醇水平的增加,这种情况类似于慢性压力下的情况。宫内生活中皮质醇水平的升高导致内皮损伤和功能障碍,导致心血管疾病的后期

发展和胰岛素抵抗的发展,这与代谢综合征的其他参数有关。据报道,妊娠大鼠在妊娠期特定时间给予糖皮质激素,可促进代谢综合征表型,导致后代在晚年高血压和胰岛素抵抗。

3. 遗传及表遗传机制　2型糖尿病的易感性可能是由于遗传因素、宫内"编程"、加速的儿童生长和生活方式因素。这些因素不应被视为相互排斥的,而是可以很容易地结合起来,形成一种生命历程的途径。"胎儿胰岛素"假说认为,破坏胰岛素功能的突变可能是低出生体重和后期发生2型糖尿病的原因。例如,破坏葡萄糖激酶的突变导致低出生体重和青年发病的2型糖尿病,但这些突变是极其罕见的,不可能是肥胖和2型糖尿病流行的主要潜在因素。"节约表型"假说认为,妊娠期营养不良可导致胎儿在器官和组织生长过程中能量利用的适应性限制,从而保证胎儿的生存。然而,产后这些适应性的保存会使后代产生过多的卡路里积累,从而导致肥胖和相关的代谢疾病。同时,"不匹配"假说认为,胎儿的新陈代谢程序作为对子宫环境中低营养物的反应,当胎儿在产后暴露于完全不同的环境,即大量卡路里时,也会对后代不利。

对实验动物的研究和对人类种群的流行病学研究都清楚地表明,胎儿在不利的子宫内环境中发育,可导致子代终生代谢的持续改变,母亲糖尿病或母/胎营养不良,无论是定量还是定性,都能诱发子代的糖尿病风险。在胎儿和出生后生活期间营养不良的人群中,糖耐量有潜在的损害倾向。只要他们保持低热量饮食,糖耐量就保持正常;当他们有较高的卡路里摄入量和较低的体力活动时,糖耐量受损和2型糖尿病的发生率便急剧上升。

关于宫内高糖环境引起子代糖尿病的发病机制,已有少量研究从器官和细胞水平,提

出了血管生成异常、胰岛发育改变、胎儿高胰岛素等可能作用机制。但多数研究停留在直观的代谢以及形态学改变方面,对分子水平的调控机制缺乏深入探讨,也因此无法进行有效的源头干预。近年来,表观遗传学的兴起及其在环境暴露与疾病发生关系中的重要作用越来越引起人们的重视,也提示我们表观遗传机制如基因组印迹(genomic imprinting)改变可能在妊娠期高糖子代的慢性疾病易感性方面发挥作用。更令人担心的是,这种遗传修饰模式的改变还可能世代相传。

表观遗传改变是细胞记忆异常宫内环境的一种管家,早期发育引起的表观遗传修饰可能通过过早地推进正常的衰老过程而增加对年龄相关疾病的易感性。人类有非常相似的遗传密码,但它们在基因表达、表型的最终结果上有很大的差异。个体间的某些变异是由于我们每个人都存在 50 000 个单核苷酸多态性(single nucleotide polymorphism,SNP)。然而,即使是同卵双生子,尽管具有相同的遗传密码,也不是完全相同的。我们继承父母双方的基因,然而,对于其中一些基因,只表达来自父母一方的信息。显然,表型必须由更多的信息来决定,而不是仅编码在 DNA 序列中。部分原因在于另一种编码系统,即表观遗传编码,即人类获得了基因表达的灵活性,从而使我们的表型具有可塑性。这个表观遗传密码是一个系列,加在 DNA 或蛋白质(组蛋白)上的标记,而 DNA 被包裹在这些蛋白质(组蛋白)上。

最清楚的标记是 DNA 甲基化,但组蛋白、染色质和 RNA 干扰的共价修饰也介导了基因表达的表观遗传调控。其中一些表观遗传标记可以由受影响的个体中的儿童持续到成年。怀孕期间的母亲营养也可以通过胎儿基因组的表观遗传改变来规划成人疾病的易感性,这种改变影响成人的基因型和表型。表观遗传的改变来源于与 DNA 序列无关的机制。氨基酸和微量营养素的存在可能改变 DNA 甲基化或改变组蛋白。例如,培养小鼠胚胎中氨基酸缺乏导致基因组 DNA 甲基化降低和正常沉默的父本 *H19* 等位基因的异常表达;喂食低蛋白饮食的大鼠通常会出现胎肝 DNA 中胞嘧啶和腺苷残基甲基化的现象;妊娠期宫内高糖环境出生的子一代及子二代小鼠胰岛 *Igf2* DMR2 和 *H19* DMR 的甲基化程度均较对照组明显增高。因此,表观遗传修饰是一种影响胎儿程序设计、产后疾病易感性和基因组植入的分子机制,后续干预能否逆转子宫表观遗传效应尚不清楚。认识表观基因修饰在新生儿疾病中的作用,有助于更好地理解这些疾病的发病机制,并能为今后的治疗和预防提供新的见解。

总之,不平衡的母亲饮食或身体成分,从贫穷到富裕的环境,都会对后代应对以后的挑战产生不利影响,如肥胖饮食或缺乏体育活动,增加今后患病的风险,并诱发胰岛素抵抗和 2 型糖尿病。预防 2 型糖尿病必须从早期开始,并在整个生命过程中持续进行。因此,应特别重视预防。最佳的宫内环境和避免一个肥胖的产后环境,以尽量减少易受损害的成人健康结果。

**(五)婴幼儿起源糖尿病**

1. 流行病学及临床研究　胎儿生长受限和低出生体重与 2 型糖尿病之间的联系已经被大量流行病学调查研究证实。发育起源假说认为,早期发育阶段的营养不足与成年后增加的 2 型糖尿病风险有关。一项对 7 837 名经历了 1944—1945 年荷兰大饥荒,彼时年龄处于 0~21 岁女性的研究,探索了饥荒与成年后患 2 型糖尿病关系。对混杂因子(如经历饥荒时的年龄、吸烟及受教育水平)进行调整后，调查结果表明暴露于饥荒与 2 型糖尿病风险的升高呈相关性，且呈程度依赖性。在那些饥饿程度较轻的女性中，调整年龄后的患 2 型糖尿病的风险比为 1.36(与未暴露于饥饿的女性相比)；那些饥饿程度较重的女性中，调整年龄后的患 2 型糖尿病的风险比为 1.64。这项研究用个体资料提供了第一手证据——在产后经历短时间的或轻或重的饥荒与营养低下，增加了成年后患 2 型糖尿病的风险。

1990 年左右，Barker 对 1920—1930 年出生于赫特福德郡的 468 位知晓出生体重及出生 1 年体重的受试者进行了随访，主要记录了随访对象的随机血浆葡萄糖、胰岛素、胰岛素原和 32-33 分裂胰岛素原浓度，以及饮用 75g 葡萄糖后 30 分钟和 120 分钟内血浆葡萄糖及胰岛素浓度。研究表明，早期生长受限与葡萄糖耐量受损和非胰岛素依赖型糖尿病密切相关，也与 β- 细胞功能紊乱的标志——32-33 分裂胰岛素原的血浆浓度升高有关。

在 20 世纪 20 年代末和 30 年代初，两股强大的热带风暴袭击波多黎各，摧毁了农作物，产生了与胎儿起源假说一致的长期后果。在经历风暴后的处于子宫或婴幼儿期的个体，更有可能患糖尿病、高血压、高胆固醇，并且接受正规教育的概率更低。数据来源于 1996—2008 年疾病控制中心的行为风险因素监测系统调查，分析基于 1920—1940 年出生的个体，特别指出受影响人群的糖尿病发生率比未受影响者高出 22%，且风暴对女性的糖尿病发生率、教育状况、身高的影响大于男性。

一项美国的前瞻性出生队列研究阐述了早产儿与出生时和儿童早期随机血浆胰岛素水平之间的关系。对出生时(脐带血)和婴幼儿期(静脉血液)随机血浆胰岛素水平的测量发现：调整混杂因素后，婴儿出生时血浆胰岛素水平与孕龄呈负相关。在儿童早期也观察到这种关联。这项研究进一步支持了之前报道的早产与胰岛素内稳态改变之间关系的研究，即早产儿在儿童期、青年期和成年期的胰岛素抵抗概率增加。研究结果表明，有早产史的青少年和成年人所表现出的胰岛素抵抗可能来源于子宫，并且发生于小于胎龄儿(small for gestational age，SGA)足月婴儿的遗传变化也可能发生在早产儿，无论他们是 SGA 还是适于胎龄儿(appropriate for gestational age，AGA)。这些发现提供了额外的证据，表明早产(小于 37 周)及早期出生(37~38 周)可能是胰岛素抵抗和 2 型糖尿病未来发展的危险因素，了解早期生命起源和早期预防胰岛素抵抗和 2 型糖尿病的意义值得进一步研究。但早产和出生时、儿童早期胰岛素升高之间的关联仍存在争议，也有研究认为其无明显相关性。

2. 动物模型及相关实验动物研究　在我们目前对分子机制在肥胖和 2 型糖尿病的发展起源中所扮演角色的理解中发挥了关键作用，低出生体重和高出生体重都会造成机体胰岛素抵抗的出现，进而导致 2 型糖尿病的发生发展。与人类暴露于相似的条件下，动物产生了与人类相似的表型变化。在小鼠实验中，喂养高脂饲料雌鼠的后代肥胖症发生率增加，且出现了葡萄糖耐量受损、胰岛素抵抗和高血压。此外，子代显示肝脏胰岛素抵抗，这可能与肝脏胰岛素关键信号蛋白有关，包括胰岛素样基质(IRS-1)的表达减少，IRS-1 第 307 位丝氨酸残基磷酸化上调，并且这些动物更易发展成非酒精性脂肪肝(nonalcoholic fatty liver disease，NAFLD)。

另外，在漫长的进化过程中，食物供应充足和运动过少的生活方式使得猪的遗传基因表达调控发生了显著变化:一方面机体能将丰富的营养供应快速转化成脂肪储存起来;另一方面通过遗传基因表达变化来维持血糖代谢和血脂代谢的相对稳定。有研究报道,500 多年前有一群家养猪被放到格鲁吉亚海岸 Ossabaw 岛上,从此生活在食物供给贫乏和体力活动过量中,后来人们将 Ossabaw 岛上的猪与它们具有相同遗传背景的近亲品系共同饲养在食物充足和低运动量的生活环境中时,Ossabaw 岛上的猪竟然患上了肥胖症和糖尿病。这一发现说明,漫长的环境选择作用引起了糖尿病易感性的变化。

3. 遗传及表遗传机制 遗传关联研究可以揭示常见的基因变异,解释低出生体重与以后生活中疾病之间的关联。新的研究表明,先前与 2 型糖尿病或心血管疾病相关的各种常见遗传变异与低出生体重有关。在不同群组中,最常研究的遗传变异包括胰岛素可变数目串联重复(INS VNTR)基因变异、胰岛素样生长因子 -1(IGF-1)基因中的各种变异,以及过氧化物酶体增殖物激活受体 γ2(PPARc2)变异等。值得一提的是,*PPAR-g2* 基因和出生时的体型大小之间有着密切的联系,也与胰岛素敏感性、2 型糖尿病和脂质代谢有关。这些基因变异的生物学作用已经在将它们与胰岛素和IGF-2 的基因表达分别与 IGF-1 血清水平和胰岛素代谢相关联的研究中得到证实。迄今为止,这些基因变异似乎至少在一定程度上解释了低出生体重和远期健康与疾病之间的关联。

近年来的研究表明,表观遗传现象,即基因表达被 DNA 甲基化修饰,对早期生活中的营养环境很敏感,可能是一种潜在的编程机制,可能将不平衡的早期生命营养状态与改变的疾病风险联系起来。表观遗传学可以被定义为对基因表达中可遗传变化的研究,而不涉

及 DNA 序列的改变。表观遗传过程在调节组织特异性基因表达中起着重要的作用,因此这些过程的改变可能会导致基因功能和新陈代谢的长期变化,这些变化贯穿整个生命过程。已有研究阐释早期营养可能改变表观基因组,产生不同的表型并改变疾病易感性,尤其是葡萄糖代谢受损的情况。然而相比于出生后,胎儿在宫内发育时期更易受宫内环境影响,产生特定组织 DNA 甲基化等表观遗传学变化,已在前述章节中作具体介绍。

## 三、糖尿病的跨代遗传

隔代遗传或跨代遗传,是由于基因重组或者表观遗传修饰导致生物体的某一性状在间隔若干代后又重新出现的一种遗传方式。这种遗传并不是每一代都出现患者,可能相隔两代或三代才出现。跨代遗传是遗传、表观遗传及数量遗传共同作用的结果。

哺乳动物的表观遗传变化可能是偶然出现的,也可能是由环境(毒素、营养和应激等)引起的。如果母亲(亲代,F0)孕期暴露于不良环境,那么胎儿(子一代,F1)可能受到宫内环境的影响,胎儿生殖系(未来的子二代,F2)也会受到影响,这些属于代间遗传。只有在F2 没有受到暴露的情况下,子三代(F3)个体及其后代的表型才能被认为是真正的跨代遗传。在诱发表观遗传变化的雄性中,父方本身(亲代,F0)及其生殖细胞(未来的子一代,F1)暴露于不良环境,因此 F1 受到影响被认为是代间遗传,而 F2 个体及其后代的表型可以被认为是跨代遗传(图 15-7)。

流行病学调查显示,在瑞典 Overkalix 种群中,从同时代的记录中推断出当时的食物供应情况,发现与后代发生 2 型糖尿病和心血管疾病的可能性相关。那些祖父在儿童时期有

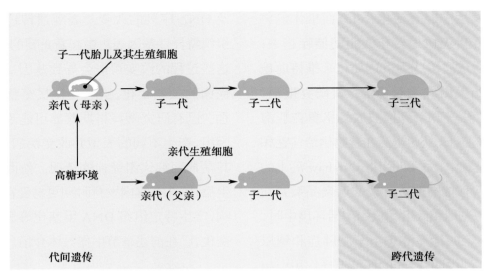

**图 15-7 代间遗传和跨代遗传效应（以糖尿病为例）**

充足的食物供应的人,成年后与 2 型糖尿病相关的死亡率增加。来自同一人群的进一步证据表明,通过父系传递的发育编程将祖父母食物供应与孙子女的相对死亡率联系起来。这些影响通过父系以性别特定的方式传递,父系祖父的食物供应与男性第二代后代的相对死亡率相关,而父系祖母的食物摄入量与女性第二代的表型相关。

尽管已经证实了父亲空腹血糖受损和糖耐量异常对后代代谢的影响,但介导这些影响的确切分子机制仍然很不清楚。研究显示,父亲前驱糖尿病可导致后代的糖耐量异常和胰岛素抵抗。与对照组相比,糖尿病前期父亲的子代在胰岛中呈现出基因表达模式改变,其中涉及葡萄糖代谢和胰岛素信号通路的基因表达下调。子代胰岛的表观基因组分析显示胞嘧啶甲基化的许多变化受父系糖尿病影响,包括多个胰岛素信号通路相关基因的甲基化改变。父系前驱糖尿病改变了精子整体的羟甲基模式,其中很大一部分甲基化差异的基因与后代胰岛的差异基因重叠,揭示了糖尿病前期可以通过哺乳动物生殖系的表观遗传机制进行跨代遗传。同样,高脂饮食喂养的雄性大鼠可导致 F2 代后

代糖耐量受损的跨代遗传。

化学物质 vinclozolin 诱导表遗传改变的大鼠模型发现,每一代大鼠 DNA 甲基化和非编码 RNA 改变不同,直接暴露的 F1 和 F2 代不同于 F3 代精子表观遗传修饰,有趣的是,在 F3 代精子中也发现不同组蛋白保留位点数量增加了,但在 F1 代或 F2 代中不存在这种现象。表明直接暴露世代(F1 和 F2)表观遗传改变与跨代精子表观遗传改变是不同的。虽然大多数已发表的研究从技术上讲是合理的,但是仍需进一步的验证;关于内分泌干扰物和高脂饮食影响 DNA 甲基化导致跨代遗传的效应仍存在争议。

在植物、线虫和果蝇,跨代表观遗传是有据可查的。这种形式的遗传可能使得种群更加适应波动的环境。但对于哺乳动物,特别是人类,尚未可知这是否也是正确的。几乎所有的实验性小鼠模型和人类中的少数观察都涉及有害的特征,如先天畸形、糖耐量异常、肥胖、心血管疾病、肿瘤等,一个例外似乎是肝脏伤口愈合,这可能是因为负面效应比正面效应更容易被发现。在哺乳动物中很少观察到染色质标记的跨代遗传,这可能是哺乳动物生殖细胞发育和早期胚胎发生过程中的广泛表观

遗传重编程的副作用,也可以作为防止不良环境所致异常表观修饰进一步传递的机制。

在跨代遗传的动物研究中,对于小鼠和大鼠的研究,需要使用近交系和严格控制的环境。当雌鼠孕期受到不良环境影响时,必须研究 F3 及其后代,以便排除不良环境对胚胎的体细胞和生殖细胞的直接影响。更理想的是使用体外受精、胚胎移植和代孕母亲。当雄性动物暴露于不良环境刺激,必须研究 F2 及其后代,以排除环境对亲代生殖细胞的暂时性影响。

如果可能的话,应该从受影响的生殖细胞中移除相关因子并证明有纠正效果,或者使生殖细胞中相关因子表达增加并证明其致病效应。虽然已经可以将 RNA 分子或小 RNA 从暴露动物的精子中提取并注射到正常的合子中,但是 DNA 甲基化和组蛋白修饰并不容易操作,尽管 CRISPR/Cas9(Clustered Regularly Interspersed Short Palindromic Repeats/CRISPR-associated nuclease 9)为基础的表观基因组编辑正在开发并用于这个目的,但所有这些在人类身上几乎无法做到。因此,对跨代遗传深入的研究需要更加直接证据,证明生殖细胞中的表观遗传因子导致后代的表型效应。

(丁国莲)

## 参考文献

1. ALONSO-MAGDALENA P, QUESADA I. Nadal A. Endocrine disruptors in the etiology of type 2 diabetes mellitus. Nat Rev Endocrinol, 2011, 7 (6): 346-353.

2. BATESON P, BARKER D, CLUTTON-BROCK T, et al. Developmental plasticity and human health. Nature, 2004, 430 (6998): 419-421.

3. BLACK RE, ALLEN LH, BHUTTA ZA, et al. Maternal and child undernutrition: global and regional exposures and health consequences. Lancet, 2008, 371 (9608): 243-260.

4. CHEN Q, YAN MH, CAO ZH, et al. Sperm tsRNAs contribute to intergenerational inheritance of an acquired metabolic disorder. Science, 2016, 351 (6271): 397-400.

5. DEVASKAR SU, THAMOTHARAN M. Metabolic programming in the pathogenesis of insulin resistance. Rev EndocrMetab Disord, 2007, 8: 105-113.

6. DING GL, WANG FF, SHU J, et al. Transgenerational glucose intolerance with Igf2/H19 epigenetic alterations in mouse islet induced by intrauterine hyperglycemia. Diabetes, 2012, 61 (5): 1133-1142.

7. DOMINGUEZ-SALAS P, MOORE SE, BAKER MS, et al. Maternal nutrition at conception modulates DNA methylation of human metastable epialleles. Nat Commun, 2014, 5: 3746.

8. FLEMING TP, WATKINS AJ, VELAZQUEZ MA, et al. Origins of lifetime health around the time of conception: causes and consequences. Lancet, 2018, 391 (10132): 1842-1852.

9. GODFREY KM, GLUCKMAN PD, HANSON MA. Developmental origins of metabolic disease: life course and intergenerational perspectives. Trends Endocrinol Metab, 2010, 21 (4): 199-205.

10. HEARD E, MARTIENSSEN RA. Transgenerational Epigenetic Inheritance: Myths and Mechanisms. Cell, 2014, 157: 95-109.

11. HORSTHEMKE B. A critical view on transgenerational epigenetic inheritance in humans. Nat Commun, 2018, 9 (1): 2973.

12. HUYPENS P, SASS S, WU M. Epigenetic germline inheritance of diet-induced obesity and insulin resistance. Nat Genet, 2016, 48 (5): 497-499.

13. JIMENEZ-CHILLARON JC, ISGANAITIS E, CHARALAMBOUS M, et al. Intergenerational transmission of glucose intolerance and obesity by in utero undernutrition in mice. Diabetes, 2009, 58 (2), 460-468.

14. KAHN SE, HULL RL, UTZSCHNEIDER KM. Mechanisms linking obesity to insulin resistance and type 2 diabetes. Nature, 2006, 444 (7121): 840-846.

15. MAASSEN JA, JANSSEN GM, HART LM. Molecular mechanisms of mitochondrial diabetes (MIDD). Ann Med, 2005, 37 (3): 213-221.

16. MARESCH CC, STUTE DC, ALVES MG, et al. Diabetes-induced hyperglycemia impairs male reproductive function: a systematic review. Hum Reprod Update, 2018, 24 (1): 86-105.

17. NADAL A, QUESADA I, TUDURÍ E, et al. Endocrine-disrupting chemicals and the regulation of energy balance. Nat Rev Endocrinol, 2017 Sep; 13 (9): 536-546.

18. NG SF, LIN RC, LAYBUTT DR, et al. Chronic high-fat diet in fathers programs beta-cell dysfunction in female rat offspring. Nature, 2010, 467 (7318): 963-966.

19. OZANNE SE, HALES CN. Early programming of glucose-insulin metabolism. Trends Endocrinol Metab, 2002, 13 (9): 368-373.

20. REIK W, DEAN W, WALTER J. Epigenetic reprogramming in mammalian development. Science, 2001, 293: 1089-1893.

21. TIAN S, LIN XH, XIONG YM, et al. Prevalence of Prediabetes Risk in Offspring Born to Mothers with Hyperandrogenism. EB io Medicine, 2017, 16: 275-283.

22. TOBI EW, GOEMAN JJ, MONAJEMI R, et al. DNA methylation signatures link prenatal famine exposure to growth and metabolism. Nat Commun, 2014, 5: 5592.

23. VAN ABEELEN AF, ELIAS SG, BOSSUYT PM, et al. Famine exposure in the young and the risk of type 2 diabetes in adulthood. Diabetes, 2012, 61: 2255-2260.

24. WEI Y, YANG CR, WEI YP, et al. Paternally induced transgenerational inheritance of susceptibility to diabetes in mammals. Proc Natl Acad Sci U S A, 2014, 111 (5): 1873-1878.

## 第四节　心血管疾病的发育起源

　　心血管疾病是由心脏和血管疾患引起的疾病，包括冠心病、脑血管疾病、高血压、周围血管疾病、风湿性心脏病、先天性心脏病、心力衰竭及心肌病。心血管疾病是一种严重威胁人类健康，特别是 50 岁以上中老年人健康的常见病，具有高患病率、高致残率和高死亡率的特点。根据《中国心血管病报告 2018（概要）》公布的数据显示，我国心血管病现患病人数达 2.9 亿，即 4.5 人中就有 1 人患心血管疾病。在患心血管病人群中，脑卒中为 1 300 万，冠心病为 1 100 万，肺原性心脏病为 500 万，心力衰竭为 450 万，风湿性心脏病为 250 万，先天性心脏病为 200 万，而高血压达 2.45 亿。心血管病死亡率居首位，高于肿瘤及其他疾病，占居民疾病死亡构成的 40% 以上，特别是农村近几年来心血管病死亡率持续高于城市。心血管病死亡率在农村为 45.01%，城市为 42.61%。今后 10 年至数十年随着老年人口的增加、工作和环境压力增大，心血管病患病人数将会快速增长。由心血管病造成的经济负担和社会负担也日渐加重，尤其是低收入人口较多的农村居民心血管病死亡会大幅增加。心脑血管病住院总费用也在快速增加，2004 年至今，年均增速远高于国民生产总值增速。此外，目前即使应用最先进、最完善的治疗手段，仍有 50% 以上的脑血管意外幸存者生活不能完全自理。中国心血管病负担日渐加重，已成为重大的公共卫生问题，防治心血管病刻不容缓，这对我国的医疗健康领域是一个重大挑战。

有关心血管病的发病机制和治疗一直是医学领域研究的重中之重，目前认为心血管病的发生与平时的生活环境有着密不可分的关系。生活环境包括饮食结构、工作生活压力、从事的工作性质、体重、身体锻炼等。一直以来，临床对心血管病的发病机制的研究重点围绕疾病发生的过程，而对于生命早期过程中环境对心血管病发生的影响知之甚少。到目前为止，越来越多的证据表明，在生命早期不良内、外环境，包括不适当的宫内营养、母亲怀孕前的代谢异常，以及出生后发育环境异常可以对心血管系统的健康产生负面影响。异常环境涉及生命各个时期的营养不足和营养过剩。胎儿时期营养不良可以由母亲营养不良或胎盘功能障碍引起，这些通常与妊娠高血压疾病或母亲糖尿病控制不佳有关。宫内营养过剩最常见的原因是母亲营养素摄入过多和母亲糖尿病。子宫内营养失衡似乎通过增加其心脏代谢危险因素和直接影响血管结构和功能而影响后代的血管健康。

1976 年，《新英格兰医学杂志》发表了一篇目前看来是里程碑的论文。来自美国哥伦比亚大学的研究团队，调查了 1944 冬季至 1945 年春季出生在荷兰因德国军事封锁而导致的著名荷兰大饥荒的人群后发现，饥荒导致孕妇营养摄入明显减少，胎儿宫内发育受限。孕妇在妊娠早期、中期或晚期遭遇荷兰大饥荒后生育的子代成年后健康状况不同：妊娠早期遭遇饥荒而出生的人群成年后肥胖率明显高于正常人群，而妊娠后期遭遇饥荒而出生的人群则相反，成年后肥胖率明显低于正常人群。讨论造成这一差别的原因时，作者认为妊娠早期宫内营养受限则影响下丘脑摄食中枢发育，导致成年后摄食过度而肥胖增加，而妊娠晚期胎儿正好处在脂肪组织发育期，宫内营养受限导致了脂肪组织发育受限，成年后脂肪生成受损而不易肥胖。

进入 20 世纪 80 年代，英国流行病学家 David JP Barker 博士对宫内营养受限和出生子代成年后心血管病的关系进行了系统的流行病学调查研究，发现成人代谢性疾病，尤其是心血管病的发生与患者胎儿时母亲宫内营养受限有着高度的相关性，于 1990 年提出了"成人疾病的胎儿起源"（fetal origins of adult disease，FOAD）假说，即著名的 Barker 学说。其后许多回顾性和前瞻性临床研究都揭示了出生时低体重与成年期心血管疾病的发展之间的显著关联性。新生儿低出生体重及出生后 1 年内体重低于正常的幼儿，其长大成人及步入老年后心血管病发病率和死亡率明显高于出生体重正常的同龄人。然而，对于"成人疾病的胎儿起源性"的研究并没有局限在宫内营养受限和低出生体重与成人心血管疾病的调查研究。随着辅助生育技术在临床的广泛应用，人们关注到非生理条件下成熟的配子包括卵子和精子，非生理条件下受精的胚胎和植入前在培养基中发育的胚胎与子代出生后健康之间的关系。大量的研究发现，从卵子和精子发生发育到胚胎及胎儿在子宫中发育的生命早期，对出生后成人心血管疾病发生起着非常重要的作用。女性和男性的体内环境影响着卵子及精子的发育。高血糖、高血压或高血脂都可以改变卵子或精子的发育，而引起子代成年后心血管疾病发病危险性显著升高。这种配子发育环境异常与心血管疾病的相关性，以及胎儿宫内环境异常与心血管疾病的相关性有所不同，后者主要表现为出生体重改变与成人心血管疾病的相关，而前者常没有明显的出生体重的改变。

黄荷凤院士团队在分析总结了自己和其他团队的研究结果后发现，成年代谢性疾病包括心血管病、糖尿病、肥胖、肿瘤等不仅起源于胎儿宫内发育时期，还可以来自生命的更早期——配子阶段，即卵子和精子发育过程中暴露于父母亲不良疾病或者营养环境，如心血管病、糖尿病、肥胖，以及非健康的生活习惯，如抽烟等。团队于 2013 年正式提出了配子、胚胎和胎儿源性成人疾病的假说。本节综合介绍迄今为止关于心血管疾病的配子、胚胎和胎儿起源性的研究成果。除了有大量的流行病学的调查数据支持外，近年来，随着许多研究模型的建立，临床和基础的科学家们逐渐揭示了心血管疾病的配子、胚胎和胎儿起源性机制。

## 一、宫内环境与成人心血管疾病

### (一) 宫内营养受限与成人心血管疾病

心血管疾病是全球死亡率最高的疾病，胚胎、胎儿早期被认为是生命早期发育的关键时期，该时期的外界刺激和损害可持久地改变组织结构和功能，从而解释了心血管疾病的可能起源。流行病学调查结果提示不适当的宫内营养可能对子代远期心血管疾病产生负面的影响，而营养不良是常见的一种妊娠期不合理营养，数十年来一直是研究者们关注的焦点。

1. 流行病学研究 从"胎儿源性成人疾病"学说到"健康与疾病的发育起源 (Developmental Origins of Health and Disease, DOHaD)"学说，到最近提出的"配子、胚胎和胎儿源性成人疾病 (gamete and embryo-fetal origins of adult disease, GEFOAD)"学说，其得出的结论最初就是来自对成人心血管疾病死亡率与患者母亲当年怀孕时营养状况之间相关性的流行病学调查。英国威尔士地区在 20 世纪 20 年代经历了一次较长时间的饥荒，英国流行病学家 Barker 博士和 Osmond 博士于 20 世纪 80 年代，系统性地调查了 1968—1978 年间英国英格兰和威尔士地区缺血性心脏病死亡患者，以及出生于 1921—1925 年同地区新生儿死亡率后惊奇地发现，成人缺血性心脏病死亡率与患者当年出生地区的新生儿死亡率呈现高度正相关。相对英格兰地区，20 世纪 20 年代的威尔士地区较贫穷，出现较长时间的饥荒，导致比较普遍的孕妇营养不良，而同期新生儿低出生体重及死亡率也非常高。40~50 年后，当年出生的人开始步入中老年期，Barker 和 Osmond 对这一人群进行了调查，发现威尔士地区出生于 1921—1925 年的人群成年后因缺血性心脏病而死亡的比例明显高于当年经济状况较好的英格兰地区。进一步分析后他们发现，低出生体重儿和从出生到 1 岁时体重较低的幼儿，与成年至老年后缺血性心脏病和中风相关死亡率之间有着高度的相关性。出生时最低体重的成年人群因心血管疾病而死亡的比例比出生时最高体重的成年人群因心血管疾病死亡的比例整整增加了 1 倍，并且没有性别差异性。Barker 和 Osmond 的工作开创了系统性对成人代谢性疾病，包括心血管病、糖尿病、肥胖、肿瘤等的胎儿起源性的流行病学调查和各种临床及基础研究。

在 Barker 和 Osmond 的文章发表后，许多研究团队对世界上曾经发生过饥荒的不同国家和地区出生的受宫内营养受限影响的子代在儿童到成年后的代谢性疾病进行了大量的临床调查。这些来自欧洲、亚洲和非洲的流行病调查均支持出生低体重和成年期心血管疾病发展之间有着非常紧密的联系。进入 21 世纪，随着各种临床和实验室技术手段显著提高，对宫内胎儿发育和出生后心血管系统健康关系有了更多的研究结果。对胎儿生长受限的 5 岁儿童心血管进行超声形态学检查和功能研究发现其心脏形态有所改变、搏出量减少、心率增加，以及收缩期二尖瓣和三尖瓣移位减少。血管效应包括血压升高和主动脉内膜中层厚度。大多数这些变化在儿童时期仍然是亚临床的，但在成年期间已经成为与其他行为或应激因素结合的重要健康问题。在许多研究中，已经证实了母亲饮食不足与子代心血管风险增加之间的关系。在荷兰饥荒时，在宫内阶段受到严重营养限制的受试者与那些没有受到严重营养限制的受试者相比，具有更多的动脉粥样硬化脂质谱。其发生高血压、超重和缺血性心脏病和高血糖往往高于正常出生子代。由此科学家们推测能量和蛋白质供应的限制是最重要的影响胎儿编程的因素。研究显示，在 9 岁儿童中，孕期母亲能量摄入相对低可以增加动脉粥样硬化的风险。母亲在妊娠后期能量摄入量最低 1/4 的受试者的平均颈动脉内膜中层厚度（intima-media thickness，IMT）值显著高于母亲在妊娠后期能量摄入量最高 1/4 的儿童。妊娠中期的蛋白质摄入与后代的 CIMT 值呈负相关，最终可能引起高血压和动脉粥样硬化。

宫内营养受限可以引起出生后血管内皮功能受损，而血管内皮受损在动脉粥样硬化的发生和发展中起重要作用，最终导致冠心病。许多研究已经显示了出生体重与冠心病之间的关系：一些结果显示出生体重下降与冠心病风险增加成负相关关系。有趣的是，冠心病的风险随着出生体重的增加而降低。事实上，出生体重 1kg 的增加与以后冠心病风险降低 10%~20% 有关。但是，最新的研究表明，出生体重过重一样是导致冠心病风险增加的因素。

血管成分在肾脏系统中的作用尤其重要，因为肾脏的总输出量占总心输出量的 20%~25%。然而，血管内皮细胞对肾脏发育的贡献一直是许多假说的基础。实验表明，肾血管内皮细胞主要是肾脏中新生血管在肾血管形成中起重要作用。因此，凡是可以引起肾血管和肾小球毛细血管内皮功能障碍的因素都可以与慢性肾脏病的发生和发展相关。在人类中，出生体重与肾小球数呈正相关，与肾小球体积呈负相关。在 18 项研究的荟萃分析中，胎儿生长受限后出生的婴儿似乎有明显较高的蛋白尿和终末期肾病风险，这些也类似于高血压。

大量研究不仅显示饥饿环境引起的食物缺乏或孕期营养受限使得孕妇营养不足或营养不良是导致婴儿出生低体重的原因外，孕妇本身患有的疾病和妊娠并发症，包括子宫动脉狭窄、妊娠高血压、妊娠糖尿病、皮质类固醇治疗、代谢性疾病，以及由感染和炎症引起的孕妇慢性应激、高胆固醇血症、吸烟、过度饮酒、环境污染等也可以导致婴儿出生低体重。这些因素是目前许多国家和地区导致出生低体重的重要原因，而这些出生低体重的子代同样是成年后患心血管病的高风险人群。

2. 动物模型研究  孕期营养不良动物模型总体上分为两大类：限制食物摄入总量或对食物特定营养成分进行限制。食物总量限制对各营养成分进行等比例的缩减，主要用于诱导子代的生长限制。目前最常用的食物总量限制方案为正常对照的 50% 摄入量。与此不同的是，食物特定成分限制主要减少蛋白质的摄入量。相关流行病学研究中，如荷兰饥荒期间经历的营养不良，最主要是这些膳食蛋白质的摄入不足。因此，有大量研究利用限制蛋白摄入量，但保持总膳食热量恒定的方案，研究孕期营养不良对胎儿生长和发育的影响。在大鼠模型中，目前最常用的蛋白摄入限制方案是提供含有 9% 蛋白质的饮食（正常对照饮食含 18% 蛋白质）。除了上述两类方案，另外一类较为少见的营养不良模型主要限制微量营养素的摄入，但不减少总能量或蛋白质摄入量。这些微量营养素包括多种在心血管健康、细胞生长等过程中发挥重要作用的维生素和矿物质，如具有抗氧化活性的硒、维生素 A，以及叶酸、铁和锌等。孕期营养不良对子代心脏、冠状动脉、肺动脉及颈动脉的功能和形态造成不良影响，具体见表 15-3。

表 15-3  孕期营养不良模型构建及子代表型特点

| 模型 | 种属 | 处理 | 表型 |
|---|---|---|---|
| 总能量摄入不足 | 大鼠 | 孕 15~21 天（对照组的 40% 摄入量） | 子代出生体重下降，颈动脉功能减弱 |
| 总能量摄入不足 | 山羊 | 孕 50~130 天（对照组的 60% 摄入量） | 子代冠状动脉动脉舒张功能减弱 |
| 总能量摄入不足 | 小鼠 | 孕 7~19 天（对照组的 65% 摄入量） | 子代肺动脉舒张功能减弱，缺氧诱导的肺动脉高压及右室肥大加重 |
| 总能量摄入不足 | 小鼠 | 孕 10.5 天至产出（对照组的 70% 摄入量） | 子代收缩压升高，冠状动脉周围纤维化及心肌细胞肥大 |
| 锌元素缺乏 | 大鼠 | 孕期及哺乳期低锌饮食（8ppm/d *vs.* 30ppm/d） | 子代成年期血压增高，肾小球滤过率降低 |
| 铁元素缺乏 | 大鼠 | 交配前 4 周及孕期低铁饮食（7.5mg/kg *vs.* 50mg/kg） | 子代整体基因表达发生显著差异 |

动物实验证实了流行病学观察的结果。研究表明，严重限制怀孕母鼠能量摄取导致其后代出生体重下降，子代在早期发育期间食物摄取量显著增加，并且在晚年出现肥胖和低活动状态。另一方面，母亲怀孕时能量或蛋白质限制可以导致出生子代胰岛素分泌减少、胰岛素抵抗、血管内皮功能障碍、高血压、高瘦素血症和淋巴细胞吞噬功能增加。几种动物模型显示，通过双侧子宫血管结扎、产前暴露于缺氧或糖皮质激素、母体营养不足、热量限制或低蛋白饮食方法在妊娠期间诱导的宫内营养受限在成年期诱导了高血压，并伴有血管功能障碍。但高血压是否先于内皮功能障碍尚在研究中。一些临床研究表明，内皮功能障碍是高血压的主要发病原因，常出现在血压升高之前。但其他观察提示，内皮功能障碍可能是血压升高的结果。主动脉缩窄（兔）诱导的高血压动物模型，高盐饮食（大鼠）或新生儿高氧（大鼠）模型上显示，可选择性损伤血压升高的内皮依赖性血管舒张。在妊娠期间由母体低蛋白饮食引起的宫内营养受限动物模型中，内皮依赖性舒张功能减退出现在血压升高之前。

几种动物模型已经证实了参与肾功能不全的发生机制。暴露于母体低蛋白食物的大鼠宫内营养受限模型，在哺乳期或产后早期给子代过度的营养，根据产仔数减少或增加蛋白质摄入，诱导出生后加速生长，显示肾结构发育的改变和风险，肾小球数目减少可能导致滤过容量降低、盐和水潴留减少，以及高血压发生。这些大鼠老年后慢性肾衰竭发生率明显增高。此外，肾单位数目／质量的早期丢失可导致肾单位内的高滤过状态，这将导致局灶节段性肾小球硬化和肾小球的进一步丢失，从而引发恶性循环。

3. 宫内营养受限导致出生子代成年后心血管病高风险的机制研究　对宫内营养受限导致出生子代成年后心血管病高风险的可能机制，Barker 早在三十年前就提出了一个设想：胎儿以有限的营养资源维持心脏和神经生长发育及功能与小于胎龄儿的机体匹配，以满足胎儿因宫内营养受限而发育的小体重胎儿的需要。这种宫内生长现象被称为节俭型生长。但出生后这种个体更易受环境影响而导致慢性代谢性疾病发生，尤其是出生后生长过快，即追赶生长（catch-up growth）的儿童成年后心血管疾病发生的危险性明显升高。

胎儿发育过程中的蛋白质限制也可能导致下丘脑 - 垂体 - 肾上腺轴的活性永久增加，这可能有助于腹部脂肪分布，并因此导致成年生活中的代谢综合征。而代谢综合征可以显著增加心血管病的发生率。宫内蛋白供应不足可改变肾脏发育可导致动脉高压。据推测，这种作用可能通过胎盘 11β- 羟类固醇脱氢酶 2 活性受损而介导，该酶参与糖皮质激素的失活。11β- 羟类固醇脱氢酶 2 活性受损可能导致母体糖皮质激素向胎儿的传递增加及其增加的类固醇暴露。此外，母体蛋白限制饮食可能影响后代的食物偏好，从而增强对高脂饮食的偏好，这可能促进肥胖，从而增加心血管病风险。

宫内营养不足也可通过增强交感神经肾上腺反应和增强肾素 - 血管紧张素系统（renin-angiotensin system，RAS）活性来调节

晚期高血压。在实验研究中，妊娠母鼠的蛋白质限制可以导致子代血管上血管紧张素受体和负责心血管调节的脑区的紧张素受体表达的增加。RAS 的中枢激活可增加肾交感神经活性，并因此升高钠重吸收。这些都是导致血压升高的重要因素。另有一些研究提出，母体蛋白限制的高血压作用也可通过减少血管扩张和减少甘氨酸生成来介导。

妊娠期间母体蛋白质的限制也会影响脂肪组织的代谢。动物实验表明，宫内蛋白限制可损害胰岛素在附睾和腹内脂肪细胞中的抗脂解作用，可随后升高血清游离脂肪酸水平，进而导致高甘油三酯血症。

除了摄取足够的能量和蛋白质外，不饱和脂肪酸的适当膳食平衡对胎儿的正常发育起着至关重要的作用。有人提出，n-3 多不饱和脂肪酸（n-3 polyunsaturated fatty acid，n-3 PUFA）缺乏可能与宫内发育受限有关。这种作用可能与其对胎盘血流量的影响有关。应当指出，n-3 PUFA 的相对缺乏可能是由于暴露于过量的反式脂肪酸（trans fatty acid，TFA）所致，如 TFAS 可抑制 n-3 PUFA 代谢。结果表明，TFAS 可能增加子宫内生长受限（intrauterine growth restriction，IUGR）的风险。母体 n-3 PUFA 摄入量与子代后期心血管健康的关系尚不清楚，但发现宫内二十二碳六烯酸（docosahexaenoic acid，DHA）缺乏可能与后期高血压水平升高有关。此外，充足的母亲摄入维生素和矿物质在后代的心脏代谢预防中是重要的。一些微量营养素缺乏可能导致宫内发育受限。它尤其涉及叶酸和维生素 $B_{12}$，叶酸对核酸的合成和细胞分裂至关重要。这些维生素在胎儿编程中的作用是复杂的。在人类婴儿中，有充足的母体叶酸供应而缺乏维生素 $B_{12}$，与增加的肥胖和胰岛素抵抗

有关。后者在具有最低 $B_{12}$ 状态和最高叶酸浓度的妇女后代中最明显。这种微量营养模式涉及素食者和使用叶酸补充剂的人。值得注意的是,在最近的动物研究中,母体维生素 $B_{12}$ 和叶酸限制与子代内脏脂肪含量的增加有关。

叶酸摄入量不足也可以导致高血压的风险增加。这可能与低叶酸状态下甘氨酸生成减少有关。甘氨酸来源于胎盘转氨丝氨酸,这一过程受叶酸的影响。因此,叶酸利用率受限可能导致降低甘氨酸产量,并随后增加后代患高血压的风险。大量观察还表明,母亲摄取其他微量营养素,如维生素 A、硫胺素、铁、锌和镁不足可能导致宫内发育受限。但关于它们在心血管风险中作用的研究很少。动物实验显示,子宫内维生素 A 缺乏可能与随后肾小球数目减少和随后的高血压有关,也与葡萄糖不耐受、降低胰岛素敏感性、降低糖耐量、增加血脂和镁限制有关。肾脏形态改变可以导致子代高血压。

然而,关于锌缺乏在胎儿发育编程中的作用已有一些报道。实验研究表明,宫内锌限制暴露可导致动脉血压升高和肾脏损害。在肾脏疾病中,观察到肾单位数量和大小减少,肾小球滤过率降低,蛋白尿,肾细胞凋亡和纤维化增加。锌与叶酸相似,在核酸的合成和细胞分裂中起着重要作用,在这个机制中,锌的缺乏可能导致生长迟缓。此外,据报道,母体锌的限制以及铜和维生素 E 的限制可能导致胎盘 11β- 羟基类固醇脱氢酶 2 活性的降低。由于这种酶保护胎儿免受母体糖皮质激素暴露的影响,缺锌可导致胎儿类固醇暴露增加,结果,出生体重下降,收缩压和胰岛素浓度增加。

在大鼠模型中还表明,母体钙摄取不足可能与高血压病发生,以及后代胰岛素抵抗和肥胖的增加有关。在人类中,妊娠期间钙的补充与后代胰岛素敏感性增加及血压的降低有关。反过来,孕期补充维生素 D 和钙,有助于降低妊娠期高血压疾病。

### (二)宫内营养过度与成人心血管病

在过去的几十年里,随着全球经济的高速发展,食品日益充足,许多发展中国家和发达国家一样,营养过剩的人群特别是年轻人越来越庞大,全球肥胖的发生率逐年升高。许多孕妇在孕期不是营养过低,而是营养过剩。因此,相对于孕期营养过低,目前孕期营养过度对出生子代远期健康的影响受到更多的关注。宫内过度营养最主要的原因是母亲过度的营养摄入导致的肥胖和母亲糖尿病。饮食和生活方式是导致孕期肥胖发生的直接原因,人口健康数据表明,孕期肥胖使得胎儿在关键发展阶段暴露在不良环境下,导致出生子代在青少年和成年期发生慢性疾病的风险增加,实现不良环境的代间传代效应。

1. 人群的流行病学调查和研究　孕前肥胖和孕期体重增加过多是导致各种不利胎儿结局的重要危险因素。瑞典的一项针对 1 857 822 例活产单胎的研究表明,早孕期较高的母亲体重指数与婴儿死亡率的增加有关,特别是在足月儿(≥ 37 周);这种导致新生儿死亡的主要原因有先天畸形、出生窒息、其他新生儿疾病、婴儿猝死综合征或感染。众所周知,孕妇怀孕前肥胖症和过度妊娠体重增加与出生时胎龄过大的风险增加有关。最近的 13 项研究中的荟萃分析表明,与母亲的孕前正常体重相比,孕前及孕期肥胖的双重因素引起分娩大于胎龄儿的风险更高。使用更详细的母亲体重和胎儿生长测量的研究显示,怀孕前体重指数高而孕期体重指数保存在高水平的母亲更容易出生巨大儿。此外,多项观察研究报告指出,孕妇怀孕前肥胖和妊娠体重增加过多与低 Apgar 评分、新生儿低血糖和转诊到新生儿重症监护病房的风险增加有关。最近,对多个随机对照试验的荟萃分析显示,如果孕妇体重指数在孕前就高,通过进食以减少孕期母亲体重、体育活动干预来减少妊娠体重增加量,结果降低了胎儿不良结局的风险。

母亲孕前肥胖症和孕期体重增加过多与子代儿童期及青春期肥胖风险增加有关。研究显示,母亲怀孕前肥胖的子代儿童出现肥胖症的风险是正常体重母亲子代儿童的 3 倍。较高孕前体重指数的母亲出生的儿童较易出现较高的总体脂肪质量、较高的雄激素和类固醇水平,腹部皮下脂肪质量及腹部腹膜前脂肪块增加。有研究显示,与标准推荐的孕期增重相比,孕期增重过多的母亲出生子代发生儿童肥胖的风险增加 33%。几项研究都表明,独立于母亲怀孕前体重指数,怀孕期间母亲增重越多,出生子代儿童期出现高体重指数的风险越高。

孕妇怀孕前肥胖症和孕期体重增加过度与儿童期高血压、不良血脂、胰岛素抵抗和炎症标志物水平增高明显相关。一些研究旨在确定怀孕期间母亲体重对儿童结局的关键时期。一项在 5 154 对英国母子之间进行的研究表明,妊娠体重尤其在怀孕前 14 周的妊娠体重增加与 9 岁时的后代肥胖呈正相关。一项对 5 908 对荷兰母子进行的研究表明,独立于母亲怀孕前体重和怀孕后期的增重,早孕期体重增加与儿童时期不良的心脏代谢特征有关。同样,一项来自希腊的 977 对母婴的研究表明,母亲怀孕前 3 个月的体重增加与儿童肥胖风险增加和儿童舒张压升高有关。芬兰一项对 6 637 名母亲及其青少年后代的研究表明,母亲在怀孕的前 20 周体重增加超过 7kg 与 16 岁时子女超重的风险有关。这些研究表明,孕期尤其在怀孕早期,当母亲的脂肪积累形成妊娠体重增加的较大组成部分时,母亲的体重增加对出生子代儿童期就可能产生不利影响。因此,怀孕早期母亲体重增长过快,特别是脂肪组织的增长是引起儿童心血管风险的关键时期和因素。由此可以得出,目前孕前和孕期肥胖除了是胎儿不利结局的风险因素之外,母亲怀孕前肥胖和过度的孕期增重可能是导致儿童期、青春期肥胖及心血管异常的重要危险因素。

关于成年期心血管和代谢疾病,多项研究表明较高的孕前体重指数与后代较高的成人体重指数相关,且独立于社会人口统计学和生活方式相关的混杂因素。同样,怀孕期间母亲体重增加与成年后子代肥胖有关。一项在 2 432 名澳大利亚人中进行的研究表明,较高的母亲孕期增重独立于母亲怀孕前体重指数,与较高的子代成年后体重指数相关,并且与 21 岁时子代较高的收缩压相关。以色列的一项对 1 400 对母子间的研究表明,孕前体重指数越高,子女在 32 岁时的体重指数、腰围、血压、胰岛素和甘油三酯水平越高,而高密度脂蛋白胆固醇(high-density lipoprotein cholesterol,HDL-C)水平越低。该人群成人同期体重指数的增加充分解释了母亲孕前体重指数与子代成年期心脏代谢危险因素有着高度的相关性。另一项对 308 对丹麦母子进行的研究展示,母亲孕前体重增加与男性子代中胰岛素水平和瘦素水平升高有关。最近,一项使用来自 37 709 名参与者的出生记录的研究显示,第一次产前检查时母亲有着较高的体重指数与成年子女过早全因死亡率和因心血管住院的风险增加有关。一项关于耶路撒冷 1 400 个青年成人的前瞻性队列研究证实,母亲孕前的身体质量指数(body mass index,BMI)与妊娠期体重增长都是子代心血管代谢疾病的独立影响因素。母亲孕前肥胖，子代的BMI、腰围、舒张压与收缩压、胰岛素与甘油三酯水平就会增加，而 HDL 水平则会降低。母亲肥胖可增加巨大儿的出生，而越来越多的证据表明出生时的高体重极大地增加了成人后糖尿病与心血管疾病的风险。

黄荷凤团队对孕期肥胖和高血脂孕妇出生子代的流行病学调查发现，孕期肥胖和高血脂均可显著增加巨大儿的发生率，出生时巨大儿的个体随着年龄的增加，从学龄期开始其 BMI 与正常出生体重的个体之间无明显差异，但其收缩压和舒张压水平在成年期呈现出显著的升高并伴随着脉压的降低。30~50 岁群体中出生巨大儿的个体高血压发生率显著高于对照组（43.6% *vs.* 17.1%）。同时，通过随访不同出生体重的儿童，发现出生体重与儿童期血清甘油三酯、胆固醇和低密度脂蛋白水平呈显著正相关，而儿童时期出现的糖脂代谢异常为成年后发生心血管疾病埋下重大的隐患。因此，孕前肥胖和孕期过度的体重增加不仅可以预测儿童期结局，还可增加子代成年后肥胖、心血管病、代谢疾病及死亡率的风险。

加拿大的一项调查研究表明高出生体重与心血管疾病风险有关，从而提出"巨大胎儿表型"假说，替代原先的"节俭基因型"假说。另外，许多研究者已观察到，高出生体重会导致日后超重和肥胖的倾向。有文章报道高出生体重个体在儿童期倾向于发生高血压和血压升高。一项包含 66 项来自 26 个不同国家涉及 1~75 岁的 643 902 人的研究荟萃分析显示：出生体重 >4 000g 今后超重发生概率增加 1.66 倍（95%*CI* 1.55-1.77）。为了调查出生体重和血压及高血压发生率的关系，另一项包含 31 项研究的荟萃分析结果显示，高出生体重和正常出生体重的个体之间血压的平均差

异和高血压的相对危险与年龄呈负相关。年轻的高出生体重患者中收缩压、舒张压和高血压发生率较正常出生体重高，而中老年的高出生体重患者其血压值及高血压发生率却低于正常出生体重群体，这些结果表明高出生体重的个体更易在儿童时期出现血压的改变，之后随着年龄的增加有出现"catch-down"效应。

母亲孕前肥胖是母亲饮食质量差的一个指标。与西方饮食相关的大量营养素和微量营养素的摄入，可能通过影响胎盘转移和随后后代脂肪沉积、脂肪细胞功能、胰腺功能和食物偏好而影响胎儿心血管和代谢发育。一项对 585 名母亲及其子女的研究表明，孕期母亲饮食中饱和脂肪和糖的摄入量高与后代肥胖风险增加有关。此外，一些研究表明，母体 n-3 和高 n-6 脂肪酸的摄入量和血浆水平与后代肥胖风险增加有关。一项对 906 对母婴的研究表明，在早孕（非晚孕），母亲较高的膳食血糖指数和血糖负荷与儿童时期较高的脂肪量有关。一项对大约 3 000 名母亲、父亲及其子女的研究表明，母亲在怀孕期间摄取蛋白质、脂肪和碳水化合物，但不是父亲的膳食摄取量，与孩子摄取相同的大量营养素有关。孕期母亲膳食摄入量与儿童膳食摄入量的关联性也比产后母亲膳食摄入量的关联性强，这表明宫内环境对子代饮食习惯有重要作用。总之，这些研究显示，反映孕妇次优饮食状态的各种措施与子女不良的心血管和代谢结果有关。

2. 动物模型研究　孕妇饮食失衡导致的营养过剩也会对子代造成不良影响。尤其在发达国家，西方饮食以高脂肪、高糖、精制谷物和加工肉类为主，因此有不同的动物建模方案模拟母体营养过剩模型，以研究孕期营养过剩对子代心血管健康的影响。目前常见的孕期

营养过剩模型主要包括高糖、高脂饮食诱导的肥胖，基因编辑诱导的高脂血症、肥胖，以及妊娠糖尿病。模型建立方案及子代表型特点详见表 15-4。

表 15-4　孕期营养过剩模型构建及子代表型特点

| 模型 | 种属 | 处理 | 表型 |
| --- | --- | --- | --- |
| 高脂诱导肥胖 | C57 小鼠 | 孕前 6 周至断奶（33% 高糖 16% 高脂） | 子代活动减少、小动脉功能异常、伴有血压增高 |
| 高脂诱导肥胖 | C57 小鼠 | 孕前 2 周至断奶（20% 高脂） | 雌性子代血脂水平增高、动脉收缩功能减弱 |
| 高脂血症 | SD 大鼠 | 孕期及哺乳（20% 高脂） | 子代动脉僵硬程度增加、内皮细胞数量减少、内皮依赖的舒张功能减弱 |
| 高脂血症 | SD 大鼠 | 孕前 10 天至产出（20% 高脂） | 子代收缩压升高，动脉内皮依赖的舒张功能减弱 |
| 自发性高脂血症 | ApoE 基因敲除小鼠 | 正常饮食 | 子代动脉硬化发生率显著增加，血清胆固醇水平显著升高 |
| 自发性肥胖 | A^y 小鼠 | 正常饮食 | 子代心肌缺血再灌注损伤显著加剧 |
| 妊娠期糖尿病 | SD 大鼠 | 孕 13 天 STZ 注射（50mg/kg） | 雄性子代血压升高；雌性子代主动脉舒张及收缩功能减弱 |
| 妊娠期糖尿病 | SD 大鼠 | 孕 0 天 STZ 注射（35mg/kg） | 子代微血管张力降低 |
| 糖尿病合并妊娠 | C57 小鼠 | 孕前 1 周 STZ 注射（80mg/kg，连续 3 天） | 子代心肌缺血耐受性显著降低 |

STZ：链脲佐菌素

瘦素缺乏 OB/ob 小鼠常作为肥胖的研究模型，OB/ob 小鼠因不能抑制食物的摄入，导致严重肥胖、高胰岛素血症和高血糖。然而，由于雌性 OB/ob 小鼠常不育，所以不能用于研究母体肥胖和高血糖对胎儿代谢健康的影响。瘦素受体敲除的 DB/DB 小鼠缺乏瘦素受体并显示与 OB/ob 小鼠相同的代谢特征，并且不育，因此不适合生殖研究。饮食诱导的肥胖动物模型被广泛地应用于母亲孕期过度营养对子代影响的研究中，因这种方法有效的模拟孕期肥胖的情况，且孕期不出现高血糖现象。

3. 机制研究　肥胖症患者成年后代的心脏功能障碍也可能是由于血浆甘油三酯水平升高和心肌脂肪酸积累增加而导致的心肌脂毒性的结果。这些结果表明，孕期肥胖和妊娠糖尿病可能通过编程脂肪酸合成和心肌细胞过量脂肪沉积的影响，脂毒性导致远期心血管疾病的发生发展。妊娠期间血脂水平的升高，以及信号转导通路的改变和妊娠期氧化应激的增加，可能影响后代心血管功能障碍的发展。高脂肪饮食诱导线粒体损伤、细胞凋亡和活性氧的产生。虽然妊娠期间母体高脂暴露可能不是导致线粒体断裂和心肌细胞死亡的易感因素，但高脂喂养的后代在产后高脂肪饮食中的后代消耗了最大的线粒体功能障碍。母体和产后高脂肪饮食的组合也导致后代中重要的代谢信号分子的改变，包括 AMPK、乙酰 CoA 羧化酶的磷酸化 / 活性降低和心脏中 PGC-1 表达的减少。因此，在出生前和出生后的环境中接触暴露于高脂肪的后代可能会降低脂肪酸氧化和甘油三酯合成的升高，这可能会导致高脂喂养的动物心脏肥大，并导致后代心脏功能障碍的发展。

高胰岛素血症也可介导子代大鼠心肌肥厚的发生。肥胖症患者的后代有升高的空腹血浆胰岛素水平和降低的心脏胰岛素受体的表达，但胰岛素受体总磷酸化水平没有改变。然而，相对于非肥胖的母亲出生的子代，肥胖母亲后代中的 Akt、ERK1/2、mTOR 和 p38 MAPK 蛋白水平的磷酸化水平升高。因此，肥胖母亲后代的肌层肥大生长可能是对生长因子和胰岛素信号转导的适应性反应。另一方面，慢性活化的 Akt 也引起心脏功能障碍，提示持续性 Akt 活化可能成为肥胖母亲后代心肌的顺应性降低。一项体外心脏功能的分析研究表明，肥胖母亲出生子代在 12 周龄表现出舒张功能障碍及变时性和变力性心脏功能的交感神经支配，而长期心脏交感神经激活是心力衰竭的一个重要标志，表明子代宫内暴露于母体肥胖在 12 周龄时即出现子代心脏衰退。另外，该研究还发现肥胖母亲出生子代的心脏肾上腺素受体的表达上调，心肌肌电图也进行了分析，并指出，磷肌钙蛋白 I 和总肌钙蛋白 I 减少，表明心脏功能下降。

虽然最初的胎儿编程研究主要集中在营养不足的情况下，但由于西方国家超重或肥胖和胰岛素抵抗的妇女数量不断增加，越来越多的研究已经开始关注母亲超重或肥胖妊娠后对子代的影响。人类的研究表明，孕期暴露于母亲过度营养、肥胖或糖尿病易导致后代发育称肥胖和 2 型糖尿病（type 2 diabetes mellitus，T2DM）。也有研究表明孕期肥胖甚至可增加子代因心血管疾病过早死亡的风险。

母亲肥胖引起胎儿生长过盛的潜在机制尚不明确，可能与糖、氨基酸、游离脂肪酸的过多转运有关。高糖血症刺激胎儿产生胰岛素可能是其中重要的环境。同时，高水平的母亲、胎盘及胎儿的胰岛素样生长因子也可能造成巨大儿的发生。母亲肥胖可能造成子代脂肪组织的改变，这个影响可能包括脂肪细胞的增殖和分化、炎性细胞因子的表达，以及脂质的代谢。

除了增加子代肥胖风险外，母亲孕期高脂饮食与子代内皮细胞功能紊乱有关。在动物研究中，肥胖母亲的后代表现出内皮功能的损伤、血管脂肪酸含量的改变、动脉硬度的增加及高血压。平滑肌细胞的数量下降，心血管对压力的反应也增加。此外，在高脂肪饮食喂养的成年后代中也观察到血管功能障碍和高血压。子代的高血压与新生儿瘦素水平有关，因为外源性给新生大鼠注射瘦素可模拟母体肥胖对后代的高血压效应。瘦素（leptin）是主要由白色脂肪细胞分泌的蛋白质类激素。其前体由 167 个氨基酸残基组成，N 末端有 21 个氨基酸残基信号肽，该前体的信号肽在血液中被切掉而成为 146 氨基酸，分子量为 16kD，形成 leptin。leptin 具有广泛的生物学效应，其中较重要的是作用于下丘脑的代谢调节中枢，发挥抑制食欲、减少能量摄取、增加能量消耗、抑制脂肪合成的作用。leptin 被认为是参与了高血压病形成的病理过程，它可通过刺激血管炎症反应，氧化应激和促进血管平滑肌细胞的增生肥大。leptin 可作为重要的分子标记物和调节因子参与血管功能及高血压的形成过程。另外，leptin 可作用下丘脑激活交感神经系统升高血压，也可以直接促进心肌细胞肥大增生而导致心血管系统的改变。leptin 还可促进血管新生内膜的形成和平滑肌细胞的增殖，并且可以诱导心肌细胞体积增大。

母亲肥胖可致子代心肌结构和功能的改变，包括心脏的肥大、纤维化和心室收缩功能障碍。母亲肥胖诱导胎儿心肌细胞纤维化与心肌细胞肥大。妊娠期高脂喂养母亲出生年轻子代(3~8 周)的心脏重量增加,左心室壁厚度增加,心脏重量 / 体重和心脏重量 / 胫骨长度的比值比低脂肪饮食喂养母亲出生的子代显著增加。然而却在 12 周龄,两组子代心脏重量无显著差异。此外,在肥胖症母亲的 3 周和 8 周龄后代中观察到增加的心肌细胞宽度,12 周龄时消失。为了确定肥胖症患者后代的心肌肥大是生理性还是病理性,分析了幼年子代的心脏组织,检测作为病理性心肌肥大标志物的胎儿心脏基因的表达。心肌肥厚的分子标志物如 GATA4、钙调神经磷酸酶和心房钠尿肽在肥胖症母亲的子代 16 周龄时在心脏中显著上调。在年轻子代(3~12 周),脑钠肽的表达和肌球蛋白重链的比例在肥胖母亲的后代中增加,氧化损伤的标志物 4- 羟基 -2- 壬烯醛,在肥胖母亲的出生子代的心肌中增加,这可能是因为氧化应激抵抗基因的表达下降,如超氧化物歧化酶 -2、FXO3A 和 SIRT3。

需要强调的是,越来越多的证据表明,孕妇脂肪摄入过多对胎儿编程有重要影响。动物模型已证实宫内暴露于高脂肪食物可能会增加后代肥胖、高胰岛素血症、高血糖、高胆固醇血症、高甘油三酯血症、胰岛素抵抗、代谢综合征、高血压和内皮功能障碍的风险,也可能导致食欲生成肽、甘丙肽、脑啡肽和室旁核的强啡肽活性增加,以及促食素和下丘脑穹窿侧的黑色素浓集激素增加。高脂饮食的有害影响部分归咎于氧化应激的增加。

母亲的营养过度,尤其是饱和脂肪酸、反式脂肪酸、胆固醇,以及不饱和脂肪酸和纤维素的低摄入,都会导致母亲的高胆固醇血症。母亲的状态可能会影响子代动脉硬化易感性的编程,这是独立于其他经典危险因素的。母亲高胆固醇血症引起的氧化应激会介导这个效应。母源性高胆固醇血症造成动脉硬化的

动物在母亲孕期低脂饮食及抗氧化剂的处理下可得到预防。宫内暴露于高脂低碳水化合物饮食的模型研究在过去十年变得十分热门,它对后代日后的健康造成了不良影响。人类类似的孕期饮食可导致后代出生体重的降低,高血压风险的提高,空腹血浆皮质醇水平的提高和下丘脑 - 垂体 - 肾上腺反应的放大。

另外有一些关于孕鼠垃圾食品饮食(高脂、高糖、高盐)对子代心血管代谢疾病的影响研究,表明了这种孕期哺乳期的饮食结构增加了脂肪细胞堆积、高血糖、高胰岛素、高甘油三酯及高胆固醇水平的风险。宫内对垃圾食品的暴露会使后代倾向于选择这种饮食模式,导致肥胖及骨骼肌中的脂质堆积,后者是一个代谢紊乱的早期表现。

**(三)妊娠糖尿病和成人心血管疾病**

1. 人群的流行病学调查和研究　糖尿病包括妊娠糖尿病妇女后代的健康结局一直是研究的焦点领域,该领域的研究进展为暴露于宫内高血糖环境对子代长期的影响提供了重要证据。已有的研究显示,妊娠糖尿病出生子代在 5~19 岁时的肥胖率就开始显著增加,在 20~24 岁时 T2DM 发生率显著增加。与母亲诊断糖尿病之前出生的兄弟姐妹相比,糖尿病妇女的后代患 T2DM 的风险增加,提示宫内暴露于高血糖环境可对后代的健康产生除遗传和生活方式选择以外的不良影响。

一项对生育 2 个以上孩子的妊娠糖尿病母亲和她生育孩子的健康进行的特别研究,纳入母亲要求至少有 1 个孩子出生前没有妊娠糖尿病及至少有 1 个孩子出生前母亲有妊娠糖尿病。研究结果显示,出生于妊娠糖尿病的孩子比他们出生前母亲没有妊娠糖尿病的兄弟姐妹,其成年糖尿病发生率明显升高(3.7 倍)和 BMI 的明显增高(平均高出 2.6kg/m²)。

在这项研究中,排除了生活方式或遗传因素的作用,更进一步提示宫内暴露于高血糖可导致出生后超重和糖尿病的风险增加。最近的系统回顾和荟萃分析检测了儿童 BMI 的 Z 评分与母亲糖尿病的关系。对 9 个不同人群的研究的数据分析表明,糖尿病妇女后代的平均 BMI 的 Z 评分比非糖尿病妇女生育的对照组高 28%。糖尿病妇女的子代在青春期也显示出更高的空腹血糖水平和更高的收缩压及平均血压。此外,糖尿病妇女出生子代为大于胎龄儿(large for gestational age,LGA),其出现不良心脏代谢结果的风险增加。一项纵向队列研究发现,糖尿病女性的 LGA 子代出现儿童期代谢综合征为 15%,明显高于正常妇女的子代(4.8%)。

母亲妊娠糖尿病会导致后代中许多公认的心血管危险因素的发展,一些研究认为不良因素可持续到成年早期。然而,这些纵向研究因时间跨度的问题,没法验证成人心血管疾病的结果,如心脏病发作和中风。来自以色列的一项临床对新生儿跟踪 18 年的队列研究显示,在 216 197 名新生儿中,饮食和运动控制的妊娠糖尿病母亲出生的子代占 4.4%(9 460),口服或胰岛素治疗的妊娠糖尿病子代占 0.3%(724)。需要口服或胰岛素治疗的妊娠糖尿病母亲的子代因心血管相关疾病而住院的比率为 0.97%;而饮食和运动控制的妊娠糖尿病母亲的子代因心血管相关疾病而住院的比率为 0.57%,而无妊娠糖尿病的子代为 0.33%。结果显示妊娠糖尿病与新生儿因心血管相关疾病的住院率显著相关。

2. 动物模型研究　在妊娠糖尿病小鼠模型中发现,子代在围产期就表现出胰岛素水平升高。在成年期,这些小鼠会发生摄食过度、体重过重、糖耐量受损。动物研究还发现,在产前发育过程中高胰岛素血症会破坏调节饱感的神经内分泌系统。小鼠神经元特异性胰岛素受体基因的选择性失活导致食物摄入增加和肥胖增加。这和临床上研究的结果是一致的,糖尿病妇女围产期高胰岛素血症可能通过类似的机制潜在地增加后代超重的风险,在发育过程中的高胰岛素血症状态可能改变终身的激素设定点,对饥饿和新陈代谢的调节产生负面影响,最终损害未来的心血管健康。

黄荷凤院士团队在妊娠糖尿病小鼠模型发现,妊娠糖尿病出生的子代成年后心脏缺血再灌注损伤的严重程度明显大于正常妊娠出生的同龄子代,表现为心肌梗死面积明显增大,心肌细胞凋亡明显增加。同时,妊娠糖尿病子代心脏缺血后,细胞凋亡通路明显激活,凋亡因子增加,抗氧化应激能力下降。当用抗氧化应激药物褪黑素(melatonin)对妊娠糖尿病母鼠作预处理后,其出生子代心脏缺血再灌注损伤的程度大大下降,细胞凋亡程度也趋于正常,细胞凋亡通路,凋亡因子接近对照组水平,抗氧化应激能力增强。

3. 机制研究　母亲糖尿病通过多种生物学机制增加妊娠并发症的风险。孕期葡萄糖可以通过胎盘,但胰岛素并不能通过,因此妊娠糖尿病可能使胎儿承受过多的葡萄糖负荷。胎儿高血糖导致高胰岛素血症,导致肝脏葡萄糖摄取增加和糖原合成增加。这与胎儿体重增加有关。有研究发现,与对照组相比,糖尿病妇女的后代左心室质量增加,主动脉内膜 - 中膜厚度增加。糖尿病妇女的后代在出生时就可以测量到不利的血管变化,包括动脉厚度增加和左心室质量增加。有研究者假设这些血管壁的变化可能是由于交感神经紧张和宫内血脂异常引起,但机制研究仍不明确。

目前,对于宫内暴露于母亲糖尿病与心血

管疾病危险因素发展之间的机制研究,主要认为是代谢紊乱、表观遗传改变或通过对其血管系统的直接影响。一些研究报道,与对照组相比,胰岛素依赖型糖尿病妇女的后代血清脂质、动脉粥样硬化前载脂蛋白 A-I 和 B-100,以及出生时的脂蛋白水平增加。这种动脉粥样硬化前血脂异常状态可能是由于在增加底物利用率的情况下增加了脂质合成。这些变化可能持续到晚年,导致代谢综合征的发展。

也有研究提示,子宫内高血糖暴露可能通过改变关键的与发育相关基因的表达水平导致子代代谢性疾病风险增高。妊娠期暴露于母亲糖尿病的小鼠妊娠中期的胎儿中基因表达谱显著改变。大约有 1% 的基因表达水平在糖尿病暴露的胎儿中相比对照组提高了两倍以上。其中许多是已知的影响转录调控的转录因子和 DNA 结合分子。在胎儿心血管系统中检测到许多差异表达基因,因此推测这些基因可能对心血管病理学有潜在贡献,这些结果有待在人类试验中验证。

Pax3 是神经管闭合所必需的基因,也是心脏神经嵴从神经管迁移到心脏和将原始心脏流出道分隔到主动脉和肺动脉所必需的。心脏神经嵴还促进平滑肌的形成,蒂尼卡介质的 E 组分,主动脉弓及其中间分支的“中间层”。与非糖尿病小鼠的胚胎相比,糖尿病小鼠的胚胎中 Pax3 表达显著降低。母体糖尿病抑制神经上皮中 Pax3 的表达,可能是通过高血糖引起的氧化应激。提示 Pax3 可能是糖尿病小鼠胚胎发育的重要调控基因,其表达受到干扰所出现的变化可能有助于将来对后代不利的心血管效应。

体外实验中暂时性高血糖可导致原代人和牛主动脉内皮细胞的长期表观遗传改变,尽管之后血糖恢复正常,但这种改变仍然存在。

这是由于主动脉内皮细胞中核因子 κB(NF-κB)亚基 p65 启动子长时间激活的表观遗传改变,导致 p65 基因表达增加。NF-κB 驱动的促炎基因表达在动脉粥样硬化发病机制中起重要作用。这些数据表明,即使短期宫内暴露于高血糖也可能对心血管系统有广泛的影响,促进血管平滑肌细胞的炎症表型。

随着表观遗传编程的进一步研究,发现妊娠糖尿病存在通过表观遗传而发生的代际效应。糖尿病患者出生后代患肥胖的风险增加,并自发地发展成妊娠糖尿病。其下一代也有增加的糖耐量受损的风险。由于出生子代和父母亲在长期生活中有着共同的生活方式和环境暴露,这意味着宫内暴露于母亲糖尿病对子代健康的影响在人类的研究中较难作为一个独立因素加以对待。虽然动物实验已经表明母亲妊娠糖尿病对子代健康的影响是一个独立因素,但在人体上的阐明还需证据支持。

### (四)先兆子痫与成人心血管疾病

**1. 人群的流行病学调查和研究**　先兆子痫是一种常见的与严重的妊娠期母体和胎儿并发症有关的疾病。主要表现为新发的高血压和蛋白尿,严重时出现神经系统活动异常。较轻的子痫前期表现仅为妊娠高血压而没有蛋白尿的表型。它与异常胎盘形成有关,异常的胎盘血流明显减少,导致相对低氧状态。这些病理生理改变使得胎儿的细微的大血管和心脏结构及功能改变。先兆子痫母体早产儿有早发心血管疾病的风险。子痫前期及妊娠高血压可增加后代的心血管风险。在近 8 000 名瑞典人的队列中观察了 29~41 岁非低出生体重子代,发现母亲妊娠高血压与子代收缩期升高相关,*OR* 值为 1.43(95%*CI* 1.04-1.97)。在对 4 000 多名年龄在 13~19 岁的挪威女孩的研究中证实了这一观察。与非子痫前期母亲出生的女儿相比,子痫前期母亲出生的女儿平均收缩压高 3mmHg。在 6 716 名母亲及其子女中进行的人类前瞻性队列研究中,妊娠晚期血压较高与脐动脉血管阻力较高相关。出生后在 6 岁时,可以观察到肥胖症、腹部脂肪分布和收缩压有所升高,这些与出生体重无关。一项来自芬兰的队列研究发现,妊娠高血压出生子代 40 岁后视网膜小动脉直径较窄、较长,小动脉长径比高,心脏结构也有异常。提示妊娠高血压需要认真加以防控。

母亲妊娠高血压也可能影响子代糖尿病的风险。在 1958 年出生的一组英国受试者中,母亲先兆子痫在 45 岁时与糖基化血红蛋白 ≥ 6% 独立相关,*OR* 值为 1.65(95%*CI* 1.02-2.69)。母体先兆子痫(根据 20 世纪 70 年代的标准定义,包括水肿)与男性体内稳态模型评估胰岛素抵抗指数(homeostasis model assessment-insulin resistance,HOMA-IR)显著相关。在先兆子痫母亲的雄性后代中,与非先兆子痫母亲的雄性后代相比,校正为当前 BMI 的 HOMA-IR 更高(2.6 *vs.* 2.1,*P*=0.041)。在雌性后代中,其也升高(1.8 *vs.* 1.5),尽管这种差异没有统计学意义。

子痫前期的危险因素包括肥胖,尤其是腹型肥胖、妊娠糖尿病、慢性高血压和高胆固醇血症。结果表明,早期妊娠甘油三酯(triglyceride,TG)水平升高可预测妊娠后期子痫前期。妊娠 18 周血清 TG 水平超过 2.4mmol/L 的孕妇早发子痫前期(妊娠 36 周前)的危险性比血清 TG 水平低于 1.5mmol/L 的孕妇高出 5 倍。

2. 动物模型研究　目前尚缺乏十分理想的先兆子痫动物模型,现有的大多数模型仅能模拟先兆子痫小部分病理生理学特征,不能全面反映整个先兆子痫特征谱。尽管如此,不同的先兆子痫动物模型可以帮助研究不同的单个病理因素在影响子代健康中的作用。根据上述先兆子痫病理生理特征,目前造模方法主要通过静脉给予相关抗体干预肾素 - 血管紧张素系统、促炎物质,如脂多糖诱导验证反应,以及借鉴临床先兆子痫患者血清蛋白表达谱,过表达异常蛋白如 sFlt1 等。模型建立方案及子代表型特点详见表 15-5。

在采用双侧子宫动脉结扎的实验研究中,发现在子宫胎盘功能不全和导致胎儿缺氧和营养不良的情况下,子宫动脉结扎可减少胎儿的血流量,其程度与人类相似。该模型伴有降

表 15-5　先兆子痫动物模型及子代表型特点

| 模型 | 种属 | 处理 | 表型 |
|---|---|---|---|
| 先兆子痫 | CD1 小鼠 | 孕 8 天尾静脉注射包载 sFlt1 基因腺病毒(109PFU) | 雄性子代体重偏低,伴有血压增高 |
| 先兆子痫 | CD1 小鼠 | 孕前 12 周高脂喂养,孕 8 天尾静脉注射包载 sFlt1 基因腺病毒(109PFU) | 雄性子代血压升高 |
| 先兆子痫 | CD1 小鼠 | 孕前 14 周高脂喂养,孕 8 天尾静脉注射包载 sFlt1 基因腺病毒(109PFU) | 子代血管收缩及舒张功能显著降低 |
| 先兆子痫 | SD 大鼠 | 孕 13~14 天静脉注射血管紧张素受体激活性自身抗体(滴度 1:640) | 子代心肌细胞出现凋亡,心肌对缺血耐受性降低 |
| 先兆子痫 | SD 大鼠 | 孕 8~12 天腹腔注射血脂多糖(0.79mg/kg) | 子代心肌细胞凋亡指数升高,左室肥大,心脏舒张功能减弱 |

低的 β- 细胞质量,以及产后高血糖、高胰岛素血症和糖尿病。

3. 机制研究　由于子痫前期与代谢紊乱有关,因此提出导致肥胖和相关营养习惯障碍的因素也可能导致妊娠期高血压的发生,这些因素包括过度消耗能量、脂肪、蔗糖、果糖的过多摄入。此外,摄入纤维、叶酸、维生素 $B_{12}$、维生素 D、维生素 A、抗氧化剂、钙、锌和镁过少的影响也受到较多的关注。在预防子痫前期中,类似地中海饮食的饮食模式可以阻止高血压发生。在挪威 23 423 名女性中进行的队列研究表明,以高摄取蔬菜、水果、植物性食物和植物油为特征的营养模式与先兆子痫风险显著降低有关,而富含肉类、含糖饮料及过多盐的饮食模式则与先兆子痫高风险有关。

**（五）孕期高雄激素与心血管疾病**

1. 人群的流行病学调查和研究　虽然早期对心血管病的胎儿起源性的研究主要集中在基于宫内营养受限所导致的出生低体重儿成人后的心血管病发病状况,但越来越多的证据表明产前暴露于异常的类固醇激素包括雄激素和雌激素(无论是母源性的还是胎儿源性的)可以导致胚胎出生子代发育成年后心血管病和代谢性疾病发生率显著升高。母亲高雌激素多见于辅助生殖技术的治疗过程。

雄激素在男性生理学上起着至关重要的作用,包括男性生殖道的发育和继发性的性特征。它们在女性生理上也起着关键作用,对生殖器官、肝脏、肾脏、骨骼和肌肉有影响。女性的雄激素分布包括脱氢表雄酮硫酸盐(dehydroepiandrosterone sulfate,DHEAS)、雄烯二酮(androstenedione,A4)、睾酮和二氢睾酮,它们在卵巢、肾上腺和脂肪中合成。雄激素通过芳构化的过程,在男性和女性中产生雌激素。

在妊娠期间,胎儿性腺和胎盘影响胎儿雄激素环境。雄激素(睾酮、A4 和 DHEAS)及其结合蛋白的循环浓度在妊娠的正常进展期间发生显著变化。母体血清睾酮浓度在妊娠前 3 个月开始增加,并显示出在整个妊娠期间水平的增加,而不管胎儿性别,在妊娠结束时达到高峰,产后下降。在携带女性胎儿的母亲中,血清睾酮的浓度范围从 0.5~2.06ng/ml 通过妊娠。在携带男性胎儿的孕妇中,通过妊娠,其血清睾酮浓度在 0.52~2.12ng/ml。孕妇血清 A4 浓度在妊娠后期增加,第三孕中期达到高峰。DHEAS 已显示从怀孕前 3 个月到出生呈下降趋势;然而,最近的荟萃分析显示孕期母体 DHEAS 血清浓度呈波动模式。

此外,在怀孕期间,与非怀孕妇女相比,睾酮的代谢清除率也明显降低。在整个妊娠期间,睾酮水平的增加,除了作为雌激素产生的底物之外,可能对妊娠的建立和维持以及分娩的开始至关重要。在动物模型中,二氢睾酮被认为在促进引发分娩的宫颈成熟方面发挥作用,并且在人类研究中,DHEAS 已显示出促进宫颈成熟的作用。动物和人类研究的一些证据表明雄激素在肌层的松弛中起到了作用。

尽管在正常妊娠期间总睾酮和游离睾酮都有所增加,但女性本身和她们的女性婴儿似乎不受影响,可能是因为睾酮水平的升高激活了保护措施,以减少母亲和胎儿中过多的雄激素暴露。首先,性激素结合球蛋白的增加能够结合睾酮和二氢睾酮,减少游离雄激素暴露。第二,胎盘芳香化酶细胞色素 P450 在抵消母体和胎儿肾上腺中过量的睾酮和 DHEAS 的作用中起着关键作用。胎盘芳香化酶将这些雄激素转化为雌二醇,随后由胎儿肝脏转化为雌三醇,并在母体尿中排泄。然而,如果肾上腺或卵巢功能出现异常,导致母亲或胎儿产生过多的雄激素,超过这些保护措施和芳香酶的功能能力,导致高雄激素状态。多囊卵巢综合征妇女在怀孕期间芳香酶表达降低,雄激素水平升高也证实了这一观点。

产前雄激素暴露的女性,部分研究表明,与多囊卵巢综合征相比,妊娠期正常妇女血清睾酮水平升高可以控制在生理水平,患有多囊卵巢综合征的妇女生下的儿子或女儿往往比健康母亲出生的子代的各种代谢指标更差。这些发现表明发育早期暴露于高雄激素水平的胎儿在成年期可以出现更多的不良心脏代谢表型。

尽管有来自动物研究和特定患者群体(即多囊卵巢综合征)的证据,但有关研究人类产前雄激素作用的调查工作还不多。对成人心脏代谢疾病的发生发展过程的研究指出,性别差异的循环雄激素水平与代谢当量(metabolic equivalent,MET)和心血管疾病风险之间有着一定的相关性。在一项前瞻性出生队列研究中,发现母亲产前的雄激素水平较高与成年子女 MET 风险增加有关。进一步性别分层分析表明该关联存在于雌性后代中,而不存在于雄性后代中。在雌性后代中,母体产前水平的生物活性雄激素较高与子代高血压风险增加呈正相关,提示产前雄激素暴露与成人心血管疾病风险之间存在性别依赖性联系。

2. 动物模型研究 多种疾病如多囊卵巢综合征可引起高雄激素血症、高胰岛素血症等,导致宫内环境此类激素水平亦处于较高水平。另外,不良生活方式,如熬夜、晚上工作等均可引起皮质醇节律及血清皮质醇水平紊乱。目前,已有不少动物研究探索了宫内激素水平异常对子代远期心血管健康的影响。大部分的研究均采用给予外源性激素的方法建立模型。总体来说,不同的模型具有较为一致的表型特征,高雄激素血症、高胰岛素血症及高皮质醇血症均对子代血压及血管功能有着明显的不良影响,具体模型建立方案及子代表型特点详见表 15-6。

几种雌性动物和非人灵长类动物模型,包括恒河猴、啮齿动物和绵羊,暴露于产前过多的雄激素会产生不良的生殖和心脏代谢特征(高血压),如与多囊卵巢综合征(polycystic ovary syndrome,PCOS)相似的成年期肥胖、胰岛素抵抗(即育龄期妇女雄激素过量的常见病症)。同样,产前雄激素治疗与更多的身体脂肪、更高的血压有关。黄荷凤团队在高雄激素诱导建立的 PCOS 大鼠模型中发现,高雄激素母亲出生的子代到成年期可以出现心肌肥大的表型,子代出现心肌肥厚的同时心脏局部有明显的高双氢睾酮(dihydrotesterone,DHT)水平。

3. 机制研究 产前高雄激素编程胎儿发

表 15-6 宫内激素环境异常模型及子代表型特点

| 模型 | 种属 | 处理 | 表型 |
| --- | --- | --- | --- |
| 高胰岛素血症 | 大鼠 | 孕前 1 周至产出皮下渗透微泵注射胰岛素(2~4U/d) | 子代出现高血压,伴有肾脏血管损伤 |
| 高皮质醇血症 | 山羊 | 孕 80 天肌内注射倍他米松(0.17mg/kg,共 2 次,间隔 24 小时注射) | 雌性子代心率变异度降低,自主压力反射活动减弱 |
| 高皮质醇血症 | C57 小鼠 | 孕 10~18 天皮下注射地塞米松(0.1mg/kg) | 子代主动脉舒张功能显著降低 |
| 高雄激素血症 | SD 大鼠 | 孕 15~19 天皮下注射丙酸睾酮 0.5mg/(kg·d) | 子代出现高血压,肠系膜动脉收缩功能异常亢进 |

育的潜在机制及引起心血管病的机制在人类中还不是很清楚。基于研究中的动物和非人灵长类动物模型，对可能存在雄激素介导的机制、心脏代谢再编程包括胰岛素样生长因子生物利用度的降低、导致胎儿宫内生长受限和产后追赶生长及心血管疾病因素有了一些初步的认识。如一氧化氮的表观遗传调控着肾素-血管紧张素系统，进一步与高血压和内皮细胞功能障碍有关；外周组织中胰岛素信号通路的下调和氨基酸营养传递障碍导致了胎儿发育受损，与子代成年后心血管疾病高风险相关。现有的证据提示产前期雄激素暴露可在子代产生与表观遗传有关，如 DNA 甲基化、组蛋白修饰或 miRNA 表达改变的心血管疾病高风险的终身效应。已有研究结果发现孕产妇雄激素水平较高，子代可以表现为长期稳定的高雄激素水平，这种高雄激素可以持续超过 40 年。

较高的产前母体雄激素水平与雌性子代成年期 MET 的发展风险增加有关，尤其是导致血压的升高，而对雄性子代这种影响非常小。因此，母体雄激素水平可作为预测雌性子代长期心脏代谢健康的早期生物标志物。未来的研究需要阐明雄激素介导和性别依赖性的对心血管疾病风险的发生机制。

多囊卵巢综合征女性常伴有高雄激素血症。黄荷凤团队在经高雄激素处理的孕大鼠模型中发现，母亲孕期雄激素过高可以导致后代心脏肥大、心肌肥厚。高雄激素母鼠子代心肌肥大的分子标志物及雄激素受体（androgen receptor，AR）和蛋白激酶 C（protein kinase C，PKC）δ 均增高。用 DHT 处理新生大鼠原代心肌细胞（NRCM）和 H9c2 细胞可显著增加细胞大小并上调 PKC δ 的表达，而 AR 拮抗剂可减弱 PKC δ 的表达。用佛波醇 12-肉豆蔻酸酯 13- 醋酸酯（PMA）及 PKC 激活剂可显著增加细胞大小和调节 myh7 水平。选择性的 PKC δ 抑制剂罗特林可显著降低 DHT 和 PMA 对 NRCMS 及 H9C2 细胞的肥大作用。染色质免疫沉淀显示 AR 可能与 PKC δ 启动子结合。提示孕期暴露于睾酮可能通过增强心肌细胞 Pkc δ 的表达诱导成年雌性大鼠心肌肥大。

母亲雄性激素在维持和调节胎儿生长发育中也起一定的作用。孕期生理水平的睾酮增加，出生时达到高峰。黄荷凤团队的研究发现，PCOS 患者所出生的子代心脏局部雄激素相对较高，提示母亲高雄激素可能在妊娠期间影响胎儿，使子代出生后会出现局部较高的雄激素水平，从而增加代谢性疾病的风险。虽然胎儿和母亲的睾酮水平被认为是相互独立的。但研究发现母体睾酮水平与后代的发病率和死亡率高比率有关。妊娠相关的几种产前高雄激素状态如肥胖、尼古丁暴露、子痫前期和暴露于环境破坏性化学品与成年子代中代谢紊乱有关。动物模型中的证据支持了这些观察结果，证明产前雄激素过量可导致子代多种心脏损害。多囊卵巢综合征孕妇妊娠期间睾酮水平较高及其成年子女代谢指标异常程度相比那些出生于健康母亲者要明显得多。在妊娠期雄激素环境中，尤其是胎儿发育关键期可以终身影响子代代谢的编程而致子代代谢受损。

有几项研究报告了循环雄激素水平和 MET 之间的性别差异，心血管疾病（cardiovascular disease，CVD）风险是性别依赖的。雄激素水平升高与女性代谢异常风险增加有关，而与男性子代的代谢指标缺乏很好的相关性。动物模型研究表明，产前睾酮过量可导致女性成年子女的高血压，血管系统的编程可能是主要机制。此外，女性 MET 风险越高，高血压的发病率就越高。母体循环系统中雄激素水平可能是预测妊娠期雄激素对子代成人后 METS 影响的因素之一,而这种影响还要取决于出生子代的性别。

雄激素可以芳构化成雌激素,并且已经表明雄激素可以改变母体循环中的胰岛素 - 葡萄糖稳态,所以需要进一步的研究来区分雄激素直接编程影响芳香化酶转变成雌激素或改变母体代谢介导的编程。对各种高雄激素状态的关联研究,加上对动物疾病模型的研究,其中通过消融各种输入(雄激素、雌激素和胰岛素)可以解决因果关系,将有助于确定雄激素如何编程各种健康结果。如果这些研究能够明确地在不同高雄激素状态之后的后代中建立相似的病理结果,以及它们与发育性雄激素过量的联系,那么母体雄激素水平就有可能被用作预测长期病变的生物标志物。

由于过量的雄激素水平可导致母体高胰岛素血症,如多囊卵巢综合征绵羊模型中所证明的,甾体激素和代谢途径在决定组织最终表型时可能起协同作用。雄激素拮抗剂和胰岛素增敏剂联合治疗的研究为这一前提提供了支持,雄激素拮抗剂联合治疗可以预防某些功能障碍,胰岛素增敏剂联合治疗可以预防其他功能障碍。此外,由于雄激素过量会影响胎盘的生长和形态,高雄激素状态的影响也可以通过营养缺陷介导。可以想象,代谢和营养环境可以作为高雄激素血症导致成人病理特征的综合机制。表观遗传学改变,如 DNA 甲基化、组蛋白修饰、染色质包装和微 RNA 表达,这些随时间累积并改变基因表达的改变正成为高雄激素编程的关键介质。

## 二、辅助生殖与成人心血管疾病

### (一)人群的流行病学调查和研究

随着辅助生殖技术(assisted reproductive technology,ART)的开展,特别是体外受精胚胎移植术(in vitro fertilization-embryo transfer,IVF-ET)的应用,对 ART 出生的子代心血管系统的变化有了一些研究。IVF-ET 程序包括从卵巢刺激和取卵、精子收集、体外受精或卵胞质内精子注射、胚胎培养到最后胚胎移植的各种步骤。这中间部分精子、卵子和 / 或胚胎还经过冷冻保存和解冻,还有部分胚胎经历了活检。这都意味着 ART 进行时,配子和胚胎的环境明显不同于体内自然受精、胚胎发育的环境。在这一科学背景下,ART 的安全性成为公共卫生的重要关注点。同时也为我们研究配子和胚胎的发育与成年后的健康之间的相关性提供了很好的模型。

由于体外受精胚胎移植术的第一个孩子是在 1978 年出生的,目前经体外受精胚胎移植术出生的子代年龄最大的在 30~40 多岁,所以还没到时间调查研究该技术出生的人群其 50~60 年后的健康状况。流行病学资料受 ART 开展相对较短的历史限制,而流行病学调查显示很年轻时较少发现有代谢综合征的特征。即使如此,全球仍有许多有关 ART 出生儿童的随访。现有的数据支持这样的假设,即在植入前的超促排卵、体外受精、胚胎培养,以及母体由于 ART 应用而产生的非生理性(如高雌激素水平)改变所形成的应激反应,与出生子代早期的代谢谱差异相关。

目前,主要的流行病学研究来自对 ART 出生的儿童和青少年健康的调查和动物模型的研究。尽管大多数辅助生殖技术出生的婴儿和儿童是健康的,但仍有一些研究表明,ART 程序可能会影响出生后的子代长期健康,包括心血管健康。有证据表明,IVF-ET 出生子代在出生时就具有与自然妊娠不同的代谢特征。在最近分别发表的对在 2006—2013

年间和 2000—2012 年间通过 IVF-ET 出生儿童的数据深入分析后,证明了在新鲜胚胎移植的情况下,低出生体重的总体发病率增加。在单胎婴儿中,通过 IVF-ET 所出生的婴儿低出生体重的风险比自然妊娠出生的婴儿要高 2.6倍。在心血管系统,儿童期就出现了今后发生心血管疾病的风险因素,如血压较自然妊娠出生子代有所升高,空腹血糖较高,并增加周边脂肪堆积,潜在亚临床甲状腺疾病,过早肾上腺激活,以及女性骨龄超前。虽然早期有论文提及 ART 出生子代癌症发病率有可能升高,但到目前为止还没有被进一步的研究证实。此外,行为障碍,如潜在增加的成年早期抑郁症和注意力缺陷障碍的患病率也受到关注。

一项队列研究调查了 233 名 8~18 岁因父母生育能力较差而采用体外受精胚胎移植术出生的儿童和青春期的代谢状态,并与年龄和性别相匹配的自然妊娠出生的对照组比较。研究结果显示,IVF 儿童外周体脂量和外周脂肪百分比显著增加,且总脂肪百分比较高。两组腰围差异无统计学意义。在青春期的女孩中,由 IVF 出生的子代的骨龄也比对照组大。更值得关注的是,IVF 儿童的收缩压和舒张压水平高于对照组,而青春期的 IVF 儿童空腹血糖水平更高。即使与身体大小、出生体重和父母特征进行了校正,这些差异仍然存在。收缩压存在 4mmHg 的差异在临床上是显著的,正如临床已经证实儿童期血压偏高其随年龄增长发生高血压的风险也明显增高。

ART 的远期子代安全性最近越来越受到关注。在心血管系统领域,许多学者进行了流行病学研究,将对这一问题的讨论继续深化。一项荟萃分析纳入 10 个研究,共计872 个 ART 子代和 3 034 个自然受孕对照子代,发现 ART 子代的血压高于自然受孕子代

[加权平均差值:收缩压 1.88mmHg(95%*CI* 0.27-3.49),舒张压 1.52mmHg(95%*CI* 0.34-2.70)]。然而进一步的分层及回归分析发现,这一血压升高趋势与研究中子代的出生年份有很大相关性,出生年份在 1990—1999 年的 ART 子代较对照组明显出现血压升高[加权平均差值:收缩压 3.75mmHg(95%*CI* 2.14-5.37),舒张压 2.70mmHg(95%*CI* 2.14-5.37)],而出生在 2000—2009 年的 ART 子代并未出现明显血压上升[加权平均差值:收缩压 0.186mmHg(95%*CI* −1.38-1.00),舒张压 −0.19mmHg(95%*CI* 1.38-1.00)],回归模型显示出生年份能够解释 88% 的收缩压和 50%的舒张压改变。因此,当今 ART 子代是否会增加患高血压风险还需要更多临床和基础研究来确定。

心血管功能超声评估是评估心血管功能的一个重要工具。超声心动图能够测量心脏各类形态学指标,评估心脏收缩/舒张功能、心室重构情况等。血管超声能评估血管弹力、血管内皮功能。一项瑞士的研究在一批平均年龄为 12 岁的 60 个 ART 子代和 53 个自然妊娠子代中进行了对血管功能的细致研究。该研究评估了体循环和肺循环的血管功能,发现在 ART 子代中,内皮功能依赖的血管舒张功能减弱了 25%,脉搏波速度加快 20% 和颈动脉内膜中层厚度增加 10%。为了进一步研究,研究者将受试儿童带上海拔 3 450m 的欧洲屋脊瑞士少女峰,测试在压力下的肺血管功能。结果 ART 子代肺动脉压高了 30%。在初次研究 5 年后,受试儿童平均年龄为 17岁时,研究者进行了第二次测试,通过测量动态血压、斑块积聚、血管功能和动脉硬度来进行评估。发现第一次测试存在的血管舒张功能、脉搏波速度和颈动脉内膜中层厚度改

变依然存在。通过 24 小时动态血压监测，研究人员发现 ART 青少年的收缩压和舒张压均高于对照组［收缩压:(119.8±9.1)mmHg *vs.*(115.7±7.0)mmHg；舒张压:(71.4±6.1)mmHg *vs.*(69.1±4.2)mmHg］。更重要的是，有 8 名 ART 青少年达到了诊断动脉高血压的标准(超过 130/80mmHg)，而对照组里只有 1 名。

　　西班牙学者也进行了一项设计严谨的研究。在孕早期纳入 100 名 ART 孕妇及 100 名自然妊娠孕妇，对孕 28~30 周的胎儿、1 月龄及 6 月龄时的婴儿分别进行心脏和血管超声检测。结果发现，ART 子代在胎儿时期就出现心脏球形化、心肌增厚、舒张功能减弱、心室扩张等心脏重构的表现。出生后，以上心脏重构表现大部分持续存在，且婴儿出现血压上升、动脉内膜中层增厚等表现。

　　另外一些中国学者也进行了对 4~5 岁儿童的随访，发现 ART 子代在心脏形态及心脏功能上也出现一些不良改变。黄荷凤院士团队的回顾性队列研究，对 124 名出生后 3~7 岁(平均年龄约 4.5 岁)儿童心血管发育进行调查。研究纳入了 ART 出生子代 76 人，自然妊娠出生子代 48 人。76 位 ART 出生子代中有 42 人其母亲促排卵后发生卵巢过度刺激综合征(ovarian hyperstimulation syndrome，OHSS)，另 34 人其母亲促排卵后没有发生 OHSS。采用多普勒超声检查、血压等方法评估其心血管功能。结果发现，与非 OHSS 组和对照组子代相比，OHSS 组母亲的子代二尖瓣 E/A 比值显著降低、颈总动脉收缩期和舒张期内径较小、血流介导的舒张功能受损，而三组子代内膜中层厚度和动脉僵硬度指数无统计学差异。提示母亲促排卵后发生卵巢过度刺激综合征出生的 ART 子代有心脏功能

改变的风险。

　　孕期不良环境与出生子代健康之间关系虽然已经有大量的临床流行病学调查和动物实验研究，但是研究还是受到许多条件的限制。孕期中，当热量摄入一个时期内被严重减少时，或是营养摄入过多，或是孕期合并糖尿病、高血压，往往难以确定与出生后健康状况改变的一个特定的妊娠时间框架。而对于自然条件下体内胚胎的发育与成人心血管疾病之间的相关性的研究由于受技术限制，我们还知之甚少。辅助生殖技术包括体外受精、胚胎培养和胚胎移植，可以将胚胎发育的某些特定时间窗和出生后的健康状况相关联。

### (二)孕期高雌激素与心血管疾病

　　自然妊娠时较少发生非生理性的雌激素升高。随着 ART 中超排卵技术的使用，在一个周期中多个卵泡成熟，导致孕妇血清雌激素处于高水平。高雌激素对 ART 包括诸多环节，促排卵是其中非常重要的一环。ART 过程中的促排卵常导致 ART 妇女血清雌激素水平在短期内大幅上升，其水平远远超出正常生理状态。人类的心血管系统发生始于孕 4 周末的血岛发生，孕 5 周时出现心管，直至孕 7 周末左右完成心脏外形和内部分隔的初步建立，而在孕 8~10 周时完成原始的弓动脉至成体邻近心脏大动脉的基本布局。这段时间被称为胚胎心血管系统发育的关键期。而这段关键期，如果母亲体内雌激素水平超高，可以对心血管系统发育产生干扰，造成不良后果，严重者甚至出现心血管系统发育畸形。

### (三)动物模型研究

　　由于 ART 最常用于夫妇不育/亚育的背景下，正如在许多文章中广泛讨论的，混杂效应总是难以排除。在这方面，采用生育期雄性和雌性动物模型进行研究，有助于排除一些干

扰因素。获得的结果有助于区分与不育 / 亚育性相关的效应，以及由辅助生殖技术本身而产生的影响。然而，动物胚胎生物技术中得到的结果需要仔细分析，以真正反映人类辅助生殖技术对出生人群的影响。在小鼠辅助生殖技术模型中，子代小鼠模型也大多出现了肠系膜血管功能异常、心脏增大、血压升高等不良改变。

### （四）机制研究

研究发现，IVF 过程中产生的高雌激素水平是导致 IVF 出生子代发生心血管异常的重要原因。对 IVF 人群中 OHSS 和非 OHSS 母亲的新生儿脐动脉蛋白质组学研究显示，雌二醇是脐血管差异表达蛋白质的上游调节因子。该结果进一步提示，在卵泡和胚胎发育过程中，超生理浓度的雌二醇水平会增加子代发生心血管功能障碍的发病风险。动物研究也有相似结论，促排卵小鼠会出现子代，甚至子二代的血压、心率改变和糖耐量异常。这其中的机制与 DNA 甲基化等表观遗传学改变相关。

过高雌激素在配子、胚胎期对子代的损伤不止于心血管系统。子代甲状腺功能异常与孕期高雌二醇有关；与新鲜周期移植相比，冰冻移植（母体雌二醇水平较低）子代的甲状腺功能异常程度较轻；儿童期游离甲状腺素（free thyroxine，$FT_4$）、甲状腺素（thyroxine，$T_4$）水平与母亲孕早期雌二醇浓度呈正相关。建立孕期高雌二醇小鼠模型进行进一步研究后发现，Pax8 启动子区甲基化异常可能是高雌二醇子代甲状腺功能异常的机制之一。此外，IVF 组与自然妊娠组比较，出生体重明显降低，其中新鲜移植组低出生体重儿比例更高；即使在 IVF 组内，较高雌二醇的亚组子代也出生体重更低。此外，OHSS 子代在语言智商（92.7 *vs.* 100.1）、操作智商（108.9 *vs.* 113.7）

及总智商（100.6 *vs.* 107.4）三项得分上均显著低于对照组。此外，低智商儿童（IQ<80）的比例方面，OHSS 组也显著高于对照组（约 4.5 倍）。我们还发现，OHSS 患者在促排卵期间人绒毛膜促性腺激素（human chorionic gonadotropin，hCG）注射日的雌二醇浓度与子代总智商呈负相关。

## 三、配子发育与成人心血管疾病

### （一）母亲受孕前的体内环境与出生子代的心血管健康

多重流行病学研究表明，母亲妊娠前肥胖与儿童肥胖、儿童期较高的总体脂量和腰围、青少年肥胖率增加，以及最终长期成人心血管疾病之间有直接关系。在啮齿类动物模型中，母体肥胖与脐血中瘦素和 C- 肽水平的增加有关，表明子宫内环境为成人发病的心血管疾病和代谢综合征的发生奠定了基础。尽管数据是变化的，但儿童期观察研究显示，肥胖孕妇的后代往往有升高的血压、高脂血症、胰岛素抵抗和升高的炎症标志物。母亲饮食的改变和母乳接触可能改变儿童期和成年期的这种风险，但需要大量的临床试验来证实这些干预措施的益处。

成年肥胖孕妇的子代 BMI、腰围、血压、胰岛素和甘油三酯水平较高，HDL-C 水平较低。然而，这些研究受限于观察设计和遗传多样性、社会人口统计学、终身营养和生活方式选择等各种混杂因素。为了控制混杂因素，KRAL 等人对妊娠前因减肥手术而体重下降明显的母亲所生的子代和其兄弟姐妹对比研究。他们发现，在减肥手术前，同一母亲所生的兄弟姐妹患超重、肥胖和心脏代谢因子失调的风险更高，这支持了母亲体重减轻直接有益于胎儿和新生儿健康的假设。比较母亲及父亲的 BMI 和儿童时期的人体测量值,包括脂肪量和腰臀比,研究显示,母亲的 BMI 对儿童的人体测量值有负面影响,而不是父亲的。

母体肥胖还可能改变子代子宫内脂肪细胞的形态,增加异位肝和胰腺脂质沉积。在受影响的后代中异常的脂质沉积造成慢性炎症状态,增加氧化应激,改变肝脏蛋白质表达和脂质谱,并增加交感神经系统张力,以及所有被定义为增加心脏代谢性风险的病理生理事件。肥胖孕妇后代脂肪细胞异常沉积和功能的病理生理学基础可能反映了异常的生理。所有哺乳动物的昼夜节律主要是由光照引起的,光照调节下丘脑视交叉上核的中枢时钟基因。转基因小鼠模型表明,时钟无效小鼠变得肥胖,并发展为肝脂肪变性。此外,啮齿类哺乳动物/胎儿二分体研究显示,母体肥胖(通过高脂饮食喂养)改变了后代的生理节律,并且与后代中非酒精性脂肪性肝病的风险增加有关;腹部脂肪组织的沉积增加,可能是由于时钟基因表达的中断。

利用家兔和大鼠疾病模型的研究表明,宫内高瘦素血症通过影响孤束下丘脑核增加中枢交感神经驱动。异常的中枢交感神经张力改变肾交感神经活动,导致血管调节障碍和高血压。这种早期的影响会持续到儿童期和青少年期,增加成年期患心脏代谢性疾病的倾向。

**(二)父亲体内环境与子代的心血管健康**

1. 流行病学调查和研究　现有的大多数流行病学和实验研究都集中在母体对后代健康的影响。然而,最近对啮齿动物的实验已经证明,父亲也参与影响子代的代谢和心血管健康。许多观察性研究分析了父亲生活方式的相关因素,环境暴露因素,早期和后期的生活,以及子孙后代的健康结局(高血压、血脂异常、高血糖、胰岛素抵抗、肥胖等)。

有明显的证据表明,父亲的营养因素在后代健康中起着重要的作用。例如,父亲的绝对和相对数量的身体脂肪和他们的女儿在 4.8~8.9 年期间身体脂肪有着明显的相关性。父亲的 BMI 与子代代谢表型有性别依赖性。在一个家庭的队列(母 - 父 - 子代)研究中,父亲的 BMI 与子代出生体重、双顶径、头围、腹径、腹围相关。食物短缺或限制食物会降低其雄性后代的寿命,同时子代患糖尿病的风险增加了 4 倍。父亲的 BMI 影响子代健康有明显的性别差异,主要影响雄性子代发育,而对雌性子代则不明显。来自父亲 BMI 增加的雄性子代在胎儿期就出现了皮质醇分泌增加可能是男性子代晚年心血管疾病的危险因素。此外,父亲 BMI 增加与囊胚发育和存活的减少有关。在肥胖父亲(BMI>25kg/m$^2$)中,精子中检测到较高的活性氧,以及精液新蝶呤(生殖道巨噬细胞活化的标志物)增加,精子计数和血清睾酮减少。

在瑞典北部,对三代人的跟踪调查表明,祖父的进食过多与其孙辈的生存能力降低,以及患糖尿病的风险增加有关。祖父吸烟年龄越早与孙子 BMI 的增加相关性越大。这一证据表明,不仅在怀孕之前,而且在父亲的青春期早期,父亲的营养因素可能以性别依赖的方式影响后代。亲本基因和亲本环境因素之间在影响后代表型,即基因 - 环境的相互作用变得更加复杂,个人的社会经济地位似乎对穷人和富人的肥胖有相反的影响。

2. 动物研究　雄性肥胖的动物模型正被用于评估父性规划对后代的影响并分析肥胖父亲的精子功能。由于难以区分父系遗传构成和父系环境暴露对后代的影响,以及难以对来自人类研究的数据进行聚类和解释,因此动物模型十分重要。更好地了解父性规划的机制有助于采取干预措施，尽量减少对后代的不利影响。哺乳动物雄性生殖细胞发育在不同时期和后代晚年特定疾病中容易受到损害有一定相关性。受孕前精子发生与胚胎发育、婴儿期和青春期前年龄，以及成年期代谢状况关系密切。雄性的不良生活环境不仅可以通过改变精子的功能、质量和分子组成，还可以通过增加精子的氧化应激，导致 DNA 损伤和线粒体功能障碍而使子代成年后心血管病高风险。

对人和动物的研究已经证实，父亲肥胖会损害他们自身的激素调节、新陈代谢和精子功能，而这些激素、新陈代谢和精子功能的改变可以被传递给后代。在人类中，父亲肥胖导致胰岛素抵抗 /2 型糖尿病和脐血皮质醇水平升高，这增加了心血管疾病的危险因素。值得注意的是，父母的身体脂肪和他们的女儿肥胖的患病率之间存在关联。在动物中，父亲肥胖导致后代在葡萄糖 - 胰岛素稳态、肝脂肪生成、下丘脑 / 喂养行为、肾脏方面的改变；它还会损害具有精子氧化应激和线粒体功能障碍的雄性后代的生殖潜能。最近的研究表明，父亲的新陈代谢健康也会影响孩子的健康，而且肥胖的父亲更有可能生出肥胖的孩子。临床和动物试验挑战了关于胚胎在宫内的可塑性可以修正代谢编程的传统观念，表明还有其他问题可能通过父源性编程在这个过程中起作用。

最初在动物中描述了一种父性编程，是当肥胖的父亲导致雌性后代的葡萄糖 - 胰岛素稳态紊乱时，肥胖父亲的编程影响了子代肝脏脂肪生成和 β- 氧化，并且子代下丘脑炎症反应增加，白介素 6（interleukin-6，IL-6）和肿瘤坏死因子 α（tumor necrosis factor-α，TNF-α）表达增加。肥胖父亲还改变了后代的肾脏结构和功能，如肾小管受损，肾小管刷状边界消失。在子代中上调了胆固醇酰基转移酶 -1（Acat1）基因，它参与脂肪酸在肾小管中 β 氧化。

在父亲中，生活方式选择造成的热量不平衡，包括高食物消耗和低身体活动，是编程研究中需要考虑的因素。表观遗传修饰可以在一个群体中许多个体的生命周期内发生，并可以立即传给下一代，而不像基因组事件在群体中缓慢传播。瘦的个体或几代以上的人可以招募沉默等位基因回到活跃基因组，并有助于适应性或获得性变化的可逆性。最近一项针对肥胖男性的研究显示，针对脂肪细胞有丝分裂原血管内皮生长因子的循环微 RNA 发生了变化，这种变化在减肥后是可逆的。对这些观察（人和动物）的解释是表观遗传学，认为表型从父亲传给后代的主要工具，如 DNA 甲基化、组蛋白修饰和非编码 RNA。父系肥胖可通过表观遗传学诱导后代的程序化表型。因此，它可以被认为是一个公共健康问题，影响着孩子的未来生活。

## 四、其他机制

### （一）宫内生长受限患者的内皮功能障碍

1. 内皮——血管稳态的主要作用　血管内皮细胞在维持血管稳态中起着重要作用，是人体内最大的器官之一。它与血管舒张和血管收缩、血栓形成和纤溶之间的平衡、平滑肌细胞增殖和迁移的抑制及促进，以及血小板黏附和聚集的预防及刺激密切相关。所有这些功能都是通过释放大量的血管活性因子，如一氧化氮（nitric oxide，NO）和内皮素介导的。在这方面，内皮结构和功能完整性的维持对于血管稳态是必不可少的，因此，内皮功能受损可能导致血管相关疾病的发展。

证据表明，宫内生长受限出生的个体，在儿童早期出现内皮功能障碍并持续存在，成年后出现高血压、动脉粥样硬化、冠心病和慢性肾脏疾病风险增加。在这些个体中，内皮功能障碍主要表现为受损的内皮依赖性血管舒张和血管重塑。

2. 宫内生长受限者内皮依赖性血管舒张功能受损    血管内皮依赖性血管舒张功能可通过使用血流介导的肱动脉试验、容积描记术或皮肤灌注来评价乙酰胆碱的激光多普勒技术。对宫内生长受限出生的儿童（9~11 岁）和年轻的成年人（20 ~ 28 岁）研究发现，内皮依赖性血管舒张已经受到损害。

在一些动物模型如大鼠、小鼠和绵羊中，也观察到了胎儿生长受限与受损的血管舒张的关系。胎儿生长受限可通过母体暴露于低蛋白饮食（low protein diet，LPD）（含有 9% 酪蛋白）、限制饮食（50% 正常摄入量）和单脐动脉结扎（如妊娠绵羊在 105~110 天实施）中诱导。这些饮食和程序导致子代低出生体重（low birth weight，LBW），并在成年期小动脉、主动脉和冠状动脉的内皮依赖性血管舒张受损。

对内皮依赖性血管舒张作用的影响在男性中更为明显，而女性似乎被雌激素的 NO 依赖性血管保护作用所保护。雌激素介导的血管保护活性已被广泛研究证实。在出生于母体营养不良的胎儿生长受限的雌性大鼠中，已经观察到内皮依赖性血管舒张功能受损。有学者指出，胎儿营养不足可能会降低雌激素合成，最终导致卵巢损伤和血管内皮细胞受损。

3. 胎儿生长受限的血管重构内皮激活    内皮功能障碍与白细胞浸润和单核细胞、巨噬细胞和低密度脂蛋白（low-density lipoprotein，LDL）的黏附有关，其在动脉壁中被氧化成 OxLDL。这导致泡沫细胞的形成并引发动脉粥样硬化。此外，单核细胞和巨噬细胞分泌更高水平的细胞因子和促炎蛋白，如 IL-6、TNF-α 和 C 反应蛋白。这些事件产生恶性循环：中性粒细胞和巨噬细胞产生更高水平的 IL-6 以响应炎症，这反过来又增加了 C 反应蛋白在肝脏中的产生。C 反应蛋白降低了 NO 的利用率，增加内皮素 -1 的生成，从而导致内皮依赖性血管舒张受损，并导致不可逆的血管损伤。低出生体重长大后的中年人（45~64 岁）具有促炎性标志物和内皮激活因子的特征，提示内皮功能障碍是这些个体的专利。

血管结构改变：病理组织学分析表明，动脉粥样硬化病变开始发展在腹主动脉，增加了动脉壁厚度。使用非侵入性评估的内 - 中膜或颈动脉内膜 - 中层厚度测量，已经观察到胎儿生长后出生新生儿和幼年就发生了血管结构异常改变，并持续到成人（27~30 岁）。

**（二）缺氧与氧化应激在血管重构中的作用**

1. 缺氧和氧化应激与血管重塑有关    胎盘功能不全与胎儿营养和氧供给减少有关，促进了胎儿生长受限的发展。一些孕妇因素，如生活在高海拔地区、高血压、贫血、肺部疾病、先兆子痫、药物和 / 或烟草消费可能致胎儿缺氧，它可以诱导胎儿生长受限导致低出生体重，并在以后的生活中增加心血管疾病的风险。在胎儿发育过程中，缺氧通过驱动血管生成 / 血管生成、造血功能和软骨生成起着至关重要的作用。然而，在子宫内缺氧时间的延长会导致有害的影响。在生长受限胎儿中，出生后第 4 天，与缺氧妊娠有关的促血管生成因子——血管生成素 2 的循环水平增加，与正常的相同胎龄儿相比增加，从而可以促进产后血管重塑。

氧化应激可以通过减少抗氧化防御和增

加活性氧（reactive oxygen species，ROS）而发生。在生理条件下，ROS 发挥重要作用，作为调节血管功能，如迁移、生长，平滑肌细胞和内皮细胞的存活，以及细胞外基质蛋白的分泌。但不受控制的活性氧产生可导致血管疾病。ROS 与血管平滑肌细胞肥大和增生有关。在血管细胞（内皮细胞和血管平滑肌细胞、外膜成纤维细胞）中，负责 ROS 产生的主要酶是烟酰胺腺嘌呤二核苷酸磷酸（NADPH）氧化酶。血管紧张素 Ⅱ（angiotensin Ⅱ，Ang Ⅱ）通过 Ang Ⅱ 受体 1（angiotensin Ⅱ type-1 receptor，AT1R）参与增加超氧阴离子水平，随后增加过氧化氢的产生，从而引起血管平滑肌细胞肥大和增生的远期结果。黄素蛋白抑制剂二苯乙炔和过氧化氢酶过表达可以抑制这些血管缺损。在与成人高血压相关的母体 LPD 诱导的大鼠胎儿生长受限模型中，有研究观察到由 AT1R 介导的颈动脉环对 Ang Ⅱ 的体外血管反应性增强。

细胞外基质蛋白如胶原和弹性蛋白的调节可以通过 ROS 来调节。弹性溶解和胶原溶解在动脉重塑和血管疾病中起着重要的作用。基质金属蛋白酶（matrix metalloproteinase，MMP）及其相关的基质金属蛋白酶组织抑制剂（tissue inhibitors of metalloproteinase，TIMP）是巨噬细胞和血管平滑肌细胞分泌的酶。MMP-2 和 MMP-9 切割明胶、胶原和弹性蛋白，并与血管疾病相关。活性氧可以激活 MMPs，包括 MMP-2 和 MMP-9 的循环水平增加。MMP-2/TIMP-2 和 MMP-9/TIMP-2 比值的增加已经在小于胎龄的儿童中观察到，并且与收缩压和血管功能呈正相关。在妊娠应激诱导的子代高血压发育性动物模型中，观察到 4 周龄时主动脉 MMP-2 和 TIMP-1 的增加及 TIMP-2 的减少，表明血管细胞外基质

降解，这可促进血压升高和动脉僵硬度增加。

**2. 胎儿生长受限的血管内皮功能障碍机制**

NO 生物利用度受损：内皮介导的 NO 释放被广泛接受作为内皮功能的关键决定因素，降低了 NO 的生物利用度与最严重的血管病变有关。减少 NO 的生物利用度可能是由于改变的 NO 合成或不被其他分子清除，如 ROS。特别是 NO 生成的受阻通过促炎性细胞因子，如血管细胞黏附分子 -1 和 ICAM-1 的募集，以及白细胞向血管的浸润而激活内皮及损害内皮依赖性血管舒张。在正常妊娠中，NO 合成酶被上调，这反映在母体和胎儿循环中亚硝酸盐／硝酸盐浓度的增加，从而介导了母亲的心血管适应和胎儿系统循环和脐血管低阻力。在妊娠合并宫内生长受限中，有研究显示母体和／或胎儿血清中与对照相比 NO 合成减少，胎盘血管内皮型一氧化氮合酶（eNOS）蛋白增加，表明增加 NO 生成可能是一种代偿性反应，可改善胎盘血流量。而在宫内生长受限大鼠模型中 NO 合成降低，同时可以观察到子宫内膜灌注压力升高，并可诱导出生子代发生高血压。

eNOS 功能受损：在生理条件下，NO 通过 eNOS 在血管系统中合成，以 L- 精氨酸（L- 精氨酸）为底物、四氢生物蝶呤（BH4）为辅因子。在胎儿宫内发育迟缓的个体中，eNOS 表达存在矛盾的数据。在人类中，独立的研究表明，胎儿生长受限后出生的胎儿脐动脉中 eNOS 表达增加，提示活化 NO 合成可能是改善胎盘血流量的代偿机制。但这些结果是有争议的，因为它们不能被复制。在脐动脉或静脉分离的人脐静脉内皮细胞中观察到 eNOS 表达的差异。这些差异可以通过血管类型（动脉 V 静脉）来解释，或者可能是宫内发育受限合并

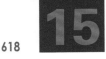

妊娠时血流和氧水平的改变。在动物研究中，eNOS 的表达取决于使用的 IUGR 动物模型。在高盐食物诱导大鼠生长受限的 DAH-S 大鼠中，胎盘 eNOS mRNA 表达水平显著高于对照组。在胎盘功能不全引起的 IUGR 动物模型中，高温暴露时胎盘中胎盘和脐动脉 eNOS 蛋白在妊娠中期下降，但在短期内增加。

虽然 eNOS 的表达和活性和性别效应似乎对营养不良特别敏感，但事实上，宫内营养不良引起的胎儿生长受限的动物模型中，eNOS 表达和 / 或活性下降。在宫内营养不良引起的大鼠胎儿生长受限模型中，eNOS 表达仅在雄性子代中降低，而 eNOS 活性在雄性和雌性中均降低，同时减少了雌激素的活性。这可能是雌激素水平降低的结果。同时在该动物模型中观察到内皮依赖性血管舒张功能受损。体外证实了雌激素对 eNOS 活性的调节作用，长期雌激素治疗培养的人和牛内皮细胞可以上调 eNOS 活性。

精氨酸酶途径的上调：精氨酸酶以 L- 精氨酸为底物产生尿素和鸟氨酸。通过与 eNOS 竞争 L- 精氨酸的生物利用度，精氨酸酶可以间接减少 eNOS 水平。因此，精氨酸酶上调是驱动内皮功能障碍的重要因素。宫内生长受限胎儿脐静脉内皮细胞表达精氨酸蛋白酶。用精氨酸酶抑制剂 S-（2- 硼酸乙酯）-L- 半胱氨酸预处理宫内生长受限的孕鼠，可以改善胎儿生长受限出生后出生的子代脐带和胎盘血管内皮依赖性舒张，以及来自母体 LPD 诱导的大鼠宫内生长受限模型主动脉环的舒张。这些数据表明，精氨酸酶活性在这些血管中增加。

不对称二甲基精氨酸（asymmetric dimethylarginine，ADMA）水平升高：ADMA 是内源性一氧化氮合酶抑制剂，也被认为是内皮功能障碍的早期标志物和介导因子。

ADMA 作为 L- 精氨酸的竞争对手，从而抑制 eNOS 的 NO 合成。然而，人类研究中的观察是有争议的。在妊娠合并宫内生长受限的情况下，孕妇血清 ADMA 水平在第一（11~14 周）、第二（20~24 周）和第三孕中期（28~35 周）与正常妊娠相比升高或降低。雌激素治疗可通过降低 ADMA 水平改善内皮功能。临床数据显示，在健康的绝经后妇女，雌激素治疗可以降低血浆 ADMA 浓度，从而改善 NO 产生。在动脉粥样硬化（兔和猴）的动物模型中，内皮功能障碍与 ADMA 水平升高有关。

氧化应激：氧化应激在内皮功能障碍中起重要作用。ROS，特别是超氧阴离子（$O_2^-$），在血管生理中起着中心作用，它们的过度生成与血管病变特别相关。在宫内生长受限胎盘中，静脉脐血中氧化应激的标志物，如 8- 羟基 -2′- 脱氧鸟苷、氧化还原因子 -1、丙二醛和氧化低密度脂蛋白。因此，有人认为氧化应激参与了宫内生长受限后出生个体的内皮功能的短期和长期调节。氧化应激通过影响 NO 合成和生物利用度影响 NO 途径。NO 与 $O_2$ 发生快速反应，形成过氧亚硝基阴离子，这是一种高度反应性和毒性的物质，它可降低内皮依赖性舒张并加速动脉粥样硬化前病变的发展。

如上所述，L- 精氨酸和 BH4 对 NO 产生至关重要。底物和 / 或辅因子的缺陷导致酶解偶联，这导致 eNOS 产生 $O_2^-$ 而不是 NO，从而导致内皮功能障碍和受损的内皮依赖性血管舒张。降低 BH4 生物利用度可有助于 eNOS 解偶联。无论 BH4 水平是否足够，L- 精氨酸的氧化与氧分子的还原偶联形成 L- 瓜氨酸和 NO。然而，BH4 生物利用度可以通过减少生产、增加氧化或氧化形式的破坏而减少。因此，BH2 导致了 eNOS 解偶联，增加 $O_2^-$ 水平上调 ADMA，从而损害了内皮功能。

同时,NADPH 氧化酶和 eNOS 解偶联介导的氧自由基生成与脱氧皮质酮和生理盐水治疗诱导的高血压大鼠内皮功能紊乱有关。

内皮祖细胞(endothelial progenitor cell, EPC)功能障碍:内皮功能障碍的特点是血管生成受损,修复能力下降,由循环 EPC 介导功能。这些细胞是骨髓来源的干细胞,可以分化为成熟的内皮细胞,从而有助于出生后的血管生成和内皮修复在损伤部位。EPC 亚型通过其表型和功能特性而分化。髓样子集代表早期的 EPC,称为集落形成单位内皮细胞,在培养早期出现,并显示内皮标记物,但不在体内形成血管。内皮细胞集落形成细胞(endothelial colony-forming cell,ECFC)是一个真正的成血管细胞,具有增殖、自体更新、迁移和分化等特性,可以支持血管生长和新生血管形成。EPC 的丢失和功能受损已被确定为内皮功能障碍的标志物。在不同程度心血管风险但没有心血管疾病史的成年男性中,循环 EPC 的水平被认为是血管功能和累积心血管风险的替代生物标志物。在妊娠相关的并发症,最明显的是 IUGR,可以在母体和胎儿两侧的胎盘发现异常血管和异常内皮功能。改变胎儿循环 EPC 可促进这些并发症。这些数据表明,早期血管生成特性的损害(结构和功能)可能会导致低出生体重婴儿在以后的生活中内皮功能障碍。

血管衰老:血管衰老可导致内皮功能障碍,表现为不可逆(复制衰老)或可逆(应激诱导衰老)的生长停滞,负细胞周期调控因子(如 p53 和 p16)的表达和衰老相关 β- 半乳糖苷酶染色的增加。衰老内皮细胞具有形成新血管结构的能力下降,因此,它们可促进内皮功能受损。Sirtuins(SIRTS),特别是 SIRT1,属于涉及许多细胞过程,包括衰老的调控的蛋白质家族。SIRT1 在内皮细胞中高表达,调节多种功能,如 NOS 表达和细胞衰老。SIRT1 在内皮细胞中的表达导致心血管疾病的内皮功能障碍和早衰,而 SIRT1 的过度表达保护内皮细胞不受衰老相关的形态和分子变化的影响。低出生体重新生儿的 ECFC 表现出应激性诱导的血管衰老,其特征是生长停滞、β- 半乳糖苷酶活性增加和 p16KIK4A 表达,这些都是通过 SIRT1 水平降低而介导的。因此,应激诱导的血管衰老与受损的血管生成特性一致,并且可以参与 IUGR 后出生的个体在以后的生活中所观察到的内皮功能障碍。

## (三) 胎儿再编程

四分之一个世纪以前,Barker 博士和 Osmond 博士通过对低出生体重(LBW)增加心血管疾病的风险进行研究,明确了胎儿编程的概念和早期疾病的起源。在人类和动物的研究中都证实了这一假设。Hales 和 Barker 通过提出节俭表型假说提供了胎儿源性成人疾病的发生机制。根据 Hales 和 Barker 的假设,胎儿在子宫发育期的发育过程中暴露于营养不良的条件下,出生后子代应该适应相似的营养不良条件。如果出生后接触最佳的外界生存条件和丰富的资源,而生物体准备不足,无法应付远比宫内优越的环境,则更容易导致疾病发生。重编程存在一个高灵敏的关键窗口,在此期间生物体对环境特别敏感。Barker 假说认为子宫期是发育可塑性的关键时期。然而,现在大量的研究显示这个敏感窗口不仅包括孕期,还包括孕前期和产后早期生活。

1. 表观遗传机制　表观遗传学在健康和疾病发展的起源中起着重要的作用。表观遗传学可以定义为遗传基因信息的表型表达改变的现象,而不改变 DNA 序列。三个主要途径:DNA 甲基化、组蛋白修饰(乙酰化、甲基化、泛素化、磷酸化或 ADP 核糖基化)和小的非编码

RNA，如微小RNA（microRNA，miRNA）可以沉默、激活或调节许多基因表达的水平和时间。一般来说，这三种表观遗传机制似乎共同作用来调节基因表达。DNA甲基化或组蛋白修饰可以改变miRNAs的表达，这又可以调节DNA甲基化和组蛋白修饰的表观遗传过程。

心血管疾病是世界范围内发病率和死亡率的主要原因，是在早期生命中发病率最高的疾病之一。预计未来7年CVD死亡人数将继续增加。预防CVD是公共卫生政策中的重要考虑因素。虽然导致CVD宫内发育的机制目前还不清楚，但在胎儿期和新生儿期，一种可能的重编程机制是表观遗传修饰。在各种动物模型中，已经观察到妊娠期氧化应激与子代内皮功能障碍的早期发展有关。这种现象表明，内皮功能障碍可能在子宫内引发，并可能导致晚期心血管疾病的风险增加。目前，已知许多对环境因素的胎儿适应性反应是由基因组中的表观遗传变化介导的，特别是由基因启动子区中胞嘧啶甲基化程度所介导的。这些结果表明，基因组中特定的表观遗传模式的建立可能是由氧化应激产生的。

心血管疾病的共同特征是内皮功能紊乱的发展。这种功能障碍甚至出现在心血管疾病的临床表现之前，因此被认为是该疾病的危险标志。在人类中，已知内皮功能障碍可在子宫内编程，从而增加成年期心血管疾病的风险。最近的研究表明内皮细胞中许多的基因可以受表观遗传修饰调节。一项研究通过对比大于胎龄儿和正常出生体重胎龄儿人群在儿童期和成年期心血管代谢性风险因子水平，明确了大于胎龄儿与心血管疾病风险有着相关性。通过比较巨大儿和正常胎龄儿人群脐血甲基化组学改变，发现高出生体重儿的DNA甲基化表观遗传学改变与其相应的表型具有相关性。

（1）DNA甲基化：已知DNA甲基化对不利的早期环境特别敏感。DNA甲基化是通过DNA甲基转移酶对存在于DNA中的胞嘧啶环二核苷酸CpG序列的第5位结合甲基而发生的。甲基化修饰可以是DNA甲基化和去甲基化，修饰是可逆的。一般而言，DNA甲基化（低甲基化）的低水平与基因活性增加有关，而甲基化（高甲基化）的高水平与基因阻遏有关。此外，羟甲基化胞嘧啶（5-羟甲基胞嘧啶（5-hydroxymethylcytosine，5hmC））已被鉴定为另一种功能性DNA修饰，代表活性DNA去甲基化的中间状态，并且也影响基因表达。

通过脐血甲基化组学结果分析鉴定出位于CpG岛——具有表观遗传学传递稳定性的特殊结构。生物信息学分析提示多个差异甲基化基因与心血管疾病、脂质代谢有关。结果支持DNA甲基化可能参与胎儿心血管代谢的重编程。疾病和功能失调通路分析鉴定出多处表观遗传改变发生在心血管疾病的候选基因。位于基因启动子区域的DNA甲基化通常被认为与转录抑制有关。相反，启动子区域的低甲基化通常与常染色质和转录增加关联。Apolipoprotein B（APOB）基因转录并翻译成Apo脂蛋白，作为乳糜粒和LDL的主要成分蛋白。LDL被认为是导致动脉粥样硬化和心血管风险的主要分子之一。有报道显示出生体重<第50百分位数新生儿人群的APOB甲基化升高。一项研究发现了同样的APOB甲基化变化和出生体重的反向趋势。结果显示巨大儿组中，APOB基因CpGs岛多个特定CpG位点甲基化水平下降。

宫内生长受限在人脐动脉内皮细胞（human umbilical arterial endothelial cells，HUAECs）和人脐静脉内皮细胞（human umbilical vein endothelial cells，HUVECs）中

的表达可以通过 DNA 甲基化水平来控制。eNOS 蛋白和 mRNA 水平在 HUAECs 中增加，但在 HUVECs 从 IUGR 妊娠下降，并且与 eNOS 启动子相关，在 IUGR CHEECs 中 CpG 的 DNA 甲基化降低，IUGR HUVECs 增加。此外，在胎盘功能不全患者的脐动脉内皮细胞中，eNOS 转录起始位点的 5hmc 水平直接与 eNOS 水平升高相关。在豚鼠 IUGR 模型中，eNOS 表达的增加与来自主动脉、股动脉和脐动脉内皮细胞 eNOS 启动子的 DNA 甲基化水平相关；通过母体施用 N- 乙酰半胱氨酸抑制了这种修饰。

（2）组蛋白修饰：在细胞核中，DNA 被包装成染色质，作为核小体的重复单位，形成一个 "Bead S- 一个字符串" 结构，可以压缩成高阶结构以影响基因表达。核小体由 146bp 的 DNA 包裹在组蛋白八聚体（由两个 H2A、H2B、H3 和 H4 组成）中，并通过连接子 DNA 连接，这可以与组蛋白 H1 缔合异染色质。组蛋白含有球状结构域和氨基末端尾，可进行翻译后修饰。赖氨酸的翻译后修饰（乙酰化、甲基化、泛素化、SUMO 化）、精氨酸（甲基化）和丝氨酸及苏氨酸（磷酸化）是最常见的修饰。通常，组蛋白 H3 和 H4 的乙酰化与基因表达增加有关，并且已被证明调节内皮细胞的血管生成功能。

羧酸酯酶 1（CES1）编码一类羧酸酯酶大家族，并参与脂肪酸酰基化和胆固醇酯化的代谢过程。体外研究曾证实 THP-1 巨噬细胞中的 CES1 过表达会显著增加胆固醇的内流。巨噬细胞中 CES1 过表达增加人类巨噬细胞的募集速度和降低 HFD 导致 Ldlr$^{-/-}$ 小鼠动脉粥样硬化的发生。因此，*CES1* 基因 CpG 岛的甲基化改变很可能会改变该基因的表达。

此外，*DLK1*（Delta-like homolog 1）是一个印迹基因。表观遗传学对该基因表达的影响远远超过传统组织机制和瞬时特定元素调控。DLK1 表达上调会抑制血管内皮细胞增殖和阻碍内皮细胞对氧化 LDL 的反应性再生从而破坏血管生成。

在 eNOS 转录起始位点组蛋白 H3 上第 9 号赖氨酸的乙酰化（histone H3 acetylation at lysine 9，H3K9ac）和 H2A 水平显著升高，与胎盘功能不全患者脐动脉内皮细胞中 eNOS 水平的升高直接相关。母体营养不良诱导的胎儿生长受限大鼠肺血管内皮细胞和外周血白细胞内皮素 -1 启动子组蛋白 H3 乙酰化增加，导致内皮源性缩血管因子内皮素 -1 表达增高。这可以增加在以后的生活中发生肺疾病（肺动脉高压或哮喘）的危险性。有研究观察到，与早衰有关的低出生体重新生儿 ECFC 中 SIRT1 的阻遏可以通过 "激活" 或 "抑制" 表观遗传标记的改变来调节。与对照组相比，低出生体重新生儿的 "激活" 标记组蛋白 H3 第 4 号赖氨酸的三甲基化（trimethylation of histone H3 at lysine 4，H3K4me3）在低出生体重新生儿显著降低，而与异染色质形成相关的 "抑制性" 标记组蛋白 H3 第 9 号位赖氨酸的三甲基化（trimethylation of histone H3 at lysine 9，H3K9me3）增加。

（3）非编码 RNA（miRNA）：是不编码蛋白质的小的单链 RNA。每个 miRNA 与特定的 mRNA 结合，导致靶 mRNA 的降解或其翻译成蛋白质的抑制。miRNAs 调节许多基因和过程的转录后表达水平，如细胞凋亡、细胞生长和分化在大范围的组织中，尤其是在调节内皮功能中。在剪切应力的情况下，miR-21 表达增加，这有助于通过减少细胞凋亡和增加 eNOS 表达及 NO 产生来保护内皮细胞。然而，在动脉粥样硬化斑块中，miR-21 的上调可降低超氧化物歧化酶的功能，从而导致 ROS 生成增加和祖细胞迁移减少。miR-221 和 miR-222 在内皮细胞中高表达,可以部分地通过减少 eNOS 表达而引起内皮细胞出现抑制血管生成、抗增殖、抗凋亡和促凋亡作用。此外,miRNAs 可调节 SIRT1 的表达。研究发现 miR-217 和 miR-34 在内皮衰老中表达升高,导致 SIRT1 功能的丧失,减少 eNOS 水平血管舒张受损。

在胎儿生长受限后的个体中,早期内皮功能障碍在高血压、冠心病和慢性肾脏病的后续发展中起着重要的作用。这些血管内皮功能障碍包括改变内皮素功能、氧化应激所致的 NO 合成和生物利用度下降,降低内皮祖细胞数量和功能,以及血管衰老。预防措施包括母乳喂养和补充叶酸、维生素、抗氧化剂、L- 瓜氨酸、L- 精氨酸、NO 调节剂,是预防胎儿生长受限、改善血管内皮功能和血管舒张反应的简单有效的方法。

基因表达的表观遗传调节似乎是不利的围产期环境的长期影响的主要因素之一。识别内皮功能障碍的早期生物标志物,特别是表观生物标记物,可以允许早期筛查和随访有发展心血管疾病风险的个体,从而有助于预防和治疗策略的发展,以避免环境的长期影响,以及胎儿宫内发育迟缓后的出生缺陷。

2. 孕前和孕后期对子代的影响 一些 Barker 学说的批评者强调,出生后早期的应激反应至少与子宫内应激一样重要,决定了长期效应,并引入了另一种假说,即不利环境暴露或伤害逐渐通过疾病发作而在体内产生累积效应。在这个所谓的生命历程假说中,成年期的生活方式因素比子宫内应激的贡献要大得多。根据这一观点,在子宫内应激导致疾病的倾向,只有当在出生后的后期(例如,肥胖或高脂肪饮食)发生额外的应激时才表现出来。这在低收入和中等收入国家表现为糖尿病发病率增加,其中子宫内营养不良和晚年营养过剩的组合较常见。

另一个重要概念是子宫内应激的影响根据其发生的时间而不同。例如,在大鼠和绵羊模型,怀孕期和植入期母亲营养不良,可导致子代高血压和心血管功能障碍。在植入前体外培养时营养不良可导致胚胎有长期的健康问题。

荷兰饥荒的研究对宫内应激的评估尤其具有启发意义。在饥荒持续 4 个月(1944 年 12 月至 1945 年 4 月)期间,官方每日定量供应热量为 400~800cal。妊娠早期营养不良的胎儿具有动脉粥样硬化的血脂特征,成年期冠心病风险增加,认知功能下降。妊娠中期营养不良增加了微量白蛋白尿和阻塞性气道疾病的发生率。最后,在遭受饥荒的所有胎儿中葡萄糖耐量都发生了改变,但在妊娠后期营养不良尤为明显。

子宫内应激刺激后的性别差异也很重要。出生体重低于平均体重和低于第一年平均体重的女性成年心血管死亡率最高,男性不存在这种现象。只有出生体重大于 4kg(正常出生体重在 2.5~4kg)的妇女,收缩压随出生体重的增加而增加。在动物模型中,只有暴露于高脂肪饮食的妊娠母羊的雌性后代在以后的生活中表现为高血压;相反,只有成年雄性大鼠在母亲孕期子宫动脉结扎后显示甘油三酯的改变和肝脂肪酸酶的表达。引起这些性别差异的机制尚不清楚。除了性类固醇激素的差异外,这些效应可能反映了下丘脑 - 垂体 - 肾上腺轴的激活、对氧化应激的不同反应,以及雄性小鼠比雌性小鼠出生后的生长速度更快。

## 五、干预研究

### (一)饮食调节和生活方式

目前基础和临床科学家合作,研究如何在配子、胚胎、胎儿直至出生后发育期间利用干预来防止后代中的心血管病发生。这些研究大部分涉及饮食调节和其他生活方式。大鼠怀孕前的饮食限制改善了母体肥胖对后代肥胖的影响。热量限制的孕母显示其后代体重可以控制在中等超重的范围内，而不是肥胖范围。另一项研究表明，限制孕期高脂肪饮食喂养的热量摄入阻碍了后代肥胖的发展。此外，怀孕前体重超重的雌性小鼠，怀孕后改为低脂肪饮食，出生的子代代谢方面的表型要比持续高脂饮食的子代改善很多。虽然饮食/生活方式干预对于母体肥胖、肥胖症或妊娠糖尿病对后代的心血管病危险因素的减轻作用最为明显，但在患者人群中依然可以找到发病与早期发育受到干扰的相关性。

目前已经开始尝试各种技术方法，包括进行营养教育和推广计划、小组和一对一的身体活动教育，以及从轻度到较强的运动干预。其他干预措施也正在尝试和研究中，例如，在大鼠中显示，膳食补充 n-3 脂肪酸改善了 90 天龄的 STZ 诱导的糖尿病患者的氧化应激状态。在妊娠期雌性大鼠的自觉运动减少了妊娠期间组织中的脂质过氧化物，从而降低男性子代的体重和提高了胰岛素敏感性。同样，适度运动也被用作肥胖雌性大鼠的干预措施。在交配前 1 个月，肥胖高脂喂养的雌性被随机分配到自愿滚轮运动(每周 5 天，每天两次 15 分钟的运动)或久坐组，持续高脂饮食，并在整个妊娠期继续分为运动组和久坐组。有趣的是，与久坐的肥胖母鼠相比，这种运动干预的强度不足以显著影响母体体重、产仔数或出生体重。然而，孕期运动组出生子代在 5 周龄血清的后代中瘦素和 TG 水平有所回落。由于母体氧化状态的变化与怀孕期间的运动相关，即使在没有体重变化的情况下，适度的运动也足以激活氧化应激抵抗，这有利于在不利的代谢环境中发育的胎儿。

为支持氧化应激在后代代谢疾病发展中的关键作用，高脂喂养的母鼠孕期补充维生素 C 抗氧化剂可明显减少母体的氧化应激和改善子代肥胖、糖耐量和炎症反应。为了证明这些对母体的干预对子代健康的影响，还需要开展大样本、高质量和长期的临床试验研究。

**（二）潜在的预防方法**

1. **母乳喂养**　母乳可能是一种有前途的方法，也是最简单的方法，用于改善后代的内皮功能。事实上，母乳喂养而不是用婴儿配方奶粉喂养，是克服新生儿氧化应激的最佳途径之一，因为母乳具有很好的抗自由基能力。母乳含有酶和非酶成分，如超氧化物歧化酶、谷胱甘肽过氧化物酶、维生素（A、C 和 E）、α- 胡萝卜素、乳铁蛋白和微量铁。母乳喂养可以改善内皮功能，主要是由于乳铁蛋白的存在，铁结合糖蛋白具有抗氧化、抗炎、促血管生成和无依赖血管扩张剂的性质。在 C57BL/6J 小鼠单侧后肢手术诱导的缺血后，用乳铁蛋白每日处理促进血管生成，通过 NO 依赖的机制激活内皮功能，并保护 HUVECs 免受过氧化氢诱导的氧化应激。

2. **补充叶酸**　流行病学研究表明，叶酸缺乏与心血管风险增加有关。由于叶酸的同型半胱氨酸降低和抗氧化作用及其对 eNOS 活性和辅因子的调节能力，补充叶酸可以改善血管内皮结构和功能。在一项包括冠心病患者的研究中，叶酸的循环形式(5- 甲基四氢叶酸)，通过增加 BH4 的有效性，增加了 NO 依赖性血管舒张，减少了血管超氧化物生成，并改善了 eNOS 的酶偶联。补充叶酸的患者急性缺血性中风或 HTN 降低，血浆 ADMA 水平下降，表明摄入叶酸可能是有益的。此外，孕期补充叶酸可增加新生儿的出生体重。ApoE$^{-/-}$ 小鼠叶酸缺乏与动脉粥样硬化病变的发展有关，叶酸补充可预防动脉粥样硬化病变。给 LPD 饮食的孕鼠模型补充叶酸可以阻止血压升高和恢复内皮依赖性血管舒张和 eNOS mRNA 表达和酶活性。

**3. 补充维生素**    对胎儿生长受限动物模型和子代心血管疾病发展过程的研究表明,母亲饮食补充维生素 C 和 E 可以预防不良的围生期和远期结局。在妊娠早期的高母体胆固醇水平诱导的胎儿生长受限动物模型中,发现母亲补充维生素 E 可防止胎儿生长受限。维生素 E 已被证明调节细胞增殖和活力的分子途径,并增加人主动脉内皮细胞和 HUVECs 释放血管舒张前列腺素,因此改善胎盘 - 胎儿血流量,从而增加对胎儿的营养输送。维生素 C 保护雏鸡胚胎免受酒精(乙醇)的毒性作用。给鸡胚中注射维生素 C 可以有效防止乙醇诱导的存活率降低、生长迟缓和畸形。然而,在人类研究中,这些治疗未能在出生体重和相关的长期疾病方面显示出明显的益处。可能的解释是母体内源性抗氧化防御和氧化还原状态和母体维生素摄入引起的多样化营养的潜在混杂效应。人和动物之间维生素代谢的差异也可能涉及人类和动物研究之间的差异。

**4. 抗氧化治疗**    用红葡萄、浆果和花生中的高浓度多酚分子补充白藜芦醇已被认为是治疗心血管疾病的一种潜在方法,主要是由于其具有抗氧化性和调节 NO 信号通路的能力。在自发性高血压大鼠中,母亲在围产期饮食补充白藜芦醇可以防止成年子女高血压的发生。白藜芦醇也调节 SIRT1 表达。白藜芦醇预孵育恢复了血管生成能力,逆转了低出生体重新生儿 ECFC 的加速衰老。拉唑类化合物是一种有效的自由基形成抑制剂,特别是 $O_2^-$ 介导的脂质过氧化。在大鼠模型中,用拉扎瑞可逆转高血压的发生。在 LPD 饮食的孕鼠模型中于妊娠期添加合成氨基类

固醇 LZARID 可有效增加子代出生体重,并通过减少氧化应激来逆转后代的血管功能障碍。在孕中期开始进行子宫动脉闭塞引起的豚鼠胎儿生长受限模型中,孕后半期的 N- 乙酰半胱氨酸治疗可恢复胎儿主动脉和脐动脉的 eNOS 依赖性舒张,并使胎儿脐静脉内皮细胞中 eNOS 表达恢复正常。

褪黑激素是一种具有抗氧化和抗炎作用的激素,参与调节昼夜节律,并能改善内皮功能。褪黑激素通过上调抗氧化酶如超氧化物歧化酶和谷胱甘肽过氧化物酶,下调脂肪氧化酶等亲氧化酶,对氧化剂具有直接清除作用,从而增加 NO 产生,提高不同血管床血管舒张的敏感性。

**5. L- 瓜氨酸和 L- 精氨酸补充**    L- 瓜氨酸是 L- 精氨酸的前体。L- 瓜氨酸是一种非蛋白质氨基酸,不存在于常规饮食中,不通过肝脏代谢,具有较高的生物利用度,并在体内定量转化为精氨酸。数据表明,L- 瓜氨酸辅助改善胎儿宫内暴露于母体低蛋白饮食的胎儿生长受限动物模型中的胎儿生长,可能是通过增加 NO 合成来改善母体营养状态和胎儿生长,这是由于增强的 L- 精氨酸在铁中的有效性。L- 瓜氨酸对血管内皮也具有保护作用。事实上,已经提出补充 L- 瓜氨酸可以替代 L- 精氨酸补充,以改善血管功能,维持正常血压。在动物模型中,用 L- 瓜氨酸体外预孵育可防止 ADMA 在猪冠状动脉中引起的内皮功能障碍;这种孵育有利于 L- 瓜氨酸循环到 L- 精氨酸循环和 NO 生成的恢复,其机制可能是 eNOS 表达和活性上调。对超氧阴离子产生的抑制和环磷酸鸟苷(guanosine 3′, 5′cyclic monophosphate,cGMP)的激活,L- 瓜氨酸对内皮依赖性舒张的直接有益作用提示,补充 L- 瓜氨酸可能是改善胎儿生长受限后出生个体的内皮功能的有效途径。

L- 精氨酸可以增加母体 NO 水平,以增

加出生体重并降低新生儿发病率。研究表明，L- 精氨酸补充可以增加宫内发育迟缓胎儿的体重和胎龄。然而，也有研究报道 L- 精氨酸治疗没有疗效。这样的差异可能是因为给药途径（口服或静脉注射）不同。事实上，口服给药，40% 的 L- 精氨酸被小肠降解，并被精氨酸酶在肝脏代谢。因此，血液中 L- 精氨酸的低水平可降低其疗效。磷酸二酯酶抑制剂有望成为改善胎儿生长受限的妊娠期子宫灌注的药物。5 型磷酸二酯酶（PDE5）是导致 cGMP 降解为平滑肌的酶之一。因此，抑制 PDE5 可延迟 cGMP 的分解并增加血管舒张。枸橼酸西地那非是较著名的 PDE5 抑制剂。

在妊娠合并胎儿生长受限的妇女中，枸橼酸西地那非可改善胎儿胎盘灌注，并降低离体血管收缩（响应于血栓素类似物 U4619）的子宫肌小动脉。在动物模型中，肠内注射 L- 精氨酸（从妊娠第 60 天到分娩）对营养受限的妊娠母羊可预防胎儿生长受限。在低蛋白饮食诱导的孕期胎儿生长受限大鼠模型中，用 L- 精氨酸预孵育主动脉环可恢复受损的内皮依赖性血管舒张功能。枸橼酸西地那非通过改善暴露于缺氧的妊娠大鼠在妊娠末期（18~20 天）中子宫胎盘和胎儿血液灌流，并增加胎儿大小，逆转了子痫前期的母体效应。

（盛建中）

# 参考文献

1. AAGAARD-TILLERY KM, GROVE K, BISHOP J, et al. Developmental origins of disease and determinants of chromatin structure: maternal diet modifies the primate fetal epigenome. J Mol Endocrinol, 2008, 41: 91-102.

2. ACETI A, SANTHAKUMARAN S, LOGAN KM, et al. The diabetic pregnancy and offspring blood pressure in childhood: a systematic review and meta-analysis. Diabetologia, 2012, 55: 3114-3127.

3. ALEXANDER BT. Placental insufficiency leads to development of hypertension in growth-restricted offspring. Hypertension, 2003, 41: 457-462.

4. ALEXANDER BT, HENDON AE, FERRIL G, et al. Renal denervation abolishes hypertension in low-birth-weight offspring from pregnant rats with reduced uterine perfusion. Hypertension, 2005, 45: 754-758.

5. AMERICAN COLLEGE OF OBSTETRICIANS AND GYNECOLOGISTS. Task Force on Hypertension in Pregnancy. Hypertension in pregnancy. Report of the American College of Obstetricians and Gynecologists' Task Force on Hypertension in Pregnancy. Obstet Gynecol, 2013, 122: 1122-1131.

6. ANDERSON CM, LOPEZ F, ZIMMER A, et al. Placental insufficiency leads to developmental hypertension and mesenteric artery dysfunction in two generations of Sprague-Dawley rat offspring. Biol Reprod, 2006, 74: 538-544.

7. ANDERSEN LG, ANGQUIST L, ERIKSSON JG, et al. Birth weight, childhood body mass index and risk of coronary heart disease in adults: combined historical cohort studies. PLoS One, 2010, 5: e14126.

8. BARKER D. Mother, babies, and disease in later life. London: BMJ Publishing Group, 1994.

9. BARKER DJ, OSMOND C. Infant mortality, childhood nutrition, and ischaemic heart

disease in England and Wales. Lancet, 1986, 1: 1077-1081.

10. BARKER DJ, OSMOND C. Low birth weight and hypertension. BMJ, 1988, 297: 134-135.

11. BASERGA M, KAUR R, HALE MA, et al. Fetal growth restriction alters transcription factor binding and epigenetic mechanisms of renal 11beta-hydroxysteroid dehydrogenase type 2 in a sex-specific manner. Am J Physiol Regul Integr Comp Physiol, 2010, 299: R334-R342.

12. BEN-SHLOMO Y, MCCARTHY A, HUGHES R, et al. Immediate postnatal growth is associated with blood pressure in young adulthood: the Barry Caerphilly Growth Study. Hypertension, 2008, 52: 638-644.

13. BERCOVICH E, KEINAN-BOKER L, SHASHA SM. Long-term health effects in adults born during the Holocaust. Isr Med Assoc J, 2014, 16: 203-207.

14. BERNAL AB, VICKERS MH, HAMPTON MB, et al. Maternal undernutrition significantly impacts ovarian follicle number and increases ovarian oxidative stress in adult rat offspring. PLoS One, 2010, 5: 15558.

15. BLACK MJ, SUTHERLAND MR, GUBHAJU L, et al. When birth comes early: effects on nephrogenesis. Nephrology (Carlton) 2013, 18: 180-182.

16. BOGDARINA I, HAASE A, LANGLEY-EVANS S, et al. Glucocorticoid effects on the programming of AT1b angiotensin receptor gene methylation and expression in the rat. PLoS One, 2010, 5: 9237.

17. BOGUSZEWSKI MC, JOHANNSSON G, FORTES LC, et al. Low birth size and final height predict high sympathetic nerve activity in adulthood. J Hypertens, 2004, 22: 1157-1163.

18. BONEY CM, VERMA A, TUCKER R, et al. Metabolic syndrome in childhood: association with birth weight, maternal obesity, and gestational diabetes mellitus. Pediatrics, 2005, 115: 290-296.

19. BÖRZSÖNYI B, DEMENDI C, PAJOR A, et al. Gene expression patterns of the 11 β -hydroxysteroid dehydrogenase 2 enzyme in human placenta from intrauterine growth restriction: the role of impaired feto-maternal glucocorticoid metabolism. Eur J Obstet Gynecol Reprod Biol, 2012, 161: 12-17.

20. BOUBRED F, SAINT-FAUST M, BUFFAT C, et al. Developmental Origins of Chronic Renal Disease: An Integrative Hypothesis. Int J Nephrol, 2013: 346067. Epub 2013.

21. BOURQUE SL, GRAGASIN FS, QUON AL, et al. Prenatal hypoxia causes long-term alterations in vascular endothelin-1 function in aged male, but not female, offspring. Hypertension, 2013, 62: 753-758.

22. BREUKHOVEN PE, KERKHOF GF, WILLEMSEN RH, et al. Fat mass and lipid profile in young adults born preterm. J Clin Endocrinol Metab, 2012, 97: 1294-1302.

23. BROMBERGER JT, MATTHEWS KA, KULLER LH, et al. Prospective study of the determinants of age at menopause. Am. J. Epidemiol, 1997, 145: 124-133.

24. BRUIN JE, KELLENBERGER LD, GERSTEIN HC, et al. Fetal and neonatal nicotine exposure and postnatal glucose homeostasis: identifying critical windows of exposure. J Endocrinol, 2007, 194: 171-178.

25. BURDGE GC, LILLYCROP KA. Nutrition, epigenetics, and developmental plasticity: implications for understanding human disease. Annu Rev Nutr, 2010, 30: 315-339.

26. CAMBONIE G, COMTE B, YZYDORCZYK C, et al. Antenatal antioxidant prevents adult hypertension, vascular dysfunction, and microvascular rarefaction associated with in utero exposure to a low-protein diet. Am J Physiol Regul Integr Comp Physiol, 2007, 292: 1236-1245.

27. CARLSSON S, PERSSON PG, ALVARSSON M, et al. Low birth weight, family history

of diabetes, and glucose intolerance in Swedish middle-aged men. Diabetes Care, 1999, 22: 1043-1047.

28. CHERNOFF N, GAGE MI, STOKER TE, et al. Reproductive effects of maternal and pre-weaning undernutrition in rat offspring: age at puberty, onset of female reproductive senescence and intergenerational pup growth and viability. Reprod Toxicol, 2009, 28: 489-494.

29. CRISPI F, BIJNENS B, FIGUERAS F, et al. Fetal growth restriction results in remodeled and less efficient hearts in children. Circulation, 2010 Jun 8, 121 (22): 2427-2436.

30. CURHAN GC, CHERTOW GM, WILLETT WC, et al. Birth weight and adult hypertension and obesity in women. Circulation, 1996, 94: 1310-1315.

31. CURHAN GC, WILLETT WC, RIMM EB, et al. Birth weight and adult hypertension, diabetes mellitus, and obesity in US men. Circulation, 1996, 94: 3246-3250.

32. DAGAN A, KWON HM, DWARAKANATH V, et al. Effect of renal denervation on prenatal programming of hypertension and renal tubular transporter abundance. Am J Physiol Renal Physiol, 2008, 295: 29-34.

33. DALZIEL SR, PARAG V, RODGERS A, et al. Cardiovascular risk factors at age 30 following pre-term birth. Int J Epidemiol, 2007, 36: 907-915.

34. DAVIES AA, SMITH GD, BEN-SHLOMO Y, et al. Low birth weight is associated with higher adult total cholesterol concentration in men: findings from an occupational cohort of 25, 843 employees. Circulation, 2004, 110: 1258-1262.

35. DAVIS EF, LAZDAM M, LEWANDOWSKI AJ, et al. Cardiovascular risk factors in children and young adults born to preeclamptic pregnancies: a systematic review. Pediatrics, 2012, 129: 1552-1561.

36. DE B, LIN S, LOHSOONTHORN V, et al. Risk of preterm delivery in relation to

maternal low birth weight. Acta Obstet Gynecol Scand, 2007, 86: 565-571.

37. DE ALMEIDA CHAVES RODRIGUES AF, DE LIMA IL, BERGAMASCHI CT, et al. Increased renal sympathetic nerve activity leads to hypertension and renal dysfunction in offspring from diabetic mothers. Am J Physiol Renal Physiol, 2013, 304: 189-197.

38. DEJONG F, MONUTEAUX MC, VANEL-BURG RM, et al. Systematic review and meta-analysis of preterm birth and later systolic blood pressure. Hypertension, 2012, 59: 226-234.

39. DE ROOIJ SR, PAINTER RC, HOLLEMAN F, et al. The metabolic syndrome in adults prenatally exposed to the Dutch famine. Am J Clin Nutr, 2007, 86: 1219-1224.

40. DESAI M, JELLYMAN JK, HAN G, et al. Rat maternal obesity and high-fat program offspring metabolic syndrome. Am J Obstet Gunecol, 2014.

41. DIBONA GF. Peripheral and central interactions between the renin angiotensin system and the sympathetic nerves in the control of renal function. Ann N Y Sci, 2001, 940: 395-406.

42. DI CANNI G, MICCOLI R, VOLPE L, et al. Intermediate metabolism in normal pregnancy and in gestational diabetes. Diabetes Metab Res Rev, 2003, 19: 259-270.

43. DICKINSON H, WALKER DW, WINTOUR EM, et al. Maternal dexamethasone treatment at midgestation reduces nephron number and alters renal gene expression in the fetal spiny mouse. Am J Physiol Regul Integr Comp Physiol, 2006, 292: 453-461.

44. DIOR UP, LAWRENCE GM, SITLANI C, et al. Parental smoking during pregnancy and offspring cardio-metabolic risk factors at ages 17 and 32. Atherosclerosis, 2014, 235: 430-437.

45. DODSON RB, ROZANCE PJ, FLEENOR BS, et al. Increased arterial stiffness and extracellular matrix reorganization in intra-

uterine growth-restricted fetal sheep. Pediatr Res, 2013, 73: 147-154.

46. DOMINGUEZ TP. Adverse birth outcomes in African American women: the social context of persistent reproductive disadvantage. Soc Work Public Health, 2011, 26: 3-16.

47. DONG M, GILES WH, FELITTI VJ, et al. Insights into causal pathways for ischemic heart disease: adverse childhood experiences study. Circulation, 2004, 110: 1761-1766.

48. DRAKE AJ, WALKER BR, SECKL JR. Inter-generational consequences of fetal program-ming by in utero exposure to glucocorticoids in rats. Am J Physiol Regul Integr Comp Physiol, 2005, 288: 34-38.

49. ELIAS SG, VAN NOORD PA, PEETERS PH, et al. Caloric restriction reduces age at menopause: the effect of the 1944-1945 Dutch famine. Menopause, 2003, 10: 399-405.

50. ERIKSSON JG, SANDBOGE S, SALONEN MK, et al. Long-term consequences of maternal overweight in pregnancy on offspring later health: Findings from the Helsinki Birth Cohort Study. Ann Med, 2014, 9: 1-5.

51. ESLER M. The sympathetic system and hyper-tension. Am J Hypertens, 2000, 13: 99-105.

52. FERREIRA I, PEETERS LL, STEHOUWER CD. Preeclampsia and increased blood pressure in the offspring: meta-analysis and critical review of the evidence. J Hypertens, 2009, 27: 1955-1959.

53. FILKASZOVA A, CHABADA J, STENCL P, et al. Ultrasound diagnosis of macrosomia. Bratisl Lek Listy, 2014, 115: 30-33.

54. FINKEN MJ, KEIJZER-VEEN MG, DEKKER FW, et al. Preterm birth and later insulin resis-tance: effects of birth weight and postnatal growth in a population based longitudinal study from birth into adult life. Diabeto-logia, 2006, 49: 478-485.

55. FOREST JC, GIROUARD J, MASSE J, et al. Early occurrence of metabolic syndrome after hypertension in pregnancy. Obstet Gynecol, 2005, 105: 1373-1380.

56. FORSDAHL A. Are poor living conditions in childhood and adolescence an important risk factor for arteriosclerotic heart disease？ Br J PrevSoc Med, 1977, 31: 91-95.

57. FRANCO MC, AKAMINE EH, REBOUÇAS N, et al. Long-term effects of intrauterine malnutrition on vascular function in female offspring: implications of oxidative stress. Life Sci, 2007, 80: 709-715.

58. FRANCO MC, CASARINI DE, CARNEIRO-RAMOS MS, et al. Circulating renin-angio-tensin system and catecholamines in child-hood: is there a role for birthweight？ Clin Sci (Lond) 2008, 114: 375-380.

59. FRANCO MC, KAWAMOTO EM, GORJAO R, et al. Biomarkers of oxidative stress and anti-oxidant status in children born small for gesta-tional age: evidence of lipid peroxidation. Pediatr Res, 2007, 62: 204-208.

60. GADEMAN MG, VAN EIJSDEN M, ROSE-BOOM TJ, et al. Maternal prepregnancy body mass index and their children's blood pressure and resting cardiac autonomic balance at age 5 to 6 years. Hypertension, 2013, 62: 641-647.

61. GAILLARD R, STEEGERS EA, DUIJTS L, et al. Childhood cardiometabolic outcomes of maternal obesity during pregnancy: the Genera-tion R Study. Hypertension, 2014, 63: 683-691.

62. GILBERT JS, LANG AL, GRANT AR, et al. Maternal nutrient restriction in sheep: Hypertension and decreased nephron number in offspring at 9 months of age. J Physiol, 2005, 565: 137-147.

63. GOLDFARB DA, MARTIN SF, BRAUN WE, et al. Renal outcomes 25 years after donor nephrectomy. J Urol, 2001, 166: 2043-2047.

64. GOYAL R, LONGO LD. Maternal protein depriva-tion: sexually dimorphic programming of hyperten-sion in the mouse. Hypertens Res, 2013, 36: 29-35.

65. GRAY SP, DENTON KM, CULLEN-

MCEWEN L, et al. Prenatal alcohol reduces nephron number and raises blood pressure in progeny. J Am Soc Npehrol, 2010, 21: 1891-1902.

66. GRAY SP, KENNA K, BERTRAM JF, et al. Repeated ethanol exposure during late gestation decreases nephron endowment in fetal sheep. Am J Physiol Regul Integr Comp Physiol, 2008, 295: 568-574.

67. GRIGORE D, OJEDA NB, ROBERTSON EB, et al. Placental insufficiency results in temporal alterations in the renin angiotensin system in male hypertensive growth restricted offspring. Am J Physiol Regul Integr Comp Physiol, 2007, 293: 804-811.

68. GUBERMAN C, JELLYMAN JK, HAN G, et al. Maternal high-fat diet programs rat offspring hypertension and activates the adipose renin-angiotensin system. Am J Obstet Gynecol, 2013, 209: 262. e1-262. e8.

69. GUIMARÃES AM, BETTIOL H, SOUZA LD, et al. Is adolescent pregnancy a risk factor for low birth weight？ Rev Saude Publica, 2013, 47: 11-19.

70. GURON G, FRIBERG P. An intact renin-angiotensin system is a prerequisite for normal renal development. J Hypertens, 2000, 18: 123-137.

71. GUZMÁN C, CABRERA R, CÁRDENAS M, et al. Protein restriction during fetal and neonatal development in the rat alters reproductive function and accelerates reproductive ageing in female progeny. J Physiol, 2006, 572: 97-108.

72. HADOKE PW, LINDSAY RS, SECKL JR, et al. Altered vascular contractility in adult female rats with hypertension programmed by prenatal glucocorticoid exposure. J Endocrinol, 2006, 188: 435-442.

73. HALL JE, DA SILVA AA, DO CARMO JM, et al. Obesity-induced hypertension: role of sympathetic nervous system, leptin, and melanocortins. J Biol Chem, 2010, 285: 17271-17276.

74. HARRIS A, SECKL J. Glucocorticoids, prenatal stress and the programming of disease. Horm Behav, 2011, 59: 279-289.

75. HAYES DK, FEIGAL DW, SMITH RA, et al. Maternal asthma, diabetes, and high blood pressure are associated with low birth weight and increased hospital birth and delivery charges, Hawai'i hospital discharge data 2003-2008. Hawaii J Med Public Health, 2014, 73: 49-57.

76. HIRAOKA T, KUDO T, KISHIMOTO Y. Catecholamines in experimentally growth-retarded rat fetus. Asia Oceania J Obstet Gynaecol, 1991, 17: 341-348.

77. HOBBES FD. Reducing cardiovascular risk in diabetes: beyond glycemic and blood pressure control. Int J Cardio, 2006, 110: 137-145.

78. HOLLOWAY AC, CUU DQ, MORRISON KM, et al. Transgenerational effects of fetal and neonatal exposure to nicotine. Endocrine, 2007, 31: 254-259.

79. HOU M, GU HC, WANG HH, et al. Prenatal exposure to testosterone induces cardiac hypertrophy in adult female rats through enhanced Pkc δ expression in cardiac myocytes. J Mol Cell Cardiol, 2019.

80. HUANG HF, SHENG JZ. Gamete and embryo-fetal origins of adult diseases. Springer, 2014.

81. HUGHSON M, FARRIS AB, DOUGLAS-DENTON R, et al. Glomerular number and size in autopsy kidneys: the relationship to birth weight. Kidney Int, 2003, 63: 2113-2122.

82. INNES KE, BYERS TE, MARSHALL JA, et al. Association of a woman's own birth weight with subsequent risk for gestational diabetes. JAMA, 2002, 287: 2534-2541.

83. INNES KE, MARSHALL JA, BYERS TE, et al. A woman's own birth weight and gestational age predict her later risk of developing preeclampsia, a precursor of chronic disease. Epidemiology, 1999, 10: 153-160.

84. INTAPAD S, ALEXANDER BT. Pregnancy Complications and Later Develop-

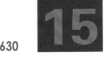

ment of Hypertension. Curr Cardiovasc Risk Rep, 2013, 7: 183-189.

85. INTAPAD S, OJEDA NB, DASINGER JH, et al. Sex differences in the developmental origins of cardiovascular disease. Physiology (Bethesda) 2014, 29: 122-132.

86. INTAPAD S, TULL FL, BROWN AD, et al. Renal denervation abolishes the age-dependent increase in blood pressure in female intrauterine growth-restricted rats at 12 months of age. Hypertension, 2013, 61: 828-834.

87. IJZERMAN RG, STEHOUWER CD, DE GEUS EJ, et al. Low birth weight is associated with increased sympathetic activity: dependence on genetic factors. Circulation, 2003, 108: 566-571.

88. JANSSON T, LAMBERT GW. Effect of intrauterine growth restriction on blood pressure, glucose tolerance and sympathetic nervous system activity in the rat at 3-4 months of age. J Hypertens, 1999, 17: 1239-1248.

89. JIANG X, MA H, WANG Y, et al. Early life factors and type 2 diabetes. J Diabetes Res, 2013, 2013: 485082.

90. JOHNSSON IW, HAGLUND B, AHLSSON F, et al. A high birth weight is associated with increased risk of type 2 diabetes and obesity. Pediatr Obes, 2014.

91. JONES BH, STANDRIDGE MK, TAYLOR JW, et al. Angiotensinogen gene expression in adipose tissue: analysis of obese models and hormonal and nutritional control. Am J Physiol, 1997, 273: 236-242.

92. JONES CT, ROBINSON JS. Studies on experimental growth retardation in sheep. Plasma catecholamines in fetuses with small placenta. J Dev Physiol, 1983, 5: 77-87.

93. KATKHUDA R, PETERSON ES, ROGHAIR RD, et al. Sex-specific programming of hypertension in offspring of late-gestation diabetic rats. Pediatr Res, 2012, 72: 352-361.

94. KANDASAMY Y, SMITH R, WRIGHT IM, et al. Extra-uterine growth in preterm infants: oligonephropathy and prematurity. Pediatr Nephrol, 2013, 28: 1971-1796.

95. KAWAMURA M, ITOH H, YURA S, et al. Isocaloric high-protein diet ameliorates systolic blood pressure increase and cardiac remodeling caused by maternal caloric restriction in adult mouse offspring. Endocr J, 2009, 56: 679-689.

96. KELSTRUP L, DAMM P, MATHIESEN ER, et al. Insulin resistance and impaired pancreatic β-cell function in adult offspring of women with diabetes in pregnancy. J Clin Endocrinol Metab, 2013, 98: 3793-313801.

97. KHAN IY, TAYLOR PD, DEKOU V, et al. Gender-linked hypertension in offspring of lard-fed pregnant rats. Hypertension, 2003, 41: 168-175.

98. KO TJ, TSAI LY, CHU LC, et al. Parental smoking during pregnancy and its association with low birth weight, small for gestational age, and preterm birth offspring: a birth cohort study. Pediatr Neonatol, 2014, 55: 20-27.

99. KRAMER MS. The epidemiology of low birthweight. Nestle Nutr Inst Workshop Ser, 2013, 74: 1-10.

100. LACKLAND DT, BENDALL HE, OSMOND C, et al. Low birth weights contribute to high rates of early-onset chronic renal failure in the Southeastern United States. Arch Intern Med, 2000, 160: 1472-1476.

101. LACKLAND DT, EGAN BM, SYDDALL HE, et al. Associations between birth weight and antihypertensive medication in black and white medicaid recipients. Hypertension, 2002, 39: 179-183.

102. LAMARCA B, CORNELIUS D, WALLACE K. Elucidating immune mechanisms causing hypertension during pregnancy. Physiology (Bethesda) 2013, 28: 225-233.

103. LANGLEY-EVANS SC. Hypertension induced by foetal exposure to a maternal low-protein diet, in the rat, is prevented by pharmacological

blockade of maternal glucocorticoid synthesis. J Hypertens, 1997, 15: 537-544.

104. LANGLEY-EVANS SC, PHILLIPS GJ, BENEDIKTSSON R, et al. Protein intake in pregnancy, placental glucocorticoid metabolism and the programming of hypertension in the rat. Placenta, 1996, 17: 169-172.

105. LANGLEY-EVANS SC, PHILLIPS GJ, JACKSON AA. In utero exposure to maternal low protein diets induces hypertension in weanling rats, independently of maternal blood pressure changes. Clin Nutr, 1994, 13: 319-324.

106. LAW CM, SHIELL AW. Is blood pressure inversely related to birth weight？ The strength of evidence from a systematic review of the literature. J Hypertens, 1996, 14: 935-941.

107. LAW CM, SHIELL AW, NEWSOME CA, et al. Fetal, infant, and childhood growth and adult blood pressure: a longitudinal study from birth to 22 years of age. Circulation, 2002, 105: 1088-1092.

108. LAWLOR DA, DAVEY SMITH G, EBRAHIM S. Birth weight is inversely associated with coronary heart disease in post-menopausal women: findings from the British women's heart and health study. J Epidemiol Community Health, 2004, 58: 120-125.

109. LAWLOR DA, EBRAHIM S, DAVEY SMITH G. Is there a sex difference in the association between birth weight and systolic blood pressure in later life？ Findings from a meta-regression analysis. Am J Epidemiol, 2002, 156: 1100-1104.

110. LAZDAM M, DE LA HORRA A, PITCHER A, et al. Elevated blood pressure in offspring born premature to hypertensive pregnancy: is endothelial dysfunction the underlying vascular mechanism？ Hypertension, 2010, 56: 159-165.

111. LEESON CP, KATTENHORN M, MORLEY R, et al. Impact of low birth weight and cardiovascular risk factors on endothelial function in early adult life. Circulation, 2001, 103: 1264-1268.

112. LESAGE J, SEBAAI N, LEONHARDT M, et al. Perinatal maternal undernutrition programs the offspring hypothalamo-pituitary-adrenal (HPA) axis. Stress, 2006, 9: 183-981.

113. LINDSAY RS, LINDSAY RM, EDWARDS CR, et al. Inhibition of 11-beta-hydroxysteroid dehydrogenase in pregnant rats and the programming of blood pressure in the offspring. Hypertension, 1996, 27: 1200-1204.

114. LIU XM, KONG J, SONG WW, et al. Glucose metabolic and gluconeogenic pathways disturbance in the intrauterine growth restricted adult male rats. Chin Med Sci J, 2009, 24: 208-212.

115. LONGO LD, PEARCE WJ. Fetal cerebrovascular acclimatization responses to high-altitude, long-term hypoxia: A model for prenatal programming of adult disease？ Am J Physiol Regul Integr Comp Physiol, 2005, 288: 16-24.

116. LORIA AS, D'ANGELO G, POLLOCK DM, et al. Early life stress downregulates endothelin receptor expression and enhances acute stress-mediated blood pressure responses in adult rats. Am J Physiol Regul Integr Comp Physiol, 2010, 299: 185-191.

117. LORIA AS, HO DH, POLLOCK JS. A mechanistic look at the effects of adversity early in life on cardiovascular disease risk during adulthood. Acta Physiol (Oxf) 2013.

118. LORIA AS, POLLOCK DM, POLLOCK JS. Early life stress sensitizes rats to angiotensin II-induced hypertension and vascular inflammation in adult life. Hypertension, 2010, 55: 494-499.

119. LORIA A, REVERTE V, SALAZAR F, et al. Changes in renal hemodynamics and excretory function induced by a reduction of ANG II effects during renal development. Am J Physiol Regul Integr Comp Physiol, 2007, 293: 695-700.

120. LORIA AS, YAMAMOTO T, POLLOCK DM, et al. Early life stress induces renal dysfunction in adult male rats but not female

rats. Am J Physiol Regul Integr Comp Physiol, 2013, 304: 121-129.

121. LURBE E, GARCIA-VICENT C, TORRO MI, et al. Associations of birth weight and postnatal weight gain with cardiometabolic risk parameters at 5 years of age. Hypertension, 2014, 63: 1326-1332.

122. MA N, NICHOLSON CJ, WONG M, et al. Fetal and neonatal exposure to nicotine leads to augmented hepatic and circulating triglycerides in adult male offspring due to increased expression of fatty acid synthase. Toxicol Appl Pharmacol, 2014, 275: 1-11.

123. MACCARI S, DARNAUDERY M, MORLEY-FLETCHER S, et al. Prenatal stress and long-term consequences: implications of glucocorticoid hormones. Neurosci Biobehav Rev, 2003, 27: 119-127.

124. MALTI N, MERZOUK H, MERZOUK SA, et al. Oxidative stress and maternal obesity: feto-placental unit interaction. Placenta, 2014, 35: 411-416.

125. MANNING J, VEHASKARI VM. Low birth weight-associated adult hypertension in the rat. Pediatr Nephrol, 2001, 16: 417-422.

126. MAO C, ZHANG H, XIAO D, et al. Perinatal nicotine exposure alters AT 1 and AT 2 receptor expression pattern in the brain of fetal and offspring rats. Brain Res, 2008, 1243: 47-52.

127. MAMUN AA, KINARIVALA MK, O'CALLAGHAN M, et al. Does hypertensive disorder of pregnancy predict offspring blood pressure at 21 years？ Evidence from a birth cohort study. J Hum Hypertens, 2012, 26: 288-294.

128. MAMUN AA, O'CALLAGHAN M, CALLAWAY L, et al. Associations of gestational weight gain with offspring body mass index and blood pressure at 21 years of age: evidence from a birth cohort study. Circulation, 2009, 119: 1720-1727.

129. MARSHALL NE, GUILD C, CHENG YW, et al. Racial disparities in pregnancy outcomes in obese women. J Matern Fetal Neonatal Med, 2014, 27: 122-126.

130. MARTÍNEZ D, PENTINAT T, RIBÓ S, et al. In utero undernutrition in male mice programs liver lipid metabolism in the second-generation offspring involving altered lxra DNA methylation. Cell Metab, 2014, 3 (19): 941-951.

131. MARTINEZ-AGUAYO A, AGLONY M, BANCALARI R, et al. Birth weight is inversely associated with blood pressure and serum aldosterone and cortisol levels in children. Clin Endocrinol (Oxf), 2012, 76: 713-718.

132. MISSION JF, MARSHALL NE, CAUGHEY AB. Obesity in pregnancy: a big problem and getting bigger. Obstet Gynecol Surv, 2013, 68: 389-399.

133. MORITZ KM, CUFFE JS, WILSON LB, et al. Review: Sex specific programming: a critical role for the renal renin-angiotensin system. Placenta, 2010, 31: 40-46.

134. MORITZ KM, MAZZUCA MQ, SIEBEL AL, et al. Uteroplacental insufficiency causes a nephron deficit, modest renal insufficiency but no hypertension with ageing in female rats. J Physiol, 2009, 587: 2635-2646.

135. MORITZ KM, WINTOUR EM, DODIC M. Fetal uninephrectomy leads to postnatal hypertension and compromised renal function. Hypertension, 2002, 39: 1071-1076.

136. MORTON JS, RUEDA-CLAUSEN CF, DAVIDGE ST. Flow-mediated vasodilation is impaired in adult rat offspring exposed to prenatal hypoxia. J Appl Physiol (1985) 2011, 110: 1073-1082.

137. MOSSA F, CARTER F, WALSH SW, et al. Maternal undernutrition in cows impairs ovarian and cardiovascular systems in their offspring. Biol Reprod, 2013, 88: 92.

138. MURRAY AJ. Oxygen delivery and fetal-placental growth: beyond a question of supply

and demand ? Placenta, 2012, 33: 16-22.

139. MYRIE SB, MACKAY DS, VAN VLIET BN, et al. Early programming of adult blood pressure in the low birth weight Yucatan miniature pig is exacerbated by a post-weaning high-salt-fat-sugar diet. Br J Nutr, 2012, 108: 1218-1225.

140. NARKUN-BURGESS DM, NOLAN CR, NORMAN JE, et al. Forty-five year follow-up after uninephrectomy. Kidney Int, 1993, 43: 1110-1115.

141. YAN J, LI X, SU R, et al. Long-term effects of maternal diabetes on blood pressure and renal function in rat male offspring. PLoS One, 2014, 9: e88269.

142. NEHIRI T, DUONG VAN HUYEN JP, VILTARD M, et al. Exposure to maternal diabetes induces salt-sensitive hypertension and impairs renal function in adult rat offspring. Diabetes, 2008, 57: 2167-2175.

143. NYKJAER C, ALWAN NA, GREEN-WOOD DC, et al. Maternal alcohol intake prior to and during pregnancy and risk of adverse birth outcomes: evidence from a British cohort. J Epidemiol Community Health, 2014, 68: 542-549.

144. ØGLAEND B, FORMAN MR, ROMUND-STAD PR, et al. Blood pressure in early adolescence in the offspring of preeclamptic and normotensive pregnancies. J Hypertens, 2009, 27: 2051-2054.

145. OJEDA NB. Low birth weight increases susceptibility to renal injury in a rat model of mild ischemia-reperfusion. Am J Physiol Renal Physiol, 2011, 301: 420-426.

146. OJEDA NB, GRIGORE D, ROBERTSON EB, et al. Estrogen protects against increased blood pressure in postpubertal female growth restricted offspring. Hypertension, 2007, 50: 679-685.

147. OJEDA NB, GRIGORE D, YANES LL, et al. Testosterone contributes to marked elevations in mean arterial pressure in adult male intrauterine growth restricted offspring. Am J Physiol Regul Integr Comp Physiol, 2007, 292: 758-763.

148. OJEDA NB, HENNINGTON BS, WILLIAMSON DT, et al. Oxidative stress contributes to sex differences in blood pressure in adult growth-restricted offspring. Hypertension, 2012, 60: 114-122.

149. OJEDA NB, INTAPAD S, ROYALS TP, et al. Hypersensitivity to acute ANG II in female growth-restricted offspring is exacerbated by ovariectomy. Am J Physiol Regul Integr Comp Physiol, 2011, 301: 1199-1205.

150. OJEDA NB, JOHNSON WR, DWYER TM, et al. Early renal denervation prevents development of hypertension in growth-restricted offspring. Clin Exp Pharmacol Physiol, 2007, 34: 1212-1216.

151. OJEDA NB, ROYALS TP, BLACK JT, et al. Enhanced sensitivity to acute angiotensin II is testosterone dependent in adult male growth-restricted offspring. Am J Physiol Regul Integr Comp Physiol, 2010, 298: 1421-1427.

152. ORTIZ LA, QUAN A, WEINBERG A, et al. Effect of prenatal dexamethasone on rat renal development. Kidney Int, 2001, 59: 1663-1669.

153. ORTIZ LA, QUAN A, ZARZAR F, et al. Prenatal dexamethasone programs hypertension and renal injury in the rat. Hypertension, 2003, 41: 328-334.

154. OZAKI T, NISHINA H, HANSON MA, et al. Dietary restriction in pregnant rats causes gender-related hypertension and vascular dysfunction in offspring. J Physiol, 2001, 530: 141-152.

155. PALEI AC, SPRADLEY FT, WARRINGTON JP, et al. Pathophysiology of hypertension in preeclampsia: a lesson in integrative physiology. Acta Physiol (Oxf) 2013, 208: 224-233.

156. PAGE KA, ROMERO A, BUCHANAN TA, et al. Gestational diabetes mellitus, maternal obesity, and adiposity in offspring. J Pediatr, 2014, 164: 807-810.

157. PAYNE JA, ALEXANDER BT, KHALIL

RA. Reduced endothelial vascular relaxation in growth-restricted offspring of pregnant rats with reduced uterine perfusion. Hypertension, 2003, 42: 768-774.

158. PETRY CJ, DORLING MW, WANG CL, et al. Catecholamine levels and receptor expression in low protein rat offspring. Diabet Med, 2000, 17: 848-853.

159. PHAM TD, MACLENNAN NK, CHIU CT, et al. Uteroplacental insufficiency increases apoptosis and alters p53 gene methylation in the full-term IUGR rat kidney. Am J Physiol Regul Integr Comp Physiol, 2003, 285: 962-970.

160. PINHEIRO AR, SALVUCCI ID, AUGILA MB, et al. Protein restriction during gestation and/or lactation causes adverse transgenerational effects on biometry and glucose metabolism in F1 and F2 progenies of rats. Clin Sci (London) 2008, 114: 381-392.

161. PIRKOLA J, POUTA A, BLOIGU A, et al. Risks of overweight and abdominal obesity at age 16 years associated with prenatal exposures to maternal prepregnancy overweight and gestational diabetes mellitus. Diabetes Care, 2010, 33: 1115-1121.

162. PLADYS P, LAHAIE I, CAMBONIE G, et al. Role of brain and peripheral angiotensin II in hypertension and altered arterial baroreflex programmed during fetal life in rat. Pediatr Res, 2004, 55: 1042-1049.

163. PONZIO BF, CARVALHO MH, FORTES ZB, et al. Implications of maternal nutrient restriction in transgenerational programming of hypertension and endothelial dysfunction across F1-F3 offspring. Life Sci, 2012, 90: 571-577.

164. PRIOR LJ, DAVERN PJ, BURKE SL, et al. Exposure to a high-fat diet during development alters leptin and ghrelin sensitivity and elevates renal sympathetic nerve activity and arterial pressure in rabbits. Hypertension, 2014, 63: 338-345.

165. QUAN A, BAUM M. Renal nerve stimulation augments effect of intraluminal angiotensin II on proximal tubule transport. Am J Physiol Renal Physiol, 2002, 282: 1043-1048.

166. RACASAN S, BRAAM B, VAN DER GIEZEN DM, et al Perinatal L-arginine and antioxidant supplements reduce adult blood pressure in spontaneously hypertensive rats. Hypertension, 2004, 44: 83-88.

167. REINISCH JM, SIMON NG, KARWO WG, et al. Prenatal exposure to prednisone in humans and animals retards intra-uterine growth. Science, 1978, 202: 436-438.

168. REVERTE V, TAPIA A, BAILE G, et al. Role of angiotensin II in arterial pressure and renal hemodynamics in rats with altered renal development: age-and sex-dependent differences. Am J Physiol Renal Physiol, 2013, 304: 33-40.

169. REVERTE V, TAPIA A, LORIA A, et al. COX2 inhibition during nephrogenic period induces ANG II hypertension and sex-dependent changes in renal function during aging. Am J Physiol Renal Physiol, 2014, 306: 534-541.

170. RIBEIRO MM, TROMBETTA IC, BATALHA LT, et al. Muscle sympathetic nerve activity and hemodynamic alterations in middle-aged obese women. Braz J Med Biol Res, 2001, 34: 475-478.

171. RICH-EDWARDS JW, COLDITZ GA, STAMPFER MJ, et al. Birthweight and the risk for type 2 diabetes mellitus in adult women. Ann Intern Med, 1999, 130: 278-284.

172. ROBERTS JM, GAMMILL HS. Preeclampsia. Hypertension, 2005, 46: 1246-1249.

173. ROCHA SO, GOMES GN, FORTI AL, et al. Long-term effects of maternal diabetes on vascular reactivity and renal function in rat male offspring. Pediatr Res, 2005, 58: 1274-1279.

174. ROSEBOOM TJ, VAN DER MEULEN JH, OSMOND C, et al. Plasma lipid profiles in adults after prenatal exposure to the Dutch

famine. Am J Clin Nutr, 2000, 72: 1101-1106.

175. ROSEBOOM TJ, VAN DER MEULEN JH, OSMOND C, et al. Coronary heart disease after prenatal exposure to the Dutch famine, 1944-45. Heart, 2000, 84: 595-598.

176. RUEDA-CLAUSEN CF, MORTON JS, DAVIDGE ST. Effects of hypoxia-induced intrauterine growth restriction on cardiopulmonary structure and function during adulthood. Cardiovasc Res, 2009, 81: 713-722.

177. RUEDA-CLAUSEN CF, MORTON JS, DOLINSKY VW, et al. Synergistic effects of prenatal hypoxia and postnatal high-fat diet in the development of cardiovascular pathology in young rats. Am J Physiol Regul Integr Comp Physiol, 2012, 303: 418-426.

178. RUEDA-CLAUSEN CF, MORTON JS, LOPASCHUK GD, et al. Long-term effects of intrauterine growth restriction on cardiac metabolism and susceptibility to ischaemia/reperfusion. Cardiovasc Res, 2011, 90: 285-294.

179. SAMUELSSON AM, ALEXANDERSON C, MÖLNE J, et al. Prenatal exposure to interleukin-6 results in hypertension and alterations in the renin-angiotensin system of the rat. J Physiol, 2006, 575: 855-867.

180. SAMUELSSON AM, MATTHEWS PA, ARGENTON M, et al. Diet-induced obesity in female mice leads to offspring hyperphagia, adiposity, hypertension, and insulin resistance: a novel murine model of developmental programming. Hypertension, 2008, 51: 383-392.

181. SAMUELSSON AM, MATTHEWS PA, JANSEN E, et al. Sucrose feeding in mouse pregnancy leads to hypertension, and sex-linked obesity and insulin resistance in female offspring. Front Physiol, 2013, 4: 14.

182. SAMUELSSON AM, MORRIS A, IGOSHEVA N, et al. Evidence for sympathetic origins of hypertension in juvenile offspring of obese rats. Hypertension, 2010, 55: 76-82.

183. SANDBOGE S, MOLTCHANOVA E, BLOMSTEDT PA, et al. Birth-weight and resting metabolic rate in adulthood-sex-specific differences. Ann Med, 2012, 44: 296-303.

184. SAPRE S, THAKUR R. Lifestyle and dietary factors that determine age at menopause. J Midlife Health, 2014, 5: 3-5.

185. SARAN R, MARSHALL S, MADSEN R, et al. Long-term follow-up of kidney donors: a longitudinal study. Nephrol Dial Transplant, 1997, 12: 1615-1621.

186. SAXENA AR, KARUMANCHI SA, BROWN NJ, et al. Increased sensitivity to angiotensin II is present postpartum in women with a history of hypertensive pregnancy. Hypertension, 2010, 55: 1239-1245.

187. SCHOOF E, GIRSTL M, FROBENIUS W, et al. Decreased gene expression of 11beta-hydroxysteroid dehydrogenase type 2 and 15-hydroxyprostaglandin dehydrogenase in human placenta of patients with preeclampsia. J Clin Endocrinol Metab, 2001, 86: 1313-1317.

188. SEGHIERI G, ANICHINI R, DE BELLIS A, et al. Relationship between gestational diabetes mellitus and low maternal birth weight. Diabetes Care, 2002, 25: 1761-1765.

189. SELAK MA, STOREY BT, PETERSIDE I, et al. Impaired oxidative phosphorylation in skeletal muscle of intrauterine growth-retarded rats. Am J Physiol Endocrinol Metab, 2003, 285: 130-137.

190. SEN S, SIMMONS RA. Maternal antioxidant supplementation prevents adiposity in the offspring of Western diet-fed rats. Diabetes, 2010, 59: 3058-3065.

191. SENG JS, LOW LK, SPERLICH M, et al. Post-traumatic stress disorder, child abuse history, birthweight and gestational age: a prospective cohort study. BJOG, 2011, 118: 1329-1339.

192. SHERMAN RC, LANGLEY-EVANS

SC. Early administration of angiotensin-converting enzyme inhibitor captopril, prevents the development of hypertension programmed by intrauterine exposure to a maternal low-protein diet in the rat. Clin Sci (Lond) 1998, 94: 373-381.

193. SIMONETTI GD, SCHWERTZ R, KLETT M, et al. Determinants of blood pressure in preschool children: the role of parental smoking. Circulation, 2011, 123: 292-298.

194. SINGH RR, CULLEN-MCEWEN LA, KETT MM, et al. Prenatal corticosterone exposure results in altered AT1/AT2, nephron deficit and hypertension in the rat offspring. J Physiol, 2007, 579: 503-513.

195. SINGHAL A, COLE TJ, FEWTRELL M, et al. Promotion of faster weight gain in infants born small for gestational age: is there an adverse effect on later blood pressure？ Circulation, 2007, 115: 213-220.

196. SLATER-JEFFERIES JL, LILLYCROP KA, TOWNSEND PA, et al. Feeding a protein-restricted diet during pregnancy induces altered epigenetic regulation of peroxisomal proliferator-activated receptor-α in the heart of the offspring. J Dev Orig Health Dis, 2011, 2: 250-255.

197. SPENCER SJ, TILBROOK A. Neonatal overfeeding alters adult anxiety and stress responsiveness. Psychoneuroendocrinology, 2009, 34: 1133-1143.

198. SPRACKLEN CN, RYCKMAN KK, HARLAND KK, et al. Effects of smoking and preeclampsia on birthweight for gestational age. J Matern Fetal Neonatal Med, 2014, 4: 1-20.

199. STEIN AD, ZYBERT PA, VAN DE BOR M, et al. Intrauterine famine exposure and body proportions at birth: the Dutch Hunger Winter. Int J Epidemiol, 2004, 33: 831-836.

200. STEINER AZ, D'ALOISIO AA, DEROO LA, et al. Association of intrauterine and early-life exposures with age at menopause in the Sister Study. Am J Epidemiol, 2010, 172: 140-148.

201. STEWART T, JUNG FF, MANNING J, et al. Kidney immune cell infiltration and oxidative stress contribute to prenatally programmed hypertension. Kidney Int, 2005, 68: 2180-2188.

202. STOFFERS DA, DESAI BM, DELEON DD, et al. Neonatal exendin-4 prevents the development of diabetes in the intrauterine growth-retarded rat. Diabetes, 2003, 52: 734-740.

203. STRUTZ KL, HOGAN VK, SIEGA-RIZ AM, et al. Preconception stress, birth weight, and birth weight disparities among US women. Am J Public Health, 2014, 12: 1-8.

204. STRUTZ KL, RICHARDSON LJ, HUSSEY JM. Selected preconception health indicators and birth weight disparities in a national study. Womens Health Issues, 2014, 24: 89-97.

205. STYRUD J, ERIKSSON UJ, GRILL V, et al. Experimental intrauterine growth retardation in the rat causes a reduction of pancreatic B-cell mass, which persists into adulthood. Biol Neonate, 2005, 88: 122-128.

206. SZPERA-GOZDZIEWICZ A, BREBOROWICZ GH. Endothelial dysfunction in the pathogenesis of pre-eclampsia. Front Biosci (Landmark Ed) 2014, 19: 734-746.

207. TALLAM LS, DA SILVA AA, HALL JE. Melanocortin-4 receptor mediates chronic cardiovascular and metabolic actions of leptin. Hypertension, 2006, 48: 58-64.

208. TAN EK, TAN EL. Alterations in physiology and anatomy during pregnancy. Best Pract Res Clin Obstet Gynaecol, 2013, 27: 791-802.

209. TAO H, RUI C, ZHENG J, et al. Angiotensin II-mediated vascular changes in aged offspring rats exposed to perinatal nicotine. Peptides, 2013, 44: 111-119.

210. TARE M, PARKINGTON HC, BUBB KJ, et al. Uteroplacental insufficiency and lacta-

tional environment separately influence arterial stiffness and vascular function in adult male rats. Hypertension, 2012, 60: 378-386.

211. THAMOTHARAN M, GARG M, OAK S, et al. Transgenerational inheritance of the insulin-resistant phenotype in embryo-transferred intrauterine growth-restricted adult female rat offspring. Am J Physiol Endocrinol Metab, 2007, 292: 1270-1279.

212. THAMOTHARAN M, MCKNIGHT RA, THAMOTHARAN S, et al. Aberrant insulin-induced GLUT4 translocation predicts glucose intolerance in the offspring of a diabetic mother. Am J Physiol Endocrinol Metab, 2003, 284: 901-914.

213. THAMOTHARAN M, SHIN BC, SUDDIRIKKU DT, et al. GLUT4 expression and subcellular localization in the intrauterine growth restricted adult rat female offspring. Am J Physiol Endocrinol Metab, 2005, 288: 935-947.

214. THEYS N, BOUCKENOOGHE T, AHN MT, et al. Maternal low-protein diet alters pancreatic islet mitochondrial function in a sex-specific manner in the adult rat. Am J Physiol Regul Integr Comp Physiol, 2009, 297: 1516-1525.

215. THOMPSON ML, ANANTH CV, JADDOE VW, et al. The association of maternal adult weight trajectory with preeclampsia and gestational diabetes mellitus. Paediatr Perinat Epidemiol, 2014, 28: 287-296.

216. THORN SR, REGNAULT TR, BROWN LD, et al. Intrauterine growth restriction increases fetal hepatic gluconeogenic capacity and reduces messenger ribonucleic acid translation initiation and nutrient sensing in fetal liver and skeletal muscle. Endocrinology, 2009, 150: 3021-3030.

217. TOM SE, COOPER R, KUH D, et al. Fetal environment and early age at natural menopause in a British birth cohort study. Hum Reprod, 2010, 25: 791-798.

218. TORRENS C, HANSON MA, GLUCKMAN PD, et al. Maternal undernutrition leads to endothelial dysfunction in adult male rat offspring independent of postnatal diet. Br J Nutr, 2009, 101: 27-33.

219. TSADOK MA, FRIEDLANDER Y, PALTIEL O, et al. Obesity and blood pressure in 17-year-old offspring of mothers with gestational diabetes: insights from the Jerusalem Perinatal Study. Exp Diabetes Res, 2011, 2011: 906154.

220. VAN ABEELEN AF, DE ROOIJ SR, OSMOND C, et al. The sex-specific effects of famine on the association between placental size and later hypertension. Placenta, 2011, 32: 694-698.

221. VAN EIJSDEN M, VRIJKOTTE TG, GEMKE RJ, et al. Cohort profile: the Amsterdam Born Children and their Development (ABCD) study. Int J Epidemiol, 2011, 40: 1176-1186.

222. VAN STRATEN EM, BLOKS VW, HUIJKMAN NC, et al. The liver X-receptor gene promoter is hypermethylated in a mouse model of prenatal protein restriction. Am J Physiol Regul Integr Comp Physiol, 2010, 298: 275-282.

223. VATTEN LJ, ROMUNDSTAD PR, HOLMEN TL, et al. Intrauterine exposure to preeclampsia and adolescent blood pressure, body size, and age at menarche in female offspring. Obstet Gynecol, 2003, 101: 529-533.

224. VICKERS MH. Early life nutrition, epigenetics and programming of later life disease. Nutrients, 2014, 6: 2165-2178.

225. VOS LE, OREN A, BOTS ML, et al. Birth size and coronary heart disease risk score in young adulthood. The Atherosclerosis Risk in Young Adults (ARYA) study. Eur J Epidemiol, 2006, 21: 33-38.

226. VUQUIN P, RAAB E, LIU B, et al. Hepatic insulin reistance precedes the development of diabetes in a model of intrauterine growth restriction. Diabetes, 2004, 53: 2617-2622.

227. WAHABI HA, FAYED AA, ALZEIDAN

RA, et al. The independent effects of maternal obesity and gestational diabetes on the pregnancy outcomes. BMC Endocr Disord, 2014, 14: 47.

228. WANG X, POOLE JC, TREIBER FA, et al. Ethnic and gender differences in ambulatory blood pressure trajectories: results from a 15-year longitudinal study in youth and young adults. Circulation, 2006, 114: 2780-2787.

229. WASHBURN LK, BROSNIHAN KB, CHAPPELL MC, et al. The renin-angiotensin-aldosterone system in adolescent offspring born prematurely to mothers with preeclampsia. J Renin Angiotensin Aldosterone Syst, 2014.

230. WASHBURN L, NIXON P, RUSSELL G, et al. Adiposity in adolescent offspring born prematurely to mothers with preeclampsia. J Pediatr, 2013, 162: 912-917.

231. WEINBERG J, SLIWOWSKA JH, LAN N, et al. Prenatal alcohol exposure: foetal programming, the hypothalamic-pituitary-adrenal axis and sex differences in outcome. J Neuroendocrinol, 2008, 20: 470-488.

232. WEITZ G, WELLHOENER P, HEINDL S, et al. Relationship between metabolic parameters, blood pressure, and sympathoendocrine function in healthy young adults with low birth weight. Exp Clin Endocrinol Diabetes, 2005, 113: 444-450.

233. WEST NA, CRUME TL, MALIGIE MA, et al. Cardiovascular risk factors in children exposed to maternal diabetes in utero. Diabetologia, 2011, 54: 504-507.

234. WHITE SL, PERKOVIC V, CASS A, et al. Is low birth weight an antecedent of CKD in later life？ A systematic review of observational studies. Am J Kidney Dis, 2009, 54: 248-261.

235. WHITE CL, PISTELL PJ, PURPERA MN, et al. Effects of high fat diet on Morris maze performance, oxidative stress, and inflammation in rats: contributions of maternal diet. Neurobiol Dis, 2009, 35: 3-13.

236. WIDDOWSON EM, MCCANCE RA. Physiological undernutrition in the newborn guineapig. Br J Nutr, 1955, 9: 316-321.

237. WILCOX CS, GUTTERMAN D. Focus on oxidative stress in the cardiovascular and renal systems. Am J Physiol Heart Circ Physiol, 2005, 288: H3-H6.

238. WILLIAMS SJ, HEMMINGS DG, MITCHELL JM, et al. Effects of maternal hypoxia or nutrient restriction during pregnancy on endothelial function in adult male rat offspring. Am J Physiol Heart Circ Physiol, 2005, 289: 674-682.

239. WLODEK ME, MIBUS A, TAN A, et al. Normal lactational environment restores nephron endowment and prevents hypertension after placental restriction in the rat. J Am SocNephrol, 2007, 18: 1688-1696.

240. WLODEK ME, WESTCOTT K, SIEBEL AL, et al. Growth restriction before or after birth reduces nephron number and increases blood pressure in male rats. Kidney Int, 2008, 74: 187-195.

241. WOOD CE. Development and programming of the hypothalamus-pituitary-adrenal axis. Clin Obstet Gynecol, 2013, 56: 610-621.

242. WOODS LL. Maternal glucocorticoids and prenatal programming of hypertension. Am J Physiol Regul Integr Comp Physiol, 2006, 291: 1069-1075.

243. WOODS LL, INGELFINGER JR, NYENGAARD JR, et al. Maternal protein restriction suppresses the newborn renin-angiotensin system and programs adult hypertension in rats. Pediatr Res, 2001, 49: 460-467.

244. WOODS LL, INGELFINGER JR, RASCH R. Modest maternal protein restriction fails to program adult hypertension in female

rats. Am J Physiol Regul Integr Comp Physiol, 2005, 289: 1131-1136.

245. WOODS LL, MORGAN TK, RESKO JA. Castration fails to prevent prenatally programmed hypertension in male rats. Am J Physiol Regul Integr Comp Physiol, 2010, 298: 1111-1116.

246. WOODS LL, RASCH R. Perinatal ANG II programs adult blood pressure, glomerular number and renal function in rats. Am J Physiol Regul Integr Comp Physiol, 1998, 275: 1593-1599.

247. WOODS LL, WEEKS DA. Prenatal programming of adult blood pressure: role of maternal corticosteroids. Am J Physiol Regul Integr Comp Physiol, 2005, 289: 955-962.

248. WOODS LL, WEEKS DA, RASCH R. Hypertension after neonatal uninephrectomy in rats precedes glomerular damage. Hypertension, 2001, 38: 337-342.

249. WOODS LL, WEEKS DA, RASCH R. Programming of adult blood pressure by maternal protein restriction: role of nephrogenesis. Kidney Int, 2004, 65: 1339-1348.

250. WRIGHT CS, RIFAS-SHIMAN SL, RICH-EDWARDS JW, et al. Intrauterine exposure to gestational diabetes, child adiposity, and blood pressure. Am J Hypertens, 2009, 22: 215-220.

251. XIAO D, XU Z, HUANG X, et al. Prenatal gender-related nicotine exposure increases blood pressure response to angiotensin II in adult offspring. Hypertension, 2008, 51: 1239-1247.

252. XIAO D, HUANG X, YANG S, et al. Antenatal nicotine induces heightened oxidative stress and vascular dysfunction in rat offspring. Br J Pharmacol, 2011, 164: 1400-1409.

253. XIAO D, HUANG X, YANG S, et al. Estrogen normalizes perinatal nicotine-induced hypertensive responses in adult female rat offspring. Hypertension, 2013, 61: 1246-1254.

254. XU GF, ZHANG JY, PAN HT, et al. Cardiovascular dysfunction in offspring of ovarian-hyperstimulated women and effects of estradiol and progesterone: a retrospective cohort study and proteomics analysis. J Clin Endocrinol Metab, 2014, 99 (12): 2494-2503.

255. XU Y, WILLIAMS SJ, O'BRIEN D, et al. Hypoxia or nutrient restriction during pregnancy in rats leads to progressive cardiac remodeling and impairs post-ischemic recovery in adult male offspring. FASEB J, 2006, 20: 1251-1253.

256. YOUNG JB. Programming of sympathoadrenal function. Trends Endocrinol Metab, 2002, 13: 381-385.

257. YVAN-CHARVET L, EVEN P, BLOCH-FAURE M, et al. Deletion of the angiotensin type 2 receptor (AT2R) reduces adipose cell size and protects from diet-induced obesity and insulin resistance. Diabetes, 2005, 54: 991-999.

258. ZHENG S, ROLLET M, PAN YX. Protein restriction during gestation alters histone modifications at the glucose transporter 4 (GLUT4) promoter region and induces GLUT4 expression in skeletal muscle of female rat offspring. J Nutr Biochem, 2012, 23: 1064-1071.

## 第五节　肿瘤的发育起源

宫内和生命早期的不良暴露可以导致子代成年后诸多慢性疾病的发生,肿瘤的发生也可以追溯至生命早期,如乳腺癌、生殖系统肿瘤、结直肠癌等。尽管肿瘤的发病与生活方式息息相关,但母体的不良暴露、孕期宫内的激素变化都可能引起胚胎的发育异常,进一步增加成年时期某种肿瘤的易感性。本节将以不同的肿瘤类型为切入点,阐述宫内和生命早期的不良暴露如何增加肿瘤的患病风险。

## 一、乳腺癌

乳腺癌是全球女性癌症中最为常见的恶性肿瘤之一。有关流行病学与动物研究的结果表明,癌症的发生可能早在胚胎发育期就已经开始。产前外部环境的影响可以通过表观遗传的途径改变基因的表达,其所携带的表观遗传信息可以遗传给下一代。营养因素、内分泌产物、感染及生活方式等均有可能影响乳腺的发育或者是导致靶细胞的分化异常,增加乳腺癌的易感性。

乳腺发育有三个关键的阶段,分别是产前期(乳腺发育)、青春期(乳腺生长)和妊娠期(乳腺分化),在此期间乳腺对外源性的因素高度敏感。而其中雌激素在整个乳腺癌的发生发展中扮演着一个关键的角色。1990 年,Trchopoulos 首先提出了乳腺癌可能起源于胚胎的假设。在此阶段,发育中的胎儿暴露于雌激素的水平比她在一生中的任何其他时间都高出 10 倍以上。他认为当胎儿暴露于高浓度的雌激素或者其他生长因子时会增加此后该个体乳腺癌的易感性。从那以后,研究人员进行了很多有关宫腔内雌激素环境,以及其他与乳腺癌有关产前因素的研究,例如母体特征、出生特征、孕妇的营养摄入、内分泌干扰因素及其他妊娠相关并发症。以上因素的宫腔内暴露可能通过改变胎儿的激素环境来影响乳腺的形态和功能的发育,以及调节乳腺干 / 祖细胞的数量来影响乳腺癌的发生风险。

### (一)母亲特征

1. 母亲的年龄　年龄较大的孕妇血液中的雌激素水平较高。这意味着在年龄较大的母亲宫腔内,胎儿可能面临着更多的雌激素暴露,从而增加其患乳腺癌的风险。1990 年进行的一项研究表明,当母亲的年龄增加 15 岁时,其女儿患乳腺癌的风险增加 29%,而在校正了生育史、女儿的年龄,以及其他潜在的混杂因素后,其女性后代患乳腺癌的风险仍增加了 25%。

最近的两项荟萃分析也表明年长女性所分娩的子代乳腺癌的风险较高。一项评估绝经前后乳腺癌的研究也发现,分娩时产妇的年龄与其女儿患乳腺癌的风险呈正相关,其风险增加的年龄范围临界值是 30 岁前后(25~30 岁及 30~35 岁)。

然而在 2006 年,纽约西部有关乳腺癌的一项回顾性病例对照研究则发现分娩时母亲年龄与其女性子代发生乳腺癌的风险无明显相关性。

2. 母亲的 BMI 与体重增加　妊娠期体重增加过高可能与较高的雌激素水平有关。妊娠前较高的身体质量指数(body mass index,BMI)与较高水平的胰岛素,以及较低水平的胰岛素样生长因子结合蛋白 1(insulin-like growth factor-binding protein-1,IGFBP-1)有关。其与胰岛素样生长因子(insulin-like growth factor,IGF)信号通路调节有关,可能与雌二醇(estradiol,$E_2$)相互作用,从而促进肿瘤的发生。

Sanderson M 等人研究表明,当母亲的体重增加 11~15kg 时,其女性子代患乳腺癌的风险显著增加,但没有数据表明当母亲的体重增加 >15kg 或 <11kg 时其风险增加。而另外一些文献报道,妊娠期间体重的增加与其女性子代患乳腺癌的风险无显著相关,母亲妊娠前 BMI 水平与乳腺癌的发生之间似乎无明显关联。

3. 母亲的抽烟与饮酒行为　既往的一项研究表明,胎儿接触母亲吸烟产生的污染气体与其发生乳腺癌的风险呈负相关,尤其是那些每天抽烟少于 15 支的女性。亦有部分研究表明子代乳腺癌的风险与母亲是否吸烟无明显相关性。

酒精过量摄入可能提高芳香化酶活性,从而导致血液中雌二醇水平的上升。在早期的研究中发现,女性子代患乳腺癌的风险与母亲饮酒无明显的相关性。而近期的一些动物实验则开始质疑上述的结论,并发现酒精可能通过影响胎儿的乳腺发育从而增加乳腺肿瘤的患病风险,并表现出形态学及遗传性的异常。他们认为 IGF 及 $E_2$ 的改变可能是其潜在的机制之一。

### (二) 出生特征

1. 孕周　宫腔内胎儿的雌激素暴露总量主要取决于母体雌激素浓度水平和孕周。流行病学研究表明,孕妇高雌激素状态在胎儿成熟前即结束。这就是为什么很难断定孕周较大的胎儿其激素暴露及乳腺癌风险增加的原因。一项荟萃分析表明,早产与乳腺癌风险无明显相关性。而另一项研究则报道了早产儿对乳腺癌风险的保护作用。有趣的是,有研究发现,与出生时间超过 33 周的女性相比,出生时孕周≤ 33 周的女性患乳腺癌的风险几乎高出 4 倍。可能的机制是人乳腺组织细胞中干细胞的分化在早产儿中受到抑制,乳腺癌的发病风险则在以后的生命中增加。但是,早产儿的低生存率可能会使存活至成年期的早产婴儿患乳腺癌的风险发生改变。

2. 双胎　双卵双胎有两个单独的胎盘,而相对于单卵双胎和单胎只有一个胎盘的情况而言,其可能暴露于更高水平的妊娠相关激素。然而双胎更容易出现早产,从而比单胎暴露于高水平雌激素中的时间更短。此外,单卵双胎通常比双卵双胎的孕周更短。

虽然既往研究存在相互矛盾的结果,但推测双胎,特别是双卵双胎,其发生乳腺癌的风险会有所增加。最近的一项荟萃分析评估了单卵双胎的乳腺癌患病风险,发现其之间无明显相关性。而对双卵双胎的分析则发现乳腺癌的风险显著增加。综合关于这两种类型双胎的研究,发现其乳腺癌风险有所降低,并具有一定的统计学意义。雌激素和人绒毛膜促性腺激素(human chorionic gonadotropin, hCG)的水平升高可能是双卵双胎与乳腺癌发病风险之间关联的原因之一。

3. 出生大小　出生大小主要通过出生体重、出生身长及头围来评估。出生身长与出生体重密切相关。而出生体重和出生身长都与母体血液中的雌激素浓度呈正相关。两者都被认为与乳腺癌风险升高有相关性。

最近的一项荟萃分析显示,在所有年龄段女性中,出生体重低(<2 500g 或 3 000g)的胎儿与出生体重高(>4 000g)的胎儿乳腺癌风险具有显著差异。研究结果表明,出生体重每增加 1kg,其乳腺癌风险增加约 7%。这个结果与世界肿瘤研究基金会(World Cancer Research Fund,WCRF)的报道相似。WCRF 报告表明,出生体重每增加 1kg,乳腺癌风险可能增加 8%。

这种关联的潜在机制可能与暴露于高水平的雌激素和生长激素增加乳腺中易感干细胞的数量有关。

### (三) 发育过程中异常物质暴露

发育过程中的异常物质暴露主要是指内分泌干扰物暴露。内分泌干扰物(endocrine disrupting chemical,EDC)被美国环境保护局定义为"外源性物质,干扰体内天然激素的合成、分泌、运输、结合、作用或消除，负责维持体内平衡、繁殖、发育和／或行为"。研究表明，乳腺癌发病率与内分泌干扰物如己烯雌酚（diethylstilbestrol，DES）、双酚A（bisphenol A，BPA）、2，3，7，8-四氯二苯并-对二噁英（2，3，7，8-tetrachlorodibenzo-p-dioxin，TCDD）和乙烯菌核利（vinclozolin）之间存在正相关性。

1. 己烯雌酚　是一种口服活性合成雌激素，于1938年首次合成。1948—1971年，这种合成的强效雌激素在美国、欧洲和澳大利亚作为保胎性药物被使用。后因观察到严重的不良健康影响而终止使用。

关于DES影响的第一项前瞻性研究表明，产前暴露于DES的女性在40岁后患乳腺癌的风险增加。国家癌症研究所（National Cancer Institute，NCI）对DES的随访研究也得出相似的结果，该研究随访结束时中位年龄为49岁。在40岁或以上的乳腺癌诊断中，DES暴露的乳腺癌患者的发病比例超过1.7%。

而另外一项由12 091名产前暴露于DES的女性组成的大型队列研究未发现癌症风险增加，但其随访结束时的中位年龄仅为44岁，这可能会使其结论与之前的结论有所偏差。

2. 双酚A　是一种聚碳酸酯塑料成分，已被广泛应用于婴儿奶瓶、食品饮料容器和牙科密封剂等综合产品中。研究发现胎儿双酚A的暴露增加了末端芽（terminal end bud，TEB）的数量，并增加了乳腺癌转化的易感性。乳腺癌及癌前病变也可以单独通过BPA诱发。产前暴露于BPA会以剂量依赖的方式增加其致癌易感性。他莫昔芬可以逆转BPA的作用，这表明BPA可能是通过类似雌激素的效应来发挥作用。

3. 2，3，7，8-四氯双苯环　对二噁英TCDD具有抗雌激素作用，因此被归类为内分泌干扰物。动物研究发现在啮齿动物模型中，产前TCDD暴露使得大鼠的后代在晚年发展为乳腺癌的风险增加。其可能是通过改变乳腺蛋白质组，包括减少超氧化物歧化酶1和乳腺分化等来改变表观遗传机制而发挥作用。

4. 乙烯菌核利　是一种用于农作物的杀真菌剂，用于葡萄种植，是抗雄激素化合物。在大鼠妊娠期的短暂胚胎乙烯菌核利暴露研究发现，其增加了肿瘤发病率，包括乳腺癌，这可能是由于雄性生殖系的表观遗传改变所致。

**（四）妊娠期合并症和并发症的影响**

与正常摄入的女性相比，暴露于饥饿状态的女性子代被发现患乳腺癌的风险更高。既往有糖尿病病史的母亲其女儿患乳腺癌的风险降低。新生儿黄疸也伴有较高的乳腺癌发病风险，出生后第24小时内黄疸的发病主要是由宫内感染引起的。

患有子痫前期等妊娠期高血压疾病的孕妇其分娩的胎儿可能具有更小的孕周。由于胎盘功能障碍及随后胎盘中雄激素芳香化酶的缺乏，它们具有比正常妊娠妇女更高的雄激素水平和更低的雌激素水平。所有这些因素都可能有助于减少胎儿雌激素的暴露，并可能为后代患乳腺癌风险降低的原因。

**（五）潜在的机制**

已经有许多解释乳腺癌或其他疾病的产前危险因素发病机制的假设。以下概述了可能解释胎儿生命中乳房发育的环境因素和成年期乳腺癌风险的可能方式。

1. 雌激素和雌激素受体　Trichopoulos在20多年前提出他的假设，即产前暴露于高浓度雌激素环境可能与乳腺癌的发病有关。

他指出,雌激素浓度和分泌速度在个体之间差异很大,这种变异部分由外源因素引起,并可能在以后的生命中导致乳腺癌,如胎儿相关的孕周、出生大小和双胎。由酒精、吸烟、豆制品和内分泌干扰化学物质等外源因素引起的雌激素浓度变化均可以通过以上的假设来进行解释。但是将雌激素暴露作为唯一的假设,肯定是不够的。妊娠期间体循环雌激素浓度较高,而乳腺癌发病率较低的亚裔美国新生儿是对该假设的最佳挑战。

包括 ER-α 和 ER-β 在内的雌激素受体(estrogen receptor,ER)是调节某些基因表达的核转录因子。早在妊娠 30 周时,ER 就出现在胎儿乳腺上皮细胞中。雌激素必须与雌激素受体结合才能发挥作用,因此胎儿期外源因子可能对 ERs 表达和随后的基因表达产生影响从而发挥作用。

2. 雄激素　与高加索人相比,亚洲人和非洲裔美国人的妊娠期雄激素浓度及性激素结合球蛋白(sex hormone binding globulin,SHBG)水平升高,乳腺癌发病率较前者低得多。SHBG 可抑制雌二醇诱导的乳腺癌细胞生长和增殖,可能与雌激素暴露后发生肿瘤的风险降低相关。

虽然目前的流行病学数据有限,但也有研究结果显示出产前雄激素对乳腺癌风险的保护作用。子痫前期是乳腺癌的保护因素,其可能通过减少芳香酶基因的表达来增加雄激素的释放。而抗雄激素化合物乙烯菌核利在胚胎期暴露后则会增加包括乳腺癌在内的肿瘤的发病风险。

3. 其他生长因子和内分泌因素　IGF 系统是乳腺癌中关键的生长调节途径。IGF 系统由配体(IGF-Ⅰ和 IGF-Ⅱ)及其同源受体,以及 IGF 结合蛋白(IGF binding protein,IGFBP)1~6 和 IGFBP 蛋白酶组成。研究表明,它们可以协同作用于雌激素系统并对乳腺癌细胞发挥促生长作用。IGF 可能在产前因素与乳腺癌的关联中发挥作用。脐带血中 IGF-1 和 IGF-2 的平衡可能是成人乳腺癌风险的早期关键决定因素。宫腔内酒精暴露增强了 IGF 和 $E_2$ 的作用,增加了成年期乳腺癌的发病风险。在正常妊娠中,出生大小与脐带 IGF-Ⅰ浓度有很强的关系,这亦与乳腺癌风险有关。

妊娠期间甲胎蛋白(alpha-fetoprotein,AFP)和 hCG 水平可能与子代乳腺癌风险有关。在双卵双胎中观察到高水平的 hCG,并表现出比单胎更高的乳腺癌风险。虽然吸烟孕妇的 AFP 水平升高,hCG 水平降低,但它们对子代的乳腺癌风险有保护作用。胎盘功能的减退可能是其产生保护作用的原因,其导致母体富含雌激素的血液成分向胎儿的转移减少。

4. 乳腺干细胞　乳腺可能是泌乳前女性体内尚未完全发育的唯一器官。Rudland 及其同事在二十多年前首次在人乳腺永生化上皮细胞系中分离出可能的干细胞候选物。在产前、幼儿期、青春期、妊娠期和哺乳期的不同时期,原始乳腺结构演变为不同类型的乳腺组织。尽管认为乳腺干细胞主要在胎儿/围产期出现,但由于技术原因很难识别胎儿乳腺组织中的干细胞。最近,人类脐带血中分离出可测量的乳腺和造血干细胞,这为相关因素在胎儿期对乳腺癌风险的影响提供了可能的机制研究。

**(六) 男性乳腺癌**

有关宫内环境因素对男性乳腺癌发病影响的数据有限。报道显示出生体重与男性乳腺癌风险之间无关联或弱关联。相比之下,首次分娩的男性胎儿乳腺癌风险比他的弟弟们高出 70%，并且具有临界的统计学意义。

### （七）结论

胎儿生命中的表观遗传因素可能会对乳腺癌风险产生影响，在儿童期外源性因素的影响同样也会增加乳腺癌的患病率。尽管迄今为止结果不一致，但这些研究将有助于我们更进一步地去了解乳腺癌的发病机制。胎儿期及儿童期外源性的干预措施有助于减少绝经后乳腺癌的发生。与此同时，较多的因素是通过表观遗传学的途径来影响乳腺癌的发生，表观遗传疗法或可成为治疗乳腺癌的新方法。（图 15-8）。

## 二、女性生殖系统肿瘤

许多证据表明，在胚胎、胎儿及婴幼儿发育的关键时期，发育中的组织或器官暴露于不良刺激会增加女性多种成年期生殖系统疾病的风险，包括癌症。从 20 世纪 40~70 年代，己烯雌酚（人工合成的对称二苯代乙烯雌激素）作为最常见的一种药物，被用于防止流产

和其他妊娠并发症，在全球范围内对数百万孕妇进行了治疗。产前暴露于这种药物的女胎中，在 30 岁之前就已经观察到几种不良的健康影响，如阴道癌、宫颈癌、子宫和生殖道异常发生率升高。

### （一）阴道和宫颈肿瘤

己烯雌酚暴露会增加成年期阴道癌和子宫颈癌的发生风险。在怀孕期间服用己烯雌酚妇女的女儿（DES 女儿）经常被诊断为宫颈上皮内瘤样变，并且使一种罕见的阴道透明细胞腺癌发病风险显著增加。在一项针对 12 091 名女性的临床研究中，总共有 348 例经医学证实的癌症发生，随访结束时的中位年龄为 44 岁。该研究表明孕期己烯雌酚的暴露显著增加了阴道和子宫颈透明细胞腺癌的风险，上升的风险持续到 40 岁以上。这其中的分子机制还没有完全被理解，但是动物研究的结果表明，新生儿己烯雌酚暴露会导致 EGF 和 TGF-a mRNA 的表达增加，可能导致持续性阴道上皮的增殖和角质化。此外，在宫内己烯雌酚的暴露可能会导致 *c-jun*、*c-fos*、*c-myc*、

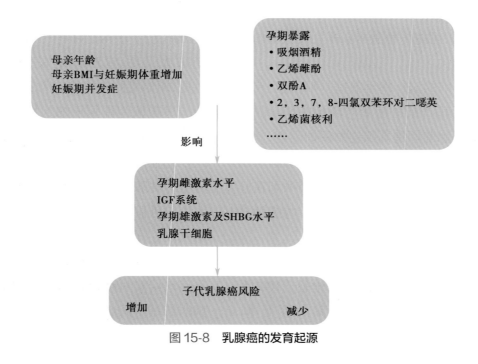

图 15-8　乳腺癌的发育起源

*bax*、*bcl-2* 和 *bcl-x* 等原癌基因的表达失衡，最终导致子宫上皮内瘤变的发生。还有其他的雌激素反应基因，比如乳铁蛋白基因，己烯雌酚的暴露会引起乳铁蛋白基因脱甲基。持久的异常基因印迹，可能涉及肿瘤诱导和生殖道的其他细胞学改变。

### （二）子宫肌瘤

子宫平滑肌瘤，也被称为子宫肌瘤，起源于子宫的平滑肌层，是女性中最常见的良性肿瘤。生命早期暴露于 DES 中会导致子宫肌瘤的发生。在一项流行病学调查中，819 名黑人妇女中有 5 名既往有宫内己烯雌酚暴露史，这 5 名黑人妇女均罹患了子宫肌瘤。在白人妇女中，胎儿期宫内己烯雌酚暴露，罹患子宫肌瘤的比例达到了 76%，而没有宫内暴露史的白人女性患子宫肌瘤的比例仅为 52%。实验动物数据也支持己烯雌酚的暴露在子宫平滑肌瘤的病因中起着重要的作用。

一些关于己烯雌酚暴露引起子宫平滑肌瘤机制的研究揭示，己烯雌酚的暴露会给发育中的子宫基层带上激素的印迹，导致在肿瘤发生之前，雌激素反应基因的表达增加。一种携带了结节状硬化 2 肿瘤抑制基因缺陷的小鼠，如果在子宫发育的生命早期给予己烯雌酚暴露可使肿瘤抑制缺陷成为完全外显，肿瘤发生率从 65% 增加到 90%。这种增加的外显率与子宫平滑肌瘤的雌激素反应基因的重新编程有关，例如通常由雌激素诱导的 Calbindin D9k 和 Dio2，在己烯雌酚暴露的小鼠的动情周期的两个阶段都表现出了高水平的表达。*Gdf10*、*Car8*、*Gria2* 和 *Mmp3* 基因，通常被雌激素抑制，在己烯雌酚暴露的动物的增殖期，当雌激素最高的时候，表现出高水平的表达。重新编程导致了暴露动物的子宫肌层内这些基因的过度表达，促进了激素依赖型子宫平滑肌瘤的发展。

### （三）子宫内膜增生和子宫内膜腺癌

在新生儿的发育过程中，发育中的生殖道暴露于外源性的雌激素己烯雌酚，会重新编程发育中的组织，增加成年动物对肿瘤发生的易感性，包括子宫内膜腺癌。

从正常的子宫内膜到癌的进展是通过子宫内膜增生的中间阶段发生的。如果将出生后 3~5 天的大鼠暴露于己烯雌酚，当大鼠 5 个月大的时候，60% 会出现子宫内膜增生，而在用安慰剂处理的对照组中，这一比例为 0。早期己烯雌酚的暴露会导致实验动物的子宫内膜腺癌。子宫内膜腺癌和己烯雌酚的暴露呈现时间及剂量依赖性。在 18 月龄，90% 的在新生儿期暴露于己烯雌酚 $2\mu g/d$ 的小鼠出现肿瘤病变，而在相应的对照组小鼠中则没有发现肿瘤。这些被诱导的子宫内膜肿瘤是雌激素依赖性的；而当己烯雌酚暴露的小鼠在青春期前进行卵巢切除时，则没有出现子宫肿瘤。由此提出，在早期发育过程中，己烯雌酚作为诱导剂或引发细胞转化的诱导者，而卵巢雌激素则起到促进作用，从而刺激成年鼠体内己烯雌酚转化细胞的增殖。为了识别子宫内膜肿瘤发生的早期事件，研究人员检查了暴露于己烯雌酚的老鼠子宫内膜中的 IGF-I 途径中各成分的表达和激活。与有丝分裂信号通路的激活相一致，ki67 阳性细胞在己烯雌酚暴露的子宫内膜增加了，尽管这些己烯雌酚暴露的鼠的卵巢功能受损，有低雌激素症状的特征。己烯雌酚暴露大鼠的子宫内膜过度表达 IGF-Ⅱ 和胰岛素受体底物 -1（insulin receptor substrate-1，IRS-1），呈现出高水平的 Akt 表达和激活。在对照组中，IRS-1 的负反馈是存在的，而己烯雌酚暴露组中，IRS-1 的负反馈是缺失的。这些数据支持 IGF-I 在人类和啮齿动物子宫内膜增生的发展过程中发挥的核心作用。

早期的研究表明,新生儿期己烯雌酚的暴露使得小鼠子宫内的 Ltf 和 Fos 特定 CpG 部位有异常的甲基化。子宫内己烯雌酚的暴露会增加启动子甲基化并减少 HOXA10 的表达。类似地,新生儿期己烯雌酚或木黄酮的暴露也会导致 Hmgn5 启动子的持续低甲基化作用,以及整个生命周期中该基因的异常过度表达。另外,己烯雌酚的暴露与成年雌性老鼠患子宫肿瘤的风险增加有关。研究表明,将发育中的子宫暴露在雌激素中,重新编码了许多雌激素反应基因,包括 S100、GRIA2、GDF10 和 MMP3,使得这些基因对雌激素反应过度。如上所述,由于生命早期的表观遗传重新规划引起的基因表达的增加可能被生命晚期事件所激发,比如青春期时卵巢类固醇激素的存在。在这些情况下,青春期前的卵巢切除术完全消除了表观遗传重编程对基因表达和子宫肿瘤发展的影响,指出了生命早期重编程与生命后期事件之间的相互依赖关系。

## 三、男性生殖系统肿瘤

前列腺癌和睾丸癌是最常见的男性生殖系统肿瘤。前列腺癌是目前男性发病率第六的致死性癌症,文献报道,在美国及西欧前列腺癌的发病率最高,而在东南亚国家发病率最低。在美国,大约有 1/6 的男性终其一生会发展成为前列腺癌,而 1/35 的男性最终死于前列腺癌。睾丸恶性肿瘤是 20~39 岁男性中最常见的肿瘤,尽管睾丸肿瘤的发病率逐年上升,但它的 5 年生存率从 1963 年的 63% 上升到目前的 96% 以上。许多不同的早期生活因素被证实能增加男性生殖系统肿瘤发生的风险,如外源性雌激素暴露史、妊娠期激素水平、出生体重、出生顺序等。

妊娠期雌激素暴露会增加男性生殖肿瘤的发病率。前列腺起源于内胚层,在胚胎第 9 周开始发育。流行病学研究发现,非裔美国妇女在怀孕前 3 个月时体内的睾酮和雌二醇含量高于白人妇女。这些作用于子宫的性激素,可能对男性胎儿将来前列腺癌的发生具有作用。研究报道,1913 年出生在瑞典的 366 名男性婴儿,在 1963 年后陆续发现 21 例患有前列腺癌。另有证据支持,肥胖母亲暴露在 BPA 下,会增加后代患前列腺癌和乳腺癌风险。母体 BPA 暴露可能通过降低 CpG 甲基化、改变表观基因组来改变后代表型,且这个风险可以通过增加母体饮食中的叶酸而被抵消。同样的,一篇综述对多项睾丸癌患者的病例对照研究进行了分析,结果表明母体在孕期接受外源性雌激素暴露会显著增加儿子患睾丸癌的风险。

出生体重作为一个产前及围产期环境的标志,也是预测男性生殖肿瘤发生的标志。荟萃分析发现,出生体重与前列腺癌的关系密切。随机对照研究发现,出生体重每增加 1kg,前列腺癌风险增加 1.02($95\%CI$ 1.00-1.05),其中致死性前列腺癌风险增加 1.08 倍($95\%CI$ 0.99-1.19)。Moller and Skakkebaek 通过比较发现,出生体重小于 3 000g 或大于 4 000g 的胎儿,其患睾丸癌的风险增加,其中出生体重低于 2 500g 胎儿 OR 值高达 2.6($95\%CI$ 1.1-5.9)。但是,随后一项包括 12 项研究的荟萃分析表明,并没有明确的证据可以支持低出生体重与睾丸癌的发生有关。

## 四、结直肠癌

据美国疾病防治中心数据统计结直肠癌是位列第二的导致死亡的恶性肿瘤。结直肠癌在世界各种族之间发病率变异很大,其中澳大利亚、西欧、日本及北美发病率最高。在不同地区结肠癌的 5 年生存率也存在差异,其中印度 5 年生存率最低为 30%,北美地区为 65%。环境因素被认为在结直肠癌发病过程中扮演着重要角色,也是结直肠癌发病率地区性差异明显的原因。近 3 个世纪以来,流行病学研究者们报道了多个与结直肠癌发病有关的饮食因素,包括纤维素、动物脂肪、肉类等的摄入。有最新研究表明红肉摄入及运动量不足可能是导致结肠癌发病的高危因素。考虑到结直肠癌受环境因素影响极大,近年来有学者对其胚胎性起源进行了追踪研究,结果表明成年期结直肠癌的发病与孕期营养、胎儿出生大小等因素相关。

### (一)孕期营养

孕期叶酸补充被认为是预防结直肠癌的因素之一,但由于其补充时间及补充剂量不同地区间存在较大差异,其对于结肠癌的保护作用目前仍存在争议。动物实验及临床随机对照试验结果表明孕期叶酸补充可预防新发结直肠癌的发生,但是它可能会促进已有结直肠癌前病变向癌的进展。在北美,由于围产期叶酸补充的普及,宫内及新生儿期叶酸暴露显著增加。此外,育龄期妇女被推荐每天常规补充 0.4~1.0mg 叶酸预防神经管畸形胎儿出生。研究报道,母亲孕期叶酸补充可明显增加结肠细胞 DNA 甲基化水平,从而降低子代结肠癌的发病风险($OR$=0.36;95%$CI$ 0.18-0.71;$P$=0.003)。然而也有研究表明断奶后补充额外的叶酸可增加子代小肠肿瘤的发病风险。这些研究数据均表明母亲育龄期适量补充叶酸可降低子代结肠癌的发病风险,具体分子机制可能与总 DNA 甲基化水平增加导致上皮细胞增殖率下降有关。

### (二)胎儿出生大小

据研究报道,男性婴儿低出生大小是其成年患心血管疾病及糖尿病的风险预测因素之一。在成人,糖尿病、高血糖、高胰岛素血症及血清 IGF-1 水平偏高等因素的存在均可影响结肠癌的发生。已有证据表明,2 型糖尿病等代谢性疾病的发生与宫内营养不良相关,而宫内生长受限可能也与成年期结直肠肿瘤发病有关。Sandhu 等曾对胎儿出生时各径线与结直肠癌发病风险之间的关系进行了探讨,结果表明出生体重与结直肠癌发病之间存在 J 型关联且巨大儿发病风险最高,然而这一研究仅纳入了 52 例病例。McCormack 等进行了一项样本量较大的研究,结果表明出生体重每增加一个标准差结肠癌发病风险增加 16%。此外,有研究者通过挪威肿瘤注册登记系统对患结直肠癌时间较长的挪威男性及女性患者进行随访,结果表明出生身高低于 51cm 的男性结直肠癌发病风险比出生身高大于 53cm 的男性高 2 倍($RR$=1.9;95%$CI$ 1.0-3.7)。男性出生体重与头围与结直肠癌发病风险之间也存在类似关联,这些数据表明男性出生身高较短可能与成年期结直肠癌发病风险增加有关,从而间接表明胎儿宫内生长状况是结直肠癌发病的一个重要因素。

### (三)相关分子机制

叶酸补充对于结直肠癌发病风险的双重调节作用相关的分子机制很复杂。在正常组织中,叶酸补充为 DNA 合成及复制提供核苷酸前体,保障 DNA 复制的保真性、完整性及促进 DNA 修复,从而降低癌变风险。然而额外补充的叶酸同时也可通过为 DNA 快速复制的癌前病变细胞提供核苷酸前体,进一步促进其增殖,从而可促进癌前病变的进展。总 DNA 甲基化水平降低可通过包括染色质不稳定等在内的多个分子机制调节结直肠癌发病。叶酸可调节 CpG 甲基化岛中胞嘧啶的甲基化水平，因为它在 s- 腺苷 - 硫氨酸的供应中起着重要作用，是大多数生物甲基化反应的主要甲基供体。在启动子 CpG 岛的 DNA 甲基化会抑制转录，从而导致大量的肿瘤抑制因子和癌症相关基因的功能丧失。补充叶酸可以逆转已有的全基因组 DNA 低甲基化，并在现有全基因组甲基化水平的基础上提高全基因组 DNA 甲基化水平，从而降低细胞癌变风险。而补充叶酸也可引起肿瘤抑制基因启动子区域 CpG 岛的新生甲基化，使抑癌基因表达失活，从而促进肿瘤的发生和进展。

## 五、肺癌

肺癌可分为两大组织学类型：约 15％ 的病例为小细胞肺癌（small cell lung cancer，SCLC）；约 85％ 的病例为非小细胞肺癌（non-small cell lung cancer，NSCLC）。SCLC 具有高度侵袭性，在吸烟者群体中高发。它增长迅速，大约 80％ 的患者在诊断的同时发现有相关转移性疾病。NSCLC 的临床表现更为多样，且取决于其组织学类型，但约 40％ 的患者在诊断时也会发现胸部以外的转移灶。其他较少见的肺肿瘤还包括腺鳞癌、类癌、支气管肿瘤、软组织肿瘤（如肉瘤）、肺母细胞瘤和淋巴瘤。

在全世界范围内，就发病率和死亡率而言，肺癌是男性最常见的癌症，女性患病率居第三位，死亡率仅次于乳腺癌。2012 年，全球新增肺癌病例 182 万例，肺癌死亡人数 156 万人，占所有癌症死亡人数的 19.4％。北美、欧洲和东亚的发病率最高，其中中国新发病例超过三分之一，而非洲和南亚的发病率要低得多。与 20 多年前开始下降的男性死亡率不同，女性肺癌死亡率在过去几十年中有所上升，并且刚开始趋于稳定。目前发展中国家的癌症发病率较低。随着发展中国家吸烟率的增加，预计发病率在未来几年将会上升，特别是在中国和印度。肺癌最重要的因素——吸烟，可以解释约 85％ 病例的诱因。其他已经确认或可能的危险因素包括空气污染、吸食大麻、接触雪茄烟和二手香烟烟雾，以及接触致癌物质（如石棉、辐射、氡、砷、铬酸盐、镍、氯甲基醚、多环芳烃、芥子气、焦炉排放、原始烹饪、加热小屋等）。COPD、$\alpha_1$- 抗胰蛋白酶缺乏症和肺纤维化被怀疑可能增加对肺癌的易感性。受到其他肺部疾病（如结核病）损害的人患肺癌的风险增加。另外，服用 β- 胡萝卜素补充剂的主动吸烟者患肺癌的风险可能会增加。

在一些肺癌患者中，刺激细胞生长的基因（K-ras、MYC）的二次或额外突变会引起生长因子受体信号转导（EGFR、HER2/neu）的异常并抑制细胞凋亡，以及导致细胞的异常增殖。此外，肿瘤抑制基因（如 p53、APC）的突变可导致癌症。其他可能的突变包括 EML-4-ALK 易位 和 ROS-1、BRAF 和 PI3KCA 的突变。这些主要导致肺癌的基因突变被称为致癌驱动突变。虽然致癌驱动突变可能导致或促成吸烟者患肺癌，但这些突变很可能是非吸烟者肺癌的致癌因素。2014 年，肺癌突变联盟（Lung Cancer Mutation Consortium，LCMC）在吸烟者和非吸烟者的 733 例肺癌患者中发现了 64％ 的驱动突变（25％ 的 K-ras 突变、17％ 的 EGFR 突变、8％ 的 EML-4-ALK 及 2％ 的 BRAF 突变）。其他突变正被报道，针对致癌驱动突变的新疗法也正在被开发。

相对于成人，胎儿和婴儿在接触许多环境化学品时处于高风险。然而，目前只有电离辐射和二乙基己二醇被证明孕期暴露可使其子女患癌。越来越多的致癌物被证明在动物模型中能有效通过胎盘,这些致癌物包括砷、4-(甲基亚硝基氨基)-1-(3-吡啶基)-1-丁酮、3′-叠氮基-3′-脱氧胸苷和熟食诱变剂,如2-氨基-1-甲基-6-苯基咪唑并[4,5-b]吡啶和多环芳烃(polycyclic aromatic hydrocarbon,PAH)。

二苯并(a,1)芘(dibutyl phthalate,DBP)是最有效的致癌多环芳烃之一。来自小鼠的重组细胞色素P450(cyp)1b1和人类中的同源物1B1对DBP的代谢活化表现出高活性。Castro DJ等证实,DBP的cyp1b1生物活化发生在胎儿靶组织中,在经胎盘暴露后,胸腺和肺分别作为主要和次要的靶标。Zhen Yu等的研究表明在DBP诱导的淋巴瘤中,没有发现TP53、B-连环蛋白或Ki-ras突变的证据,但在存活至10月龄的小鼠肺腺瘤的Ki-ras密码子12和13中发生突变。肺腺瘤中Rb的表达减少了50%,而p19/ARF mRNA的表达增加了35倍。David J.Castro等人利用小鼠模型进行了一项研究,证明母亲在怀孕和哺乳期间摄入绿茶可以预防经胎盘来源的癌变的发生。

用3-甲基胆蒽(3-methylcholanthrene,3-MC)处理妊娠小鼠会导致后代的肺和肝脏发生肿瘤,其发生率受母体和胎儿的芳基羟化酶活性的Ah基因座调控诱导表型的影响很大。来自Kiersten M.Gressani等报道的研究数据证明了3-MC在肿瘤易感和肿瘤抵抗型的BALB/c小鼠中的经胎盘致癌作用,并表明对Ki-ras的诱变损伤是介导小鼠肺肿瘤发生的早期关键事件。利用药物遗传学小鼠模型确定经胎盘接触PAH后Cyp1a1表达对肺肿瘤中Ki-ras突变形成的作用,结果

与Cyp1a1通过形成与DNA结合的反应中间体并激活关键调节分子中的突变从而调节个体对癌症易感性的关键作用相一致。Miller M等人向怀孕小鼠施用3-MC,结果表明对3-MC启动的肺肿瘤的易感性与细胞色素P450IA1的诱导之间的相关性是胎儿一种独特的特性,以及可能与胎儿期内胎儿活化酶的低基础水平及其高诱导率有关。Wessner LL等人报道了用3-MC处理妊娠小鼠,导致子代在出生后1年内发生肺部肿瘤,以及Ki-ras-2突变是肺部肿瘤发生的早期和常见事件,由环境化学物质导致的该突变类型可以影响肿瘤的致癌性。用Cdkn2a和Rb基因获得的结果表明Rb调节轴的改变可能在肺肿瘤的发病机制中起关键作用,并且似乎发生在肿瘤过程的后期。从这些实验中可以看出,Ki-ras-2突变和Rb调节基因位点改变的联合是人类肺肿瘤中的常见改变,可能是在经胎盘暴露于环境致癌物的小鼠中肺肿瘤发病机制的优先途径。

抗HIV药物3′-叠氮基-3′-脱氧胸苷(3′-azido-3′-deoxythymidine,AZT)被用于减少围产期的病毒传播。然而,包括致癌作用在内的毒副作用是可能存在的。Olivero OA等人报道,经AZT处理小鼠的后代在肺、肝及女性生殖器官中表现出剂量依赖性的肿瘤发病风险和肿瘤多样性的增加。他们由此得出结论,AZT在胎鼠和猴子中具有遗传毒性,并且对于1岁的小鼠是一种中等强度的经胎盘致癌物质。因此对AZT暴露的儿童进行长期随访似乎是合适的。然而,对宫内AZT暴露的小鼠肝和肺肿瘤进行分析,并没有显示与AZT相关的ras突变的显著增加。

越来越多的证据表明,宫内或早期的无机

砷暴露会在成年期引起人类和啮齿动物癌症的发生。Erik J.Tokar 等人证实了砷诱导的剂量相关性的肺腺癌（两性）、肝细胞癌（两性）、胆囊肿瘤（男性）和子宫癌的风险增加。Shen J 等人证实了经胎盘的致癌剂量的砷暴露能导致异常雌激素相关的肺基因表达。ER-α 激活与砷诱导的肺腺癌和腺瘤特异性相关，但与亚硝胺诱导的肺肿瘤无关，表明砷诱导的异常 ER 信号可干扰生命早期肺部的遗传编程，并最终在成年期导致肺肿瘤形成。二甲基胂酸（dimethylarsinic acid，DMA）是砷的生物甲基化产物，也是多位点的肿瘤启动子。Tokar EJ 等人的研究报道称，与对照组相比，单独使用 DMA 或砷，以及联合使用砷和 DMA 可使肺腺癌及肾上腺腺瘤的风险增加。

在实验动物中，也有足够的证据表明 4-（甲基亚硝基氨基）-1-（3- 吡啶基）-1- 丁酮（NNK）及其代谢产物 4-（甲基亚硝基氨基）-1-（3- 吡啶基）-1- 丁醇（NNAL）的致癌性。在一项通过饮用水给药和另一项口服拭子给药的研究中，孕期暴露在子代雄性大鼠中合并诱发了良性和恶性肺肿瘤（腺瘤、腺鳞癌和癌）。

## 六、肾母细胞瘤

肾母细胞瘤是一种恶性胚胎肿瘤，起源于肾脏前体细胞，含有后肾细胞、间质和上皮衍生物。大多数病例是散发性的，尽管 10 % ~15 % 的个体具有家族易感性的肾母细胞瘤，其原因被认为是胚胎发育早期发生的种系致病变异或表观遗传改变。遗传连锁分析已经在染色体 17q12-q21（FWT1）31 和染色体 19q（FWT2）上绘制了家族性 Wilms 肿瘤易感基因，家族性 Wilms 肿瘤病例以常染色体显性遗传方式遗传，具有可变

外显率。具有种系 WT1 致病变异体的个体更可能具有双侧或多中心肿瘤并且在早期发展成肿瘤。叶内肾源性残余（intralobar nephrogenic rest，ILNR）和叶周肾源性残余（perilobar nephrogenic rest，PLNR）是胚胎肾细胞的前体病变，持续到儿童时期，它们可能维持额外的突变并转化为肾母细胞瘤。ILNR 与泌尿生殖系统畸形相关，如肾母细胞瘤 - 泌尿生殖系统畸形 - 精神发育迟滞综合征（Wilms tumour-aniridia syndrome，WAGR syndrome）和 Denys-Drash 综合征（以模棱两可的生殖器、先天性肾病和肾母细胞瘤为特征），而 PLNR 与过度生长障碍如 Beckwith—Wiedemann 综合征和高血压有关。与 PLNR 患儿相比，ILNR 患儿的诊断年龄较早。肾母细胞瘤占所有诊断性肾癌的 95 % 左右，其中 15 岁以下儿童患癌占比约 6 %。尽管确诊的年龄在国际上是一致的，但仍观察到肾母细胞瘤总体发病率的广泛变化。在患有其他过度生长综合征的人群中也证实了中度增加的肾母细胞瘤风险（5%~20 %）（如 Perlman 和 Simpson-Golabi-Behmel 综合征和单纯性收缩期高血压），以及一些肿瘤易感综合征，如布卢姆综合征、李 - 弗劳梅尼综合征和范科尼贫血症。

Anna Chu 等人进行了一项综述，以确定肾母细胞瘤的各种围产期和环境的危险因素。研究结果表明，出生前母体接触过杀虫剂的孩子患肿瘤的风险显著增加（$OR$=1.37；95 % $CI$ 1.09-1.73），此外肿瘤的危险因素还有高出生体重（$OR$=1.36；95 % $CI$ 1.12-1.64）和早产（$OR$=1.44；95 % $CI$ 1.14-1.81）。与第一次出生相比，第二次或更晚出生的小孩患病风险显著降低（$OR$=0.82；95 % $CI$ 0.71-0.95）。

Anshu Shrestha 等人进行了一项大规模

的基于人群的病例对照研究，以调查产前空气毒物暴露与肾母细胞瘤之间的关联。他们发现，孕早期暴露于甲醛、多环芳烃、全氯乙烯或乙醛的儿童，肾母细胞瘤的发病风险增加（$OR=1.28$，$95\%CI$ $1.12\text{-}1.45$；$OR=1.10$，$95\%CI$ $0.99\text{-}1.22$；$OR=1.09$，$95\%CI$ $1.00\text{-}1.18$；$OR=1.25$，$95\%CI$ $1.07\text{-}1.45$）。

Olshan AF 等人进行了一项病例对照研究，以调查肾母细胞瘤与父亲职业暴露之间的关系，在本研究中发现对于父亲接触碳氢化合物或铅的职业暴露，其增加风险的模式并不一致。然而，仍发现某些父亲职业具有较高的肾母细胞瘤的风险值，其中包括车辆力学、车身修理工和焊工。在孕早、中、晚 3 个时期内，职业为汽车修理工的父亲后代患有肾母细胞瘤的风险增加了 4~7 倍。对于汽车修理工，最大程度增加的风险优势比是在孕前期（$OR=7.58$；$95\%$ $CI$ $0.90\text{-}63.9$）。而焊工的风险优势比增加了 4~8 倍，怀孕期间其与肾母细胞瘤的关联性最强（$OR=8.22$；$95\%CI$ $0.95\text{-}71.3$）。当前还需要进一步的研究以提供所涉及的具体职业暴露的数据。

## 七、肾癌

2012 年，全世界估计有 338 000 例新发肾癌病例。其中捷克共和国的发病率最高，北欧和东欧、北美和澳大利亚的发病率也有所提高。据估计，非洲和东南亚大部分地区的比率相对较低。在美国，每年约有 63 000 例新发病例和近 14 000 例死亡病例。自 20 世纪 80 年代以来，大多数新增病例都在早期发病。肾脏肿瘤在 0~4 岁儿童中很常见，而在较大的年龄组中发病频率降低，例如，15~19 岁的年轻人群范围中降低到 0.7 %（756/100 860）。疾病发病率具有性别特异性，肾脏肿瘤和上皮性肿瘤在女孩中更为常见，并且随年龄组的不同而不同。

肾细胞癌（renal cell carcinoma，RCC）占肾脏恶性肿瘤的 90%以上，其中透明细胞（70%）、乳头状（10%~15%）及嫌色细胞癌（5%）是主要的组织学类型。肾细胞癌也是成人肾癌中最常见的类型。中胚层肾瘤是一种先天性肾脏间质瘤（即结缔组织细胞），通常在出生前或出生后 4 岁内检查出来。

### （一）母体因素

Ohaki Y 等人研究了在大鼠中通过胎盘施用 N-乙基亚硝基脲（N-ethyl-N-nitrosourea，ENU）诱导的肾损伤。在他们观察的 231 个后代中，有 40 个发生肾母细胞瘤（17.3 %），7 个透明细胞上皮肿瘤和透明细胞囊腺瘤（3.0 %），183 个单纯囊肿（79.2 %）和 2 个间充质肿瘤（0.8 %）。该研究诱发了多种肾肿瘤和肿瘤样病症，与儿童中观察到的不同类型的肾脏病变相当，并且可以为研究人类胚胎肿瘤的发病机制提供有用的模型。BA Diwan 等在 F344 大鼠中研究了顺式-二氯二氨合铂（cis-dichlorodiammine platinum，cis-DDP）的经胎盘致癌作用，结果表明经胎盘给药的 cis-DDP 是肾细胞肿瘤的强烈诱发剂，是大鼠后代多器官的完全致癌物质。

### （二）出生体重

Anna Chu 等人对 14 项调查出生体重与肾母细胞瘤之间关系的研究进行了综述，结果显示低出生体重与肾母细胞瘤风险之间并不存在关联（$OR=0.90$；$95\%CI$ $0.67\text{-}1.22$）；然而通过对 12 项研究的结果分析，高出生体重与肾母细胞瘤的风险显著增加相关（$OR=1.36$；$95\%CI$ $1.12\text{-}1.64$）。肾母细胞瘤患者和 Beckwith-Wiedemann 综合征的平均出生体重也显著高于一般美国人群（$P=$

0.01)。另外,5 项研究的结果表明在 2 岁或以上诊断的儿童中高出生体重与肾母细胞瘤风险之间存在显著相关性($OR = 1.66$；$95\%CI$ 1.28-2.16)。但对于在 2 岁之前确诊的儿童,7 项研究的综合结果表明高出生体重与肾母细胞瘤直接的相关性较弱($OR = 1.27$；$95\%CI$ 0.97-1.65)。而 Daling J 等人的研究发现,出生体重超过 4 000g 的儿童在出生后 2 年内诊断出肾母细胞瘤的风险显著增高($P<0.05$)。Bergstrom 等人的研究表明,与出生体重 3 000~3 499g 的儿童相比,出生体重超过 3 500g 的儿童与肾癌的发病有弱相关性,且仅限于男性。

## 八、血液／淋巴系统肿瘤

白血病是儿童期最常见的恶性肿瘤,但白血病的确切发病机制不明,已知的危险因素包括多种遗传／先天缺陷、电离辐射,以及某些药物或毒物的暴露。宫内拓扑异构酶抑制剂的暴露如孕母膳食中摄入黄酮类化合物等可能会增加混合谱系白血病(mixed lineage leukemia,MLL)重排导致的婴儿急性髓细胞白血病(acute myeloid leukemia,AML)的风险。在日本,有原子弹来源的辐射暴露史的儿童,白血病的发病风险增加。此外,也有几项研究开始探索低频率、非电离辐射(如电磁场)暴露是否为白血病的致病因素。近期研究尚未发现暴露于住宅区磁场中的儿童患急性淋巴细胞白血病的风险增加。由于许多环境因素可导致白血病的发生,而胚胎对环境化学物质的毒性很敏感,因此成年期白血病的胚胎源性因素很重要,这些因素包括孕母饮食、职业暴露、父亲年龄、宫内病毒感染及出生体重等。

### (一)母亲孕期营养摄入

Bailey 等探讨了孕期母亲的叶酸摄入量是否与后代患急性淋巴细胞白血病(acute lymphoblastic leukemia,ALL)的风险有关。结果显示,叶酸和维生素 $B_{12}$ 水平的升高似乎可增加 ALL 的患病风险,且母亲孕期有酒精摄入史可进一步增强这一关联性。Milne 等进行了一项病例对照研究,招募了 2003—2007 年间的 416 个病例和 1 361 个对照组,结果表明母亲在怀孕前补充叶酸对出生子代儿童期 ALL 的患病具有较弱的保护作用。Kwan 等的研究显示,ALL 患病风险与母亲孕期蔬菜、水果、豆类食物摄入和蛋白质摄入量呈负相关,其中蔬菜摄入及高蛋白饮食对降低 ALL 患病风险的效应最明显。

### (二)体外受精

Petridou 等利用瑞士及希腊两个国家的数据库对体外受精致白血病和淋巴瘤的风险进行了调查,研究结果表明体外受精可致子代白血病患病风险增加,瑞士的数据表明经体外受精出生子代发生白血病的比例为 2.7%,希腊的研究数据表明经体外受精出生子代发生白血病的比例为 3%,匹配相关因素后的结果表明与体外受精相关的白血病发病率在瑞士和希腊分别为 1.8% 及 1.6%,但目前尚无证据表明体外受精与淋巴瘤发病之间存在关联。在所有类型白血病中,在 3.8 岁以下的儿童中 ALL 的发病风险较高,通过体外受精方式出生的 3.8 岁以下的儿童中 ALL 发病的 $OR$ 值为 2.58,而在 2 岁以下儿童中 ALL 发病的 $OR$ 值为 4.29。

### (三)父母年龄

Hemminki 等分析了父母年龄对儿童白血病及脑癌发病风险的影响,结果表明父母年龄对白血病和脑癌的发病风险均有影响,其中出生时母亲年龄超过 35 岁的儿童患白血病风险增加约 50%,淋巴瘤则主要与出生时父亲年龄相关，父亲高龄可使儿童淋巴瘤发病风险增加 25%，相关机制可能与高龄时生殖细胞成熟过程中染色体异常及基因突变增加有关，这也可以解释为何社会阶层较高的父母出生子代白血病发病风险较高。Hori M 等发现大鼠中存在人 T 细胞白血病病毒 I 型的宫内传播，这一传播会增加子代患 ALL 的风险，也有研究者在兔子中发现了类似现象。

### （四）父母亲职业暴露

Reid 等的研究结果表明，母亲或父亲在怀孕期间中等或大量的废气暴露会增加其后代 ALL 的发病风险，而孕期父母亲暴露于油漆、颜料、胶水及树脂等不会对子代白血病发病风险造成明显影响。妊娠期小鼠接触 DBP 会导致其子代死于高度侵袭性 T 细胞淋巴瘤的风险增加。Wigle 等曾报道儿童白血病与父亲职业暴露于农药之间没有总体联系。然而，儿童白血病发病与母亲妊娠期职业接触杀虫剂和除草剂之间的关系已被其他研究人员证实。Monge 等的研究结果表明，孕妇在怀孕前 1 年、早孕期或中孕期接触杀虫剂均可增加子代患白血病的风险。Yu 等进一步证实经胎盘多环芳烃暴露可在小鼠中诱发高度侵袭性淋巴瘤，从而增加了孕妇多环芳烃暴露可致儿童和成人患类似癌症的可能性。Perez-Saldivar 等对 193 名儿童进行了一项病例对照研究，结果表明父亲接触高水平致癌物质可致子代儿童期患急性白血病的风险增加。Infante-Rivard C 的研究结果表明母亲在怀孕期间接触到较高水平的极低频磁场（extremely low frequency magnetic field，ELF-MF）可显著增加出生儿童患白血病的风险。Stjernfeldt 等也报道了孕妇吸烟和接触辐射是儿童白血病的危险因素。Little 等发现胎

儿宫内暴露于诊断性 X 线的剂量与白血病发病有关，而对于淋巴瘤，没有发现与宫内因素相关。

### （五）孕母孕期并发症及用药

Lehtinen 等报道孕母体内感染 EB 病毒可能与儿童期 ALL 发病相关。Caballero 等通过统计北加利福尼亚儿童白血病研究的数据（1995—2002 年），评估了孕母疾病及孕期用药是否与儿童白血病的风险相关，结果表明母体感染可能是儿童白血病的病因之一，而铁剂补充可降低 ALL 的发病风险。Shaw 等也报道了孕期服用药物或致畸药物的母亲的后代中，儿童患 ALL 的风险增加。然而，只有中枢神经系统抑制剂的风险增加较为显著，且随着摄入剂量的增加，发病风险增加，关联最为显著的是 2 岁前确诊的白血病。Wen 等进行了一项类似研究，结果也表明父母在孕前及怀孕期间使用某些药物可能会影响子代 ALL 的发病风险。

### （六）出生体重

McCormack 等发现出生体重与成人期淋巴和造血组织肿瘤之间存在正相关，多发性骨髓瘤和非霍奇金淋巴瘤也有类似的趋势。一项纳入 1 万余名儿童的荟萃分析结果提示，出生体重超过 4 000g 的人患急性淋巴细胞白血病的风险较体重低于 4 000g 的人更高。Paltiel 等也发现在调整性别差异以后，出生体重与所有白血病及 AML 之间存在正向的线性关系，这一关联性在婴儿中尤其显著，在 14 岁以上被诊断为白血病的受试者中也同样存在正相关性，且这一关联性在女性中更为明显（$P = 0.001$）。单变量分析结果显示，AML 的其他危险因素包括母体的起源（maternal origin）、社会经济地位、兄弟姐妹的出生体重

>3 500g 和家庭规模等。

## 九、神经系统肿瘤

据估计,2005 年美国新发中枢神经系统肿瘤病例为 43 800 例,其中约有 18 500 例为恶性肿瘤,占当年诊断出的所有癌症的 1.35%。Deorah 等研究发现,直到 1987 年前脑癌的发病率逐年上升,出生体重(高于 4 000g)与星形细胞瘤发病之间存在关联。Samuelsen 等的研究结果显示,在 0~15 岁的年龄组中,脑肿瘤的发病风险与头围之间存在关联,这表明脑肿瘤的发病存在胚胎源性因素。此外也有研究表明,宫内暴露于诊断性剂量的 X 线可被认为是胎儿成人期神经系统肿瘤发病因素之一,而孕妇在怀孕期间食用的熏肉、孕妇服用维生素补充剂和高出生体重也被认为与胎儿成人期神经系统肿瘤的发病有关,但关联性仍待进一步研究证实。

(张润驹)

## 参考文献

1. SAMUELSEN SO. Head circumference at birth and risk of brain cancer in childhood: a population-based study. Lancet Oncol, 2006, 7: 39-42.

2. TRICHOPOULOS D. Hypothesis: does breast cancer originate in utero ? Lancet, 1990, 335 (8695): 939-940.

3. DE ASSIS S, HILAKIVI-CLARKE L. Timing of dietary estrogenic exposures and breast cancer risk. Ann N Y Acad Sci, 2006, 1089: 14-35.

4. SAVARESE TM. Normal breast stem cells, malignant breast stem cells, and the perinatal origin of breast cancer. Stem Cell Rev, 2006, 2 (2): 103-110.

5. THOMPSON WD, JANERICH DT. Maternal age at birth and risk of breast cancer in daughters. Epidemiology, 1990, 1 (2): 101-106.

6. PARK SK. Intrauterine environments and breast cancer risk: meta-analysis and systematic review. Breast Cancer Res, 2008, 10 (1): R8.

7. XUE F, MICHELS KB. Intrauterine factors and risk of breast cancer: a systematic review and meta-analysis of current evidence. Lancet Oncol, 2007, 8 (12): 1088-1100.

8. PALTIEL O, HARLAP S, DEUTSCH L, et al. Birth weight and other risk factors for acute leukemia in the Jerusalem Perinatal Study cohort. Cancer Epidemiol Biomarkers Prev, 2004, 13: 1057-1064.

9. WILSON KM, WILLETT WC, MICHELS KB. Mothers' pre-pregnancy BMI and weight gain during pregnancy and risk of breast cancer in daughters. Breast Cancer Res Treat, 2011, 130 (1): 273-279.

10. PARK SK. Intrauterine environment and breast cancer risk in a population-based case-control study in Poland. Int J Cancer, 2006, 119 (9): 2136-2141.

11. POLANCO TA, CRISMALE-GANN C, COHICK WS. Alcohol exposure in utero leads to enhanced prepubertal mammary development and alterations in mammary IGF and estradiol systems. Horm Cancer, 2011, 2 (4): 239-248.

12. RUDER EH, DORGAN JF, KRANZ S, et al. Examining breast cancer growth and lifestyle risk factors: early life, childhood, and adolescence. Clin Breast Cancer, 2008, 8 (4): 334-342.

13. WISEMAN M. The second World Cancer Research Fund/American Institute for Cancer Research expert report. Food, nutri-

tion, physical activity, and the prevention of cancer: a global perspective. Proc Nutr Soc, 2008, 67 (3): 253-256.

14. HOOVER RN, HYER M, PFEIFFER RM, et al. Adverse health outcomes in women exposed in utero to diethylstilbestrol. N Engl J Med, 2011, 365 (14): 1304-1314.

15. VERLOOP J, VAN LEEUWEN FE, HELMER-HORST TJ, et al. Cancer risk in DES daughters. Cancer Causes Control, 2010, 21 (7): 999-1007.

16. ANWAY MD, LEATHERS C, SKINNER MK. Skinner, Endocrine disruptor vinclozolin induced epigenetic transgenerational adult-onset disease. Endocrinology, 2006, 147 (12): 5515-5523.

17. STEPHANSSON O. Risk of breast cancer among daughters of mothers with diabetes: a population-based cohort study. Breast Cancer Res, 2010, 12 (1): R14.

18. ENDOGENOUS HORMONES AND BREAST CANCER COLLABORATIVE GROUP, KEY TJ, APPLEBY PN, et al. Insulin-like growth factor 1 (IGF1), IGF binding protein 3 (IGFBP3), and breast cancer risk: pooled individual data analysis of 17 prospective studies. Lancet Oncol, 2010, 11 (6): 530-542.

19. GILLMAN MW. Developmental origins of health and disease. N Engl J Med, 2005, 353 (17): 1848-1850.

20. BARKER DJ. Sir Richard Doll Lecture. Developmental origins of chronic disease. Public Health, 2012, 126 (3): 185-189.

21. HEINONEN OP. Diethylstilbestrol in pregnancy. Frequency of exposure and usage patterns. Cancer, 1973, 31 (3): 573-577.

22. TROISI R, HATCH EE, TITUS-ERNSTOFF LT, et al. Cancer risk in women prenatally exposed to diethylstilbestrol. Int J Cancer, 2007, 121 (2): 356-360.

23. VERLOOP J, VAN LEEUWEN FE, HELMER-HORST T, et al. Cancer risk in DES daughters. Cancer Causes Control, 2010, 21 (7): 999-1007.

24. HERBST AL, SCULLY RE. Adenocarcinoma of the vagina in adolescence. A report of 7 cases including 6 clear-cell carcinomas (so-called mesonephromas). Cancer, 1970, 25 (4): 745-757.

25. HERBST AL, ULFELDER H, POSKANZER DC. Adenocarcinoma of the vagina. Association of maternal stilbestrol therapy with tumor appearance in young women. N Engl J Med, 1971, 284 (15): 878-881.

26. WALKER CL, STEWART EA. Uterine fibroids: the elephant in the room. Science, 2005, 308 (5728): 1589-1592.

27. BAIRD DD, NEWBOLD R. Prenatal diethylstilbestrol (DES) exposure is associated with uterine leiomyoma development. Reprod Toxicol, 2005, 20 (1): 81-84.

28. COOK JD, DAVIS BJ, CAI SL, et al. Interaction between genetic susceptibility and early-life environmental exposure determines tumor-suppressor-gene penetrance. Proc Natl Acad Sci U S A, 2005, 102 (24): 8644-8649.

29. GREATHOUSE KL, COOK JD, LIN K, et al. Identification of uterine leiomyoma genes developmentally reprogrammed by neonatal exposure to diethylstilbestrol. Reprod Sci, 2008, 15 (8): 765-778.

30. MCCAMPBELL AS, et al. Developmental reprogramming of IGF signaling and susceptibility to endometrial hyperplasia in the rat. Lab Invest, 2008, 88 (6): 615-26.

31. LI S, HANSMAN R, NEWBOLD R, et al. Neonatal diethylstilbestrol exposure induces persistent elevation of c-fos expression and hypomethylation in its exon-4 in mouse uterus. Mol Carcinog, 2003, 38 (2): 78-84.

32. BROMER JG, WU J, ZHOU Y, et al. Hypermethylation of homeobox A10 by in utero diethylstilbestrol exposure: an epigenetic mechanism for altered developmental programming. Endocrinology, 2009, 150 (7): 3376-3382.

33. DEORAH S, LYNCH CF, SIBENALLER

ZA, et al. Trends in brain cancer incidence and survival in the United States: Surveillance, Epidemiology, and End Results Program, 1973 to 2001. Neurosurg Focus, 2006, 20: E1.

34. CENTER MM, JEMAL A, LORTET-TIEULENT J, et al. International variation in prostate cancer incidence and mortality rates. Eur Urol, 2012, 61: 1079-1092.

35. DOLINOY DC, HUANG D, JIRTLE RL. Maternal nutrient supplementation counteracts bisphenol A-induced DNA hypomethylation in early development. Proc Natl Acad Sci USA, 2007, 104: 13056-13061.

36. ZHOU CK, SUTCLIFFE S, WELSH J, et al. Is birthweight associated with total and aggressive/lethal prostate cancer risks ? A systematic review and meta-analysis. Br J Cancer, 2016, 114 (7): 839-848.

37. JEMAL A, SIEGEL R, WARD E, et al. Cancer statistics, CA CancerJ Clin, 2007, 57: 43-66.

38. KIM YI. Folate and colorectal cancer: an evidence-based critical review. Mol Nutr Food Res, 2007, 51: 267-292.

39. KIM YI. Folic acid supplementation and cancer risk: point. Cancer Epidemiol BiomarkersPrev, 2008, 17: 2220-2225.

40. SONG J, MEDLINE A, MASON JB, et al. Effects of dietary folate on intestinal tumorigenesis inthe apcMin mouse. Cancer Res, 2000, 60: 5434-5440.

41. NILSEN TI, ROMUNDSTAD PR, TROISI R, et al. Birth size and colorectal cancer risk: a prospectivepopulation based study. Gut, 2005, 54: 1728-1732.

42. ZHANG J, OU J, BAI C. Tobacco smoking in China: prevalence, disease burden, challenges and future strategies. Respirology, 2011, 16 (8): 1165-1172.

43. KRIS MG, JOHNSON BE, BERRY LD, et al. Using Multiplexed Assays of Oncogenic Drivers in Lung Cancers to Select Targeted Drugs. JAMA, 2014; 311 (19): 1998-2006.

44. SHEN J, LIU J, XIE Y, et al. Fetal onset of aberrant gene expression relevant to pulmonary carcinogenesis in lung adenocarcinoma development induced by in utero arsenic exposure. Toxicol Sci, 2007, 95: 313-320.

45. MILLER MS. Transplacental lung carcinogenesis: molecular mechanisms and pathogenesis. Toxicol Appl Pharmacol, 2004, 198: 95-110.

46. YU Z, LOEHR C, V, FISCHER KA, et al. In utero Exposure of Mice to Dibenzo [a, l] Pyrene Produces Lymphoma in the Offspring: Role of the Aryl Hydrocarbon Receptor. Cancer Research, 2006, 66 (2): 755.

47. JENNINGS-GEE JE, MOORE JE, XU M, et al. Strain-specific induction of murine lung tumors following in utero exposure to 3-methylcholanthrene. Mol Carcinog, 2006, 45 (9): 676-684.

48. KOUJITANI T, TON TV, LAHOUSSE SA, et al. K-ras cancer gene mutations in lung tumors from female Swiss (CD-1) mice exposed transplacentally to 3′-azido-3′-deoxythymidine. Environ Mol Mutagen, 2008, 49 (9): 720-726.

49. YUAN Y, MARSHALL G, FERRECCIO C, et al. Kidney cancer mortality: fifty-year latency patterns related to arsenic exposure. Epidemiology, 2010, 21, 103-108.

50. TOKAR EJ, DIWAN BA, WAALKES MP. Arsenic exposure in utero and non-epidermal proliferative response in adulthood in Tg. AC mice. Int. J. Toxicol, 2010, 29 (3), 291-296.

51. WAALKES MP, WARD JM, DIWAN BA. Induction of tumors of the liver, lung, ovary, and adrenal in adult mice after brief maternal gestational exposure to inorganic arsenic: promotional effects of postnatal phorbol ester exposure on hepatic and pulmonary, but not dermal cancers. Carcinogenesis, 2004, 25 (1): 133-141.

52. SHEN J, LIU, XIE Y, et al. Fetal onset of aber-

rant gene expression relevant to pulmonary carcinogenesis in lung adenocarcinoma development induced by in utero arsenic exposure. Toxicol Sci, 2007, 95 (2): 313-320.

53. TOKAR EJ, DIWAN BA, WAALKES MP. Renal, hepatic, pulmonary and adrenal tumors induced by prenatal inorganic arsenic followed by dimethylarsinic acid in adulthood in CD1 mice. Toxicol Lett, 2012, 209 (2): 179-185.

54. CHU A, HECK JE, RIBEIRO KB, et al. Wilms' tumour: a systematic review of risk factors and meta-analysis.Peadiatr Perinat Epidermiol, 2010, 24 (5): 449-469.

55. SHRESTHA A, RITZ B, WILHELM M, et al. Prenatal exposure to air toxics and risk of Wilms' tumor in 0-to 5-year-old children. J Occup Environ Med, 2014, 56 (6): 573.

56. OLSHAN AF, BRESLOW NE, DALING JR, et al. Wilms' tumor and paternal occupation. Cancer Res, 1990, 50 (11): 3212-3217.

57. EBELE JN, SAUTER G, EPSTEIN JI, et al. Pathology and genetics of tumours of the urinary system and male genital organs. World Health Organisation classification of tumours. Lyon, France: International Agency for Research on Cancer, 2004.

58. GOOSKENS S L, HOUWING ME, VUJANIC GM, et al. Congenital mesoblastic nephroma 50 years after its recognition: A narrative review. Pediatr Blood Cancer, 2017, 64 (7).

59. BOUZBID S, HAMDI-CHERIF M, HABLAS A, et al. International incidence of childhood cancer, 2001-10: a population-based registry study. Lancet Oncol, 2017, 18 (6): 719-731.

60. CHU A, HECK JE, RIBEIRO KB, et al. Wilms' tumour: a systematic review of risk factors and meta-analysis. Pediatr Perinat Epidermiol, 2010, 24 (5): 449-469.

61. BERGSTROM A, LINDBLAD P, AND WOLK A. Birth weight and risk of renal cell cancer. Kidney Int, 2001, 59 (3): 1110-1113.

62. MEZEI G, KHEIFETS L. Selection bias and its

implications for case-control studies: a casestudy of magnetic field exposure and childhood leukaemia. Int J Epidemiol, 2006, 35: 397-406.

63. BAILEY HD, MILLER M, LANGRIDGE A, et al. Maternal dietary intake of folate and vitamins b6and B12 during pregnancy and the risk of childhood acute lymphoblastic leukemia. Nutr Cancer, 2012, 64: 1122-1130.

64. BAILEY HD, ARMSTRONG BK, DE KLERK NH, et al. Exposure to diagnostic radiological procedures and the risk of childhood acute lymphoblastic leukemia. Cancer Epidemiol Biomarkers Prev, 2010, 19: 2897-2909.

65. KWAN ML, JENSEN CD, BLOCK G, et al. Maternal diet and risk of childhood acute lymphoblasticleukemia. Public Health Rep, 2009, 124: 503-514.

66. PETRIDOU ET, SERGENTANIS TN, PANAGOPOULOU P, et al. In vitro fertilization and risk of childhood leukemia in Greece and Sweden. Pediatr Blood Cancer, 2012, 58: 930-936.

67. REID A, GLASS DC, BAILEY HD, et al. Parental occupational exposure to exhausts, solvents, glues and paints, and risk of childhood leukemia. Cancer Causes Control, 2011, 22: 1575-1585.

68. WIGLE DT, TURNER MC, KREWSKI D. A systematic review and meta-analysis of childhoodleukemia and parental occupational pesticide exposure. Environ Health Perspect, 2009, 117: 1505-1513.

69. YU Z, LOEHR CV, FISCHER KA, et al. In utero exposure of mice to dibenzo [a, l] pyrene produceslymphoma in the offspring: role of the aryl hydrocarbon receptor. Cancer Res, 2006, 66: 755-762.

70. CABALLERO OL. Maternal illness and drug/medication use during the period surrounding pregnancy and risk of childhood leukemia among offspring. Am J Epidemiol, 2007, 165: 27-35.

## 第六节　精神、神经疾病的发育起源

精神、神经疾病的发病机制十分复杂，与诸多因素相关，如遗传、环境等。越来越多的研究发现，精神、神经疾病的发病与胚胎、胎儿时期的不良暴露等因素有关，分子机制涉及表观遗传学等。本节将围绕精神、神经疾病的疾病概述、神经系统发育、疾病的配子起源、胎儿起源等方面，阐述精神、神经疾病的发育起源。

### 一、精神、神经疾病概述

精神、神经疾病泛指神经系统疾病和精神类疾病。

神经系统疾病是指以感觉和运动障碍为主要临床表现的一大类疾病。主要是中枢神经系统、周围神经系统和骨骼肌肉系统，因感染、肿瘤、血管病变、外伤、中毒、免疫障碍、遗传、先天发育异常、代谢障碍、营养缺陷等引起的以感觉和运动障碍为主要临床表现的一大类疾病。精神疾病是指在生物学、心理学及社会环境因素影响下，以认知、情感、意志和行为等精神活动不同程度的障碍为主要临床表现，伴有痛苦体验和功能损害，也有学者提出应以精神障碍或心理障碍取代精神疾病一词。

神经系统疾病可以根据不同角度的分类方法，如根据病因学、病变性质和病变部位的分类。根据病因学、病变性质可将其分为：血管性病变、炎症性疾病、脱髓鞘疾病、感染性疾病、遗传性疾病、代谢性疾病、发作性疾病、肿瘤性疾病、变性性疾病等；根据病变部位可分为：脑部疾病、脑神经疾病、周围神经疾病、脊髓疾病、肌肉疾病等。按照发病机制可将临床症状分为：缺损症状、刺激症状、释放症状、休克症状。

精神疾病的特点是发病率高、死亡率低和残疾率高。临床上可以从两个角度将精神障碍简单分为：①器质性精神障碍和功能性精神障碍；②重性精神障碍和轻性精神障碍。前者根据出现的精神障碍有无明确病因而分，如阿尔茨海默病属于器质性精神障碍，精神分裂症（schizophrenia，SZ）属于功能性精神障碍；后者根据精神障碍的严重程度而分，如精神分裂症属于重性精神障碍，而焦虑症则属于轻性精神障碍。

大量的流行病学调查让人们对神经精神疾病的危险因素及发病机制有了更多的了解，但在神经精神疾病的治疗上，虽然药物可以控制或缓解一部分神经精神疾病，但仍有很多神经精神疾病仍无法得到有效的治疗。

### 二、神经系统起源、发育与精神神经疾病

神经系统起源于外胚层，由神经管及其两侧与神经管并行的神经嵴分化而来，神经管主要分化为中枢神经系统，神经嵴主要分化为周围神经系统。胚胎第3周时，外胚层增厚形成神经板，神经板随着脊索的生长而增长，中央凹陷形成神经沟，沟两侧边缘隆起形成神经褶，神经褶向中央靠拢并互相融合，由中段向两端延伸，将神经沟封闭形成神经管（图15-9，图15-10）。神经管的头端发育成脑，神经管的尾端发育成脊髓。若神经管前后端因遗传因素或不良内外环境的影响下未能闭合，

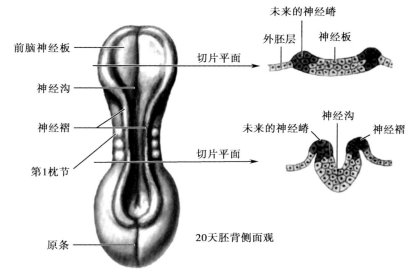

图 15-9 **神经管形成**

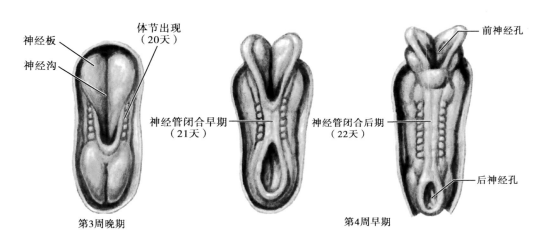

图 15-10 **神经管形成**

胚胎第 3 周时,外胚层增厚形成神经板,神经板随着脊索的生长而增长,中央凹陷形成神经沟,沟两侧边缘隆起形成神经褶,神经褶向中央靠拢并互相融合,由中段向两端延伸,将神经沟封闭形成神经管

就会导致无脑畸形、脊柱裂等神经系统畸形。神经嵴可以迁移分化为各种神经节细胞、神经胶质细胞、周围神经纤维;部分细胞还迁移分化成非神经细胞,如肾上腺髓质的嗜铬细胞、黑色素细胞、甲状腺滤泡旁细胞及颈动脉体细胞等。神经系统发生与演变详见图 15-11~图 15-13。

神经管在前神经孔闭合以后,头端分化出 3 个膨大,分别是菱脑泡、中脑泡、前脑泡,

形成脑的原型。胚胎在发育到第 5 周左右,前脑泡两侧长出两个突起,即左、右端脑泡,其为左、右大脑半球的前身。中脑泡发育为中脑,菱脑泡发育为头侧的后脑和尾侧的末脑,前者后分化成脑桥和小脑,后者分化为延脑。

怀孕 3 个月时脊髓中的成神经细胞分别聚集在腹部的基板和背部的翼板上,基板中的成神经细胞发育为前角躯体运动神经元,翼板中的成神经细胞最后发育成后角感觉神经元,

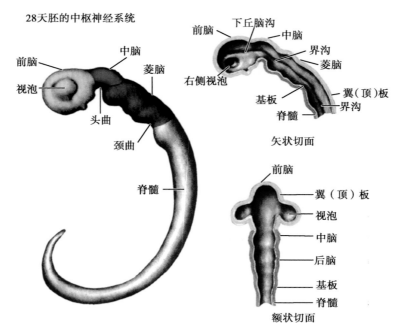

图 15-11　神经系统发生与演变

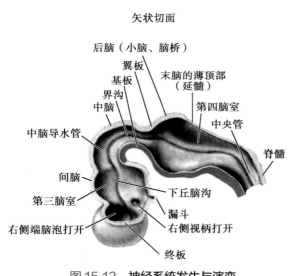

图 15-12　神经系统发生与演变

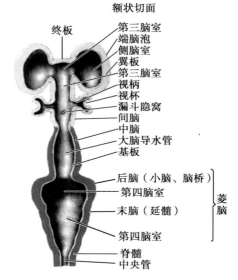

图 15-13　神经系统发生与演变

部分成神经纤维细胞集中于基板和翼板之间形成脊髓灰质的侧角分化为内脏运动神经元。在胚胎第 2 个月时,周围神经节中组成后根的神经纤维开始大量长入脊髓,到第 3 个月联系脊髓各节段间以及脊髓与脑之间的神经纤维大量形成,组成前外侧索和前索,进化上最晚出现的锥体外束在第 5 个月开始发生。孕

3 个月时脊髓与脊柱等长,后由于脊柱生长快于脊髓速,脊髓的尾端相对于脊柱逐步抬高,到出生时约在第 3 腰椎处,成年后在第 1 腰椎下缘。

神经系统发育是一个复杂且精密的过程,需要通过细胞增殖、细胞凋亡、细胞迁移、细胞黏附、细胞类聚等共同实现。在神经细胞的

增殖和迁移的过程中,还伴随着神经细胞的髓鞘化,即神经细胞的突起上被一层绝缘的脂质鞘覆盖。髓鞘在神经系统的发育过程中至关重要:一是使得神经兴奋在沿神经纤维传导时速度加快,并保证其定向传导,避免神经传导间的相互干扰;二是髓鞘上的郎飞结通过一种称为"跳跃式传导"的机制来加快动作电位的传递;三是在一些轴突受损的情况下引导轴突的再生。髓鞘化开始于脊髓,然后是后脑、中脑和前脑。不过整体而言,髓鞘化的速度较慢,甚至可以持续数十年。

突触是神经细胞之间连接和传导的基本单元。组成神经系统的神经元到达指定位置之后,通过突触机制建立与其他神经元之间的联系。突触对于神经细胞的正常功能具有重要作用,自闭症(autism spectrum disorder,ASD)等神经发育性疾病中可观察到突触发育异常,而β-淀粉样蛋白沉淀破坏突触的结构是阿尔茨海默病发生的重要病理机制。

人类神经系统的发育受遗传、环境等多种因素的影响,在胚胎及胎儿发育的特定阶段,如果受到内外不良环境的干扰,会造成特定结构的发育异常。有些异常可在出生后弥补,而有的异常将造成终身的损害。精神神经疾病的起源具有发育源性,其具体的机制尚未完全解开,也因此需要更多的研究关注。

## 三、精神神经疾病的配子-胚胎-胎儿起源性

### (一)精神神经类疾病的配子起源性

1. 配子发育过程中的新发突变与精神神经类疾病 遗传因素在多种精神神经类疾病的发病过程中起到重要作用,然而重度精神神经类疾病患者往往很难生育后代,相关遗传变异处于负选择压力下。因此,很多与疾病相关的遗传变异是近期起源的,如来自父母配子细胞的新发突变(de novo mutation)。配子细胞的发育始于胚胎发育早期,其过程可持续几十年。期间配子基因组经历 DNA 复制、损伤修复、染色体重组等多个步骤,可能出现自发性错误导致新发突变的发生。与父母基因组相比,子代大约产生近 70 个新发突变,包括 60 多个单碱基突变、2.94 个插入/缺失突变和 0.16 个结构变异。近年来的遗传学研究表明,配子发育过程中的新发突变是子代多种精神神经疾病重要的致病或风险因素。

(1)配子染色体非整倍体与子代精神神经类疾病:配子发育需经历多次有丝分裂和二次减数分裂,在细胞分裂过程中如果发生染色体不分离则导致子代细胞非整倍体。非整倍体配子所形成的受精卵亦为非整倍体,大多数在胚胎发育过程中死亡,包括所有常染色体单体。但部分常染色体三体和性染色体非整倍体可存活到出生,甚至成年。由于每条染色体均包含大量基因,这些基因的剂量异常影响多个器官发育,往往产生严重异常的表型。

21-三体综合征(MIM 190685):又称唐氏综合征,在活产儿中发生率约在 1/650~1/1 000,是最常见的染色体非整倍体疾病,也是导致智力障碍的主要遗传病因之一。该病患者具有特殊面容特征,中度至重度智力障碍。30%~40% 患者有心脏畸形,90% 患者失聪,白血病发生率是正常人群的 10~20 倍,特别是急性巨核细胞白血病风险增加 200~400倍。此外,患者在 40 岁以前就出现早发性阿尔茨海默病(老年性痴呆),可能与淀粉样前体蛋白基因(APP)定位于 21 号染色体有关。

细胞遗传学研究表明 21-三体综合征是

由 21 号染色体异常导致,95% 的患者细胞中包含 3 条 21 号染色体,核型为 47,XX(或 XY),+21;另有约 5% 的患者由于染色体易位导致。通过遗传多态性检测异常 21 号染色体起源,研究者发现 21- 三体综合征主要由母亲配子染色体异常导致。对于 21 号染色体三体患者,约 95% 是由于配子减数分裂过程中染色体不分离导致,其中 95% 为卵子减数分裂异常,仅有 5% 为精子减数分裂异常。卵子减数分裂异常主要发生在第一次减数分裂过程,发生于第二次减数分裂的约占 1/5,卵子减数分裂异常与母亲高龄相关联;精子减数分裂异常主要发生在第二次减数分裂过程,与父亲年龄无关联。另有 5% 的 21 号染色体三体患者由父母配子有丝分裂异常导致,不存在父母起源差异,也与父母年龄无关联。对于染色体易位导致的 21- 三体综合征,主要为 14、21 号染色体罗伯逊易位,也由母源染色体异常导致;此外 21 号染色体长臂等臂染色体也可导致疾病发生。

21- 三体综合征最重要的风险因素是母亲年龄。当母亲年龄为 30 岁时,该病风险为 1/1 000,而达到 40 岁时,风险约为 9/1 000。这可能是因为女性卵原细胞在胎儿时期即已完成增殖并分化为初级卵母细胞,随机启动减数分裂并停滞于第一次减数分裂前期,青春期后每个月有 1~2 个初级卵母细胞在激素作用下继续减数分裂过程,形成次级卵母细胞和第一极体,次级卵母细胞启动第二次减数分裂形成成熟卵子自卵巢排出。母亲年龄越大,卵子发育停滞于第一次减数分裂前期的时间就越长,从而导致染色体不分裂的风险上升。

此外,18- 三体和 13- 三体综合征可以存活至出生,具有严重的多发畸形和智力障碍,但患儿通常在婴儿期既已死亡。幸运的是这几种三体综合征可通过无创产前检测被发现并终止妊娠,从而降低其在新生儿中的发生。

人类性染色体非整倍体包括男性的 Klinefelter 综合征、XYY 综合征,以及女性的 Turner 综合征和 X- 三体综合征。性染色体非整倍体患者主要表现为生长发育异常和不育症,部分患者也可出现轻度至重度智力障碍和情绪障碍。

(2)配子新发染色体结构变异与子代精神神经类疾病:染色体结构变异包括染色体的部分缺失、重复、倒位和易位,这些结构变异同样可能导致大量基因剂量的改变,从来导致严重的表型。早期研究主要通过染色体核型分析在显微镜下观察大片段的染色体缺失和重排。而近年来,分子遗传技术的进步,在人类基因组中发现大量 50bp 至 3Mb 长度的染色体拷贝数变异(copy number variation,CNV),被发现与多种精神神经类疾病风险相关联。

1)猫叫综合征:猫叫综合征(Cri-Du-Chat syndrome)(MIM 123450)是较早发现的染色体缺失综合征,发生率约为 1/50 000,在智商低于 20 的重度智力障碍患者中约占 1%。该病由 5 号染色体短臂部分缺失所导致,对于不同患者缺失染色体片段大小具有很大差异,从远端 5p15.3 的较小片段到整个 5 号染色体短臂,主要为新发缺失突变,但也有部分可以通过染色体易位、倒位等原因发生。临床症状主要包括出生后单调的猫叫样哭声、小头畸形、特殊面容、神经运动和智力发育迟缓,以及严重的智力障碍等,约 50% 的患者有先天性心脏疾病。

2)22q11.2 微缺失综合征:微缺失和微重复(1~5Mb)通常由基因组不稳定区域的 DNA 重排引起。染色体多个区域的微缺失和微重复可导致严重的发育异常,通常具有精神神经类异常表型。其中最为常见的是22q11.2微缺失综合征,发病率约为1/4 000,该病由22号染色体22q11.21-q11.23微小缺失造成,缺失范围通常为1.5~3Mb,多数患者为新发突变,但也有部分为常染色体显性遗传。22q11.2微缺失综合征同样具有亲本偏好性,近期一项研究指出,约57%的患者是由于母源染色体微缺失所导致。根据缺失区域和临床特征,可被诊断为DiGeorge综合征、颚心面综合征等多种临床综合征。该病主要临床症状包括心脏畸形,尤其是圆锥动脉干异常、特殊面容、胸腺发育不良、腭裂和低钙血症等。患者通常认知功能异常、学习困难或丧失,但智商通常在正常范围;高发孤独症谱系障碍(autistis spetrum disorder,ASD)和注意缺陷多动障碍(attention deficit hyperactivity disorder,ADHD),约1/3的患者成年后发展为精神分裂症。

3)15号染色体15q11.2-q13区域的基因组异常同样导致多种遗传综合征的发生,由于该区域包含印迹基因簇,具有亲本特异的表达模式,因而来自不同亲本配子的突变可导致完全不同的临床表型。15q11.2-q13基因组异常导致的疾病包括Prader-Wili综合征(OMIM:176270)、Angelman综合征(OMIM 105830)和15q11.2-q13重复综合征。

Prader-Wili综合征:发病率约为1/25 000~1/50 000,病因为15q11.2-q13区域父本表达的印迹基因功能丧失,最常见是新发父源15q11.2-q13染色体片段缺失,占所有患者2/3以上。患者主要临床症状包括严重的婴儿期肌张力减退、喂养困难和生长缓慢,在幼儿期会因过度饮食而导致早发性肥胖症、特殊面容、性腺和生殖器发育不良、不育和矮小及脊柱侧

凸。Prader-Wili综合征可导致精神神经类发育障碍,包括运动和语言发育延迟、认知障碍和明显的行为特征(脾气暴躁、固执、操纵及强迫行为),大约1/3患者符合ASD诊断标准。

Angelman综合征:发病率为1/22 000~1/52 000。该病是一种严重的神经发育性疾病,临床症状包括严重的智力和发育缺陷、睡眠障碍、癫痫和痉挛。由于患者常带年轻、快乐的面容特征,因此也被称为快乐木偶综合征或天使综合征。Angelman综合征主要由于母源表达印迹基因的异常引起,大约70%的患者由新发的母源染色体15q11.2-q13微缺失导致。

15q11.2-q13重复综合征:可导致一系列异常表型,包括肌张力下降、发育延迟、智力障碍、癫痫。大部分15q11.2-q13重复综合征(Dup15q,syndrome)患者符合ASD诊断标准;多数患者具有语言发育迟缓,通常表达性语言严重迟缓或丧失,常见社交障碍和重复刻板行为。该病主要遗传病因为15号染色体长臂双着丝粒染色体[idic(15)],即患者除了2条正常的15号染色体以外,还额外有1条小型的异常染色体,包含2个拷贝的母源15q11.2-q13片段,以尾对尾的方式连接,并具有2个着丝粒。这样患者基因组包含和3个拷贝的母源15q11.2-q13片段。另一种较为常见的情况是母源15号染色体上包含了1条反向插入的15q11.2-q13片段,即具有2个拷贝的母源15q11.2-q13片段,这些患者的临床表型通常较idic(15)患者轻微。

最近十几年,随着高通量遗传检测技术的发展,比较基因组杂交芯片(comparative genomic hybridization array,CGH array)、SNP芯片(single nucleotide polymorphism array,SNP array)和高通量测序(high-throughput sequencing,HTS)技术被用于

检测更小的染色体结构变异,主要是 CNV。CGH 和 SNP 芯片可以被用于检测较大的 50kb 以上的 CNV,而高通量测序则可以用于检测更小的 CNV。然而,由于新发 CNV 很少能够在不同的个体中反复出现;对于某些新发 CNV 但表型正常个体基因组中被检测到,表明其并非必然导致疾病的发生,因而要证实新发 CNV 与疾病的遗传关联是较为困难的。目前已知多种神经发育性疾病患者群体携带更多的新发 CNV。针对具体的致病性新发 CNV,主要集中于较大尺寸(如 500kb 以上)、包含较多基因、在患者群体中具有较高频率的部分。

目前已知与新发 CNV 关联的精神神经类疾病包括 ASD19,20、智力障碍、癫痫和精神分裂症等。部分 CNV 为综合征型,携带者表现出高度重现的多种临床症状,如 Smith-Magenis 综合征、染色体 17q21.31 缺失和重复综合征、9q34.3 缺失综合征和 Rubinstein-Taybi 综合征。但多数新发 CNV 具有不同的基因表现度和外显率。一个典型的例子是 15 号染色体 15q13.3 微缺失和微重复,该位置与 Prader-Willi/Angelman 综合征区域并不重复,被发现在 ASD、智力障碍、癫痫和精神分裂症人群中富集,而在正常人群中也有发现。这些发现也再次提示多种精神神经类疾病具有重叠的发病机制。

新发 CNV 往往在减数分裂染色体重组过程中发生在序列重复区域周边,由于重复序列的不等交换所形成,因而基因组中包含新发 CNV 突变热点区域。同时,特定新发 CNV 的发生同样具有亲本偏好性,如与 ASD 风险相关的新发染色体 16p11.2 微缺失主要由母亲生殖细胞突变导致,其原因可能在于这一区域在女性生殖细胞中更易发生不等交换,但其分子机制仍不清楚。

(3)配子新发单碱基和插入缺失突变与子代精神神经类疾病:单碱基和插入缺失变异是人类基因组中最为丰富的多态性,同时也是新发突变数量最多的遗传变异类型。早年遗传研究发现某些基因的新发单碱基和插入缺失突变可导致严重精神神经类症状的发生。近年来,高通量测序技术的进步大大降低了人类基因组重测序的成本,对于家系样本的重测序工作表明配子细胞新发突变并非罕见的事件,新发单碱基和插入缺失突变主要来自父源基因组,占所有突变的约 80%。无论突变来自父亲或母亲,突变数量都随年龄增加,但父亲年龄的影响更大:生育年龄每增加 1 岁,子代来自母亲的新发突变增加约 0.37 个,而来自父亲的新发突变增加约 1.51 个。这也在一定程度上解释了某些神经发育性疾病,如 ASD 和精神分裂症的发病风险与较大的父亲年龄相关。

Rett 综合征:是较早被发现主要由新发单碱基和插入缺失突变导致的精神神经类疾病,是一种严重的进行性的神经发育性疾病。患儿绝大多数为女童,在最初 6~18 个月内发育正常,随后出现发育迟缓和脑功能退化:临床表现为精神发育迟滞、ASD、抽搐或癫痫、脊柱侧弯或前弯等。Rett 综合征病例绝大多数为散发,极少数家系患者主要体现为 X 连锁显性遗传特征。1999 年,研究者发现多个家系和散发的 Rett 综合征患者携带 *MECP2* 基因突变。随后更多的研究证实,多数 Rett 综合征患者携带 *MECP2* 基因功能丧失性突变(无义、错义或缺失突变),这些突变多为新发突变。由于男性 *MECP2* 基因为半合子,*MECP2* 基因功能丧失性突变可能造成非常严重的表型,如胚胎期致死,推测这是 Rett 综合征中男性较少的主要原因。

通过对三口之家家系进行大规模全外显子测序和全基因组测序，一些精神神经类疾病的致病或风险基因被鉴定出来。一个典型的例子是*CHD8*基因，在几项寻找ASD致病突变的大规模外显子测序研究中，*CHD8*基因的功能丧失性突变（包括无义、移码、错义、缺失突变）在ASD病例中被反复发现，且为生殖细胞中发生的新生突变；在正常对照中则未发现该基因的功能丧失性突变，这些结果表明*CHD8*基因突变与ASD显著相关。除了ASD表型，*CHD8*基因突变携带者往往还具有大头畸形、特殊面容以及胃肠疾病，表明*CHD8*基因突变可能导致一种特殊亚型的ASD34。在小鼠*CHD8*基因杂合缺失动物模型中也检测到神经发育延迟、ASD类似的行为学表型和大头畸形，为这一推测提供了更多证据。

随着更多研究的开展和发表，预计会有更多导致精神神经类疾病致病风险的基因和新发突变被发现。为便于更好挖掘已发表的精神神经类疾病家系的高通量测序研究数据，研究者开发了多个数据库，以整合从不同表型的个体基因组中所鉴定的新发突变。

（4）配子新发重复序列扩展与子代精神神经类疾病：人类基因组中还包含大量短串联重复序列（short tandem repeats，STR），重复单位为2~6bp，以2bp和3bp较为常见。重复次数通常为10~60次，在DNA复制过程中滑动，或复制和修复时滑动链与互补链碱基错配，可能导致一个或几个重复单位的缺失或插入。STR通常为中性突变，被广泛应用于家系分析和身份识别。然而特定区域的重复序列扩展可能导致至少20多种精神神经疾病，包括脆性X染色体综合征、亨廷顿舞蹈

病、强直性肌营养不良症1型和2型等，尽管这些疾病具有不同的表型和致病基因，但这些疾病仍然具有一些共同特征：正常人群中具有重复序列多态性，而患者携带更多重复的突变等位基因；序列重复数量在遗传上是不稳定的，在代际遗传过程中重复数易发生改变，特别是较多重复的等位基因；携带更长重复序列的患者往往更早发病，具有更为严重的疾病表型，先证者后代往往因新发序列扩展出现更严重的症状。下面介绍几种典型性病例。

1）脆性X综合征：脆性X综合征（fragile X syndrome）是最常见的X连锁单基因性智力低下综合征，因在对患者细胞使用低叶酸条件培养后可在部分细胞中发现X染色体长臂末端出现细丝状缢痕结构因而得名。该病主要临床症状包括中度到重度智力障碍、ASD、大头畸形、特殊面容、巨睾症等，部分患者有癫痫发作。脆性X综合征患者主要为男性，女性患者通常症状较轻。脆性X染色体综合征由*FMR1*基因的5′端CGG重复序列扩展所导致。*FMR1*基因5′端第一外显子上的非翻译区存在（CGG）n三核苷酸串联重复序列，其中每8~10个CGG重复有1个AGG嵌入，因DNA复制起始位点的数量改变和复制又在重复序列处的失速共同造成CGG序列的不稳定，（CGG）n的重复片段长度和AGG嵌入模式上都存在多态性。*FMR1*基因的（CGG）n三核苷酸重复序列在正常人中约为8~45拷贝，最常见重复次数约为30次。拷贝数在45~54之间称为"灰色区域"，没有临床表现。拷贝数在55~200间被称为前突变（premutation），女性前突变携带者在向后代传递过程中更易发生拷贝数逐代递增现象。拷贝数超过200则被称为全突变（full mutation），*FMR1*基因的（CGG）n拷贝数全突变是脆性

X 综合征的主要遗传病因。脆性 X 综合征在遗传上表现为 X 连锁不完全显性遗传，患者主要为男性。对于女性全突变携带者，由于 *FMR1* 基因受 X 染色体失活调控，女性全突变携带者存在显著的 X 染色体失活偏移因而仅有约 1/3 发展为脆性 X 综合征，且临床症状较男性患者轻微。部分男性前突变携带者也可发生 ASD 和癫痫，女性前突变携带者通常无精神神经类症状，但在向后代传递过程中存在拷贝数逐代递增现象，导致子代高发脆性 X 综合征。

2）亨廷顿舞蹈病：亨廷顿舞蹈病（Huntington's disease，HD）是一种罕见的常染色体显性遗传的进行性的神经退行性疾病，主要症状包括舞蹈病、肌张力障碍、共济失调、认知减退和行为困难。该病较为罕见，发生率约为 $(4\sim7)/10$ 万人。其致病基因被定位于 4p16.3，由 *HTT* 基因编码区的 $(CAG)n$ 三核苷酸（编码谷氨酰胺）的串联重复序列异常扩展导致，在正常人群中为 $9\sim35$ 个重复，而在 HD 患者中为 36 个以上重复，其中 $36\sim40$ 重复携带者其表型不完全外显，41 个重复以上则完全外显。重复数可以解释大约 60% 的发病年龄变异。HD 发病时间较晚，不会严重影响生育，因而多数患者从家系遗传致病突变，仅有不到 1/10 患者是由新发突变所导致。然而，部分散发患者的父亲具有正常高值的 $(CAG)n$ 的重复，这样的重复序列不稳定，导致子代出现新发 HD 致病序列扩展，男性 HD 患者的后代如果遗传了致病 $(CAG)n$ 重复更容易发生进一步序列扩展，导致发病年龄提前。

3）强直性肌营养不良症：强直性肌营养不良症（dystrophia myotonia，DM）为常染色体显性遗传，主要临床症状包括肌无力、肌强直、肌萎缩、白内障、性腺发育不良、前额秃、心电图改变等。该病具有遗传异质性，其中强直性肌营养不良症 1 型的遗传病因为 *DMPK* 基因 3' 端非编码区的 $(CTG)n$ 列扩展，从正常人群的 $5\sim37$ 重复扩展到 50 重复以上，其中 $50\sim100$ 重复携带者的临床症状较轻，携带 $100\sim1\,000$ 重复发展为典型病例，而先天性病例可能携带 2 000 以上重复，这一重复序列扩展在遗传上不稳定，可能在传代过程中增加或降低，前者较为常见，使家系中患者发病时间提前，症状加剧，而后者可能使患者后代重复数转为正常范围；2 型的遗传病因为 *ZNF9* 基因上 1 号内含子的 $(CCTG)n$ 重复，正常等位基因仅包含不超过 30 个重复，而致病等位基因包含 $75\sim11\,000$ 个重复，在携带较长 $(CCTG)n$ 重复正常人群中，部分存在重复序列的中断，而部分没有，后者更容易在代际传递中发生重复序列扩展导致疾病发生，被认为是一种前突变。

（5）小结：配子新发遗传突变是精神神经类疾病的重要遗传病因，包括染色体数量、结构和序列的突变均可能造成疾病的发生。由于携带遗传突变，父母较为年长是增加新发遗传突变率的重要因素：母亲年龄较大易高发大的遗传突变，如染色体数量和结构异常，发生率相对较低，但通常后果严重；而父亲年龄较大容易出现较小的遗传突变，如单碱基突变。这可能与不同性别配子发生和成熟的过程相关。配子新发遗传突变导致的精神神经类疾病以神经发育性疾病为主，发病时间早，症状严重，由其以染色体疾病最为典型，仅有部分重复序列扩展疾病在中年后发病。新发突变可能出现于任何配子中，导致子代出现遗传疾病的发生，通过遗传咨询和植入前 / 产前遗传检测可发现部分高致病性遗传变异，防止疾病的发生。

2. 配子发育过程中的表观遗传异常与精神神经类疾病

（1）精子表观遗传异常与精神神经疾病：已有研究表明，配子发生过程中表观修饰异常会导致亲本不育、子代发育异常，甚至胚胎致死。环境因子包括有害化学物质、吸烟、酗酒、应激（压力）、药物、饥饿或不健康饮食结构等对哺乳动物及人类健康有显著影响，而生殖系统对这些环境因子尤其敏感。在精子发育成熟过程中有害环境暴露或不健康生活经历能通过精子表观修饰影响子代的代谢、行为及认知功能。

在模式动物中，出生后雄性小鼠（F0）经过不可预知母本分离应激（unpredictable maternal separation and maternal stress，MSUS）以后与正常雌鼠交配，其子代（F1 及 F2）相对于对照组提高了目标导向行为（goal-directed behaviours）及逆向学习（reversal learning）能力。进一步分析表明，盐皮质激素受体（mineralocorticoid receptor，MR）基因内组蛋白甲基化和乙酰化修饰，如组蛋白 H4 上第 5 号赖氨酸的乙酰化（histone H4 acetylation at lysine 5，H4K5ac）、组蛋白 H3 上第 14 号赖氨酸的乙酰化（histone H3 acetylation at lysine 14，H3K14ac）、组蛋白 H3 第 4 号赖氨酸的二甲基化（dimethylation of histone H3 at lysine 4，H3K4me2）及组蛋白 H3 第 36 号位赖氨酸的三甲基化（trimethylation of histone H3 at lysine 36，H3K36me3）在 MSUS F2 海马内显著降低，而 F1 精子 MR 基因启动子区高甲基化可能与表型传递到 F2 相关。另一些研究报道，经 MSUS 应激后的子代（F0）成年后表现为抑郁表型，改变了对新事物的反应，在社交行为和风险评估行为中有缺陷。这些应激雄性小鼠与对照雌性交配后获得的 F1 及 F2 子代表现为与 F0 相同的行为。进一步

研究表明，F0 精子中与应激、情绪或表观调控相关的几个候选基因启动子区异常甲基化，包括 *CRFR2*、*CB1* 和 *MeCP2*。在 F1 的大脑中也有类似的表观修饰变化，与可遗传的行为表型相符。

在子宫内酒精暴露导致小鼠雄性子代（F1）精子内父本印迹基因 *H19* 甲基化水平降低，在 F2 大脑中也观察到相同的位点甲基化水平下降。该结论与在人类中的研究结果一致，与非饮酒者相比，适量或嗜酒者精子中印迹基因 *H19* 的 DNA 甲基化水平降低。进一步研究发现，暴露于酒精的雄性小鼠所生的子代表现为发育障碍，包括出生重及行为改变（如低恐惧、高侵略性）。在人群中研究也发现，饮酒父亲的孩子有认知能力的下降，这可能与父亲精子中的表观修饰改变相关。

给予雄性小鼠（F0）恶劣气味刺激后，小鼠产生了气味恐惧（模拟父亲创伤暴露），其精子中与嗅觉相关的基因 *Olfr151* 发生了低甲基化并传递到子代。子代 F1 及 F2 对于父本经历的气味敏感，而对其他气味不敏感。

环境因子暴露引起的表型异常（获得性性状）还有可能通过配子表观遗传修饰变化传递给子代，乃至跨代传递。自闭症是一种复杂的神经发育障碍，表现为行动刻板、交流及社会行为障碍等。以往研究发现婴儿 ASD 患病风险可能与父母亲年龄相关，特别是父亲。尽管父亲生殖细胞新发突变随年龄上升而增加可以部分解释这一现象，但父亲年龄同样影响其产生精子的 DNA 甲基化水平。在一个 ASD 高风险怀孕群体研究中，通过全基因组检测 44 例父亲精子 DNA 甲基化差异并与 12 月龄婴儿自闭症风险进行相关性分析发现，父亲精子 DNA 甲基化异常与子代 ASD 风险密切相关。该研究中发现父本精子中有 193 个 DNA

甲基化差异区域（differentially methylated region，DMR）与 ASD 相关，这些 DMRs 相关基因与发育进程相关，包括 SNORD 基因家族（Prader-Willi 综合征致病基因簇成员）。

此外，应激状态是负面环境因子，它对行为的影响可以持续多代。生命早期遭受的应激或创伤是后期行为失调和情绪障碍发生最主要的风险因子。其中，许多行为障碍也具有强烈的遗传效应，而这种遗传效应并不能单独用遗传因子来解释。在妊娠期暴露于应激状态的孕妇，她们的男性子代（F1）出现女性化的特征，表现为缩短的生殖器与肛门距离、男性典型交配行为下降和对应激敏感。在这些男性子代出生后，他们大脑中几个与神经发育密切相关的基因表现为类似女性的基因表达模式，另外几个微小 RNA（microRNA，miRNA）也显著下降。这些变化通过父系传递到子代（F2），表明精子中的 miRNAs 可能在应激诱导的行为变化跨代遗传中起重要作用。

（2）卵子表观异常与精神神经疾病：卵原细胞形成成熟卵母细胞需要经过两次减数分裂，异常的减数分裂将导致染色体结构、数目变异，从而引起唐氏综合征、猫叫综合征、克氏综合征等的发生。

Jakob 等通过全基因组测序技术研究发现，子代母源基因的新发突变与母亲生育年龄呈正相关，由衰老导致的这一千多群的新发基因突变很可能包含与子代神经精神疾病发生相关基因。线粒体 DNA 主要通过卵子传递给下一代，研究表明大龄女性（37~42 岁）中线粒体 DNA 突变的发生频率为 39.5%，而年轻女性（26~36 岁）中线粒体 DNA 突变的发生频率仅为 4.4%。线粒体功能紊乱与精神分裂症、双向情感障碍及神经退行性疾病的相关研究已有很多。

印迹基因只在等位基因的一条链中表达，具有亲缘特异性，不表达的等位基因链往往 DNA 高甲基化，哈佛大学的张毅教授的研究表明组蛋白 H3 第 27 号赖氨酸的三甲基化（trimethylation of histone H3 at lysine 27，H3K27me3）是基因印迹发生的新机制。母源性印迹基因由于这些转录抑制性 DNA 修饰而不被表达。母源印迹基因变异导致的母源印迹基因表达重新激活，与父源印迹基因的母源等位基因改变导致的基因表达改变都可能导致子代中相关基因的表达量异常。此外，印迹基因的修饰也会因环境因素或病理状态而发生改变而传递给下一代。GNAS 基因表达的几种转录本具有亲源表达偏倚性，母源基因无效突变会导致子代假性甲状旁腺功能减退症 1A 型，该病有认知功能障碍的表现。8 号染色体长臂 2 区四带（8q24）包含在脑组织中母源特异性表达的钾通道 KCNK9 基因，母源 KCNK9 无效突变导致的该基因不表达导致 Birk-Barel 综合征，其特征为中度至重度智力残疾、活动过度、低肌张力和婴儿期喂养困难，以及独特的面部畸形。Turner 综合征由女性中一条 X 染色体全部或部分丢失导致。尽管女性两条 X 染色体会有一条随机失活，但在失活 X 染色体上仍有部分基因可以表达。这部分基因在 Turner 综合征患者中会导致基因表达单倍不足，其中许多位于 X 染色体和 Y 染色体尖端的假常染色体区域。Turner 综合征女孩的一些表型改变包括卵巢衰竭，身材矮小，视觉空间感知缺陷，记忆力、注意力及社交和情感障碍。Turner 综合征患者中的精神行为学改变存在个体差异，这取决于完整的剩余 X 染色体是父源传递还是母源传递。遗传母体 X 染色体的 Turner 女性倾向于表现出降低的社交和沟通技巧，并且难以识别面部特征。尽管也有研究发现一些与自闭症、双向情感障碍相关的染色体区域，但这些印迹基因与疾病的关系仍存在争论。

### （二）胚胎早期发育编程异常与精神神经类疾病

在早期胚胎发育阶段，除了一些印迹基因外 DNA 甲基化修饰和组蛋白甲基化修饰几乎在囊胚阶段全部被擦除，此过程的异常会导致基因表达异常引起疾病发生。

体外受精胚胎移植技术解决了不孕症女性的生育需求，但此过程需要注射大量促排卵药物取卵及胚胎体外操作培养，这可能会影响基因组修饰擦除。大规模队列研究表明，体外受精（in vitro fertilization，IVF）技术出生的孩子神经精神异常发生率有所增加，脑瘫发生率升高。由于 IVF 技术往往导致多胎妊娠、早产等一系列复杂症状，这个过程是否由 IVF 操作过程导致仍需更多的基础实验验证。在基因组修饰擦除完成后，植入后胚胎开始广泛的 DNA 甲基化和组蛋白修饰重建过程。N-α-乙酰转移酶 10 蛋白（Naa10p）催化新生蛋白的 N-α- 乙酰化，Naa10 敲除小鼠生长迟缓，脑发育异常。进一步研究发现 Naa10 可以与 DNA 甲基转移酶 1（DNA methyltransferase 1，DNMT1）结合改变 DNA 甲基化状态。Naa10p 敲除小鼠 DNA 甲基化水平整体降低，与神经发育相关的印迹基因 *Igf2* 甲基化水平也降低。Qiao 等研究发现，Nap111 敲低减少神经祖细胞（neural progenitor cell，NPC）增殖并诱导皮层发育过程中的过早神经元分化。在 Nap111 敲除的小鼠中观察到胚胎神经发生的类似缺陷。Nap111 通过在 RassF10 启动子处促进 SETD1A 介导的组蛋白 H3 第 4 号位赖氨酸的三甲基化

（trimethylation of histone H3 at lysine 4，H3K4me3）来调节 RassF10 表达。可通过 RassF10 过表达改变 Nap111 敲除表现出的缺陷，表明 Nap111 通过 RassF10 控制 NPC 分化。组蛋白 H2A.z 是组蛋白 H2A 的变体，在染色质结构和表观遗传调控中起着关键作用。Shen 等研究表明，H2A.z 可以调节 Setd2 的募集以促进 Nkx2-4 启动子的 H3K36me3 水平，从而上调 Nkx2-4 的表达，最终控制神经元产生和大脑皮层的扩张，H2A.z-null 小鼠有行为异常表现。KDM5C 是一种 H3K4me2 和 H3K4me3 特异性脱甲基酶，经常在 X 连锁智力残疾（X-linked intellectual disability，XLID）患者中发生突变。*Kdm5c* 基因的敲除小鼠大脑树突和脊柱发育异常，且具有 XLID 患者中观察到的适应性和认知异常，包括社交行为受损、记忆缺陷和攻击性。在神经元中，Kdm5c 被招募到具有装饰有高水平 H3K4me3 的 CpG 岛的启动子精准调节 H3K4me3 水平。

### （三）精神神经类疾病的胎儿起源性

**1. 孕期营养与精神神经疾病**　孕期营养不良是导致子代患病的重要原因。全球大多数的国家范围内，孕期营养不良的患病率在 10%~19%，在南亚和非洲的某些国家该患病率可达 40%。孕期母体充足的营养供应对于胚胎正常地生长发育至关重要，尤其是大脑中枢神经系统的发育。孕期或者婴儿期营养缺乏是导致神经发育障碍性疾病最常见的原因，在其所致各类神经发育障碍性疾病中，以精神分裂症的研究最多。孕期营养不良很容易发生低出生体重的妊娠结局。研究发现低出生体重与其成年后精神分裂症相关，这种关联表现为当新生儿出生体重 < 2 500g 时，随着出生体重的降低其成年后精神分裂症的发病风险

呈线性增长趋势。

20 世纪发生在荷兰和中国的两次大规模饥荒为研究神经精神疾病的胎儿起源性提供了最直接有力的证据。从 1944—1945 年荷兰饥荒的研究中得出第一个表明胎儿期营养不良与精神分裂症具有相关性的直接证据,分析显示胎儿期饥荒暴露使得子代精神分裂症的风险增加 2 倍。另外,1959—1961 年中国三年困难时期,国内团队就胎儿期饥饿暴露与子代精神分裂症之间相关性这一科学问题,追踪调查孕期有此次经历的妇女及其后代的健康情况,最终得出与荷兰饥荒研究相一致的结论。此外,动物模型实验发现,孕期营养不良导致子代小脑和大脑皮层的抗氧化物水平降低,导致神经系统的氧化应激增强,胎儿脑细胞分裂速度减缓,使出生后神经元数目永久性减少,这些都可能是神经精神疾病的胎儿起源性的根本原因。除了精神分裂症,孕期营养不良会使胎儿大脑发生生理、生化及解剖结构上的变化,以致子代睡眠平衡被打破、行为异常及对阿尔茨海默病(Alzheimer's disease,AD)的易感性增加。

(1)维生素类营养元素与精神神经疾病

1)维生素 A:维生素 A 是胚胎和胎儿基因表达和调控、细胞分化、增殖和迁移的必需营养元素。维生素 A 缺乏的儿童出现生长延迟,特别是发育迟缓。维生素 A 在大脑发育中起着至关重要的作用,大脑摄取维生素 A 后将其转化为维甲酸(retinoic acid,RA),参与调控中枢神经系统神经元分化和神经管形成,此外,维甲酸还是形成正常器官形态所必需的活性代谢物。研究发现维甲酸在突触可塑性、学习和记忆、睡眠、精神分裂症、抑郁症、帕金森病和阿尔茨海默病中有一定的作用。维甲酸的作用靶点之一是多巴胺系统,

利用帕金森大鼠模型,研究者 9- 顺式维甲酸能通过降低多巴胺能神经元中 6- 羟基多巴胺(6-hydroxydopamine,6-OHDA)介导的细胞死亡以减轻黑质纹状体多巴胺神经元变性。另外,维生素 A 与帕金森疾病之间存在显著相关性。一项前瞻性队列研究中显示,妊娠中期暴露于最低三分位的维生素 A 水平会导致后代精神分裂症风险增加 4 倍以上。胎儿期维生素 A 缺乏,子代自闭症的发病风险增高,而孕期母鼠补充维生素 A 能够显著改善子代自闭症的发病率,其可能的机制是维生素 A 通过调控维甲酸受体 β-CD38- 催产素轴,抑制 CD38,最终导致自闭症的发生。

2)维生素 $B_{12}$ 与叶酸:B 族维生素在细胞代谢中起着至关重要的作用,包括甲基化和氧化 / 还原反应。在关于神经系统的研究中,以维生素 $B_{12}$ 和叶酸(维生素 $B_9$)的研究更多见。维生素 $B_{12}$ 是保障神经系统功能正常发挥不可缺少的营养元素,参与神经元髓鞘的正常的代谢与功能。叶酸与维生素 $B_{12}$ 在代谢上和功能上紧密相关。维生素 $B_{12}$ 缺乏时,从甲基四氢叶酸上转移甲基基团的活动减少,导致叶酸缺乏症;另外维生素 $B_{12}$ 作为甲基转移酶的辅因子,能够提高叶酸利用率,参与许多重要化合物的甲基化过程。维生素 $B_{12}$ 与叶酸的缺乏可导致神经系统发生许多相同的改变,如认知损害、痴呆、抑郁等。例如,当叶酸和维生素 $B_{12}$ 缺乏时,具有神经毒性的同型半胱氨酸无法降解,导致其在血清中积累,损伤神经元。精神分裂症患者血清中叶酸水平往往显著降低,而补充叶酸能够降低精神分裂症患者血清中同型半胱氨酸水平,减少神经元损害。一项大型出生队列的巢式病例对照研究结果显示,妊娠晚期孕妇血清中高水平同型半胱氨酸是导致子代罹患精神分裂症的危险因素,发病风

险会增加到 2 倍以上。孕期叶酸补充能够有效增强机体抗氧化、抗炎、抗免疫损伤等作用，从而降低胎儿神经管发育缺陷、子代精神分裂症等神经精神疾病的发生率。

3）维生素 C：是一种水溶性维生素，维生素 C 作为体内重要的抗氧化剂，在改善各种由于氧化应激导致的神经精神疾病中具有一定的效果。临床研究表明补充维生素 C 能够改善精神分裂患者的病情。孕期人和豚鼠胚胎完全依赖于母体维生素 C 摄入量。在母体孕期维生素 C 持续缺乏条件下，相比于将维生素 C 运输给胎儿，机体会优先维持母体维生素 C 的浓度需要，这种再分配模式会加重胎儿维生素 C 的缺乏。海马区是大脑中维生素 C 浓度分布最高的区域，钠依赖性维生素 C 转运蛋白（SVCT2）负责将血液或脑脊液中的维生素 C 转运到大脑等多个器官的细胞中。Tveden-Nyborg 等通过孕前维生素 C 缺乏豚鼠模型发现豚鼠孕期维生素 C 缺乏会导致子代海马区神经元减少 30%，海马体积显著减小，造成子代海马发育、记忆和空间认知功能持续性损伤，并且这些改变并不能通过产后补充得以逆转。体外细胞学实验证明维生素 C 能诱导胚胎皮质前体细胞分化为神经元和神经胶质细胞，高水平的维生素 C 能有效地促进神经生长因子诱导的 PC 12 细胞突起的形成和伸长，还能保护神经元抵抗氧化应激的损伤。

4）维生素 D：维生素 D 除了对于骨骼系统具有重要的意义外，在保护神经、促进神经发育中也起着至关重要的作用。研究发现，维生素 D 受体及其激活酶 $1\alpha$- 羟化酶在哺乳动物大脑中广泛存在。动物模型实验表明，维生素 D 能通过提高脑内抗氧化剂的含量，发挥神经营养因子样作用，调节免疫系统等作用，发挥保护、营养神经的作用。孕期维生素 D

缺乏的大鼠模型中发现宫内缺乏维生素 D 的子代大脑皮质变薄、细胞增殖更快、大脑重量增加、神经生长因子和胶质细胞源性神经营养因子水平均低于正常对照组，而且这些脑部的改变会持续到成年后，即使在出生后维持子代正常维生素 D 的水平也不能逆转上述改变。

维生素 D 缺乏与多种神经精神疾病相关，包括精神分裂症、抑郁症、自闭症、帕金森病、阿尔茨海默病等。25 羟 - 维生素 D 是维生素 D 在体内的主要存在形式，高纬度地区人群受日照因素的影响，体内 25- 羟维生素 D 的水平偏低，研究发现低水平 25- 羟维生素 D 与精神分裂症的发生存在明显的相关性。荟萃分析显示抑郁症患者体内的维生素 D 水平较正常对照组明显降低，外源性补充维生素 D 能够有效缓解临床症状明显的抑郁症患者病情。大脑中维生素 D 受体的分布范围包括前额叶皮质、海马、扣带回、丘脑、下丘脑和黑质，然而这些区域与抑郁症病理生理学有关。研究显示，血脑屏障的功能障碍与脑实质内几种血管毒性和神经毒性分子的积累有关。例如，β- 淀粉样蛋白能够造成神经细胞死亡，在阿尔茨海默病的发生、发展过程中起到关键性作用。这些血管来源的损伤可能引发或促进神经元变性，导致神经退行性疾病的发生。Annweiler 等进行荟萃分析显示阿尔茨海默病患者血清维生素 D 浓度低于对照组，维生素 D 作为一种"神经类固醇激素"有可能作为阿尔茨海默病预测指标。一项长达 30 年对 10 186 名丹麦人的前瞻性队列研究结果显示，血浆中维生素 D 水平降低会增加阿尔茨海默病的发病率。虽然很多的临床研究显示，帕金森患者的血清中维生素 D 的水平比正常对照组低，但两者间的因果关系并不明确。Larsson 等通过孟德尔随机化研究发现，低水平的 25- 羟维生素 D₃ 与帕金森之间并没有明显的因果联系。维生素 D 还可能通过改变内皮细胞的功能，参与神经退行性疾病中帕金森和阿尔茨海默病的病理发展过程。

5）维生素 E：虽然关于孕期母体维生素 E 营养失衡与子代神经精神疾病方面的研究比较少，但是维生素 E 作为重要的抗氧化剂，在对抗由多种氧化应激因素导致的神经精神疾病中，具有重要的保护作用。目前关于精神分裂症的病理生理过程大概归于氧化应激、单碳代谢和免疫反应三类。维生素 E（α- 生育酚）和维生素 C（抗坏血酸）都是非酶促膳食抗氧化剂，可以破坏自由基链反应，在精神分裂症中发挥抗氧化应激的作用，补充维生素 E 能够改善精神分裂症患者的病情。

自闭症是一种神经发育障碍性疾病，许多研究表明氧化应激是其主要的发病机制，另外机体解毒机制受损可能是导致自闭症发生的另一个原因。临床研究发现自闭症患者血清中维生素 E 的水平显著低于正常对照组。Ansary 等通过受试者工作特征曲线分析表明维生素 E 是辅助尽早发现自闭症的优良指标，Hassan WM 也发现在众多跟自闭症相关的检测指标中，除了维生素 E、谷胱甘肽 -S- 转移酶，多巴胺对发病也具有重要的预测意义。Alabdali 研究发现红细胞内高水平的铅和汞，以及血清中低水平的谷胱甘肽 S 转移酶和维生素 E，可以用来预测自闭症患者的社会和认知障碍。

越来越多的证据表明随着机体年龄的增长，细胞自由基清除系统效率降低，氧化应激的增加在神经退行性变过程中起主要作用。维生素 E 能够通过中和过氧化物和清除氧自由基的作用来保护细胞免受氧化损伤，从而对帕金森病、阿尔茨海默病、肌萎缩侧索硬化症等神经退行性疾病有一定的预防和治疗作用。

维生素 E 可降低阿尔茨海默病患者 β- 淀粉样蛋白所诱导的脂质过氧化和氧化应激，抑制炎症信号级联放大。

（2）微量元素、宏量元素与精神神经疾病

1）铁：孕期缺铁导致的缺铁性贫血是孕妇最常见的营养缺乏症之一，全球患病率达 42%，更重要的影响是孕期缺铁可能损害子代神经系统的发育，导致子代神经精神疾病的发生。精神分裂症病理学的主要理论是多巴胺和谷氨酸假说，该理论基础最初来自尸检结果的药理学研究证据，后来又在体内成像和临床方面研究所得出新证据的支持下得以发展。铁作为多巴胺合酶辅酶的同时，还能影响多巴胺受体在大脑中的分布密度，稳定期精神分裂症患者突触前释放多巴胺是正常的，脑成像发现多巴胺 D2 受体平均增加了 5.8%。很多研究证实精神分裂症患者的髓鞘和少突胶质细胞存在异常，其中少突胶质细胞是大脑中主要的含铁细胞，主要功能是形成髓鞘，少突胶质细胞的铁获得与神经元髓鞘生成存在间接联系。另一方面铁作为胆固醇和脂质生物合成的必需辅助因子，直接参与髓鞘生成，这就解释了为什么孕期铁缺乏会致子代髓鞘形成缺陷。后续的动物实验结果提示，即使断奶后恢复子代铁的正常水平，也不能逆转上述改变。一项对 48 名于胎儿期经历慢性严重缺铁的孩子评估其在 11~14 岁的行为和发育情况发现，他们在认知能力、心理和运动功能的得分明显低于正常对照组。在对患儿组从学龄前到青春期的后续研究发现，实验组人群社交情绪功能较差，并且这种神经生理学的差异会持续存在。动物模型研究发现了这种持久效应的机制大致是通过妊娠期铁缺乏对发育中的胎儿大脑神经代谢，髓鞘形成和神经递质功能产生损伤导致的。此外，孕期铁缺乏也会改变子代海马发育必需基因的表达,可能与阿尔茨海默病相关。

2)碘:碘是合成甲状腺激素的必需元素,碘不足时,机体不能合成足够的甲状腺激素以辅助神经元细胞的迁移、分化、成熟,以及髓鞘形成、突触传导等正常生理过程。妊娠期碘缺乏孕妇多表现为甲状腺功能减退和低甲状腺素血症。关于轻中度孕期碘缺乏是否会导致子代神经系统异常,目前还没有明确的结论,但是对于重度孕期碘缺乏则可能给子代造成不可逆的神经系统损害,包括生长发育迟缓、运动障碍、认知缺陷、语言障碍、智力缺陷、新生儿甲减、克汀病等。子代神经系统损害的严重程度与孕妇发生碘缺乏的时间,以及缺碘的程度相关。从怀孕到出生后的 2 周是脑发育的关键期,此时大脑神经发育生长必须依靠甲状腺激素。孕早期胎儿需要的甲状腺激素主要由母体提供,胎儿甲状腺组织在妊娠 12 周开始形成,18~20 周时开始分泌甲状腺素,参与神经髓鞘形成、突触发生、轴树突生长、神经递质调节等神经系统的发育过程。随着胎儿自身的甲状腺功能逐渐完善,母体提供的甲状腺激素逐渐减少,但胎儿合成甲状腺激素所需的碘元素仍由母体供给。当碘摄入不足时,母体会逐渐发生碘缺乏,随后胎儿也会产生碘缺乏。Koromilas 等在孕期甲状腺功能减退大鼠模型中还发现孕期母体甲状腺功能减退会改变子代大脑中多种关键酶的活性。

虽然碘对维持神经系统正常的功能具有重要的作用,但是碘过量时也会对神经系统造成损害。Zhang 等在孕期碘过量的大鼠模型中发现,其子代的脑源性神经营养因子减少和神经内分泌特异性蛋白 A 会增高,以致子代出现暂时轻微的神经发育和认知障碍的表型。在孕期和哺乳期碘过量的大鼠模型中还

发现,其子代雄鼠在成年后会发生多种表观遗传学改变,包括 DNA、DNA 甲基转移酶及组蛋白 H3 甲基化增强,组蛋白 H3 和 H4 乙酰化降低,这种改变可能会导致子代发生原发性的甲状腺功能减退,进而导致其发生神经精神疾病。

需要强调的是,由于目前对轻中度孕期碘缺乏孕妇补碘的有效性、安全性,以及孕期碘摄入的安全上限尚没有明确的结论,故建议孕妇不要盲目补碘,防止发生孕期碘过量引起子代易感个体的甲状腺功能改变。

3)锌:锌是 DNA 和蛋白质合成的必需元素,锌缺乏导致人和动物的生长发育延迟。孕期锌缺乏方面研究目前还比较少,在对婴儿和大龄儿童补锌的研究表明,补锌能够显著改善缺锌患者的生长状况。小鼠、大鼠及恒河猴的妊娠期锌缺乏的动物模型,发现子代学习能力受损、注意力下降、记忆力较差,证明锌对脑功能的正常发挥也具有重要作用。临床研究发现,产前补锌有助于预防脂多糖诱发的子代自闭症的发生。

4)硒:硒是一种基础且必需的微量元素,其重要性表现在它是硒代半胱氨酸的组成成分,而后者则是硒蛋白的重要组分,硒蛋白中的部分成员具有重要的酶功能,婴儿、动物缺硒会影响大脑生长发育和功能维持所必需的脑酶活性。硒代半胱氨酸对谷胱甘肽过氧化物酶的催化活性起决定性作用,硒依赖的谷胱甘肽过氧化物酶可以还原过氧化氢,并将脂质及磷脂过氧化物转换为无毒害物质。研究发现孕期母体硒缺乏会损害儿童的运动和语言功能,相反,维持较高的产前硒水平能增加子代在 1.5 岁时的认知功能。在小鼠孕期硒缺乏模型中发现,硒缺乏会损伤子代步行能力和翻正反射。Hong 等利用长期缺硒

大鼠模型探讨缺硒对子代的神经行为、学习记忆能力的影响时发现，缺硒能降低后代大鼠在 Morris 水迷宫实验中的空间学习和记忆能力，其中雄性子代对新刺激的紧张度会增强。

5）钙：钙是人体必需的宏量元素，在体内主要是以离子的形式发挥功能。一方面，钙离子作为第二信使能够调控真核细胞内的很多信号转导通路；另一方面，对神经元来说，$Ca^{2+}$ 参与去极化信号的传递且有助于突触活动，对于神经元冲动的正常传导具有重要意义。神经元最显著的特征是其再生电活动的能力，特别是在自主活动的神经元中，这些神经元具有广泛的动作电位，表现为胞质内钙离子增多。电压门控钙（voltage-gated calcium，CaV）通道调节神经元电活动并调节神经递质释放，尤其是通过膜去极化或从细胞内储存释放后 $Ca^{2+}$ 流入细胞。帕金森病是发达国家中第二常见的神经退行性疾病，可归因于黑质致密部（substantia nigra pars compacta，SNc）中多巴胺能神经元的退化。这些神经元易受攻击的潜在线索是，该区域的神经元随年龄增长越来越依赖 $Ca^{2+}$ 通道来维持自主活动，而这种依赖可能对线粒体造成持续的代谢压力，加速细胞衰老和死亡。在衰老和神经退行性疾病过程中，由于毒素对线粒体呼吸链和／或基因突变的特定作用引起线粒体功能受损导致神经元产能不足，从而影响细胞内钙稳。越来越多的证据表明，细胞内钙稳态失调在帕金森病的发病机制中起着重要作用。Liu 等研究发现帕金森患者血清中钙离子水平与患者认知障碍两者存在相关性，且血清钙较低组的认知评分更低。钙离子不足时可能通过损害黑质多巴胺能神经元的功能导致神经退行性疾病，如肌萎缩侧索硬化和帕金森病的发病。

（3）有机物与精神神经疾病

1）蛋白质：蛋白摄入不足或者低蛋白对人体神经系统的影响深远，尤其对于胎儿的生长发育至关重要。产前低蛋白饮食会导致胎儿宫内发育迟缓，临床研究发现胎儿宫内发育迟缓是导致发生注意力缺陷多动障碍和精神分裂症风险因素。目前关于孕期低蛋白饮食对子代神经精神系统影响的结论主要源于对大鼠和小鼠动物模型。

Zamenhof 等通过孕期蛋白质限制饮食的大鼠模型发现，子代脑中的神经元细胞的数量及每个神经元所包含的 DNA 含量较对照组显著减少。产前大鼠低蛋白饮食，诱导子代成年雄性大鼠的海马区树突长度变短，以及 CA3 锥体神经元交叉点的数量减少，进而导致子代海马区结构异常及认知、学习功能受损。大鼠产前蛋白质限制组的中枢神经系统（大脑和脊髓）各种氧化状态的参数会发生改变，包括硫代巴比妥酸反应物的水平和脂质过氧化指数增加，以及抗氧化酶活性降低，而这些改变容易导致蛋白质氧化损伤，对神经系统具有毒害作用。此外，孕期蛋白质缺乏还可能通过母体脂质代谢的变化对子代大脑发育产生负面影响。在小鼠孕期蛋白质限制模型中发现子代的多巴胺回路改变导致多巴胺依赖性行为的改变，后代小鼠脑表观遗传学如甲基化及行为表型也会发生改变。

2）脂肪：脂肪酸约占成年人脑干重的 50%~60%，其中 35% 由必需多不饱和脂肪酸（essential polyunsaturated fatty acid，EPUFA）组成，多不饱和脂肪酸种类中二十二碳六烯酸（docosahexaenoic acid，DHA）是一种 n-3 脂肪酸，为脑内的主要结构脂肪酸，占脑灰质结构脂肪酸的 25%~30%。多不饱和脂肪酸是各种膜结构的重要组成部分，这些细胞膜在大脑的解剖组成和生理功能中发挥着重要作用。早在 20 世纪 90 年代，低水平多不饱和脂肪酸被假设为精神分裂症的病因学因素。精神分裂症患者脑中和红细胞膜上的多不饱和脂肪酸的水平较正常人群低。研究发现氧化应激、神经元膜代谢改变、炎症反应系统失调是导致精神分裂症患者的多不饱和脂肪酸水平降低的主要原因。尽管 EPUFAs 水平降低背后的确切机制仍在争论中，但已有大量研究调查多不饱和脂肪酸补充剂对精神分裂症患者的有效性。

　　除此之外，在过去几十年中随着肥胖率的上升，神经发育和精神健康障碍的患病率迅速上升，与妊娠期母体肥胖导致的母体和胎儿代谢状态的改变对后代影响不无关系。孕期母体肥胖和高脂肪饮食会增加母体瘦素、胰岛素、葡萄糖、甘油三酯和炎性细胞因子，这些因子会使胎盘功能障碍的风险增加，并改变胎儿神经内分泌的发育。来自流行病学研究的证据表明，母亲肥胖可以增加后代发生认知障碍、进食障碍、注意力缺陷障碍、自闭症、精神分裂症等行为障碍的风险。孕期高脂饮食动物模型显示，孕期母体高脂会破坏后代的行为规划，表现出社交障碍、焦虑和抑郁行为增加、认知障碍、多动等。导致上述行为和精神健康障碍风险增加的因素可能包括大脑脑部炎症增加，5- 羟色胺能系统、多巴胺能系统和下丘脑 - 垂体 - 肾上腺轴的改变。

　　3）糖类：流行病学研究结果显示，妊娠期高血糖孕妇子代精神分裂症的发病风险是正常孕妇子代的 7 倍。怀孕期间的母亲高血糖可能通过至少 3 种产前机制导致子代成年后对精神分裂症易感：缺氧、炎症、氧化应激。妊娠期血糖升高会使氧自由基和脂质过氧化物中间体产量增加，导致氧化应激加强；也会

改变脂质代谢，使得多不饱和脂肪酸的水平降低，已知这些脂肪酸会引起多巴胺能活性增强和 γ- 氨基丁酸的活性降低；甚至会影响线粒体的结构，导致神经细胞过程和神经元结构的紊乱，以及神经管闭合前的过早特化。同时，妊娠期高血糖和缺氧的组合也会导致免疫功能的改变，包括肿瘤坏死因子 -α、C 反应蛋白的增加及其他促炎细胞因子的上调。最后，母体高血糖可能对胎儿细胞生理产生持久影响，编程的机制导致抗压能力减弱和对精神分裂症的易感性增加。Nelson 等通过检测事件相关电位发现海马损伤是导致妊娠期高血糖孕妇子代认知功能损害的重要机制，也有研究支持上述结论，临床研究发现 1 型糖尿病孕妇子代的认知功能明显受损。大多数研究都一致地描述了妊娠糖尿病孕妇导致宫内高糖暴露子代的神经发育障碍，包括在认知、语言表达、社会关系、图形技能和精神运动发育等方面，同时也有研究表明宫内高糖暴露会增加子代自闭症和精神分裂症的发病率。

　　与高糖对胚胎及胎儿神经系统影响相似，低血糖同样也对神经系统产生不良影响，从而导致精神神经疾病的发生。葡萄糖是人类大脑唯一可以利用的能量来源，大脑对葡萄糖的消耗量，比身体任何器官消耗得都要多。目前针对人妊娠期低血糖与后代子宫低血糖暴露所致的胚胎源性疾病的报道还比较少。但是在动物实验中已经发现，宫内的低血糖暴露会导致后代出现神经精神的长期缺陷。在孕期低血糖的小鼠模型中发现，早孕期间即使短暂的低血糖也可能导致后续的生长迟缓和畸形，实验发现小鼠胚胎在第 8 天和第 9 天仅 2 小时的宫内低血糖暴露都会引起子代小鼠神经性胚胎发育不良，随着暴露时间的延长以及低血糖的加重，胚胎的生长发育异常更加明显。

早期胚胎的能量代谢系统尚未发育完全,能量的获得完全依赖于不间断的糖酵解,而在妊娠晚期的胚胎已经发展出自身完备的有氧糖代谢的能力,这可能解释了妊娠后期给予胎鼠低血糖暴露后子代没有发现生长迟缓和畸形表型的原因,但其远期健康的风险,尤其是精神神经疾病的风险仍然值得关注。

妊娠期高血糖孕妇分娩的新生儿可能会出现新生儿低血糖的并发症。其原因可能是胎儿在母体中处于高血糖水平,出生后突然脱离母体高血糖环境,会促使新生儿大量分泌胰岛素分解体内的葡萄糖,从而引起新生儿反应性低血糖及相关并发症。有资料显示,妊娠糖尿病(gestational diabetes mellitus,GDM)孕妇分娩的新生儿低血糖发生率达30%~50%。新生儿低血糖症多为无症状或暂时性,少部分有症状者可表现为反应低下、嗜睡、喂养困难等。同时,新生儿低血糖与长期神经功能障碍相关,与注意力、运动控制和知觉方面的轻微脑功能障碍相关。如果新生儿低血糖持续或反复发作,可以导致中枢神经系统永久性损害,智力及运动发育落后等,而且这种低血糖导致的认知功能损害有微妙的累积作用。

2. 妊娠并发症和合并症与精神神经疾病

(1)妊娠合并宫内感染:宫内感染是指病原微生物进入羊膜腔引起羊水、胎盘、羊膜、绒毛膜、脐带或胎儿的感染。宫内感染可能在围产期胎儿脑损伤中发挥重要作用,并可能导致包括脑瘫在内的多种长期神经系统损伤。自20世纪50年代有研究报道宫内感染可能是胎儿脑瘫的危险因素以来,宫内感染与胎儿神经精神疾病的相关研究陆续被报道。临床流行病学调查研究显示,绒毛膜羊膜炎为脑瘫的重要危险因素,宫内感染与胎儿自闭症、精神

分裂等精神疾病密切相关,同时宫内感染也可能是导致新生儿脑卒中的重要危险因素。

不同病原微生物所致的宫内感染对胎儿神经精神疾病发生的影响有所不同。妊娠期TORCH(T,toxoplasma,弓形虫;O,others,其他病原微生物,如梅毒螺旋体、带状疱疹病毒、细小病毒B19、柯萨奇病毒等;R,rubella.virus,风疹病毒;C,cytomegalo.virus,巨细胞病毒;H,herpes.virus,单纯疱疹病毒Ⅰ/Ⅱ型)导致的宫内感染对胎儿的影响为大家所熟知,病毒可通过胎盘或产道传播感染胎儿,引起早产、流产、死胎或畸胎等,以及引起新生儿多个系统、器官的损害,并可造成不同程度的神经系统症状,细菌内毒素可能对宫内感染围产期新生儿脑白质髓鞘化产生不良影响。目前认为围产期胎儿单纯疱疹病毒感染为脑瘫最常见的致病性病毒感染,约5%~10%的脑瘫可能与先天性巨细胞病毒感染有关。近年来也有回顾性临床研究显示,EB病毒和微小病毒B19可能与新生儿脑损伤相关。

不同病原微生物宫内感染造成胎儿神经精神疾病的发病机制主要包括以下三种:第一,病原微生物及其毒性产物可直接对胎儿神经细胞造成损害从而影响胎儿神经系统的发育,孕早期可致脑萎缩、小头畸形、听力及视力障碍等;孕中晚期可导致神经细胞的坏死和凋亡。第二,炎性细胞因子和炎症反应在宫内感染致脑损伤中发挥着核心作用。孕母和胎儿体内相应受体识别宫内感染的病原微生物并激活免疫系统,诱导一系列炎症级联反应,产生大量炎症细胞因子,细胞因子可通过直接损伤作用、促进兴奋性氨基酸释放、刺激一氧化氮合成、诱导小胶质细胞活化及星形胶质细胞增生等途径损伤胎儿和新生儿神经细胞。白介素(interleukin,IL)-1β、IL-6、IL-8及肿瘤

坏死因子（tumor necrosis factor，TNF）-α 等炎症细胞因子可能与神经系统不良结局密切相关。第三，胎儿宫内感染可能通过干扰胎盘及胎儿的血液循环系统而加重胎儿宫内缺氧，从而导致胎儿神经系统的损伤。

（2）妊娠合并早产：妊娠 28~37 周分娩称为早产，围产期护理的进展使极早产儿的生存率显著提高。妊娠中后期是神经系统发育的关键时期，在此期间神经胶质细胞增殖、神经元细胞树突增多、轴突延长、髓鞘化形成及神经元之间突触建立。早产直接改变了胎儿神经系统在宫内、宫外的发育环境及轨迹，从而可能导致早产儿神经精神系统的发育异常。大量研究报道了早产儿在运动、学习记忆、认知行为、听觉语言、精神疾病等方面的神经系统损伤。

在早产儿脑损伤中，脑白质是主要的损伤部位，出现脑室周围白质软化（periventricular leukomalacia，PVL）的典型神经病理学类型。PVL 包括与侧脑室相邻的局灶性囊性梗死和在整个脑白质中延伸的弥漫性胶质增生。磁共振成像研究表明弥漫性胶质增生在早产儿中非常常见，而局灶性坏死仅发生在不到 5% 的早产儿中。除了大脑皮质，早产儿脑损伤中也包括深部灰质的原发性或继发性损伤，损伤部位包括大脑皮质、海马和小脑，而损伤部位及损失程度决定了早产儿神经精神系统疾病的预后。

脑白质损伤的主要病理生理机制即脑组织供血障碍导致的缺血性损伤。早产儿脑血管发育不全，脑血管功能尚未成熟，在大脑供血上处于"压力被动型血流"的状态，血管调节能力差，处于供血末端的脑动脉易受全身血流变化的影响，从而易造成缺血性损伤。缺氧缺血后导致神经细胞死亡的主要途径是能量

耗竭，随后谷氨酸受体激活，细胞内钙超载，激活各种钙介导的有害事件，包括活性氧的产生，如超氧阴离子、羟基自由基和一氧化氮衍生物等。活性氧与细胞膜的脂质组分相互作用，引发脂质过氧化，导致脂质成分分解成高反应性副产物，包括脂质醛，如羟基壬醛和丙二醛。然后这些活性醛结合并修饰蛋白质，产生蛋白质结合物。来自反应性小胶质细胞释放的一氧化氮（nitric oxide，NO）的应激与超氧阴离子反应形成过氧亚硝酸盐，其靶向蛋白质的酪氨酸残基以形成硝基酪氨酸残基。这两种过程都对细胞膜有很大的破坏作用。这些过程可能导致线粒体破坏，并导致细胞死亡。在早产儿中，脑白质的脆弱性似乎与未成熟的少突细胞对活性氧的精确敏感性有关。虽然尚未证实其潜在的机制，但脑脊液中高水平的脂质过氧化产物（如 8- 异前列烷）和早产儿的白质损伤之间存在关联。

（3）妊娠期压力：近年来，心理及精神健康受到越来越多的关注，妊娠期精神健康不仅影响着孕妇本身，同时对胎儿的发育的影响也备受关注。妊娠期压力根据压力来源可分为客观压力和主观压力。客观压力是指妊娠期发生的重大客观应激，又称生活事件压力。主观压力指孕妇的主观情绪及精神症状，包括抑郁、焦虑、偏执、躁狂及躯体化症状等。大量流行病学调查表明妊娠期压力会影响子代神经精神疾病的发生，母亲在怀孕期间经历压力的孩子患焦虑、注意力缺陷 / 多动障碍 ADHD、行为障碍、下丘脑 - 垂体 - 肾上腺（hypothalamic-pituitary-adrenal，HPA）轴功能改变、认知缺陷及精神分裂症的风险会增加。

妊娠期压力对子代精神神经系统发育的影响机制，可能包括以下方面：① 妊娠期压力可激活母体 HPA 轴，诱发母体分泌大量

的糖皮质激素,不仅影响胎盘血供使脐动脉阻力增高导致胎儿缺血缺氧影响神经器官发育,还减少胎盘分泌 11β- 羟基类固醇脱氢酶2 型,而使活性糖皮质激素可以经胎盘传递至胎儿。过量糖皮质激素能够干扰胎儿的神经细胞迁移,改变胎儿脑内前扣带皮层细胞密度及位置,也可改变神经递质、神经肽及其受体的表达时间、多种受体的敏感性及树突突触的生成,改变大脑回路中兴奋和抑制间的平衡等。②妊娠期压力可以通过改变子代多巴胺能神经系统,谷氨酸能神经传递系统和去甲肾上腺素能神经系统的功能,而多巴胺能神经系统调控着人体自主运动、认知功能、情感、觅食及内分泌等重要功能;谷氨酸神经系统参与突触可塑性、学习记忆、自主运动、神经细胞凋亡等过程;去甲肾上腺素能神经元在情绪、大脑觉醒、学习认知等方面发挥着重要作用。妊娠压力对子代神经精神系统发育的影响,在组织学上可以表现为脑组织体积的缩小。在动物模型中可以见到妊娠期压力的子代大脑海马体积缩小,在人的研究中也发现妊娠期压力可以导致子代脑组织特定区域体积的减少,尤其是前额叶皮质的体积。

(4)妊娠合并糖尿病和妊娠糖尿病:妊娠期糖代谢紊乱导致母体血糖增高,高血糖在妊娠前出现称为妊娠合并糖尿病,高血糖在妊娠后出现称为妊娠糖尿病。胎儿宫内暴露于高糖环境对胎儿的各器官发育造成不良影响,也有越来越多的研究关注宫内高糖环境参与胎儿神经精神系统发育的机制与其造成的不良影响。母体高血糖可能导致胎儿神经系统发育畸形的概率增高,在胎儿智力发育、语言系统、运动系统、认知能力等方面表现出发育落后或发育不全。

流行病学调查研究显示,宫内高糖环境可在神经系统发育的早期影响神经系统器官的形成,可能导致神经系统畸形的风险增高。母体高糖导致胎儿中枢神经系统发育畸形,主要表现为无脑儿、脊柱裂、脑积水,还有较少见的眼 - 耳 - 脊柱畸形的发生率也增高。母体高血糖累及胎儿神经系统发育导致畸形的机制,可能由于高糖可改变胚胎早期基因的表达而导致神经系统的发育畸形。动物研究中,胎鼠妊娠期高血糖可能导致胚胎 *Pax-3* 基因的表达下调,而 *Pax-3* 基因调控着中枢神经系统及神经嵴细胞衍生组织的发育,其表达下调将导致神经细胞异常凋亡而导致胚胎发育异常。

高血糖妊娠导致胎儿神经系统损伤的机制之一是高糖环境导致的胎儿脑缺血缺氧。对糖尿病孕妇胎盘的病理学研究提示,妊娠期高糖导致胎盘的结构和功能不全,从而易导致胎儿宫内缺氧的发生。高糖母体的胎盘绒毛小动脉管壁增厚,管腔狭窄,基底膜增厚,胎盘绒毛发育不成熟,微绒毛排列紊乱,疏密不均,甚至有部分微绒毛缺失。若血糖未能得到控制,将引起糖化血红蛋白增高,而糖化血供蛋白的携氧率及释放氧的能力比正常血红蛋白明显降低,导致母体经胎盘供给胎儿的氧气量下降。

此外,妊娠期高血糖导致胎儿脑损伤的机制之一可能与高糖导致胎儿脑组织过氧化反应相关。在糖尿病条件下,胚胎及其卵黄囊中内源性抗氧化酶和维生素 C 和 E 的活性显著降低。妊娠期高血糖,母体和胎盘中存在炎症反应,C 反应蛋白(C-reactive protein,CRP)、白细胞介素(IL-6、IL-1)、TNF 等细胞因子的增高也会对胎儿脑部产生不良影响。

(5)其他妊娠期并发症与合并症:神经系统发育的过程依赖于充足的血液及氧气的供应,能导致胎儿宫内缺血缺氧情况发生的妊娠期并发症和合并症都可能造成胎儿神经精神系统的发育异常。妊娠期高血压疾病的着床过程中,滋养细胞侵入蜕膜能力受损,子宫螺旋动脉重铸障碍,导致胎盘浅着床状态,胎盘和胎儿供血不足,不仅可影响胎儿宫内神经系统的发育,还可增加胎儿宫内发育迟缓、早产,甚至死产的风险。妊娠合并胎儿生长发育迟缓本身即提示胎儿宫内缺血缺氧的可能,而有导致神经系统发育不良的可能。妊娠合并贫血、妊娠期甲状腺功能异常与神经精神疾病起源在妊娠期营养一章已详细阐述,在此不再赘述。

3. 妊娠期环境因素与精神神经疾病

(1)应激:应激是机体对内、外环境变化,以及社会、心理因素刺激时所出现的全身非特异性的适应性性事件,会导致妊娠妇女产生焦虑、抑郁、紧张、恐怖等不良情绪,影响子代的神经发育和心身健康状况,并导致各种慢性躯体疾病和精神疾病的增加。随着社会经济的发展,生活和工作的压力也日渐增大,孕妇常受各种外界因素刺激而产生应激。

母亲妊娠期间经历创伤性应激事件或存在慢性焦虑和抑郁情绪,后代发生情绪障碍、ADHD、品行障碍的风险明显增加。Kinney等对母亲妊娠期间经历飓风和热带风暴与后代自闭症间的关联性进行了研究,发现母孕期经历飓风的强度与子代自闭症发生率之间存在量效关系。Grizenko 等的研究表明,母亲妊娠期间经历应激事件与子代 ADHD 的发生相关,且 ADHD 的严重程度与妊娠期间经历的应激严重程度呈正相关。一项队列研究显示,母亲妊娠早期遭遇亲人重病或者病故等重大生活事件后,其后代患精神分裂症和相关精神疾病的风险显著增加;而在妊娠中、晚期遭受应激与后代患精神分裂症的风险无关。表

明母亲妊娠期间的情绪问题也可能对后代的发育产生影响,且与孕期不同的暴露时间有关,孕早期遭受应激事件,对后代心理行为的影响可能越大。

母亲妊娠期经历应激事件对子代的情绪行为和认知功能也有影响。Laplante 等对 89名 5 岁儿童的认识功能及语言水平进行评估,结果发现儿童的认知和语言发育水平与母亲孕期对暴风雪事件的主观反应程度有关,孕期母亲对暴风雪应激反应越强烈,后代的认知功能和语言发育水平越低。Buss 等的研究显示,母孕期的焦虑情绪可能引起后代大脑灰质体积改变,导致后代神经发育障碍,增加后代患精神疾病的风险。Qiu 等对 175 名新生儿进行了 MRI 检查,结果发现母亲孕期经历焦虑情绪的胎儿在出生后 6 个月内双侧海马的增长速度均低于健康胎儿,产后母亲焦虑水平下降后新生儿右侧海马增长速度会增加。母孕期应激改变胎儿大脑的海马结构,不仅对胎儿和儿童时期的学习和记忆造成影响,对胎儿成年后的学习和记忆仍存在持久影响。Davis和 Sandman 对 125 名足月婴儿的随访研究显示,孕早期暴露于高焦虑水平的胎儿在出生第 1 年内的身体发育水平和心理发展水平均偏低。Schwabe 等的研究显示,母孕期经历不良事件的健康成年人较未经历不良事件的健康成年人学习策略更死板。对唐山地震孕期妇女的研究显示,母孕期经历唐山地震的胎儿成年后的心理健康和智力水平存在不同程度的问题,对成长到 18 周岁的 600 名青少年进行了瑞文氏测验,提示母孕期经历地震应激的中、晚期(4~9 个月)胎儿比未遭受地震应激的胎儿得分明显偏低。孕期 4~6 个月经历地震应激可能破坏了胎儿的神经元迁移和连接发育障碍;孕期 7~9 个月经历地震应激可能与

胎儿早产或震后恶劣环境影响有关。动物研究提示,母孕期应激可能影响胎儿大脑的神经可塑性,诱导 miRNA 转录改变,通过改变胎儿脑部海马区的特定遗传标记,影响后代大脑神经发育和功能,从而诱导后代精神和神经疾病的发生。Chutabhakdikul 等的研究显示,母亲孕期应激对子代的神经发育可产生持久的影响。综上所述,母孕期应激不仅对胎儿和儿童的神经发育产生影响,对胎儿成年后仍存在持久影响。

(2)药物:尽管还没有证据表明孕期母亲可卡因暴露对认知功能有不良影响,但是孕期可卡因暴露与子代觉醒、注意、神经及神经生理功能的异常有关,目前大部分的不良影响都是自限性的,且仅发生于婴儿早期和儿童期。孕期母亲镇静剂暴露,尤其是美沙酮,可以引起戒断综合征,影响中枢神经系统及胃肠系统的发育。孕期药物暴露可以通过两种途径影响胎儿的发育:一是直接经胎盘途径;二是孕妇的不良健康习惯及卫生条件。因此有可能会诱发特定的学习及行为问题,甚至持续到儿童晚期及青春期。尽管这些中枢神经系统的症状在生命早期比较轻微,但是它有可能是生命晚期比较严重的精神疾病的前体症状。在胚胎和胎儿发育的早期,工业化学品的暴露,如铅、甲基汞、多氯联苯(polychlorinated biphenyl,PCB)、砷及甲苯,可能会引起中枢神经系统的损伤,导致神经发育性疾病、无明显症状的脑功能失常及远期的精神疾病。Perrin 等进行的前瞻性出生队列研究表明,妊娠期母亲四氯乙烯暴露是子代精神分裂症的危险因素。目前已经有 200 余种化学品被证实对成人有神经毒性作用,随着人们对化学品毒性的认识,一些预防措施开始起作用了,例如汽油里面不添加铅。然而化学药品神经发育毒性

检测的困难,与监管部门要求提供高水平的证据,这两者还存在一定的距离,这往往导致预防政策的延迟。考虑到神经系统发育的易损性的特点,对有害的化学药品进行更早的检测与管控是非常必要的。

其他药物,例如麻醉药也会影响胎儿的神经系统发育。动物研究表明经常使用麻醉药也可以在结构及功能上影响早期的大脑发育。人类的流行病学研究也表明生命早期进行麻醉及手术与后期学习能力的缺失有关,应警惕麻醉药物的长期微量暴露。目前的证据仍有限,还不能对麻醉药的选用有一个科学判断。

(3)吸烟、饮酒:母亲孕期酒精暴露会对胎儿的神经内分泌及行为功能产生一系列的不良影响。酒精很容易通过胎盘,可以直接影响胎儿内分泌器官的发育。另外,酒精也可以间接拮抗胎儿体内正常的激素功能,同时酒精还可以通过干扰母亲的内分泌功能影响胎儿的发育。在胎儿及新生儿发育的过程中,下丘脑 - 垂体 - 肾上腺轴的基因编程对环境非常敏感,宫内酒精暴露会导致胎儿下丘脑 - 垂体 - 肾上腺轴重编程,从而引起子代整个生命过程中下丘脑 - 垂体 - 肾上腺轴的功能亢进。此外,很多研究报道了酒精对性别差异的影响,但是在男性和女性子代中都存在下丘脑 - 垂体 - 肾上腺轴反应性及调节功能的改变。

母亲妊娠期间吸烟与胎儿的很多不良结局有强烈的相关性,例如可引起自发性流产、生长受限、早产,以及增加了婴儿猝死综合征、远期行为异常和精神疾病的风险,但是其生理学机制目前仍不是很清楚。吸烟过程中产生的尼古丁可以通过结合胎膜上的烟碱样乙酰胆碱受体(nicotinic acetylcholine receptor,nAChR),影响胎盘的血管结构及功能,同时也可以导致儿茶酚胺及五羟色胺神经递质系

统的功能失调。另外,吸烟产生的尼古丁和一氧化碳都可以引起子宫血流量的减少,诱发胎儿缺氧和营养不足的状态。实验证明尼古丁可以通过胎盘,与 nAChRs 结合,而在大脑的发育过程中,烟碱样乙酰胆碱受体高度表达。鉴于 nAChRs 在神经分化、轴突延伸和突触形成中的作用,母源性尼古丁相关的刺激可能会改变胎儿神经系统的正常发育。因此,应告知孕妇妊娠期间吸烟的危害,鼓励她们及时戒烟,为胎儿提供一个健康的发育环境。

母亲妊娠期间吸烟可以引起一系列与精神病理相关的风险。双生子研究和那些通过辅助生殖技术怀孕而得到的孩子的研究确定了吸烟对胎儿的影响,而非母胎遗传效应。很多研究已经表明母亲妊娠期吸烟与子代的低出生体重有关。相比之下,对于 ADHD 和反社会行为,可以用母亲和孩子之间的遗传因素解释。在同源姐妹研究中,母亲一胎妊娠期间有吸烟暴露,另一胎无吸烟暴露,结果表明有吸烟暴露的子代出现注意及行为问题的风险明显增高。动物研究也得到了一样的结果,宫内烟草和尼古丁暴露所致的子代体重减轻,而针对 ADHD 样行为的研究证据并不一致。这些结果表明,母亲妊娠期吸烟暴露引起子代 ADHD 的证据不足。

(4)妊娠期社会环境与精神神经疾病:妊娠期遭遇社会环境的重大变化,如孕妇在妊娠期间经历自然灾害、战争或精神创伤等,都会对孕妇的身体和心理产生不良影响,这些不良的情绪同时也会对胎儿的发育产生一定的影响,甚至导致胎儿的神经发育障碍和远期的精神疾病。

**(四)出生后早期发育与精神神经疾病**

健康的大脑发育包括适当的增殖、迁移、分化、突触发生和修剪新神经元等基本步骤。过去,人们一直认为这些过程仅限于胚胎期,而新的神经元不能添加到成年哺乳动物大脑中。直到 20 世纪 60 年代,Smart 和 Altman 才通过在成年啮齿动物大脑的某些区域中掺入 3H-胸腺苷来证明正在进行的神经发生。1998 年,成年神经干/前体细胞最终被确定为哺乳动物(包括人类)出生后 CNS 中新神经元的来源。现在已知神经发育不仅局限于胎儿宫内发育过程,而是持续贯穿于出生后到青春期及以后的生命之中。从此之后,出生后神经发育为某些精神神经疾病的起源揭示了新的亮点。

1. 出生后颅脑发育与 ASD 和 ADHD ASD 和 ADHD 是最常见的两种神经发育障碍疾病,各自的患病率约为 1%~2%。ASD 与 ADHD 有较高的同时发生率(大约 20% 的英国 7 岁 ASD 儿童符合 ADHD 标准,反之亦然),提示两者可能有共同的发育起源和危险因素。有人认为这两种情况代表了一种常见潜在疾病的不同表现。绝大多数关于这些疾病的研究都是在诊断后进行的。然而,ADHD 和 ASD 的症状可能来自儿童神经发育与产前/出生后环境之间的复杂相互作用。若能在症状出现之前,检查大脑发育可能会为研究 ASD 和 ADHD 症状的因果路径提供新的契机。

在 ASD 和 ADHD 中,均可观察到脑容积、皮质厚度和连接性异常。在 ASD 中,基于 MRI 测量显示,脑容量在 2~4 岁之间过度生长,随后生长速度减慢,导致成年 ASD 的大脑比对照组小。从首次诊断年龄到成年期之间,ADHD 与脑容量减小有关。然而,后来也观察到儿童晚期症状恶化的 ADHD 个体出现大脑皮质变薄。

关于 ASD 脑尺寸的研究发现头围生长的

早期加速。有证据表明,在随后患有自闭症的新生儿中,ASD 与相对大头畸形和相对小头畸形(头围相对于身长)的发生率相关。一项针对高家族风险婴儿的前瞻性神经影像学研究,利用磁共振测量脑容量,发现在 12~15 个月和 18~24 个月时,即使考虑到体型的差异,未来患 ASD 婴儿的脑容量也更大。这部分婴儿在 6~9 个月时轴突外循环液量较高,并且在 12~15 个月和 18~24 个月时仍然升高,提示轴突外循环液量可能也参与了头围增加。2 岁时表现出自闭症的婴儿,在 6 个月时,连接额叶 - 顶叶区域与后皮层区域的投射通路中白质束成分的各向异性增加,表明其连通性增加,脑容量增加的可能解释之一是多余连接的修剪延迟。

对 ADHD 婴儿的回顾性研究,可观察到头围增长缓慢。从 3 个月大小开始,持续至18 个月。有报道称头围与 ADHD 症状评分的严重程度有关,但这一发现并未得到普遍证实。对于发生 ADHD 的极低出生体重儿进行颅超声测量没有观察到解剖学异常,但是对无出生并发症的婴儿进行的大规模前瞻性研究,确实发现 6 周龄时胼胝体变短和 4 岁时的执行功能缺陷之间的关系。然而,胼胝体长度与随后的 ADHD 症状评分无关。在极早产儿群体中使用结构磁共振成像,发现了脑组织总量(特别是背侧前额区域)减少和随后持续的注意 / 多动症问题有关。

脑容量异常,似乎出现在 ASD 和 ADHD的婴儿期。目前认为 ASD 通常与头围或脑容量增加有关,而 ADHD 则与头围或特定结构体积减少有关。很少有研究直接比较 ASD和 ADHD 中的脑生长轨迹。Gillberg 和 deSouza 发现,ASD 和 ADHD 儿童出生时头围没有显著差异,提示仅在出生后发育出现明显差异。Rommelse 等比较了 129 例 ASD 患儿和 59 例非 ASD 精神疾病患儿(ADHD、对立性反抗疾患、学习障碍、发育迟缓)在出生时和 18 个月时的头围、身高和体重,没有观察到组间显著差异。根据人口规范,两组均显示身高增长与头围不匹配,到 2 岁时比一般人群更高、更瘦、头部比例更小。

最后,关于脑容量和结构参与 ASD 及ADHD 的因果机制,在多种因素例如神经元或神经胶质细胞数量或大小、突触数量、白质束大小或脑室大小之中,究竟哪一个主要导致了脑容量的差异? 了解这一点是非常重要的。来自 ASD 个体的脑组织死后研究已经显示细胞数量和大小的差异(如更多和更大的前额神经元)。增加的脑容量也可能反映神经祖细胞的早期过度增殖。成人之中观察到的异常大脑生长模式是异常脑功能的原因还是结果,仍有需要填补的空白。

2. 出生后脑成熟与精神分裂症　精神分裂症是最普遍的精神疾病之一,其全世界终身患病风险约为 1%。 与儿童时期早期发作的其他神经发育障碍如 ASD 或 ADHD 相反,SZ 的发病发生在青年期。在 SZ 的病因学中,遗传易感因素和产前 / 围产期环境损伤,可能引起神经祖细胞调控、神经元迁移、树突生长和分支化的细微紊乱,扰乱出生后大脑成熟,导致该疾病在青春期后全面发病。至少有四方面因素可能影响出生后脑成熟:γ- 氨基丁酸(gamma aminobutyric acid,GABA)中间神经元成熟、谷氨酸突触的修剪、多巴胺能投射的成熟(尤其是中脑皮质多巴胺能投射),以及少突胶质细胞分化和髓鞘形成。

(1)GABA 中间神经元成熟:含有 GABA的中间神经元在出生后脑成熟过程中发生显著变化,特别是如 GABA 和多巴胺受体等关键分子的表达。中间神经元缺陷被认为在 SZ 的病理生理学中起重要作用。快刺激中间神经元的功能障碍可导致皮质和海马中锥体神经元的去抑制，以及锥体神经元激活和认知功能的不同步，目前认为这些都是 SZ 病理生理学的标志。目前认为，理解出生后中间神经元成熟的扰动，对于解释 SZ 的病理机制非常重要。然而，这种功能障碍的发生，究竟是由于中间神经元的内在问题，还是由于与其他细胞，特别是锥体神经元的连接缺陷，仍不清楚。

（2）多巴胺能投射的成熟：多巴胺通过优化前额皮质中局部皮质微电路的信噪比，在大脑皮层中发挥重要作用。药理学和遗传学研究，特别是多巴胺降解酶儿茶酚 -O- 甲基转移酶（Val158Met）的功能多态性研究表明，皮质多巴胺介导信息处理和工作记忆，而这种功能在 SZ 中受损。从腹侧被盖区（ventral tegmental area，VTA）到皮质的多巴胺能投射表现出明显的出生后成熟。出生后，多巴胺的浓度和酪氨酸羟化酶（酪氨酸合成多巴胺中的限速酶）的染色强度在前额皮质中持续增加，直到青年时期。而在 SZ 受试者的前额皮质中检测到酪氨酸羟化酶染色和多巴胺水平的降低。这些都反映了中脑皮质多巴胺能投射的出生后成熟缺陷，但这种扰动的潜在机制仍然难以捉摸。多巴胺能神经元和其他皮质下传入神经元起源于 VTA，在早期发育中发生的锥体 - 中间神经元之间的连接缺陷导致锥体神经元的异常输出，可能潜在地影响 VTA 的功能。或者，由于产前 / 围产期损伤，未成熟的多巴胺能神经元与皮质神经元网络发生功能性断开，从皮质神经元到多巴胺能神经元的远端缺乏营养支持，可能妨碍多巴胺能投射成熟。

（3）谷氨酸突触修剪：谷氨酸能突触在出生后脑成熟过程中也发生动态变化。儿童晚期和青春期早期，正常受试者的尸检大脑额叶中间回的突触数量急剧减少。消除的主要是谷氨酸能突触。青春期早期的异常突触消除或许可以解释 SZ 发病的时间和某些神经病理学结果。早期神经发育中发生的异常树突状结构引起的异常突触连接，可能是这种缺陷的基础。神经 - 免疫相互作用也可能涉足其中。

（4）髓鞘形成：SZ 患者尸检的大脑分析已经确定了少突胶质细胞相关基因表达谱发生了变化。由于皮质的髓鞘形成发生在出生后（特别是在发病时的青年期，在额叶皮质中髓鞘形成完成），目前认为髓鞘形成的紊乱在 SZ 的病理生理学中非常重要。早期神经发育的缺陷如何影响后期的髓鞘形成仍不确定。突触修剪的紊乱可能与异常的髓鞘形成有关。内源性因素如遗传因素，可能在 SZ 发病前直接干扰髓鞘形成。

精神遗传学最近揭示了几种可能的 SZ 遗传易感因子，包括神经调节素 -1（NRG1）、NRG1 受体 ErbB4 及破坏性精神分裂 -1（disrupted-in-schizophrenia-1，DISC1），它们在神经发育过程中起着关键作用。因此，系统地从早期发育到青春期后疾病发作之间研究这些因素，可能有助于开启对 SZ 长期神经发育过程的机制理解的窗口。

3. 神经可塑性发育与神经退行性疾病　神经元连接即使在成年期也不是固定不变的。它们可以响应内在和外在刺激而改变。这种可塑性使大脑能够代偿外界影响，并适应新环境，即学习和记忆形成。因此，这是终身适应性结构发育的先决条件。它将结构与功能，即遗传因素决定的硬件与外界环境的要求联系起来。在生命早期，神经可塑性最高。出生后 1 年，儿童大脑的突触数量是成人大脑的两倍，随后是突触消除的阶段，以成熟的神经递质系统、受体区域、激素和其他营养因素等为指导实施重组。

特定大脑区域的不同成熟阶段，导致在关键时期各个区域特别易受外部影响。不适当的影响和刺激可能导致发育异常，在这些敏感时期的损害对大脑的影响远远大于以后的同类事件。在出生后到青少年发育过程中，整个大脑都极易受到内、外源性影响，甚至可能影响终身的结构和功能。在成年期，有害因素可能主要通过仍具有高度可塑性的海马系统影响大脑。海马体构成了一个汇聚大量信息的瓶颈，可输出到神经系统的广泛区域。在生命早期，由有害因素引起的这种瓶颈中的可塑性适应欠佳，会使成年期产生额外的易感性，并且使得病理过程可以向大脑的各个区域扩散。

神经可塑性在阿尔茨海默病和帕金森病（Parkinson's disease，PD）等神经退行性疾病的发展和病程中的作用常被低估。然而，这些疾病的特征如 AD 中的 β- 淀粉样蛋白和神经原纤维缠结，或 PD 中的 α- 突触核蛋白聚集与神经可塑性紧密相关。有证据表明神经可塑性构成了早期发育事件和晚期病理表现之间的联系。即使是早期发育中事件和损害也可能导致疾病的发作，包括围产期感染、环境结构欠佳和社会隔离、应激、营养不良、创伤、农药及金属暴露等。所有这些风险因素都是干扰出生后到儿童期和青春期神经发育的事件。它们对正在发育的神经元可塑性能力造成额外负担，并可能导致大脑自身组织的结构性扰动。出生后发育中的神经系统，其神经可塑性比成人大脑更容易受到伤害。而成年后受到危险因素的"二次打击"时，也可能通过保留终身可塑性的海马系统影响大脑。

## 四、精神神经疾病的早期干预与预后

精神神经疾病是一类以认知、行为、情绪等方面的改变为特征，可伴随痛苦体验和 / 或功能损害的疾病。它既可以表现为器质性病变，又可以仅表现为功能性改变，还可以两者同时存在。这些认知、情绪、行为改变或者器质性病变可使患者感到痛苦，功能受损，甚至增加死亡、残疾等的危险性。

目前，我国精神病性障碍患者约有 1 600 万，抑郁症患者约有 3 000 万，而精神分裂症的终身患病率为 6.55‰。精神神经疾病由于其本身的特点和复杂性，识别率和治疗率较低，在一定程度上影响了疾病的预后，给家庭及社会也带来了巨大的经济负担。精神病性症状出现以前往往都存在较长的潜伏期症状，未干预窗口期越长预后越差。因此精神神经类疾病的早期干预就显得尤为重要。精神神经类的疾病早期干扰主要针对两个方面进行：一是在疾病发作之前，针对一些预示将来会发展成精神病的症状进行干预，减少疾病的发病率或减缓疾病的进展速度；二是针对明显发作的病变，早发现、早诊断、早治疗，缩短疾病的未干预窗口期。就拿精神分裂症来说，越来越多的证据发现在精神分裂症发作之前，多数患者都会经历一段时间的前驱症状，并且伴随大脑神经生物学的改变和认知功能的下降，这段时间称未被治疗的精神病阶段（the duration of untreated psychosis，DUP），这一概念是 Crow 在 1986 年提出来的。精神分裂症包括精神病前期状态、前驱期症状、分裂质、危险精神状态、基本症状几种表现。Crow 发现精神分裂症的预后与 DUP 有关，DUP 超过 1 年，患者治疗后的复发率明显增高。因此早期干预非常重要,但干预必须是合理系统针对症状、预防功能减退和减缓疾病进展的干预。主要干预措施包括积极随访、支持性治疗关系的延续、改善家庭及生活环境、心理评估及疏导、认知治疗及药物治疗。同时针对不同的患者,制订个体化的治疗方案。对于首次发作的精神病患者,更要早发现、早诊断、早治疗,改善症状,降低因精神症状造成的自杀及攻击他人等,避免对家庭和社会造成不可挽救的损伤。多项研究结果都显示,早期干预可以缩短精神分裂症患者的DUP,改善社会功能,提高生活质量。

　　大多数精神神经类疾病的预后较差,尤其是发病年龄越早,预后越差,伴有器质性病变的疾病预后也较差,不同的疾病预后也不一样。一项荟萃分析总结了1895—1992年间320个关于精神分裂症结局的前瞻性研究,结果显示大约40%的患者症状明显改善,且1956—1985年间患者的改善率明显高于1895—1955年间的患者,提示抗精神病药物的出现,明显改善了患者的预后。国外

有关精神分裂症预后的研究显示精神分裂症患者痊愈和完全缓解的比例为12%~32%,总体上约有67%的患者可以获得满意的疗效,未痊愈并在病程初期就出现恶化的患者比例为20%~35%。而自闭症的远期预后较差,44%~77%患者预后不良,70%患者有社会适应障碍。女性、发病年龄早、有自伤行为、少年期伴有癫痫发作的患者预后较差,5岁时语言发育水平对预后影响很大,良好的教育及日常训练可以改善预后。ADHD患者有30%进入青春期后症状逐渐消失,但大部分患者进入青春期后症状仍持续存在,进入成人期后仍有40%~50%的患者存在症状,20%~30%的患者不仅有症状,还合并有酒精依赖、反社会行为等问题。不良的家庭环境、社会环境、品行障碍、情绪障碍都是导致预后不良的因素。

　　总之,对于精神神经类疾病,我们要采取早发现、早诊断、早干预的原则,控制症状,延缓疾病的进展,改善患者的预后,减轻患者家庭及社会的负担。

(刘欣梅　赵欣之)

# 参考文献

1. 吴江. 神经病学. 北京：人民卫生出版社，2010.
2. 江开达. 精神病学. 北京：人民卫生出版社，2010.
3. 丁文龙. 神经、精神系统及感觉器官. 上海：上海交通大学出版社，2010.
4. 高英茂. 组织学和胚胎学. 北京：人民卫生出版社，2010.
5. TABUCHIK, BLUNDELLJ, ETHERTONMR, et al. Aneu-roligin-3 mutation implicated in autism increases inhibitory synptic transmission in mice. Science, 2007, 318 (5847): 71.
6. SINDIL A, TANNENBERGR K, DODDP R. Role for the neurexin-neuroligin complex in Alzheime's disease. Neurobiol Aging, 2014, 35 (4): 746.
7. LONGO M, HANKINS GDV. Defining cerebral palsy: pathogenesis, pathophysiology and new intervention. Minerva Ginecol, 2009, 61 (5): 421-429.

8. GOLDMANN JM, SEPLYARSKIY VB, WENDY SW, et al. Germline de novo mutation clusters arise during oocyte aging in genomic regions with high double-strand-break incidence. Nat Genet, 2018, 50: 487-492.

9. BARRITT JA, COHENJ, BRENNER CA, et al. Mitochondrial DNA point mutation in human oocytes is associated with maternal age. Reprod Biomed Online, 2000, 1: 96-100.

10. INOUE A, JIANG L, LU FL, et al. Maternal H3K27me3 controls DNA methylation-independent imprinting. Nature, 2017, 547: 419-424.

11. BAREL O, SHALEV SA, OFIR R, et al. Maternally Inherited Birk Barel Mental Retardation Dysmorphism Syndrome Caused by a Mutation in the Genomically Imprinted Potassium Channel KCNK9. Am J Hum Genet, 2008, 83: 193-199.

12. SKUSE DH, JAMES RS, BISHOP DV, et al. Evidence from Turner's syndrome of an imprinted X-linked locus affecting cognitive function. Nature, 1997, 387: 705-708.

13. MCGRATH J, BROWN A, ST CD. Prevention and schizophrenia--the role of dietary factors. Schizophr Bull, 2011, 37 (2): 272-283.

14. BLACK, RE. Maternal and child undernutrition: global and regional exposures and health consequences. Lancet, 2008, 371 (9608): 243-260.

15. BORENSTEIN AR, COPENHAVER CI, MORTIMER JA. Early-life risk factors for Alzheimer disease. Alzheimer Dis Assoc Disord, 2006, 20 (1): 63-72.

16. MORRISS-KAY G. Retinoic acid and craniofacial development: molecules and morphogenesis. Bioessays, 1993, 15 (1): 9-15.

17. BAO Y. Low maternal retinol as a risk factor for schizophrenia in adult offspring. Schizophr Res, 2012, 137 (1-3): 159-165.

18. LAI X. Vitamin A Deficiency Induces Autistic-Like Behaviors in Rats by Regulating the RARbeta-CD38-Oxytocin Axis in the Hypo-thalamus. Mol Nutr Food Res, 2018, 62 (5).

19. MCGRATH J, BROWN A, ST CD. Prevention and schizophrenia--the role of dietary factors. Schizophr Bull, 2011, 37 (2): 272-283.

20. CANEVER L. The Evaluation of Folic Acid-Deficient or Folic Acid-Supplemented Diet in the Gestational Phase of Female Rats and in Their Adult Offspring Subjected to an Animal Model of Schizophrenia. Mol Neurobiol, 2018, 55 (3): 2301-2319.

21. SOTIRIOU S. Ascorbic-acid transporter Slc23a1 is essential for vitamin C transport into the brain and for perinatal survival. Nat Med, 2002, 8 (5): 514-517.

22. MCGRATH JJ. Vitamin D3-implications for brain development. J Steroid Biochem Mol Biol, 2004, 89-90 (1-5): 557-560.

23. DELUCA GC. Review: the role of vitamin D in nervous system health and disease. Neuropathol Appl Neurobiol, 2013, 39 (5): 458-484.

24. BERTONE-JOHNSON ER. Vitamin D and the occurrence of depression: causal association or circumstantial evidence ? Nutr Rev, 2009, 67 (8): 481-492.

25. MCGRATH J. A systematic review of the incidence of schizophrenia: the distribution of rates and the influence of sex, urbanicity, migrant status and methodology. BMC Med, 2004, 2: 13.

26. DREVETS WC, PRICE JL, FUREY ML. Brain structural and functional abnormalities in mood disorders: implications for neurocircuitry models of depression. Brain Struct Funct, 2008, 213 (1-2): 93-118.

27. LANDEL V. Differential expression of vitamin D-associated enzymes and receptors in brain cell subtypes. J Steroid Biochem Mol Biol, 2018, 177: 129-134.

28. AFZAL S, BOJESEN SE, NORDESTGAARD BG. Reduced 25-hydroxyvitamin D and risk of Alzheimer's disease and vascular dementia.

Alzheimers Dement, 2014, 10 (3): 296-302.

29. EVATT ML. Parkinson disease: Low vitamin D and Parkinson disease--a causal conundrum. Nat Rev Neurol, 2014, 10 (1): 8-9.

30. LARSSON SC. No clear support for a role for vitamin D in Parkinson's disease: A Mendelian randomization study. Mov Disord, 2017, 32 (8): 1249-1252.

31. ZLOKOVIC BV. Neurovascular pathways to neurodegeneration in Alzheimer's disease and other disorders. Nat Rev Neurosci, 2011, 12 (12): 723-738.

32. RICCIARELLI R. Vitamin E and neurode-generative diseases. Mol Aspects Med, 2007, 28 (5-6): 591-606.

33. FLYNN SW. Abnormalities of myelination in schizophrenia detected in vivo with MRI, and post-mortem with analysis of oligodendrocyte proteins. Mol Psychiatry, 2003, 8 (9): 811-820.

34. KWIK-URIBE CL. Chronic marginal iron intakes during early development in mice result in persistent changes in dopamine metabolism and myelin composition. J Nutr, 2000, 130 (11): 2821-2830.

35. LOZOFF B. Poorer behavioral and develop-mental outcome more than 10 years after treat-ment for iron deficiency in infancy. Pediatrics, 2000, 105 (4): E51.

36. LOZOFF B. Long-lasting neural and behavioral effects of iron deficiency in infancy. Nutr Rev, 2006, 64 (5 Pt 2): 34-43.

37. ZIMMERMANN MB. Iodine Deficiency. Endocrine Reviews, 2009, 30 (4): 376-408.

38. MORREALE DEG, OBREGON MJ, ESCOBAR DRF. Role of thyroid hormone during early brain development. Eur J Endo-crinol, 2004, 151 (Suppl 3): 25-37.

39. DONG J. Congenital iodine deficiency and hypothyroidism impair LTP and decrease C-fos and C-jun expression in rat hippocampus. Neurotoxicology, 2005, 26 (3): 417-426.

40. ZIMMERMANN MB. Iodine deficiency in pregnancy and the effects of maternal iodine supplementation on the offspring: a review. Am J Clin Nutr, 2009. 89 (2): 668-672.

41. CHENG SY, LEONARD JL. Molecular aspects of thyroid hormone actions. Endocr Rev, 2010, 31 (2): 139-170.

42. SKRODER HM. Selenium status in pregnancy influences children's cognitive function at 1. 5 years of age. Clin Nutr, 2015, 34 (5): 923-930.

43. SURMEIER DJ. Calcium, ageing, and neuronal vulnerability in Parkinson's disease. Lancet Neurol, 2007, 6 (10): 933-938.

44. SCHAPIRA AH. Calcium dysregulation in Parkinson's disease. Brain, 2013, 136 (Pt 7): 2015-2016.

45. ZAMENHOF S, VAN MARTHENS E, MARGOLIS FL. DNA (cell number) and protein in neonatal brain: alteration by maternal dietary protein restriction. Science, 1968, 160 (3825): 322-323.

46. WAINWRIGHT PE. Dietary essential fatty acids and brain function: a developmental perspective on mechanisms. Proc Nutr Soc, 2002, 61 (1): 61-69.

47. O'BRIEN JS, SAMPSON EL. Fatty acid and fatty aldehyde composition of the major brain lipids in normal human gray matter, white matter, and myelin. J Lipid Res, 1965, 6 (4): 545-551.

48. HORROBIN DF. Fatty acid levels in the brains of schizophrenics and normal controls. Biol Psychiatry, 1991, 30 (8): 795-805.

49. ASSIES J. Significantly reduced docosahexae-noic and docosapentaenoic acid concentrations in erythrocyte membranes from schizophrenic patients compared with a carefully matched control group. Biol Psychiatry, 2001, 49 (6): 510-522.

50. VAN LIESHOUT RJ, VORUGANTI LP. Diabetes mellitus during pregnancy and increased

risk of schizophrenia in offspring: a review of the evidence and putative mechanisms. J Psychiatry Neurosci, 2008, 33 (5): 395-404.

51. BUCHANAN TA, SIPOS GF. Lack of teratogenic effect of brief maternal insulin-induced hypoglycemia in rats during late neurulation. Diabetes, 1989, 38 (8): 1063-1066.

52. LEE AJ. Gestational diabetes mellitus: clinical predictors and long-term risk of developing type 2 diabetes: a retrospective cohort study using survival analysis. Diabetes Care, 2007, 30 (4): 878-883.

53. DEARY IJ, FRIER BM. Severe hypoglycaemia and cognitive impairment in diabetes. BMJ, 1996, 313 (7060): 767-768.

54. EASTMAN NJ, DELEON M. The etiology of cerebral palsy. Am J Obstet Gynecol, 1955, 69 (5): 950-961.

55. WU YW, COLFORD JMJ. Chorioamnionitis as a risk factor for cerebral palsy: A meta-analysis. JAMA, 2000, 284 (11): 1417-1424.

56. ATLADOTTIR HO, THORSEN P, OSTER-GAARD L, et al. Maternal infection requiring hospitalization during pregnancy and autism spectrum disorders. J Autism Dev Disord, 2010, 40 (12): 1423-1430.

57. HAGBERG H, MALLARD C, FERRIERO DM, et al. The role of inflammation in perinatal brain injury. Nat Rev Neurol, 2015, 11 (4): 192-208.

58. BURD I, BALAKRISHNAN B, KANNAN S. Models of fetal brain injury, intrauterine inflammation, and preterm birth. Am J ReprodImmunol, 2012, 67 (4): 287-294.

59. LEVITON A, GILLES FH. An epidemiologic study of perinatal telencephalicleucoencephalopathy in an autopsy population. J Neurol Sci, 1973, 18 (1): 53-66.

60. LOMBARDI G, GAROFOLI F, STRONATI M. Congenital cytomegalovirus infection: treatment, sequelae and follow-up. J Matern Fetal Neonatal Med, 2010, 23 (Suppl 3): 45-48.

61. MCMICHAEL G, MACLENNAN A, GIBSON C, et al. Cytomegalovirus and Epstein-Barr virus may be associated with some cases of cerebral palsy. J Matern Fetal Neonatal Med, 2012, 25 (10): 2078-2081.

62. NAGEL HTC, DE HAAN TR, VANDEN-BUSSCHE FPHA, et al. Long-term outcome after fetal transfusion for hydrops associated with parvovirus B19 infection. Obstet Gynecol, 2007, 109 (1): 42-47.

63. ZHAO J, CHEN Y, XU Y, et al. Effect of intrauterine infection on brain development and injury. Int J Dev Neurosci, 2013, 31 (7): 543-549.

64. ARMSTRONG-WELLS J, DONNELLY M, POST MD, et al. Inflammatory predictors of neurologic disability after preterm premature rupture of membranes. Am J Obstet Gynecol, 2015, 212 (2): 212. e1-9.

65. YANG D, SUN YY, NEMKUL N, et al. Plasminogen activator inhibitor-1 mitigates brain injury in a rat model of infection-sensitized neonatal hypoxia-ischemia. Cereb Cortex, 2013, 23 (5): 1218-1229.

66. BLACKBURN S. Central nervous system vulnerabilities in preterm infants, part I. J Perinat Neonatal Nurs, 2009, 23 (1): 12-14.

67. PITCHER JB, SCHNEIDER LA, BURNS NR, et al. Reduced corticomotor excitability and motor skills development in children born preterm. J Physiol, 2012, 590 (22): 5827-5844.

68. STRANG-KARLSSON S, ANDERSSON S, PAILE-HYVARINEN M, et al. Slower reaction times and impaired learning in young adults with birth weight ＜1500 g. Pediatrics, 2010, 125 (1): 74-82.

69. TALGE NM, HOLZMAN C, WANG J, et al. Late-preterm birth and its association with cognitive and socioemotional outcomes at 6 years of age. Pediatrics, 2010, 126 (6): 1124-1131.

70. FOSTER-COHEN S, EDGIN JO, CHAMPION PR, et al. Early delayed language development in very preterm infants: evidence from the MacArthur-Bates CDI. J Child Lang, 2007, 34 (3): 655-675.

71. NOSARTI C, REICHENBERG A, MURRAY RM, et al. Preterm birth and psychiatric disorders in young adult life. Arch Gen Psychiatry, 2012, 69 (6): 1-8.

72. SELIP DB, JANTZIE LL, CHANG M, et al. Regional differences in susceptibility to hypoxic-ischemic injury in the preterm brain: exploring the spectrum from white matter loss to selective grey matter injury in a rat model. Neurol Res Int, 2012, 2012: 725184.

73. MARIN-PADILLA M. Developmental neuropathology and impact of perinatal brain damage. Ⅲ: gray matter lesions of the neocortex. J Neuropathol Exp Neurol, 1999, 58 (5): 407-429.

74. REES S, INDER T. Fetal and neonatal origins of altered brain development. Early Hum Dev, 2005, 81 (9): 753-761.

75. O'CONNOR TG, HERON J, GLOVER V. Antenatal anxiety predicts child ehavioral/emotional problems independently of postnatal depression. J Am Acad Child Adolesc Psychiatry, 2002, 41 (12): 1470-1477.

76. O'DONNELL K, O'CONNOR TG, GLOVER V. Prenatal stress and neurodevelopment of the child: focus on the HPA axis and role of the placenta. Dev Neurosci, 2009, 31 (4): 285-292.

77. BERGMAN K, SARKAR P, O'CONNOR TG, et al. Maternal stress during pregnancy predicts cognitive ability and fearfulness in infancy. J Am Acad Child Adolesc Psychiatry. 2007; 46 (11): 1454-1463.

78. KHASHAN AS, ABEL KM, MCNAMEE R, et al. Higher risk of offspring schizophrenia following antenatal maternal exposure to severe adverse life events. Arch Gen Psychiatry. 2008; 65 (2): 146-152.

79. TEIXEIRA JM, FISK NM, GLOVER V. Association between maternal anxiety in pregnancy and increased uterine artery resistance index: cohort based study. BMJ, 1999, 318 (7177): 153-157.

80. JANSSEN AB, KERTES DA, MCNAMARA GI, et al. A Role for the Placenta in Programming Maternal Mood and Childhood Behavioural Disorders. J Neuroendocrinol, 2016, 28 (8).

81. GROSSMAN AW, CHURCHILL JD, MCKINNEY BC, et al. Experience effects on brain development: possible contributions to psychopathology. J Child Psychol Psychiatry, 2003, 44 (1): 33-63.

82. BAIER CJ, KATUNAR MR, ADROVER E, et al. Gestational restraint stress and the developing dopaminergic system: an overview. Neurotox Res, 2012, 22 (1): 16-32.

83. SON GH, GEUM D, CHUNG S, et al. Maternal stress produces learning deficits associated with impairment of NMDA receptor-mediated synaptic plasticity. J Neurosci, 2006, 26 (12): 3309-3318.

84. STERLEY TL, HOWELLS FM, RUSSELL VA. Maternal separation increases GABA (A) receptor-mediated modulation of norepinephrine release in the hippocampus of a rat model of ADHD, the spontaneously hypertensive rat. Brain Res, 2013, 1497: 23-31.

85. BUSS C, DAVIS EP, MUFTULER LT, et al. High pregnancy anxiety during mid-gestation is associated with decreased gray matter density in 6-9-year-old children. Psychoneuroendocrinology, 2010, 35 (1): 141-153.

86. PLATT MJ, STANISSTREET M, CASSON IF, et al. St Vincent's Declaration 10 years on: outcomes of diabetic pregnancies. Diabet Med, 2002, 19 (3): 216-220.

87. ORNOY A. Growth and neurodevelopmental

outcome of children born to mothers with pregestational and gestational diabetes. Pediatr Endocrinol Rev, 2005, 3 (2): 104-113.

88. ANDERSON JL, WALLER DK, CANFIELD MA, et al. Maternal obesity, gestational diabetes, and central nervous system birth defects. Epidemiology, 2005, 16 (1): 87-92.

89. EWART-TOLAND A, YANKOWITZ J, WINDER A, et al. Oculoauriculovertebral abnormalities in children of diabetic mothers. Am J Med Genet, 2000, 90 (4): 303-309.

90. FINE EL, HORAL M, CHANG TI, et al. Evidence that elevated glucose causes altered gene expression, apoptosis, and neural tube defects in a mouse model of diabetic pregnancy. Diabetes, 1999, 48 (12): 2454-2462.

91. PIETRYGA M, BICZYSKO W, WENDER-OZEGOWSKA E, et al. Ultrastructural examination of the placenta in pregnancy complicated by diabetes mellitus. Ginekol Pol, 2004, 75 (2): 111-118.

92. ORNOY A. Embryonic oxidative stress as a mechanism of teratogenesis with special emphasis on diabetic embryopathy. Reprod Toxicol, 2007, 24 (1): 31-41.

93. GEORGIEFF MK. The effect of maternal diabetes during pregnancy on the neurodevelopment of offspring. Minn Med, 2006, 89 (3): 44-47.

94. LI Y, GONZALEZ P, ZHANG L. Fetal stress and programming of hypoxic/ischemic-sensitive phenotype in the neonatal brain: mechanisms and possible interventions. Prog Neurobiol, 2012, 98 (2): 145-165.

95. MIELKE MM, MILIC NM, WEISSGERBER TL, et al. Impaired Cognition and Brain Atrophy Decades After Hypertensive Pregnancy Disorders. CircCardiovascQual Outcomes, 2016, 9 (2 Suppl 1): 70-76.

96. SIMJAK P, PARIZEK A, VITEK L, et al. Fetal complications due to intrahepatic cholestasis of pregnancy. J Perinat Med, 2015, 43 (2): 133-139.

97. WEINSTOCK M. The long-term behavioural consequences of prenatal stress. Neurosci-Biobehav Rev, 2008, 32 (6): 1073-1086.

98. TALGE NM, NEAL C, GLOVER V, et al. Antenatal maternal stress and long-term effects on child neurodevelopment: how and why？J Child Psychol Psychiatry, 2007, 48: 245-261.

99. KINNEY DK, MILLER AM, CROWLEY DJ, et al. Autism prevalence following prenatal exposure to hurricanes and tropical storms in Louisiana. J Autism Dev Disord, 2008, 38 (3): 481-488.

100. KHASHAN AS, ABEL KM, MCNAMEE R, et al. Higher risk of offspring schizophrenia following antenatal maternal exposure to severe adverse life events. Arch Gen Psychiatry, 2008, 65 (2): 146-152.

101. LAPLANTE DP, BRUNET A, SCHMITZ N, et al. Project Ice Storm: prenatal maternal stress affects cognitive and linguistic functioning in 5 1/2-year-old children. J Am Child Adolesc Psychiaty, 2008, 47 (9): 1063-1072.

102. MONTELEONE MC, ADROVER E, PALLARES ME, et al. Prenatal stress changes the glycoprotein GPM6A gene expression and induces epigenetic changes in rat offspring brain. Epigenetics, 2014, 9 (1): 152-160.

103. LAMBERT BL, BAUER CR. Developmental and behavioral consequences of prenatal cocaine exposure: a review. J Perinatol, 2012, 32 (11): 819-828.

104. GRANDJEAN P, LANDRIGAN PJ. Developmental neurotoxicity of industrial chemicals. Lancet, 2006, 368 (9553): 2167-2178.

105. PALANISAMY A. Maternal anesthesia and fetal neurodevelopment. Int J ObstetAnesth, 2012, 21 (2): 152-162.

106. WEINBERG J, SLIWOWSKA JH, LAN N, et al. Prenatal alcohol exposure: foetal programming, the hypothalamic-pituitary-adrenal axis

and sex differences in outcome. J Neuroendocrinol, 2008, 20 (4): 470-488.

107. HUIZINK AC, MULDER EJ. Maternal smoking, drinking or cannabis use during pregnancy and neurobehavioral and cognitive functioning in human offspring. Neurosci Biobehav Rev, 2006, 30 (1): 24-41.

108. D'ONOFRIO BM, VAN HULLE CA, WALDMAN ID, et al. Smoking during pregnancy and offspring externalizing problems: an exploration of genetic and environmental confounds. Dev Psychopathol, 2008, 20 (1): 139-164.

109. RODRIGUEZ A, BOHLIN G. Are maternal smoking and stress during pregnancy related to ADHD symptoms in children？ J Child Psychol Psychiatry, 2005, 46 (3): 246-254.

110. YOON B. Intrauterine infection and the development of cerebral palsy. BJOG, 2003, 110: 124-127.

111. YOON BH, KIM CJ, ROMERO R, et al. Experimentally induced intrauterine infection causes fetal brain white matter lesions in rabbits. Am J Obstet Gynecol, 1997, 177 (4): 797-802.

112. SUSSER ES, LIN SP. Schizophrenia after prenatal exposure to the Dutch Hunger Winter of 1944-1945. Arch Gen Psychiatry, 1992, 49 (12): 983-988.

113. NEUGEBAUER R, HOEK HW, SUSSER E. Prenatal exposure to wartime famine and development of antisocial personality disorder in early adulthood. JAMA, 1999, 282 (5): 455-462.

114. MARSHALL M, RATHBONE J. Early intervention for psychosis. Cochrane Database Syst Rev, 2011 (6): CD004718.

115. LARSEN TK, FRIIS S, HAAHR U, et al. Early detection and intervention in first-episode schizophrenia: a critical review. Acta psychiatrica Scandinavica, 2001, 103 (5): 323-334.

116. IANNITELLI A, QUARTINI A, TIRASSA P,

et al. Schizophrenia and neurogenesis: A stem cell approach. Neurosci Biobehav Rev, 2017, 80 (January): 414-442.

117. SMART I. The subependymal layer of the mouse brain and its cell production as shown by radioautography after thymidine-H3 injection. J Comp Neurol, 1961, 116 (3): 325-347.

118. ERIKSSON PS, PERFILIEVA E, BJÖRK-ERIKSSON T, et al. Neurogenesis in the adult human hippocampus. Nat Med, 1998, 4 (11): 1313-1317.

119. JOHNSON MH, GLIGA T, JONES E, et al. Annual Research Review: Infant development, autism, and ADHD-early pathways to emerging disorders. J Child Psychol Psychiatry, 2015, 56 (3): 228-247.

120. SHEN MD, NORDAHL CW, YOUNG GS, et al. Early brain enlargement and elevated extra-axial fluid in infants who develop autism spectrum disorder. Brain, 2013, 136 (Pt 9): 2825-2835.

121. WOLFF JJ, GU H, GERIG G, et al. Differences in White Matter Fiber Tract Development Present from 6 to 24 Months in Infants with Autism. Am J Psychiatry, 2013, 169 (6): 589-600.

122. BORA S, PRITCHARD VE, CHEN Z, et al. Neonatal cerebral morphometry and later risk of persistent inattention/hyperactivity in children born very preterm. J Child Psychol Psychiatry, 2014, 55 (7): 828-838.

123. GILLBERG C, DE SOUZA L. Head circumference in autism, Asperger syndrome, and ADHD: a comparative study. Dev Med Child Neurol, 2002, 44 (5): 296-300.

124. ROMMELSE NNJ, PETERS CTR, OOSTERLING IJ, et al. A pilot study of abnormal growth in autism spectrum disorders and other childhood psychiatric disorders. J Dev Disord, 2011, 41 (1): 44-54.

125. JAARO-PELED H, HAYASHI-TAKAGI A,

SESHADRI S, et al. Neurodevelopmental mechanisms of schizophrenia: understanding disturbed postnatal brain maturation through neuregulin-1-ErbB4 and DISC1. Trends Neurosci, 2009, 32 (9): 485-495.

126. SCHAEFERS ATU, TEUCHERT-NOODT G. Developmental neuroplasticity and the origin of neurodegenerative diseases. World J Biol Psychiatry, 2016, 17 (8): 587-599.

## 第七节　生育障碍的发育起源

不孕的医学定义为一年未采取任何避孕措施,性生活正常而没有成功妊娠。在遗传上,不孕症被认为是致命因素,因为没有后代,家庭的遗传信息在这对夫妻身上就会停止传递。一般来说,男性不育因素包括性功能障碍、无精子症或少精子症及异常的精子形态或运动、精索静脉曲张、隐睾等。遗传发病机制可能包括 Y 染色体微缺失、染色体异常、单基因突变或精子线粒体 DNA 的重排等。女性不孕因素包括先天性生殖器官畸形或女性生殖系统功能障碍,包括异常的卵泡发生、排卵障碍和盆腔因素等。许多数据表明在配子发生期间及胚胎 - 胎儿发育期间,出现不良暴露或干预也可能导致不孕。关注发育对生殖健康的影响并不新鲜。动物模型和人类流行病学数据表明,早年生活事件可能会引发后续的变化,增加疾病风险,例如生育障碍。

动物模型和基础研究的结果显示生殖系统在不同的发育时期以及整个生命周期都是非常脆弱的。我们回顾分析了流行病学和基础科学研究,阐述生育障碍中发育起源的影响。最后,我们总结了表观遗传修饰的相关科研进展,以及目前可用的预防和治疗对策。

## 一、动物研究

哺乳动物孕期暴露于外界不良因子,如环境内分泌干扰物、明显的营养失调或过量甾体激素,可能导致其子代许多疾病,包括生育障碍。

### (一)环境内分泌干扰物

环境内分泌干扰物(environmental endocrine disruptors,EEDs)广泛存在于日常生活和工作的环境中,可通过多种途径和方式主动或被动进入动物和人体内,成人可以通过 DNA 损伤修复机制、健全的免疫系统、解毒酶、肝脏代谢和血脑屏障等保护机制来抵抗 EEDs 的损害,而发育中的胎儿和新生儿保护机制并不完善,因此对具有激素活性的 EEDs 更敏感也更易受影响。EEDs 影响生殖内分泌主要通过受体介导途径或非受体介导途径发挥作用,即通过结合细胞外的膜受体,转运到细胞内,并进入核内与 DNA 的启动子位置结合,从而启动一些目的基因的表达,模拟、阻止或干扰睾酮、雌激素、甲状腺激素等内分泌激素的产生过程;或通过直接影响与激素合成有关酶的活力,以及破坏内源性激素及其受体的生成、代谢、转运、细胞信号转导途径等,从而导致子代生育障碍。

动物实验表明，孕鼠短时间暴露于 EEDs，如双酚 A（bisphenol A，BPA）、乙烯菌核利、甲氧滴滴涕、2，3，7，8- 四氯二苯并 - 对二噁英（2，3，7，8-tetrachlorodibenzo-p-dioxin，TCDD）等，能诱导子代表型改变，生精功能下降（细胞数和容积），并且导致雄性不育发生率的升高，这些影响可以通过雄性基因线转移到后代。环境混合物能引起精子缺陷，对雄性动物的生殖能力和生殖器官的发育造成影响，这种损害可一直持续到第四代雄性子代，其机制可能是由于改变了睾丸和精子的 DNA 甲基化状态。表观基因的改变可能会干扰睾丸类固醇受体联合调节因子的蛋白表达谱、相关的激素信号及雄性生殖器官的发育，包括精子生成。研究认为环境因子可以诱导精子表观基因和睾丸蛋白质组的表观跨代改变，从而导致雄性子代不育症。

在雌性子代上，孕鼠短时间暴露于不良的内分泌干扰物可诱导子代成年母鼠卵巢疾病的表型跨代持续改变，包括不孕。孕期母鼠短时间接触一些环境毒性物质，诱发子代卵巢囊肿形成并类似于人类的多囊卵巢综合征（polycystic ovary syndrome，PCOS），或者卵巢原始卵泡池体积变小类似于原发性卵巢功能不良。一项研究也表明，宫内暴露于 BPA 的雌性小鼠 CpG 岛的甲基化程度下降，且降低的 DNA 甲基化程度导致了雌激素受体与雌激素反应元件结合增强。胚胎期是性分化、性发育的关键时期，极少量的 EEDs 暴露都可能引起性激素合成与代谢的失衡，导致性分化、性发育异常，从而影响子代泌尿生殖系统。有证据显示，不同的转录和表观基因 DNA 甲基化在颗粒细胞中将跨代持续影响三代。

虽然大量的动物实验证明环境内分泌干扰物暴露会对动物健康构成不良影响，但是其对人体的确切影响仍充满争议。这一方面是因为对流行病学调查数据的分析和解释方法存在较大争议，如精子数目的减少和质量降低问题的争议等；另一方面是环境化合物对健康造成影响的权重并不明确，目前还没有足够的证据在环境内分泌干扰物暴露与人类生殖功能、肥胖、糖尿病、癌症等负面健康效应之间建立起必然的因果联系，因此急需组织较大时空跨度的特定化合物与相关疾病关系的流行病学调查，并建立在化合物低暴露水平和复杂暴露条件下的流行病学数据分析及解释模型。

**（二）母体营养失调对后代生殖障碍的影响**

妊娠动物暴露在一个失调的营养环境中，如母体糖尿病、肥胖、宫内蛋白限制、高脂饮食等，也可能导致雄性和雌性子代生育能力的改变。

有文献提示孕期营养会影响到母体内分泌激素的分泌，从而对子代发育产生重要影响。例如母体在孕早期营养不良，雄性子代的脂质合成急性调控蛋白表达将会升高，在睾丸中这个蛋白可运输胆固醇到线粒体中从而有利于激素生成，但睾丸体积无明显变化。另一项研究表明，孕绵羊在孕 70 天到分娩时期如果营养不良，雄性子代的睾丸重量比对照组明显较轻。如果孕绵羊在第二孕期（孕 31~100 天）接受低蛋白饮食，与对照组相比，其雄性子代的支持细胞数量明显下降，精小管直径明显变小。孕母牛如果第一和第二孕期给予低蛋白饮食，其雄性子代青春前期的血浆卵泡刺激素（follicle stimulating hormone，FSH）浓度会升高，睾丸重量降低。睾丸的体积及重量提示着生殖器官的发育，与成年后生育能力正相关。综上，孕期母体的营养状态对雄性子代性成熟后的生育能力非常关键。

宫内蛋白限制的孕鼠，子代生殖表型改变，从而导致生长及发育受损。在雌性幼崽中的改变，包括肛门到生殖器距离增加，阴道开放及第一次发情延迟，较低水平的血清雌二醇（estradiol，$E_2$）、孕酮、促黄体生成素（luteinizing hormone，LH），月经周期延长，生育率下降，幼崽的存活率下降等。综上，宫内蛋白限制导致雌性子代性成熟障碍和生育功能早衰。

在一项大鼠研究中，由于受孕鼠糖尿病影响而引起的宫内生长限制，幼崽产后3天的体重和血糖水平要明显低于对照组。这些雄性子代的睾丸下降和包皮分离也明显推迟，40天、60天和90天鼠龄的雄性子代小鼠生殖器官重量也明显低于对照组。

J.Wallace报道的肥胖绵羊模型中，母绵羊在孕期过度营养，会导致宫内胎儿生长受限。Da Silva等发现孕绵羊孕期给予过度营养喂养，其雌性子代的卵巢发育会推迟，并且雌性胚胎卵巢中的原始卵泡数量下降。在同一实验中，雄性子代性成熟时间推迟，出生28~35周的雄性子代血浆睾酮浓度及睾丸体积明显低于对照组，从而导致生育率下降。

### （三）高甾体激素环境对后代生育情况的影响

许多研究为孕期过量雄激素和雌激素导致子代不孕表型的各种机制提供了相关证据。对于胎儿性腺器官的形成及分化发育，出生前是一个较为敏感的时期，已经有大量的实验研究证实，雄性动物在胎儿期如果受到外源性高剂量雌激素暴露将影响生殖系统发育，而且雌激素活性物质对啮齿动物生殖毒性的作用敏感性与特定的胚胎发育时间相关。Fisher等采用具有雌激素样活性的邻苯二甲酸二丁酯（dibutyl phthalate，DBP）诱发的动物模型显示：给妊娠期母鼠一定剂量的DBP后其不同日龄的雄性子代睾丸重量均明显低于对照组，成年子代80%出现不育。

Wang等在大鼠孕期不同时间注射雄激素，观察母代妊娠率、流产率，以及对后代卵子发育的影响，发现孕期全程给药组的大鼠子代几乎无生育力，孕期前半程给药组造成的生育力下降大于孕期后半程给药组；另一研究亦证实了子代PCOS的发生与妊娠期，尤其是妊娠早期雄激素过高有关。动物实验研究表明，恒河猴、绵羊妊娠期雄激素过高，可导致雌性胎儿在青春期发生PCOS样改变。动物在宫内胎儿期暴露于高水平雄激素（通过对母体给予极大剂量的雄激素）可能发展为生育和代谢障碍，与人类的PCOS相似。在母羊中，雄激素暴露过多的雌性后代表现出早期卵泡发育异常，卵泡募集增多，卵巢储备下降和紊乱的卵巢周期。在之后研究中，如给予高剂量雄激素的孕猴也发现了类似的结果，包括LH水平升高、晚孕期胎儿及出生早期的婴儿高雄激素血症等。在绵羊模型中，妊娠晚期高雄环境与抗米勒管激素（anti-Müllerian hormone，AMH）在成人窦前和窦卵泡中的表达相关，类似于人类PCOS样改变。成人卵巢内AMH表达的变化导致了PCOS患者卵泡发育异常。

孕期过量雄激素暴露的子代表型与雄激素剂量也相关。低剂量暴露者子代仍可排卵，高剂量暴露者则更多表现为卵巢无排卵周期，两者卵巢脂质合成都有所增加，但分子机制各不相同，高剂量者增加过氧化物酶体增殖物等转录因子，以及调控胆固醇利用的蛋白，如脂质合成急性调控蛋白的表达；高剂量雄激素还可导致卵巢炎症前状态,继而使前列腺素G和环氧酶2分泌及表达增加,参与了PCOS发生发展。

#### (四)总结

动物研究表明,母亲妊娠期间如受到外界不良因子,如环境内分泌干扰物、明显的营养失调或过量甾体激素,对子代生育能力影响很大。由于人类研究的局限性,通过建立动物模型研究子代生育功能的变化是非常重要的研究方法。但人类与动物的性腺发育及配子产生时间仍存在一定差异。在一些大型哺乳动物,如人类、绵羊、山羊、牛、猪等,卵母细胞池在出生前已经形成,在胚胎时期窦前卵泡的储备已经建立,代表了成年时期的生育力。但不是所有的哺乳动物都是如此,如小鼠,尽管胚胎期有丝分裂已经开始,生育器官已经分化,但卵泡形成在出生后进行。因此,选择合适的动物、合适的时机研究非常重要,对人类自身的研究仍任重道远。

## 二、人类研究

### (一)宫内暴露于己烯雌酚

己烯雌酚作为一个口服的合成雌激素从1938年开始使用。1971年前大量妇女在早孕期服用己烯雌酚以减轻妊娠反应,但她们的胎儿也因此在宫内暴露于己烯雌酚。队列研究发现,宫内暴露于己烯雌酚的女性子宫及输卵管性因素不孕的发生率显著增高。2011年一项来自美国的荟萃分析发现,宫内暴露于己烯雌酚的妇女发生不孕症比例为33.3%,较非暴露组(15.5%)明显增加。宫内暴露于己烯雌酚导致女性不孕的原因主要跟输卵管和子宫的结构异常相关:包括输卵管运动功能异常、输卵管狭窄、子宫内膜容受性异常、子宫肌层

功能异常、宫颈狭窄、宫颈黏液分泌不良等。大部分研究发现宫内己烯雌酚暴露会增加男性泌尿生殖道异常的风险,2009年一项队列研究报道宫内暴露于己烯雌酚可增加隐睾、附睾囊肿、睾丸炎症等男性泌尿生殖道异常的风险。也有个别报道发现其与男性泌尿生殖道异常无关。最新的研究发现宫内暴露于己烯雌酚的男性,其第二代和第三代的男性后代生殖道异常的发生率也会增高。对于宫内暴露己烯雌酚是否增加男性不育的发生率目前尚有争议,有研究认为它并不增加男性不育的风险,但也有研究发现其增加不育的风险,不过活产率无差别。

### (二)发育源性生育障碍的机制

1. 生育障碍的表观起源和发育起源　人类生育障碍可以是原发的,也可继发于成年后的疾病,也可能由营养不良、放化疗或辅助生殖技术影响而引起,这些都有可能是生育障碍的胚胎胎儿发育起源。

下丘脑 - 垂体 - 性腺(hypothalamic pituitary gonadal,HPG)轴有调节机体生长发育、生殖功能、生殖器官发育的作用。胚胎、胎儿发育过程中不良的发育环境,如营养不良、吸烟、内分泌异常等会影响子代HPG轴的发育,造成生殖系统的异常从而导致生育障碍。胚胎发育起源的生育障碍相关疾病,包括男性前列腺疾病、先天性尿道下裂、隐睾和性腺功能障碍,女性子宫内膜异位症、子宫畸形、提早月经初潮、多囊卵巢综合征和女性早绝经。这些均可能与胚胎宫内发育不良有关。2001年,Skakkebaek提出了睾丸源性生育障碍综合征(testicular dysgenesis syndrome,TDS),其包括隐睾、尿道下裂、精子质量下降、睾丸癌等,这些疾病的发生可能与宫内环境不良引起胚胎性腺发育异常相关。男性胎儿宫内发育不良

增加先天性尿道下裂、隐睾和性腺功能降低的发生率，这类人群在婴儿期血清 FSH 水平升高，青春期后睾丸体积减小，睾酮水平降低。其发生机制可能是宫内不良环境通过 HPG 轴影响雌激素 - 雄激素分泌失衡，引起男性睾丸发育异常，睾丸支持细胞的功能异常可影响精子质量，睾丸间质细胞功能异常可引起雄激素分泌不足，增加尿道下裂和隐睾的发生。女性胎儿宫内发育不良增加 FSH/AMH 分泌异常、肾上腺功能早现、性早熟、PCOS 的风险。早产的女性卵巢对 FSH 的反应较差，易出现亚临床高雄激素血症（肾上腺或卵巢来源）、排卵率降低、子宫和卵巢体积减小。而上述这些异常均可能导致生育力下降。胚胎发育期的不良环境可程序化 PCOS 的发病，暴露于高雄激素环境的胎儿，出生后易表现为 AMH 水平异常。

母亲营养不良也可能会影响其后代的疾病发生。但是其对生育障碍的影响尚存在争议。目前，尚无令人信服的直接流行病学数据表明孕产妇营养的改变是导致生殖功能障碍的相关因素。有研究发现，小于胎龄儿的生育率与正常胎龄儿相比并没有降低。一项病例对照研究发现，小于胎龄儿和正常胎龄儿在卵泡期 LH、FSH、$E_2$ 和 AMH 水平上没有显著差异，它们对内源性促性腺激素释放激素（gonadotropin-releasing hormone，GnRH）的反应也没有显著差异，从而得出结论，小于胎龄儿不影响青少年卵巢的储备功能。然而，也有研究提示母亲营养不良可能从胚胎发育起源上引起生育障碍。在小于胎龄儿中，男孩、女孩 FSH 分泌均增高，此外，女孩中 AMH 和 GnRH 激动剂诱导的 $E_2$ 浓度也增高。出生时的营养状况和卵巢的反应性有关，出生时较胖的婴儿成年后对中等体力活动不会表现出

卵巢抑制，出生体重较轻的婴儿对体力活动容易表现为卵巢抑制，这可能是因为母体营养不良导致胚胎发育时期出现了适应性变化。但是卵巢这种适应性反应也有可能降低生育力。出生体重较轻的女孩会有较早的月经初潮。一项前瞻性队列研究用新生儿实际出生体重与平均出生体重比（expected birth weight ratio，EBW）作为宫内发育情况的一项指标，EBW 小于 1 的女性初潮更早，EBW 小于 1 且 8 岁时身体质量指数（body mass index，BMI）> 16.3kg/$m^2$ 的女性初潮年龄提早的比例更高。宫内营养不良或可减少原始卵泡生成，降低卵巢储备能力，使得绝经年龄提前，队列研究发现，出生体重小于 2.5kg 的新生儿绝经年龄较早。横断面研究发现，不育的男性中较正常生育的男性低出生体重的比例高，不育的男性中低出生体重者具有更差的内分泌激素水平、精子质量和临床结局。

生育障碍也可以继发于糖尿病、心血管疾病、癌症、肥胖症和其他一些成人发病疾病。糖尿病患者性功能降低，不孕不育的风险增高。男性糖尿病患者精子浓度、活力、正常形态下降，炎症反应增加。女性糖尿病患者可通过排卵障碍、输卵管功能异常、受精及胚胎植入异常等多种因素引起不孕。肥胖与无排卵有关，并且降低体外受精（in vitro fertilization，IVF）中卵巢对促排药物发反应。多项研究表明，肥胖会降低男性生育力，其可能途径包括通过表观遗传的改变、改变男性雄性激素轴、勃起功能障碍、精神压力、炎症反应、睡眠呼吸暂停综合征等。

化疗、放疗也可能通过遗传和表观遗传修饰的改变导致后代生育能力异常。放疗、化疗在提高儿童和青年癌症患者的生存率的同时，也会引起生育功能障碍和其他性腺功能障

碍。此外，治疗某些癌前病变和良性疾病，如骨髓增生异常和系统性红斑狼疮，也可能需要用大剂量化疗药物。因此，在进行放疗、化疗治疗的同时，也需要考虑到其通过影响胚胎发育起源导致后代不孕不育的副作用。生育障碍通常是化疗、放疗的长期不良后果，不仅影响接受治疗的患者，也影响其后代。生殖细胞对细胞毒性药物和放疗较敏感，在接受性腺癌治疗的人群中，约 10%~30% 的患者发生永久性不孕，尤其是男性中更为常见。睾丸损伤可影响生殖细胞、睾丸支持细胞和间质细胞的功能，而其中又以生殖细胞对其反应最为敏感。放疗、化疗在精原细胞分化阶段将其杀灭，那些存活下来的精母干细胞也失去进一步分化的能力，从而导致男性患者不育。在女性患者中，化疗和放疗破坏卵泡，使得卵母细胞耗竭、卵巢纤维化和血管损伤，导致卵巢早衰，过早绝经。

通过辅助生殖技术（assisted reproductive technology，ART）出生的儿童具有较高的出生缺陷、遗传异常、印迹障碍及不孕不育的风险。来自丹麦的一项队列研究发现，ART 治疗后出生的婴儿中生殖器畸形的患病率上升（*HR*=2.32）。病例对照研究表明，卵细胞质内单精子注射（intracytoplasmic sperm injection，ICSI）治疗出生的男性后代精子总数、精子浓度及活动精子总数较自然妊娠出生者下降。通过辅助生殖技术出生的后代生殖障碍的医源性风险不仅与 ART 相关，还与其父母的不孕不育因素相关，如 Y 染色体的微缺失、精子异常等，这是因为 ART 绕过自然保护机制产生后代，从而使其后代不孕不育风险明显增加。由 ART 产生的后代可能传递其父母不孕相关的遗传性状。ART 出生的儿子会遗传其无精症父亲 Y 染色体的缺

失。ICSI 出生的男婴儿血清睾酮水平较低，这意味着可能遗传了其父亲的睾丸间质细胞功能受损。多项实验室研究也发现，ICSI 子代发生 Y 染色体微缺失、精子非整倍体、性染色体异常等的概率明显增高。前瞻性临床观察研究发现，ART 可增加男性后代的临床突变。Chun Feng 等对 37 位通过 IVF/ICSI 出生的男孩（其父亲具有正常染色体核型）和 60 位通过自然受孕出生的男孩的 Y 染色体进行分析，发现 ICSI/IVF 出生的男孩中有 10.8%（4/37）出现新发的 Y 染色体微缺失，而通过自然怀孕出生的男孩均是正常的，这表明 ART 出生的男性后代的不育风险增高。

表观遗传是 DNA 序列不发生改变，但是基因的表达却发生了可遗传的改变。它是环境作用于基因的一种可塑性表现，在不同环境作用下同一种基因型可以产生一系列不同表型。表观遗传修饰即以 DNA 甲基化、组蛋白翻译后修饰、基因印迹、染色质重塑及 RNA 干扰等形式改变子代基因表达，是适应早期环境事件的主要方式。在发育过程中，会出现 2 次大规模的表观遗传标记重建，以 DNA 甲基化为例，第一次去甲基化发生在形成原始生殖细胞过程中，这些细胞中源自亲本的 DNA 甲基化特征被消除，并在生殖细胞的成熟过程中重新建立；第二次去甲基化发生在受精过程中，精子和卵子分别出现广泛的去甲基化且产生新的甲基化特征。如果生殖系统、卵子或精子在它们的关键发育期中受到环境的影响，那么生殖系统中受到表观遗传修饰改变的基因就会传递到下一代，从而影响其生育能力。表观遗传修饰最敏感的阶段是配子发生和胚胎发育时期。在基因组动态变化活跃的围生期和围产期极易受到不利影响，通过表观遗传修

饰从而导致不孕不育。父系 *H19*、*GTL2* 和母系 *PEG3*、*PEG1*、*ZAC*、*SNRPN*、*LIT1* 差异甲基化区域甲基化异常,均可影响男性的精子质量,降低其生育力。多囊卵巢综合征是育龄妇女最常见的内分泌紊乱之一,多囊卵巢综合征患者常出现排卵障碍和不孕症,虽然多囊卵巢综合征的病因目前仍然不确定,但研究认为其起源与胎儿时期宫内暴露于高雄激素有关。有学者认为,在子宫内,高雄激素可能扰乱胎儿生殖系统表观遗传重编程,导致出生的胎儿成年后表现出 PCOS 表型,同时,受精后生殖细胞表观遗传异常的不完全消退可促进 PCOS 的世代遗传。

2. 表观隔代遗传 表观隔代遗传是指一个经表观修饰的基因,从一代传递到下一代,这种效应可能跨越多代人。表观隔代遗传需要通过生殖细胞将基因的表观修饰传递下去。如果 F0 代在怀孕期间暴露于不良因素,那么其引起的相关疾病在 F0/F1/F2 均可能是直接暴露导致,而 F3 中出现该疾病则为表观的隔代遗传引起。如果 F0 代在非怀孕期间或者 F0 为父系暴露于不良因素,那么引起相关疾病在 F0/F1 中可能为直接暴露导致,而 F2 出现该疾病则是表观的隔代遗传。不良环境可能通过对生殖细胞基因的表观修饰改变引起生育障碍,而通过表观修饰的隔代遗传造成其后代的生育障碍。动物研究发现二噁英、塑料混合物、喷气燃料、化学有机溶剂、缺乏叶酸、高脂饮食、吸烟、饮酒和压力等环境暴露均可诱导生育障碍的隔代遗传。人类研究发现,热量摄入不足、吸烟和压力可通过表观遗传学的改变引起生育障碍并出现隔代遗传。

### (三) 营养不良导致的表观机制

上文已经提到,DNA 甲基化和组蛋白修饰是表观遗传的重要机制,而 DNA 和组蛋白的甲基化均依赖于 S- 腺苷甲硫氨酸作为甲基供体,S- 腺苷甲硫氨酸直接受饮食影响,故饮食可调节表观遗传。营养不良可通过表观遗传的调节引起生育障碍。母体食物中的甲基供体如叶酸的减少,会影响甲基化相关酶的活性,从而导致基因甲基化异常和基因组不稳定。母体维生素 $B_{12}$、脂肪酸的缺乏也可通过甲基化机制影响脂质代谢基因 PPAR 的表达。锌也可能参与甲基化的生成与调节,其通过参与 DNA 甲基转移酶(DNA methyltransferase,DNMT)和组蛋白去乙酰化酶(histone deacetylase,HDAC)等表观修饰酶的构成,而影响表观遗传修饰调控过程。断奶后的饮食影响胰岛素样生长因子 2 基因位点的基因印迹,并可能增加疾病的发生。胎儿的营养不良会在人类发育轨迹中产生适应性的变化,出生时营养状况的差异与成人卵巢功能对能量负荷敏感性的适应性差异有关。研究认为,胎儿的生育能力会产生隔代遗传的效应,妊娠期营养不良妇女的子代在成年后出现生育障碍风险增高。在人类中隔代遗传可能是通过性染色体介导的。

### (四) 化疗导致的表观机制

化疗引起的不孕症是药物毒性的一种表现。药物诱导的表观遗传的改变主要通过染色质重塑、DNA 甲基化、组蛋白乙酰化,以及核小体亚基交换的组合起作用,最终使生育相关的基因被激活或抑制,导致不育。

表观基因组的改变可能涉及直接或间接机制。直接作用可以通过染色质结构或 DNA 甲基化的直接改变。间接影响可能发生在两个阶段:急性暴露阶段和慢性暴露阶段。急性化学接触可能改变分子信号通路,导致生殖相关基因启动子的转录因子活性改变,引起相关的生殖毒性。长期暴露于化疗药物可以促进细胞适应药物对表观基因组的改变,产生表观遗传状态改变的可耐受性,最后即使化疗药物停止,也可能持续存在不利的表观遗传状态,可能涉及多代或跨代受累。科学家在小鼠中已经证实,如果小鼠长期遭受药物、环境、应激、饮食等刺激,不仅影响子代体细胞,从而影响子代健康,还可以影响后代生殖细胞的表观遗传信息,从而直接影响后代的基因表达。

生殖细胞(卵母细胞和精子)更新频繁,性腺更易受到化疗或放疗的毒害。根据 Faddy-Gosden 模型,如果在 10 岁时接受全身放疗(14.4 Gy),则预计在 13 岁时出现卵巢衰竭。在这种情况下,生殖细胞表观基因组的永久性改变和由此产生的表观遗传传代问题显得尤为重要。

#### (五) ART 导致的表观机制

ART 引起的后代不孕可能是由于生育相关基因表达的表观遗传修饰,主要是甲基化模式的改变。

ART 可能影响配子发生和植入前胚胎的发育。这些时期也是哺乳动物表观遗传修饰的关键时期,其中包括父系和母系基因印迹的建立,并且大部分来源于父母的甲基化印迹在该时期被抹去,体细胞分化过程中基因组将重新被甲基化。由于 ART 主要涉及配子和早期胚胎,而不是原始生殖细胞,因此 ART 不太可能影响印迹标记的擦除,但更有可能改变印迹的建立或维持。

由于生殖细胞(精子和卵母细胞)和植入前胚胎易受不良环境的影响,细胞应激或复杂的刺激可能会影响这些关键时期的相对表观遗传修饰,并导致一些修饰的改变,使之不同于自然情况下发生的表观遗传

修饰。

在配子发生和早期胚胎发育过程中,ART 诱导的表观遗传修饰改变可能导致表型倾斜,最终导致长期的健康损害,并且可能以跨代方式遗传。

ART 可能会引起配子和 ART 受孕后代的广泛表观遗传改变。这些改变可能会增加后期患病风险,包括不孕症和其他一些可能导致不孕的疾病,包括 2 型糖尿病、肥胖和心血管疾病。虽然目前没有关于 ART 跨代效应的直接证据,但这些担忧仍然存在,因为在动物研究中已经观察到 ART 的跨代印迹效应。

### 三、发育源性生育障碍的预防和治疗

在上述内容中,我们已经知道发育源性生育障碍可能与围产期一些不良因素的暴露(如 ART)、胎儿期因素(如发育不良)有关,甚至与其父母早期的一些情况有关(如童年时期的放疗、化疗)。那么发育源性生育障碍的预防及治疗需要围绕各个时期各种因素加以进行。从时间角度划分,我们将从受精前、围受精期、妊娠期、产后四方面进行阐述,任一阶段都需要加以重视,不可忽略。

#### (一) 受精前预防与治疗

由于生育障碍可能是以隔代遗传的方式遗传,发育源性生育障碍的受精前预防与治疗的施行时间需要从父母辈自身的受精开始至子代的受精前,即受精前的预防和治疗应该早在祖父母时期就开始注意。内容上则主要从父母亲健康的生活方式和行为入手。

受精前预防与治疗发育源性生殖障碍主要包含以下两方面。

1. 避免祖父母辈及父母辈的不利外界环

境因素的暴露(如内分泌干扰物、化疗、放疗等)。但在一些情况下,化疗、放疗这类处置不可避免,此时则需要在治疗时结合生育力保存问题,把其作为诊疗方案的基本组成部分,从患者利益角度出发,进行合适的放化疗前处置。例如,在放疗前,可以考虑进行卵巢组织手术及后续处理来保留卵巢功能;化疗前可进行卵巢抑制,或者将配子、胚胎或性腺组织进行冷冻保存,在符合一定条件时进行复苏等处理来恢复生育力。

2. 减少祖父母辈及父母辈体内环境的不利暴露(如子宫内膜异位症、PCOS、肥胖等)。已有多篇文献证明在有子宫内膜异位症、多囊卵巢综合征、肥胖等情况的母体中,卵子质量及胚胎发育情况是受到影响的,是发育源性生殖障碍的高危因素。那么对于存在这些不利体内环境的个体,在孕前进行手术和/或药物治疗来改善其身体状况是有助于预防发育源性生殖障碍的。

### (二)围受精期的预防和治疗

围受精期的定义通常为受精前 3 个月至受精后 2 周的胚胎期。这段时期与早孕期(妊娠前 3 个月)是易受不良影响的关键时期。

有一些营养物质可以促进甲基的一碳代谢,如叶酸,研究表明这些物质通过表观遗传修饰显著地影响着生长发育。当母体缺乏叶酸时,体内可能通过阻断卵泡发生、卵母细胞受精、胚胎着床和降低胎儿存活率而影响女性生殖功能。在人类中进行的前瞻性研究证实,早孕期高剂量补充叶酸(5mg/d)对降低早产、低出生体重、小于胎龄儿是一种保护性因素,也有利于前 18 个月的儿童神经发育。还有动物实验发现,母体补充甲基对后代的表观遗传变异和 DNA 甲基化有影响,可以阻止某些表型的跨代效应。因此,围着床期和早孕期母体补充甲基(例如叶酸)对预防和治疗发育源性不孕有积极作用。

发育源性生育障碍还可能是围着床期时 ART 引起的医源性后果。因基因原因而有生殖障碍的父母通过进行 ART 产下子代时,相关不孕缺陷直接遗传至子代,这种生殖障碍状态在子代中再次出现。对于这类医源性将致病基因遗传传递的基因相关生殖障碍缺陷,最佳防治措施是自然妊娠使得致病基因的自然淘汰。在一些夫妇中进行 ART 是无法避免的情况时,则需要严格选择胚胎,推荐进行遗传筛查和胚胎植入前遗传学检测(preimplantation genetic testing,PGT)。例如,有生殖障碍夫妇中如果男方 Y 染色体微缺失,男性后代有生殖障碍的可能性就非常大,男方 Y 染色体微缺失可作为其预测性标记,那么可以在进行 ART 时利用 PGT 技术选择女性后代或遗传正常的男性后代进行移植。在 ART 引起的医源性生殖障碍情况中,人为干预越少,预防及治疗效果就越好。因此,自然或温和的辅助生殖方式是我们在生殖障碍患者治疗过程中的首选。

### (三)妊娠期的预防和治疗

妊娠期预防和治疗发育源性生育障碍主要是为了尽可能避免妊娠期间发生可能的发育性疾病。

预防营养失衡和避免不利环境因素的暴露(包括内分泌干扰物、药物、感染和其他因素等)是妊娠期预防及治疗的主要方面。孕产妇需要在妊娠期时对外在各种环境因素(空气、水、土壤)、食品、消费品等加以注意,合理补充营养,减少化学暴露(图 15-14)。

### （四）产后的预防和治疗

胎儿出生后也需要进行生殖障碍的预防和治疗。既往证据表明，成人的一些发育相关疾病与出生后的某些不利因素可能有关，如营养不良。同时有明确证据表明在出生后早期通过生活方式注意营养、在内分泌方面进行干预，可以有效逆转或改善妊娠期表观遗传学和表型的不利变化。这些都提醒我们需要重视胎儿出生后的预防与治疗。

表观遗传机制的发育可塑性为产后预防和治疗发育源性生育障碍提供了机会。诊治方式的进步让我们进一步认识到发育源性生育障碍的产后预防和治疗的重要性。近些年发育情况的检测技术不断进步，提升了胚胎来源疾病诊治的敏感性；相关的基因疗法的发展也使得在遗传学和表观遗传学上病因明确的疾病治疗存在可能性。作为一种诊治新思路，这是一种可以挽救或降低发展性疾病的风险的措施。

### （五）总结

当前发育源性生殖障碍的预防与治疗已经取得了长足的进展，但依旧有非常多的内容和方面需要解决，迫切地需要进一步开始循证医学进行证据支持，减少发育源性生殖障碍的不良后果。

## 四、结论

传统观点认为不孕不育是由成人疾病和基因遗传共同引起。现在提出的新的假设，不孕症部分来自胚胎 - 胎儿发育的起源，为我们提供了一个新的思路。虽然人类和动物的间接证据正在累积，但可以证明不孕症中表观遗传作用的直接证据还是有限的。

营养不平衡和环境因素的不利暴露有可能会改变配子与胚胎的表观遗传信息，但我们还尚未完全了解其中的确切影响和跨代影响的具体机制。

尽管我们在预防和治疗胚胎 - 胎儿起源的不孕症方面取得了部分进展，但是许多问题仍然没有答案，迫切需要进一步研究，减少胚胎 - 胎儿起源的生殖障碍。

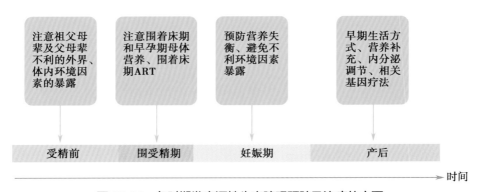

图 15-14　各时期发育源性生育障碍预防及治疗的方面

（张松英）

## 参考文献

1. NILSSON E, LARSEN G, MANIKKAM M, et al. Environmentally induced epigenetic transgenerational inheritance of ovarian disease. PLoS ONE, 2012, 7 (5): 36129.

2. FAUSER B, TARLATZIS BC, REBAR RW, et al. Consensus on women's health aspects of polycystic ovary syndrome (PCOS): the Amsterdam ESHRE/ASRM-Sponsored 3rd PCOS Consensus Workshop Group. Fertil Steril, 2012 (97): 28-84.

3. BAIRD DT, BALEN A, ESCOBAR-MORREALE HF, et al. Health and fertility in World Health Organization group 2 anovulatory women. Hum Reprod Update, 2012 (18): 586-599.

4. HARRATH AH, ALREZAKI A, MANSOUR L, et al. Food restriction during pregnancy and female offspring fertility: adverse effects of reprogrammed reproductive lifespan. J Ovarian Res, 2017, 10 (1): 77.

5. CHAN KA, JAZWIEC PA, GOHIR W, et al. Maternal nutrient restriction impairs young adult offspring ovarian signaling resulting in reproductive dysfunction and follicle loss. Biol Reprod, 2018, 98 (5): 664-682.

6. VEIGA-LOPEZ A, STECKLER TL, ABBOTT DH, et al. Developmental programming: impact of excess prenatal testosterone on intrauterine fetal endocrine milieu and growth in sheep. Biol Reprod, 2011, 84 (1): 87-96.

7. PADMANABHAN V, VEIGA-LOPEZ A. Developmental origin of reproductive and metabolic dysfunctions: androgenic versus estrogenic reprogramming. Semin Reprod Med, 2011, 29 (3): 173-186.

8. VEIGA-LOPEZ A, YE W, PADMANABHAN V. Developmental programming: prenatal testosterone excess disrupts anti-Mullerian hormone expression in preantral and antral follicles. Fertil Steril, 2012, 97 (3): 748-756.

9. ALPAÑÉS M, FERNÁNDEZ-DURÁN E, ESCOBAR-MORREALE HF. Androgens and polycystic ovary syndrome. Expert Rev Endocrinol Metab, 2012, 7 (1): 91-102.

10. AMALFI S, VELEZ LM, HEBER MF, et al. Prenatal hyperandrogenization induces metabolic and endocrine alterations which depend on the levels of testosterone exposure. PLoS One, 2012, 7 (5): 37658.

11. PALMER JR, HATCH EE, RAO RS, et al. Infertility among women exposed prenatally to diethylstilbestrol. Am J Epidemiol, 2001, 154 (4): 316-321.

12. HATCH EE. Adverse Health Outcomes in Women Exposed In Utero to Diethylstilbestrol—NEJM. N Engl J Med, 2011, 365 (14): 1304-1314.

13. KAUFMAN RH, ADAM E, BINDER GL, et al. Upper genital tract changes and pregnancy outcome in offspring exposed in utero to diethylstilbestrol. Am J Obstet Gynecol, 1980, 137: 299-308.

14. SENEKJIAN EK, POTKUL RK, FREY K, et al. Infertility among daughters either exposed or not exposed to diethylstilbestrol. Am J Obstet Gynecol, 1988, 158: 493-498.

15. KAUFMAN RH, ADAM E, NOLLER K, et al. Upper genital tract changes and infertility in diethylstilbestrol-exposed women. Am J Obstet Gynecol, 1986, 154: 1312-1318.

16. BERGER MJ, ALPER MM. Intractable primary

infertility in women exposed to diethylstilbestrol in utero. J Reprod Med, 1986, 31: 231-235.

17. COSCROVE MD, BENTON B, HENDERSON B. Male genitourinary abnormalities and maternal diethylstilbestrol. J Urol, 1977, 117: 220-222.

18. GILL WB, SCHUMACHER GF, BIBBO M. Structural and functional abnormalities in the sex organs of male offspring of mothers treated with diethylstilbestrol (DES). J Reprod Med, 1976, 16: 147-153.

19. GILL WB, SCHUMACHER GF, BIBBO M, et al. Association of diethylstilbestrol exposure in utero with cryp-torchidism, testicular hypoplasia and semen abnormalities. J Urol, 1979, 122: 36-39.

20. WILCOX AJ, BAIRD DD, WEINBERG CR. Fertility in men exposed prenatally to diethylstilbestrol. N Engl J Med, 1995, 332: 1411-1416.

21. PALMER JR, HERBST AL, NOLLER KL, et al. Urogenital abnormalities in men exposed to diethylstilbestrol in utero: a cohort study. Environ Health, 2009, 8 (1): 1-6.

22. LEARY FJ, RESSEGUIE LJ, KURLAND LT, et al. Males exposed in utero to diethylstilbestrol. JAMA, 1984, 252: 2984-2989.

23. TOURNAIRE M, DEVOUCHE E, EPEL-BOIN S, et al. Birth defects in children of men exposed in utero to diethylstilbestrol (DES). Therapie, 2018, 73 (5): 399-407.

24. WILCOX AJ, BAIRD DD, WEINBERG CR, et al. Fertility in men exposed prenatally to diethylstilbestrol. N Engl J, 1995, 332 (21): 1411.

25. WISE LA, TITUS-ERNSTOFF L, PALMER JR, et al. Time to pregnancy and secondary sex ratio in men exposed prenatally to diethyl-stilbestrol. Am J Epidemiol, 2007, 166: 765-774.

26. PEREZ KM, TITUS-ERNSTOFF L, HATCH EE, et al. Reproductive outcomes in men with prenatal exposure to diethylstilbestrol. Fertil Steril, 2005, 84: 1649-1656.

27. DIAZ-GARCIA C, ESTELLA C, PERALES-PUCHALT A, et al. Reproductive medicine and inheritance of infertility by offspring: the role of fetal programming. Fertil Steril, 2011, 96: 536-545.

28. GATTI JM, KIRSCH AJ, TROYER WA, et al. Increased incidence of hypospadias in small-for-gestational age infants in a neonatal intensive-care unit. BJU Int, 2001, 87: 548-550

29. IBANEZ L, POTAU N, ENRIQUEZ G, et al. Hypergonadotrophinaemia with reduced uterine and ovarian size in women born small-for-gesta-tional-age. Hum Reprod, 2003, 18: 1565-1569.

30. HALL JG. Review and hypothesis: syndromes with severe intrauterine growth restriction and very short stature are they related to the epigen-etic mechanism (s) of fetal survival involved in the developmental origins of adult health and disease？Am J Med Genet A, 2010, 152A: 512-527.

31. CICOGNANI A, ALESSANDRONI R, PASINI A, et al. Low birth weight for gesta-tional age and sub-sequent male gonadal func-tion. J Pediatr, 2002, 141: 376-380.

32. MAIN KM, JENSEN RB, ASKLUND C, et al. Low birth weight and male reproductive func-tion. Horm Res, 2006, 65: 116-122.

33. FUJIMOTO T, SUWA T, KABE K, et al. Placental insufficiency in early gestation is associ-ated with hypospadias. J Pediatr Surg, 2008, 43: 358-361.

34. IBANEZ L, VALLS C, COLS M, et al. Hyper-secretion of FSH in infant boys and girls born small for gestational age. J Clin Endocrinol Metab, 2002, 87: 1986-1988.

35. SIR-PETERMANN T, HITCHSFELD C, CODNER E, et al. Gonadal function in low birth weight infants: a pilot study. J Pediatr Endocrinol Metab, 2007, 20: 405-414.

36. IBANEZ L, JARAMILLO A, ENRIQUEZ

G, et al. Polycystic ovaries after precocious pubarche: relation to prenatal growth. Hum Reprod, 2007, 22: 395-400.

37. LBANEZ L, POTAU N, ENRIQUEZ G, et al. Reduced uterine and ovarian size in adolescent girls born small for gestational age. Pediatr Res, 2000, 47: 575-577.

38. IBANEZ L, POTAU N, FERRER A, et al. Anovulation in eumenorrheic, nonobese adolescent girls born small for gestational age: insulin sensitization induces ovulation, increases lean body mass, and reduces abdominal fat excess, dyslipidemia, and subclinical hyperandrogenism. J Clin Endocrinol Metab, 2002, 87: 5702-5705.

39. BASMATZOU T, HATZIVEIS K. Diabetes Mellitus and Influences on Human Fertility. Int J Caring Sci, 2016, 9: 371-379.

40. BAIRD DT, CNATTINGIUS S, COLLINS J, et al. Nutrition and reproduction in women. Hum Reprod Update, 2006, 12: 193-207.

41. DEMOLA J. Obesity and its relationship to infertility in men and women. Obstet Gynecol Clin North Am, 2009, 36 (2): 333-346.

42. CRAIG JR, JENKINS TG, CARRELL DT, et al. Obesity, male infertility, and the sperm epigenome. Fertil Steril, 2017, 107 (4): 848-859.

43. WALLACE WHB. Oncofertility and preservation of reproductive capacity in children and young adults. Cancer, 2011, 117: 2301-2310.

44. CHEN M, HEILBRONN LK. The health outcomes of human offspring conceived by assisted reproductive technologies (ART). J Dev Orig Health Dis, 2017, 8 (4): 1-15.

45. JIN L Z, OLSEN J. Infertility, infertility treatment, and congenital malformations: Danish national birth cohort. Bmj, 2006, 333 (7570): 679.

46. KAI CM, JUUL A, MCELREAVEY K, et al. Sons conceived by assisted reproduction techniques inherit deletions in the azoospermia factor (AZF) region of the Y chromosome and the DAZ gene copy number. Hum Reprod, 2008, 23: 1669-1678.

47. KAI CM, MAIN KM, ANDERSEN AN, et al. Reduced serum testosterone levels in infant boys conceived by intracytoplasmic sperm injection. J Clin Endocrinol Metab, 2007, 92: 2598-2603.

48. FENG C, WANG LQ, DONG MY, et al. Assisted reproductive technology may increase clinical mutation detection in male offspring. Fertil Steril, 2008, 90: 92-96.

49. MCLACHLAN RI, O'BRYAN MK. State of the art for genetic testing of infertile men. J Clin Endocrinol Metab. 2010, 95: 1013-1024.

50. HARDY DB. The developmental origins of health and disease: today's perspectives and tomorrow's challenges. PREFACE. Semin Reprod Med, 2011, 29: 171-172

51. BUNKAR N, PATHAK N, LOHIYA NK, et al. Epigenetics: A key paradigm in reproductive health. Clin Exp Reprod Med, 2016, 43 (2): 59-81.

52. SKINNER MK. Environmental epigenetic transgenerational inheritance and somatic epigenetic mitotic stability. Epigenetics, 2011, 6: 838-842.

53. SKINNER MK. Role of epigenetics in developmental biology and transgenerational inheritance. Birth Defects Res C Embryo Today, 2011, 93: 51-55.

54. WEI Y, SCHATTEN H, SUN QY. Environmental epigenetic inheritance through gametes and implications for human reproduction. Hum Reprod Update, 2015, 21 (2): 194-208.

55. BOISSONNAS CC, ABDALAOUI HE, HAELEWYN V, et al. Specific epigenetic alterations of IGF2-H19 locus in spermatozoa from infertile men. Eur J Hum Genet, 2010, 18: 73-80.

56. DUMESIC DA, ABBOTT DH, PADMA-

NABHAN V. Polycystic ovary syndrome and its developmental origins. Rev Endocr Metab Disord, 2007, 8: 127-141.

57. NILSSON EE, SKINNER MK. Environmentally Induced Epigenetic Transgenerational Inheritance of Reproductive Disease. Transl Res, 2015, 165 (1): 12-17.

58. ZEISEL SH. Epigenetic mechanisms for nutrition determinants of later health outcomes. Am J Clin Nutr, 2009, 89: 1488-1493.

59. 杨慧霞 . 健康与疾病的发育起源 . 北京 : 人民卫生出版社 , 2013, 97-102.

60. KOBAYASHI H, HIURA H, JOHN RM, et al. DNA methylation errors at imprinted loci after assisted conception originate in the parental sperm. Eur J Hum Genet, 2009, 17: 1582-1591.

61. SAKKA SD, MALAMITSI-PUCHNER A, LOUTRADIS D, et al. Euthyroid hyperthyrotropinemia in children born after in vitro fertilization. J Clin Endocrinol Metab, 2009, 94: 1338-1341.

62. SAKKA SD, LOUTRADIS D, KANAKA-GANTENBEIN C, et al. Absence of insulin resistance and low-grade infl ammation despite early metabolic syndrome manifestations in children born after in vitro fertilization. Fertil Steril, 2010, 94: 1693-1699.

63. CEELEN M, VAN WEISSENBRUCH MM, ROOS JC, et al. Body composition in children and adolescents born after in vitro fertilization or spontaneous conception. J Clin Endocrinol Metab, 2007, 92: 3417-3423.

64. CEELEN M, VAN WEISSENBRUCH MM, VERMEIDEN JPW, et al. Cardiometabolic differences in children born after in vitro fertilization: follow-up study. J Clin Endocrinol Metab, 2008, 93: 1682-1688.

65. BUKULMEZ O. Does assisted reproductive technology cause birth defects？ Curr Opin Obstet Gynecol, 2009, 21: 260-264.

66. FARHI J, FISCH B. Risk of major congenital malformations associated with infertility and its treatment by extent of iatrogenic intervention. Pediatr Endocrinol Rev, 2007, 4: 352-357.

67. DAVIES MJ, MOORE VM, WILLSON KJ, et al. Reproductive technologies and the risk of birth defects. N Engl J Med, 2012, 366: 1803-1813.

68. GRACE KS, SINCLAIR KD. Assisted reproductive technology, epigenetics, and long-term health: a developmental time bomb still ticking. Semin Reprod Med, 2009, 27: 409-416.

69. HALLIDAY JL, UKOUMUNNE OC, BAKER HWG, et al. Increased risk of blastogenesis birth defects, arising in the fi rst 4 weeks of pregnancy, after assisted reproductive technologies. Hum Reprod, 2010, 25: 59-65.

70. KANAKA-GANTENBEIN C, SAKKA S, CHROUSOS GP. Assisted reproduction and its neuroendocrine impact on the offspring. Prog Brain Res, 2010, 182: 161-174.

71. ODOM LN, SEGARS J. Imprinting disorders and assisted reproductive technology. Curr Opin Endocrinol Diabetes Obes, 2010, 17: 517-522.

72. MANIPALVIRATN S, DECHERNEY A, SEGARS J. Imprinting disorders and assisted reproductive technology. Fertil Steril, 2009, 91: 305-315.

73. MESTAN KK, STEINHORN RH. Fetal origins of neonatal lung disease: understanding the pathogenesis of bronchopulmonary dysplasia. Am J Physiol Lung Cell Mol Physiol, 2011, 301: 858-859.

74. BATCHELLER A, CARDOZO E, MAGUIRE M, et al. Are there subtle genome-wide epigenetic alterations in normal offspring conceived by assisted reproductive technologies？ Fertil Steril, 2011, 96: 1306-1311.

75. JONES GM, CRAM DS, SONG B, et al. Gene expression profi ling of human oocytes following in vivo or in vitro maturation. Hum Reprod, 2008, 23: 1138-1144.

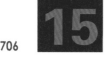

76. KATARI S, TURAN N, BIBIKOVA M, et al. DNA methylation and gene expression differences in children conceived in vitro or in vivo. Hum Mol Genet, 2009, 18: 3769-3778.

77. TURAN N, KATARI S, GERSON LF, et al. Inter-and intra-individual variation in allele-specifi cDNA methylation and gene expression in children conceived using assisted reproductive technology. PLoS Genet, 2010, 6 (7): e1001033.

78. ZECHNER U, PLIUSHCH G, SCHNEIDER E, et al. Quantitative methylation analysis of developmentally important genes in human pregnancy losses after ART and spontaneous conception. Mol Hum Reprod, 2010, 16: 704-713.

79. GOMES MV, HUBER J, FERRIANI RA, et al. Abnormal methylation at the KvDMR1 imprinting control region in clinically normal children conceived by assisted reproductive technologies. Mol Hum Reprod, 2009, 15: 471-477.

80. WANG N, WANG LY, LE F, et al. Altered expression of Armet and Mrlp51 in the oocyte, preimplantation embryo, and brain of mice following oocyte in vitro maturation but postnatal brain development and cognitive function are normal. Reproduction, 2011, 142: 401-408.

81. WANG N, LE F, LIU XZ, et al. Altered expressions and DNA methylation of imprinted genes in chromosome 7 in brain of mouse offspring conceived from in vitro maturation. Reprod Toxicol, 2012, 34: 420-428.

82. LI L, WANG L, XU XR, et al. Genome-wide DNA methylation patterns in IVF-conceived mice and their progeny: a putative model for ART-conceived humans. Reprod Toxicol, 2011, 32: 98-105.

83. DEMARS J, LE BOUC Y, OSTA A, et al. Epigenetic and genetic mechanisms of abnormal 11p15 genomic mprinting in Silver-Russell and Beckwith-Wiedemann Syndromes. Curr Med Chem, 2011, 18: 1740-1750.

84. FAUQUE P, JOUANNET P, LESAFFRE C, et al. Assisted reproductive technology affects developmental kinetics, H19 imprinting control region methylation and H19 gene expression in individual mouse. BMC Dev Biol, 2007, 7: 116.

85. FORTIER AL, LOPES FL, DARRICARRERE N, et al. Superovulation alters the expression of imprinted genes in the midgestation mouse placenta. Hum Mol Genet, 2008, 17: 1653-1665.

86. RIVERA RM, STEIN P, WEAVER JR, et al. Manipulations of mouse embryos prior to implantation result in aberrant expression of imprinted genes on day 9. 5 of development. Hum Mol Genet, 2008, 17: 1-14.

87. WANG ZY, XU L, HE FF. Embryo vitrifi cation affects the methylation of the H19/Igf2 differentially methylated domain and the expression of H19 and Igf2. Fertil Steril, 2010, 93: 2729-2733.

88. ZAITSEVA I, ZAITSEV S, ALENINA N, et al. Dynamics of DNA-demethylation in early mouse and rat embryos developed in vivo and in vitro. Mol Reprod Dev, 2007, 74: 1255-1261.

89. STOUDER C, DEUTSCH S, PAOLONI-GIACOBINO A. Superovulation in mice alters the methylation pattern of imprinted genes in the sperm of the offspring. Reprod Toxicol, 2009, 28: 536-541.

90. MAHSOUDI B, LI A, O'NEILL C. Assessment of the long-term and transgenerational consequences of perturbing preimplantation embryo development in mice. Biol Reprod, 2007, 77: 889-896.

91. ZHANG Y, ZHANG YL, FENG C, et al. Comparative proteomic analysis of human placenta derived from assisted reproductive technology. Proteomics, 2008, 8: 4344-4356.

92. KUENTZ P, BAILLY A, FAURE AC, et al. Child with Beckwith-Wiedemann syndrome born after assisted reproductive techniques to an human immunodefi ciency virus serodiscordant

couple. Fertil Steril, 2011, 96: 35-38.

93. SHI X, CHEN S, ZHENG H, et al. Aberrant DNA methylation of imprinted loci in human in vitro matured oocytes after long agonist stimulation. Eur J Obstet Gynecol Reprod Biol, 2012, 167 (1): 64-68.

94. KATAGIRI Y, AOKI C, TAMAKI-ISHIHARA Y, et al. Effects of assisted reproduction technology on placental imprinted gene expression. Obstet Gynecol Int 2010, 2010, pii: 437528.

95. DUMOULIN JC, LAND JA, VAN MONTFOORT AP, et al. Effect of in vitro culture of human embryos on birthweight of newborns. Hum Reprod, 2010, 25: 605-612.

96. BILINSKI P, WOJTYLA A, KAPKA-SKRZYPCZAK L, et al. Epigenetic regulation in drug addiction. Ann Agric Environ Med, 2012, 19: 491-496.

97. CSOKA AB, SZYF M. Epigenetic side-effects of common pharmaceuticals: a potential new field in medicine and pharmacology. Med Hypotheses, 2009, 73: 770-80.

98. CHUAI YH, XU XB, WANG AM. Preservation of fertility in females treated for cancer. Int J Biol Sci, 2012, 8: 1005-1012.

99. RINAUDO PF, GIRITHARAN G, TALBI S, et al. Effects of oxygen tension on gene expression in preimplantation mouse embryos. Fertil Steril, 2006, 86: 1252-65.

100. DUNN GA, MORGAN CP, BALE TL. Sex-specificity in transgenerational epigenetic programming. Horm Behav, 2011, 59: 290-295.

101. GUERRERO-BOSAGNA C, SETTLES M, LUCKER B, et al. Epigenetic transgenerational actions of vinclozolin on promoter regions of the sperm epigenome. PLoS ONE, 2010, 5 (9): e13100.

102. CHMURZYNSKA A. Fetal programming: link between early nutrition, DNA methylation, and complex diseases. Nutr Rev, 2010, 68: 87-98.

103. AAGAARD-TILLERY KM, GROVE K, BISHOP J, et al. Developmental origins of disease and determinants of chromatin structure: maternal diet modifies the primate fetal epigenome. J Mol Endocrinol, 2008, 41: 91-102.

104. PEMBREY ME, BYGREN LO, KAATI G, et al. Sex-specific, male-line transgenerational responses in humans. Eur J Hum Genet, 2006, 14: 159-166.

105. GROUP TEA-SPCW. Consensus on infertility treatment related to polycystic ovary syndrome. Fertil Steril, 2008, 89: 505-522.

106. TYRKUS MY, MAKUKH GV, ZASTAVNA DV, et al. Microdeletions in the Y chromosome as a predictive marker of infertility in males. Cytol Genet, 2008, 42: 111-115.

107. MARQUES CJ, FRANCISCO T, SOUSA S, et al. Methylation defects of imprinted genes in human testicular spermatozoa. Fertil Steril, 2010, 94: 585-594.

108. SKINNER MK. What is an epigenetic transgenerational phenotype？F3 or F2. Reprod Toxicol, 2008, 25: 2-6.

109. METZGER ML, MEACHAM LR, PATTERSON B, et al. Female reproductive health after childhood, adolescent, and young adult cancers: guidelines for the assessment and management of female reproductive complications. J Clin Oncol, 2013, 31 (9): 1239-1247.

110. VAN DORP W, VAN DEN HEUVEL-EIBRINK MM, STOLK L, et al. Genetic variation may modify ovarian reserve in female childhood cancer survivors. Hum Reprod, 2013, 28 (4): 1069-1076.

111. OKTEM O, URMAN B. Options of fertility preservation in female cancer patients. Obstet Gynecol Surv, 2010, 65: 531-542.

112. BEN-AHARON I, GAFTER-GVILI A, LEIBOVICI L, et al. Pharmacological interven-

tions for fertility preservation during chemotherapy: a systematic review and meta-analysis. Breast Cancer Res Treat, 2010, 122: 803-811.

113. WYNS C, CURABA M, VANABELLE B, et al. Options for fertility preservation in prepubertal boys. Hum Reprod Update, 2010, 16: 312-328.

114. MACER ML, TAYLOR HS. Endometriosis and infertility: a review of the pathogenesis and treatment of endometriosis-associated infertility. Obstet Gynecol Clin North Am, 2012, 39: 535.

115. DOMINGUEZ-SALAS P, COX SE, PRENTICE AM, et al. Maternal nutritional status, C-1 metabolism and offspring DNA methylation: a review of current evidence in human subjects. Proc Nutr Soc, 2012, 71: 154-165.

116. PAPADOPOULOU E, STRATAKIS N, ROUMELIOTAKI T, et al. The effect of high doses of folic acid and iron supplementation in early-to-mid pregnancy on prematurity and fetal growth retardation: the mother-child cohort study in Crete, Greece (Rhea study). Eur J Nutr, 2013, 52: 327-336.

117. SCHLOTZ W, JONES A, PHILLIPS DIW, et al. Lower maternal folate status in early pregnancy is associated with childhood hyperactivity and peer problems in offspring. J Child Psychol Psychiatry, 2010, 51: 594-602.

118. LAANPERE M, ALTMAE S, STAVREUS-EVERS A, et al. Folate-mediated one-carbon-metabolism and its effect on female fertility and pregnancy viability. Nutr Rev, 2010, 68: 99-113.

119. DOLINOY DC, HUANG D, JIRTLE RL. Maternal nutrient supplementation counteracts bisphenol A-induced DNA hypomethylation in early development. Proc Natl Acad Sci U S A, 2007, 104: 13056-13061.

120. HARPER JC, WILTON L, TRAEGER-SYNODINOS J, et al. The ESHRE PGD Consortium: 10 years of data collection. Hum Reprod Update, 2012, 18: 234-247.

121. SCALA I, PARENTI G, ANDRIA G. Universal screening for inherited metabolic diseases in the neonate (and the fetus). J Matern Fetal Neonatal Med, 2012, 25: 4-6.

## 第八节　泌尿系统发育异常的发育起源

目前,胚胎/胎儿宫内发育阶段处于不良环境可导致成年期多种慢性疾病的观点已被公认。越来越多的流行病学和动物研究也表明,成年子代的泌尿系统疾病可追溯至宫内的不良暴露。出生早期频繁接触有害物质也可以引起泌尿生殖系统畸形。本节将详细阐述宫内环境异常及出生后生命早期不良暴露如何导致泌尿系统发育异常,并介绍相关机制。

### 一、宫内环境异常与子代泌尿生殖系统发育异常

生命早期事件可能会影响个体一生的健康。20 世纪 80 年代后期,英国流行病学家 Barker 提出了"成人疾病的胎儿源性"(Fetal Origins of Adult Disease,FOAD)假说,即母亲孕期不良宫内环境所致出生低体重会显著增加子代患成年期心血管疾病的风险,有关成

人健康早期起源学说即成为今后探讨非传染性疾病病因的一大热点。胚胎期(尤其是胚胎早期)处于表观遗传重编程和细胞快速分化及器官形成期,是环境干扰致病的敏感阶段,胚胎对不利因素作出的适应性反应更易诱发机体器官功能和结构的永久损害,进而出现渐进性的与生长发育相关的成人重大疾病,如糖尿病和心血管病等。近来,随着科学进展,人们发现宫内环境异常还有可能会导致子代泌尿生殖系统畸形。

### (一)宫内环境异常与子代泌尿系统发育异常

先天性肾脏和泌尿道异常(congenital abnormalities of the kidney and urinary tract, CAKUT)是最常见的出生缺陷之一,占所有主要出生缺陷的20%~30%。其中,约50%的CAKUT是由染色体异常、基因拷贝数变异和单基因遗传异常导致的,而胚胎期宫内环境因素则很可能对其余的CAKUT发生起重要作用。已有研究证明,胚胎/胎儿所处的宫内环境异常与CAKUT的发生相关,不良宫内环境包括母体子宫畸形、妊娠糖尿病、胎盘功能不全、母体药物暴露和烟草酒精暴露等。

1. 宫内生长受限与子代泌尿系统发育异常　宫内生长受限是低出生体重的常见原因,而低出生体重和/或早产与各种肾脏疾病有关,包括先天性泌尿道畸形。人类肾脏发生在妊娠36周左右完成,肾单位数量减少会增加进行性肾病的风险。一项动物研究发现,在肾脏大小相似的情况下,胎儿宫内生长受限(intrauterine fetal growth restriction, IUGR)所致的低出生体重仔猪的肾小球(肾单位)较少(43%)。Hughson等报道,出生体重是肾小球数量的一个重要决定因素,体重每增加1kg,每个肾脏增加26万个肾单位。另一项研

究也表明,与出生体重正常的新生儿相比,低出生体重新生儿的肾脏每单位面积肾皮质含有较少的肾小球。此外,尿道下裂在宫内生长受限的新生儿中也更为常见。

2. 母体子宫畸形与子代泌尿系统发育异常　临床上,1%~2%的女性有明显的子宫畸形,如双子宫或双角子宫。值得注意的是,导致双角子宫的许多遗传因素也会影响肾脏的形态发生,致肾发育不良并由此导致羊水过少,这又会进一步增加其他胎儿畸形的发生率。人类胎儿肾脏在妊娠5周左右开始发育,胎儿通过肾脏排尿是羊水的主要来源,而胎儿无尿则是羊水过少的常见原因之一。因而胎儿肾小管发育不全涉及近端肾小管肾段的不完全分化,常表现为胎儿无尿和随后的羊水过少。此时,在显微镜下可观察到从肾小球到连接小管的所有肾单位节段的明显的营养不良。

3. 胎盘功能不全与子代泌尿系统发育异常　血管胎盘功能不全被认为是人类IUGR中常见的致病因素,会导致小于胎龄儿(small for gestational age, SGA)的不对称新生儿的发生,胎盘功能不全会导致孕期营养不良。动物研究表明,母体营养缺乏会导致后代细胞更新和基因表达的改变,这与最终肾单位数的缺失有关。另外的研究也发现,胚胎时期宫内的热量或蛋白质限制可以导致成年后代的低肾单位数和高血压及蛋白尿。事实证明,不对称IUGR兔胎儿的肾小球数量明显减少,可能是由于肾血管供应减少。肾脏在妊娠晚期处于快速生长时期,对胎盘功能不全的影响十分敏感。许多研究表明,胎盘功能不全会影响胚胎期肾脏的发育模式。IUGR的人类胎儿肾脏髓质回声增加,可能是组织氧合减少所致,而先天性肾脏畸形的患者也被发现有不明原因的肾髓质发育不良,因此很可能是由于IUGR

依赖性的对肾髓质生长模式的影响所致。胎盘中 *Cited1* 基因丢失相关的胎盘功能不全的小鼠被发现具有因肾髓质增生减少而引起的肾髓质发育不良表型,表明胎盘功能不全会导致肾髓质发育不良。在大鼠中,子宫血管粘连诱导的胎盘功能不全会导致后代肾单位不足,表明围产期生长受限的后代在没有相关高血压合并症的情况下,随着年龄增长可能对肾损伤和肾功能不全更加敏感。

4. 妊娠糖尿病与子代泌尿系统发育异常 先天性畸形在糖尿病母亲的后代中常有发生,但妊娠糖尿病在子代泌尿道畸形发生发展过程中的作用仍具有争议。在高血糖对大鼠肾脏发育的潜在不利影响的体内和体外研究中,发现宫内高血糖暴露会导致子代肾单位的缺乏,这很可能导致子代在出生后产生不良的肾脏结局。法国的一项前瞻性病例对照调查评估了需进行胰岛素控制的妊娠糖尿病在其子代输尿管畸形发生发展过程中的作用,发现妊娠糖尿病是子代尿路畸形的危险因素之一。

5. 孕期用药与子代泌尿系统发育异常 如今,越来越多的孕妇因妊娠并发症或怀孕前存在的母体疾病而接受药物治疗。一些药物可以穿过胎盘屏障,进入胎儿循环,影响泌尿系统的发育。因母体疾病导致胎儿的某些药物暴露是尿路畸形的另一个原因。例如,非甾体抗炎药(non-steroidal anti-inflammatory drug,NSAID)如吲哚美辛、布洛芬、吡罗昔康、萘普生钠和阿司匹林等药物的宫内暴露会导致胎儿畸形。母体摄入 NSAIDs 可引起子代肾小管发育不全(renal tubular dysplasia,RTD),发病率高达 5.5% ~8.3%。此外,血管紧张素转换酶(angiotensin converting enzyme,ACE)抑制剂对妊娠中期和晚期胎儿的毒性作用会引起胎儿先天畸形及肾发育不全。宫内暴露于 ACE 抑制剂后,RTD 的发生率占所有已发表 RTD 病例的 10%。在宫内暴露于 NSAIDs 同时,ACE 抑制剂和特异性血管紧张素 Ⅱ 受体 1 型拮抗剂可能影响肾脏结构并产生肾脏先天性异常,包括囊性发育不良、肾小管囊性发育不良、肾小管发育不全和肾单位数减少。其他药物暴露也可能导致胎儿泌尿道畸形。据报道,存在生育问题的妇女中,与对照组相比,宫内己烯雌酚暴露的妇女,其子代发生尿道下裂的风险增加了 21 倍。先前的一项研究报道,母体暴露于阿霉素导致子代尿路异常,并且其发生频率随阿霉素的剂量增加而升高(在大鼠体内,每天应用 1.5mg/kg 的阿霉素可导致最多数量的肾积水大鼠活胎),更高剂量则可能直接导致胎鼠的死亡。

6. 孕期吸烟饮酒与子代泌尿系统发育异常

(1)吸烟:在发达国家,吸烟一直是发生 IUGR 的主要原因。IUGR 婴儿与胎盘功能不全和母亲吸烟之间存在显著相关性,过度吸烟女性的 SGA 率非常高。最近一个由 1 072 名儿童参与的队列研究证实,母亲吸烟与胎儿和婴儿的肾脏体积减少有关。每天吸少于 5 支香烟的孕妇其胎儿肾脏体积较大,这被认为是适应性肾功能减退的标志,而每天吸超过 10 支香烟的孕妇往往与较小的胎儿肾脏体积相关。

(2)饮酒:在酒精摄入量高的母亲的胎儿中,泌尿道畸形更为常见。产前酒精暴露会损害胎儿肾脏发育,导致肾单位数量减少。先前的一项研究已经证明,产前乙醇暴露的动物模型和患有胎儿酒精综合征的个体同时会发生 IUGR。流行病学研究指出,孕妇对急性剂量的乙醇暴露更易感,而非长期饮酒。关于妊娠期急性乙醇暴露对后代肾单位和肾功能影响的研究表明,宫内乙醇暴露的胎儿,1个月时双肾肾单位数分别为15%和10%,原因可能是乙醇暴露抑制了胎儿输尿管分支的形态发生。妊娠后半期的研究显示,这一阶段胎儿宫内乙醇暴露将导致肾单位减少11%。

### (二)宫内环境异常与子代生殖系统发育异常

与泌尿系统相似,生殖系统的发育也遵循基因-环境-生活方式三者互相作用的自然法则。常见的引起生殖系统发育异常的因素主要有遗传缺陷和孕期不良环境暴露,后者包括孕期内分泌干扰物暴露、孕期用药和环境毒性化学物暴露、孕期营养不良,以及激素平衡失调等。不良环境暴露可导致胎儿基因表达的表观遗传调控失调,改变特定基因的正常甲基化或乙酰化,并最终影响其出生后发育。

1. 孕期内分泌干扰物暴露与子代生殖系统发育异常　己烯雌酚(diethylstilbestrol,DES)、双酚 A(bisphenol A,BPA)和多氯联苯是一类被广泛使用的具有持续雌激素活性的内分泌干扰物,动物实验发现,妊娠中后期给孕鼠喂食与人类使用剂量相当的 DES、BPA 和多氯联苯,出生的雄性后代会出现多种生殖系统异常,包括肛门生殖器距离增加、前列腺增大及附睾重量减少等。

对己烯雌酚的人类流行病学调查发现,妊娠期宫内 DES 暴露可能会影响女性子代的子宫、输卵管、子宫颈和/或阴道的生殖道分化,包括子宫或子宫颈的不完全发育、不同形状的子宫或子宫颈,以及横向阴道隔膜,并增加不孕的风险。孕期暴露于 DES 的女性也更容易出现各种妊娠并发症,包括异位妊娠、流产和早产,罹患阴道或宫颈透明细胞腺癌、鳞状细

胞宫颈癌,以及患乳腺癌的风险也相应增加。宫内暴露于 DES 的男性后代尚未像女性后代那样受到广泛研究。一些研究发现,母亲在怀孕期间使用 DES 的男性后代睾丸异常的风险增加,包括睾丸未降或附睾囊肿发展,同时还有证据表明男性子代发生生殖道炎症或睾丸感染风险增加。动物模型研究表明,在早期发育过程中暴露于 DES 化学物质的小鼠可能引起 DNA 甲基化模式改变,这些变化可以遗传,并有可能对后代造成不利的影响。

此外,有研究证实杀菌剂和抗雄激素药乙烯菌核利的宫内暴露,可造成雄性子代成年后精子数量减少和运动能力降低,并且精子甲基化谱的改变会通过生殖传递而影响数代。

2. 孕期营养不良与子代生殖系统发育异常　动物研究发现,从妊娠期第1天持续给怀孕大鼠喂食不含色氨酸的饲料,出生的子代均矮小瘦弱,且雄性子代在出生后30天时没有出现正常的睾丸下降和生精过程。另一项动物研究发现,孕期营养不良的雌性大鼠子代在性成熟和出生后6月龄时,卵巢内卵泡数目减少,卵泡生长发育受阻;而雄性大鼠子代性成熟时间延迟,睾丸功能异常,睾酮分泌减少。

3. 孕期激素紊乱与子代生殖系统发育异常　临床研究和动物实验均证明,胎儿期雄激素过度暴露会引起人类女性子代在出生后患多囊卵巢综合征(polycystic ovary syndrome,PCOS)的风险升高;以及引起雌性动物子代出现与 PCOS 相似的生殖功能和代谢紊乱。孕期服用皮质醇激素类药物后,在孕中晚期男性胎儿的血清和羊水中,检测到睾酮水平升高。动物实验发现,孕期的大鼠在肾上腺皮质类激素药地塞米松和糖皮质激素暴露后,出生的雄性子代肛门生殖器距离缩短,雄性化过程受阻。

4. 孕期用药和环境化学物暴露与子代生殖系统发育异常　大量研究发现，环境化学毒物与出生的男性子代尿道下裂关联显著。孕期有毒化学物暴露，如邻苯二甲酸盐和二噁英暴露已被证明可诱导男婴的尿道下裂。此外，对于居住地点附近有危险废物处置点的男孩，在研究中发现其出生后尿道下裂的发病率升高。动物研究发现，孕期大鼠在妊娠第7~21天经酮康唑暴露后，雄性胚胎睾酮产生水平降低，依赖于雄激素的外生殖器的雄性化进程因此被改变。研究发现，治疗糖尿病的药物罗格列酮能够减弱睾酮的生成，并且可以抑制PCOS患者卵巢产生雄激素及雄性化，而罗格列酮在妊娠早期能穿过胎盘，并具有对类固醇药物的抑制作用，提示了其对男性胎儿的生殖器官发育有潜在危害的可能性。

## 二、出生后生命早期发育阶段环境异常

由于生理结构的原因，女性与男性泌尿生殖道系统迥异，故而畸形的表现形式也完全不同。男性泌尿生殖系统畸形包括：肾囊性疾病，如多房性肾囊性变、多囊肾；尿道下裂；睾丸下降不全；外生殖器两性畸形，如真两性畸形、假两性畸形等。其主要发病机制是先天性因素，如多囊肾的发生主要是由于16号染色体上的ADPKD1基因变异引起等。女性泌尿生殖系统的发生率也并不罕见，大多均为先天性因素导致，发生率约为2%~4%，这其中的40%通常伴有肾道的畸形。这些畸形有潜在的严重的医学和社会学后遗症，尤其是在青少年期和月经初潮期。包括：子宫畸形，如单角子宫、残角子宫、子宫纵隔；阴道畸形，如双阴道、"阴道斜隔综合征"；卵巢隐带发育异常；其他复杂畸形，如合并阴道闭锁，一侧米勒管不发育、对侧米勒管发育正常，以及对侧肾脏缺如等。这些畸形产生的原因均为胚胎早期副中肾管发育不良、融合异常或泌尿生殖窦发育不良等原因所致。因此，无论男女，出生后新生儿期因素引起的泌尿生殖系统畸形极为少见，目前证据也不充分，但仍有一些研究认为，出生早期频繁接触内分泌干扰化合物（endocrine disturbance chemical，EDC），如双酚A、己烯雌酚、炔雌二醇等，可能会导致少年期、青春期，乃至中年期发生一系列生殖道畸形的概率增加。

### （一）男性泌尿生殖道畸形与内分泌干扰化合物

在过去的几十年中，已经积累了关于暴露于环境化学物质对野生动物和人类福祉可能产生的不利影响的科学证据。由于这类化合物对内分泌系统的有害作用，其中一大群人为或天然来源的化合物被统称为内分泌干扰化合物。对于EDC的关注首先集中在控制生殖功能，特别是男性，但后来扩大到几乎所有可能的内分泌功能。

1. 内分泌干扰化合物　美国环境保护署将内分泌干扰化合物（EDC）定义为"一种外源性物质，干扰人体内天然血源性激素的合成、分泌、运输、代谢、结合作用或消除，这些激素是存在于人体内并负责机体正常内分泌活动尤其是生殖系统运转的"。近年来，随着研究的深入，EDC发挥作用的机制正在逐渐被人类所解开。EDC最初被认为主要通过核激素受体发挥作用，包括雌激素受体（estrogen receptor，ER）、雄激素受体（androgen receptor，AR）、孕激素受体、甲状腺受体（thyroid receptor，TR）和视黄醇受体等。今天，基础科学研究表明，EDC的作用机制比最初认识到的要广泛得多，还可通过核受体、

非核类固醇激素受体(如膜 ERs)、非类固醇受
体(如神经递质受体、5- 羟色胺受体、多巴胺
受体、去肾上腺素受体)、孤儿受体(如芳基氢
碳受体)起作用,并且可参与类固醇生物合成
和 / 或代谢的酶途径,以及汇聚在内分泌和生
殖系统上的许多其他机制。因此,从生理学的
角度来看,内分泌干扰物质是一种化合物,无
论是天然的还是合成的,它都可以通过环境暴
露或不适当的发育暴露,改变荷尔蒙和内稳态
系统,使有机体能够与之交流并重新响应其所
改变的环境。

EDC 与内分泌活性物质(endocrine active
substance,EAS)有明显的区别:EAS 是一种具
有内在能力的物质,能够与内分泌系统的一个
或多个组分相互作用或干扰,从而产生生物学
效应而不引起副作用。EDC 是天然或合成来
源的化合物,可根据三个标准进行鉴定:内分
泌活性、副作用,以及内分泌活性与副作用之
间的合理联系。

2. EDC 与男性泌尿生殖系统畸形

(1)EDC 对于男性泌尿生殖系统的影响:
由于人类,特别是男性的生殖功能受许多激
素和旁分泌因素的调节,EDC 对发育中和成
年人的生殖健康有不利影响并不奇怪。这一
观点得到了最近几十年来人类生殖系统疾病
发病率增加的研究报道的支持,包括隐睾、尿
道下裂、睾丸癌和精液质量差等。这组症状
已统一命名为睾丸发育不良综合征(testicular
dysplasia syndrome,TDS)。与某些 EDC 的抗
雄激素作用相关的其他男性生殖异常,包括新
生男童的肛门生殖距离减少和青春期障碍。
研究者认为,环境或生活方式因素,而非遗传
缺陷的积累,是其发生的最可能的原因。但不
能排除具有遗传畸变或多态性的人类亚群的
存在,这些亚群易受环境因素的有害影响。环

境与遗传因素之间的相互作用是发展的一个
基本方面,一些个体可能比其他个体更容易受
到 EDC 的影响。但这其中涉及的分子机制鲜
为人知,可能是由于易感性人群对某些环境化
合物更加敏感所致。

(2)接触 EDC 的关键时间窗对结局的影
响:在发育期接触 EDC 相比在成年期接触可
能会导致不同的效果,其副作用在发育中的生
物体中可能最明显,并且以远低于成人认为
有害的化学浓度发生。据文献记载,胎儿和
儿童对外源性激素非常敏感。可以认为,环境
EDC 对发育中的男性生殖器官的破坏作用是
一个复杂的过程,可能包括由于 EDC 靶向的
胎儿睾丸间质细胞(fetal Leydig cells,FLCs)
和 / 或导致的雄激素不足而减弱男性生殖器
的适度男性化。某些 EDC 通过对雄激素受体
依赖性信号转导的干扰,进而影响雄激素对靶
生殖器官的作用。

3. EDC 与男性泌尿生殖系统畸形的研究
现状

(1)目前已有很多的数据提示,雄性动物
在宫内及围生期时暴露于外源性雌激素(如
己烯雌酚、炔雌二醇、双酚 A)及抗雄激素
分子(如氟他胺芬克洛唑啉、1,1- 二氯 -1,
2- 双(对氯苯基)乙烯[ 1,1-dichloro-2,2-bis
(4-chlorophenyl)ethylene,DDE ]、二氯二苯基
三 氯 乙 烷(dichlorodiphenyltrichloroethane,
DDT))会导致尿道下裂、睾丸不降、精子数量
减少、性别间条件、畸胎瘤,甚至是睾丸间质细
胞肿瘤等不良结局。

(2)有研究显示,母乳中邻苯二甲酸代谢
物的浓度与 3 个月大的男孩垂体 - 性腺轴的
抗雄激素效应改变有关。这一观察与动物证
据相符,表明胎儿在关键的发育窗口期间接触
某些邻苯二甲酸盐可导致睾丸发育不良,这

与人类睾丸发育不良相似。另一组研究人员还建立了子宫邻苯二甲酸二（2-乙基己基）酯［di-(2-ethylhexyl)phthalate，DEHP］暴露与尿道下裂之间的潜在联系，表明 DEHP 可上调活化转录因子 3（ATF3）的表达，该表达与小鼠细胞凋亡的调节有关。

（3）成人暴露于 EDC 可能与发育中的胎儿或婴儿暴露于 EDC 有不同的后果。事实上，内分泌紊乱的领域已经用术语"成人疾病的胎儿基础"来描述正在发育的有机体环境，包括母体环境（健康哺乳动物）、卵（其他脊椎动物）和外部环境。在一些科学声明中，科学家们将这一概念延伸到胎儿期以后到器官继续实质性发展的早期产后发育期。

目前大部分研究都还停留在相关性的分析上，而没有提供具体的见解。并且这些数据之间还存在着一定的差异，需要进一步的研究以便更清楚地了解特定 EDC 在人类生殖系统异常病因学中的作用。

### （二）EDC 与女性泌尿生殖系统畸形

后天女性生殖道的发育和功能取决于协调的生物学过程，如果在发育的关键时期或在不同生活阶段受内源性或外源性因素的影响，这些过程可能对妇女的健康和生殖产生显著的不利影响。EDC 是否对女性生殖障碍的发生起作用，特别是那些在关键的窗口期（子宫、新生儿、儿童期、青春期和成年期）发生的，仍然没有定论。目前，已有越来越多来自野生动物研究和实验室研究的数据表明，包括啮齿类动物、无尾类动物和非人灵长类动物，它们支持 EDC 在多种女性生殖障碍疾病中的作用，包括生殖道异常、多囊卵巢综合征、非整倍性、卵巢早衰、急性子宫肌瘤、子宫内膜异位症和异位妊娠等。但其具体机制及作用的时间点，目前并没有一致的说法，故出生后早期（0~2

岁）的婴幼儿频繁暴露于 EDC，最终是否会导致青春期乃至后期发生泌尿生殖系统的畸形，还有待更多的研究来证明。

## 三、常见泌尿生殖系统发育异常机制研究

临床常见的泌尿系统畸形有多囊肾（polycystic kidney disease，PKD）和尿道下裂（hypospadias），生殖系统畸形男性常见隐睾（cryptorchidism）和先天性输精管缺如（congenital absence of vas deferens，CAVD），女性常见先天性生殖道畸形。

### （一）男性泌尿生殖系统发育异常机制研究

1. 多囊肾的发病机制　多囊肾是一种以双肾发生多个囊肿并进行性增大，导致肾脏结构和功能损害的常染色体遗传病。根据遗传方式分为显性遗传（autosomal dominant，AD）和隐性遗传（autosomal recessive，AR）两种。前者多于成年后发病，后者主要在婴儿期发生。目前已知 *PKD1*、*PKD2* 和 *PKHD3* 这三种基因突变与 AD-PKD 发病相关。其中 *PKD1* 基因突变是引起 AD-PKD 最主要的原因，其次是 *PKD2* 基因突变。

2. 尿道下裂的发病机制　尿道下裂表现为尿道外口异位开口于阴茎腹侧，多见于男性患者。尿道下裂常是性别分化和发育异常综合征的表现之一，而性别的决定又是一个由多种基因决定的级联调控过程，因此尿道下裂是一种多基因遗传病。目前公认，尿道下裂的发生与性别分化相关的基因，如 Y 染色体的性别决定区（sex determining region Y，SRY）、SRY-盒包含蛋白 9（SRY-box 9，SOX9）和肾母细胞瘤抑制蛋白基因（Wilms' tumor repression gene，WT1）；与激素合成、性腺分化相关的基因，如类固醇 5α 还原酶 2（3-oxo-

5α-steroid 4-dehydrogenase 2，SRD5A2）和雄激素受体（androgen receptor，AR）；以及与生殖结节的形成和发育相关基因，如同源盒基因（homeobox gene，HOX）、成纤维生长因子（fibroblast growth factor，FGF）和骨形态发生蛋白质（bone morphogenetic protein，BMP）等密切相关。*SRY* 基因定位于 Y 染色体短臂上，只包含一个外显子，是决定雄性性别分化的起始开关。*SRY* 基因上的错义、无义或移码突变，都在完全性性腺发育不全（complete gonadal dysgenesis，CGD）的个体中有过报道，而嵌合 *SRY* 基因缺失也与各种生殖道畸形相关。*SOX9* 基因定位于第 17 号染色体，是 SRY 的直接靶点，与 SRY 结合后调节米勒管抑制物（Müllerian inhibiting substance，MIS）的转录和胎儿睾丸内雄激素的合成。SOX9 蛋白可以在生殖结节（genital tubercle，GT）中检测到，并且主要表达于尿道板上皮、包皮腺、腹面外胚层和阴茎海绵体中。*SOX9* 基因不仅对雄性性发育有至关重要的作用，而且有病例报道指出 *SOX9* 基因重复还可以引起雌性个体的性逆转。*WT1* 基因定位于第 11 号染色体，广泛表达于人原始性索、睾丸和卵巢细胞中，参与泌尿生殖系统发育的全过程。*WT1* 基因含有 10 个外显子，第 1~6 外显子编码 N 段，第 7~10 编码 4 个锌指结构。既往研究认为 *WT1* 基因第 7~10 外显子和内含子突变均可引起尿道下裂，这是因为位于这段外显子的序列对于所编码蛋白的正常功能至关重要，在这个区域发生的都是致病性突变；而内含子突变可能干扰前体 RNA 的剪切过程，同样导致翻译蛋白结构的异常。也有研究称 WT1 的第 390 位点发生 C-T 改变，会引起第 1 外显子缺失，导致更加严重的尿道下裂，这是因为第 1~2 外显子编码 RNA 结合位点，可能参与转录激活和抑制的调控功能。*SRD5A2* 基因定位于第 2 号染色体上，主要在生殖器皮肤及前列腺表达，编码的 Ⅱ 型 5α 还原酶可将睾酮不可逆地转化为活性更强的双氢睾酮，后者具有使外生殖器分化为阴茎和阴囊的生物效应。袁等研究者在 15 例后尿道下裂患者中发现 8 种不同的突变形式，包括 2 种无义突变、5 种错义突变和 1 种新的突变，并认为 *SRD5A* 是引起尿道下裂的关键基因。*SRD5A2* 基因多态性会导致尿道沟不能闭合，与尿道下裂的发生呈正相关。也有研究表示，化学污染物引起 *SRD5A2* 基因启动子甲基化水平的改变，下调 SRD5A2 的表达，可能是引起尿道下裂的重要原因。雄激素通过与 AR 结合调控尿道上皮细胞的生长和导管形成，*AR* 基因突变会出现与雄激素结合能力降低，程度较轻者仅表现为尿道下裂、隐睾等，重者则表现为完全型雄激素不敏感综合征。目前发现的 *AR* 基因突变就高达 800 种，包括点突变、插入或缺失。王等研究者在 90 例患者中检测了上述 5 中基因的突变情况，发现中国人群发生尿道下裂的概率与控制雄激素合成与代谢的相关基因（*SRD5A2A2*、*AR* 和 *WT1*）密切相关，反而与性别决定和分化的两个相关基因鲜有突变。研究表明 *FGF*、*BMP* 和 *HOX* 基因均与 GT 的发育相关。*FGF8* 基因通过 FGFR2 传导信号进入细胞内调控尿道板上皮细胞的生长、发育和分化，研究发现 *FGF8* 基因多态性与尿道下裂相关。*HOX* 基因通过编码核转录因子对下游基因的调控，参与机体胚胎发育及形态发生的过程。人类共有 39 个 *HOX* 基因，分为四个种簇，其中 A 和 D 这两个种簇与泌尿生殖道的发育相关。动物实验表明 *HOXA13* 基因敲除小鼠表现出尿道下裂，而且 *HOXA13* 基因突变可以影响 AR 的表达水平。人 *HOXA13* 基因突变与手 - 足 - 生殖道畸形综合征（hand-foot-genital syndrome，HFGS）的发生相关。HFGS 是一种常染色体显性遗传病，其中泌尿生殖道畸形主要包括男性有不同程度尿道下裂，女性有米勒管融合不全，表现出双子宫、双宫颈、子宫纵隔、阴道纵隔等。目前，*HOXA13* 基因突变类型可归纳为 3 类：截短突变、多聚丙氨酸束长度扩增和同源结构域内的单个氨基酸替换。动物实验表明，*HOXA13* 基因敲除的小鼠伴随有 *FGF8* 和 *BMP7* 的缺失，说明这三种基因在尿道板上皮细胞中发挥协同作用。

3. 隐睾的发病机制　隐睾是指睾丸未能正常下降至阴囊内而停留在下降途中任何部位。睾丸下降过程分为非雄激素依赖的腹腔内下降阶段和雄激素依赖的腹股沟管 - 阴囊下降阶段。睾丸支持细胞（sertoli cell）在胚胎发育早期分泌 MIS 使米勒管退化。睾丸间质细胞（leydig cell）一方面分泌睾酮维持中肾管发育，促使其分化为附睾、输精管和精囊；另一方面分泌胰岛素样因子 3（insulin like peptide 3，INSL3），通过对睾丸引带的增生及悬韧带的退化促进睾丸下降。这三种物质是性腺正常分化和胚胎发育的关键物质，若表达异常将导致隐睾。目前发现与隐睾相关的基因除了 *AR* 和 *MIS* 外，还有 *INSL3*。王等人发现隐睾患者的 *AR* 基因具有更长的 CAG 或 GGC 片段重复。*MIS* 基因突变将导致男性胚胎米勒管残留或退化不全，则睾丸的经腹移行期受阻，从而导致隐睾。*INSL3* 基因是人类睾丸 Leydig 细胞分化成熟的特异性标记，在性别分化后即刻表达，不受促性腺激素的作用。*INSL3* 基因敲除导致睾丸经腹移行阶段受阻，且不依赖雄激素。

4. 先天性输精管缺如的发病机制　先天性输精管缺如（CAVD）表现为梗阻性无精症，是男性不育的重要原因之一。囊性纤维化跨膜转导调节器（cystic fibrosis transmembrane conductance regulator，CFTR）是 CAVD 发病的关键基因，定位于第 7 号染色体，对输精管道成熟与发育过程中的细胞膜氯离子通道起到重要调节作用，其突变将导致双侧输精管缺如。研究表明，白种人突变率最高的位点是 F508del，中国汉族人口最常见的突变是 5T 纯合突变。

**（二）女性泌尿生殖系统发育异常机制研究**

女性生殖系统发育异常的机制研究：雌性胚胎由于没有雄激素的分泌，因此中肾管退化，米勒管继续发育成女性生殖道。既往研究表明，LHX1（LIM homeobox protein 1）、PAX2（paired-box gene 2）和 WNT（wingless-related MMTV integration site）等基因在米勒管发育过程中起到关键作用。*LHX1* 基因定位于第 17 号染色体，动物实验表明该基因在小鼠胚胎发育不同阶段的米勒管上皮细胞中呈现动态表达，对于中肾管和米勒管的发育形成均起到关键作用。张等研究者在 *LHX1* 基因上发现一种新的错义突变，将会导致先天性子宫、阴道缺如，这是一种极其严重的女性生殖道畸形，又称 MRKH 综合征（Mayer-Rokitansky-Kuster-Hauser 综合征）。在人类中发现 *PAX* 基因家族包含 9 个基因，其中 PAX2 广泛表达于泌尿生殖系统。*PAX2* 基因敲除的小鼠缺少肾脏、输卵管、子宫和阴道。*WNT* 基因家族中的三个基因（*WNT4*、*WNT5a* 和 *WNT7a*）均在米勒管发育过程中高表达。*WNT4* 基因编码的蛋白可抑制类固醇激素合成酶的表达，进而抑制雄激素的合成，因此在雄性动物中处于抑制状态。当 *WNT4* 基因突变后，由于缺乏抑制作用导致雄激素分泌增加，雌性小鼠生殖道完全消失，导致性逆转。该家族的另一个基因 *WNT5a* 基因缺失的小鼠表现出小子宫和宫颈、阴道发育不良。另动物实验表明，*WNT7a* 基因敲除的小鼠，输卵管和子宫发育均异常。此外，小鼠米勒管发育需要 HOX 基因家族中 A 和 D 两个种簇参与。动物实验表明，在发育成输卵管峡部的部位可以检测到 *HOXA9* 基因的表达，在子宫输卵管链接部有 *HOXA10* 基因的表达，而子宫中 *HOXA11* 基因表达数量最多，*HOXA13* 基因仅在宫颈和阴道上段表达。这些基因的突变将

导致女性生殖道上特异部位的发育缺陷。

综上，胚胎-胎儿期宫内环境异常及出生后生命早期环境异常均可能导致泌尿生殖系统畸形的发生（如多囊肾、尿道下裂等），其机制主要包括单基因突变、多基因遗传等方式。随着我们对胚胎-胎儿源性疾病研究的深入，越来越多的疾病及其机制将会被发现，未来的方向也将转向如何通过干预胚胎-胎儿早期所处的环境来降低这些疾病的发生，以提高和保证后代出生后直至远期的身体健康。

（金 丽）

## 参考文献

1. BARKER DJ. The Wellcome Foundation Lecture, 1994. The fetal origins of adult disease. Proc Biol Sci, 1995, 262: 37-43.

2. BARKER DJ, ERIKSSON JG, FORSEN T, et al. Fetal origins of adult disease: strength of effects and biological basis. Int J Epidemiol, 2002, 31: 1235-1239.

3. GLUCKMAN PD, HANSON MA, BEEDLE AS. Early life events and their consequences for later disease: a life history and evolutionary perspective. Am J Hum Biol, 2007, 19: 1-19.

4. DOS SANTOS JUNIOR AC, DE MIRANDA DM, SIMOES E SILVA AC. Congenital anomalies of the kidney and urinary tract: an embryogenetic review. Birth Defects Res C Embryo Today, 2014, 102: 374-381.

5. ROSENBLUM S, PAL A, REIDY K. Renal development in the fetus and premature infant. Semin Fetal Neonatal Med, 2017, 22: 58-66.

6. STANGENBERG S, CHEN H, WONG MG, et al. Fetal programming of chronic kidney disease: the role of maternal smoking, mitochondrial dysfunction, and epigenetic modffication. Am J Physiol Renal Physiol, 2015, 308: 1189-1196.

7. HEI MY, YI ZW. Environmental factors for the development of fetal urinary malformations. World J Pediatr, 2014, 10: 17-23.

8. HOY WE, REES M, KILE E, et al. A new dimension to the Barker hypothesis: low birth-weight and susceptibility to renal disease. Kidney Int, 1999, 56: 1072-1077.

9. RAJAN T, BARBOUR SJ, WHITE CT, et al. Low birth weight and nephron mass and their role in the progression of chronic kidney disease: a case report on identical twins with Alport disease. Nephrol Dial Transplant, 2011, 26: 4136-4139.

10. MYRIE SB, MCKNIGHT LL, VAN VLIET BN, et al. Low birth weight is associated with reduced nephron number and increased blood pressure in adulthood in a novel spontaneous intrauterine growth-restricted model in Yucatan miniature Swine. Neonatology, 2011, 100:

380-386.

11. HUGHSON M, FARRIS AB, DOUGLAS-DENTON R, et al. Glomerular number and size in autopsy kidneys: the relationship to birth weight. Kidney Int, 2003, 63: 2113-2122.

12. MANALICH R, REYES L, HERRERA M, et al. Relationship between weight at birth and the number and size of renal glomeruli in humans: a histomorphometric study. Kidney Int, 2000, 58: 770-773.

13. MOLDAVSKY M. Renal tubular dysgenesis in Israel: pathologist's experience and literature review. Isr Med Assoc J, 2009, 11: 6-10.

14. BERNSTEIN J, BARAJAS L. Renal tubular dysgenesis: evidence of abnormality in the renin-angiotensin system. J Am Soc Nephrol, 1994, 5: 224-227.

15. ARIEL I, WELLS TR, LANDING BH, et al. Rosenmann. Familial renal tubular dysgenesis: a disorder not isolated to proximal convoluted tubules. Pediatr Pathol Lab Med, 1995, 15: 915-922.

16. WELHAM SJ, RILEY PR, WADE A, et al. Maternal diet programs embryonic kidney gene expression. Physiol Genomics, 2005, 22: 48-56.

17. BASSAN H, TREJO LL, KARIV N, et al. Experimental intrauterine growth retardation alters renal development. Pediatr Nephrol, 2000, 15: 192-195.

18. CEBRIAN C, BORODO K, CHARLES N, et al. Morphometric index of the developing murine kidney. Dev Dyn, 2004, 231: 601-608.

19. SURANYI A, STREITMAN K, PAL A, et al. Fetal renal artery flow and renal echogenicity in the chronically hypoxic state. Pediatr Nephrol, 2000, 14: 393-399.

20. POHL M, BHATNAGAR V, MENDOZA SA, et al. Toward an etiological classification of developmental disorders of the kidney and upper urinary tract. Kidney Int, 2002, 61: 10-19.

21. SPARROW DB, BOYLE SC, SAMS RS, et al. Placental insufficiency associated with loss of Cited1 causes renal medullary dysplasia. J Am Soc Nephrol, 2009, 20: 777-786.

22. MORITZ KM, MAZZUCA MQ, SIEBEL AL, et al. Uteroplacental insufficiency causes a nephron deficit, modest renal insufficiency but no hypertension with ageing in female rats. J Physiol, 2009, 587: 2635-2646.

23. AMRI K, FREUND N, VILAR J, et al. Adverse effects of hyperglycemia on kidney development in rats: in vivo and in vitro studies. Diabetes, 1999, 48: 2240-2245.

24. FOTSO KAMDEM A, BURGUET A, AUBERT D. Gestational diabetes and urinary tract malformations: a hospital case-control study. Prog Urol, 2005, 15: 53-58.

25. HUSSAIN N, CHAGHTAI A, HERNDON CD, et al. Hypospadias and early gestation growth restriction in infants. Pediatrics, 2002, 109: 473-478.

26. VENDEMMIA M, GARCIA-MERIC P, RIZZOTTI A, et al. Fetal and neonatal consequences of antenatal exposure to type 1 angiotensin II receptor-antagonists. J Matern Fetal Neonatal Med, 2005, 18: 137-140.

27. BOUBRED F, VENDEMMIA M, GARCIA-MERIC P, et al. Effects of maternally administered drugs on the fetal and neonatal kidney. Drug Saf, 2006, 29: 397-419.

28. KLIP H, VERLOOP J, VAN GOOL JD, et al. Hypospadias in sons of women exposed to diethylstilbestrol in utero: a cohort study. Lancet, 2002, 359: 1102-1107.

29. KAJBAFZADEH AM, JAVAN-FARAZMAND N, MOTAMEDI A, et al. The optimal dose of Adriamycin to create a viable rat model potentially applicable to congenital obstructive uropathy. J Pediatr Surg, 2011, 46: 1544-1549.

30. HAMMOUD AO, BUJOLD E, SOROKIN Y, et al. Smoking in pregnancy revisited: findings from a large population-based study. Am J

Obstet Gynecol, 2005, 192: 1856-1862.

31. MEYER S, RAISIG A, GORTNER L, et al. In utero tobacco exposure: the effects of heavy and very heavy smoking on the rate of SGA infants in the Federal State of Saarland, Germany. Eur J Obstet Gynecol Reprod Biol, 2009, 146: 37-40.

32. TAAL HR, GEELHOED JJ, STEEGERS EA, et al. Maternal smoking during pregnancy and kidney volume in the offspring: the Generation R Study. Pediatr Nephrol, 2011, 26: 1275-1283.

33. DORRIE N, FOCKER M, FREUNSCHT I, et al. Fetal alcohol spectrum disorders. Eur Child Adolesc Psychiatry, 2014, 23: 863-875.

34. GRAY SP, CULLEN-MCEWEN LA, BERTRAM JF, et al. Mechanism of alcohol-induced impairment in renal development: Could it be reduced by retinoic acid？ Clin Exp Pharmacol Physiol, 2012, 39: 807-813.

35. GRAY SP, DENTON KM, CULLEN-MCEWEN L, et al. Prenatal exposure to alcohol reduces nephron number and raises blood pressure in progeny. J Am Soc Nephrol, 2010, 21: 1891-1902.

36. GUPTA C. Reproductive malformation of the male offspring following maternal exposure to estrogenic chemicals. Proc Soc Exp Biol Med, 2000, 224: 61-68.

37. KAUFMAN RH, ADAM E. Findings in female offspring of women exposed in utero to diethyl-stilbestrol. Obstet Gynecol, 2002, 99: 197-200.

38. HOOVER RN, HYER M, PFEIFFER RM, et al. Adverse health outcomes in women exposed in utero to diethylstilbestrol. N Engl J Med, 2011, 365: 1304-1314.

39. HORNSBY PP, WILCOX AJ, WEINBERG CR, et al. Effects on the menstrual cycle of in utero exposure to diethylstilbestrol. Am J Obstet Gynecol, 1994, 170: 709-715.

40. KAUFMAN RH, ADAM E, NOLLER K, et al. Upper genital tract changes and infertility in diethylstilbestrol-exposed women. Am J Obstet

Gynecol, 1986, 154: 1312-1318.

41. PALMER JR, HATCH EE, RAO RS, et al. Infertility among women exposed prenatally to diethylstilbestrol. Am J Epidemiol, 2001, 154: 316-321.

42. RUBIN MM. Antenatal exposure to DES: lessons learned future concerns. Obstet Gynecol Surv, 2007, 62: 548-555.

43. PALMER JR, HERBST AL, NOLLER KL, et al. Urogenital abnormalities in men exposed to diethylstilbestrol in utero: a cohort study. Environ Health, 2009, 8: 37.

44. SATO K, FUKATA H, KOGO Y, et al. Neonatal exposure to diethylstilbestrol alters expression of DNA methyltransferases and methylation of genomic DNA in the mouse uterus. Endocr J, 2009, 56: 131-139.

45. ANWAY M D, CUPP AS, UZUMCU M, et al. Epigenetic transgenerational actions of endocrine disruptors and male fertility. Science, 2005, 308: 1466-1469.

46. IMBESI R, CASTROGIOVANNI P. Embryonic and postnatal development in experimental tryptophan deprived rats. A preliminary study. J Mol Histol, 2008, 39: 487-498.

47. VAN WEISSENBRUCH MM, ENGELBREGT MJ, VEENING MA, et al. Fetal nutrition and timing of puberty. Endocr Dev, 2005, 8: 15-33.

48. DUMESIC DA, GOODARZI MO, CHAZENBALK GD, et al. Intrauterine environment and polycystic ovary syndrome. Semin Reprod Med, 2014, 32: 159-165.

49. SARKAR P, BERGMAN K, FISK NM, et al. Amniotic fluid testosterone: relationship with cortisol and gestational age. Clin Endocrinol (Oxf), 2007, 67: 743-747.

50. HOLSON RR, GOUGH B, SULLIVAN P, et al. Prenatal dexamethasone or stress but not ACTH or corticosterone alter sexual behavior in male rats. Neurotoxicol Teratol, 1995, 17:

393-401.

51. BASKIN LS, HIMES K, COLBORN T. Hypospadias and endocrine disruption: is there a connection? Environ Health Perspect, 2001, 109: 1175-1183.

52. GRAY LE, OSTBY J, FURR J, et al. Effects of environmental antiandrogens on reproductive development in experimental animals. Hum Reprod Update, 2001, 7: 248-264.

53. FISHER JS, MACPHERSON S, MARCHETTI N, et al. Human 'testicular dysgenesis syndrome': a possible model using in-utero exposure of the rat to dibutyl phthalate. Hum Reprod, 2003, 18: 1383-1394.

54. DOLK H, VRIJHEID M, ARMSTRONG B, et al. Risk of congenital anomalies near hazardous-waste landfill sites in Europe: the EUROHAZCON study. Lancet, 1998, 352: 423-427.

55. MORGAN OW, VRIJHEID M, DOLK H. Risk of low birth weight near EUROHAZCON hazardous waste landfill sites in England. Arch Environ Health, 2004, 59: 149-151.

56. TAXVIG C, VINGGAARD AM, HASS U, et al. Endocrine-disrupting properties in vivo of widely used azole fungicides. Int J Androl, 2008, 31: 170-177.

57. VIERHAPPER H, NOWOTNY P, WALDHAUS LW. Reduced production rates of testosterone and dihydrotestosterone in healthy men treated with rosiglitazone. Metabolism, 2003, 52: 230-232.

58. YILMAZ M, BIRI A, KARAKOC A, et al. The effects of rosiglitazone and metformin on insulin resistance and serum androgen levels in obese and lean patients with polycystic ovary syndrome. J Endocrinol Invest, 2005, 28: 1003-1008.

59. CHAN LY, YEUNG JH, LAU TK. Placental transfer of rosiglitazone in the first trimester of human pregnancy. Fertil Steril, 2005, 83: 955-958.

60. SVECHNIKOV K, STUKENBORG JB, SAVCHUCK I, et al. Similar causes of various reproductive disorders in early life. Asian J Androl, 2014, 16: 50-59.

# 16

## CHAPTER

# 第十六章
# 发育源性疾病的防控策略与措施

发育源性疾病一旦形成往往是终身性的,且多数会累及机体的多个系统器官,造成极大的疾病负担。同时,发育源性疾病的发生发展过程具有显著的多阶段性、长期性和隐匿性,这也给疾病的防控带来诸多困难。因此,有必要在发育源性疾病理论框架内,深入研究机体疾病的发生发展规律,探索其病因学特征与分布,尤其是致病因素的暴露途径、关键作用窗口、剂量反应关系等,并在此基础上制订适宜的防控策略与预防措施,以期降低发育源性疾病的发生率,提高居民的健康水平。

# 第一节　概述

健康与疾病的发育起源(Developmental Origins of Health and Disease,DOHaD),简称发育源性疾病,是在 Barker 假说和成人疾病的胎儿起源(Fetal Origins of Adult Disease,FOAD)理论的基础上发展来的,它是指因配子发生、胚胎发育、胎儿宫内发育和婴幼儿生长发育异常引发的子代成年后不良健康状态,表现为对疾病[主要为慢性非传染性疾病(noncommunicable disease,NCD)]的易感性或疾病发生率的升高,甚至可能影响生育及出现遗传风险。

在孕前、妊娠期、围生期、婴幼儿期等配子、胚胎、胎儿和子代生长发育的关键阶段,不良的环境因素与基因组、表观遗传组动态交互作用,影响了各类细胞的发育轨迹和最终命运,造成子代关键组织器官的结构、功能或表观遗传学特征(分子表型)的终身、永久性、代偿性改变,进而导致子代对某些成年疾病(尤其是 NCDs)的易感性升高,甚至直接导致疾病发生。DOHaD 是一个泛化的概念,它涵盖了所有起源于生长发育阶段异常内外环境的疾病,涉及全身多个系统或多种病理生理机制,如代谢系统疾病、免疫性疾病、肿瘤、神经退行性改变等。DOHaD 这一概念首次于完整的生命周期或跨代水平上阐述了环境因素与人类疾病之间的关系,对认识人类健康与疾病的本质有着重要意义,尤其是为 NCDs 的病因学研究提供了一个全面、合理的理论框架;为人类疾病的预防与控制开拓了新的视野。

## 一、发育源性疾病的形成过程

### (一)发育可塑性与发育源性疾病

人类的发育过程是沿着固定的轨迹进行的,有着显著的程序性,不同发育阶段对环境干扰的反应也存在明显差异。在内外环境因素的干扰下,发育过程中的人体、胚胎或细胞为了适应这些不良环境,会对自身的表型(如形态、状态、运动或活力)做出相应调整,该过程被称为发育的可塑性(developmental plasticity)。人类配子、受精卵、胚胎、胎儿,以及出生后早期阶段(即婴幼儿期)是主要的发育可塑期。由于这种可塑性的存在,内、外环境因素(包括营养、应激、药物和环境污染物等)可改变子代的发育轨迹,造成发育的重编程。

在环境压力下,机体在一定范围内所产生的表型改变,称为适应性反应(adaptive response,AR)。它包括即时适应性反应(immediately adaptive response,IAR)和预知适应性反应(predictive adaptive response,PAR)。其中 IARs 是针对较严重的环境干扰而产生的,呈现出即时性反应,但往往会造成长期的不良效应。例如,在胎盘功能发生障碍时胎儿会通过早产的方式来逃避这种不良环境,以提高个体的生存概率;但获得生存概率的代价是牺牲了宫内发育,会造成较高的婴儿期疾病或死亡、认知障碍或体格发育迟缓等的发生。PARs 一般是针对较温和的环境干扰而产生的。生物体在感知其所处环境压力后,通过改变自身的生长发育轨迹(即发育重编程)来适应所预知的未来环境,这种反应一般不会造成出生时表型的显著改变。PARs 所引起的健康结局是有利抑或有害,主要取决于个体未来是否会真实经历其在早期所预知的环境压力。如果未来实际的环境处于其所预测的范围内,两者相匹配,那么机体器官将具备很强的适应能力以应对环境的改变,其患疾病的可能性较小,具有进化的优势;如果未来实际的环境处于所预测范围外,两者不匹配,即早期的反应是非适应性反应,那么胎儿发育的器官不能适应可塑期以外的环境改变,会导致成年期 NCDs 的风险增加。总之,基于发育可塑性的 PARs 是引起 DOHaD 的重要原因,因此,针对 DOHaD 的预防控制核心任务是维持 PARs 在合理的范围内,避免生命早期不良环境造成发育轨迹的陡然性变化。

目前认为,发育可塑性所产生的表型改变主要是由表观遗传学机制驱动的。表观遗传学机制包括 DNA 甲基化、组蛋白修饰、非编码 RNA 及基因组印迹等,这些非基因水平的变化可调节基因的特异性表达,从而影响生物体的发育轨迹。需要格外关注的是大量流行病学和动物实验数据证明,表观遗传改变具有明显的跨代传递特征。例如,一项研究发现祖辈食物供应水平可通过男性后代影响孙代成年后的死亡率。如果祖父在青春期发育峰之前的食物供应过剩,其孙子的死亡率升高;同样,祖母与孙女之间也存在这种关系。动物实验显示,亲代(F0 代)营养或内分泌干预所引起的表型或表观遗传学改变可传递至 F2 代(F1 代的子代)。例如,F0 代母鼠蛋白质限制所引起的 F1 代 *PPARα* 和 *GR* 基因启动子区的甲基化,在 F2 代仔鼠中仍然能检测到。孕期营养受限的子代,若在儿童期或青春期获得充足或过量营养供应,更容易发生肥胖和妊娠糖尿病,即产生了非适应性反应。此外,流行病学和临床证据证实孕期增重过多、妊娠糖尿病、妊娠期肥胖均是引起子代肥胖和代谢紊乱的高危因素。因此,非适应性反应造成的这种疾病状态具有自我延续或向下一代传递的倾向。所以,只有通过干预生命早期不良的母体胎儿环境,才能有效切断 DOHaD 在代系间传递的恶性循环。

**(二)发育源性疾病的多次打击理论**

在 DOHaD 理论中,NCDs 的发生可追溯至配子形成期,跨越了从孕前至子代成年这一漫长过程。在首次危险因素暴露后,健康损害效应需要几十年才能显现。在这疾病形成的漫长过程中,有时要经历多个关键窗口期和多重危险因素的作用,最终才引起成年性疾病。

一般认为,来自父母亲或新发的先天遗传因素未必造成出生时的形态结构缺陷,但可能会造成胚胎或胎儿对母体不良营养或环境侵袭的敏感性增加,或导致一些不良环境的发生概率增加(如宫内缺氧、胎盘功能异常等)。因此,这些作用于配子上的因素被认为是生命早期遭受的"首次打击"。对复杂疾病的全基因组关联分析已发现了大量与生命后期成年疾病有关的候选易感基因。许多成年疾病(如高血压)都表现出了高度的遗传倾向。携带这些候选易感基因的个体未来将更容易罹患这些成年疾病。遭受"首次打击"的胎儿或婴幼儿可能发病,也可能不发病,这要取决于这些敏感性个体是否遭受进一步的"二次打击"和/或"三次打击"。"二次打击"是指早期发育阶段,尤其是宫内阶段的有害暴露。母体营养不良、母体应激、有害理化因素等均可扮演"二次打击"的角色,影响的发育阶段包括胚胎、胎儿和婴儿发育。同样,遭受二次打击的个体有可能发病,也有可能不发病,有时需要经历"三次打击"后方可发病。"三次打击"是指成年之前或成年阶段遭受的不健康生活习惯或环境因素。以上就是有关 DOHaD 的"三次打击"假说。在"三次打击"假说中,"首次打击"和"三次打击"并不是 DOHaD 所必需的,"二次打击"才是造成 DOHaD 最关键的环节。三次打击在 DOHaD 发生发展中的存在一定的顺次和依赖关系。若个体在出生前遭受了"首次打击"和/或"二次打击",则成年后会对"三次打击"格外敏感,显著增加 DOHaD 的发病风险,这对确定 DOHaD 防控的重点保护人群有着重要意义。若已知父母具有特定疾病(如肿瘤、代谢性疾病等)的遗传易感性,医生或父母可采取相应措施,避免子代在发育早期,尤其是在宫内阶段遭受"二次打击";同理,若在妊娠阶段无法避免一些"二次打击",如宫内发育迟缓、缺氧、妊高症、妊娠糖尿病等,则应将这些孕妇及其子代归类为高危人群,后期应为其提供更多的健康教育和协助,强化预防出生后的"三次打击",这将有助于降低 DOHaD 的发生率。

## 二、发育源性疾病的流行病学

虽然 DOHaD 不能归类为某个系统、种类或类型的疾病,但 DOHaD 的致病因素及其作用特征、疾病发生过程及累及人群仍具有一定共性。

### (一)发育源性疾病的致病因素

DOHaD 理论对于人类疾病研究与防治的贡献在于指出了环境因素与人类疾病之间的关系不仅限于成年阶段,人类疾病起源于整个生命周期所承受的累积环境压力,尤其是来源于生命早期。数十年的科学研究认为 DOHaD 在生命早期的危险因素,包括母体的躯体疾病(如糖脂代谢紊乱、肥胖等)、营养不良(如蛋白质供应不足)、内分泌紊乱(如甲状腺功能异常)、不良生活行为方式(吸烟、酗酒等)、有害环境因素(内分泌干扰物、重金属、药物、辐射、温度)和医源性因素(如辅助生殖技术)等。这些危险因素可在生命早期的不同阶段通过作用于母体、宫内或子代本身,改变子代细胞或组织器官的发育轨迹。需要关注的是,DOHaD 的危险因素与疾病之间并不是一一对应的关系。往往是一种因素可引起多种疾病或一种疾病可由多种因素引起。从疾病预防控制角度来讲,对这些危险因素作精准识别是首要任务。准确评价致病因素的剂量效应(反应)关系,评估人群接触危险因素机会与暴露水平对 DOHaD 的防控有着极其重要的意义。

DOHaD 的起源覆盖了生命周期的全部,表现出健康效应的代际之间传递效应。在这种代际之间传递过程中,孕妇起着核心作用,胚胎、胎儿和婴幼儿的营养均依赖于孕妇或乳母。同时,父方在发育源性疾病的发生中也起着一定作用,其不健康的生活行为习惯或有害环境暴露,同样也会增加子代的发病风险。因此,对 DOHaD 的危险因素进行防控时,不仅要考虑来自母方的因素,还要考虑来自父方的因素。

有些危险因素的健康损害效应是不存在阈值的,只要致病因素存在,即可致病或增加疾病易感性,如医源性因素(体外胚胎操作、剖宫产等)。对于这些因素,我们防控的目标是尽量消除或避免暴露,要做好孕前和妊娠期的健康体检及保健工作,加强健康防护。但更多的致病因素是存在作用阈值的,达到一定暴露水平才可致病或增加疾病易感性。针对这类因素,我们应在风险评估的基础上,制定适当的暴露限定标准,尽量将人体的暴露水平控制在阈值以下,以达到卫生经济学上的可行性。需要注意的是,营养与疾病的关系虽然呈显著的剂量反应关系,但是其反应曲线多数呈 U 形曲线。在低摄入水平时,即营养素缺乏,会增加机体对疾病的易感性;但在过高摄入水平时,即营养素过剩,同样也会增加机体的患病风险。因此,对于不良营养因素的防控目标是将营养摄入水平控制在合理的范围内。

DOHaD 的发生往往存在一个或数个关键窗口期,只有危险因素作用于窗口期才可能致病。为了更有针对性地保护生长与发育阶段免受特定致病因素的侵害,在对这些因素进行描述时,应该体现其作用的窗口期。明确致病窗口期,将有助于实现对致病危险因素的精准防控,提高医疗卫生资源的使用效率。

### (二)发育源性疾病的分布

分析 DOHaD 在人群、时间和空间上的分布,有助于推测可能的致病因素、致病敏感期,为 DOHaD 的精准预防控制提供准确的控制目标、干预窗口、预防措施评价指标等。虽然 DOHaD 主要是成年发病的 NCDs,但除了年龄相关性、性别差异、地区差异等共性的流行特征,还存在年代周期性、跨代遗传性、"发展

中国家陷阱"等特征。

年龄是 DOHaD 形成的一个决定因素,DOHaD 的流行呈明显的年龄相关性,即随着生命推移,疾病发生率呈不断升高趋势;但是近年来其发病也有年轻化趋势,这可能与年轻人群的不良的生活行为习惯有关。信息科技的发展在急剧地改变着人们的活动方式,以智能手机、各类型电脑、电视等为代表的电子产品占据了年轻一代大部分工作和业余时间。2013 年,中国成年人总静态行为时间平均为 4.9 小时,并以 18~44 岁年轻人最高。而 2002 年,在智能手机和电脑尚未普及的情况下,中国成年人业余看电视时间平均为每天 2.1 小时。在性别分布上,男性相较于女性子代更容易受 DOHaD 因素的影响。例如,男性的心血管疾病发病率明显高于女性。来自人群研究结果显示,男性胎儿在宫内即表现出较高的心脏前负荷和较低的心脏后负荷。

NCDs 属于全球性公共卫生问题,无论是发达国家还是发展中国家,这类疾病在疾病谱中均占有重要地位,但是发展中国家的慢性非传染病更具有 DOHaD 的特征。早在 Barker 提出"胚源性疾病"概念之前,人们通常会认为高收入是 NCDs(如冠心病)的一个高危因素,但是研究者在对英格兰和威尔士地区冠心病的疾病分布进行分析后发现,冠心病在高收入、生活条件优越城区的发病率并不高,反而在低收入、居住环境差的城市周边区域的发病率更高。后来多个队列研究均发现这种地域分布差异,即多数 NCDs 在低、中收入地区呈高发,发病年龄早,而在发达地区则呈低发,且发病较晚。发展中国家或地区发育源性疾病之所以高发,可以从个体早期暴露环境引起的预知适应性反应与成年环境之间"不匹配"程度加以解释。发展中国家社会发展和居民生

活方式往往在较短的时间内呈现急剧的转变过程,机体早期环境与成年环境之间存在巨大的反差,个体在早期发育过程中形成的细胞、组织器官的基因表达及功能模式无法适应成年期的环境压力;而发达国家的社会经济和生活方式较为稳定,对发育可塑性和发育编程的冲击较小,因而发育源性疾病的发生率相对较低。这是造成大多数发展中国家不仅要面临 NCDs 在居民死因比中呈不断上升趋势,同时还挣扎在营养不良和感染性疾病威胁中的首要原因。

此外,发育源性疾病还呈现明显的年代特征性。这种年代特征性主要表现在多数 NCDs 高发的出生队列均可追溯至历史上有记载的大饥荒或灾难。荷兰饥荒出生队列研究发现,1944—1945 年荷兰大饥荒期间出生的人群在成年后,心血管疾病、糖代谢异常、高血压病、中心性肥胖和血脂异常等一系列代谢性疾病的发生率明显高于其他人群。针对我国三年困难时期的研究也得到类似的结论,在宫内阶段遭遇饥饿者,成年后 2 型糖尿病风险增加了 50%;同时,高血压的发病风险增加了 4 倍以上。这种年代周期性特征对于确认发育源性疾病致病因素及其作用敏感窗口、疾病的发生过程具有重要意义。

## 三、发育源性疾病防控的必要性与目标

### (一)发育源性疾病防控的必要性

大多数 DOHaD 为 NCDs。据世界卫生组织(WHO)数据,每年全球因 NCDs 死亡人数达 4 100 万,占全死因死亡人数的 70%。其中有 1 500 万 NCDs 死亡病例发生于 30~60 岁年龄段,是造成过早死亡的主要原因。NCDs 主要包括心血管疾病、癌症、慢性肺病和糖尿病,这 4 类疾病占 NCDs 死亡病例的 80% 以上。在中国,目前有高血压患者 2.7 亿,糖尿病患者至少 1 亿,现患脑卒中患者至少 700 万,心肌梗死患者 250 万,心力衰竭患者 450 万。因此,NCDs 是威胁人类健康的首要公共卫生学问题,预防与控制 NCDs 已成为全球多数国家卫生工作的首要任务。将 NCDs 的防控纳入 DOHaD 防控范畴内,从成年期防控扩展至生命早期;从个体防控延展至代际防控,是降低 NCDs 流行的有效方案之一。遗憾的是各国政府卫生行政部门仍将 NCDs 预防控制的重点放在成年期的干预,其本质是并未将这些疾病作为发育源性疾病来看待。虽然 NCDs 的成年期防控策略已经展现出一定的效益,特别是在发达国家。例如通过合理膳食、适量锻炼、健康生活习惯等调整使 NCDs 得到了一定控制。但这种策略仍存有显著不足,尤其是在欠发达国家和地区 NCDs 的发生率仍高居不下,在有些地区甚至呈现高速增长趋势。因此,很有必要深入探讨 NCDs 的发育源性,研究母体营养代谢障碍(如妊娠糖尿病、肥胖等)、胎儿宫内环境要素(如缺血缺氧、宫内感染等)与成年疾病发生的关联及表观遗传致病机制,新生儿期营养、代谢、内分泌、生长模式等与成年疾病的关联,将疾病预防控制的视野扩展至生命早期,增加 NCD 预防控制的强度与广度;采取综合干预的策略,针对生命早期各种危险因素制订适宜的干预措施,降低子代对 NCDs 的易感性,提高 NCDs 预防控制的成本效益。

对于发展中国家来讲,实施 DOHaD 预防控制除了具有重要的公共卫生意义,还有着重要的社会经济学意义。一方面,生命早期有害环境会显著增加机体对 NCDs 易感性,造成成年 NCDs 高发,给发展中国家带来沉重的

疾病负荷和经济负担,且会导致国民期望寿命的损失;另一方面,早期不良环境引起的儿童期生长发育迟缓、肥胖等问题还会影响个体躯体、心理功能和智力水平的全面发展,限制了个体成年后的生产力和创造力水平,造成人力资源的极大丧失,影响整个国家和社会的经济发展。因此,在发展中国家 DOHaD 不仅起源于贫穷或经济落后,更是阻碍社会经济发展的重要因素,进而贫穷与经济落后状态恶化。此外,由于育龄人群的不良生活方式,以及孕前和孕中 NCDs 如糖尿病、心血管疾病和肥胖等的影响,会更大程度地增加子代的 NCDs 发病风险。因此,发展中国家膳食模式与生活方式急剧转变的危害,在跨代传递过程中得以放大,使一个国家或地区的 NCDs 发病水平始终处于较高水平。这种不健康状态、低生育力和短期望寿命被长期固定下来,使受累国家或地区落入难以摆脱的"低人力资源状况"和"高 NCDs"的牢笼内。因此,在发展中国家非常有必要对 NCDs 作发育源性防控,在对成人 NCDs 进行积极干预的同时,更要关注胎儿、新生儿生长发育迟缓,以及妊娠期不良状态(如肥胖、糖尿病、高血压等)造成的对营养不良和疾病的易感性增加,切断 DOHaD 的代际传递链。

#### (二)发育源性疾病防控的目标

DOHaD 的防控目标是通过改善配子发生环境、胎儿宫内环境及胎儿出生后,乃至儿童期的生活环境,控制各种干扰因素,降低 NCDs 的发生率,并通过成人疾病的早期治疗和干预,防止隔代遗传,并作为下一代发育性疾病预防的起始。DOHaD 领域的研究者应积极参与设计和评估可促进生命早期健康的干预措施,消除生命早期不良因素的远期影响,以降低生命后期 NCDs 的风险;通过筛选可用的生物标记物,识别易感个体或重点保护人群,以便采取适宜措施,降低这些个体或人群远期疾病的风险。在此基础上,国际发育源性疾病学会为本领域内的研究、教育和宣传机构制定了发育源性疾病防控的具体目标,同时适应于高收入和低收入国家。这些具体目标包括:①向社会、政府或非政府机构宣传 DOHaD 理论的概念,提高公众对生命早期健康的跨代收益的认识;②在孕前、孕中和孕后女性及其配偶中,提倡最佳的生育年限、健康体重、良好的宏量和微量营养素营养状况、体力活动、睡眠及生活行为等;③降低妊娠期间吸烟和药物滥用率;④降低妊娠糖尿病的发生率及其并发症;⑤促进孕产妇的心理健康,降低妊娠期未得到治疗的抑郁和焦虑的发生率;⑥提倡母乳喂养、健康的辅食添加、规律的身体活动、健康的生活方式和育儿技能,充分利用生长发育关键窗口,实现最佳的儿童身心发育;⑦促进儿童健康生长,减少发育迟缓和肥胖;⑧提高青少年和青年人入学率和健康教育的参与度,以改善其生活行为,包括饮食、体力活动和睡眠,避免毒物暴露。

### 四、发育源性疾病防控的可行性与策略

#### (一)发育源性疾病防控的可行性

虽然人类认识 DOHaD 历史仅有 30 余年,对致病因素的识别、作用机制、生物标记(暴露标记和效应标记)的研究尚有诸多缺陷,但仍可针对已知危险因素、明确的敏感期或重点人群,采用合理的干预措施进行防控。

现在观点认为,DOHaD 可能起源于界线相对分明的 3 个关键时期:配子发生期(精子、卵子形成)、胚儿期(从受精卵形成至出生)和早出生期(出生后到 3 岁内,主要是婴儿

期）。这就决定 DOHaD 防控的重点人群是备孕人群、妊娠期妇女和婴幼儿。越来越多的证据表明，父母机体状态或不良暴露可导致配子质量的细微变化（如表观遗传学改变），通过非遗传机制引起子代的患病风险。如父母一碳单位（如叶酸水平）营养状况会影响子代罹患 NCDs（代谢疾病）风险。在胎儿期，不良宫内环境，如果营养状况、缺氧、胚胎功能障碍或母体应激均可影响胎儿的发育；出生后早期也是发育的一个关键时期。在哺乳期和 3 岁前阶段暴露高危因素也会增加生命后期成年疾病的发生风险。例如，出生早期的营养过剩会增加终身的肥胖和代谢综合征的风险。若能将 DOHaD 的防控理论和措施融入常规孕前检查、孕期与哺乳期保健、新生儿与婴幼儿保健服务工作中，针对 DOHaD 的三个关键时期采取适宜的防控措施，可有效降低 DOHaD 在成年阶段的发生，具有较好的经济性和可行性。

迄今为止，DOHaD 病因学研究发现的危险因素多数是可人为干预的，如生活行为方式、营养状况、环境暴露和亲代某些躯体疾病，现行的慢性疾病成年防控工作也正是针对这些可干预因素进行的，并且收到了良好的干预效果。因此，对于 DOHaD 的早期防控，最基本的要求是将一个国家或地区的 NCDs 防控向前延伸至出生前或孕前阶段。通过国家、社会和个人层面的健康教育和健康促进策略，根据疾病发生的关键时期和主要危险因素采取针对性措施，控制或消除这些不良因素对子代的影响。

**（二）发育源性疾病防控的策略**

鉴于发育源性疾病致病因素复杂、起源阶段早、潜伏期长等特点，相应的防控策略与措施也有着鲜明特征。

1. 早期干预策略　发育源性疾病起源于生命早期，最早甚至可至配子形成期，远远早于传统病因论对慢性疾病形成的认识。因此，发育源性疾病的防控重点应大大前移，应实施早期预防的策略。例如，生长发育迟缓是全球营养不良的主要表现形式。按照 WHO 2006 年生长发育标准，2010 年 5 岁及以下儿童的发育迟缓发生率在非洲为 38.2%，亚洲为 27.6%，拉丁美洲为 13.5%，其中亚洲儿童占了全球生长发育迟缓的 60%。来自 54 个国家的调查数据显示，大多数国家的儿童在出生后即出现生长发育迟缓，且多数平均值与 WHO 标准水平的差距不断扩大，至 24 个月龄时达到最低值。在 24 个月以后，年龄别身高值评分在多数国家维持稳定水平。这些结果支持以下的概念：宫内时期和出生后 2 年是对儿童营养不良干预的最为关键阶段，一旦此时的生长发育迟缓形成，未来身高的损失将持久性保留。

2. 三级预防和多阶段干预策略　在 DOHaD 防控中，应合理实施三级预防策略，不仅要针对疾病危险因素进行积极一级预防，消除危险因素或避免、降低危险因素的暴露；还应积极推动生活行为方式与健康调查或筛查，筛查遭受"首次打击"或"二次打击"的易感人群，采取主动措施进行二级预防，提供重点保护。强化健康体检和重点疾病的监测工作，及时发现新发病例，积极治疗干预，避免疾病的进展或恶化及并发症的发生。同时，DOHaD 防控应在着眼于全年龄段人群的基础上，针对 DOHaD 发生的关键敏感期，抓重点防控人群，尤其是妇女、儿童和青少年等。《联合国可持续发展目标》和《妇女、儿童和青少年健康全球战略（2016—2030）》也强调了青少年和孕前阶段在疾病预防中的重要性，妇女、儿童和青少年的生存、健康和福祉对于终结极端贫困、促进发展和恢复能力，以及实现可持续发展目标必不可少。

3. 多学科合作策略　DOHaD 及 NCDs 的危险因素可来自多方面，包括物理、化学、生物性的因素，涉及医学、社会学、心理学、环境科学等多个学科领域，单独对某一因素进行干预，防控效果有限。需要多学科合作，采用跨部门综合方法，采取综合有效干预措施进行预防控制。在此过程，各国政府应发挥领导作用，同时与全社会各种利益攸关方和部门合作，以整体方法在可持续发展目标范围内，创建促进健康的环境。除提供加强卫生系统所需的财政、技术和人力资源外，相关部门应在其他已知能够改善健康结果的领域开发更多资源和基础设施，例如有关营养、教育、水、清洁空气和环境卫生设施的干预措施。应采取行动使妇女、儿童和青少年得以实现人权并充分发挥获得健康福利的可能。这样就可以实现卫生的"大融合"，确保各种环境下的每个妇女、儿童和青少年都能拥有生存、健康的平等机会。

## 第二节　发育源性疾病危险因素的风险评估

针对致病因素制定干预措施，控制并降低人群对危险因素的暴露仍是 DOHaD 防控的重点和首要任务。对 DOHaD 而言，其一级预防的实施需要具备以下几个先决条件。

首先，危险因素的识别是 DOHaD 防控工作的前提。虽然流行病学和动物实验已探明种类繁多的 DOHaD 危险因素，包括化学性、物理性、生物性及医源性因素等，但更多的致病危险因素尚未被发现。未来很长一段时间内，仍需在 DOHaD 的病因学研究领域加大投入，以提供更为全面的病因谱以及各致病因素之间的贡献值关系，为 DOHaD 预防提供更有针对性的防控对象。需要注意的是，现有的病因学研究模式多数仍然是临床医学思维，即从临床疾病端出发，反向来观察个体或群体生命早期的环境、营养或医源性因素的暴露谱（暴露因素多数是已经长期存在的）；或者以因存在某些毒性而已受到监控的物质（如重金属、环境内分泌干扰物）为起点做前瞻性研究，以观察这些已纳入防控范畴内的物质与某些疾病之间的关系。这种研究模式虽然在预防内外因素的短期有害效应上有着显著的益处，但就 DOHaD 的预防来讲，这种研究模式过于滞后，在人类发现其远期有害效应时已造成一代人或数代人的疾病高发状态。其次，完善危险因素的暴露模式评估工作是制订 DOHaD 防控政策的必要条件。现已知的 DOHaD 危险因素种类繁多，来源不同。在制订防控对策之前，我们先要清楚这些因素，尤其是环境因素在人类生活环境中的分布、演变与转归；分析造成人体污染的主要来源；评估人类接触危险因素的可能性和暴露途径。如重金属污染物在环境中有广泛的分布，而人类生活环境中的重金属主要来自工业生产（采矿业、冶金）、人类生活（主要是汽车尾气）和环境本底。工业生产和汽车尾气造成的污染主要经大气（经呼吸道暴露）、水和食物（经口暴露）进入人体；而环境本底主要是经水和食物暴露。最后，危险因素的剂量反应关系评定是确定重点防控危险因素和重点保护人群，制订适宜的防控目标所必要的手段。在对疾病危险因素进行控制或替代处理时，首先要明确这些因素在何种剂量水平或暴露强度以下才是安全的，这对于远期的慢性的健康效应来说是比较困难的。此外，在不同的年龄、生理状态和遗传背景下，一种 DOHaD 危险因素会存在完全不同的剂量反应模式，这对确定易感人群来说是非常重要的。总之，危害识别、剂量反应关系评定和暴露评定是实施 DOHaD 一级预防的先决条件。

DOHaD 危险因素的识别、暴露分析和剂量反应关系的评定等工作不是临床医学或基础医学研究所能胜任的，需要采用公共卫生的综合研究手段来进行分析、评价，需采用多学科方法，包括化学分析、体外试验、动物试验、流行病学调查及现场试验等。而对这些危险因素处理决策的制订，更要综合考量社会经济、政治、伦理等各方因素。毒理学中的风险评估理论和技术可为 DOHaD 危险因素的识别、暴露分析和剂量反应关系的评定提供很好的解决方案，当然 DOHaD 防控也给传统的化学物风险评估提出了新的任务。本节将从 DoHaD 防控的角度来描述环境、营养或医源性因素的风险评估过程。

## 一、风险分析的概念

风险分析（risk analysis）是指由风险评估（risk assessment）、风险管理（risk management）和风险信息交流（risk communication）三个相互关联的部分组成的一个完整过程。风险分析这一概念首先出现在环境科学的危害控制中，后来逐渐应用于公共卫生领域，如食品、药品、化学品农药、化妆品和医疗新技术的注册管理等，已经被全球各国用来评价与管理化学性、生物性、部分物理性因素，以及医疗

技术使用于人体后的健康风险。风险分析中危害（hazard）是指可能对人体健康产生不良后果的物理、化学和生物性因素或状态。风险（risk）是指危害发生的可能性以及产生的后果。在风险分析的三个部分中，风险评估是指对人体接触危害而产生的已知或潜在的对健康不良作用的科学评价。风险管理是根据风险评估的结果，同时考虑社会、经济、技术等方面的有关因素，对各种管理措施的方案进行权衡，并且在需要时加以选择和实施。风险管理的首要目标是通过选择和实施适当的措施，尽可能有效地控制疾病风险，从而保障公众健康。风险信息交流是指在风险评估者、风险管理者和其他有关团体之间交流有关风险的信息情报和意见的相互作用过程。其内容包括贯穿于风险分析全过程的对危害及其相关因素的理解与认识，还包括对风险评估决定的解释与风险管理决策的依据。通过风险信息交流，可以使管理者获得管理决策的依据，使公众更加了解环境安全、食品安全相关信息。

在风险分析中，风险评估是整体体系的核心和基础，按照危害物的性质可将风险评估的基本模式分为化学危害物、生物危害物和物理危害物的风险评估。风险评估由危害识别、剂量反应关系评定、暴露评估和风险特征描述四个步骤组成。其中危害识别为定性描述，而剂量反应关系评定与暴露评定隶属定量分析，在前三者数据的基础上最终形成对风险的整体特征描述。

## 二、发育源性疾病危险因素的风险评估过程

### （一）发育源性疾病危害因子的识别

危害识别是指确认某种或某类可能危害

人体健康的生物、化学或物理的因素。其目的在于确定人体摄入外界因素的潜在不良效应，对这种不良效应进行分类和分级。危害识别的资料来源于化学物定量结构 - 活性关系分析、体外试验、动物毒理学研究及流行病学研究。在多数情况下，化学物的毒性资料是不足的。例如，1998 年美国环保署（U.S Environmental Protection Agency，EPA）梳理高产量（high production volume，HPV）化学物的毒性资料时发现，43% 的这类化学物无基础毒理学资料报道。为此，EPA 发起了 HPV 挑战计划，所有参与的生产企业自愿补充 HPV 化学物的毒性资料。

化学物定量结构 - 活性关系分析（quantitative structure-activity relationship，QSAR）是通过化学物的结构特征、溶解度、稳定和酸碱敏感性、亲电性、挥发性和化学反应性等特性来预测其可能的毒性。QSAR 在化学物的致癌性预测上有卓有成效的应用。例如在最先发现的 14 种职业暴露致癌物中，有 8 种是具有芳胺结构的；N- 亚硝基或芳香胺基、氨基偶氮染料结构或菲核结构均可很好地预测化学物的致癌毒性。在发育毒性研究方面，具有丙戊酸、维甲酸、邻苯二甲酸酯类、甘油醚类似结构的化学物可能对胚胎、胎儿或婴幼儿的生长发育产生不良影响，具有潜在的诱导 DOHaD 作用。

体外试验是通过给细菌或细胞进行染毒，来预测待检物质的潜在毒性。最经典的体外试验是沙门氏菌回复突变试验（Ames 试验），用于评价致突变性。用于发育评价的体外试验有胚胎干细胞培养、大鼠胚胎细胞微团培养和大鼠全胚胎培养，可以在体外快速检测待检物质对胚胎细胞生长发育的影响，为预测发育毒性和成年疾病的影响提供有效措施。随着辅助生殖技术的成熟，近年配子体外培养成熟、体外受精与胚胎培养试验也用于研究潜在毒物对配子发育、受精和胚胎发育过程中表观遗传学的扰动，对远期不良健康效应的预测及其作用机制研究有着较大的价值。

动物实验是危害识别的主要内容，其优点是容易控制实验条件、动物数量、年龄、状态，以及选择合适的检测指标，是评估化学物毒性的主要手段。就致癌性而言，目前所有的人类致癌物均可诱导至少一种动物产生癌症，所以动物实验具有很高的研究效率。动物实验设计包括急性毒性、亚急性毒性或蓄积毒性试验、慢性毒性和致癌试验、繁殖试验（二代或三代繁殖试验）等。在反应停事件之后的 1966 年，美国食品药品监督管理局（Food and Drug Administration，FDA）推出了全面的三段试验试验方案，应用于化学物发育毒性的评价。经多年多次的国际协调会和众多科学家的协作研究，三段试验方案得到不断改进，成为国际接受的试验程序，用于检测人用医药产品发育毒性，即现在的国际人用药品注册技术协调会国际协调会（International Council for Harmonization of Technical Requirements for Registration of Pharmaceuticals for Human Use，ICH）三阶段实验指南。表 16-1 列出了美国 FDA 一、二、三阶段试验，以及 ICH 试验程序和经济合作与发展组织（Organization for Economic Cooperation and Development，OECD）的生殖毒性评价程序（相对于 FDA 二段试验）的基本要素。每种试验程序，均就实验动物选择、给药途径、给药次数与间隔时间、剂量水平、暴露持续时间、实验样本量、观察技术、统计方法及报告内容提供了指导意见。

表 16-1    生殖毒性评价程序

| 试验 | 暴露 | 观察终点 | 备注 |
|---|---|---|---|
| Ⅰ段试验:生育力与一般生殖试验 | 雄性:交配前 10 周;雌性:交配前 2 周至胚胎着床 | 配子发育、生育力、着床前后胚胎活力、分娩、哺乳 | 评估一个完整生精周期或几个发情周期暴露后对雄性或雌性生殖能力的影响 |
| Ⅱ段试验:致畸试验 | 胚胎着床(交配)至器官形成期结束 | 胚胎在宫内的活力以及解剖结构(大体外观、内脏、骨骼) | 更短的暴露时间,可防止产生代谢适应;在原肠胚和器官形成期产生高暴露水平。早期染毒适用于具有生殖蓄积性的毒物或干扰母体营养的毒物;晚期染毒适合观察生殖器官的发育 |
| Ⅲ段试验:围生期试验 | 妊娠最后 3 个月至哺乳期 | 出生后存活、生长和外部形态结构 | 观察暴露对围产期主要器官功能发育的影响,此试验对围生期有害作用比较敏感 |
| 生育力试验方案(ICH 4.1.1) | 雄性:交配前 4 周;雌性:交配前 2 周至胚胎着床 | 雄性:生殖器官重量和组织学形态,精子计数和活力;女性:妊娠中晚期胚体的活力 | 改进了雄性生殖能力的评价指标,相对于Ⅰ段试验,处理时间更短 |
| 出生前与出生后生长发育及母体功能评估(ICH 4.1.2) | 胚胎着床至哺乳期 | 妊娠个体相对于非妊娠个体的相对毒性;出生后生存、生长、发育和功能缺陷(行为、成熟、生殖) | 与Ⅰ段试验类似 |
| 胚胎/胚胎发育评估(ICH 4.1.3) | 胚胎着床至器官期结束 | 胚胎在宫内的活力以及解剖结构(大体外观、内脏、骨骼) | 与Ⅱ段试验类似,通常采用 2 种实验动物(啮齿和非啮齿类) |
| 出生前发育试验(OECD 4.1.4) | 胚胎着床(或交配)至剖腹取仔前 1 天 | 胚胎在宫内的活力以及解剖结构(大体外观、内脏、骨骼) | 与Ⅱ段试验类似,通常采用 2 种实验动物(啮齿和非啮齿类) |

据上表显示,三段实验方案涵盖了包括生命早期在内的全生命周期的暴露,同时还做了跨代的观察,非常适合来评价化学物是否为 DOHaD 潜在的致病因素。不过,该实验模型也存在一点缺陷,观察终点设置较少,仅限于解剖结构和活动能力检测,尚未包含目前已知的 DOHaD 相关的终点。

良好设计的人群流行病学研究可为危害识别提供最有力的证据。环境流行病学或职业流行病学研究已经为 DOHaD 致病因素的研究提供了大量数据。在流行病学研究中,通过分析特定因素的暴露组与非暴露组之间 DOHaD 发病率,或比较 DOHaD 组和非 DOHaD 组之间的生命早期暴露谱差异来分析父体和母体、孕体和子代的特定暴露

与子代生长发育和成年健康状况之间关联。流行病学研究也存有多种设计类型,包括生态学研究、横断面研究、分析性研究(包括病例-对照研究和队列研究)和流行病学实验研究,不同类型的研究具有不同的优缺点。但对 DOHaD 病因研究来讲,流行病学研究也存有明显的不足。首先,由于 DOHaD 的发生在时间轴上跨度大,队列随访难度高,前瞻性研究成本很高。不过值得庆幸的是,我国"十三五"期间,在人群出生队列研究上给予了大量经费支持,分别确立了数个大型的自然出生人群队列研究和辅助生殖出生队列研究,从父母的环境暴露和生命早期的内外因素暴露开始进行前瞻性随访研究,其研究结果值得期待。其次,研究对象的复杂性。由于人的社

会性,在整个研究过程中人体可能暴露多种多样的因素,其暴露谱相对复杂,研究结果中会出现大量的不明确关联,给分析与判定带来极大的困难。如何从众多暴露因素中剔除混杂因素,识别出真正的致病因子是流行病学研究的一个重点。

### (二)剂量反应关系评定

风险评估过程中,定量分析的步骤主要包括剂量反应评定、暴露评定、易感性变异及不确定性描述。在剂量反应评定中,针对不同的观察终点可采用阈值法或无阈值法进行评定。传统的办法中,针对非癌症终点的评估一般采用阈值法,而对癌症终点的评估则采用无阈值法。但随着非遗传毒性在癌症发生机制中的作用被发现,对癌症终点的评估也逐渐采用阈值法。

通常,用于预测人体对环境化学物反应的人群资料是非常有限的,因此,定量风险评估的基础数据主要来自动物实验,然后由动物实验数据外推至人类。但是,风险评估者在评估人类不良风险时往往只对低水平暴露感兴趣,这使得暴露水平要远远低于大多数动物实验所设计的剂量范围。因此,如何从高剂量外推至低剂量、由动物风险外推至人类风险,是剂量反应关系评估的重点内容。

剂量反应关系评估是化学物暴露与有害效应的发生率之间的定量关系的核心。剂量反应关系评估的第一步是确定拟定量分析的关键有害效应。在剂量反应关系评估中,通常是选择在最相关的暴露途径和最低暴露水平下发生的最可靠的有害效应,而这里的最低暴露水平下发生的有害生物学效应就是“关键”有害效应。

阈值剂量反应关系描述方法包括确认“未观察到有害效应水平(no observed adverse effect level,NOAEL)”和“最低可观察的有害效应水平(lowest observed adverse effect level,LOAEL)”。

用于描述剂量-反应关系的方法包括计算有效剂量,如50%致死剂量(lethal dose 50%,$LD_{50}$)、50%致死浓度(lethal concentration 50%,$LC_{50}$)、10%有效剂量(effective dose 10%,$ED_{10}$)及NOAELs。NOAELs通常被用于风险评估指标的计算,如参考剂量(reference dose,RfD)或每日允许摄入量(acceptable daily intake,ADI)。参考剂量/参考浓度(reference concentrations,RfCs)值是化学物对人类无有害作用的估计日暴露水平(经口或经呼吸道);而ADIs值是WHO用于农药和食品添加剂的风险评估,是指根据现有证据估算的终身暴露情况下,未对人类造成可见危害的剂量水平。通常RfDs和ADI的计算方法是NOAEL值除以不确定系数(uncertainty factor,UF)和修正系数(modified factor,MF)。

$$RfD = \frac{NOAEL}{UF \times MF}$$
$$ADI = \frac{NOAEL}{UF \times MF}$$

每日耐受摄入量(tolerable daily intake,TDI)用来描述“可耐受”的化学物暴露水平,而不是“可接受”水平,因此该暴露水平为低于可能引起有害效应的摄入水平。TDI的计算方法与ADI相似,通常以UF作为除数来计算,以解决物种之间(动物到人)和个体之间(不同人之间)的变异。这两种情况下,UF均默认为10。若毒性试验本身存在不足,如由短期暴露外推至慢性暴露,或存在实验动物数量较少以及其他缺陷时,还需再增加一个UF。若仅能获得LOAEL值,通常需要再增加10倍的系数以达到NOAEL值相当水平。但对于发育毒性终点而言,用10倍系数来实现

LOAEL 和 NOAEL 之间的转换,转换倍数过大。对于优质的动物实验数据,通常采用 100 倍的安全系数来计算 RfD 值,这其中考虑了动物试验的外推(10 倍系数)和人体之间的变异(10 倍系数)。

如果可以获得有关化学物毒性机制、毒代动力学或动物反应与人类风险之间相关性数据时,可采用 MF 对 UF 进行修正调整。例如,若毒代动力学数据表明人和大鼠对特定化学物的代谢途径相同,生成相同的活性代谢产物,则不再使用 10 倍的 UF 来计算 RfD 值,而建议用 3 倍的 UF 值。此外,需要特别关注的是针对婴幼儿的保护,需要额外再增加 10 倍系数以保证该人群的健康。

剂量反应关系评定还应用于很多其他化学物。例如对于环境污染物,针对蓄积性污染物(如铅、镉、汞等)可以制订暂定每周耐受摄入量(provisional tolerated weekly intake,PTWI),针对非蓄积性污染物(如砷等)制订暂定每日最大耐受摄入量(provisional maximum tolerable daily intake,PMTDI);对于营养素制订每日推荐摄入量(recommended nutrient intake,RNI)和可耐受最高摄入量(tolerable upper intake level,TUIL)。

### (三)暴露评估

暴露评估是指对于通过各种媒介摄入的各类危害因素进行定性或定量的评估。暴露评估的目的在于探索某种危害物对人体的暴露剂量、暴露频率、暴露时间、途径及范围。这是风险评估过程的关键步骤,若无暴露存在,我们评估的一切危害均不会发生。但这也是风险评估所有不确定性的关键来源。

暴露评估的目标不仅是评估总暴露的类型和水平,还要找出具体是哪些人暴露了,达到靶器官的暴露水平是多少?暴露评估的关键点在于评估化学到底通过哪种暴露途径给发育中个体造成健康危害。接下来的步骤就是统计经不同暴露途径的暴露量,然后计算所有途径暴露的总量。最终的计算结果不仅可评估特定人群的总暴露量,还可发现高暴露个体。

暴露评估的计算指标可采用两种方式,一种是点值估计,一般采用终身日平均暴露剂量(lifetime average daily dose,LADD)来表示。

$$LADD = \frac{化学物浓度 \times 接触概率 \times 暴露期限}{体重 \times 平均时间}$$

在此公式中,平均时间取人类平均寿命(即 25 550 天)。

不过大多数的暴露评估采用概率分布法,该方法可提供更贴近人类真实暴露情况的暴露特征描述。以土壤中砷暴露致癌性风险评估为例,由于土壤浓度、消化率、暴露期限和频率、体重和生物价均以概率分布的形式表述。所有数据经蒙特·卡罗法模拟分析后,可以得到一个终身致癌风险(incremental lifetime cancer risk,ILCR)的概率分布图,并可以给出 95% 可信区间。

### (四)风险特征的描述

风险特征描述是对风险评估各步骤的结论,对所有关键发现进行汇总后,上报给公共卫生决策过程中的风险管理者。它是对于既定人群中存在的已知或潜在危害发生的可能性和严重程度进行定性或定量估计,是危害识别、危害描述和暴露评估的综合结果。对于有阈值的化学物质,要比较暴露量和 ADI 值(或其他测量值),暴露量小于 ADI 值时,健康不良效果的可能性理论上为零。对于无阈值的物质,人群的风险是暴露量和效力的综合结果。同时,风险描述需说明风险评估过程中每一步所涉及的不确定性。

需要关注的是，由于化学物测试方案或临床试验方法的差异，不同来源的风险评估结论可能存在差异。为此，WHO 国际化学品安全规 划（International Programme on Chemical Safety，IPCS）组织一直致力于风险评估过程中剂量反应关系评估及暴露评估方法的同质化控制。

此外，不确定性分析也是最终风险特征描述的重要内容。不确定性可包括变异和信息缺乏。其中变异是因时间、空间和个体之间的差异而导致的真实风险不同，这类不确定性无法通过继续研究得以消除；但信息缺乏导致的不确定性可随着研究数据的累积逐渐消除。

图 16-1 框架包含了风险评估的 4 个关键步骤：危害识别、剂量反应关系评定、暴露评定和风险特征分析。此外，该框架还描述了基础研究与风险评估之间的相互关系，风险评估的需求会驱动相应的科学研究，而新的科学研究发现会修正风险评估的结果。

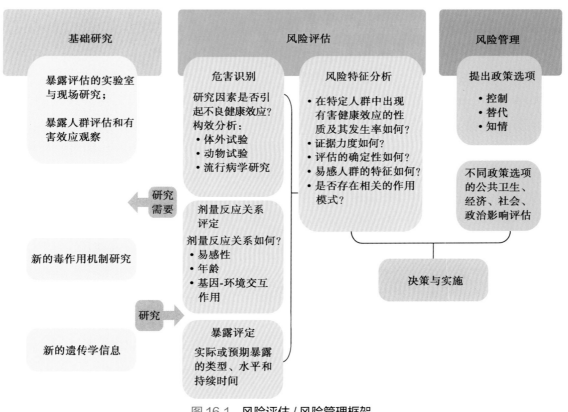

图 16-1　风险评估 / 风险管理框架

# 第三节　发育源性疾病防控的三级预防策略

鉴于发育源性疾病对于子代生命各个阶段健康影响的早期性、多系统性、阶段性、可持续性特点，越来越多的流行病学调查和实验研究支持可通过在孕前、孕期预防及降低不良暴露,改善胎儿宫内环境及胎儿出生后乃至儿童期的生活环境,有效针对已出生的不良宫内暴露的子代进行早期筛选发育阶段特异性的组织和器官、特异性的关键基因和蛋白,以及异常的表观遗传修饰,实现出生后的精准干预,以减少成年期疾病的发生,从而提高出生人口素质,有效地对糖尿病、心血管病等重大慢性非传染性疾病的源头进行防控,降低重大疾病的发生率和后续的致伤率、致残率,大大降低国家卫生经济负担。

发育源性疾病的防治最早可追溯到配子期,此后一直持续到成年后,在漫长的各个生命阶段所接触的环境不良因素,如营养因素、内分泌因素、不良生活嗜好、理化因素、医源性因素等均能导致个体患病的易感性,但同时这些变化可以通过修正这些不良因素得到改善或逆转,这就为发育源性疾病的防控提供了可能性。因此,有效建立针对全人群的健康促进和高危人群的健康保护,提高疾病早发现、早诊治的能力,最终降低疾病的致残率、致死率的三级防控体系具有重大的理论意义和实践价值。

在经典的公共卫生理论中,疾病防控的三级预防策略:首先,在疾病发生前针对致病风险或危险因素采取预防措施,称为一级预防;其次,在临床疾病发生早期或没有明显临床症状时通过筛查早期发现、早期诊断、早期治疗,称为二级预防;最后,在疾病发生后阻止疾病进展,防止并发症或后遗症的出现,帮助患者恢复健康状态,称为三级预防。而在发育源性的成人疾病中,三级预防的概念很难清晰界定,干预措施属于哪个级别的预防取决于干预的主要目标。例如对于2型糖尿病的患者,改善生活方式及使用控制血糖的药物属于三级预防;但是如果对患有2型糖尿病产妇的

子代进行早期筛查早期治疗,以预防其后期患肥胖、糖尿病、高血压等相关疾病的风险,针对子代实施的措施定义为二级预防;对患有2型糖尿病的备孕妇女或孕妇进行干预,以减少其卵子或宫内胎儿因高血糖产生的不良表观遗传学印迹,进而减少子代患代谢性疾病的风险,则对于子代而言属于一级预防。由于发育源性疾病的起源在生命开始的最早期,这也使得干预措施可大大提前,从而实现对子代更为积极的一级预防。

# 一、一级预防

## (一)健康促进

健康促进是针对全人群的策略,这是以公共卫生思维为导向的实现一级预防的策略。由于一些因素,如自然环境、营养和生活方式、心理等,对全人类及下一代健康的影响是普适的,因此全人群策略不需要确定哪些个体未来发生疾病的风险高或低,而是通过消除有害暴露,尤其是一些个体难以觉察或控制的环境暴露,或针对人群中有害暴露的决定因素,即病因的原因采取措施,降低整个人群有害暴露的水平,从而降低人群总的疾病负担。对于发育源性疾病而言,目前研究证据最充分的健康促进干预措施集中在母体营养、母体内分泌、生活方式及环境污染物暴露四个方面。除此之外,健康促进的措施还包括加强职业保护、维护心理健康等。

1. 母体营养　母体孕前及孕期的营养因素,是发育源性疾病发生的重要原因之一,通过饮食调控可以影响发育编程的重新规划。已有研究证实,妊娠期营养不良孕妇的女儿在成年时期超重的概率增加,组织脂肪增加,成年后患糖尿病的概率增加。而小鼠动物模型中,许多研究人员发现孕前和孕期暴露于母

体肥胖会导致胚胎发育迟缓,并且通过胚胎移植实验研究表明,胚胎发育迟缓的表型并非是由于子宫环境造成的,而是来自卵母细胞内的原因,这些原因包括减数分裂异常、线粒体功能障碍和氧化应激等。动物实验通过饮食干预(从肥胖的高脂饮食转变为正常的饮食)可以逆转肥胖大鼠雄性后代的代谢规划,其脂肪量、血清甘油三酯、瘦素和胰岛素可完全正常化。

2. 母体自身内分泌紊乱　正常妊娠期间,母体内分泌系统会发生一系列变化以满足胎儿生长发育的需要。临床研究发现,胎儿生长发育的任何阶段暴露于高水平的雄激素环境中,暴露的女性胎儿将在生殖年龄出现胰岛素抵抗、多囊卵巢等临床特点。

3. 生活方式　运动对于健康的促进作用基本明确,但是目前仅有很少实验来研究母亲或子代运动干预的效果。有学者提出,母亲只要进行任何低强度到中等强度的运动,即使没有体重的任何减少,也可以防止后代代谢紊乱疾病的发展(例如,通过激活肌肉特异性PGC-1)等。有研究者发现,在小鼠模型中,父亲及母亲的运动疗法对后代的代谢健康有益。来自运动雌性的后代,葡萄糖代谢得到改善,体重降低,脂肪量减少。喂养高脂肪饮食的后代表现得更差,但运动改善了代谢表型,即当母亲锻炼时,即使是高脂饮食,运动对其后代的代谢也有有益作用。有趣的是,研究者也发现运动能引起小鼠父亲精子基因表达的变化,以此将抑制不良饮食的能力传递给后代。基于小鼠模型的实验结论很可能在人类中也适用,因此建议备孕的男女双方都进行适度运动,这将有益于维护精子、卵子的健康,保证他们孩子的长期代谢健康。

4. 理化物质暴露　理化物质在生命早期的暴露能够改变个体的代谢定位点,可能导致成年后相应系统的疾病。比如在工业中最广泛应用的双酚 A(bisphenol A,BPA)。双酚 A常被用于制造食物容器、冰箱、手机、电脑等,双酚 A 及其代谢物可在人体血液,甚至胎盘和胎儿中检测出来。临床证据表明 BPA 可损害卵子和精子的形成、性激素的调节、子宫内膜的增殖和容受等。另一种常见的环境污染物是尼古丁。避免孕妇接触到香烟已经成为共识,但父亲对于尼古丁的暴露也会对后代产生重大的影响。研究者发现,尼古丁接触处理的小鼠,精子中多巴胺和多巴胺受体编码基因的启动子区域的甲基化有显著变化,会影响子代大脑中负责运动和认知功能区域的多巴胺通路,使其自发性活动明显增多,注意力分散,逆向学习能力明显减弱。更有甚者,这些后代即使不接触尼古丁,与正常的雌鼠交配所生育的后代仍然可表现出认知能力的缺陷。也就是说,第一代吸的烟,通过对精子 DNA 表观遗传的改变,可能会连续影响第二代和第三代后代的大脑认知。

值得注意的是,尽管很多物质在低剂量下似乎是安全的,但人们不只是暴露于单一化合物,而是成千上万的环境污染物,它们对健康及生殖健康的影响可能不是孤立的,而是"鸡尾酒"式叠加的,因此需要更好地加强环境治理,降低有毒有害化学物的暴露水平。全民健康促进依赖于法律法规的完善、科学技术的发展、政府政策的支持,以及全民意识的提高。

**(二)健康保护**

健康保护是针对高危人群的策略。在一些常见疾病的早期检测和预防中,评估个体的疾病易感概率(风险预测)是临床决策的核心,并且在医患双方有效充分沟通的前提下,它可以成为个人健康管理的有力工具。目前对常见成年起病的复杂疾病临床风险预测往往依赖于基本的人口学特征(如年龄、性别和种族等),基本健康参数和生活方式(如体重指数、吸烟情况、饮酒和运动习惯等),与疾病发作密切相关的临床风险因素评估(如血压和可预示疾病进程的血液生化指标、生物标志物等),环境因素的暴露情况(如空气污染、重金属及其他环境毒素)和家族史。在这些因素中,遗传因素目前还没有作为常规手段,而是仅在家族史明确的情况下才用于对发病风险进行个体风险评估。然而遗传因素是常见成年期发病的复杂疾病的风险评估中最早的可测量因素,遗传分析是健康管理的重要组成部分。而近期研究表明,我们对某些疾病遗传机制的了解已可满足建立多基因风险评分(polygenic risk score,PRS)计算体系的需求,进而通过多基因风险分析为个人健康和临床应用提供保证。综合遗传因素、行为方式和环境暴露,我们能进行个体化的疾病风险评估,并由此采取相应的措施来预防疾病、阻断代系传递。

来源于行为的疾病风险因素包括饮食、运动、烟酒、社交、感染等,这类风险因素的特点是可以通过人为改变。例如,母亲在孕期的各种行为将影响胚胎在早期发育过程中的甲基化组,且这些甲基化的变化将持续至成年,成为子代患病的风险因素,比如妊娠期的营养不足、高糖饮食、早孕期吸烟等。这些生活方式的干预不仅可以从孕期阻断母体的疾病和子代的风险因素,还可以根据母亲的妊娠史评估个体疾病易感性,从而采取相应的预防措施。

遗传因素中最常见的是肿瘤相关易感基因,比如 BRCA1/2 与乳腺癌的关系。在人群中,BRCA1 和 BRCA2 基因的突变携带率远小于 1%。因此,在人群水平上,由 BRCA1 和 BRCA2 基因突变引起的乳腺癌的遗传力和总发病率都很低,约占所有乳腺癌病例的 5%。然而,与普通人群中 12% 的终身风险相比,BRCA1 和 BRCA2 基因的致病突变导致患乳腺癌的终身风险分别为 65% 及 45%。换句话说,尽管 BRCA1 和 BRCA2 基因变异解释总的遗传力较低,但 BRCA1 和 BRCA2 基因检测可以鉴别那些绝对患病风险明显高于普通人群平均水平的个体。这些高危个体能受益于量身定制的健康管理策略,比如更频繁的疾病筛查或更激进的干预措施。如果单独考虑罕见的 [ 最小等位基因频率(minor allele frequency,MAF)< 0.5 % ] 高风险遗传变异,这些变异约占疾病发病率的 1%~10 %,如家族性高胆固醇血症引起的冠状动脉疾病、癌症的 DNA 修复缺陷、阿尔茨海默病中淀粉样蛋白前体蛋白加工缺陷等。同时需认识到许多常见的成人疾病的剩余遗传性主要是由许多常见(MAF > 5%)和低频(MAF > 0.5% 和 < 5%)的基因变异介导的,这些变异可以各自产生小的影响累加共同驱动而成。总结而言,许多常见的成人疾病的遗传结构由家族性结构和非家族性结构疾病组成。其中,家族性结构的疾病占疾病发病率的 1%~10%,与导致家族性疾病的一小组基因中高外显率的罕见变异相关;而非家族性疾病主要由分布在整个基因组中的微效应常见变异的累积所致,并联合那些已知能引起家族性疾病的基因中具有中等效应的罕见变异。

综合遗传因素、行为方式和环境暴露,我们能鉴别出患病高风险的群体,为他们定制相适应的疾病筛查或干预措施,减少疾病的发生。

## 二、二级预防

二级预防是指对疾病早期发现、早期诊

断、早期治疗。我们可以通过健康体检普查与筛查,发现各类发育源性成人疾病的临床前期(如糖尿病、心血管疾病、肿瘤、精神、神经疾病、生育障碍等),及早进行治疗,以免进入疾病期。上述疾病都对生命健康和社会经济产生了沉重的负担,却也大多有较长的临床前期,使得我们有机会进行二级预防。

（一）糖尿病

以 2 型糖尿病为例,患者可能从胎儿时期在母体宫内起便具有"节俭表型",出生时可能是巨大儿或小于胎龄儿,在后续的生长发育中高糖的偏好被固定下来,伴或不伴肥胖及运动缺乏,逐渐出现胰岛素敏感性下降、胰岛素抵抗,最终发展为 2 型糖尿病。而体内持续的高糖环境又对配子发生和胚胎发育产生表观遗传学上的印迹,造成下一代糖尿病的高风险,从而形成恶性循环。2018 年美国糖尿病协会(American Diabetes Association,ADA)更新了早期发现、早期诊断的建议,强调对于超重或肥胖的 18 岁以下儿童和青少年,若合并高危因素(母亲糖尿病或妊娠糖尿病、2 型糖尿病家族史、高危种族/民族、与胰岛素抵抗有关的病症如多囊卵巢综合征),也应考虑筛查糖尿病前期和 2 型糖尿病。而对于糖尿病前期的人群,目前最有效的预防方式是 DPP 方案(diabetes prevention program):在干预的前 6 个月内实现 7% 的体重减轻,并保持每周 150 分钟中等强度的运动。这种生活方式干预是一种基于目标的干预,即所有参与者都有相同的减重和运动目标,但具体实现目标允许个性化。三项遵循这种生活方式干预的大型研究显示,进展为 2 型糖尿病的参与者比例在长达 20 年的随访中下降 27%~43%。这是二级预防行之有效的一个让人振奋鼓舞的例子。

（二）心血管疾病

以原发性高血压为例,高血压病是全球死亡和残疾调整生命年的主要原因,是脑卒中、心肌梗死、心力衰竭的主要危险因素,也是动脉瘤、外周动脉性疾病和慢性肾病的主要病因。因此,筛查和管理高血压病至关重要。具有以下因素的为高危人群,如吸烟、糖尿病、血脂异常、超重、不健康饮食、高社会心理压力和睡眠呼吸暂停。除了这些经典的危险因素,我们还应考虑到一些发育来源的危险因素,如出生低体重。研究显示出生体重与成年后的血压有关,在第二次世界大战荷兰饥荒中出生的子代和在中国 1959—1961 年"三年严重困难"中出生的子代都表现为成人期血压轻度升高。因此对于出生低体重的人群,我们也应加强血压的监测和生活方式的改善。降低血压的非药物干预包括:健康饮食、限制钠的摄入、高钾饮食、超重或肥胖患者的体重减轻、结构化的锻炼计划和限制饮酒。每种生活方式改变的通常影响是收缩压降低 4~5mmHg,舒张压降低 2~4mmHg。2017 年 ACC/AHA更新了高血压疾病预防及治疗指南,将高血压病的诊断标准从血压 > 140/90mmHg下降至 > 130/80mmHg。对于血压升高(120~129/ < 80mmHg)或 1 期高血压(收缩压130~139 或舒张压 80~89mmHg 且 10 年内心血管疾病风险 < 10% 的成人,应在非药物治疗3~6 个月后复测血压。患有 1 期高血压且 10年内心血管疾病风险 ≥ 10% 的成年人应进行非药物和药物治疗,并在 1 个月内复测血压。

（三）肿瘤

流行病学和动物研究表明致癌作用可能早在胎儿期开始,因此改变产前环境可能通过表观遗传途径改变基因表达,这些改变可以由后代遗传。营养、内分泌干扰物、感染和生活方式可能会影响肿瘤的生长或对癌症的易感性。以乳腺癌为例,母体的高龄或高体重及与之相关的孕期高雌激素环境将增加其女儿的乳腺癌风险,母体对于烟、酒、内分泌干扰物(己烯雌酚、双酚 A 等)的暴露也将使其女儿成为乳腺癌的易感人群。因此,我们在疾病筛查时需要将个人史追溯至个体发育的胎儿时期,以免错误估计发病风险。2018 年,美国癌症学会肿瘤预防指南推荐 10 条可行有效的预防措施:保持健康的体重;积极锻炼;高纤维饮食;少吃垃圾食品/高糖高脂的加工食品;少吃红肉和腌熏肉;少喝含糖饮料;少饮酒;不为预防肿瘤而使用保健品;尽可能母乳喂养;即使在患肿瘤后,仍尽量做到上述要求。我们可以发现,预防肿瘤的措施与预防其他慢性非传染性疾病的措施在很大程度上是重叠的,因为它们都针对共同的致病因子,也正因为如此,贯彻这些措施的益处是多重的。

**(四) 精神疾病**

中枢神经系统的发育受各种化学和时间空间因素的调控,当胎儿在宫内生长发育时,很容易受宫内和宫外因素的影响,如母体吸烟、酗酒、营养、内分泌干扰物、药物、社会心理压力、感染及早产等。这些因素可能对细胞迁移、突触可塑性、少突胶质细胞成熟产生不利影响。儿童期精神疾病的危险因素包括母亲在怀孕期间使用酒精、烟草和毒品,父母心理健康状况不佳等。因此,我们可以根据这些风险因素在儿童中进行早期的筛查,以进行早期干预和治疗。欧洲精神病学会指南推荐以学校为基础的提高亲社会技能和减少暴力的干预措施。同时,对父母精神疾病的干预也是对子女精神疾病预防的一级预防,可以借此打破精神疾病在代际间的传递,比如产后支持能有效减少产后抑郁症,并减少婴儿的行为问题和注意力缺陷多动障碍。无论对儿童或父母的干预,都不仅对个体及家庭有益,也为社会带来利益,并可降低司法和医疗系统的成本。

## 三、三级预防

三级预防的传统内涵是指在疾病发生后阻止疾病进展,防止并发症或后遗症的出现,帮助患者恢复健康状态。对于发育源性疾病而言,阻止疾病进展的时机可早至新生儿和婴幼儿体检,对缺陷患儿采取及时有效的诊断、治疗和康复,提高患儿的生活质量,防止病残,促进健康。如多胎妊娠的新生儿,它们发生胎儿宫内发育迟缓、早产、低出生体重、呼吸窘迫综合征、脑瘫及中枢神经系统发育异常的风险明显高于单胎(双胎发生脑瘫的风险是单胎的 5 倍,而三胎则增加到 17 倍);多胎新生儿的先天畸形发生率和围生儿死亡率也明显高于单胎新生儿。因此对于多胎妊娠的新生儿,及时的诊断、治疗和康复对其健康有重大意义。

发育源性疾病三级预防的内涵不仅是对这一代疾病的治疗和随访,还有由此达成的对下一代疾病的预防、对代际遗传的阻断,即蕴含了对下一代的一级预防。比如恶性肿瘤,我们对癌症幸存者的关注不仅在于他们的身体、社会心理、经济,更在于对他们生育能力的保护和阻断肿瘤易感基因的代际遗传。特别是在过去的五十年中,儿科恶性肿瘤的治疗取得了显著进展,在得到充分治疗的儿童恶性肿瘤患者中超过 80% 能够长期存活至成年,而这些治疗所产生的晚期效应(late-effects)也将持续对各个系统发挥影响,尤其是对生殖系统的影响。放疗、化疗、手术和造血干细胞移植是影响男女生殖系统的四大因素。在保留生育能力方面,生殖内分泌学方面的进展已经使冷冻保存精子、卵子、卵巢组织成为可行的方案。在"能生"之外,还要"优生"。人们担心先天畸形、遗传性疾病、后代患癌症的风险。多个队列的回顾性研究发现,癌症幸存者的孩子因父母接触性腺放射治疗或烷化剂而导致先天畸形、单基因疾病或异常核型的风险并未显著增加。若父母有遗传性癌症综合征,子代的癌症风险显著增加,所幸的是我们可以通过胚胎植入前遗传学检测(preimplantation genetic testing,PGT)在胚胎阶段阻断癌症的代际遗传。

生命发育的早期阶段关系到个体生命的成长,甚至子孙后代的健康。因此,对生命发育早期状况与成年期慢性疾病的关系探索,特别是早期干预以预防或减轻成年期疾病的研究,已成为现代医学发展的一大挑战。通过对大规模人群进行全基因组关联性分析(genome-wide association study,GWAS)发现,基因组序列本身的多态性只能解释少量的遗传代谢疾病。因此,表观遗传信息及其在后代中发挥的功能成了近些年研究的焦点。生物体在其生存环境中一生都可通过表观遗传的方式获得新的性状,并且一些在环境中储存的表观遗传信息有可能聚集在配子细胞中并逃逸受精后表观遗传重编程,从而传递到子代中。然而,不同的生命时期对外界环境的反应性不一样,所获得的表型和表观遗传作用方式亦不完全相同。因此了解不同生命时期起源的发育源性疾病特点和发病机制,寻找有效的防治措施,以预防或减缓发育源性疾病已成为一项重要任务。

## 一、发育源性疾病的生物学基础

生物个体发育是遗传信息的系统表达和环境信息的综合编程过程,即发育程序化(development programming),这是一个不断变化的过程,人类从受精卵开始,经历胎儿、儿童、青春期直至成年期,整个过程受遗传和环境多种因素的交互作用。卵子受精时,个体的生长潜力及各组织、器官生长顺序的遗传基因已编码就绪,从而决定了生长发育的可能性;神经、激素、生长因子及外界环境因素均可影响遗传基因的表达,决定生长发育的现实性。在生长发育各个时期,异常环境因素的干扰均会产生远期效应,增加子代及其下一代的患病风险。

发育的程序化需要有稳定的基因调节,在这个过程中表观遗传机制发挥了重要作用。表观遗传是指在不改变 DNA 序列的前提下通过化学修饰调控基因表达的遗传方式,主要包括 DNA 甲基化、组蛋白修饰及非编码RNA(non-coding RNA,ncRNA)调控等。生命发育期间,表观遗传参与到配子的发生、早期胚胎的发育、细胞的分化,以及器官的形成和成熟等重要的发育编程过程中。外界环境因素造成的异常编程可以通过表观遗传机制储存在生物体的体细胞和生殖细胞中,通过对相关基因的表达调控引发子代或下一代疾病的产生。

发育源性疾病防治是一项长期的工作。表观机制虽然能够通过细胞分裂而稳定存在,但并非不可逆转,研究报道显示有效的生活方式干预和药物能够逆转不良的生命早期编程效应,这为发育源性疾病的防治提供了新的理论依据和治疗方向。通过近年来的临床调查数据和动物实验显示,子代的患病风险是可以通过修正环境因素逆转的,这为发育源性疾病的防治提供了可能性。采取积极策略,修正生命发育可塑窗口期对成年疾病产生影响的因素是防治慢性疾病的关键环节。

## 二、不同时期发育源性疾病及防治原则

### (一)配子起源发育源性疾病及防治原则

1. 配子起源发育源性疾病　哺乳动物中,母体对外界环境所产生的"记忆"可以通过多个层面影响后代,例如妊娠期子宫内环境、胎盘状况及产后哺乳等,研究人员很难对卵母细胞本身能否携带环境信息影响后代的健康做出回答。Huypen 等通过体外受精胚胎移植术(in vitro fertilization-embryo transfer,IVF-ET),将肥胖小鼠的卵子在体外与正常精子受精后移入正常的代孕母鼠子宫内,首次证实卵子也可作为母体信息的载体介导子代发育源性疾病的发生。但遗憾的是,目前缺乏证据表明是否在卵子时期进行干预措施能够阻止或减缓环境诱导的子代表型出现。相对于卵子介导的子代发育源性疾病研究难点,父源因素对于下一代发育的影响仅是通过短暂的受精过程来实现的,影响因素相对简单。现有的证据证实了化学干扰物、饮食因素和后天的行为因素均可以通过对精子的表观遗传修饰传递到子代,影响子代健康。对成年糖尿病前期的雄性小鼠与正常雌鼠交配后,其子一代胰岛 β- 细胞发生损伤,父亲精子和子代胰岛中调控胰岛素和葡萄糖代谢的基因发生了相同的 DNA 甲基化变化,提示精子能够作为载体将环境对父亲造成的表观记忆传递给子代。

值得关注的是,近期文献报道在小鼠模型中肥胖父亲通过运动能够改善子代的葡萄糖和胰岛素代谢,提示有效的干预策略有助于逆转或缓解父方精子介导的发育源性疾病。

2. 配子起源发育源性疾病防治原则　人类生殖细胞的发育时程长,最早可以追溯到胚胎期,此后一直持续到成年后。生殖细胞在漫长的发育成熟过程中可能受不良的环境因素影响,进一步影响子代健康。因此,对于配子源性的成年疾病的防治策略应着重孕前干预,宣讲优生优育必要的知识,建立夫妇双方良好的生活方式,进行健康咨询和健康检查。

### (二)胎儿起源的发育源性疾病及防治原则

1. 胎儿起源发育源性疾病　与配子发生不同,胎儿在宫内呈现一种快速发育状态。在这个时期,体内的细胞大量复制与分化,组织器官也在迅速成熟。这期间胎儿对于宫内环境的变化非常敏感,异常的宫内环境可能会对后代,甚至下一代产生远期的影响。在胎儿的发育过程中,胎儿与宫内环境相互作用,表现出能够适应生存环境特征即发育的可塑性。表观遗传机制目前被大量研究证实参与胚胎发育、器官分化过程,参与调节组织特异性基因的表达,同时灵活的表观调控机制也是发育可塑性的基础。

20 世纪 Barker 及其同事提出成人慢性病的胎儿起源,认为成人疾病与胎儿宫内发育有关。多年来,大量流行病学数据、实验室和临床研究证实胎儿时期的宫内环境会对以后的生命阶段的疾病产生影响。一个典型案例是荷兰大饥荒,针对此事件的多项研究清晰地指出,后代的肥胖、糖尿病及心血管疾病与胎儿时期的营养不良密切相关,且成年后比正常人具有更高的葡萄糖不耐受风险。另一经典案例是对妊娠糖尿病子代的研究,研究证实妊娠

糖尿病子代成年后患有肥胖及糖耐量受损风险较正常妊娠子代明显增高，而动物实验进一步证实宫内高糖环境可以改变子一代产生的表观印迹，增加患病风险，宫内高糖环境甚至可以通过影响子代原始生殖细胞（primordial germ cell，PGC）将表观印迹改变和疾病易感性延续到子二代。

值得关注的是，对于胎儿期起源的发育源性疾病仍然是存在干预治疗窗口的。妊娠糖尿病妇女经过有效的血糖控制不仅能够改善妊娠结局，同时女性子代青春期前的代谢异常得到了明显恢复。临床报道显示，肥胖女性在孕期控制体重增长和饮食可以减少产科并发症，出生后 1 年的子代肥胖发生比率明显下降。而动物实验进一步证实肥胖小鼠孕期运动能够改善子代代谢异常并且修复了与表型相关基因的甲基化状态。此类报道说明，孕期有效的干预手段能够纠正或缓解子代成年后的慢性疾病发病。

2. 胎儿起源发育源性疾病防治原则　妊娠期是胎儿发育的重要时期，良好的宫内环境对胎儿的发育和未来健康至关重要。因此，对于宫内原因所造成的胎儿源性成人疾病防控原则为早发现、早诊断和早治疗，避免胎儿在不良的宫内环境中长时间暴露。应针对保障和促进母亲健康及胎儿宫内发育的主要因素，包括良好的孕期营养，预防孕期感染，避免有害因素的暴露，保障母亲身心健康，预防和控制妊娠并发症。

**（三）婴幼儿起源的发育源性疾病及防治原则**

1. 婴幼儿起源发育源性疾病　出生后儿童的发育继续经历着编程的过程，特别是在儿童早期，即婴幼儿期。这一现象在大脑、神经内分泌系统和代谢过程的发育方面表现得尤

为明显。编程的过程也继续受遗传和环境因素的影响，包括生活方式和行为的影响，如喂养和饮食行为对代谢方式的影响、运动对体格发育的影响、语言环境对语言发育的影响、养育关系对心理行为发育的影响等。这种影响可以一直持续到成年期，成为成人疾病儿童期防治的理论依据。

近期研究表明，出生后早期发育过程异常的表观遗传现象仍然是可逆的。例如母体暴露于营养素限制的新生大鼠，出生后进行瘦素治疗能够改善子代表型并逆转启动子甲基化和肝脏 PPARα 及 GR 表达增加。这就提示婴幼儿期仍存在治疗窗口，为发育源性疾病子代出生后的治疗提供了可行性。

2. 婴幼儿起源发育源性疾病防治原则　婴幼儿时期发育仍在继续，此时期的防控既要面临高危新生儿（早产、低体重儿、巨大儿）出生的干预问题，又要面临出生后环境本身对婴幼儿的影响，为发育源性疾病的防治提出了新的挑战。在婴幼儿时期，干预应注重婴幼儿喂养、亲子关系的建立（心理行为发育的开始）、新生儿疾病筛查和婴儿期疾病的防治，以及早产和低出生体重儿的合理喂养。

**（四）辅助生殖技术起源的发育源性疾病及防治原则**

1. ART 的发育源性疾病　辅助生殖技术（assisted reproductive technology，ART）是临床治疗不孕不育症的有效疗法。辅助生殖技术治疗流程中涉及使用促排卵药物募集卵母细胞、配子／胚胎的体外操作，以及胚胎发育过程中母体异常激素水平等问题，其所涉及的发育阶段正是配子及胚胎表观遗传编程的重要时期。Borghol 等研究发现 MI 期卵子体外培养成熟后发现也存在异常的 *H19* 基

因 DNA 甲基化状态,提示外界环境因素可能对人卵母细胞本身表观遗传存在修饰作用。流行病学调查显示试管婴儿表观遗传病风险显著增高,此外,ART 并发症卵巢过度刺激综合征(ovarian hyperstimulation syndrome,OHSS)合并妊娠与低体重儿发生密切相关。动物模型研究发现,辅助生殖可影响胎盘发育及其功能,致胎盘效率下降,进而影响胎儿宫内发育及出生体质量;进一步分析发现,辅助生殖操作可通过干扰早期胚胎表观印迹影响胎盘发育及功能,进而影响胎儿发育及出生体质量。值得关注的是,近期研究显示 ART 过程血清高雌激素的患者采用冷冻胚胎移植,能够避免胚胎发育过程中宫内高雌激素暴露,改善低体重儿出生等不良妊娠结局。这一结果提示优化 ART 操作流程,能够在一定程度上提高该技术的安全性,避免或减缓由于 ART 造成的发育源性疾病的发生。

2. ART 的发育源性疾病防治原则　辅助生殖技术作为治疗不孕不育的关键技术,依然在不断完善、创新发展中。目前,该领域专家尝试优化 ART 技术流程,提高技术安全性:①严格把控 ART 技术的实施适应证;②使用温和的促排卵用药方案;③研发、应用更安全的配子/胚胎操作及其保存方法;④研发与应用无创的优选胚胎的技术体系;⑤加强子代的随访。

### (五)表观遗传研究对发育源性疾病防治的启发

近年来随着表观机制的研究不断深入,为发育源性疾病的干预和防控提供了新的思路及方向。发育源性疾病干预策略的关键在于早期预防,而治疗的前提在于早期诊断,目前表观遗传已发现多个指标可以对疾病的发生进行预测。Godfrey 等报道,在脐带组织中 RXRA 核受体启动子区单 CpG 位点的甲基化状态改变与儿童期肥胖密切相关。有报道,在临床宫内生长受限(intrauterine growth restriction,IUGR)胎儿脐血干细胞中,肝细胞核因子 4α 基因启动子区发生 DNA 甲基化修饰改变,该基因是导致幼年速发型糖尿病的重要因素。表观遗传研究中所发现的改变基因有可能成为发育源性疾病的早期诊断标志物。此外,表观遗传的研究也为发育疾病的治疗提供了新的靶点,例如瘦素、叶酸和表观修饰相关酶的使用。阐明疾病的发展和起源,确定表观遗传的靶点,探索在生命早期发育可塑窗口期进行干预的方法,将是促进人类健康、预防发育源性疾病的关键环节。

## 三、现有干预措施及其存在问题

### (一)生活方式干预

饮食和营养是发育源性疾病发生的重要原因之一,比如,1944—1945 年间荷兰饥荒幸存者的流行病学研究表明,产前暴露于饥荒极大程度上改变了子代的发育编程;而孕期肥胖和伴随的高能量饮食摄入及哺乳期的肥胖饮食也会使后代生理系统中发生碳水化合物和脂质代谢的改变。饮食调控也可以反过来影响发育编程的重新规划。

关于运动,发育编程的研究大多集中在代谢异常和心血管疾病,但只有很少的研究观察诸如对体力活动和运动指标等的影响,且这些研究活动主要集中于压力和焦虑行为,而不是直接的身体活动本身。临床和流行病学研究表明,由于胎儿环境较差而导致的身体活动变化是有限的,但荷兰饥荒幸存者的随访研究表明,产前暴露于饥荒不仅改变了对子代不健康饮食的食物偏好,还显示了成年期身体活动减少的趋势。最近一些动物模型的研究报告表明,身体活动的诸多方面是由早期生活的实际因素决定的,如母亲的营养不良、母亲的低蛋白饮食,可导致子代在发生肥胖之前就出现运动能力下降,同样母亲饮食诱导性的肥胖也能导致子代的活动能力减退。越来越多的证据表明,发育编程异常可能是子代不爱运动行为发生的机制之一。反之,目前也已有少量实验来证实母亲或子代运动干预具有改善发育编程的效果。不同发育阶段的饮食、运动和行为干预对子代的发展规划具有极其重要的意义。

1. 孕期及哺乳期的干预　孕期饮食控制是妊娠糖尿病(gestational diabetes mellitus,GDM)患者治疗的基础,饮食干预对 GDM 患者子代结局的改善具有重要作用。研究发现,在怀孕和哺乳期进行饮食干预(从肥胖的高脂饮食转变为正常的饮食)可以逆转肥胖大鼠雄性后代的代谢编程,其脂肪量、血清甘油三酯、瘦素和胰岛素可完全正常化。同时,有学者提出,母亲只要进行任何低至中等强度的运动,即使没有体重的任何减少,也可以防止后代代谢紊乱疾病的发展。一项大鼠实验显示,产前营养不足大鼠的 IUGR 子代存在不运动下肥胖的倾向,但 IUGR 后代通过适度的日常锻炼,可增加能量储存和使用的灵活性,从而激活不同的能量使用途径来预防肥胖的发展。这些结果强调了生活方式改变和运动干预对于改善不良编程的重要性。

目前,也有多项人类调查研究指出,生活方式的干预,包括饮食控制和体力活动,可对孕产妇健康和围产期结局产生积极的影响,特别是超重和肥胖妇女,以及代谢相关性疾病患者,如多囊卵巢综合征(polycystic ovary syndrome,PCOS)。2012 年的一项荟萃分析指出,产前生活方式干预(包括产前饮食、活动、行为或生活方式)可降低超重和肥胖妇女

孕期体重增加,降低妊娠糖尿病的患病率,但其他结果(如剖宫产率、胎龄、低出生体重或巨大儿发生率)无明显差异。最近的一项荟萃分析也表明,生活方式干预(包括营养和体力活动)对肥胖和超重孕妇的妊娠体重增加(gestational weight gain,GWG)具有较好的干预效果。因此,进一步的研究可对其子代的代谢状况及其他发育源性疾病进行随访,以确定生活方式在改善子代发育源性疾病状态中的积极作用。

2. 出生后子代干预　子代直接营养干预的可能作用在 WyrWull 等人的工作中得到了初步认识。从出生后 13 天(D13)到足月用常规剂量地塞米松(dexamethasone,DEX)处理孕鼠,会降低子代出生体重,延缓其青春期发育。在 DEX 暴露的动物中,6 个月龄子代即发生了高瘦素血症和脂肪量增加,但这些后果通过高 n-3 饮食可被完全改善。这些结果表明,出生后早期饮食的直接操纵可以限制发育编程的不良后果。后续的研究显示,即使产前糖皮质激素过量使用,子代表现为炎症标志物的表达增加和脂肪组织对糖皮质激素的敏感性增强,这一结果仍可以被膳食高 n-3 脂肪酸补充部分逆转,表明出生后的饮食操作可以限制较强不利胎儿编程的影响。

最近有研究建立了大鼠母体蛋白质限制模型,以确定断奶后饮食干预是否改善妊娠期孕妇营养环境改变产生的不良结局。孕鼠在妊娠期(C,20% 酪蛋白)和哺乳期(CC)饲喂对照饮食;或在妊娠期喂养蛋白限制性饮食(R,10% 酪蛋白),哺乳期喂养对照饮食(RC),断奶后,仔鼠饲喂 C 饮食。在出生后(postnatal day,PND)70 天(年轻成年期),雌性后代继续喂养 C 饮食(CCC 和 RCC)或喂养商业杂食 Purina 5001(Ⅰ),从而将动物分

成饮食干预组 CCI 和 RCI。另一组母亲和子代整个过程均喂养 I（III）。在 PND 95~110 天和 235~250 天之间测定后代的平均摄食量，在 PND 25 天和 250 天测定胴体和肝脏组成。在 PND 110 天和 250 天分别测定瘦素和血清葡萄糖、甘油三酯及胆固醇（PND250 天）水平。结果显示，在 PND 25 天，子代身体和肝脏重量在各组间无差异，然而，CCC 和 RCC 的胴体蛋白／脂肪比率较 III 饮食组低。在 PND 110 天和 250 天，CCC 和 RCC 后代的食物摄入量和血清瘦素水平高于 CCI 和 RCI。CCI 与 CCC 相比，子代胴体脂肪含量降低和蛋白质含量增加，空腹血糖和甘油三酯均改善。由于发育不同阶段母体营养不良暴露导致后代代谢紊乱的形式不同，断奶后的营养可以影响后代表型，且成年后的适当饮食干预也能部分克服编程异常的不利影响。

在运动方面，子代早期运动也可改善不良发育规划。有研究表明，肥胖母亲的雄性后代的氧化应激和精子功能受损。把雌性大鼠分为喂养杂食组（C）或高能量、肥胖的饮食组（MO），在 PND120 天直到怀孕再到断奶。所有子代断奶后都喂养 C 饲料。5 个雄性后代（不同窝）从 PND330 天到 450 天参与轮上跑运动。结果发现：MO 的后代具有更高的体重、肥胖指数和性腺脂肪，每一次平均跑的距离最短，并显示睾丸氧化应激生物标志物的增加。MO 后代的精子抗氧化酶活性降低，精子质量和生育率均降低。MO 后代的运动可以减少睾丸氧化应激，增加精子抗氧化活性和精子质量，并提高生育能力。因此，运动干预对肥胖指数、性腺脂肪、氧化应激指标、精子质量和生育率有显著影响。因此，定期的子代锻炼能够逆转母体肥胖对后代精子质量和生育能力的不利影响，即使在成年后的运动干预，也

能恢复关键的男性生殖功能。

不仅如此，出生后婴儿接受母性的护理行为也可以影响子代的情感和认知发育，而且延续到成年期。同样，啮齿类动物的母性行为与子代长期的行为和下丘脑 - 垂体 - 肾上腺对应激反应的个体差异有关。研究发现，大鼠母体舔／梳理行为可以改变后代中的海马糖皮质激素受体（glucocorticoid receptor，GR）表达，同时改变 HPA 轴和应激反应性。体内和体外研究也表明，母体行为通过增加海马 5- 羟色胺能增加 GR 表达，并伴随组蛋白乙酰转移酶活性增加，组蛋白乙酰化程度增加和转录因子 NGFI-A 介导的 DNA 去甲基化。该研究表明，母亲日常生活中的关怀行为能够通过改变基因的表观遗传状态，从而改变子代的发育编程。

**（二）药物及激素干预**

不良的早期生活环境可增加子代发育异常和代谢障碍的风险，特别是孕妇营养不良，包括营养缺乏和营养过剩，均会导致后代在以后生活中的肥胖和一系列代谢紊乱疾病。这一发育编程的过程导致了子代产生与众多激素缺乏及代谢异常非常相似的后代表型。因此，科学家们早已对利用药物及激素对发育源性疾病进行控制和改善产生了浓厚的兴趣，研究了以瘦素、生长激素为代表的一系列药物及激素干预方法。

脂肪因子瘦素在食欲的中枢控制中起着重要的作用，也参与了发热和非发热组织如肾脏的传出交感神经通路的激活。研究发现，瘦素在早期生活中的改变与成年期肥胖和代谢紊乱的易感性相关，瘦素在发育窗口中的缺失可能直接导致肥胖。而在早期发育过程中维持一个关键的瘦素浓度有助于组织的正常成熟和代谢平衡信号通路的完善。在这个发育

窗口期间,相对的高瘦素血症会引起一些代谢适应,这正是食欲控制和代谢发育编程调整的基础。怀孕期间营养不良母亲的成年子女在高脂饮食的情况下易发展为肥胖、高胰岛素血症和高瘦素血症,此外,子代运动活动减少和食欲过剩也会增加脂肪量。同样,小于胎龄儿(small for gestational age,SGA)新生儿脐带血瘦素浓度降低,且多为低血容量,这些孩子在成年后会发展为肥胖和瘦素抵抗,大鼠实验也证实了该结果。此外,出生后过度喂养导致新生儿生长追赶过快;也可能导致成年后肥胖。当 IUGR 子代通过营养补充快速追赶生长时,这些子代将表现为成年期体重增加和体脂过剩,以及成人瘦素抵抗。相反,研究发现人类早期暴露于高瘦素状态可能导致早发原发性高血压。在啮齿类动物中的研究发现,母体肥胖导致持续的交感兴奋性反应增高和发育早期获得性高血压,其机制可能为高瘦素血症。因此,瘦素水平的异常是介导成年期疾病的重要环节。将外源性瘦素和/或瘦素拮抗剂应用于动物模型对早期生命瘦素浓度进行调控的实验研究,已清楚地显示了瘦素在成年期代谢调控中的作用。

同时,发育编程异常的过程往往导致与生长激素缺乏症(growth hormone deficiency,GHD)非常相似的后代表型,包括肌肉减少、肥胖、血脂异常、认知障碍、胰岛素和脂肪因子敏感性受损和及心脏功能改变。因此,科学家们也对发育源性疾病的生长激素轴进行了研究。目前对于早期生命编程后生长激素/胰岛素样生长因子(growth hormone-insulin-like growth factor,GH-IGF)调节轴的改变,大多数研究集中在胎儿或早期新生儿期。因 GH 具有分泌脉冲,需要多次采样,因此 IGF-1 往往被用作 GH 状态的初步表现。临床研究指出,IUGR 子代脐血的葡萄糖、胰岛素、胰岛素样生长因子 1(insulin-like growth factor-1,IGF-1)和胰岛素样生长因子 2(insulin-like growth factor-2,IGF-2)浓度显著降低。有趣的是,母亲营养不良和母体肥胖子代均表现为出生时脐血 IGF-1 浓度降低。需要注意的是,GH-IGF 轴在小于胎龄儿中出生时或出生后早期的状态并不能预测随后的生长,循环 GH、IGF-1、IGF 结合蛋白 -3(insulin-like growth factor binding protein-3,IGFBP-3)的浓度与后续生长状态无关。但是,鉴于 GH 对营养的敏感性和异常营养状况下 GH-IGF 轴的变化,使用 GH 或 GH-IGF 系统的组成成分作为改善发育编程的干预策略的系列研究亦逐步展开。此外,母亲的健康和营养是影响婴儿生长的关键决定因素,特别是在发育可塑性的关键窗口期。动物研究的证据表明,营养和药物干预可能能够改善或逆转与发育规划相关的后果,因此,科学家们也对牛磺酸、胰高血糖素样肽及二甲双胍等药物在发育源性疾病中的作用进行了研究。目前,关于该类药物及激素用于发育源性疾病的干预研究,包括对孕前、孕期及哺乳期、子代等不同阶段进行干预,已取得了一定的成效。

1. 孕期及哺乳期干预　妊娠的特点是瘦素抵抗的状态,这是一种适应性反应,该状态下瘦素的中枢性厌食作用减低,有助于母体能量储存,为妊娠和随后泌乳的高代谢需求做准备。但也有报道称,孕妇瘦素治疗后给予低蛋白饮食,可以防止由于蛋白质营养不良引起的不良代谢编程。同时,胎儿过度暴露于母体来源的糖皮质激素已被认为是异常饮食调节子代代谢异常的机制;而事实上,母体低蛋白质摄入模型中的瘦素给药可导致胎盘 11β- 羟类固醇脱氢酶 2(11β-hydroxysteroid

dehydrogenase 2,11β-HSD2)的正常化,使胎儿暴露于孕妇的糖皮质激素水平减少。值得注意的是,瘦素处理正常营养的母亲也赋予了后代防止饮食诱导的肥胖的潜力,这表明瘦素的作用效果可能独立于母亲的膳食摄入量。

对于出生后早期,瘦素在这个关键发育窗口中的来源也是多种多样的,包括母体胎盘转移的瘦素、内源性胎儿瘦素,也包括哺乳期的乳瘦素。母乳中瘦素可能是新生儿器官系统发育成熟的一个重要因素。虽然母乳中瘦素浓度明显低于母体血浆中的浓度,但与母体血浆瘦素浓度呈正相关。母乳喂养的婴儿与配方奶粉喂养的婴儿相比,血清瘦素水平更高。因此,配方奶粉喂养婴儿可能会增加肥胖的风险。实验显示,哺乳期大鼠给予口服生理剂量的瘦素可以预防子代发育过程中的肥胖,表明母乳中的瘦素在发育编程中起到有利的作用。

目前,使用 GH 作为逆转发育编程影响策略的大部分工作都是在母体营养实验模型中进行的,包括全面营养缺乏和特殊的营养限制。在营养不良母亲的成年大鼠子代中,GH 治疗可以使其收缩压和肥胖正常化,但这些益处伴随着后代的高胰岛素血症,特别是在断奶后高脂饮食喂养,以及心肌肥大的子代中。已有证据表明,编程后子代对出生后不良环境触发的敏感性增强,如暴露于肥胖环境,会显著加剧其程序化表型,而早期 GH 治疗可赋予后代在出生后免受所谓的"第二打击"。比如,母体营养不良成年雄性子代中显示为造血免疫细胞具有更强的促炎症表型,包括细胞因子分泌和受体表达增强。使用脂多糖刺激骨髓巨噬细胞,可以导致营养不良子代的一系列炎症前标记物的分泌和表达显著增加,而断奶前 GH 处理母亲营养不良子代可防止这种前炎

症表型的出现。此外,有研究指出,子代在断乳前给予 GH 处理能够纠正母体营养不良诱导的生长轨迹异常和伴随的肥胖,表现为血浆瘦素浓度、肝脏 GH 受体表达、肝 IGF 结合蛋白 -2 基因表达、血浆 IGF-1 与 IGF- 结合蛋白 3 表达的正常化,表明 GH-IGF-1 轴的干预在防止不利发育编程的影响中具有重要的作用。

虽然在母体营养不良模型中,GH 和 IGF-1 作为一种治疗方法已经在啮齿动物中得到了很好的探索,但在营养过剩的状况下,这种干预效果却研究甚少。Dunn 和 Bale 的小鼠实验表明,母体肥胖可通过 IGF-1/IGFBP-3 浓度的持续变化对 GH-IGF 轴产生跨代效应。另有研究证实,母体营养不良可导致后代脂肪增多,这是脂肪细胞肥大的结果。GH 治疗断奶前子代可正常化这种脂肪肥厚表型,并且对脂质诱导的代谢功能障碍进行保护。虽然在营养不良和营养过剩两个模型中,后代的表型结果是相似的,其特征是快速追赶生长、增加肥胖症和心脏代谢失调,母体营养不良和母体高脂营养对成年后代 IGF-IGFBP 系统的组分也具有相似的影响,包括 IGFBP-1 和 IGFBP-2 肝脏表达的改变,但机制是否相似尚不清楚。因此,GH 和 IGF-1 在母亲营养过剩状态下的干预效果及机制尚需进一步的研究。

长期以来,在妊娠期和 / 或哺乳期补充牛磺酸一直被认为在预防母亲低蛋白(maternal low protein,MLP)饮食后子代胰岛 β- 细胞失调和恢复正常的胰岛细胞增殖 / 凋亡方面是非常有效的。研究表明,牛磺酸浓度在糖尿病和糖尿病前期状态及生理血浆中是低的。牛磺酸水平对足够的 β- 细胞功能和胰岛素作用非常重要。在 MLP 大鼠后代中,出生后或断

奶后尽管正常饮食,但在出生时 β- 细胞质量下降,代谢紊乱持续到成年。然而,母亲补充牛磺酸使 MLP 胎儿胰岛恢复正常的胰岛素释放,证明牛磺酸对正常胎儿 β- 细胞功能的发育极其重要。母体低蛋白饮食导致血管内皮生长因子(vascular endothelial growth factor, VEGF)和其受体 FLK-1 表达不足,与胎儿胰岛血管形成异常有关,而母亲及新生儿补充牛磺酸可防止这种损伤,并可能在胰岛血管生成中具有潜在作用。研究显示,母亲低蛋白饮食大鼠子代胰岛质量降低,胰岛素分泌反应减少,电镜检查显示 β- 细胞线粒体形态异常,其中线粒体 DNA 编码的 *COXI* 基因在胰岛中表达减少。这表明母体低蛋白饮食致胎儿营养不良会产生持久的线粒体变化,这可能是子代发生成年期胰岛素抵抗及 2 型糖尿病的基础,其中缺乏牛磺酸可能是这些功能性线粒体变化的一个关键致病因素,而母亲及新生儿饮食中的牛磺酸补充可以逆转所有这些变化。此外,果糖摄入过多与胰岛素抵抗(insulin resistance, IR)和非酒精性脂肪肝病(non-alcoholic fatty liver disease, NAFLD)有关,妊娠期高果糖摄入可导致大鼠胎儿发育受损,而母亲牛磺酸补充可以部分地逆转果糖诱导的母体代谢功能障碍,并且改善子代不良的发育编程效应。Scabora 等研究牛磺酸补充对妊娠期低蛋白饮食母亲子代血压的影响,结果发现,牛磺酸补充可以逆转母亲低蛋白饮食引起的子代成年期高血压,表现为尿钠排泄分数(fractional excretion of sodium, FENA)降低,血压下降。

母体饮酒被认为影响后代的生长发育,包括生长缺陷、身体异常、脑功能受损和行为障碍。牛磺酸被认为能对酒精暴露产生的神经毒性和组织损伤起保护作用,但牛磺酸能否在中枢神经系统的发育过程中发挥其保护作用,以及是否能逆转晚期酒精性脑损害并不清楚。Ananchaipatana-Auitragoon 等研究了母亲孕期酒精暴露后牛磺酸对后代生长发育的保护作用,结果发现,母体酒精暴露的后代,若给予孕期及哺乳期母亲补充牛磺酸,可以逆转酒精暴露对子代造成的学习和记忆的损害,但成年期子代给予牛磺酸补充则没有这种逆转效应。表明牛磺酸对母体饮酒影响后代发育的保护作用具有干预窗口期。

此外,药理研究正在解决正常化母体代谢和激素状态,以改善后代健康的可能性。胰岛素增敏剂二甲双胍,已被试用作为替代治疗妊娠糖尿病的药物。初步结果表明,与胰岛素治疗相比,二甲双胍对子代在 2 岁时的血压没有影响,产妇产后体重减轻也没有影响。在妊娠母体肥胖小鼠模型中,二甲双胍给药的初步研究发现,二甲双胍治疗的小鼠后代可以免受葡萄糖不耐受和骨骼肌中关键基因表达的改变。最近发表的一项研究表明,妊娠期间使用二甲双胍治疗高脂喂养的后代可以防止子代在成年后暴露于高脂肪饮食后的体重增加。然而,目前对妊娠期间二甲双胍暴露后代的长期安全性仍缺乏证据。二甲双胍对于发育源性疾病的干预作用还需进一步的实验和临床研究证实。

2. 出生后子代干预 有实验研究新生儿瘦素治疗对成年子代代谢表型的影响。研究发现,瘦素治疗出生后 3~13 天大鼠可使新生儿体重增加瞬时减慢,特别是母亲孕期低营养状态的子代。与对照组相比,瘦素治疗组子代的热量摄入、运动活动、体重、脂肪量、空腹血糖、胰岛素和瘦素浓度等均趋于正常,而对照组在高脂饮食喂养后则发育为肥胖和代谢异常。有趣的是,新生儿瘦素治疗对母亲孕期营养正常的成年雌鼠没有明显的影响,但在成年雄性后代中会导致其饮食诱导性肥胖。这项研究表明,在发展可塑性阶段对发育代谢编程进行干预,其后果是可逆的,新生儿瘦素治疗后其程序化表型的完全正常化意味着瘦素具有逆转由孕期相对胎儿营养不足引起的程序化表型改变,当然,其效果存在母亲营养状况及性别依赖性。与此一致,对 IUGR 新生仔猪给予瘦素治疗,可通过纠正生长速率、身体成分和调控多个器官发育,部分地逆转生长受限表型。

相反,在啮齿动物早期生活的关键时期,瘦素作用的阻断可通过改变成年期对瘦素的反应能力而产生长期后果,从而使动物易患肥胖症。瘦素拮抗剂在早期生活中的使用原理为模仿母体热量限制的影响。Attig 等通过特异性 ObRb 拮抗剂阻断新生大鼠瘦素的作用,后期给予高能量饮食喂养瘦素抵抗的后代,导致其体重增加。使用瘦素拮抗剂的进一步工作表明,出生后瘦素是新生大鼠中许多器官成熟所必需的,瘦素拮抗作用导致异常的胰腺、肾脏和卵巢发育。Beltrand 等研究表明,瘦素拮抗剂在新生大鼠的使用也可以改变其对成年期饮食诱导肥胖的反应,引起其身体长度、脂肪量、体温和骨骼组成的变化,从而改变成年期的生长和代谢,但这依赖于先前的母体是否为低营养状态和断奶后是否为高脂饮食。瘦素拮抗剂增加子代的体重,特别是在母亲高脂饮食子代中尤为明显。这些研究从反面表明了出生后瘦素激增对代谢调节的重要性,其意义在于预防不利的发育编程发生。

有关瘦素调节成年子代表型的机制,有研究显示,在成年哺乳动物中,瘦素通过调节下丘脑弓状核(arcuate nucleus of hypothalamus,

ARH)神经元的活动而作用于大脑,以减少食物摄取。Bouret 等的研究已经表明,来自 ARH 的神经投射通路在瘦素敲除的 ob/ob 小鼠中被永久地破坏,而用外源性瘦素治疗 ob/ob 新生小鼠可逆转 ARH 投射的改变,瘦素可促进 ARH 神经元体外突起生长。因此,改变围产期营养中的瘦素水平紊乱可能对调节食物摄入量和体重的神经元回路的形成及功能产生持久的影响。近期也有研究表明,早期瘦素干预可通过调节下丘脑神经肽逆转产前/产后能量限制雌性大鼠子代的能量代谢异常。具体表现:产前/产后能量供给缺陷与子代出生后生长受限、循环瘦素浓度降低和能量平衡异常有关,下丘脑能量调节中心在产后21天表现为食欲素(NPY,AgRP)神经肽表达增加和厌食(POMC,CART)神经肽的表达减少,这为雌性大鼠后期的肥胖发展奠定了基础。出生后早期(产后2~8天)给予瘦素补充可以逆转产后21天下丘脑食欲控制的状态:表现为仅减少食欲素神经肽,而不影响厌食神经肽的表达。这种下丘脑效应是通过激活 pSTAT3/STAT3 途径,减少 PTP1B 表达,从而增强瘦素受体(ObRb)信号通路介导完成的。而出生后早期(产后2~8天)在脑室注射抗瘦素受体寡核苷酸后,产后21天子代的体重增加,进一步证实了该途径。因此,产前/产后能量限制可扰乱下丘脑神经肽能量平衡调节功能,瘦素干预可通过增强下丘脑瘦素受体信号通路,影响下丘脑神经肽的表达来逆转这种表型。

当然,瘦素在人类中的干预应用还要经过大量的研究明确其利弊。人类的干预研究表明,瘦素在先天性完全瘦素水平或部分瘦素水平的受损者(伴有脂肪萎缩、先天性或与人类免疫缺陷病毒(human immunodeficiency virus,HIV)感染相关的受试者和下丘脑闭经患者)中,可逆转与这些病症相关的能量稳态和神经内分泌和代谢异常。相反,瘦素的作用在肥胖高瘦素状态中基本缺失,主要是因为瘦素抵抗或耐受。另外,虽然瘦素治疗在改善由发育编程异常引起的代谢紊乱具有显著的有利效应,但对正常妊娠后代的瘦素治疗可能有不利的长期代谢作用,这可能与新生儿瘦素改变量和时机有关。

在另一个母体营养不良模型中,IGF-1 在成年后的治疗可使后代中大多数不良表型逆转,如脂肪量、血压、食欲、瘦素和胰岛素浓度均归于正常化,且这些研究没有检测到性别特异性。来源于营养不良子代的原代脂肪细胞的炎症前细胞因子分泌显著增加,并伴随细胞因子/细胞因子受体表达的增加。这与 Toll 样受体(toll-like receptor,TLR)-4/NFκB 信号转导有关。GH 处理后,营养不良子代脂肪组织出现与脂质和碳水化合物代谢相关基因表达的变化,以及营养物质转运水平的变化。

新生儿生长激素治疗在改善程序性代谢紊乱方面具有显著的优势,也进一步提示将这一出生后早期作为干预关键期的科学性。有人提出,新生儿期瘦素治疗使后代暴露于类似正常化的营养环境,也可以通过 GH 或 IGF 治疗启动类似的效应,从而抑制发育不匹配和不适应。事实上,GH 在早期发育中的作用可能是通过对瘦素来介导的。瘦素在转基因小鼠中的过度表达导致循环 IGF-1 浓度降低,从而提示瘦素可能是 IGF-1 分泌的主要调节因子。但临床上也有报道,在终末期肾脏疾病患者中 GH 和 IGF-1 可以影响循环瘦素浓度。然而,GH-IGF 轴和瘦素之间的具体关系仍需进一步的实验研究才能明确。

迄今为止,关于 GH 和 IGF-1 干预代谢相关发育源性疾病的大多数证据都是从实验动物模型中得到,但临床证据有限,因为 GH 在临床上的使用仅限于身材矮小和 GHD 患者。另外,GH 及 IGF-1 在治疗中的副作用也引起了广泛的重视。研究发现,使用 GH 可能增加高胰岛素血症和 2 型糖尿病的风险;IGF-1 也因其相关癌症风险而受到了限制。因此,关于 GH-IGF-1 轴的调节干预还需要长期的随访观察对其副作用与长期获益进行评估。

此外,流行病学和实验研究表明,发育编程导致葡萄糖不耐受,并增加了 2 型糖尿病的风险。因此,科学家对胰高血糖素样肽 -1(glucagon-like peptide-1,GLP-1)激动剂 ExEdin 4(EX-4)进行了研究,发现 EX-4 可以治疗新生大鼠逆转发育编程改变的不利后果,并防止成年期糖尿病的发展。其机制是因为新生儿的 EX-4 能阻止 IUGR 大鼠随着时间的推移而发生的胰岛 β- 细胞数量逐渐减少,使胰腺发育和胰岛分化的关键调节因子 PDX1 的表达恢复到正常水平。因此,在新生儿期 EX-4 干预可逆转胎儿编程的不良后果,并防止肝脏胰岛素抵抗的发展。当然,该类药物是否能用于人类还需要大量长期的实验研究证实。

**(三)表观基因组方法的靶向应用**

值得注意的是,早期阶段(热量、蛋白质、铁、脂肪喂养等)的各种干扰可在成人阶段中产生相同的有害后果,这表明存在一个共同的生命编程机制,该机制就是表观遗传机制。表观遗传易受环境的影响,这种环境敏感性在表观遗传大范围重新编程的早期发育过程中尤为明显。最近出现的一个焦点是针对表观遗传学机制逆转程序化表型的研究,为我们理解发育可塑性的关键窗口和实施人类发育源性疾病的干预展开了一个令人振奋的前景。

在控制代谢稳态的组织和器官(例下丘脑、脂肪组织、骨骼肌和心脏)内,一系列表型可通过调节母体饮食中成分,从而调节基因的 DNA 甲基化和组蛋白乙酰化,实现表观遗传编程的调控。因此,大量的发育编程相关的健康和疾病的表观遗传机制研究为相应治疗药物和干预措施开发奠定了基础。最近的实验室研究已经开始探索通过干预表观遗传因素来诱导表型效应的可逆性。几种化合物已被证明可操纵 DNA 甲基转移酶(DNA methyltransferase,DNMT)或组蛋白去乙酰化酶(histone deacetylase,HDAC)活性,并且能够逆转编程的表型效应。例如,将 HDAC 抑制剂曲古抑菌素 A(trichostatin A,TSA)或必需氨基酸 L- 蛋氨酸输注到母体关怀低下雌性成年动物的脑室中,可逆转海马的表观遗传修饰、GR 表达和 HPA〔LM4〕应激反应。另一个例子是植物异黄酮染料木黄酮,它可以激活甲基化沉默基因。孕期补充染料木黄酮可增加 Agouti 上游转座子中 6 个 CpG 位点的甲基化,并导致 A$^{vy}$/A 小鼠后代毛皮颜色向假尾转移。母亲补充甘氨酸,可以防止编程引起的子代在出生后的收缩压升高。研究表明,这些观察的表观遗传基础是依赖于饮食甲基供体和辅助因子补充。同样,将甲基供体叶酸补充到低蛋白饮食的母亲上可防止子代血压升高、血管舒张功能受损和一氧化氮合酶 mRNA 水平降低。出生后 3~13 天给予外源性瘦素处理营养不良大鼠的新生后代可逆转其表型变化、基因表达和 PPARα 启动子的相关甲基化变化,提示发育代谢编程在发育可塑性敏感期可能是可干预、可逆的。

动物研究和人类流行病学研究表明,表观遗传修饰在发育源性疾病中起着关键作用,但人类干预试验数据是有限的。近期,一个大型随机双盲安慰剂对照试验研究了母亲孕期二十二碳六烯酸(docosahexaenoic acid,DHA)补充,是否可以改变婴儿的表观基因组。结果发现,DHA 和对照组的 DNA 总体甲基化水平在出生时或出生后 5 年时均无差异,但在出生时发现有 21 个 DNA 甲基化差异区域(differentially methylated region,DMR)的甲基化水平发生改变,且持续到出生后 5 年。表明母亲孕期补充 DHA 对婴儿 DNA 甲基化有影响,尽管这些变化的潜在功能意义尚待确定,但这些发现进一步支持表观遗传修饰在人类发育编程中的作用,并为未来的干预研究指明方向。

此外,基于微小 RNA(microRNA,miRNA)的深入研究,miRNAs 的干预已逐步发展,并显示出治疗潜力。现有的证据表明,母亲肥胖及妊娠期间的营养状况影响后代在心脏代谢危险因素方面的易感性,部分通过 miRNA 作用产生。围产期早期接触有毒物质或营养失衡会引起发育编程改变,从而增加成年期患非传染性疾病的风险,其中 miRNA 途径失调可能是成年生殖细胞性疾病的表观遗传学基础。目前研究显示,母乳中 miRNA 进入母乳喂养的婴儿的系统循环可发挥组织特异性免疫保护和调控生长发育的作用。外源食物来源的 miRNA 也对基因表达存在潜在影响。因此 miRNA 调节剂可作为早期生命发育表观遗传调控的介质之一。研究 miRNA 的治疗性调节可以开辟发育源性疾病新的诊断和治疗策略。

越来越多的修饰寡核苷酸模拟物或反义寡核苷酸被应用于表观遗传改变引起的疾病。此外,新的生化修饰已经被引入以增强这些寡核苷酸的稳定性、特异性和功效。锁核酸（locked nucleic acid，LNA）是一组构象锁定核苷酸类似物，已被设计并广泛用于调节 miRNA 功能。例如，LNA 修饰的寡核苷酸（LNA antimiR）能有效地拮抗非人灵长类动物肝脏表达的 miR-122，导致成熟 miR-122 的耗竭，从而剂量依赖性地降低血浆胆固醇。此外，其他已被开发的小分子药物可以干预 miRNA 的生物合成过程或直接影响它们的功能。当然，miRNA 的干预在发育源性疾病中的应用需要进行更多的研究，以确定更好的干预效应。

总体上，表观基因组方法的靶向应用（如印迹基因及非印迹基因的甲基化位点、组蛋白位点、miRNA）对于表观遗传调控的早期发育编程和发育源性疾病的干预是重要的研究领域，值得进一步深入探索。

（舒　静　张　岭）

## ▍参考文献

1. MOCZEK AP, SULTAN S, FOSTER S, et al. The role of developmental plasticity in evolutionary innovation. Proceedings. Biological sciences, 2011, 278 (1719): 2705-2713.

2. SCHALEKAMP-TIMMERMANS S, CORNETTE J, HOFMAN A, et al. In utero origin of sex-related differences in future cardiovascular disease. Biol Sex Differ, 2016, 7: 55.

3. BARKER DJ. The origins of the developmental origins theory. J Intern Med, 2007, 261 (5): 412-417.

4. RAVELLI AC, van DER MEULEN JH, MICHELS RP, et al. Glucose tolerance in adults after prenatal exposure to famine. Lancet, 1998, 351 (9097): 173-177.

5. VICTORA CG, de ONIS M, HALLAL PC, et al. Worldwide timing of growth faltering: revisiting implications for interventions. Pediatrics, 2010, 125 (3): 473-480.

6. STARFIELD B, HYDE J, GÉRVAS J, et al. The concept of prevention: a good idea gone astray ? J Epidemiol Community Health, 2008, 62 (7): 580-583.

7. CABALLERO-CASERO N, LUNAR L, RUBIO S. Analytical methods for the determination of mixtures of bisphenols and derivatives in human and environmental exposure sources and biological fluids. A review. Analytica Chimica Acta, 2016, 908: 22-53.

8. TOMZA-MARCINIAK A, STĘPKOWSKA P, KUBA J, et al. Effect of bisphenol A on reproductive processes: A review of in vitro, in vivo and epidemiological studies. J Appl Toxicol, 2018, 38 (1): 51-80.

9. BACKHAUS T, FAUST M. Predictive environmental risk assessment of chemical mixtures: A conceptual framework. Environ Sci Technol, 2012, 46 (5): 2564-2573.

10. RAVELLI AC, VAN DER MEULEN JH, MICHELS RP, et al. Glucose tolerance in adults after prenatal exposure to famine. Lancet, 1998, 351 (9097): 173-177.

11. DING GL, WANG FF, SHU J, et al. Transgenerational glucose intolerance with Igf2/H19 epigenetic alterations in mouse islet induced by intrauterine hyperglycemia. Diabetes, 2012, 61 (5): 1133-1142.

12. RICHMOND RC, SIMPKIN AJ, WOOD-

WARD G, et al. Prenatal exposure to maternal smoking and offspring DNA methylation across the lifecourse: Findings from the Avon Longitudinal Study of Parents and Children (ALSPAC). Hum Mol Genet, 2015, 24 (8): 2201-2217.

13. WOOSTER R, BIGNELL G, LANCASTER J, et al. Identification of the breast cancer susceptibility gene BRCA2. Nature, 1995, 378 (6559): 789.

14. HALES CN, BARKER DJ. Type 2 (non-insulin-dependent) diabetes mellitus: the thrifty phenotype hypothesis. Diabetologia, 1992, 35 (7): 595-601.

15. BARRÈS R, ZIERATH JR. The role of diet and exercise in the transgenerational epigenetic landscape of T2DM. Nat Rev Endocrinol, 2016, 12 (8): 441.

16. ASSOCIATION AD. 5. Prevention or Delay of Type 2 Diabetes: Standards of medical care in diabetes—2018. Diabetes Care, 2018, 41 (1): 51-54.

17. KNOWLER WC, BARRETT-CONNOR E, FOWLER SE, et al. Reduction in the incidence of type 2 diabetes with lifestyle intervention or metformin. N Engl J Med, 2002, 346 (6): 393-403.

18. LI G, ZHANG P, WANG J, et al. The long-term effect of lifestyle interventions to prevent diabetes in the China Da Qing Diabetes Prevention Study: a 20-year follow-up study. Lancet, 2008, 371 (9626): 1783-1789.

19. LINDSTRÖM J, ILANNE-PARIKKA P, PELTONEN M, et al. Sustained reduction in the incidence of type 2 diabetes by lifestyle intervention: follow-up of the Finnish Diabetes Prevention Study. Lancet, 2006, 368 (9548): 1673-1679.

20. GROUP DPP. Long-term effects of lifestyle intervention or metformin on diabetes development and microvascular complications over 15-year follow-up: the Diabetes Prevention Program Outcomes Study. Lancet Diabetes Endocrinol, 2015, 3 (11): 866-875.

21. CARROLL D, GINTY AT, PAINTER RC, et al. Systolic blood pressure reactions to acute stress are associated with future hypertension status in the Dutch Famine Birth Cohort Study. Int J Psychophysiol, 2012, 85 (2): 270-273.

22. LUMEY LH, MARTINI LH, PRINEAS R, et al. Coronary Artery Disease In Middle-Age after Prenatal Exposure To the Dutch Famine Of 1944-1945. Am J Epidemiol, 2011, 173: 97.

23. SMITH RA, ANDREWS KS, BROOKS D, et al. Cancer screening in the United States, 2018: A review of current American Cancer Society guidelines and current issues in cancer screening. CA Cancer J Clin, 2018, 68 (4): 297-316.

24. CAMPION J, BHUI K, BHUGRA D, et al. European Psychiatric Association (EPA) guidance on prevention of mental disorders. Eur Psychiatry, 2012, 27 (2): 68-80.

25. HOWLADER N, NOONE A, KRAPCHO M, et al. SEER Cancer Statistics Review, 1975-2010 Bethesda, MD: National Cancer Institute; based on November 2012 SEER data submission, 2015.

26. ARMSTRONG GT, KAWASHIMA T, LEISENRING W, et al. Aging and risk of severe, disabling, life-threatening, and fatal events in the childhood cancer survivor study. J Clin Oncol, 2014, 32 (12): 1218.

27. SKINNER R, MULDER RL, KREMER LC, et al. Recommendations for gonadotoxicity surveillance in male childhood, adolescent, and young adult cancer survivors: a report from the International Late Effects of Childhood Cancer Guideline Harmonization Group in collaboration with the Pan Care Sur Fup Consortium. Lancet Oncol, 2017, 18 (2): 75-90.

28. VAN DORP W, MULDER RL, KREMER LC, et al. Recommendations for premature ovarian insufficiency surveillance for female survivors of childhood, adolescent, and young

adult cancer: a report from the International Late Effects of Childhood Cancer Guideline Harmonization Group in collaboration with the Pan Care Sur Fup Consortium. J Clin Onco, 2016, 34 (28): 3440.

29. LOREN AW, MANGU PB, BECK LN, et al. Fertility preservation for patients with cancer: American Society of Clinical Oncology clinical practice guideline update. J Clin Onco, 2013, 31 (19): 2500.

30. SEPPÄNEN VI, ARTAMA MS, MALILA NK, et al. Risk for congenital anomalies in offspring of childhood, adolescent and young adult cancer survivors. Int J Cancer, 2016, 139 (8): 1721-1730.

31. WINTHER JF, OLSEN JH, WU H, et al. Genetic disease in the children of Danish survivors of childhood and adolescent cancer.J Clin Onco, 2012, 30 (1): 27.

32. OFFIT K, SAGI M, HURLEY K. Preimplantation genetic diagnosis for cancer syndromes: a new challenge for preventive medicine. JAMA, 2006, 296 (22): 2727-2730.

33. GLUCKMAN PD, HANSON MA, COOPER C, et al. Effect of In Utero and Early-Life Conditions on Adult Health and Disease. N Engl J Med, 2008, 359: 61-73.

34. JIRTLE RL, SKINNER MK. Environmental epigenomics and disease susceptibility. Nat Rev Genet, 2007, 8: 253-262.

35. HUYPENS P, SASS S, WU M, et al. Epigenetic germline inheritance of diet-induced obesity and insulin resistance. Nat Genet, 2016, 48: 497-499.

36. WEI Y, YANG C, WEI Y, et al. Paternally induced transgenerational inheritance of susceptibility to diabetes in mammals. Proc Natl Acad Sci U S A, 2014, 111: 1873-1878.

37. MCPHERSON NO, OWENS JA, FULLSTON T, et al. diet or exercise intervention in obese fathers normalizes sperm microRNA profile and metabolic syndrome in female offspring. Am J Physiol Endocrinol Metab, 2015, 308: 805-821.

38. JARVIE E, RAMSAY JE. Obstetric management of obesity in pregnancy. Semin Fetal Neonatal Med, 2010, 15: 83-88.

39. GORSKI JN, DUNN-MEYNELL AA, HARTMAN TG, et al. Postnatal environment overrides genetic and prenatal factors influencing offspring obesity and insulin resistance. Am J Physiol Regual Integr Comp Physiol, 2006, 291: 768-778.

40. GLUCKMAN PD, LILLYCROP KA, VICKERS MH, et al. Metabolic plasticity during mammalian development is directionally dependent on early nutritional status. Proc Natl Acad Sci U S A, 2007, 104: 12796.

41. BORGHOL N, LORNAGE J, BLACHÈRE T, et al. Epigenetic status of the H19 locus in human oocytes following in vitro maturation. Genomics, 2006, 87: 417-426.

42. ABRAMOV Y, ELCHALAL U, SCHENKER JG. Obstetric outcome of in vitro fertilized pregnancies complicated by severe ovarian hyperstimulation syndrome: a multicenter study. Fertil Steril, 1998, 70: 1070-1076.

43. HAAVALDSEN C, TANBO T, ESKILD A. Placental weight in singleton pregnancies with and without assisted reproductive technology: a population study of 536 567 pregnancies. Hum Rerprd, 2012, 27: 576-582.

44. IMUDIA AN, AWONUGA AO, KAIMAL AJ, et al. Elective cryopreservation of all embryos with subsequent cryothaw embryo transfer in patients at risk for ovarian hyperstimulation syndrome reduces the risk of adverse obstetric outcomes: a preliminary study. Fertil Steril, 2013, 99: 168-173.

45. EINSTEIN F, THOMPSON RF, BHAGAT TD, et al. Cytosine methylation dysregulation in neonates following intrauterine growth restriction. PLoS One, 2010, 5: 8887.

46. LUSSANA F, et al. Prenatal exposure to the

Dutch famine is associated with a preference for fatty foods and a more atherogenic lipid profile. Am J Clin Nutr, 2008. 88 (6): 1648-1652.

47. WEAVER IC. Epigenetic programming by maternal behavior and pharmacological intervention. Nature versus nurture: let's call the whole thing off. Epigenetics, 2007, 2 (1): 22-28.

48. HORVATH TL, BRUNING JC. Developmental programming of the hypothalamus: a matter of fat. Nat Med, 2006, 12 (1): 52-53.

49. KARAKOSTA P, ROUMELIOTAKI T, CHALKIADAKI G, et al. Cord blood leptin levels in relation to child growth trajectories. Metabolism, 2016, 65 (6): 874-882.

50. VICKERS MH, BREIER BH, CUTFIELD WS, et al. Fetal origins of hyperphagia, obesity, and hypertension and postnatal amplification by hypercaloric nutrition. Am J Physiol Endocrinol Metab, 2000, 279 (1): 83-87.

51. PLAGEMANN A. Perinatal nutrition and hormone-dependent programming of food intake. Horm Res, 2006, 65 (Suppl 3): 83-89.

52. TAYLOR PD, SAMUELSSON AM, POSTON L. Maternal obesity and the developmental programming of hypertension: a role for leptin. Acta Physiol (Oxf), 2014, 210 (3): 508-523.

53. PADMANABHAN V, CARDOSO RC, PUTTABYATAPPA M. Developmental Programming, a Pathway to Disease. Endocrinology, 2016, 157 (4): 1328-1340.

54. STOCKER C, O'DOWD J, MORTON NM, et al. Modulation of susceptibility to weight gain and insulin resistance in low birthweight rats by treatment of their mothers with leptin during pregnancy and lactation. Int J Obes Relat Metab Disord, 2004, 28 (1): 129-136.

55. STOCKER CJ, WARGENT E, O'DOWD J, et al. Prevention of diet-induced obesity and impaired glucose tolerance in rats following administration of leptin to their mothers. Am J Physiol Regul Integr Comp Physiol, 2007, 292

(5): 1810-1818.

56. PICO C, OLIVER P, SÁNCHEZ J, et al. The intake of physiological doses of leptin during lactation in rats prevents obesity in later life. Int J Obes (Lond), 2007, 31 (8): 1199-1209.

57. REYNOLDS CM, LI M, GRAY C, et al. Preweaning growth hormone treatment ameliorates bone marrow macrophage inflammation in adult male rat offspring following maternal undernutrition. PLoS One, 2013, 8 (7): 68262.

58. LI M, REYNOLDS CM, GRAY C, et al. Preweaning GH Treatment Normalizes Body Growth Trajectory and Reverses Metabolic Dysregulation in Adult Offspring After Maternal Undernutrition. Endocrinology, 2015, 156 (9): 3228-3238.

59. SMITH T, SLOBODA DM, SAFFERY R, et al. Maternal nutritional history modulates the hepatic IGF-IGFBP axis in adult male rat offspring. Endocrine, 2014, 46 (1): 70-82.

60. CHERIF H, REUSENS B, AHN MT, et al. Effects of taurine on the insulin secretion of rat fetal islets from dams fed a low-protein diet. J Endocrinol, 1998, 159 (2): 341-348.

61. BOUJENDAR S, ARANY E, HILL D, et al. Taurine supplementation of a low protein diet fed to rat dams normalizes the vascularization of the fetal endocrine pancreas. J Nutr, 2003, 133 (9): 2820-2825.

62. LEE YY, LEE HJ, LEE SS, et al. Taurine supplementation restored the changes in pancreatic islet mitochondria in the fetal protein-malnourished rat. Br J Nutr, 2011, 106 (8): 1198-1206.

63. LI M, REYNOLDS CM, SLOBODA DM, et al. Maternal taurine supplementation attenuates maternal fructose-induced metabolic and inflammatory dysregulation and partially reverses adverse metabolic programming in offspring. J Nutr Biochem, 2015, 26 (3): 267-276.

64. SCABORA JE, de LIMA MC, LOPES A, et al. Impact of taurine supplementation on

blood pressure in gestational protein-restricted offspring: Effect on the medial solitary tract nucleus cell numbers, angiotensin receptors, and renal sodium handling. J Renin Angiotensin Aldosterone Syst, 2015, 16 (1): 47-58.

65. ANANCHAIPATANA-AUITRAGOON P, ANANCHAIPATANA-AUITRAGOON Y, SIRIPORNPANICH V, et al. Protective role of taurine in developing offspring affected by maternal alcohol consumption. EXCLI J, 2015, 14: 660-671.

66. TONG JF, YAN X, ZHAO JX, et al. Metformin mitigates the impaired development of skeletal muscle in the offspring of obese mice. Nutr Diabetes, 2011, 1: e7.

67. SALOMÄKI H, HEINÄNIEMI M, VÄHÄTALO LH, et al. Prenatal metformin exposure in a maternal high fat diet mouse model alters the transcriptome and modifies the metabolic responses of the offspring. PLoS One, 2014, 9 (12): 115778.

68. VICKERS MH, GLUCKMAN PD, COVENY AH, et al. Neonatal leptin treatment reverses developmental programming. Endocrinology, 2005, 146 (10): 4211-4216.

69. VICKERS MH, GLUCKMAN PD, COVENY AH, et al. The effect of neonatal leptin treatment on postnatal weight gain in male rats is dependent on maternal nutritional status during pregnancy. Endocrinology, 2008, 149 (4): 1906-1913.

70. ATTIG L, DJIANE J, GERTLER A, et al. Study of hypothalamic leptin receptor expression in low-birth-weight piglets and effects of leptin supplementation on neonatal growth and development. Am J Physiol Endocrinol Metab, 2008, 295 (5): 1117-1125.

71. ATTIG L, SOLOMON G, FEREZOU J, et al, Early postnatal leptin blockage leads to a long-term leptin resistance and susceptibility to diet-induced obesity in rats. Int J Obes (Lond), 2008,

32 (7): 1153-1160.

72. ATTIG L, LARCHER T, GERTLER A, et al. Postnatal leptin is necessary for maturation of numerous organs in newborn rats. Organogenesis, 2011, 7 (2): 88-94.

73. BELTRAND J, SLOBODA DM, CONNOR KL, et al. The Effect of Neonatal Leptin Antagonism in Male Rat Offspring Is Dependent upon the Interaction between Prior Maternal Nutritional Status and Post-Weaning Diet. J Nutr Metab, 2012, 2012: 296935.

74. BOURET SG, SIMERLY RB. Minireview: Leptin and development of hypothalamic feeding circuits. Endocrinology, 2004, 145 (6): 2621-2626.

75. GIBSON LC, SHIN BC, DAI Y, et al. Early leptin intervention reverses perturbed energy balance regulating hypothalamic neuropeptides in the pre-and postnatal calorie-restricted female rat offspring. J Neurosci Res, 2015, 93 (6): 902-912.

76. REYNOLDS CM, LI M, GRAY C, et al. Early-life growth hormone treatment to offspring of undernourished mothers alters metabolic parameters in primary adipocytes in adulthood. Growth Factors, 2014, 32 (1): 34-40.

77. OGUS S, KE Y, QIU J, et al. Hyperleptinemia precipitates diet-induced obesity in transgenic mice overexpressing leptin. Endocrinology, 2003, 144 (7): 2865-2869.

78. FOUQUE D, JUILLARD L, LASNE Y, et al. Acute leptin regulation in end-stage renal failure: the role of growth hormone and IGF-1. Kidney Int, 1998, 54 (3): 932-937.

79. RAAB EL, VUGUIN PM, STOFFERS DA, et al. Neonatal exendin-4 treatment reduces oxidative stress and prevents hepatic insulin resistance in intrauterine growth-retarded rats. Am J Physiol Regul Integr Comp Physiol, 2009, 297 (6): 1785-1794.

80. STOFFERS DA, DESAI BM, DELEON DD,

et al. Neonatal exendin-4 prevents the development of diabetes in the intrauterine growth retarded rat. Diabetes, 2003, 52 (3): 734-7340.

81. WEAVER IC, MEANEY MJ, SZYF M. Maternal care effects on the hippocampal transcriptome and anxiety-mediated behaviors in the offspring that are reversible in adulthood. Proc Natl Acad Sci U S A, 2006, 103 (9): 3480-3485.

82. DOLINOY DC, WEIDMAN JR, WATERLAND RA, et al. Maternal genistein alters coat color and protects Avy mouse offspring from obesity by modifying the fetal epigenome. Environ Health Perspect, 2006, 114 (4): 567-572.

83. BRAWLEY L, TORRENS C, ANTHONY FW, et al. Glycine rectifies vascular dysfunction induced by dietary protein imbalance during pregnancy. J Physiol, 2004, 554 (Pt 2): 497-504.

84. van DIJK SJ, ZHOU J, PETERS TJ, et al. Effect of prenatal DHA supplementation on the infant epigenome: results from a randomized controlled trial. Clin Epigenetics, 2016, 8: 114.

85. ALSAWEED M, HARTMANN PE, GEDDES DT, et al. MicroRNAs in Breastmilk and the Lactating Breast: Potential Immunoprotectors and Developmental Regulators for the Infant and the Mother. Int J Environ Res Public Health, 2015, 12 (11): 13981-14020.

86. ELMÉN J, LINDOW M, SCHÜTZ S, et al. LNA-mediated microRNA silencing in non-human primates. Nature, 2008, 452 (7189): 896-899.

87. LI Y, HE C, JIN P. Emergence of chemical biology approaches to the RNAi/miRNA pathway. Chem Biol, 2010, 17 (6): 584-589.

# 17
CHAPTER

# 第十七章
# 大数据与发育源性疾病

随着计算机技术的不断发展,信息化程度的不断加深,大数据已经成了人们生活必不可少的存在。医疗领域的大数据应用也以前所未有的速度兴起,赋予了医学新的智慧,改变着人们理解医学的方式。今天,我们可以收集大量患者的数据并整合分析,预防某些疾病的发生;也可以利用生物信息学进行科学研究,为未来的药物研发、疾病治疗打下坚实基础。本章将从医疗领域中大数据的发展历程、应用现状和前景展望展开,介绍大数据将如何为包括发育源性疾病在内的方方面面提供诊疗和管理的新思路。

## 第一节　医疗领域中大数据的发展历程

### 一、大数据的古老形式——经验医学

尤瓦尔·赫拉利(Yuval Noah Harari)在《人类简史》中写到,人的一个分支 *Homo Sapiens*,大约在 7 万年前成了这个世界上唯一的人类,也是目前为止这个星球上唯一可以治疗自己甚至其他物种的生物。从最初对动物行为的模仿,到在漫长生活实践中的不懈尝试,人类不断从教训中获得经验,而经验在代与代之间传播发展,渐渐形成了古老的经验医学理论体系。

植物和黏土最早用于治疗的时间远远早于文字的产生,现在已无从考证。由于古代人类对生命的认识充斥着神话和不可知的色彩,最早的治疗师通常由巫师、萨满这样的角色担任。例如对古代美索不达米亚人来说"理性科学"和魔术没有区别。而在我们甲骨文的"医"字中也能看到一个"巫"字。在不同的文化环境影响下,古老的文明都诞生了各自独特的医疗理论体系。

有关医学最古老的文本可以追溯到古巴比伦学者于公元前 2 世纪上半叶撰写的《诊断手册》(*Diagnostic Handbook*)。在这一时期,古巴比伦人与古埃及人通过经验观察,将疾病的诊断、体格检查、治疗方法和预后等记录了下来,并总结出一套通过对患者症状的观察得出诊断,并对预后进行预测的逻辑规则。

在古埃及,人们建立了称为"生命之屋"的医疗机构专门用于治疗疾病。干燥的环境及卓有成效的公共卫生系统让古希腊历史学家希罗多德(Herodotus)将古埃及人形容为"最健康的人"。虽然古埃及医学在很大程度上带有超自然的色彩,但解剖学、公共卫生学和临床诊断学最初在这里得到了实际的应用。

古希腊医生希波克拉底(Hippocrates)在西方医学史上是一位备受瞩目的人物,他被称为"现代医学之父"。希波克拉底及他的学生们通过在日常工作中的观察,总结出了许多至今仍不乏实践意义的诊疗理论。例如他发现出现杵状指是慢性化脓性肺病、肺癌和发绀型心脏病的重要标志,继而将该发现用于临床诊断。这也是为什么杵状指现在仍被称为"希波克拉底手指"的原因。他还将疾病划分为急性、慢性、地方性和流行性疾病,并开始使用诸如"恶化、复发、消退、危象、发作、高峰和恢复期"这些术语。

古罗马医生盖伦(Claudius Galenus)是西方医学史中另一位伟大的人物,他通过解剖动物来了解生物体的构造,并在动物中施行了许

多大胆的手术。盖伦创立的体液理论直到 19 世纪都是西方医学的理论基础。该理论认为，每个人体内都有四种体液，即黑胆汁、黄胆汁、痰液和血液，它们是由身体内的各种器官产生的，并需要保持平衡才能使人保持健康。

在古印度，特殊的自然条件和植物资源让这里形成了另一套医学理论体系，称为阿育吠陀（Ayurveda），意思是"长寿的完整知识"。随着生活经验的积累和医学体系的完善，人们不再认为疾病是来自恶魔或诅咒等抽象的起源，并渐渐认识到治疗疾病的目的是为了保护健康和延长生命。阿育吠陀的基础是建立在人们对草药运用的实践基础上的，其中还包括大量宗教和哲学理论，可追溯到公元前 600 年左右。阿育吠陀将医学知识分为了几个大类，学生们通常需要通过 7 年的学习，掌握蒸馏、烹饪、冶金、制糖、制药、矿物分离、复合金属和碱的制备技术，并在之后的执业生涯中持续进行学习。

而最为我们所熟悉的，是中国传统医学。中医建立了一个完全独立的医疗理论体系，它蕴含着东方宗教和哲学思维对疾病的观察及思考，表达了作为个体的人类与外部的环境，甚至宇宙自然秩序间的关联，以及人自身各部平衡转化和辩证统一的关系。中医的基础文本《黄帝内经》写于公元前 5 世纪至公元 3 世纪，现在仍被认为是中医理论体系的伟大著作之一。历经了时间的洗礼，中医凝结着一代代人的智慧不断发展和进步，日臻完善。基于草药、针灸、按摩和其他治疗形式的传统中医已在中国实践了数千年，今天依然欣欣向荣地发展着，影响着我们对健康的认识，也为我们治疗疾病提供了另一种选择。

在经验医学盛行的年代，大数据的概念远未出现，然而人类利用观察、总结和逻辑推理总结"经验"的方法与大数据思维一脉相承，可以说是大数据思维的萌芽。瑞典病理学家福尔克·汉申（Folke Henschen）曾说过：疾病的历史即是人类的历史。随着人类文明发展，经验医学也随之不断丰满完善，虽然由于科学认识水平的局限，有一些理论我们现在看来可能匪夷所思和可笑，然而经验医学在人类文明进程中扮演了不可磨灭的角色。有些帮助人类克服了历史上来势汹涌的瘟疫；有些被现代科学证实正确无误；有些看似没有理论依据，却也无法被现代科学完全证反；而错误的认识因为缺乏实用性已渐渐被淘汰。现在，从现代医学角度，这些来源古老但有运用价值的经验医学治疗方法被我们称为替代和补充医学（alternative and complementary medicine），它们中的许多仍被广泛运用于医疗实践中。

除此之外，经验性治疗的现代概念也得到了我们普遍的认可：经验性治疗顾名思义是基于经验的治疗。具体地说，是在没有完整或完美信息的情况下基于临床表现的猜测而开始的治疗。因此，它是确诊之前，在没有完全理解机制，无论是发病的生物学机制还是治疗的作用机制之前的应用。虽然使用基于"猜测"，却并非无根据的空想，而是包含了对足够多现象总结而得出的获利最大化的诊疗选择。例如在已知导致感染的特定细菌之前给予患者抗生素治疗，是临床中最常见的经验性治疗例子。由于及早控制感染对于最大限度降低感染性疾病的发展以及预防并发症非常重要，因此有必要在早期根据既有信息采取治疗，而不是等待更有依据的信息（如细菌培养及药敏结果）后再进行治疗。这方面的例子不胜枚举，经验性抗生素治疗是主动对抗可能的感染性疾病的有效措施。

在我国生殖健康领域，除了西医的诊疗方

法之外,利用中医和中西医结合共同治疗疾病的理念得到广泛的认可。中医生殖医学最早起源可以追溯到原始社会,在宋元时期得到快速的发展,并于明清时期发展成熟。近代以来,中医生殖医学取得了不少标志性成果,形成了不少独特的理论流派,包括"肾主生殖""肝为生殖之枢""精室理论""天癸理论"等。同时,我国有数个研究团队针对中医生殖领域运用的不同方向正在进行着广泛而深入的研究。可以说,经验医学源起古老,源远流长,对促进生殖健康领域发展的功劳是有目共睹的。

随着人类对自身和世界认知的深入,以及物理学、化学等学科的进步,医学获得了飞跃性的发展。我们渐渐开始以科学论证的方法求证现象,即根据经验证据形成假设,然后进行标准实验,并通过同行评审、期刊出版等方式让假设最终获得学界的肯定和公认。我们发现,有时经验证据与科学验证相符,而有时经验证据却因为包含观察者的主观意志而与科学实际产生偏差,因此人们开始越来越重视科学的论证方式,而非主观的经验总结,医学也因此渐渐走出经验性理论的范畴而走入更有据可循的以科学论证为基础的时代。

## 二、大数据的发展阶段——流行病学

循着人类文明发展的历程,一些人试图通过系统地总结观察到的现象来更好地理解疾病、损伤,甚至是死亡的原因及内在规律,为预防疾病和保护健康找到更多的依据。通过医生、学者和有识之士的不懈努力,人类对生命的看法由超自然的想象转向以科学理论为基础的认识;对健康的理解从通过感官获取信息为主到以统计学方法系统分析得到结论;对疾病从模糊概念到分门别类对其传播、发展

及预后过程掌握,并懂得如何预防和采取有效的防控措施解决公共卫生问题。我们的卫生健康事业在一代代人的努力和探索中不断推进、发展、完善着。

"流行病"一词最初由希波克拉底提出,用以和"地方性"相区别,他将"访问"人口的疾病(流行病)和"居住"人口的疾病(地方性疾病)区分开来,并率先开始研究疾病发生与环境之间的关系。16 世纪中叶,意大利医生 Girolamo Fracastoro 第一次提出了空气中有非常小的不可见的颗粒导致疾病的理论。他认为这些微小的颗粒能够通过空气传播,自行增殖并被火烧毁。他于 1543 年撰写的《感染和传染病》(*De contagione et contagiosis morbis*)一书后来被认为是第一部关于促进个人和环境卫生以预防疾病的著作。而直至 1675 年,列文虎克(Antonie van Leeuwenhoek)发明了显微镜,才为微生物传播疾病的理论提供了直观的证据。不仅是西方,我国历史上也有在传染病学方面做出重要贡献的人。明崇祯十五年,全国瘟疫横行,曾有"一巷百余家,无一家仅免,一门数十口,无一仅存者"的惨状,医生吴有性依据治验所得,研究并撰写了《温疫论》一书,提出了"疠气"致病学说,开创了我国传染病学研究的先河。

19 世纪,约翰·斯诺(John Snow)观察到霍乱的流行规律与水源之间的关系,从而对当时盛行的盖伦理论——认为霍乱是由有害的"恶劣空气"传播的说法产生了怀疑。他在 1849 年的论文《霍乱传播模式》中发表了这个理论,并在 1855 年更详细地论述了他对 1854 年伦敦霍乱流行中供水系统在疾病扩散中作用的调查结果。他的努力最终说服了当地市政局拆除疫源地水泵,从而促使疫情迅速

下降。斯诺对霍乱流行的研究是公共卫生史和地理史上的大事件，也被认为是流行病科学的创始事件，奠定了斯诺在现代医学史上"流行病学之父"的地位。

由此可见，在对传染性疾病的研究过程中涉及大量人群健康数据的采集，可以说是医学实践中首先需要对大数据进行处理和分析的领域。20世纪初，Ronald Ross、Janet Lane-Claypon 及 Anderson Gray McKendrick 等人将数学方法引入传染病学研究，使流行病学的发展更趋成熟。随后，人们认识到对许多疾病演进模式的研究可以通过使用研究传染病的方法来实现，通过统计学分析和对疾病病理生理机制的了解，获得对疾病发展的预测和选择治疗策略的指导。流行病学这一术语现在应用的广泛意义不仅包括传染性疾病，还包括一般疾病，甚至许多非疾病和健康相关问题，如高血压和肥胖症的地域分布和因果关系等。因此，流行病学是指对特定人群中健康和疾病状况的分布，以及其决定因素的研究和分析的学科。它是公共卫生的基石，目标是通过分析识别疾病的风险因素而采取预防性医疗保健措施，并形成政策决策和基于证据的实践。

流行病学目前研究的主要领域包括疾病和健康问题中各种因素的因果关系、疾病的传播、暴发性疾病的调查、疾病监控、法医流行病学、职业流行病学、疾病的筛查、生物监测及治疗效果评估等。流行病学采用的研究方法通常分为观察性和实验性的。在观察性研究中，研究者从旁观者的角度"顺其自然"地观察事物的发展。其中，描述性观察侧重于研究"与健康状态有关的因素"，而分析性观察更多地侧重"与健康状态有关的因素发生的方式"。在实验性研究中，研究者是控制进入某个案例研究的所有因素的人。通常，实验性研究包括

三种类型：随机对照试验（通常用于临床或药物试验）、现场试验（对患有某疾病的高风险人群进行的研究）及社区试验（社会原发性疾病的研究）。无论是哪种方法，目标都是在尽可能利用统计学方法，提炼和分析某个案例中健康及其相关因素之间直接而无偏差的关系，并得到可靠的结论。

近年来，随着人们生活水平的提高、作息习惯的改变和医学诊断技术的发展，生殖医学得到了快速发展，同时也迎来了很多挑战，人们对于优生优育的需求在不断增加。通过流行病学研究，我们渐渐认识到母亲的生活方式、环境和营养不仅可以直接影响胚胎发育，还可以更微妙的方式与子代成年以后的健康事件有关。这一理论现在被称为"健康与疾病的发育起源（DOHaD）"学说。

DOHaD 学说最初是由英国流行病学家 David Barker 对一个地区婴儿和成人死亡率相关性的流行病学研究发展而来。Barker 及同事在《柳叶刀》上发表的三篇文章是该领域最具代表性的出版物。Barker 首先注意到英格兰和威尔士地区 1921—1925 年的婴儿死亡率和 1968—1978 年患缺血性心脏病的成年人死亡率有相关性。通过对相关因素的分析，他提出了婴儿和成人死亡率之间的这种相关性反映了早期生命发育中营养状况的异常，可能导致成年后心血管系统出现病理性影响的理论。之后，Barker 进一步以 1911—1930 年在英国赫特福德郡出生的男性为研究对象，进行了出生体重和成年后患缺血性疾病情况之间相关性的研究，通过这项研究他发现低出生体重者成年后缺血性疾病的死亡率升高，由此他提出"婴儿不良生长环境可导致其成年后患缺血性心脏病风险增高"的结论。为了进一步完善这一学说，Baker 与同事还回顾分析了

妊娠不同阶段的胎儿营养不良与出生表型之间的关联,他们发现胎儿时期不良的宫内环境也与成年后代谢异常有关,因此又提出了"妊娠期营养不良可导致胎儿糖代谢异常,从而增加晚年冠心病风险"的结论。

Barker 的发现启发了大量研究者,越来越多学者进入这一领域进行相关研究。我国黄荷凤院士团队率先提出了"发育源性成人疾病"理论,并多年致力于探索宫内不良环境、胚胎早期不良应激导致成年后疾病及风险升高的内在分子机制,强调对胎儿发育的前瞻性评估。近年来,研究者们注意到许多疾病或异常表型的遗传是在基因序列没有改变的情况下,基因的表达调控发生了可遗传的变化,最终导致疾病或异常表型在代间传递。这就是表观遗传的作用模式。这为发育源性成人疾病理论中阐述的发育可塑性以及远期成人健康风险提供了合理的解释。也就是说,表观遗传学机制可能是胚胎、胎儿、婴儿,甚至是儿童经历不良环境后产生一系列持续至成年甚至后代的病理影响的分子基础。在本书的其他章节,关于表观遗传学在发育源性成人疾病中如何发挥作用的相关研究作了详细的介绍,在此不做赘述。

如今,辅助生殖技术(assisted reproductive technology,ART)为大量因不孕不育困扰的家庭解决了生育难题,然而新兴的技术帮助了人类繁衍,是否同时会对胚胎造成不良应激,导致成年后疾病风险升高呢?流行病学研究给了我们一些启示和思考的方向。Niemtz 和 Feinberg 调查了 ART 和 Beckwith-Wiedemann 综合征(Beckwith-Wiedemann syndrome,BWS)之间可能存在的联系。这种综合征大约一半病例与生长相关基因的印迹丢失有关,研究提出"ART 的某

些过程(例如体外培养本身或使用的培养基等)可能造成胎儿表观遗传改变",以及"表观遗传改变可能是不育的重要原因"的结论。Chang 等验证了这一说法,认为培养基的使用可作为 ART 后 BWS 患儿的一个共同影响因素。但该研究样本量较小,还需要更大的前瞻性研究来系统评估 ART 和 BWS 的潜在风险关系。Rinaudo 和 Lamb 总结了因胎儿 - 胎盘营养供应不足造成的宫内应激及有关的儿童和成人不良结局(如心血管疾病、高血压、糖尿病和下丘脑 - 垂体 - 肾上腺轴失调等)的相关文献,并简要回顾了与 ART 体外培养相关的围产期疾病发病率。他们认为,将宫内应激与成人疾病风险联系起来的证据是令人信服的,并且植入前胚胎的发育对表观遗传调控和失调尤其敏感。Kalra 和 Molinaro 总结了研究体外受精与围产期疾病、先天性异常、早产、低出生体重和妊娠相关并发症发生风险之间相关性的文献。他们发现,与自然妊娠相比,经体外受精(in vitro fertilization,IVF)[尤其是卵细胞质内单精子注射(intracytoplasmic sperm injection,ICSI)]妊娠的儿童先天性疾病和染色体异常的发生风险增加。

越来越多的流行病学证据不胜枚举。胚胎、胎儿甚至儿童期不良环境应激可能通过影响表观遗传过程产生短期、长期,甚至可传代的发育影响,这提示我们在研究这种"传递"的分子机制的同时,也应该扩大研究范围,控制研究条件,利用更具可信度的大样本多中心研究为发育源性成人疾病理论提供更有力的证据支持,并同时探索干预措施。

## 三、大数据的成熟阶段——循证医学

在以往的医疗实践中,对单个患者的诊疗方案取决于接诊医生的决策,对人群管理的指

导则通常由相应领域的专家制订指南来实现，但并没有相关标准来规范指南制订时被纳入考虑证据的可信程度，以及如何将这些证据与专家的经验认知相结合。也就是说，指南制订者的教育背景和研究经历可能会影响相关指南和政策的制订。从 20 世纪 60 年代末开始，就有人发现传统诊疗过程中的一些不足。Alvan Feinstein 于 1967 年发表了《临床决策书》（*Clinical Judgment*）重点关注了临床推理的作用，并提出了可能影响推理的一些偏见。1972 年，Archie Cochrane 发表了《有效性和效率》（*Effectiveness and Efficiency*），列举说明了很多当时被视为有效的临床实践实际上缺乏可信的对照试验。到 20 世纪 80 年代，David M.Eddy 总结了一些临床推理和研究证据之间的差距。随后，Alvin Feinstein 和 David Sackett 等人撰写了临床流行病学教科书，将流行病学方法用于医生诊疗指导。这些研究让人们认识到医疗决策有可以优化的空间，这为循证方法引入临床诊疗铺平了道路。

1990 年，《JAMA》邀请著名流行病学家 David M.Eddy 对临床决策进行讨论并撰写文章。1992 年，Gordon Guyatt 牵头成立了循证医学（evidence-based medicine，EBM）工作组，并在《JAMA》上发表 *Evidence-based medicine.A new approach to teaching the practice of medicine* 一文，标志着 EBM 的正式诞生。1996 年，David Sackett 在《BMJ》发表文章，定义 EBM 是"慎重、准确、明智地应用所能获得的最好研究证据来确定个体患者的治疗措施"。时至今日，我们认为无论是医学教育、单个患者治疗决策、人群的健康指导方案，还是卫生服务管理、决策和政策，都应尽可能基于科学证据，而不仅是基于行业从业者、专家或管理人员的认知理念。

EBM 的现代概念又称为实证医学，是一种医疗实践方法，旨在从临床问题出发，利用科学方法获取可信证据并将研究成果进行有效综合，同时考虑患者的价值观、意愿和临床环境，最终得到现有条件下的最优实践方法。虽然医学本身就是一门具有实证支持的学科，但 EBM 更进一步，它将证据进行分类，可信度最强证据类型［如荟萃分析、系统回顾和随机对照试验（randomized controlled trial，RCT）］才能得出可靠性强的建议，可信度较弱的证据类型（如病例对照研究）只能产生可靠性低建议。

目前 EBM 主要有两个支流：第一个是在制订临床指南或政策时对有效性证据进行精确评估，核心是根据证据的强度决定建议的强度；第二个是将流行病学方法引入医学教育和个体患者诊疗的决策。目前，利用计算机技术已经有多个应用程序被开发出来用于帮助医生更好地获取证据。例如，UpToDate 创建于 20 世纪 90 年代初，Cochrane 协作网于 1993 年开始发表证据评论等，均旨在帮助医学从业者更容易获得证据。

为了更好地实践 EBM，其过程可以总结为五步：①将不确定的问题翻译成一个可回答的问题，包括明确的提问、研究设计和证据水平；②系统地检索现有的可信证据；③对有效证据的批判性评估；④结果在实践中的应用；⑤可执行性的评估。其中，对已发表的研究证据进行系统评价是评估最主要的部分。Cochrane 协作网是著名的进行系统评价的系统之一。与其他系统评价系统一样，它要求作者提供详细且可重复的文献检索步骤和证据评估方法。一旦评估了所有最佳证据，治疗将被分为可能有益、可能有害，或证据不支持利益或伤害。

同时，EBM 评价系统也对不同类型的临

床证据和评价规则进行分类或评分。目前，一些组织已经开发了评估证据质量的评级系统，如美国预防服务工作组（U.S.Preventive Services Task Force，USPSTF）建议、牛津（英国）循证医学中心（Centre for Evidence-Based Medicine，CEBM）证据级别、GRADE（Grading of Recommendations Assessment，Development and Evaluation）证据质量分级等。

　　EBM 诞生至今二十余年间已迅速发展，在医疗健康的各个领域都受到了重视。我们目前对生殖健康及发育源性疾病发生机制的认识还很有限，探索人类表观遗传模式的研究将大大受益于对胚胎、胎儿环境暴露情况与出生结局的大型队列研究。例如，Avon 家长和儿童纵向研究（Avon Longitudinal Study of Parents and Children，ALSPAC）、丹麦国家出生队列研究、SWS（The Southampton Women's Survey）研究等已着手开始探索胎儿生长发育过程中不良暴露与早产、出生后营养过盛等健康相关问题的关系。美国也在进行一项名为全国儿童研究（National Children's Study，NCS）的前瞻性出生队列研究，旨在对人的各个发育阶段（怀孕前、怀孕期间、出生时、婴儿期、童年期、青春期和成年期）进行广泛暴露和结果评估。

　　在 DOHaD 理论的背景下，如果需要对复杂常见病进行研究，多种遗传和环境风险因素的综合影响评估是无法单纯累加的，那么阐明这些相互作用效应的最佳方法就是在同一队列中同时评估各种风险因素。如果机体对某种因素的易感性或疾病的表型不仅取决于遗传基因序列，同时还取决于在关键发育阶段基因与环境相互作用的结果，那么就有必要对从受孕前直至婴儿期的生长发育环境进行纵向评估和研究，这样才能更好地了解可能导致

成人疾病或易感性的发育源性因素。如果基因和环境之间的相互作用以基因组的动态修饰为特征，那么不仅要对 DNA 序列，还要在发育早期的关键时期对染色质和 DNA 表观遗传修饰进行连续研究，以充分评估基因 - 环境的相互作用。当然，在实际研究中，庞大的经费投入、环境影响因素的多样性、研究样本的选择、人类样本获取的限制性和组织特异性、大量数据的处理和分析等都是需要考虑的问题。

　　虽然 EBM 现在被认为是临床实践的黄金标准，但对其使用仍有许多局限性和争议。例如，如果利用 EBM 方法进行研究，每个临床问题都需要通过荟萃分析和 RCT 系统评价来回答，那就将面临研究工作量大和昂贵的局限性，因此在可预见的未来对 EBM 的需求总是远远超过供给。另外，即使 EBM 研究来自某个随机对照试验，也可能不适用于所有的情况。例如，如果研究倾向于关注特定人群，那么个人与人群的特征就可能有差异，比如未得到充分研究的少数种族或患罕见病群体，RCT 得到的证据可能无法推广到这些人群。因此，有人提出"从临床研究中获得的知识不是解决手头患者主要临床问题直接而最有利的答案，我们不应低估医生临床经验的价值"，也有人指出"医生的诊疗应将临床专业知识与 EBM 中最佳的证据相结合"。因此，在重视人群系统研究证据的同时也应关注个体的个性化医疗。

## 四、大数据的锚定——精准医学

　　狭义的精准医疗定义是指基于个体的基因多态性进行临床疾病的个性化诊断和治疗，以达到理想的疾病管理。而随着表观遗传学的兴起，蛋白组学、代谢组学的发展，伴随致

病基因、生物标记等靶点的发现和确认。通过大数据平台的整合和查询,医生能够将个体患者从有类似临床表现的人群中区分开来,进行个性化的诊断并针对性地进行更有效的治疗。从广义角度讲,精准医学也可以理解为基于表观遗传的个性化医疗。而这些临床研究和实践过程都基于循证医学。

精准医疗已经走过了很长一段历史。而人类与肿瘤的抗争是精准医疗最前沿的战场和舞台。以第一个靶向治疗药物——格列卫(Gleevec)经历了半个世纪的研发历程为例,我们可窥见精准医疗为何在肿瘤治疗中大放异彩。

1960 年,Nowell 和 Hungerford 在研究慢性粒细胞白血病(chronic myeloid leukemia,CML)的细胞过程中发现肿瘤细胞中存在一条小染色体,其后来被称为费城染色体。事实上,在 13 年之后 Rowley 等人利用喹吖因荧光和吉姆萨染色技术发现 22 号染色体缺失的长度刚好等于 9 号染色体多出来的长度,于是她认为费城染色体是 22 号染色体长臂一部分与 9 号染色体长臂一小部分易位的结果。而后的研究发现这一易位导致 9 号染色体长臂(9q34)上的原癌基因 ABL 和 22 号染色体(22q11)上的 BCR 基因重新组合成 BCR-ABL 融合基因后,使酪氨酸激酶活性持续升高,从而导致了 CML。

1984 年,随着生物化学、分子生物学和基因组学的兴起,年仅 29 岁的 Druker 在完成肿瘤科住院医师培训后感受到了传统化疗的局限性,于是他开始设想开发靶向杀灭肿瘤细胞的药物。1988 年,Druker 与英国药学家 Lydon 的一次交谈中将 CML 的 *BCR-ABL* 基因作为研发抗肿瘤药物的靶点。于是一个研究型临床肿瘤医生与一个药物学家的合作就

此展开了。

后来的几年中,Lydon 通过高通量的药物设计筛选方法合成了一系列的化合物,Druker 在实验中发现一个名为 STI-571 的 2- 苯胺基嘧啶衍生物,在体内和体外均可以明显抑制表达 BCR-ABL 的细胞。他们进一步完成了动物的体内试验,其安全性和有效性均得到了证实。

在 Ⅰ 期临床试验进行的过程中,STI-571 特异性结合 BCR-ABL 肿瘤细胞的结构机制被 Schindler 阐明,随后 Druker 在《NEJM》发表了存在确切疗效的研究结果。在没有 Ⅲ 期临床试验的情况下,美国食品药品监督管理局于 2001 年 5 月罕见地批准了格列卫用于 BCR-ABL 阳性 CML 的一线治疗——这比该药的 Ⅱ 期临床试验结果公布还早 1 年。到 2006 年,Gleevec 用于 CML 治疗的 5 年随访结果表明其疗效远好于干扰素 + 阿糖胞苷的传统方案,靶向治疗这一系列开创性的过程令人振奋。

然而,精准治疗也有脱靶的时候,Sawyers 发现格列卫治疗 CML 的过程中,BCR-ABL 自身发生了基因位点的突变,突变后的 BCR-ABL 空间构象发生改变,从而导致格列卫无法与之结合。很快,改良的靶向治疗药达沙替尼(Dasatinib)也在仅有 Ⅰ 期临床试验的情况下获得美国食品药品监督管理局批准,作为格列卫治疗失败的 BCR-ABL 阳性 CML 的二线用药。

在临床试验的同时,Druker 和 Lydon 领导的研究小组发现 STI-571 不仅可以抑制 BCR-ABL 的活性,还对 c-KiT 和血小板源性生长因子受体(platelet derived growth factor receptor,PDGFR)的酪氨酸激酶活性也具有明显的抑制作用,由此格列卫开始用于精准

治疗胃肠道间质瘤（gastrointestinal stromal tumor，GIST）。与 Dasatinib 的诞生类似，针对不可切除或转移且对格列卫耐药的 GIST 的新药——多种酪氨酸激酶的抑制剂舒尼替尼（Sunitinib，SU11248）也应运而生。

循证医学是分子靶点的查找确认及药物作用试验的基石。在将临床研究成果转化到靶向治疗的过程中，生物标志物作为能够衡量生理或病理过程，或者评估药物反应性的客观可测定指标，它们的成功寻找与筛选及分析应用决定了药物研发的可能性和可变性。一个好的生物标志物的锚定就像在射击前找到靶心一样重要。

格列卫（STI-571）通过锚定 BCR-ABL 这一靶点对肿瘤细胞精确打击，把肿瘤治疗带入了靶向治疗的新时代，各种肿瘤靶点及相应的药物如雨后春笋一般涌出。针对如 HER2、EGFR、VEGFR、PIGF、PDGFRβ、RAF、PARP、PI3K、mTOR、Proteasome、PD1，以及各种 CD 分子靶点的靶向药物层出不穷。其中，程序性死亡受体 1（programmed cell death-1，PD-1）这一靶点的发现，让肿瘤学界看到了广谱性抗肿瘤靶向治疗药的可能。

除了将药物本身设计成能够特异结合目标靶点并作用到肿瘤细胞之外，精准医学还可以通过设计纳米级别的药物载体，将化疗药物精确运送到想要杀伤的细胞之上，从而降低对正常细胞的干扰。整个药物可以分成三部分：纳米载具、和纳米载具相结合的靶向部分，以及所需的化疗药物（或 DNA）。药物与载具的结合方式有载具的外表面耦合和内包囊式，在接触到肿瘤细胞的特殊标记性结构后才将药物释放出来。此外，可以通过靶向载体运输药物促进血管生成以便化疗药抵达肿瘤组织，也可以通过靶向运输抗血管生成药物来切断肿瘤的供养。

当然，药物的精准医疗不仅限于抗肿瘤。诸多非肿瘤性生物标记物可以在其他医疗领域体现精准价值。比如在易栓症人群中的 V 因子突变（factor V Leiden mutation），需要避免易导致血栓的药物；比如检测到 CD4⁺ T 细胞载有人类免疫缺陷病毒（human immunodeficiency virus，HIV），需进行积极的抗逆转录治疗；CYP2C19 阳性的冠心病高危人群，需使用氯吡格雷进行预防；G551D 阳性携带者容易出现肺囊性纤维化，需一伐卡托（Ivacaftor）干预；CXCL13 阳性可出现自身免疫性脑炎，需行免疫治疗；RPE65 阳性者会出现遗传性黑内障（Leber's congenital amaurosis），RET 阳性可能导致多种内分泌肿瘤 2 型，需行预防性甲状腺切除等，都是精准医疗的应用案例。

在前述的格列卫从靶点的发现到药物的研发和上市经历了将近半个世纪。而紧随其后大量的靶向治疗药物的出现，一方面是由于格列卫的研发理念所引领，另一方面在于生命科学研究正处于大数据累积的爆发点。各种高通量组学研究技术的提升和成本的降低使其更多应用于临床。而随之而起的大量数据分享平台将来自全球的人类及实验动物数据分类整合，而又相互交叉串联。更有组织致力于全球化的电子化病历与诊疗数据的分享。大量的基因检测结果，基因型与表观遗传之间的关联，蛋白组学与代谢组学的技术发展以及下一节要谈的人工智能在药物研发中的应用，为疾病的因果提供了循证医学依据，为精准医疗提供了诊疗靶点。

DOHaD 学说认为生命早期的环境因素暴露影响和修饰了基因的表达进而影响后期的健康和疾病。通过动物实验和人类事件（荷兰大饥荒)观察到大量表观遗传变异。过去几十年积累了各种关于特殊表观遗传型变异(主要见于 DNA 甲基化)与疾病表型的显著相关性报道。这其中囊括了大量复杂的疾病,从妊娠相关性疾病到代谢障碍再到神经退行性病变,这些均可概括为表观基因组相关研究(epigenome-wide association studies,EWAS)。与早期全基因组关联性分析(genome-wide association study,GWAS)存在大量低效能研究类似,EWAS 其本质上也提供的是相关关系而非因果关系的问题,因此高质量的标准化的研究设计和研究过程是高质量的研究成果的保障。因此,基于标准化的足够样本的研究设计所得到的大数据,是表观遗传学研究走进临床应用的基石。比如本书中关于干预的内容,大部分来自大数据循证医学研究成果。

基于大数据的分析,我们不仅能够做到更精准的个性化诊断和治疗,还可以建立各种正常 - 疾病状态的预测和预后模型。在个体层面及公共卫生层面,都可以给出更多精确的评估和具体的建议。

然而,一方面信息技术迅猛发展,另一方面生物技术特别是高通量技术不断成熟和应用,加之当前临床全过程的数字化记录,各种传感器收集的健康数据等,生物医学信息数据迎来了爆发式的增长。根据监测统计,2017年全球的数据总量为 21.6ZB(1 个 ZB 等于十万亿亿字节),目前全球数据的增长速度在每年 40% 左右,预计到 2020 年全球的数据总量将达到 40ZB。如何从海量的医学科研、临床,以及健康大数据中进行学习和应用,是人类面临的一个难题也是一片蓝海。人工智能能够弥补人脑的不足和局限,对大数据进行处理分析,通过机器学习和训练,形成专家系统等,在科研和临床中提供全面协助。

大数据在个体层面、科研及医疗单位层面、国家以及全球层面的共享,势必能够带来更大范围的福祉。但是其中涉及的技术困难、信息安全及知识产权都是这个大数据时代面临的新问题。这需要从个体到医疗信息组织、国家以及全球性组织的协作和推动。

## 五、大数据的新兴——智慧医疗

首先,需要回顾一下,什么是智能。在人类的进化道路上,语言的出现和工具的使用是走向智能的重要标志及推动力。而心理学界将"认知(cognition)"作为智能的核心。具体而言,智能可以定义为如下方面的能力:逻辑思维、自我意识、记忆、理解、学习、归因、计划、问题解决、创造与创新和情感等。抽象而言,智能就是感知或推断信息,并将其用于环境或在环境中的适应行为。

对于人工智能(artificial intelligence,AI)的定义,最早要追溯到英国数学家、逻辑学家、AI 之父 Alan Turing 在 1950 年提出的图灵测试(Turing test)。如果一台机器能够与人类展开对话(通过电传设备)而不能被辨别出其机器身份,那就称这台机器具有智能。虽然半个世纪以来这一关于 AI 的哲学一直遭到质疑,但是人类更多在对这一 AI 经典假设进行验证,不断刷新机器的智能高度。每年度的图灵测试大赛,是推动 AI 不断进步的力量和舞台。

AI 的算法从较早期的回归、贝叶斯、决策树、降维、聚类等类型向深度学习、神经网络、认知系统等算法类型进化。虽然根据开发需求或算法特征出现了众多的 AI。但归纳 AI 的基本功能,可概括为前述的人类智能的基本组成:认知与感知能力、记忆与思维能力、学习与自适应能力、决策与行为能力。

什么是医学 AI(artificial intelligence in

medicine)，这一定义其实与什么是智能一样没有标准答案。姑且我们可以先分析医学研究者与临床医生在做什么。首先，医生对患者进行评估（认知与感知），给予诊断（推理），预后分析（预测模型），治疗（决策与行动）；有些情况需要鉴别诊断与诊断性治疗（假设与验证）；此外，医生需要进行患者及病情监测（认知），疾病预防（预测），公共卫生与流行病学研究与报告等（归纳），还需要对患者有情感的理解与表达。

医学研究与药学研究者需要处理的数据，可以通过收集病史、生命体征、生理 - 生化检查等传统数据，还可以通过基因组学、表观遗传学、代谢组学、蛋白组学等高通量技术获得被试的大数据，据统计其中约 20% 是结构化数据（主要用逻辑和数字表达的数据）及非结构化数据（语言、图像等信息）。数据可以来自在小到核酸层面，大到一个动物（群）或者人（群）以及与其相关的数万种药物及其所处的环境。在医学界，据不完全统计，有 200 000 个正在进行的临床试验，21 000 个药物成分，其中 1 357 种特殊药物，22 000 个基因以及数以万计的蛋白质。单单 MEDLINE 收录就有 5 600 份杂志，每年发表超过 2 400 万份医学科学文献。如此庞大并以更快速度增长的医学相关信息，如何记忆、理解、挖掘并搞清楚这些信息内部的关联，同时要去除夹杂在信息内的噪声（noise），似乎已经远远超出了单个人甚至全人类的智能之所及。

认知系统，是计算机科学的新领域，Watson 基于当前的一些算法集成了以下 3 个重要的基本认知能力：①自然语言处理（natural language processing），相当于人类最基本的语言理解能力，以便计算机能够处理非机构化数据，这是后续处理的基石。②假设生成与评估（hypothesis generation and evaluation），相当于人类的假设、推理和预测能力，让计算机能够基于一些前提评估问题的解决方案。③动态学习（dynamic learning），相当于人类的经验与学习能力，因此 Watson 是具有自我升级迭代的会学习的 AI。通过整合以上能力，Watson 可以超越编程计算的束缚，从依赖结构化的固定数据转向开放通用的非结构化数据，从决策树驱动的、确定性的应用程序转到与用户共同进化的概率系统；从基于关键字的搜索以提供可能备选答案，转向以直觉、对话方式来寻找一组依据可靠性排名的处理建议。

自然语言的识别对计算机来说是非常困难的。一方面，自然语言不像数字和逻辑符号表达精确，它还有很多讽刺、暗喻、成语和歧义并且带有语气。传统的浅自然语言处理（shallow natural language processing，shallow NLP）存在准确性的不足，因为它们在识别语句中首先进行特殊关键词的检索来决定如何回答问题，是对自然语言进行降维，损耗了上下文信息的理解反馈，因此它仅在相对小的范围内准确，而不能识别一些否定句或一些定冠词的修饰。比如有些程序会对"帮我找餐厅""帮我找附近的餐厅""帮我找远处的餐厅""不要帮我找餐厅"给出几乎相同的反馈结果。Watson 开发的深度自然语言处理系统（deep natural language processing system，Deep NLP），通过尽量多的评估自然语言的上下文关系来实现对自然语言的精准理解和反应。它不仅能够从需要处理的语句中提取上下文信息，还通过内部的知识库（knowledge corpus）来寻找正确的回答。

Watson 实现上下文的理解，首先通过内部知识库进行检索以初步寻找自然语段的主要涉及范围,然后将语段分解为上百个甚至更多假设,进一步又对每一个假设进行多种不同算法下的回答——此过程中涉及最复杂的归因推理算法,然后通过给每一个回答的信度进行打分,最后得出一个囊括所有回答(每个回答有一个评估分)的列表,得分最高的回答往往是最接近对自然语义的理解以及基于知识库的回答,这就是 Watson 的深度提问-回答技术(Deep Question-Answering technology, Deep QA)(图 17-1)。对于计算机来说,它的知识库可以来自教科书、指南、说明书、百科全书、各种学术文献、各种计划方案方法及新闻等,对于 Watson 来说,它还可以将学习过的或解决过的任何问题加入其知识库中,因此 Watson 能够很快在任何一个领域成为专家。

在实现深度自然语言理解之后,Watson 也获得了对非结构数据进行分析的初级能力和进行认知计算(cognition computing)的潜力。Watson cognitive system 拥有创造和检验假设的能力,能够梳理和理解自然语言的能力,还能够提取和评估有用的信息(包括日期、地点和价值)。这些能力是进一步实现认知的基础,以此,Watson 可以预见、理解、研究发现并且进行知识的产生和推断等。

Watson 的 Deep NLP 自然语言理解能力及 Deep QA 认知计算能力赋予了它类似人类的认知判断和问题解决能力,加之计算机无限的知识库使其具备了超强的问题解决能力,更重要的是,它可以在执行任务后学习,就如 AlphaGo 每次与人类下棋都是在学习一样。

在当前的分子生物学、药学及临床医学的研究中,可以通过各种高通量组学数据及电子病历等大数据等进行。如果能够将研究同一问题的不同数据整合到一起进行具有意义的假设和推理评估,经过认知计算,很可能找到数据的内在关联,从而解锁很多疾病的病因。而且 AI 很可能提出一个极有意义但是尚未被人类所发现甚至想到的假设:可为药物研发提供新的靶点——这在罕见病(orphan disease)的诊治和药物开发中也很有意义;AI 同样也可以预见一条信号通路,这为探索某个基因或者表达产物的上下游关系提供精确的

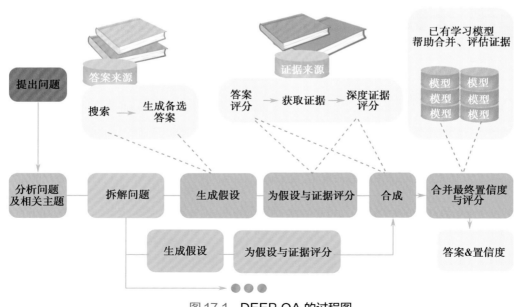

图 17-1　**DEEP-QA 的过程图**

方向；在协助诊断和提供基于循证医学证据的治疗中，AI 的知识库更有强大的实力。

2013 年 Watson 在贝勒医学院进行了两项实验验证了其能力。在一项回顾性研究中，研究者将 2003 年之前关于 p53 的磷酸化酶的文字摘要给 Watson 学习，随后 Watson 给出了 9 个类似的可能磷酸化 p53 的激酶。研究者发现，这其中确实有 7 个已经在 2003—2013 年的文献中报道证实。在另一项前瞻性研究中，研究者给 Watson 截至 2013 年所有关于 p53 磷酸化激酶的文字摘要，Watson 则给出了两个新的未发现的激酶，研究者通过细胞实验最终证明了这两个激酶确实可磷酸化 p53。

另一项研究体现了 Watson 的跨界发现能力：一家大型制药公司想要找到已有的大量药物成分中是否有能够治疗疟疾的药物。研究者让 Watson 通过 MEDLINE 摘要学习已有抗疟疾药物及其特征，随后 Watson 通过对比有效药物和备选药物的结构特征，在 1 个月内给出了一份潜在药物列表，这份列表中的一半药物与 10 名科学家花费 4 个月找出的药物列表是吻合的。这说明 Watson 能够提出制药创新思路并加快药物的研发。

Watson 能够进行合理的假设，并且能够提出有价值的预测，成功的案例不胜枚举。它作为医学界最强的 AI，为行业树立了标杆，大批各种特征和应用方向的 AI 进入医学研究和临床应用中。

由于发育源性疾病的病例病程往往在时间和空间上跨度较大，并且出现领域的交叉。比如亲代的营养情况与子代的代谢异常的关联，甚至隔代的关联，研究者往往容易忽略或者由于研究周期长而导致研究困难。而通过 AI 的认知计算和模拟，很可能找到非常多意想不到的亲代、子代间的因果关系。而当前，出生队列等大规模长周期的研究越来越多，其中的大数据也需要足够强大的分析系统。AI 可以对大数据进行整合与假设检验，从而更大限度地挖掘这些大数据的内在关联，为充分揭示发育源性疾病的病理病程及潜在研究靶点提供高效而可信的思路和方向。

## 第二节　大数据在医疗领域中的应用现状

### 一、个人健康大数据

计算机硬件技术的发展和数学算法的进步让覆盖人全生命周期的多方面数据融合成为可能，从受精卵发育成胎儿到出生、成长，从孕前体检、产检到新生儿检查、成年人定期体检，直至临终，人生中所有的医疗健康数据都被存储记录下来，为医生的诊断提供参考，这构成了个人健康大数据。2014 年，我国发布了"4631-2"工程，对国家卫生、计生资源整合做了顶层设计规划，即 4 级卫生信息平台、6 项业务应用、3 个基础数据库、1 个融合网络和 2 个标准体系，其中"1 个融合网络"为人口健康统一网络，"3 大数据库"分别为电子病历数据库（electronic medical record，EMR）、电子健康档案数据库（electronic health records，EHR）和全员人口个案数据库。

电子病历是医疗机构用电子设备保存、管理、传输和重现的数字化的患者医疗记录，取代传统手写纸张病历，几乎囊括了患者过去与现在的所有医疗信息。原本的医院综合管理信息系统(Hospital Information System, HIS)逐步与影像系统(Picture Archiving and Communication System, PACS)、检验信息系统(Laboratory Information Management System, LIS)、放射信息系统(Radiology Information System, RIS),以及绩效管理系统形成有效的融合。现代医疗系统每天的运作会产生大量的电子数据,其主体为病历诊疗过程、医学检验数据与医学影像数据三大部分。2017 年,我国全年总诊疗人次达到 81 亿人次,人均诊疗 5.8 次,且随着人口老龄化的发展,糖尿病、高血压等慢性病发病率的提升,诊疗人次还将持续上升,医疗机构数据呈现爆发态势,而这其中还包括了大量的非结构化数据,需要进行词汇分割、语义提取、图像识别、数据清洗等结构化操作转化为利于计算机识别的语言。

电子健康档案,是指个人在健康相关活动中直接形成的具有保存备查价值的电子化历史记录,其以居民个人健康为核心,贯穿整个生命过程,涵盖各种健康相关因素,实现多渠道信息动态收集,满足居民自我保健、健康管理和健康决策需要的信息资源。20 世纪 90 年代中后期,随着对电子病历系统化研究的日益深入,电子健康档案的概念被第一次提出,20 年来,其记录的内容、结构和技术经常被改变和调整,但其支持和加强医疗保健的基本理念保持不变。健康档案更符合以健康为中心的卫生服务模式,能够提供覆盖全人群准确的、全面的个人健康信息及就诊数据,有助于医生的诊疗活动与社会的慢病防控与健康教育工作。爱沙尼亚是世界上第一个实施全国范围的 EHR 系统的国家,于 2008 年 12 月 17 日推出,几乎记录了所有居民从出生到死亡的病史。澳大利亚从 2012 年开始推广 PCEHR 项目,致力于为全国所有公民开发记录终身电子健康档案。我国从 2009 年开始提出在全国范围建立统一的居民健康档案,并实施规范管理,截至 2015 年年底,全国居民电子健康档案建档率已经达到 76.4%,分别管理高血压、糖尿病患者 8 835 万人和 2 164 万人,老年人达 1.18 亿人。2016 年,全国孕产妇系统管理率达到 91.6%,6 岁以下儿童管理率达到 92.4%,而预计到 2030 年,将全面实现城乡居民拥有规范化电子健康档案和功能完备的健康卡。

全员人口个案数据库,是我国在人口和计划生育长期形成的育龄妇女信息资源基础上,充分利用基层人员工作网络优势,建设的国家、省两级集中维护管理的人口信息数据库,并以此为核心,整合和建设流动人口服务管理、利益导向、计划生育全部业务的应用系统,支撑国家、省、市、县、乡、村六级应用。该数据库整合了公安、民政、人力社保、卫生、教育、统计、残联等相关部门的人口信息,实现 31 个省级、7 个区域、1 个国家数据中心的共享交换。而基于这些人口信息数据库,利用深度挖掘,综合考虑人口与资源环境、经济、社会的关系,建立相关模型,通过统计分析,为政府决策和规划提供信息支撑。

随着生育年龄的推后,环境、压力等因素的影响,我国不孕不育率从 20 年前的 2.5% 攀升到 2012 年 15.5% 左右,即每 8 对夫妇中就有 1 对有不孕不育问题。出生缺陷发生率居高不下,早产、哮喘、肥胖、糖尿病等代谢综合征及心脑血管疾病的发病率亦呈逐步升高的趋势,而这些成年期的疾病都可能和生命早期暴露于不良母体宫内环境有关,甚至是父亲及母亲的健康、药物接触史、行为、饮食营养、心理、环境等因素都与子代健康息息相关,即发育源性疾病。以前,我们无法将这些可能影响的暴露因素——定性,但如今,随着大数据的发展,将妇产科学、男科学、儿科学、流行病学、环境卫生学、分子生物学、伦理学、社会学、统计学等学科结合起来,整合电子病历、健康档案、人口学信息,全面收集孕前、孕期、出生后的所有影响因素,并在此基础上挖掘可能的相关性,探索如何消减发育源性疾病的发生风险。

## 二、生物信息学

### (一) 基因组测序

1977 年,Sanger 测定了第一个基因组序列,来自噬菌体 X174,全长 5 375 个碱基,自此,人类得以窥探生命遗传本质的奥秘,真正步入基因组学时代。21 世纪初,利用一代测序,也就是改良的 Sanger 测序,"人类基因组计划(Human Genome Project,HGP)"发布了第一张人类基因草图,人的基因组约有 30 亿个碱基对,意味着每一个人的基因组有 3GB 以上的数据。第二代测序技术(next-generation sequencing)也就是高通量测序(high-throughput sequencing)的诞生,使得测序成本大大降低,测序时间也不断缩短。"国际千人基因组计划(1000 Genomes Project)"和"DNA 元件百科全书计划(the Encyclopedia of DNA Elements,ENCODE)"更进一步探索了不同人种人类基因组更为全面而详细的结构、功能和调控机制。新兴的单细胞转录组测序技术(single-cell RNA-seq),基于单个细胞对全基因组进行扩增,规避传统测序方法检测一群细胞,得到的是一群细胞的平均值的问题,得以比较单个细胞的转录情况,及检测到表达量较低的基因及非编码 RNA。与此同时,第三代测序正初露锋芒,以 SMRT 和纳米孔单分子测序技术为标志,测序过程无须进行 PCR 扩增,边合成边测序,实现超长读长,并且可通过检测相邻两个碱基之间的测序时间,来检测碱基的表观修饰情况,如甲基化等。测序技术的每一次变革和突破,都对基因组学研究、疾病医疗研究、药物研发等产生巨大的推动,更是对数据存储、计算、分析带来巨大挑战。一个 30 倍测序深度的人类全基因组数据 FASTQ 文件大约是 200GB,单台高端服务器上对该数据进行分析需要 20 小时,而一个三甲医院一天可产生上百个样本。

基因测序在罕见遗传病的诊断中具有巨大作用,胚胎植入前遗传学检测(preimplantation genetic testing,PGT)的诞生将产前诊断提前至孕前,避免了异常妊娠的发生。其中,胚胎植入前遗传学非整倍体检测(PGT for aneuploidies,PGT-A)和胚胎植入前染色体结构重排检测(PGT for chromosomal structural rearrangement,PGT-SR),用于在胚胎植入着床前对早期胚胎进行染色体数目和结构异常的检测,主要通过检测胚胎的 23 对染色体结构、数目,通过比对来分析胚胎是否有遗传物质异常。高龄及复发性流产的女性是其主要受众群体,母亲年龄的增加会显著降低活产率,既往有两次流产史的 20 岁女性,下次妊娠成功的概率是 92%,而针对同样情况的 45 岁女性,下次妊娠成功的概率只有 60%。男方也有类似的情况,父亲年龄超过 40 岁与父亲年龄介于 25~29 岁相比,发生流产的概率为 6∶1。多项研究表明,PGT-A 对复发性流产夫妇的妊娠结局有益,特别是那些女方年龄 ≥ 35 岁的夫妇。胚胎植入前遗传学单基因病检测(PGT for monogenic/single gene defects,PGT-M)通过检测胚胎是否携带具有遗传缺陷的基因,为高风险生育遗传病缺陷儿的未来父母提供生育健康孩子的机会。2022年6月9日,在复旦大学附属妇产科医院诞生了国际首例经过对遗传性 Au-Kline 综合征新致病基因 R 基因进行筛检而出生的健康婴儿。该名婴儿的诞生正是利用了单细胞高通量测序联合核型定位 PGT-M 技术,这为从源头上阻断单基因遗传病致病基因在下一代的延续成为可能。利用该技术,目前已有 140 多种单基因遗传病得以精准阻断,为实现优生优育提供支持。

随着大型 GWAS 的出现,我们得以识别与特定性状相关的单核苷酸多态性(single nucleotide polymorphism,SNP)。一些慢性疾病的发生与遗传和环境因素有关,借由此技术,可将个人遗传易感性与其生活环境放在同一水平进行分析,得以制订个性化预防措施。有研究分析了来自不同种族和民族背景的 69 775 名参与者的基因和健康数据,结果发现之前有报道的 13 个 SNP 位点确实与较高的体重指数(BMI)有关。利用该特性可构建遗传肥胖模型,用来评估发生肥胖的风险,如若风险高者,需尽早采取措施预防,真正实现"上医治未病"。对于复杂疾病,单个 SNP 位点可能难以分析出显著影响,而固定的基因型组合可能起作用。Koefoed 等对丹麦和挪威的 607 位双向情感障碍患者及 1 355 位对照参与者,在他们的基因组中,尝试分析与信号转导相关的 55 个基因的 803 个 SNP 中任意 3 个的组合,一共有约 23 亿种组合形式,通过如此巨大的数据分析,研究者发现了显著的遗传异质性和基因之间的相互作用关系。大数据成为此类复杂疾病寻找病因的重要工具,并为假设提供了足够的统计学分析效力。

**(二)生命组学研究**

随着基因组学的蓬勃发展,对生命过程的认知逐步加深,虽然我们得以解析基因编码的奥秘,但生命活动的实际执行者却是蛋白质,因此,以转录组(transcriptomics)、蛋白质组(proteomics)、代谢组(metabolomics)、宏基因组(metagenome)为重点的多组学研究应运而生,为基因组学提供了更接近表型的验证和解释,生命组学(lifeomics)时代正式到来。

正如 NGS 成就了基因组学的繁荣,质谱的革新极大推动了蛋白质组学的发展。2014年,科学家整合了 16 857 个质谱分析实验结果,第一次实现了人类全蛋白质组草图的绘制,从人体组织、细胞系和体液中获得人体蛋白质,从中鉴定器官特异蛋白质,并且探索蛋白质时间依赖性的表达模式,截至 2018 年 4 月 4 日,人类蛋白质组图已包含 30 057 种蛋白质。由中国牵头的人类肝脏蛋白质组计划(Human Liver Proteome Project,HLPP),是世界上第一个人体器官蛋白质组项目,也是中国团队领导的第一个国际科学项目,历时 5 年完成了对 6 788 个蛋白质的检测分析,并得到了肝脏蛋白质的相互作用图谱,确定了 2 582 种蛋白质中 3 484 种相互作用的关联网络,在此重大成果上,国家成立 PHOENIX 中心(Pilot Hub Of ENcyclopedic proteomIX),旨在与北京蛋白质组研究中心(Beijing Proteome Research Center,BPRC)一同为蛋白质科学家提供支持平台。

液相色谱、气相色谱与质谱的结合让原本被中心法则遗忘的代谢物聚集到科学家眼前,磁共振波谱技术的利用更是让代谢组学得到飞速发展。代谢物是特定细胞过程的最终产物,包含代谢中间体、激素和其他信号分子,以及次级代谢物等。目前在人类中检测到超过 7 500 种代谢物,其中只有约 2 500 种直接来自该人,其他源于该人生活的环境,包括其摄取的食物和药物。疾病导致机体产生病理生理改变,最终引起代谢产物发生相应的改变,因此,通过对某些代谢产物进行分析,寻找疾病的生物标志物,有望成为一种新的诊断方法。

全部人体共生微生物菌群基因组的总和称为"人体宏基因组"。人体中微生物主要存在于消化道、口腔、皮肤、生殖道等部位,重达 1.5 kg,其细胞数量占据着人体细胞组成的90%。越来越多的研究表明,人体微生物协同宿主共同作用于人体新陈代谢和免疫调节,对人类健康起着不可替代的重要作用。Gill 等通过比对肥胖和正常的同异卵双胞胎及其母亲肠道微生物的宏基因组测序结果发现,肥胖个体中厚壁菌门的微生物比例显著上升而拟杆菌门则明显降低。而高比例厚壁菌门微生物可促进多糖发酵,使得宿主更有效地摄取食物中的热量,促进体内脂肪的贮积导致肥胖。由高通量测序带来的海量数据和突破性成果极大地推动宏基因组学研究的快速发展,使其与疾病的关联研究得以相继展开。

发育源性疾病,涉及 DNA、RNA、蛋白质、代谢物,以及化学物质、环境理化物质等一切与生命相关的因素。"整体大于其各部分的总和。"在生命组学时代,基于不断发展的高通量技术,利用生物信息学,将基因组、转录组、蛋白质组、代谢组,乃至宏基因组构建成一张巨大的细胞生物学网络,而对此生物网络的大数据分析又带领着科学家进一步认识不同形式的生物标志物,并且逐渐从筛选分离靶标转变为对潜在靶簇的整合网络分析。

## 三、临床研究

医疗大数据研究的最终目的是回归临床实践,如何将这些经过各种途径收集获得的病例信息转变为有用的医学知识呢?临床研究起到了关键作用,临床研究经由科学的设计和规范的操作,通过样本估计总体,获得具有统计学价值的结论,以服务于临床决策。

队列研究,是一种经常用来判定不同暴露因素与结局之间有无因果关联及关联程度的一种观察性研究。1992 年启动的欧洲癌症与营养前瞻性调研研究(European Prospective Investigation into Cancer and Nutrition,EPIC)共纳入了 10 个欧洲国家约 52 万名研究对象,重点考察了饮食、代谢病史、环境污染、基因与肿瘤发生之间的关系。2008 年,加拿大的 CANHEART 队列研究项目对 980 万安大略省成年人进行了随访研究,其中包括 940 万初级预防患者和约 40 万名二级预防患者,收集大量的电子病历数据、药物使用数据和健康管理数据,以期获得相关影响因素,提高加拿大公民的心血管健康水平。北京大学健康医疗大数据国家研究院筹备建立了"中国队列共享平台",目前平台上有 135 个队列研究,多民族人群 1 000 余万人。

如前所述,许多儿童疾病和成人慢性病,都可追溯到生命早期,越来越多的国家开始关注发育源性疾病,纷纷建立起出生队列。"出生队列"这一概念最早由英国科学家提出,并最早实施。英国出生队列研究(National Birth Cohort Study),以选定的部分人群为样本,从胎儿期开始至成年,甚至老年,定期收集发育、成长、健康、营养、环境等相关数据,开展长期的前瞻性研究,以发现影响疾病和健康的多种因素。第一批于 1958 年开展,共纳入 17 000 名当年出生的婴儿;第二批于 1970 年开展,新纳入 17 000 名婴儿;第三批纳入 1989—1990 年出生的 16 000 名婴儿。2015 年,英国又提出一项更为艰巨的计划,要实现对 8 万名婴儿的"从摇篮到坟墓"的终身随访,尤其要收集母亲妊娠期和婴儿出生第一年内的详细信息,并储存各种组织样本,如尿液、血液、粪便、胎盘组织等。研究者根据被调查者的不同年龄,采取不同的观测指标:婴幼儿期重点关注生长发育及出生缺陷情况;儿童期关注智力及教育情况;青春期关注心理健康情况;成年后关注其职业、家庭等情况;老年时回顾分析所有观测指标。这些持续性、多学科的纵向国家大队列,涵盖人一生的各方面数据,各行业研究者们都能够利用这批庞大的数据,从中挖掘出各自感兴趣的研究结论。比如孕妇吸烟虽然对子代生长发育影响较小,但对子代的智力发育有很大影响,且子代到成年中期更易患心脑血管疾病及糖尿病。儿童期家庭环境也会对儿童生长产生影响:暴露于不和谐的家庭环境,遭遇不良家庭事件,甚至居住于过于拥挤住房环境的儿童,在青春期前身高增长相对缓慢,在青春发动之后呈现明显的追赶型生长,但最终仍然达不到非暴露者的水平。

基于北欧各国完善的医疗体系及人口历史特点,丹麦的 DNBC(Danish National Birth Cohort,10.1 万妊娠早期孕妇及其生产的 9.7 万婴儿)和挪威的 MoBa(Norwegian Mother and Child Cohort Study,7.2 万个家庭,包括孕妇及其孩子和丈夫共 27.0 万人)向全国的怀孕妇女发出邀请,父亲、母亲及婴儿都纳入了此出生队列信息中,具有更强的统计学效益。基于 DNBC 和 MoBa 的各项研究,我们发现虽然遗传因素决定疾病的易感性,但一些非遗传因素以更复杂的方式影响着疾病的发生。一项研究表明,孕期是否补充叶酸与子代发生自闭症有关;孕妇吸烟、肥胖与男孩隐睾症的发生率增加有关;孕妇患有甲状腺疾病,

孩子患单侧痉挛性脑瘫的风险增加;孕期接触过多的双酚 A 等环境污染物,可能影响儿童的生长发育。除了母亲的可能影响因素,父亲这方同样会引起孩子疾病的发生,有研究表明,父亲肥胖与孩子发生儿童期 1 型糖尿病有关。儿童生命早期的不同表现也会对成年期疾病的发生产生影响。新生儿从出生到 1 岁的体重增加与以后 1 型糖尿病患病风险正相关,出生体重增加可能与儿童癌症风险增高有关。在传统流行病学的基础上,结合生命组学的发展,这些研究逐渐建立起规模庞大的生物样本库,通过整合基因组学、蛋白组学、代谢组学等多个水平上的生物标志物,给队列研究对于暴露因素的追踪提供了一种新思路。

我国虽然在这方面起步较晚,但发展迅速,广州、上海等地先后建立起一批大型出生队列。最早是由北京大学生育健康研究所开展的孕妇增补叶酸队列。2008 年,安徽医科大学开展了中国 - 安徽出生队列,重点研究生命早期环境暴露与出生缺陷及儿童发育异常的病因关联,一直随访至儿童青春期。广州市妇女儿童医疗中心与英国伯明翰大学合作开展的广州市出生队列于 2010 年开始筹建,预期招募 30 000 名孕 20 周前孕妇,并随访至儿童成年。随着人们对配子 / 发育源性疾病的认识不断加深,及"生命早期 1 000 天"概念的提出,孕前及孕早期妇女逐渐受到关注,上海交通大学附属新华医院环境与儿童健康教育部与上海市重点实验室于 2012 年启动上海优生儿童队列前瞻性研究项目,上海多家医疗机构共同参与。该项出生队列由孕产妇队列(Shanghai Birth Cohort Women/Couples)和儿童队列(Shanghai Birth Cohort Child)两部分组成,计划招募孕前及孕早期妇女入组,持续随访至子代成年后,旨在探究生命早期各种

环境及遗传因素对儿童疾病和健康,乃至成人期疾病和健康发生发展的影响。我国在大型队列研究设计实施上积累了一些经验,这为今后开展更大规模、多中心,甚至全国范围的合作奠定了基础。

RCT 是作为循证医学证据级别极高的临床研究方法,多年来一直处于显赫地位。RCT 将符合要求的研究对象随机分配到试验组和对照组,在同一干预措施下,对试验结果进行测定和评价。但 RCT 近乎严苛的纳入标准,虽然保证了研究结果的真实性,但排除了诸多可能影响且现实存在的人群,使得外部推广性不高。因此,近年来,真实世界研究(real world study,RWS)受到越来越多的关注。RWS 是在较大的样本量(覆盖更广泛的临床病人群)的基础上,从传统临床科研以外的多个数据集中挖掘出的信息,根据患者的实际病情、治疗意愿、经济条件进行非随机的治疗措施,在真实世界环境下记录其诊治疗效、安全性及经济学效益等。RWS 的数据来源非常广泛,包括电子病历、医保数据库、可穿戴设备,甚至社交媒体,利用大数据分析这些看似无关的冗杂繁复的数据,了解某种新药或某项新技术新方案的真实治疗情况。

传统上,对于问题的研究建立在假设的基础上进行验证,进而研究事物之间的因果关系,目的是回答"为什么"。而大数据时代,海量数据提供了从不同角度更加细致、更加全面看待问题的可能,人们更想知道数据告诉了我们"什么",而不仅是我的猜想是否被数据验证,各个事物之间可能的相关性变成唯一需要关注的目标,传统科学思维所追求的因果关系反而不那么重要了。而传统临床研究的限制点正是大数据应用的突破点,将传统临床研究与大数据结合起来,利用大数据的相

对廉价数据源、超大体量、实时反馈、易识别数据偏差等特点,在统计工具和算法方面优化临床研究设计和患者招募分配形式,实现一种随机、嵌入式、多因素、自适应的试验方法(a Randomized,Embedded,Multifactorial,Adaptive Platform Trial,REMAP)。

## 四、影像信息学

自 20 世纪以来,随着计算机技术和医学影像技术的不断进步,医学影像已逐渐由辅助检查手段发展为至关重要的疾病诊断工具。而进入数字影像时代后,海量数据的产生为影像信息学的进一步发展提供了更多的可能性。医疗数据由社会人口学信息、病史资料、检验检查报告、影像信息、诊疗病历、医嘱信息等组成,其中影像数据占比近 80%,来自各种医学影像设备,包括 B 超、X 线、CT、PET、核医学、内镜等。医学影像数据以非结构化的图像数据为主,具有数据量大、类型复杂等特点。一次常规 CT 扫描产生数据为 10MB 量级,X线胸片可以到 20MB,而心血管造影图像可达80MB 以上。目前我国医学影像数据的年增长率约为 30%,一家大型三甲医院每年产生的医学影像数据量可高达数 TB。以上海医联工程为例,上海市建立了国内最大的医学影像中心数据库,截至 2015 年年底,已累计采集影像资料 2.3 亿幅,月均影像增量 1.2TB,累计影像库 400TB。据预测,2025 年全球数据将增长至 175ZB,相当于 2018 年的 10 倍,其中,影像数据增长最快。

然而,医学影像中所包含的信息要远远大于医师判读报告的信息。2012 年,Lambin 等提出了影像组学的概念,意指从 CT、PET 或MRI 等医学影像图像中高通量地提取数据,并分析大量高级且定量的影像学特征。影像

组学研究结合医学影像和临床大数据,通过人工智能进行数据挖掘和信息分析,从而为临床诊断、预后和预测提供辅助决策支持。其核心人工智能技术的具体应用可以分为两部分:一是图像识别,主要应用于感知环节,目的是将影像类的非结构化数据进行转化分析,提取有价值的信息;二是深度学习,建立、模拟人脑分析学习的神经元网络,运用大量的影像和诊断数据,不断地对神经元网络进行深度学习训练,建立算法模型,从而实现对特定组织的检测和识别,培养其预测和诊断能力。其步骤主要包括:数据收集、数据预处理、图像分割、病灶图像标记、模型训练和分类预测。

近年来,基于大数据的影像组学在糖尿病视网膜病变、皮肤癌、肺癌、乳腺癌、肝癌、食管癌、宫颈癌、颈动脉斑块、骨关节炎等疾病领域取得了里程碑式的进展。机器通过深度学习经过标识的海量图像数据,可以达到对医学影像的自动判读,实现了特定病种的识别、诊断和早期筛查。2016 年,斯坦福大学医学院与合作者合作开发了一款深度学习模型,对检测视网膜眼底照片中的糖尿病视网膜病变和黄斑水肿具有高于 90% 的敏感性和特异性,可应用于糖尿病视网膜病变的筛查。2017 年,斯坦福大学的科学家在学习近 13 万张皮肤疾病的照片后,其 AI 程序实现了在早期阶段精确诊断皮肤癌,其准确性则与皮肤科专科医生相当。来自加州大学圣地亚哥分校和广州大学的科学家推出的一款人工智能平台,可在疾病早期仍可治疗的阶段,筛查和诊断严重视力丧失的常见病因。此外,人工智能还可读取胸部 X 线片来诊断小儿肺炎,并提示医生是否需要抗炎治疗;可以用于解释超声心动图,其准确性甚至超过了训练有素的专家。我国研究者在影像组学方面也进行了大量探索,通过

大数据研究和人工智能的应用,在直肠癌淋巴结转移、非小细胞肺癌、肺腺癌病理亚型预测和脑胶质瘤分级等方面都取得了一定的突破。

泛美卫生组织(Pan American Health Organization,PAHO)和世界卫生组织(World Health Organization,WHO)此前报道说,“世界上三分之二的人口无法获得医学影像诊断。”而通过较为成熟的算法和大数据应用,人工智能机器读片比起医生人工读片,可以做到更加客观、精准和高效。这对于弥补影像科医生人力不足,提高临床诊断效率和准确度,将起到至关重要的作用。IBM Watson 是目前最成熟的人工智能辅助诊疗系统,它每秒可处理 500GB 数据,几秒内可筛选 150 万份患者记录,基于患者个人病历、检查检测结果和影像数据等开展辅助诊疗。2012 年,Watson 通过了美国职业医师资格考试,并在美国多家医院开展服务,诊治的病种覆盖了乳腺癌、肺癌、结肠癌、膀胱癌、卵巢癌等多种癌症。2016年 5 月,国内首家专注于病灶影像识别与标注的人工智能公司,将其智能 X 线和 CT 辅助筛查产品付诸初次使用,对 11 万张 X 线片和 3 000 多份 CT 进行了病灶识别。其产品在 X 线片中找到病灶的正确率超过 92%,CT超过 95%,耗时仅 5 秒,在临床辅助诊疗中,可提升早期肺癌检测的准确度,降低临床上常见的假阳性的误诊发生,实现“早发现,早诊断,早治疗”。随着技术的日臻完善,目前,国内顶尖人工智能公司的食管癌早筛系统准确率已逾 90%,肺结节早筛系统准确率达 95%,可检测 3mm 及以上的微小结节,糖尿病视网膜病变的识别准确率更是高达 97%。人工智能读片软件作为医生助手,直击医疗痛点,不仅能解决目前医生资源不足的问题,减轻医生的工作压力和负担,未来将大大降低医疗成本。此

外，它还能够帮助医疗条件不发达地区的医生进行阅片，提供医学教育，帮助提升医生诊断水平，解决基层医疗资源不足的难题。

在提高临床诊疗效率之外，基于大数据分析的影像组学还为科学研究和临床应用拓宽了边界。在传统的影像统计模型中，我们可能会以 X 线片的报告内容"正常""气胸""积液"作为变量。但是，为什么不让影像数据为自己说话呢？随着计算能力的显著进步，基于影像图像的数字像素矩阵已发展成数百万个体变量，海量数据样本为更深入的研究打下了坚实的基础。2013 年，日本科学家对 102 名慢性肾病患者的影像组学数据进行了前瞻性研究，将每个患者的临床特征与由数百万个体变量组成的 MRI 图像强度相结合进行分析，发现慢性肾病的临床表型与大脑双侧颞叶区域之间存在很强的相关性，双侧颞叶与衰老和动脉硬度密切相关，而枕叶则与贫血的临床表现相对应，这为慢性疾病并发症的研究提供了新的思路。此外，AI 可以在一定程度上突破人类的极限，运用深度学习算法从医学影像中找出许多复杂程度极高，难以用语言详尽描述出的对比特征。既往研究证实，吸烟引起的尼古丁依赖会导致大脑结构的变化，但由于这种变化相对微妙，再加上人类视觉上的限制、图像分辨率等原因，临床医生并无法根据脑 MRI 图像找出这种变化。而今，基于大数据的深度学习模型可以使用脑 MRI 图像来评估患者的吸烟状况，并有望在未来结合患者的更多个人临床数据，对其环境及神经精神疾病相关的发育源性疾病进行筛查、评估和早期干预。

近年来，延时监测系统（time-lapse monitoring system，TMS）作为一种新型的无创胚胎评估方法在生殖领域备受关注。TMS 使用延时装置对胚胎发育过程进行 24 小时连续的图像采集，从而得到胚胎形态的动态监测图像，以及原核消失、分裂开始、异常分裂等胚胎形态改变的时间数据（又称形态动力学参数）。将形态学评估与时间数据两相结合，可以减少观察者的主观性，并可通过特定算法模型实时排除显示异常卵裂而形态正常的胚胎。Time-lapse 摄像机与胚胎培养系统的整合则保证了胚胎的培养环境稳定，其安全性也已得到证实。然而，该系统的使用是否能有效改善胚胎筛选结果，提高患者妊娠率，尚存在一定争议。2014 年，一项前瞻性随机对照研究纳入了 843 位 IVF 患者，TMS 组使用一体化的 EmbryoScope 延时检测系统和基于多变量模型的胚胎选择标准，对照组则使用标准培养箱并依据胚胎形态学进行挑选，研究发现 TMS 组的胚胎着床率和持续妊娠率显著增加，而早期妊娠丢失率显著下降，证实了延时监测系统对于改善辅助生殖结局具有一定的作用。

随着人工智能和医学影像大数据在影像信息学领域的应用，医学影像正逐渐从定性向定量演进，两者的融合将成为影像信息学发展的重要方向。在发育源性疾病领域，运用延时监测系统和人工智能特定算法，可以实现对胚胎早期发育过程的影像学动态监测，而人工智能读片系统对于不孕症患者输卵管造影、妇科超声图像，孕妇产科超声、胸片、磁共振等多种类型的医学影像图像或有更多的发现和解读。结合夫妻双方的临床数据，及其子代从胚胎到新生儿再到成年的个体生长发育过程中可采集的纵贯式海量数据进行人工智能分析，无疑将有助于研究者更加深入地探究发育源性疾病的发生风险及相关发病机制。

## 五、移动健康

随着传感器、人工智能和移动互联网技术

的飞速发展,医疗健康产品的终端设备种类日趋丰富,以智能可穿戴、可植入医疗设备和智能手机应用软件(App)为代表的新兴移动医疗产品,正逐步实现个体健康数据的采集、分析和应用,推动了健康管理服务与功能的全面升级。诸多与发育源性疾病的监测和管理密切相关的移动健康产品也如雨后春笋般不断涌现。目前,根据其数据来源及应用场景的不同,可主要分为发育源性疾病患者的身体健康管理、精神健康管理和营养管理三个方面。

基于采集、传输、分析人体生理参数检测的可穿戴医疗设备,可以看作是"连接人与智能设备的钥匙"。它作为个人健康数据的采集入口和决策支持平台,可依靠多种紧贴人体的传感器来感知用户的状态和环境信息,实时获取包括环境、活动、位置、心率、皮肤状态、情绪特征等在内的大量数据。现阶段,智能可穿戴医疗设备多以手环、手表、头戴式显示器、耳机、服装等形式存在,主要分为健康监测和运动保健两大类。健康监测类可进行生命体征(心率、血压、体温)的监测和血氧饱和度、血糖、电解质、激素水平、心电图等生理参数检测与检查,运动保健类则主要是对运动、睡眠数据进行跟踪分析。

在身体健康管理方面,通过智能穿戴设备、智能植入设备等硬件传感器和具有数据采集与记录功能的智能手机 App,收集用户的表型数据,结合代谢、基因数据来评估用户的健康水平,并通过行为干预,可以帮助用户养成良好的生活习惯。传统医学的诊断,多依据单一时刻的个体静态数据,而现在,智能可穿戴医疗设备的持续监测有助于实时数据的便利获取,从患者的日常数据中挖掘与发育源性疾病发生、发展的相关性,将辅助医疗专业人士做出更好的决策,帮助患者及时改善生活方

式,不仅能够有效促进患者健康,还能降低子代部分发育源性疾病的远期发病风险,实现更高层次的"优生优育",提升整个家庭的生活质量。

2014 年 7 月,Google X 实验室宣布与制药公司合作,共同研发一款智能隐形眼镜,运用传感器、微芯片和微电池的电子技术,通过实时、无创检测佩戴者泪液中的葡萄糖含量帮助监测血糖水平,让糖尿病患者免去长期抽血化验的痛苦;甚至可以无线连接到胰岛素微量泵,根据每秒的血糖水平提供合适剂量的胰岛素,发挥类似于"人工胰腺"的作用。该产品有望为全球 3.82 亿糖尿病患者带来福音,然而从实验室的突破到临床的人体应用仍需一定的转化时间。2015 年,Framingham 心脏研究显示,根据高静息心率和低心率变异性可预测 12 年内糖尿病的发生。美国一家公司据此开发了 App,对可穿戴设备获得的心率和步数数据进行分析,运用深层神经网络来判断是否可能患有糖尿病,据称准确率可达 85%。结合市场上现有的多款血糖控制和管理 App,妊娠糖尿病的女性将有望实现从早期筛查、风险评估、预测到孕期血糖监测和治疗的移动医疗客户端"一条龙"服务。

2015 年,一家科技公司生产出能 24 小时实时准确监测体温的新型温度计贴片,为不孕患者每日自动监测基础体温数据提供了硬件支持。多囊卵巢综合征患者的一线治疗方案就是生活方式的改善,使用智能手表监测睡眠、运动数据,通过语音指导、震动提醒、完成反馈等措施督促患者遵守,可有效提升患者依从性。智能可穿戴、可植入医疗设备甚至可以通过监测患者体液中激素水平的改变来预测卵巢过度刺激综合征,以及妊娠期脂代谢紊乱、甲状腺功能异常等发育源性内分泌系统疾

病的发生,并结合个体生理数据进一步分析其影响子代的概率。

2018 年,哈佛大学医学院研发推出一款基于智能手机的便携式精液分析仪,只需将精液标本装入一次性玻片或微流体设备,便可自动记录视频,并无线传输信息至智能手机,从而完成精子浓度和运动功能的检测,准确率高达 98%。此外,软件还可将检测结果传送至专科医生处,完成在线诊疗,极大地提高了诊疗的效率和服务质量。通过在智能手机 App 上收集数据,美国一项研究完成了对 1 014 647 名妇女的调查,其中超过 20 万名为妊娠妇女。这些数据涉及各个方面,包括人口社会学信息、受孕时间、既往病史及日常活动相关的 708 个问题。基于人口学的生育大数据,有望为发育源性疾病患者的家庭健康管理提供更多依据。

在精神疾病管理方面,通过语音识别、图像识别和基于量表的数据挖掘技术,移动健康产品可实现发育源性的精神疾病的预测;另一方面,通过打造 AI 心理咨询师,可实现精神疾病的个性化治疗。MIT 人类动力学实验室(Human Dynamics Lab)通过一项长达 8 年的研究,证明了人际交流中社交讯号的存在,并实现了对这些讯号的计算机检测和理解。2007 年,有公司将此付诸应用,与美国麻省总医院合作完成了一项国家精神健康研究项目,推出一款智能手机 App,通过分析用户和患者声音模式的细微变化,来检测是否有抑郁症、躁狂症和双向情感障碍的发病或复发风险,并追踪主要的情感障碍症状,建立健康档案库,进一步用于改善人们与抑郁症、躁郁症患者的共处状态。2011 年,美国一款 App 通过深度挖掘患者智能手机数据(包括硬件数据和软件数据),为精神疾病患者提供个性化、综合治疗

方案,并可捕捉患者微弱反常行为,及时向家人朋友发出预警。2016 年,我国也依托于数据挖掘技术,推出一款 AI 诊断、筛查、评估模型,基于自主设计的智能量表可对 17 种常见病进行预测,其中包括抑郁症、双向情感障碍等精神疾病,其数据挖掘算法大大降低了量表维度,缩短了患者的量表填写时间。在治疗方面,植入式传感器可作为脑刺激物在神经系统疾病(包括再发性癫痫和帕金森病)中起到反应作用,若将其应用于产科严重并发症子痫的发病预测和早期干预,其表现亦值得期待。

在营养管理方面,主要是基于大数据和人工智能对食物图像和特定的营养成分进行识别检测,结合用户健康数据进行分析,帮助用户合理膳食,保持健康的饮食习惯。2014 年,美国一家公司采取以营养为重点的方法来帮助糖尿病患者和其他慢性疾病患者进行健康管理。建立了一个包含超过 100 万种食谱和 50 万个餐馆菜单的广泛数据库来训练算法,利用人工智能来推荐符合用户饮食限制的膳食选项。对于妊娠期高血压和妊娠糖尿病患者来说,诸如此类的移动健康产品对于辅助饮食管理,减少高盐、高脂、高糖摄入,合理控制血压血糖,促进母婴健康,减少发育源性疾病的发生,具有无法估量的作用。

2016 年 6 月国务院发布《国务院办公厅关于促进和规范健康医疗大数据应用发展的指导意见》,提出支持研发健康医疗相关的人工智能技术、生物三维(3D)打印技术、医用机器人、大型医疗设备、健康和康复辅助器械、可穿戴设备及相关微型传感器件。借助智能可穿戴设备和智能 App,健康信息的获取和分析速度从原来的按"天"计算,发展为按"小时"、按"秒"计算,医疗大数据的扩展速度和覆盖范围达到了前所未有的程度。据市场研

究机构 IDC 预测,2024 年全球智能可穿戴医疗设备出货量将达到 60 913 万台。医疗大数据结合人工智能,为 21 世纪的健康管理带来的不仅仅是便利,更是革新。通过"把服务延伸到围墙外",移动健康为发育源性疾病的防、治、管整体融合发展提供了轻盈的新助力。图17-2 为发育源性疾病大数据的特性和应用概念图。

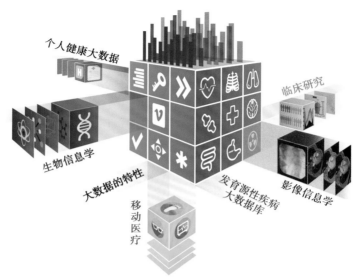

**图 17-2　发育源性疾病大数据的特性和应用概念图**

## 第三节　大数据在医疗领域中的前景展望

大数据具有海量的数据规模(volume),数据更新快、时效性(velocity)高,多样的数据类型(variety),数据价值密度低、应用价值(value)高的特点,这些是它的特点,也是它的优势。随着算法模型的不断完善,人工智能迭代速度的不断加快,量子计算机的横空出世,大数据革命终将到来,将给临床诊疗、医疗决策、医药研发、医疗支付、卫生监测和政策制定等带来创造性变化,全面提升健康医疗领域的资源优化能力和水平。尽管如此,它的特点也决定了对大数据的有效利用并非易事。而医疗,相较于其他行业,数据来源更广泛、结构更复杂,具有多态性、时序性、不完整性、隐私性和冗杂性,这也使得大数据的应用和推广面临着更大的挑战。

## 一、大数据的优势与未来应用

当贯穿人生命周期的一切信息被数据所量化,基因、行为、环境成为一串串代码,当计算机具有感知、学习、推理和辅助决策的能力,大数据、人工智能与医疗的结合已经以不可阻挡之势到来,现有的医疗能力圈也将乘着这股东风扶摇而上。

### (一)智慧医疗

如前所述,"智慧医疗"概念由来已久,它能有何突破呢?在此之前,我们可以设想这样一个场景:你是一位刚结婚不久的女性,你想要和爱人一同去医院做个孕前检查。你打开手中的 APP 预约一个适宜的时间，并且填写好你们夫妻二人的身份 ID 和主要诉求。你惊奇地发现 APP 就像是你的老熟人，自动出现了你们的基本信息、既往病史、历年体检报告、曾经做过的基因检测，甚至连你母亲怀孕的产检报告都包含其中。就诊当日，你们来到医院，通过人脸识别成功挂号，医生在仔细询问了相关情况后开具了一系列的检查。随着话音落下，片刻之后，你和医生的交流对话已经被电脑自动识别录入。去检查室的路上，电脑后台已经自动帮你完成扣费，并有序预约了各项检查。你发现医院走廊的天花板上有一条条轨道，一个个箱子沿着轨道快速运转，里面有药品试剂，也有样本耗材，原本需要护工多趟递送的物品，现已完全由电脑控制，有条不紊，不舍昼夜。影像科室的 AI 机器人正在等待主任医师的审核出具你的检查结果。"叮，你有一项新检查结果。"随着 APP 的语音提示，你回到医生的诊室，诊疗机器人早已将你的检查结果和已知资料整合一起，它提示医生，你尚缺一些需持续监测的数据。从医院出来后你便戴上了一个手环，伴随着你的呼吸，它发出微微的光，时刻不停地记录着你的心率、体温、饮食、运动，检测着周围的光照、噪声，吸收着空气中的微粒，分析着你所处的环境，评估着你的情绪状态。卫生护理垫持续记录着你一整个月经周期的激素水平。1 个月后，正值组学结果的回复，你重新回到医院，诊疗机器人把你的数据与亿万就诊者数据、文献资料进行匹配、建模，生成了你独特的备孕指数，并针对你的行为习惯出具了一系列的生活方式调整方案。在你分娩前，诊疗系统通过 B 超三维重建分析胎产式、胎方位和骨盆结构，寻找最适宜的分娩方式。这整套系统一直伴随着你，怀孕、孕检、分娩、哺乳、育婴、抚养，

直至暮年。你会发现，诊疗机器人仿佛是有透视眼的预言家，在不同的生命时期，它都能第一时间给予你指导，甚至超前指导，并督促你改进。

这是智慧医疗的一个未来缩影，它不仅仅在就医流程上做出了极大的简化，优化了公共资源的配置，将临床诊断辅助系统进行了革新，更是给人们带来了对未来的预见能力。通过互联网、物联网、个人电子健康系统等，可以系统全面地收集各种健康危险因素数据，包括环境因素、生物因素、经济社会因素、个人行为和心理因素、医疗卫生服务因素，以及遗传因素等，利用大数据技术对健康危险因素进行比对关联分析，利用人工智能不断地在实践中学习、修正，真正实现精准医学。

我国是人口大国，也是出生缺陷高发国。出生缺陷的发生原因十分复杂，有些还不为人所知，但已知的主要是遗传因素、环境因素或两者的共同作用。Wilson 综合分析了 5 次国际出生缺陷讨论会的资料，发现遗传因素引起的出生缺陷占 25%，环境因素占 10%，遗传因素与环境因素相互作用和原因不明者占 65%。无论是遗传因素、环境因素还是综合因素，无论是已知还是未知，如今，利用大数据可以综合分析各方面因素，出具人群和个性化致畸目录，并根据个人制订备孕方案，通过可穿戴设备时刻监测管理，从源头上预防出生缺陷的发生。

### （二）医药研发

新药的开发可分为药物发现、临床前开发和临床研究三大部分。

临床前阶段，人工智能可通过分析药物典籍、基础研究、研发情报、医药专利信息、市场销售等大数据集，应用其强大的关联能力和计算能力发现药物、疾病、基因三者之间的链接

关系,更有针对性地筛选潜在靶点。人工智能不仅能够更快地发现显性关系,而且能够挖掘那些深层次关系。人工智能还可以对候选化合物进行虚拟筛选,在临床试验前对药物疗效和副作用进行预测,有效判断研发项目的成功可能性。

药物重定向是目前实现老药新用的主要方式,依靠人工智能强大的识别能力和深度学习能力,从浩如烟海的信息中,提取出可能的相关性,建立新联系,找到可被验证的新适应证。这都将有效降低药品研发成本,缩短研发周期,从而降低药品价格。

临床研究阶段,试验设计、患者招募入组、数据管理与分析都会耗费大量的人力、物力、财力,且各个环节极易出错。利用人工智能临床试验管理系统,依托于大数据,将整个设计、质控、预警、招募、随访、分析都纳入一个系统,一站式解决,提升了整个临床试验的效率和可靠性。

发育源性疾病常有其特定的作用靶点,利用大数据及人工智能挖掘特异药与基因、环境等因素的关系,开发特异药,或在原研药的基础上,可实现针对不同人群的特殊优化,提高药物的有效性,减少药物的不良反应。

**(三) 医疗保险**

曾经,医疗保险保证了已患病者能够在有限的医疗费用的情况下获得较高的医疗质量。现今,在大数据和人工智能时代,我们更着眼于未患病时。通过计算机算法深度分析客户需求,个性化定制保险类型。对客户的所有信息进行筛选分层,并计算出得分,而对于那些得分较高者各分配一位"健康指导"。这些健康指导能够为他们量身定制健康建议,帮助他们完成自身体检,预约就诊,安排出行等,极大减少了疾病的发生。发育源性疾病流行病学

和机制的探索为远期疾病的发生提供了预见能力,根据人群特点,重点关注风险较高的疾病,定制保险方案。

在临床治疗中,通过深入分析患者病情、治疗方案、费用、疗效和经济水平在内的大数据,给出结合效用和成本因素的治疗方案排序,帮助医生和患者在实际临床应用中,选用最有效或成本效益最高的治疗方法。另外,保险平台自动接入付费系统,无须患者携带大量证明材料,多方奔走,减少了医患纠纷的发生。

保险支付方能够通过对以往理赔数据,特定病种、群体的临床路径数据,用药数据等进行挖掘学习,针对每种疾病每种亚型预测分析医疗花销成本,建立异常保险识别模型,实现医疗过程智能理赔,对保险欺诈、过度医疗和不合理医疗行为进行监督。

**(四) 医院管理**

让我们回到刚才想象的场景中,你会发现这是一家安静的医院,这是一家不需要很多后勤人员的医院,也是一家无比高效的医院,这是人脑无法完成调度的医院。通过大数据和人工智能,这一切都可以实现。人资、成本、绩效、医保、药事、门诊、住院、手术等整合于一个系统中,综合点评网站、社交平台和新闻媒体等评价渠道信息,进行建模,训练出一套精准的算法,并在实际应用中不断自我更新,使模型更有针对性。一方面能够优化医院的服务流程,最大限度利用好现有的医疗资源,另一方面也利于发现医院管理漏洞,为医院的发展方向和运营决策提供支持依据。卫生主管部门亦能够通过此详细了解区域内各医院的运营状况,医院内部各成本对象的盈亏情况,对区域内各医院医改重点监测指标达成情况进行检测和排名分析,为建立现代化医院管理制度,控制医疗费用不合理增长提供指导。政府

主管部门能够通过此系统合理制订医疗服务价格,研究财政补偿机制。

### (五) 人机共生

随着人工智能的发展,智慧机器逐渐深入我们的生活,它不再只是单纯的机械,而是能与人交互、对环境做出响应的机器。人工耳蜗、机械臂就是早期典型的人机交互的模型,通过神经工程技术实现脑机连接,帮助残障人士识别声音,恢复肢体的运动能力,从而改善他们的生活质量。近年来,科学家不断深入研究人体肢体动作背后的神经基础,通过解析大量的脑电活动,解码出人体实际想要进行的操作,将之运用到机器上,机器得以受人脑控制,换句话说,机器成了人体的一个分身。未来,也许有一天人机结合将不仅仅帮助我们恢复健康,甚至会出现在我们生活中的方方面面,增强我们的能力,帮助我们拥有新的感知。对于发育源性糖尿病的高危人群,在其牙齿中植入糖分检测仪,自动识别糖分,对于可能引起过高血糖的食物,释放引人厌恶的味道,使人体免于暴露于高糖饮食下;而对于已然患糖尿病者,糖分检测仪联通体内的胰岛素泵,精准对冲高糖分的摄入影响。人们可通过内置于鼻腔的环境检测器识别空气污染物及严重情况,选择是否出行。也可通过眼睛看到,耳朵听到,皮肤感受到更多的讯息。

## 二、大数据的局限性和面临的挑战

作为新兴的热门技术,“未来的新石油”——大数据为医疗健康领域带来了诸多机遇。我国作为世界人口大国,拥有其他国家难以比拟的数据优势,海量的医疗健康大数据亟待采集、挖掘、利用。预计到 2025 年,我国的数据量将突破 32.6ZB,占全球数据总量的 21%。但是我们也必须清醒地认识到,由于医学的复杂性和专业性,大数据在医疗领域的落地和应用是一项庞大的工程,不仅需要大量技术和资源的投入,同时也面临着巨大的挑战。

### (一) 信息孤岛与数据互通

21 世纪的数据资源正日益成为人类社会的生产要素和战略资产,而数据的开放和流通是其价值体现的前提和基础。然而,医疗大数据的数据来源尤其广泛,包括了多种类型,有公共卫生数据、疾病诊疗数据、组学检测数据、医保数据,也有可穿戴设备和智能手机 APP 提供的个人健康数据。由于数据的广泛存在性和标准的缺失,不同医疗机构、不同学科领域及不同检测设备产生的医疗大数据各居一方,形成了一座座“信息孤岛”。就电子病历数据而言,目前我国各医院同时运行着百余种 HIS 系统,这些多源、异构的系统彼此割裂,使海量的医疗数据无法得到有效利用。因此,为了实现数据的互通,建立一个政府级别的医疗健康数据共享平台是重中之重,此平台不仅应当覆盖各医疗机构的数据,还应允许接入主流智能硬件的检测数据,并与科研机构、基因检测公司、医保结算单位数据平台联通,实现云端数据调取。只有解决数据的多源异构问题,实现数据的流通和共享,才能让医疗大数据的价值发挥到最大。2016 年国务院颁布的《国务院办公厅关于促进和规范健康医疗大数据应用发展的指导意见》中指出,鼓励各类医疗卫生机构推进健康医疗大数据采集、存储,加强应用支撑和运维技术保障,打通数据资源共享通道。加快建设和完善以居民电子健康档案、电子病历、电子处方等为核心的基础数据库。

### (二) 数据规范与质量

在医疗大数据的背景下,我国医疗行业信息标准化工作仍处在学习和尝试阶段。上海市医联工程自建成至今已积累了近 PB 级的医疗数据,但由于存在数据结构化程度较低、电子病历标准不一致、大量医疗数据存储分散等问题,给数据挖掘分析带来了相当大的困难。不同的影像设备、不同的检验方法会产生不同的数据形式、格式,而不同医疗机构、智能硬件的检测结果也存在单位不统一、标准值不一的情况。目前,国家在相关卫生信息标准的制定方面已有高达 270 多项,但距离可实现医疗大数据的整合仍存在一定的差距。数据的质量,直接决定了大数据分析结果的准确性和有效性,进而决定了医疗大数据的应用价值。以智能可穿戴医疗设备为例,目前国内尚未形成统一的行业标准,导致了市场上相关产品质量的参差不齐。如果能解决传感器敏感性问题、数据传输可信度问题,可穿戴设备在个人健康管理方面将拥有更加广阔的发展前景。而作为最为主要的医疗数据源,医疗机构应提升数据采集能力,尽可能将诊疗操作过程数据化、将电子病历系统结构化,并由医务工作者严格把控数据质量,提高记录准确性,力求在源头上减少冗余的、无意义的"噪声"和虚假的、错误的数据。

### (三) 数据挖掘与分析

大数据的价值不在于掌握数据的"海量",而是在于通过数据挖掘和分析来实现数据的"增值"。医疗系统所产生的大量数据,就像是深埋地底的矿藏,不经历开发、挖掘,便无法体现出其真正的价值。如何对医疗大数据进行准确挖掘,提取其中有价值的信息,并有效地付诸医疗应用是目前的研究热点。医疗领域中 80% 以上的数据都是复杂的、非结构化的数据,极大地增加了数据挖掘和分析的难度。运用自然语言处理和深度学习,可实现医疗领域中电子病历、健康档案等数据的结构化和规范化,并提取其中散布的有价值信息。然而,由于算法和大数据都在快速变化中,算法复杂且难以解释,应用于公共卫生疾病监控时,可能出现与实际结果存在很大差异的情况。若是未来将大数据应用于发育源性疾病的预测和诊断,更需要其达到一定的准确性,否则其结果可能对整个家庭产生巨大的打击。基于大数据的深度学习技术在影像信息学领域的应用也处于比较初级的阶段。一方面,为避免过度拟合,算法训练需要大量数据和准确、专业的人工标注,大大增加了训练难度和成本;另一方面,算法模型的复杂性决定了它不能举一反三、不能解释,"知其然不知其所以然"。鉴于目前深度学习的内部工作机制尚未完全清楚,有"黑箱"之称,对于其内部机制的研究或许有助于我们更加深入对发育源性疾病特征的理解,甚至为诊断方式的开发提供新的灵感。

### (四) 数据安全与隐私

谈起大数据,不可避免地会谈到隐私。医疗大数据具有高度的敏感性,以发育源性疾病研究所涉及的数据为例,患者的电子病历、电子健康档案中都包含了大量数据,譬如身体现况、疾病史、生育情况、家庭信息,甚至是家庭成员的基因测序结果,这些信息一旦泄露,会对患者及患者家庭当下和未来的生活造成难以预估和不可挽回的严重影响。我国《中华人民共和国侵权责任法》第六十二条规定,医疗机构及其医务人员应当对患者的隐私保密。泄露患者隐私或者未经患者同意公开其病历资料,造成患者损害的,应当承担侵权责任。然而,大数据发展所必需的互通共享使得原先的系统安全边界被大大拓宽,随之而来的就是安全风险的增加。据卫生和人类服务办公室(Department of Health and Human Services,

HSS）报道，全球已有超过百万的医疗保健记录受到安全影响。2017年，百余个国家的医疗保健数据库受到过勒索攻击。2017年6月起正式生效施行的《中华人民共和国网络安全法》为我国网络空间个人信息安全提供了一定保障。2018年，在世界人工智能大会期间，上海发布了加快推进上海人工智能发展的22条措施，提出将尽快完善相关法律，依法逐渐向人工智能企业开放医疗领域相关数据，满足医疗人工智能的深度学习需求。然而，基于医疗大数据对个人、设备和机构之间大量数据流通的特殊需求，有关部门仍需出台更为明确的政策和法规，以保证医疗大数据的所有权、使用权、隐私标准、安全性，以及应用于临床时的医疗责任规范。

### （五）专业人才短缺

随着大数据产业的快速发展，对专业人才的需求量激增。根据2016年发布的我国首份《大数据人才报告》和2018年发布的《全球AI领域人才报告》，我国大数据人才仅46万，人工智能领域专业技术人才仅5万余人，未来3~5年内大数据人才缺口将高达150万。相比于数据资源的充足，我国的大数据和人工智能人才储备较发达国家差距仍较大。而医疗大数据，是大数据应用领域中最难的方向之一，有着高度专业性与复杂性，因此对大数据人才的综合素养及专业能力有较高的要求。

对于发育源性疾病大数据的研究而言，既需要技术性人才，如大数据平台运维与开发人才、计算机视觉人才、机器学习人才、自然语言处理人才、认知科学人才、数据分析人才、信息安全人才，也需要具备扎实理论基础和业务实践经验的医疗人才，包括妇产科学、儿科学、男科学、生殖医学、精神病学、神经病学、社会人口学、营养学等各医学专科领域的专家。唯有两类人才跨学科组成团队共同合作，才能使人工智能时代的医疗大数据更好地发挥其服务医疗的作用。目前，我国上述专业人才仍相对缺乏，同时掌握医疗与人工智能知识的复合型人才更是相当匮乏。只有解决人才问题，我国才能突破医疗行业发展的瓶颈。因此，《新一代人工智能发展规划》国家战略提出要把高端人才队伍建设作为发展的重中之重。目前，我国正通过建设国家级开放平台集聚高端人才，通过鼓励深度交叉学科研究、推进产学研三方合作的新模式加速人才培养。

总的来说，21世纪的医学正站在重要的发展拐点，医疗大数据现阶段面对的机遇要远大于面临的挑战，随着科学技术的高速发展与不断进步，医疗大数据的价值将逐渐得到充分的体现，大数据的采集、挖掘和应用必将在包括发育源性疾病在内的各个医疗领域大放异彩，为人类健康事业发展做出更大贡献。

（许 泓 陈 磊）

### ▍参考文献

1. HEESSEL NP. Diagnosis, Divination, and Disease: Towards an Understanding of the Rationale Behind the Babylonian Diagonostic Handbook. Stud Anc Med, 2004, 27: 97-116.

2. RUTHERFORD JD. Digital Clubbing. Circulation, 2013, 127 (19): 1997-1999. 2.

3. WUJASTYK D. The Roots of Ayurveda: Selections from Sanskrit Medical Writings. 2nd ed. Penguin, 2003.

4. 马伯英. 中国医学文化史. 上海：上海人民出版社, 1994.

5. 孙自学, 张琦, 王祖龙. 中医生殖学学科发展思路探讨. 中华中医药杂志 (原中国医药学报), 2017, 32 (10): 4341-4343.

6. RAY M. Merrill. Introduction to Epidemiology. 5th ed. Jones & Bartlett Learning, 2010.

7. PANETH N, SUSSER E, SUSSER M. Origins and early development of the case-control study. Soz Praventivmed, 2002, 47: 359-365.

8. MIQUEL P (ed). A Dictionary of Epidemiology. 6th ed. Oxford University Press, 2014.

9. WILSON F, MABHALA A. Key Concepts in Public Health. SAGE, 2008.

10. BARKER DJ, OSMOND C. Infant mortality, childhood nutrition, and ischaemic heart disease in England and Wales. Lancet, 1986, 1 (8489): 1077-1081.

11. BARKER DJ, WINTER PD, OSMOND C, et al. Weight in infancy and death from ischaemic heart disease. Lancet, 1989, 2 (8663): 577-580.

12. BARKER DJ, GLUCKMAN PD, GODFREY KM, et al. Fetal nutrition and cardiovascular disease in adult life. Lancet, 1993, 341 (8850): 938-941.

13. BARKER DJ. The origins of the developmental origins theory. J Intern Med, 2007, 261 (5): 412-417.

14. NIEMITZ EL, FEINBERG AP. Epigenetics and assisted reproductive technology: a call for investigation. Am J Hum Genet, 2004, 74 (4): 599-609.

15. CHANG AS, MOLEY KH, WANGLER M, et al. Association between Beckwith-Wiedemann syndrome and assisted reproductive technology: a case series of 19 patients. Fertil Steril, 2005, 83 (2): 349-354.

16. RINAUDO PF, LAMB J. Fetal origins of peri-natal morbidity and/or adult disease. Semin Reprod Med, 2008, 26 (5): 436-445.

17. KALRA SK, MOLINARO TA. The association of in vitro fertilization and perinatal morbidity. Semin Reprod Med, 2008, 26 (5): 423-435.

18. ALVAN R. Feinstein. Clinical Judgement. Williams & Wilkins, 1967.

19. COCHRANE AL. Effectiveness and Efficiency: Random Reflections on Health Services. Nuffield Provincial Hospitals Trust, 1972.

20. EDDY DM. Clinical Policies and the Quality of Clinical Practice. N Engl J Med, 1982 5, 307 (6): 343-347.

21. EDDY DM. The Quality of Medical Evidence: Implications for Quality of Care. Health Affairs, 1988, 7 (1): 19-32.

22. FEINSTEIN AR. Clinical Epidemiology: The Architecture of Clinical Research. 2nd ed. W. B. Saunders Company, 1985.

23. EDDY DM. Practice policies: where do they come from？ JAMA, 1990, 263 (9): 1265, 1269, 1272 passim.

24. EVIDENCE-BASED MEDICINE WORKING GROUP. Evidence-based medicine. A new approach to teaching the practice of medicine. JAMA, 1992, 268 (17): 2420-2425.

25. SACKETT DL, ROSENBERG WM, GRAY JA, et al. Evidence based medicine: what it is and what it isn't. BMJ, 1996, 312 (7023): 71-72.

26. JIRTLE RL, RANDY L. PhD: epigenetics a window on gene dysregulation, disease. Interview by Bridget M Kuehn. JAMA, 2008, 299 (11): 1249-1250.

27. WADMAN M. Congress probes NIH stimulus funds. Nature, 2009, 458 (7238): 556.

28. JAMESON JL, LONGO DL. Precision medicine--personalized, problematic, and promising. N Engl J Med, 2015, 372 (23): 2229-2234.

29. ROWLEY JD. A New Consistent Chromosomal Abnormality in Chronic Myelogenous Leukaemia identified by Quinacrine Fluores-

cence and Giemsa Staining. Nature, 1973, 243 (5405): 290-293.

30. SHAH NP, CORTES JE, SCHIFFER CA, et al. Five-year follow-up of patients with imatinib-resistant or-intolerant chronic-phase chronic myeloid leukemia (CML-CP) receiving dasatinib. J Clin Oncol, 2011, 21 (07): S78.

31. DEMETRI GD, VAN OOSTEROM AT, GARRETT CR, et al. Efficacy and safety of sunitinib in patients with advanced gastrointestinal stromal tumour after failure of imatinib: a randomised controlled trial. Lancet, 2006, 368 (9544): 1329-1338.

32. de BONO JS, ASHWORTH A. Translating cancer research into targeted therapeutics. Nature, 2010, 467 (7315): 543.

33. ROMERO D. Lung cancer: KEYNOTE-001—combo improves melody. Nat Rev Clin Oncol, 2017.

34. BRANNON-PEPPAS L, BLANCHETTE JO. Nanoparticle and targeted systems for cancer therapy. Adv Drug Deliv Rev, 2012, 56 (11): 1649-1659.

35. PEER D, KARP JM, HONG S, et al. Nanocarriers as an emerging platform for cancer therapy. Nat Nanotechnol, 2007, 2 (12): 751.

36. FEERO WG, GUTTMACHER AE. Genomics, Personalized Medicine, and Pediatrics. Acad Pediar, 2014, 14 (1): 14-22.

37. ASHLEY EA. Towards precision medicine. Nat Rev Genet, 2016, 17 (9): 507-522.

38. ANDREU-PEREZ J, POON CC, MERRIFIELD RD, et al. Big data for health. IEEE J Biomed Health Inform, 2015, 19 (4): 1193.

39. FERRUCCI D, LEVAS A, BAGCHI S, et al. Watson: Beyond Jeopardy! Artificial Intelligence, 2013, 199-200 (3): 93-105.

40. HIGH R. The era of cognitive systems: An inside look at IBM Watson and how it works. IBM Corporation, Redbooks. 2012.

41. NAGARAJAN M, WILKINS AD, BACHMAN BJ, et al. Predicting Future Scientific Discoveries Based on a Networked Analysis of the Past Literature, 2015, 13 (1): 2019-2028.

42. FISCHER J, COLLS P, ESCUDERO T, et al. Preimplantation genetic diagnosis (PGD) improves pregnancy outcome for translocation carriers with a history of recurrent losses. Fertil Steril, 2010, 94 (1): 283-289.

43. MAY M. Translating big data: The proteomics challenge. Science, 2018, 360 (6394): 1252-1254.

44. MAY M. Big data, big picture: Metabolomics meets systems biology. Science, 2017, 356 (6338): 646-648.

45. ANGUS DC. Fusing randomized trials with big data: the key to self-learning health care systems? JAMA, 2015, 314 (8): 767-768.

46. GULSHAN V, PENG L, CORAM M, et al. Development and validation of a deep learning algorithm for detection of diabetic retinopathy in retinal fundus photographs. JAMA, 2016, 316 (22): 2402-2410.

47. ESTEVA A, KUPREL B, NOVOA RA, et al. Dermatologist-level classification of skin cancer with deep neural networks. Nature, 2017, 542 (7639): 115.

48. KERMANY DS, GOLDBAUM M, CAI W, et al. Identifying medical diagnoses and treatable diseases by image-based deep learning. Cell, 2018, 172 (5): 1122-1131.

49. MADANI A, ARNAOUT R, MOFRAD M, et al. Fast and accurate view classification of echocardiograms using deep learning. Digital Medicine, 2018, 1 (1): 6.

50. RUBIO I, GALÁN A, LARREATEGUI Z, et al. Clinical validation of embryo culture and selection by morphokinetic analysis: a randomized, controlled trial of the EmbryoScope. Fertil Steril, 2014, 102 (5): 1287-1294.

51. ANDREU PEREZ J, POON C, MERRIFIELD R, et al. Big Data for Health. IEEE J

Biomed Health Inform, 2015, 19 (4): 1.

52. ERMAN AG, KEEFE DF, SCHIESTL R. Grand challenge: applying regulatory science and big data to improve medical device innovation. IEEE Trans Biomed Eng, 2013, 60 (3): 700-706.

53. LAZER D, KENNEDY R, KING G, et al. The parable of google flu: traps in big data analysis. Science, 2014, 343 (6176): 1203.

54. BELLAZZI R. Big data and biomedical informatics: a challenging opportunity. Yearb Med Inform, 2014, 9 (1): 8-13.

55. ALYASS A, TURCOTTE M, MEYRE D. From big data analysis to personalized medicine for all: challenges and opportunities. BMC Medical Genomics, 2015, 8 (1): 1-12.

# 18

CHAPTER

第十八章
发育源性疾病的伦理思考

发育源性疾病是胚胎和配子早期发育受到负面干扰引发的成人健康问题。导致发育源性疾病的因素有多种,如潜在的遗传背景、环境因素、心理因素、不良的生活方式、医源性因素等。人类配子发育、胚胎体外培养、胎儿宫内不良环境的风险并未随着社会的进步而好转,以低出生体重为独立高风险的严重危害人类健康的慢性代谢病,如心血管疾病仍居高不下,从而使发育源性疾病的研究成为目前关注的热点问题,然而其发生具体机制尚未明确。

目前,诸多医学干预有引发发育源性疾病伦理问题风险,如经典的放疗和化疗、蓬勃发展的辅助生殖技术、现代生物医学治疗等,需要医务工作者乃至全社会的关注和防范。人类生殖研究是生物医学研究中最容易引起伦理问题的领域之一,这是因为生殖问题比其他任何生物医学问题都更深刻地受到道德、文化、法律、宗教、个人和家庭等许多因素的影响。在临床实践过程中,医务工作者要始终遵循伦理规范,满足四个基本的伦理原则:尊重、不伤害、有利、公正,掌握疾病诊疗的适应证和禁忌证,有效并合理地应用现代诊疗技术,满足患者的求医需求。

## 第一节　辅助生殖技术可能引发的发育源性疾病及思考

自 1978 年世界上首例"试管婴儿"路易丝·布朗在英国诞生以来,辅助生殖技术(assisted reproductive technology,ART)发展日新月异,除综合使用多种药物进行控制性超促排卵(controlled ovarian hyperstimulation,COH)外,先后诞生了卵细胞质内单精子注射(intracytoplasmic sperm injection,ICSI)、胚胎活检、辅助孵化(assisted hatching,AH)、卵细胞体外成熟(in vitro maturation,IVM)、囊胚培养和胚胎配子冻融等 IVF-ET 衍生技术,通过对配子、胚胎的体外操作获得生命,解决人类以前无法解决的生育难题,为胚胎植入前遗传学检测(preimplantation genetic testing,PGT)、基因治疗、人胚胎干细胞(human embryonic stem cell,hESC)建系及其人类生殖发育分化机制研究提供了技术平台,被《自然》评为 20 世纪十大科技突破之一。迄今全世界已有上百万名 ART 出生儿,我国自 20

世纪 80 年代中期第一例 IVF-ET 婴儿在北京大学附属第三医院诞生以来,各种 ART 婴儿正以每年数以万计的速度出生,PGT 和 hESC 建系等工作也以此为基础得以开展。40 年来,全世界已约有 5 百万 ART 子代出生。随着 ART 子代数目的显著增加,ART 子代的安全性研究报告逐年增多。因此,ART 是否会引发发育源性的疾病也带来一系列伦理思考和争论。

PGT,先前使用名为胚胎植入前遗传学诊断(preimplantation genetic diagnosis,PGD)和胚胎植入前遗传学筛查(preimplantation genetic screening,PGS),PGD 包括胚胎植入前遗传学染色体结构重排检测(preimplantation genetic testing for structural rearrangement,PGT-SR)和胚胎植入前遗传学单基因病检测(preimplantation genetic testing for monogenic disorders,PGT-M);

PGS 对应胚胎植入前遗传学非整倍体检测（preimplantation genetic testing for aneuploidies，PGT-A）。考虑到相关文献和规定的出版时间，后文仍有部分描述使用 PGD/PGS。

## 一、ART 对子代健康状况的影响

ART 与传统生殖医学最大的不同是能够把原来完全在体内发生的生殖过程部分甚至是全部转移到体外进行，辅以各种培养液体、培养和操作仪器设备，人们可以观察到这种过程并对其进行人为操控，消除引起生殖障碍的各种问题。在辅助生殖技术的各种操作中，胚胎操作是其核心组成部分。狭义的胚胎操作是指对着床前胚胎进行体外培养、冷冻保存并解冻、透明带切割 AH、PGT 胚胎细胞活检等操作，而广义的胚胎操作不仅包括对胚胎的各项操作，还包括对形成胚胎的配子（精子和卵子）的操作，其中包括 COH、IVF、ICSI、精子和卵子冻存等。目前常规应用的各项 ART 技术几乎无一例外的以临床应用在先，基础研究特别是伦理研究严重不足为特征。ART 非自然生理状态的刺激是否存在隐患一直为人们所担忧，随着应用的广泛化，逐渐增多的 ART 相关的出生缺陷病例报道，使有关 ART 安全性的争议日趋白热化。近年来，国际上相继有一些大样本量的流行病学调查显示，ART 技术不但增加了多胎妊娠的比率，而且单胎妊娠发生围产期死亡、早产、低出生体重和出生缺陷等配子、胚胎源性疾病的概率显著增加。提示脱离体内自然生殖环境的 ART 技术可能存在影响生殖健康的隐患。鉴于此，卫生部从 2001 年 12 月起颁布并多次修订了《人类 ART 技术规范》和《人类 ART 技术管理办法》；国内外有关 ART 部分单项指标的

小规模安全性也已开始起步，但距阐明 ART 安全性仍很有极大的距离。因此紧密结合 ART 临床，开展 ART 各技术安全性的系统性基础研究及相应伦理对策的制订，是当前确保我国 ART 健康开展，贯彻落实国家"十三五"规划和"06-20 年中长期规划"科技发展优先战略需求。

虽然早期已有资料提示 IVF 可增加早产、低孕龄儿的和低出生体重儿的比例，但在较长时期里大部分研究都认为 IVF 单胎是基本安全的。其中样本数较大的一项研究是 1978—1987 年英国 IVF 婴儿的调查报告，在 1 581 个婴儿中有较大出生缺陷的比例是 2.2%，与普通人群发生率相当。类似的调查结果在健康保健网络相对发达、医疗随访系统相对完善的法国、以色列和澳大利亚均可得到证实。

也有学者观察了 ART 子代远期的健康状况。Belva 等分析了 217 例 ICSI 单胎（116 例男孩，101 例女孩）和 223 例自然妊娠的单胎（115 例男孩，108 例女孩），结果显示与自然妊娠组相比，ICSI 女孩在青春期更容易出现中心型肥胖、外周型肥胖及总体肥胖；而 ICSI 男孩在青春期后期（Tanner4、5 期）更容易出现外周型肥胖。ICSI 子代的血浆代谢组学与自然妊娠组也存在明显差异：包括与肥胖、胰岛素抵抗、代谢综合征相关的指标。荟萃分析显示与自然妊娠子代相比，IVF/ICSI 子代的心脏舒张功能欠佳、血管厚度较厚；具有相近的身体质量指数（BMI）、较低的低密度脂蛋白胆固醇水平及更高的空腹胰岛素水平。总的来说，IVF/ICSI 表现出轻微升高的血压水平，但无统计学差异；ICSI 未导致明显增加的 BMI 和异常的脂质代谢。

Basatemur 等研究了 ART 小孩出生直到 18 岁的生长状况，比较了 143 例 IVF 子代、

166 例 ICSI 子代及与之匹配的 173 例自然妊娠子代作为对照,结果表明其在头围、身高和体重方面无明显差异。通过 Tanner 分期和初潮年龄来评估青春期发育,结果显示 ICSI 出生的单胎男孩和女孩的性征与 14 岁自然妊娠子代相似,但 ICSI 女孩的乳房发育明显落后于对照组。远期随访数据显示 IVF 子代血压升高、空腹血糖升高,身体总脂肪构成、骨龄增加,亚临床甲状腺疾病的发生率也有潜在增加。然而,这些潜在的影响是否与 IVF/ICSI 相关还需要大样本长期随访和研究进行证实。

## 二、ART 技术可能引发的发育源性疾病及伦理思考

### (一) 控制性超促排卵

COH 旨在应用外源性促性腺激素刺激卵巢,从而诱导多个优势卵泡生长发育并增加可用于体外受精的卵母细胞数量,是提高 IVF-ET 成功率和促进 ART 及其衍生技术发展的基础。近 40 年来,在超促排卵方案不断变化改进日益成熟的同时,药物超促排卵治疗中伴发的一些问题也逐渐凸显。虽然人们已经开始关注控制性超排卵与卵巢肿瘤发生间的关系,但尚未解决这一难题。有文献报道,对于卵巢低反应患者用大剂量促排卵药物治疗后,获卵率、成熟卵母细胞数及活婴出生率并未有提高。与此同时,有理论认为,卵巢刺激干扰了优势卵泡的自然选择,增加了卵母细胞减数分裂的误差和基因组印迹紊乱的风险。大剂量的促性腺激素治疗后,卵母细胞和胚胎的染色体异常比例增加,人绝经期促性腺激素(human menopausal gonadotropin,hMG)与高纯度卵泡刺激素(follicle stimulating hormone,FSH)相比发生概率相似。对 IVF 治疗周期中废弃的人类胚胎进行分析发现:胚胎发育阻滞

的比例、胚胎多倍体、嵌合体、凋亡和细胞因子缺陷的比例增加。近来,也有国外学者认为,大剂量促性腺激素在 ART 周期的卵巢刺激治疗中,患者的妊娠率和胚胎非整倍体率不受影响。国内陈子江教授团队针对 1 088 例接受 PGT-A 不孕的中国夫妇的 3 210 个胚胎研究发现,外源性的促性腺激素与胚胎非整倍体无明显关系,也不影响周期的活婴出生率。结果表明,高剂量的促性腺激素在不孕患者的 ART 周期的卵巢刺激治疗中是相对安全的。

与自然妊娠不同,ART 过程中由于促排卵药物的使用使母体在妊娠早期即处于超生理的高雌激素水平状态,并且,这种高雌激素状态将持续至整个孕期。与此同时,母体内的雌激素能够通过胎盘进入胎儿体内。黄荷凤院士研究团队通过对 ART 子代进行多中心研究发现,妊娠早期母亲外周血高雌激素水平状态与子代出生体重呈负相关性。妊娠早期母亲的高雌激素环境使子代发生低出生体重和小于胎龄儿的风险增加,母亲外周血雌激素水平随着妊娠胎数增加而增加。结果表明,妊娠早期母亲外周血雌激素水平升高可能是子代低出生体重和小于胎龄儿发生的重要危险因素。诸多后续研究结果表明:低出生体重是导致成人后心血管疾病和糖尿病的独立危险因素。低出生体重在成人期疾病发生发展中的重要性已得到了公认,并且成为影响人口素质和社会可持续发展的重大健康问题。

### (二) 胚胎培养系统

胚胎培养系统决定了配子和胚胎生长的环境。研究发现,胚胎体外培养可能导致细胞异常有丝分裂,从而导致染色体数目的异常及嵌合体的产生;延长体外培养时间,可能导致胚胎基因表达和胚胎代谢水平的改变。在以小鼠为模型的研究中,科学家发现胚胎培养成

分的适度改变将引起胚胎整体基因表达方式的改变。胚胎培养条件也能影响胚胎印迹基因的表达模式改变。有实验表明，小鼠胚胎培养体系中加入血清可以引起多个印迹基因表达的改变，同时影响移植后胚胎的发育潜能。小鼠胚胎在非理想条件下培养为囊胚，将导致印迹基因 *H19* 的双等位表达，而通常状况下，该基因为母源性表达。

为避免 COH 的一些不良反应，对多囊卵巢综合征、卵巢反应低下、乳腺癌、卵巢癌术后有生育要求的不孕妇女可选择 IVM。卵母细胞成熟不仅涉及卵细胞核的成熟、卵细胞质内线粒体、囊泡皮质颗粒等亚细胞成分的重新组排、特异蛋白质的合成、cAMP 的合成、微丝微管合成、胞质内成熟促进因子（maturation promoting factor，MPF）分泌增加等过程，且处于基因组 DNA 表遗传学修饰重新编程的重要时期。大量研究表明，核质成熟的同步化对于卵子质量和胚胎的继续发育具有十分重要的意义。而细胞核与卵质成熟的不同步是体外成熟卵母细胞质量下降的一个重要因素。人类卵母细胞体外成熟无论在理论上或技术上尚不完善，因此到目前为止，体外成熟卵母细胞受精率低，胚胎继续发育潜能差，其原因与体外成熟培养液的组成不理想，以及体外生长环境如温度、光线、实验室电磁辐射等物理化学因素密切相关。更为重要的是，在努力改善 IVM 培养环境研究的同时，还有很多问题诸如卵母细胞体外培养和操作可能的损伤和修复机制，IVM 影响胚胎发育的分子机制以及是否引发子代发育源性疾病需要长期大样本的随访数据进行证实。

囊胚体外孵化是种植前的重要生理过程，孵化失败是限制人类生殖效率的一个因素，AH 的临床应用被认为是 IVF 中提高种植率和妊娠率的一个方法。1989 年，Cohen 等报道了通过在 IVF 胚胎的透明带上机械开孔［部分透明带切割（partial zona dissection，PZD）］提高种植率，研究者认为透明带打孔可以增强随后的孵化过程。Cohen 等随后发表了一个酸性 Tyrode 液透明带打孔后辅助孵化 72 小时的随机前瞻性研究，发现在预后不良的胚胎中（主要考虑透明带厚度、囊胚数量、碎片率、母亲年龄等）选择性地进行辅助孵化可提高种植率。依据这些早期的报道，目前有不少中心采用辅助孵化来提高临床结局。目前常用的 AH 有机械法、酸化法和激光法，包括透明带薄化、打孔和去除三种方式。最为常用的是薄化方式。与 PGT 一样，AH 过程除因机械性挤压、酸性溶液的可能毒性、激光产热等影响胚胎健康之外，还可因孵化口的嵌顿作用等增加单卵双胎的风险，引发产科及新生儿并发症。AH 技术自 1990 年建立至今一直充满争议，胚胎活检透明带切割方法的选用也没有定论。目前，对不同透明带切割方法的安全性研究多属于非随机的回顾性研究，而最终结论只能从控制的随机性研究中获得。

囊胚培养移植曾因能提高胚胎植入率而备受推崇。然而，早期的输卵管上皮等细胞的共同培养除存在增加污染风险和操作复杂性外，还有增大动物源性传染病传播的可能。依据受精和胚胎早期发育机制建立序贯培养，在明显降低上述生物感染机会的同时，为卵子的受精或胚胎发育不同阶段的不同需要提供了环境条件，能提高囊胚形成率，改善囊胚活力和种植的潜能。但是，即便在序贯培养系统，仍不能完全模拟的体内输卵管微环境，而增加培养时间和暴露胚胎于不同的培养基中可能会影响胚胎的早期发育。例如，有动物实验表明体外培养可使某些重要发育基因发生异常表达,如印迹基因双等位表达、胚胎自分泌生长因子低表达等。

动物实验表明,常规体外培养可以影响小鼠植入前胚胎的表遗传修饰,这种作用可能导致胚胎某些重要基因表达模式的改变。但是也有不同意见。面对目前人们的担忧以及未来可能潜藏的更多危险,一些研究人员呼吁应增加对受孕和移植过程的基础生物学研究、体外操作影响卵细胞和胚胎生理功能研究,以及大型流行病学研究。尽管支持这些大型研究实施的资金能否及时到位至今仍未可知,但有关人士认为,改变当前人们对辅助生殖技术不甚了解的现状是有必要的、迫切的。为了ART患者及其后代的利益,尽快扩大并完善数据库资源显得尤为重要。

### (三) 卵细胞质内单精子注射

ICSI通过玻璃细针机械性地穿透透明带及卵母细胞膜,从而将精子直接注射入卵母细胞质完成受精过程,对治疗重度少、弱、畸形精子症患者的生育需求非常有效。由于ICSI过程跨越了自然选择过程,存在将精子的遗传缺陷传递给子代的危险性。有报道指出相当一部分的无精症和少精症患者存在Y染色体的微缺失,这种存在遗传缺陷的精子一旦经过ICSI方法使卵子受精,极有可能将这种染色体微缺失的遗传缺陷继续传递到下一代。研究还发现即使在父亲精液正常的情况下,ICSI子代的新发微缺失发生率亦有所增高。一系列的临床研究报道在ICSI子代中性染色体异常的风险增加。同时ICSI可能导致配子损伤,如注入杂质破坏卵子结构、纺锤体等。瑞典流行病学研究表明,1 139名ICSI孩子尿道下裂发生率高出正常人的75%,并可能与婴儿智力发育有关。推测的机制包括:ICSI过程对卵母细胞机械性压迫导致卵母细胞变性、

细胞骨架的紊乱、线粒体聚集障碍,ICSI内容带入的外源性物质,顶体残留、父源性线粒体DNA(mitochondrial DNA,mtDNA)传递。不过迄今为止,有关ICSI导致卵母细胞变性、细胞骨架的紊乱、线粒体聚集障碍的确切机制仍然不清,卵母细胞内聚乙烯吡咯烷酮和精子、顶体和父源性mtDNA滞留的生物学效应依然争论不休,ICSI安全性仍有待深入系统的研究。

有研究表明,ICSI子代新发的和遗传的染色体异常有少许增加,更易出现DNA拷贝数的改变,但很难确认这种基因的改变是否会引起子代后续表型的改变。此外,有研究显示Y染色体微缺失的发生率在IVF子代、ICSI子代和自然妊娠子代中分别为10.7%、3.2%、8.2%,无明显统计学差异。该研究表明ART并不增加子代Y染色体微缺失的发生率。Y染色缺失的父本的后代,其子代缺失片段的大小并不增加,不育的程度也与父本相似。

此外,表观遗传修饰能够控制基因活性而不涉及DNA序列的改变,在配子发生和胚胎发育早期,基因组经历了好几个层面上的表观遗传编辑。前期研究表明,ART与印迹紊乱密切相关,ART子代更易出现印迹紊乱。有研究表明ART子代与自然妊娠子代的甲基化谱差异具有显著性,且冷冻可以在一定程度上缓和ART引起的表观改变。该研究认为与ART相关的DNA甲基化改变发生在相对稳定的表等位基因,会对后代的表观基因组有持续影响。但也有一些研究认为ICSI子代的表观遗传异常无明显增加,ICSI未显示出高水平的印迹变异和高风险的印迹紊乱。

### (四) 配子和胚胎冻融

1949年,Polge首先冻贮哺乳动物精子获得成功。20世纪50年代开始了对胚胎冻

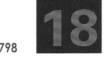

贮的研究。1972 年英国 Whittingham 首先成功地冻贮了小鼠胚胎。1983 年澳大利亚 Trouson 和 Mohr 等成功地冻贮了人体胚胎并作宫内移植获得成功。而卵子冷冻后成功妊娠最早可以追溯到 1986 年,由 Chen 等报道。到目前为止,配子和胚胎冻融技术已经相对较为成熟,并在预防卵巢过度刺激综合征、提高累计妊娠率、降低患者费用及降低多胎率方面起着重要作用,得到了广泛应用。

目前配子胚胎通常冻贮于液氮 -196℃ 中,研究已经证实温度低于 -150℃ 时,所有的生物反应全部停止,直到温度恢复才重新开始。为了降低胚胎冻贮的冷冻损伤,冻存方法和冷冻保护剂作用关键。目前卵子和胚胎冻存常用的方法主要有两种:一种为慢速冷冻法;另一种为玻璃化冷冻法。近年来,玻璃化冷冻技术因相对简单和有效正逐渐取代慢速冷冻法。冷冻保护剂最主要的作用是降低冷冻过程中由于盐浓度升高而造成的溶质损伤,避免或减少冰晶形成,从而使细胞安全降温至 -196℃。目前认为有效的冷冻保护剂有 40 余种,常用的有乙二醇、甘油、二甲基亚砜(DMSO)、丙二醇、蔗糖、聚蔗糖、葡聚糖、羟乙基淀粉及聚乙烯吡咯烷酮等,主要是通过改变细胞外渗透性使细胞发生冷冻前的渗透性脱水,在冷冻平衡阶段和复温过程中降低渗透压及冷休克。冷冻保护剂在配子和胚胎冻存过程中可保护细胞避免物理性化学性损伤,但是冷冻保护剂对胚胎均有一定程度的毒性作用,并呈浓度依赖性。

配子和胚胎冻融技术已经相对较为成熟,有关冻融对配子胚胎即时的形态和生化反应变化的研究报道也有不少。但各个研究相对比较孤立,多以单个因素或者以一种细胞损伤反应为考察点,缺乏系统性。关于冻融过程

细胞内结冰、破裂损伤、冷冻保护剂的渗透性损伤、溶液化学活性和生物学毒性的确切效应及其分子生物学机制仍然不甚清楚,冻存时间是否会对胚胎产生不良影响目前也无相关资料,有关配子胚胎冻融对人类健康的中长期效应研究基本为零。可见开展有关研究冷冻复苏对配子、胚胎的影响研究,对全面系统评估冷冻技术在 ART 应用的安全性极其有必要。2002 年开始,全世界报道多个极限胚胎冻存保存时间(8.9~20 年)妊娠分娩案例,多为个案报道。2016 年、2017 年,广州中山大学附属第一医院及上海复旦大学附属妇产科医院先后报道了两个 16 年和 18 年冻胚获得妊娠并分娩的案例。目前仍缺少大样本研究经极限冷冻时间后,胚胎着床率、妊娠率及出生缺陷率情况。长时间冻存胚胎对子代安全性尚不清楚。冻存胚胎远期安全性尚需更长时间的医学观察;大样本研究指出胚胎冷冻保存(6 年内)不影响冻融胚胎的着床率、妊娠率及子代出生缺陷率。近年研究指出,胚胎冻存可能影响基因稳定性,造成胚胎 DNA 碎片增加、线粒体 DNA 突变等。冷冻胚胎移植远期安全性尚需更长时间医学观察和研究佐证。

胚胎在冻融过程中可能发生卵裂球的破碎、溶解和坏死。临床上少量卵裂球丢失的胚胎仍然可以移植,但是卵裂球丢失对冻融胚胎移植的妊娠结局、新生儿健康是否存在影响尚不明确。针对这一问题,黄荷凤院士研究团队在上海交通大学医学院附属国际和平妇幼保健院、浙江大学附属妇产科医院、青岛市妇女儿童医院、江西省妇幼保健院及嘉兴市妇幼保健院进行了一项队列研究,共纳入 5 家生殖医学中心共 12 105 个冰冻卵裂胚移植周期,其中卵裂球丢失周期 2 259 个,完整胚胎移植周期 9 846 个。该研究采用多元 Logistic 回归分

析,针对多胎妊娠采用多层面 Logistic 回归分析,对移植后的妊娠结局(胚胎种植率、临床妊娠率、持续妊娠率、活产率、流产率、异位妊娠率等)及新生儿出生结局(出生体重、小于胎龄儿、大于胎龄儿、新生儿湿肺、新生儿呼吸窘迫综合征、新生儿出生缺陷、新生儿死亡等)进行评估。结果显示,冻融胚胎移植后,卵裂球丢失会降低胚胎移植后妊娠概率,但并不增加异位妊娠、早期流产等不良妊娠事件,而一旦妊娠建立,卵裂球丢失不会影响冻融胚胎移植后的活产率。对于新生儿的分析结果发现,卵裂球丢失仅增加小于胎龄儿及新生儿湿肺的发生风险,并不增加新生儿呼吸窘迫综合征、出生缺陷与新生儿死亡风险。

部分国家(地区)关于胚胎冻存时限规定:美国要求在尽力尝试与胚胎所有者联系前提下,失联 >5 年,夫妻双方未留有胚胎处置纸质说明时,可认定为废弃(无主)胚胎而进行销毁。欧洲要求各生殖机构必须明确冻胚保存最大时限,两种方式供选:①每阶段为 5 年,到期后可延续至第二阶段,最多保存 10 年(具继续保存的医学指征除外);②每阶段为 3 年,到期后最多续期 2 次,最多保存 9 年。英国要求期限为 5 年,过期"剩余冷冻胚胎"必须销毁,或捐献用于研究,或供给另一对夫妇助孕。

我国目前尚无相关规定,专家建议说明:拟再生育夫妇冻胚保存和临床使用期限不超过 10 年;对于因疾病需行生育力保存患者的配子与胚胎,属于稀缺生殖资源,可酌情延长保存期限,尤其是年少者保存时间更久,保持期间须根据出现的问题或可能发生事件予以阶段知情告知,每 5 年续签知情同意书。对于不再续存胚胎并签署知情同意书的夫妇,应严格核对信息、保存时限及知情同意书等内容;遵守隐私与保密原则;对于失联或保存时限

达上限的胚胎,经伦理委员会督导下实施销毁或用于科研。

### (五)胚胎移植

ART 技术带来的是多胎出生比例异常增高,多胎发生率高达 25%~50%,IVF 多胎妊娠发生率明显高于自然妊娠,而后者发生率仅为 $1:89^{n-1}$。医源性多胎妊娠已成为多胎妊娠的主要组成部分。这是因为,体外培养的胚胎移植到母体子宫的时候,为增加妊娠概率,有时候会移入两个胚胎。移植胚胎都存活的话,很可能就会生下双胞胎,甚至是多胞胎。这种不符合人类繁衍自然规律的多胞胎现象,使产妇面临较其他人更多的患卵巢刺激综合征、妊娠高血压综合征、产前子痫、妊娠糖尿病,甚至卵巢恶性肿瘤的风险。这种技术上的不成熟或者人为的医疗过度,也同样给胎儿、新生儿带来了身体上严重危害的风险。根据中华医学会生殖医学分会(Chinese Society Reproductive Medicine,CSRM)系统数据,2013—2016 年平均胚胎移植数由 >2 枚减少至 <2 枚,多胎率仍然在 30% 以上。与此同时,多胎妊娠使母婴围产期并发症发生风险显著增加。数据表明,小于 28 周的早产儿的风险在双胎妊娠中增加 2 倍,在三胎妊娠中增加 6 倍,而妊娠 28~32 周早产儿的风险在双胎妊娠和三胎妊娠中分别增加 4 倍和 13 倍。国外 IVF-ET 子代出生缺陷分析:多胎妊娠分娩所致早产儿、低体重儿风险增加;IVF 后双胎围产儿死亡率几乎是单胎的 2 倍;双胎新生儿脑瘫发生风险为 1.5%、三胎 8%、四胎近 50%。2016 年,世界卫生组织对 29 个国家孕期妇女的调查发现,双胎妊娠围产期严重威胁妇女生命,多器官功能衰竭、严重的产科并发症(产后出血及妊娠高血压疾病)和孕产妇死亡等发生率分别是单胎的 2.14、3.03、3.19、3.97 倍。多

枚胚胎移植是导致多胎妊娠的主要因素。荟萃分析证明其引起的多胎妊娠与前置胎盘、择期剖宫产、(极)早产、低出生体重和先天畸形等产科并发症息息相关。

目前,临床上为避免妊娠晚期由于母亲营养和宫腔容量等因素的限制对胎儿生长发育造成的负面影响,对多胎妊娠采取了早期减胎术(将三胎及以上的高序多胎减为双胎/单胎,或将双胎减为单胎),试图通过妊娠早期减少多胎妊娠达到良好的妊娠结局。然而,研究显示:排除多胎等相关因素的影响后,ART 单胎出生子代发生低出生体重和小于胎龄儿的风险性仍显著增加,进一步,对于多胎妊娠进行早期减胎后出生子代体重与相应的未进行减胎子代的出生体重相比显著下降。多胎妊娠接受早期减胎术后,虽然能延长孕周、减少早产的发生,但是与同期未行减胎术的单胎妊娠比较,多胎妊娠即便是在妊娠早期减成单胎妊娠,仍不能消除低体重儿和/或小于胎龄儿出生的风险。

医源性多胞胎不符合人类繁衍自然规律,引发了人们对生命珍重和珍惜的伦理思考,也将会给社会、家庭、人口素质带来一系列必须引起高度重视的问题。在人类 ART 中,高比率的多胞胎妊娠现象绝非好事,绝非代表高科技,反而恰恰说明 ART 的水平尚有待提高。鉴于多胎妊娠带来的母亲和子代风险,为降低辅助生殖技术的多胎妊娠发生率,在实施 IVF-ET 时,临床医生有必要根据患者情况,包括年龄、孕产史、健康情况、子宫病理状况及胚胎质量与胚胎发育时期等,在不影响着床率和/或累计临床妊娠率前提下,个体化选择胚胎移植数目。卫生部 2003 年制定的《人类辅助生殖技术规范》根据当时辅助生殖技术条件与水准,对每周期胚胎移植数目有所限

定。辅助生殖助孕过程中减少移植胚胎数目是降低多胎妊娠的最有效措施,对于胚胎移植数目需由医生与患者夫妇进行充分沟通,告知多胎妊娠的母婴风险及预防的重要性并签订知情同意书。2018 年,中国专家共识建议无论任何年龄、移植周期次数,每周期胚胎移植数目均 ≤ 2 枚。IVF-ET 助孕中减少胚胎移植数目,推行选择性单胚胎移植(elective single embryo transfer,eSET)是降低多胎率最根本有效且可行的措施。共识还建议,在基本不影响胚胎着床率与累计妊娠率的基础上,减少胚胎移植数目,通过一个阶段努力及临床实践,争取尽早将我国 IVF-ET 的多胎率降至 20% 以下,规避母婴风险。

### (六) PGD/PGS

在辅助生殖技术助孕的过程中,约有 20% 的妊娠于早期停止发育,染色体非整倍体是导致早期胚胎发育受阻及自然流产的主要原因。PGD 是在胚胎着床之前对配子或胚胎进行遗传物质分析,选择没有遗传物质异常的胚胎移植。近年来,随着遗传学技术的不断发展,PGS 也得到了广泛开展。

PGD 通过体外受精或胞质内单精子注射,极体或胚胎活检,单细胞遗传学分析,选择正常胚胎移植,避免遗传缺陷患儿的出生,将传统的产前诊断提前到了妊娠发生之前,有着极其广泛的应用前景。ESHRE PGD 协会曾对全世界截至 2004 年 10 月出生的 1 000 余名 PGD 儿童进行统计,没有发现他们妊娠并发症发生率、出生特征(包括出生体重、身长、头围等)、出生缺陷发生率与 ICSI 出生婴儿有明显差异。

由于 PGD 的高度创伤性操作,其对胚胎在各水平的损伤都是有可能的。以提高患者妊娠率为目的的 PGS 对胚胎进行广泛的遗传

缺陷筛选,剔除有染色体缺陷的胚胎后,并不能明显改善胚胎种植率和临床妊娠率,提示 PGD 技术本身可能还存在应用的缺陷。PGD 除因单细胞 PCR 和荧光原位杂交技术的技术缺陷而存在的诊断准确性问题外,活检技术的安全性最为受人关注。胚胎活检包括透明带切割、胚胎脱致密化处理、细胞活检等非生理性操作,以及活检后的胚胎细胞数目减少等是否会影响胚胎的发育潜能,以及是否会增加胎儿畸形率,这些都缺少深入的实验室研究基础和大范围的临床随访资料。此外,目前临床应用的 PGD,绝大多数针对有遗传缺陷,或有高危风险的父母而开展,被检测遗传缺陷以外的染色体异常发生率高。因此,有关 PGD 父母遗传背景(如染色体易位)对 PGD 成功和安全性的影响也是亟待研究的内容。

PGD 和 PGS 是通过对胚胎进行侵入性操作获得最终诊断,一旦涉及对胚胎的侵入性操作就涉及了伦理的问题,对子代需要长期大样本的随访。近年来,欧洲和美国都相应制定了 PGD 和 PGS 的技术指南或建议,我国也发布了《关于辅助生殖机构开展高通量基因测序植入前胚胎遗传学诊断临床应用试点工作的通知》,相关部门也已经着手制订详细的技术规范。因此,一个充分完善的 PGD/PGS 知情同意制度就显得尤为重要,使医生的道德义务与患者的道德权利能够和谐统一,共同承担各种诊疗选择和决定的风险,从而使 PGD/PGS 遵循伦理学的基本原则,不损害当事人、无辜者和社会的利益,不与现行法律相冲突。PGD/PGS 技术的实践仍处于探索阶段,遇到伦理和技术上的问题都需要关注和思考。在技术发展同时,制定遵循合理的治疗指征与伦理原则,建立严格的监督机制,综合医疗、伦理、利益等多方因素,权衡利弊,才可对是否进行 PGD/PGS 做出最明智的选择,使 PGD/PGS 技术造福于人类。

总之,ART 对子代安全性的影响复杂,涉及全身各个系统,这些影响不能简单地用"有"或"无"来一概而论。目前的研究也尚不足以得出一致的结论,大样本量研究将更有助于我们对该问题的研究。对 ART 安全性的研究不能仅仅局限于出生时,长期随访将是未来的重点研究方向。此外,针对目前 ART 带来的有关配子和胚胎源性疾病伦理问题的研究也应受到重视,对于上述问题的探索和 ART 技术本身的改进都具有非常重要的意义。

## 第二节　发育源性疾病干预中存在的伦理道德思考和可能面临的问题

### 一、发育源性疾病干预中存在的伦理道德思考

发育源性疾病即成人疾病有在生命早期的起源,发育源性疾病的干预是指在生命早期通过科学方法降低成人疾病的发病率。通过测试的干预措施包括饮食、内分泌或药理学方法。如对怀孕或准备怀孕的动物予以叶酸补充,可以防止饮食中缺乏叶酸对后代表观基因组的不良影响,同时对后代的转录组、生长代

谢也有类似预防保护作用。给新生大鼠注射瘦素可以防止由于动物的整体营养不足而导致的大出血、肥胖和其他不匹配的有害影响；给后代施用他汀类药物可以防止母体低蛋白饮食对血管功能的影响，并且在不影响血浆胆固醇的情况下恢复内皮功能。上述干预发育源性疾病的方法争议较小，临床应用较多。但除了这些最基本的治疗方案，还有一些发育源性疾病干预措施由于涉及较多伦理问题，争议较大，比如 PGT、基因修饰、线粒体移植等生殖遗传技术，我们将在下文中详细讨论。

在对发育源性疾病进行干预时，我们必须遵守一些原则和共识。1979 年，比彻姆和切尔德里斯在他们开创性的《生物医学伦理学原理》一书中提出医疗和实验应满足的四个原则：行善原则、无伤原则、公平原则、自主原则。在发育源性疾病的干预中，基于临床经验、流行病学和分子机制分析，医生们对患者给予治疗。本着治病救人的内心，医生们还应该充分尊重患者的知情权，告知患者疾病干预过程中可能存在的风险，在患者知情同意的情况下进行疾病干预，这是医生的基本义务。由于部分的医疗干预可能会对患者造成伤害，医学干预的最终目标是做好事（例如化疗的有害影响，目标是治愈癌症），所以不造成伤害的义务必须与做好事的义务相平衡，保证患者的安全，这就是行善的原则。

《人类辅助生殖技术和人类精子库伦理原则》为治疗不孕症的医疗手段规定了 7 大伦理原则：有利于患者、知情同意、保护后代、社会公益、保密、严防商业化、伦理监督。第三代辅助生殖技术运用胚胎植入前遗传学诊断，避免了许多带有致病基因的婴儿的出生，但是实施这项技术是必须遵循这 7 大伦理原则，以人为本，充分尊重父母双方的意见，发挥好辅助

者的作用。

## 二、由"无癌宝宝"引起的对胚胎诊断的思考

以胚胎植入前遗传学检测为主要内容的第三代辅助生殖技术迅速发展，PGT-M 成为检验胚胎是否携带致病基因及发病风险的重要手段。2001 年 1 月 9 日英国诞生一名"无癌宝宝"，这名"无癌宝宝"女婴是在试管中受孕，胚胎形成之后几天就接受是否携有 *BRCA-1* 基因的检验。*BRCA-1* 基因与乳癌及卵巢癌的发生有关，根据已知的信息，带有这种基因的人，罹患乳癌或卵巢癌的概率高达 50%~80%。"无癌宝宝"的出生在医学界掀起了轩然大波。"无癌宝宝"，这样的身份注定她既是人类生育医学的里程碑，也是人类生育伦理的挑战者。英国"生殖伦理评论"组织的共同创办人昆塔佛女士反对这种胚胎检验。她说，这不是根除乳癌的疗方，而是禁止任何有可能罹患乳癌的人出生。昆塔佛强调，带有 *BRCA-1* 基因的胚胎长大成人后，并不一定会罹患癌症，而且这种癌症也不一定致命。英国的胚胎检验专家布罗德说，"植入前基因诊断"事实上可以预防堕胎，因为有些胚胎是自然怀孕，怀孕几周或几月之后才被检验出有缺陷，这时父母可能选择堕胎，如果是试管受孕，就没有这种问题。2016 年，中国第一位"无癌宝宝"在中信湘雅生殖与遗传专科医院出生，她的缔造者卢光琇教授运用最新的 PGT 技术，对一个家族性致癌基因在后代中的传递进行了排除，这是我国首次将试管婴儿的孕前基因筛选范围扩大至恶性肿瘤领域并取得成功。外界对于"植入前基因诊断"的争议，主要是在伦理方面。因为这类技术若继续发展，难保望子成龙的父母不会进一步要求筛选出最佳

基因组合的胚胎,从而导致经济水平高的父母能生养出比一般人更优秀、健康及长寿的下一代。

Gerhard Meisenberg 进行了两项关于美国医学生对植入前基因筛查态度的决定因素的研究,结果显示参与者对于 PGT 这项技术是用于预防疾病还是用于提高胚胎质量十分在意,各宗教在接受程度上虽然有些差异,但是都一致强烈反对对自然过程的过分干预。所有人类都存在抑制自己过于积极干涉他人的行为,这是人类道德直觉的基石。据推测,产生这种抑制的倾向是一种生物特征,它的进化是为了将其他群体成员的报复风险降至最低。对设计婴儿的反对来源于错误的道德直觉在其进化的适当领域之外的应用,很难融入为人类关系而不是与自然关系而设计的规范伦理体系。对新技术的抵制是一种"后现代"的特征。不愿接受设计婴儿或者克隆动物主要是与道德上对自然过程的侵略性干预的排斥有关。

尽管有对胚胎植入前基因检测技术表示反对的声音,但是在过去 30 年里这项技术和胚胎选择的演变及调控,避免了单基因疾病的传递。针对单基因疾病的 PGT-M,可以帮助预防单基因遗传病如亨廷顿舞蹈症、囊性纤维化、β- 地中海贫血患儿的出生,还可以选择人类白细胞抗原(human leukocyte antigen,HLA)匹配的胚胎,以脐带血干细胞移植到现有患病儿童身上。后来,这项技术更多应用于非遗传性自发性儿童白血病的 HLA 匹配。在 PGT 后选择不受致病基因影响的胎儿仍然是预防受影响儿童出生最简单、最安全的方法。

2018 年 9 月 18 日, 一位因携带变异的"矮身材同源结构域包含基因"(*SHOX* 基因)患有马德隆畸形(是一种少见的腕关节遗传

性畸形,表现为前臂中部非比例性短小,腕关节畸形)的母亲诞下一个 3kg 的健康宝宝,这是黄荷凤院士及其团队创新性应用卵母细胞 1/50 大小的极体进行续贯基因检测的结果,也再次证明第三代试管婴儿技术在阻断致病基因传递和疾病干预上的不断进步及广阔的应用前景。

值得思考的是,有些父母会选择带有遗传缺陷基因的婴儿出生。不管这样的移植是有意还是偶然,移植这样带有影响胚胎健康因素的胚胎对医生、患者和社会都带来了伦理问题。导致这个现象有三个主要的原因:①患病的胚胎是这个患者或者她的伴侣产生的唯一的胚胎,这也是患者及其伴侣成为生物学父母的唯一机会。②患者和她的伴侣有宗教或者社会心理学信仰,这要求他们对待每个胚胎都要一视同仁,所以当没有其他健康的胚胎时允许移植带有遗传异常的胚胎。③带有遗传异常的父母有意抚养和他们有同样疾病表现的孩子。这种情形有时也叫做"有意减弱。主要包括对感觉或移动障碍的选择,如耳聋或无性畸形(侏儒症)。支持的立场可以用其支配价值来标示:①维护生殖自由;②平等保护;③先发制人的处置权;④存在的好处。围绕患者自主和生殖自由在生殖医学实践中的重要性和伴随的法律保护长期以来指导着患者与医生的关系。在一项研究中,对 18 名只有染色体嵌合胚胎的妇女移植了嵌合胚胎,在这些移植中,有 6 个健康的婴儿出生。作者假设可能是染色体嵌合的胚胎自身修正了,或者是非整倍体细胞系迁移到滋养层而进入胚体中。有些遗传疾病也有类似的情形,会出现(基因)外显率、发病时间和症状学的不同,这些临床的不确定性对父母是否选择移植带有基因缺陷的胚胎有重大影响。但一般而言,在

大多数情况下,PGT 确实存在规范阈值,其结果可以用于指导方案。

2008 年美国生育诊所的基因检测实践调查显示,有 3% 提供 PGT 的诊所允许使用该技术来选择一个有缺陷的胚胎。其他的诊所,在公布的政策中,明确表示他们不会参与某些基因异常胚胎的移植,如唐氏综合征和特纳综合征。在英国,人类受精与胚胎管理局禁止移植已知"基因、染色体或线粒体异常风险很大的胚胎,会出现严重的身体或精神残疾,严重的疾病,或严重的临床表现"。除非没有其他合适的胚胎可供移植时才可以考虑移植异常的胚胎。

但是,生殖非伤害性戒律描述了医生在提供生殖健康护理过程中不造成伤害的义务,移植极有可能导致患有严重疾病或残疾儿童的出生的胚胎可以被解释为医师通过促进不健康者的出生而造成伤害。虽然医师不对引起遗传异常负责,但正是这种异常直接对由此产生的儿童造成伤害。可以认为协助遗传异常胚胎移植违反无害原则,因为医生可以通过拒绝移植特定胚胎来避免对受影响儿童的伤害。这对于医生是很大的道德、伦理甚至是职业生涯的挑战。

因此,是否移植已经检测出携带异常基因的胚胎其伦理挑战是多方面的,需要各个有 PGT 技术的医疗机构从实际情况出发,综合考虑患者的需求和已有技术、诊断标准水平,制定个体化的方案供患者选择。

## 三、基因修饰

基因修饰是干预发育源性疾病的重要方法,通过对基因序列的修改治疗遗传性疾病。CRISPR/Cas9(Clustered Regularly Interspersed Short Palindromic Repeats/CRISPR-associated nuclease 9)基因编辑系统已经席卷生物医学领域,在临床疾病上的科研应用非常广泛。其真正的潜力在于矫正先天性疾病和获得性突变,比如癌症。在遗传性酪氨酸血症 1 型(hereditary tyrosinemia type 1,$HT_1$)的小鼠模型中,通过水动力法纠正了潜在的 *Fah* 基因缺乏导致肝细胞被有毒代谢物毒害。通过 Cas9/PD-1 单导向 RNA(single guide RNA,sgRNA)和同源介导修复(homology-directed repair,HDR),修复模板电穿孔于 $CD4^+$ 细胞中,约 20% 的 T 淋巴细胞完成了体外基因替换,阻断 PD-1 蛋白,加强 T 淋巴细胞对癌细胞的杀伤力。但 CRISPR/Cas9 用于胚胎编辑有高非靶向性和低同源定向修复的效应,可能在基因组的错误位点切割,而基因编辑具有永久性,错误的切割可能导致无法设想的效果,这限制了 CRISPR/Cas9 在人体内的应用。涉及人类胚胎的科学试验或临床工作都应特别慎重。2003 年,卫生部颁布《人类辅助生殖技术规范》,明确规定禁止以生殖为目的对人类配子、合子和胚胎进行基因操作。科技部和卫生部制定的《人胚胎干细胞研究伦理指导原则》,明确规定禁止开展生殖性克隆人研究。

可以设想,若将这一技术用于定制胎儿,父母亲希望生养一个基因完美的孩子,按照他们的喜好定制这个孩子的肤色、身材、面貌、智商、身高等,我们不得不思考,这样的设计是否符合人类演化的规律? 人类基因的多样性保证了人类在遭遇某种严重疾病的时候具有充分的生存可能性。即使是在我们看来基因层面出现问题的人,也未必就一定是坏事情。很典型的例子,地中海贫血症基因携带者对于疟疾具有天然的免疫力。或许未来某个阶段基因位点 CD41-42 突变携带者(指地中海贫血症基因携带)将成为抗击疟疾的一道有效的防线。很难说哪一种基因就是标准的,没有绝对意义上的"好基因"和"坏基因"。

2015 年 12 月份召开了生殖细胞系编辑主导 DNA 峰会,峰会结束时,峰会组委会表示支持使用 CRISPR/Cas9 和类似的方法进行基础实验研究,研究对象可以是人类精子DNA、鸡胚等,但由于对此类技术安全性的担忧和社会共识的缺乏,使用这样一些修改过的细胞和胚胎应用于临床是不负责任。

## 四、配子线粒体移植

预防和治疗遗传疾病的方法除基因修饰之外,线粒体移植成为预防线粒体疾病的重要手段。线粒体移植分为四种形式。第一种是治疗性原核移植(图 18-1A),其涉及将两个受影响的受精卵(也以核仁质体的形式)的原核移植到被证实为健康的受精卵中。由此产生的合子包含其父母的核 DNA 和捐赠者的 mtDNA。原核移植的胚胎囊胚发育率是正常受精胚胎的一半。第二种是纺锤体移植(图 18-1B)。如果成功执行该技术,则纺锤体移植可以替换受影响受体线粒体而不抑制胚胎发育或稳定干细胞系的衍生。纺锤体移植的一个限制是由于需要透明带细化还有激光辅助带式钻井,供体卵母细胞在此之前必须被剥离,且卵母细胞只能是通过 ICSI 受精。另一个限制是这个过程成本昂贵。第三种是细胞质移植(图 18-2),这种形式的线粒体转移需要一些含有野生型线粒体的卵质运动,从一个健康的供体卵母细胞到一个受影响的卵母细胞。从理论上讲由此产生的胚胎会导致突变线粒体的稀释,至少在一定程度上挽救了有缺陷的 mtDNA 表型。然而,成功取决于在胎儿发育过程中线粒体不可预测的分

裂性质,哪些器官突变体 mtDNA 水平最终高于疾病阈值。曾有过卵质转移胚胎发育失败,卵子捐献的部分被认为提供线粒体和其他支持发育能力的因素。第四种是卵裂球转移(图 18-3),包括从受影响的胚胎中移植一个囊胚细胞到一个去核的健康供体卵母细胞。与其他方法类似,胚胎将从健康的供体卵母细胞细胞质中继承 mtDNA。但尚不清楚这种技术是否可成功预防子代 mtDNA 突变相关疾病。

随着线粒体替代治疗方法的出现,科学家们越来越担心这种方法会在细胞核和线粒体之间形成不匹配的沟通网络,导致细胞代谢组学的有害影响。但对与人类最亲近的动物模型的研究中证实了线粒体移植不会损害核间功能联系。在线粒体移植后使用"不匹配"mtRNA 的人类胚胎和他们的衍生原始生殖细胞中也观察到正常的发育和分化。

线粒体移植可以预防 mtDNA 突变相关疾病。衰老的卵细胞 mtDNA 突变积累、氧自由基增加,导致受孕率下降,而通过线粒体移植,这些不孕的问题都可能被大量健康线粒体的引进而解决,可能是因为线粒体移植为受精和胚胎发育提供了足够的 ATP。患有糖尿病的妇女出现线粒体功能障碍,导致出现非整倍体、流产、出生缺陷增加,通过引入线粒体,核基因组受影响的卵母细胞进入未受损线粒体的健康卵母细胞,糖尿病妇女的病情可能会有所改善,增加怀上健康胎儿的可能性。

mtDNA 通过原核转移和纺锤体转移这两种方式进行传输的过程中,可能对核质体转移、胚胎发生、表观遗传学和基因组完整性造成一定的不良影响,这些都可能是潜在

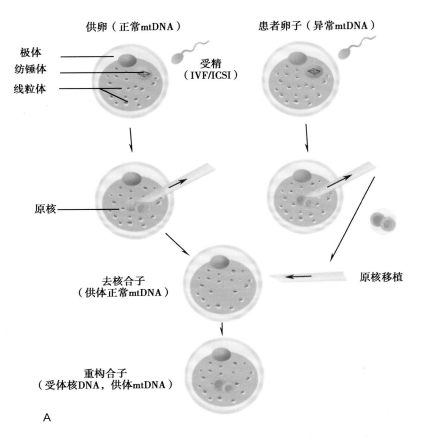

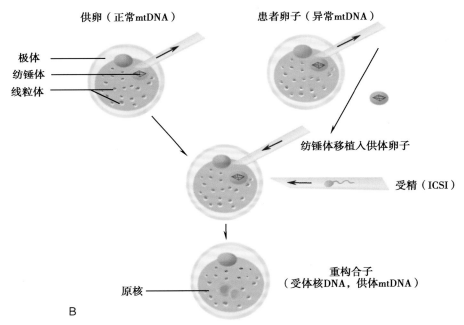

图 18-1

A. 原核移植；B. 纺锤体移植

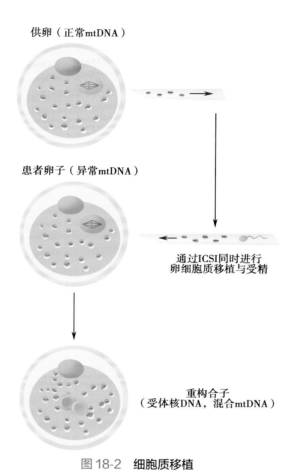

供卵（正常mtDNA）

患者卵子（异常mtDNA）

通过ICSI同时进行
卵细胞质移植与受精

重构合子
（受体核DNA，混合mtDNA）

图18-2　**细胞质移植**

的问题。还需要更深入的研究。在科学发展的同时，关于核移植在预防线粒体疾病方面的潜在应用还面临许多伦理问题。其中之一就是身份问题：通过线粒体移植替代治疗预防线粒体疾病出生的儿童会不会面临身份问题？核移植利用了三组而不是两组亲代的DNA，这引发了关于父母关系的法律、生物学和社会问题。关于如何在这些孩子出生后追踪他们是否患有潜在的 mtDNA 疾病，人们提出了更多的问题。由于卵母细胞线粒体替代疗法的发展带来了许多伦理难题，因此，对于已知携带线粒体突变或有携带线粒体突变风险的妇女以及卵母细胞捐赠者来说，评估这种潜在的疾病预防方法的收益是很重要的。

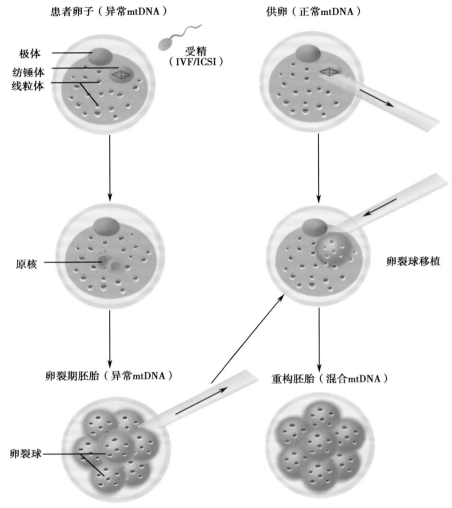

患者卵子（异常mtDNA）　　　供卵（正常mtDNA）

极体

纺锤体　　　　　　受精
（IVF/ICSI）
线粒体

原核　　　　　　　　　　　卵裂球移植

卵裂期胚胎（异常mtDNA）　重构胚胎（混合mtDNA）

卵裂球

图18-3　卵裂球移植

第三节 代表性医源性发育源性疾病伦理案例及启示

发育源性疾病涉及配子／胚胎早期发育的多个关键时期，无论是对其研究或是干预均可引发复杂的伦理事件及相关思考，以下将从临床工作中涉及面较广的几方面内容进行阐述，希望能起到抛砖引玉的作用，提醒读者在临床诊疗及科学研究中严守伦理"红线"。

## 一、"胚胎植入前遗传学检测"伦理问题案例及启示

胚胎植入前遗传学检测，是对胚胎或卵子行卵裂球／滋养层细胞或极体活检，作染色体和／或基因学检测，将无疾病胚胎植入子宫妊

娠,并出生正常子代的技术。PGT 是一种辅助生殖与遗传学技术相结合的孕前诊断方法,涉及胚胎和配子早期发育中的多项伦理问题。PGT 相关技术将出生缺陷防控的诊断时机前移,达到对遗传性出生缺陷的源头控制。然而,科学技术的发展也是一把双刃剑,我们必须清楚地认识到其中的伦理问题及其意义。

生殖伦理被誉为"控制生命的按钮",包括三项基本原则:

(1) 尊重(respect):对人内在价值的尊重(自主性)和对人类生命的尊重。

(2) 不伤害 / 有益(non-maleficence/beneficence):尽可能减少身体上、精神上和经济上的伤害,以及可能的伤害,即风险。

(3) 公正(justice):要考虑到选择和排除治疗或研究对象是否公平,受益和负担的分配是否公平。

根据以上原则和规定,在此分享几类临床工作和生殖伦理审批中常见的案例。

**案例分享 1**

病史摘要:结婚 5 年,未避孕未孕 4 年,女方 31 岁,男方 33 岁。2014 年子宫输卵管造影检查:双侧输卵管通畅,男方精液分析提示严重少弱精子症,活动精子 1~3/HP,不动精子 2~4/HP。女方染色体:46,XX,男方染色体:46,XY,t(2;4)(q24;q31)。

诊断:男方染色体平衡易位,男方严重少弱精子症。

拟实施 ART 技术:PGT-SR 选择健康胚胎。

伦理判断依据:

符合以下 PGT-SR 适应证:染色体异常:夫妇任一方或双方携带染色体结构异常,包括相互易位、罗氏易位、倒位、复杂易位、致病性微缺失或微重复等。

**案例分享 2**

病史摘要:难免流产 4 次,女方 35 岁,男方 36 岁。女方染色体:46,XX,t(2;18)(q24.3;q23),t(3;22)(q27;q11.2),男方染色体:46,XY。

诊断:复发性流产,女方染色体平衡易位。

拟实施 ART 技术:PGT-SR 选择健康胚胎。

伦理判断依据:

符合以下 PGT-SR 适应证:染色体异常:夫妇任一方或双方携带染色体结构异常,包括相互易位、罗氏易位、倒位、复杂易位、致病性微缺失或微重复等。

**案例分享 3**

病史摘要:结婚 2 年,未孕,男方 29 岁,女方 28 岁。男方严重少弱精子症,检测证实为无精子因子(azoospermia factor,AZF)c 缺失患者。女方染色体:46,XX,男方染色体:46,XY。

诊断:男方严重少弱精子症,AZFc 缺失。

拟实施 ART 技术:PGT 选择女性胚胎。

伦理判断依据:

AZFc 缺失呈现 Y- 连锁遗传。AZF 区位 Y 染色体长臂上主导精子形成的区域,该区域的缺失可致特发性无精子症和严重少精子症。考虑到该患者接受辅助生育治疗仍可能获得妊娠并出生子代,但父代的 AZF 缺陷也同时传递给其男性后代,因此要求在实施 ART 时,选择女性胚胎,阻止男性生育功能缺陷儿的出生,以阻断该致病基因在本家系世代传递。

**案例分享 4**

病史摘要:结婚 1 年,未孕,女方 30 岁,男方 30 岁。男方无精症。睾丸活检:曲细精管可见生精现象伴管壁透明变性,生殖细胞成熟度评分 3~4 分。女方染色体：46，XX，/47，XX，+21。男方染色体：46，XY。

诊断：女方染色体异常，男方无精症。

拟实施 ART 技术：供精 PGT-SR。

伦理判断依据：

符合以下 PGT-SR 适应证：染色体异常：夫妇任一方或双方携带染色体结构异常，包括相互易位、罗氏易位、倒位、复杂易位、致病性微缺失或微重复等。此外，由于男方无精症，患者夫妻双方要求供精，充分告知风险即后代无生物学遗传性但属法律认可的夫妻双方后代，患者对风险已知并经伦理委员会审批通过后方可行供精 PGT-SR。

我国《人类辅助生殖技术和人类精子库伦理原则》中为辅助生殖技术（ART）即衍生技术规定了七大伦理原则，即有利于患者、知情同意、保护后代、社会公益、保密、严防商业化和伦理监督。辅助生殖技术有严格的适应证，实施时不能来者不拒，应根据患者情况综合考虑，科学谨慎的应用；必须有一套科学、严谨的程序，使每一个环节都在伦理的监督下，将危害和风险降到最低；不得实施任何形式的非医学指征的性别选择。遗传咨询门诊应由临床遗传学家或遗传咨询师、临床 IVF 专家和胚胎学家组成专业团队，并严格掌握准入和禁入标准，即"该不该做"。因各生殖中心的规范不同，患者的准入和禁入标准也会有所差别，现将原则性的标准简述如下。

1. PGT 准入一般标准

（1）遗传性：患者的遗传诊断在技术上是可行的，且诊断可信度＞90%。

（2）生育力：通过 IVF/ICSI，有机会帮助患者解决生育问题。

2. PGT 禁入一般标准

（1）遗传学：现有技术不能诊断，例如具有遗传异质性或者遗传方式不明确，PGT 中心不能提供患者胚胎可靠的诊断。

（2）其他：患有《母婴保健法》规定的不宜生育的、目前无法进行胚胎植入前遗传学诊断的遗传性疾病；女方为常染色体显性遗传病患者并具有严重的症状，有可能在卵巢刺激、取卵、妊娠或分娩时导致并发症发生的；女方子宫不具备妊娠功能或严重躯体疾病不能承受妊娠；夫妇中有一方为严重遗传性神经、精神疾病患者或有严重智力、心理和精神问题；有 IVF-ET 其他禁忌证的夫妇。

胚胎植入前遗传学诊断/筛查技术专家共识（2018 版）明确规定了 PGD 和 PGS 的准入标准和禁入标准，应严格执行。

1. PGD 适应证

（1）染色体异常：夫妇任一方或双方携带染色体结构异常，包括相互易位、罗氏易位、倒位、复杂易位、致病性微缺失或微重复等。

（2）单基因遗传病：具有生育常染色体显性遗传、常染色体隐性遗传、X 连锁隐性遗传、X 连锁显性遗传、Y 连锁遗传等遗传病子代高风险的夫妇，且家族中的致病基因突变诊断明确或致病基因连锁标记明确。

（3）具有遗传易感性的严重疾病：夫妇任一方或双方携带有严重疾病的遗传易感基因的致病突变，如遗传性乳腺癌的 BRCA1、BRCA2 致病突变。

（4）人类白细胞抗原（HLA）配型：曾生育过需要进行骨髓移植治疗的严重血液系统疾病患儿的夫妇，可以通过 PGD 选择生育一个和先前患儿 HLA 配型相同的同胞，通过从新生儿脐带血中采集造血干细胞进行移植，救治患病同胞。

2. PGS 适应证 近期高通量遗传检测技术（PGS 2.0 版）的研究和发展，对 PGS 的临床意义提出了新的质疑,包括不同程度和部位胚胎染色体异常嵌合型的存在、临床检测技术的精准性、对移植胚胎的选择和放弃的标准、PGS 的活产率计算方式及其应用价值等,提示PGS 的循证证据尚需进一步的研究和验证,其指征也面临修正和更新。目前 PGS 可应用于以下几个方面:

(1)女方高龄:女方年龄 38 岁及以上。

(2)不明原因反复自然流产:反复自然流产 2 次及以上。

(3)不明原因反复种植失败:移植 3 次及以上或移植高评分卵裂期胚胎数 4~6 个或高评分囊胚数 3 个及以上均失败。

(4)严重畸精子症。

### 3. PGD 禁忌证

(1)目前基因诊断或基因定位不明的遗传性疾病。

(2)非疾病性状的选择,如性别、容貌、身高、肤色等。

(3)其他不适宜实施 PGD 的情况。

### 4. 其他几种特殊情况

(1)性染色体数目异常:如 47,XYY、47,XXX 等,产生性染色体异常后代的概率较低,不建议实施 PGD;而 47,XXY 生育后代染色体异常风险增加,可酌情考虑是否实施 PGD。

(2)对于常见的染色体多态,如 1qh+、9qh+、inv(9)(p12q13)、Yqh+ 等,不建议 PGD。

PGD/PGS 诊疗流程中要时刻体现伦理监督。首先,在知情同意书的签署中,要告知简要流程,告知 PGD/PGS 操作过程和期间各种可能的结果,如取卵 / 受精 / 培养阶段的取消风险、胚胎活检对子代的潜在风险,告知获得正常胚胎的大致概率、无正常胚胎移植的可能性和诊断错误率(胚胎嵌合、等位基因丢失、处于分析芯片分辨率下限),也需要患者接受随访和进行必要产前诊断的承诺。其次,在促排卵中,要遵循不伤害原则,通过个体化和最优化的方案实现患者利益最大化。第三,在实验室工作中,要遵循尊重原则和不伤害原则,充分告知配子、胚胎的去向和检测结果,认真对待每一枚胚胎。最后,胚胎移植中,要遵循有利于患者和保护后代的原则,实行单胚胎移植。

## 二、"基因编辑"伦理问题案例及启示

2015 年,中山大学的基因功能研究人员黄军就研究团队利用 CRISPR/Cas9(图 18-4)的技术,在不能存活的胚胎中"切开"一个基因,该基因主要与地中海贫血症有关,但这些胚胎是由卵子与双精子受精所生成,它们无法发育为婴儿。

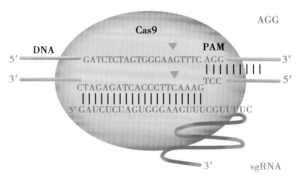

**图 18-4　CRISPR/Cas 9 系统示意图**
美国索尔克研究所的科学家利用"魔力剪刀"CRISPR/Cas 9 剪掉了小鼠胚胎中的线粒体突变部分,留下了健康的 DNA,希望将来能用这项技术防治人类线粒体疾病

这些科技进展引发了广泛的伦理之争。对此,我们应建立健全伦理体系:严重疾病且对病情充分认知,对疾病风险和获益程度充分评估;充分的临床试验和临床数据;有严格的临床监管;最大限度地保护患者的隐私。目前大规模使用的社会风险较大,条件尚不成熟。

## 三、"线粒体移植"伦理问题案例及启示

线粒体置换是指用父母的细胞核DNA和捐赠者的线粒体DNA构建一个胚胎（图18-5）。这种新兴的辅助生殖技术旨在避免特定的遗传疾病传递给后代。线粒体置换意味着婴儿将获得来自母亲、父亲和第二位女性的遗传信息，又称为"三亲试管婴儿"。世界上第一位三亲试管婴儿已于2016年在英国出生。

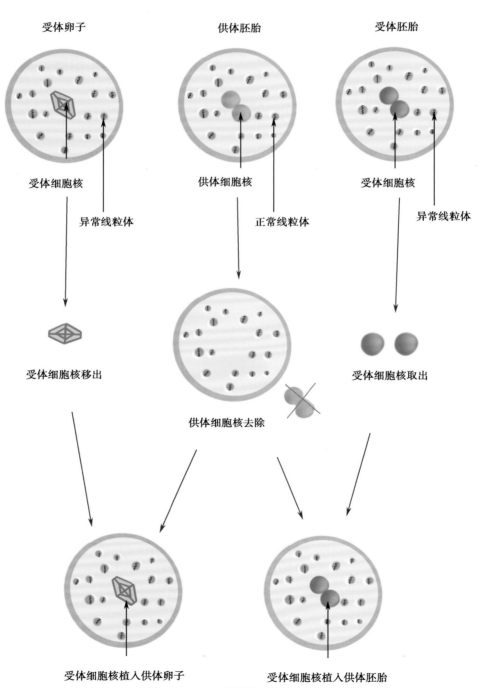

图18-5　线粒体置换

### （一）正方观点

1. 额外的线粒体 DNA 片段并不参与婴儿的基因重组与改造,而且这种"无害"的遗传物质不会影响到正常的智力、性格发育,因此,由于婴儿的基因和基因组并未被修改,不能称其为"转基因婴儿"。

2. "三亲婴儿"培育技术能在不改变孩子外貌的情况下让其获得更加健康的身体,可以说是一些遗传病患者夫妇的福音,身患线粒体遗传疾病的女性将因此获得更多生育选择和机会。

### （二）反方观点

这事实上是在制造转基因人,这项技术的本质就是人造胚胎,相当于"设计"新生儿。依赖这种技术,研究人员可以对胚胎实施基因改造,以干预新生儿的发色和成人后的身高。这是首次母体遗传 DNA"种系"发生改变,标志着试管婴儿伦理道德的转折点。

## 四、对遗传性肿瘤综合征进行生殖干预的伦理问题案例及启示

遗传因素在一些肿瘤的发生中起重要作用,这种作用在遗传学肿瘤综合征上表现最明显。由于遗传学原因导致的染色体和基因异常,特别是常染色体上的基因,而使患某些肿瘤的机会大大增加,病理学上称之为遗传学肿瘤综合征。分为常染色体显性遗传的遗传学肿瘤综合征(如家族性视网膜母细胞瘤)和常染色体隐性遗传的遗传性肿瘤综合征(如着色性干皮病)。肿瘤基因组有三大变异,而 DNA 序列的变异是所有肿瘤细胞发生的重要的分子层面的原因。对肿瘤深程度的了解,以及为肿瘤找到诊断、治疗的新途径、新突破,必须在发病的基因层面入手。肿瘤有遗传性和散发性之分,遗传性肿瘤为先天胚系突变而散发性

肿瘤为获得性体细胞突变,其中遗传性肿瘤在临床中容易被忽略,其临床管理区别于散发性肿瘤。遗传学肿瘤综合征的特点包括发病年龄早、存在多个和 / 或双边原发癌、多个家庭成员患病,及早发现此类患者可有效降低患者及其家族的致癌风险。基因检测为遗传学肿瘤的诊断、风险评估带来精准方法。

以遗传性乳腺癌 / 卵巢癌的检测为例,遗传易感基因 *BRCA* 与其发病关系密切,对高危特定人群进行 *BRCA* 基因检测具有重要的临床意义。有研究提示,约 5%~10% 的乳腺癌、15%~30% 的卵巢癌与遗传性密切相关。除了大众熟知的 *BRCA1*、*BRCA2* 之外,还应该涉及其他相关基因,如 *CHEK2*、*PALB2* 等共计 21 个基因。对遗传性肿瘤基因进行检测,有重要临床意义:在筛查高危(突变基因携带)人群中可以起到:①预测患癌风险;②早期干预、治疗;③节省治疗时间、费用。在癌症患者中进行基因检测可以:①提供针对性治疗方案(如乳腺癌靶向 BRCA 药物);②预测患其他癌症的风险。同时对于易感性检测阳性的人群应做到:①加强健康监控;②预防性药物治疗;③预防性手术治疗。对于遗传性肿瘤家系除了必要的手术 / 药物治疗,还必须要正视患者的生育要求,如提供治疗前生殖细胞保存、PGT 技术及产前基因诊断等诊疗服务。

在这一过程中,我们也要意识到伦理问题的存在。BRCA1 和 BRCA2 中的种系致病变体以常染色体显性方式遗传。绝大多数患有 BRCA1 或 BRCA2 致病变体的个体为遗传来源。具有致病变异的个体有 50% 会遗传给后代,如果已知该家族中的癌症易感变体,则可以对高风险子代在胎儿期进行产前检测。然而对成人发病者进行产前诊断存在伦理争议,特别是如果考虑将检测用于终止妊娠而不是

早期诊断,需要进行仔细的遗传咨询和讨论。植入前遗传学诊断作为一级预防手段阻断肿瘤易感子代的出生,可以减少伦理争议。但是在实际操作中,应遵循前述的 PGT 相关准入及伦理准则。

此外,关于成人期发病的预测性基因检测,如果致病基因的检测不会影响儿童医疗管理或带来明显的益处,美国国家遗传咨询师协会鼓励推迟对成人发病的病种进行预测性基因检测,直到个人有能力权衡这些信息的相关风险,收益和限制,以保证他／她的自主权和决定的权利。应谨慎地进行未成年人基因检测的决定:如果未成年人接受基因检测并且结果未向儿童披露,医疗机构应与父母／监护人讨论策略,决定告知结果的时机。

（刘爱霞）

## 参考文献

1.　SCHIEVE LA, MEIKLE SF, FERRE C, et al. Low and very low birth weight in infants conceived with use of assisted reproductive technology. N Engl J Med, 2002, 346 (10): 731-737.

2.　EVENSON DP, DARZYNKIEWICZ Z, MELAMED MR. Relation of mammalian sperm chromatin heterogeneity to fertility. Science, 1980, 210 (4474): 1131-1133.

3.　KRAKAUER DC, MIRA A. Mitochondria and germ-cell death. Nature, 1999, 400 (6740): 125-126.

4.　KOPEIKA J, THORNHILL A, KHALAF Y. The effect of cryopreservation on the genome of gametes and embryos: principles of cryobiology and critical appraisal of the evidence. Hum Reprod Update, 2015, 21 (2): 209-227.

5.　HU XL, FENG C, LIN XH, et al. High maternal serum estradiol environment in the first trimester is associated with the increased risk of small-for-gestational-age birth. J Clin Endocrinol Metab, 2014, 99 (6): 2217-2224.

6.　ZEGERS-HOCHSCHILD F, ADAMSON GD, DYER S, et al. The International Glossary on Infertility and Fertility Care, 2017. Hum Reprod, 2017, 32 (9): 1786-1801.

7.　WU Q, LI H, ZHU Y, et al. Dosage of exogenous gonadotropins is not associated with blastocyst aneuploidy or live-birth rates in PGS cycles in Chinese women. Hum Reprod, 2018, 33 (10): 1875-1882.

8.　BARASH OO, HINCKLEY MD, ROSENBLUTH EM, et al. High gonadotropin dosage does not affect euploidy and pregnancy rates in IVF PGS cycles with single embryo transfer. Hum Reprod, 2017, 32 (11): 2209-2217.

9.　GRECO E, MINASI MG. Healthy babies after intrauterine transfer of mosaic aneuploidy blastocysts. New Eng J Med, 2015, 373: 2089-2090.

10.　TRAVIS J, ENGINEERING G. Germline editing dominates DNA summit. Science, 2015, 350 (6266): 1299-300.

11.　MEISENBERG G. Designer babies on tap？Medical students' attitudes to pre-implantation genetic screening. Public Underst Sci, 2009, 18 (2): 149-166.

12.　ETHICS COMMITTEE OF THE AMERICAN SOCIETY FOR REPRODUCTIVE MEDICINE. Transferring embryos with genetic anomalies detected in preimplantation testing: an Ethics Committee Opinion. Fertil Steril, 2017,

107 (5): 1130-1135.

13. 王洪奇 . 利用 CRISPR/Cas9 介导基因编辑人类三核受精卵伦理问题探讨 . 医学与哲学，2016, 37 (7A).

14. REZNICHENKO AS, HUYSER C, PEPPER MS. Mitochondrial transfer: Implications for assisted reproductive technologies. Appl Transl Genom, 2016, 11: 40-47.

# 中英文索引

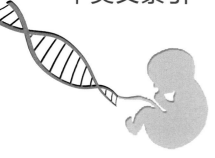

## M

## N